國醫年鑒出版紀念

中医藥振興發展之實錄

路志正

壬辰冬月

國醫年鑑

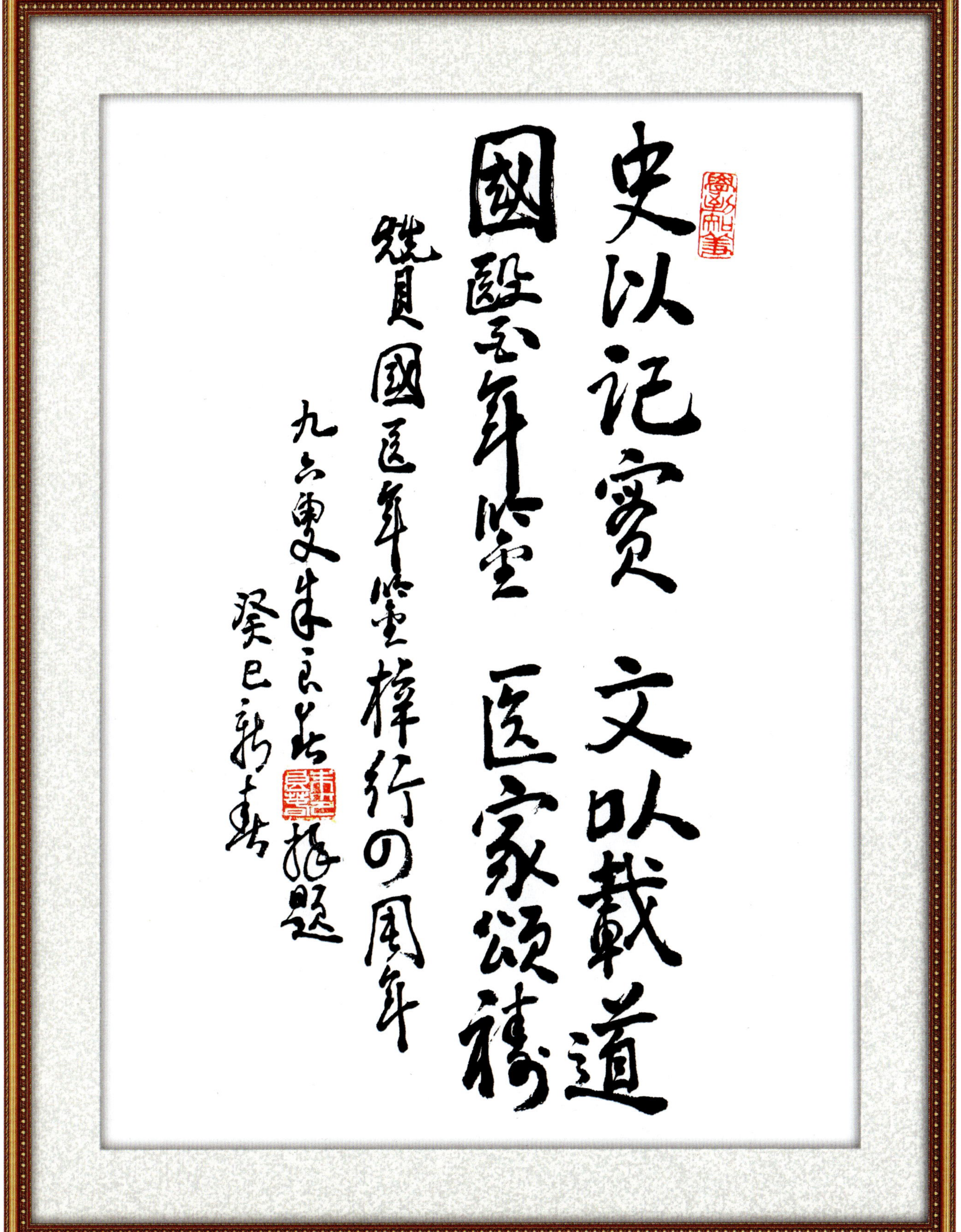
史以记实 文以载道
国医年鉴 医家颂祷
贺国医年鉴梓行十周年
九六叟朱良春拜题
癸巳新春

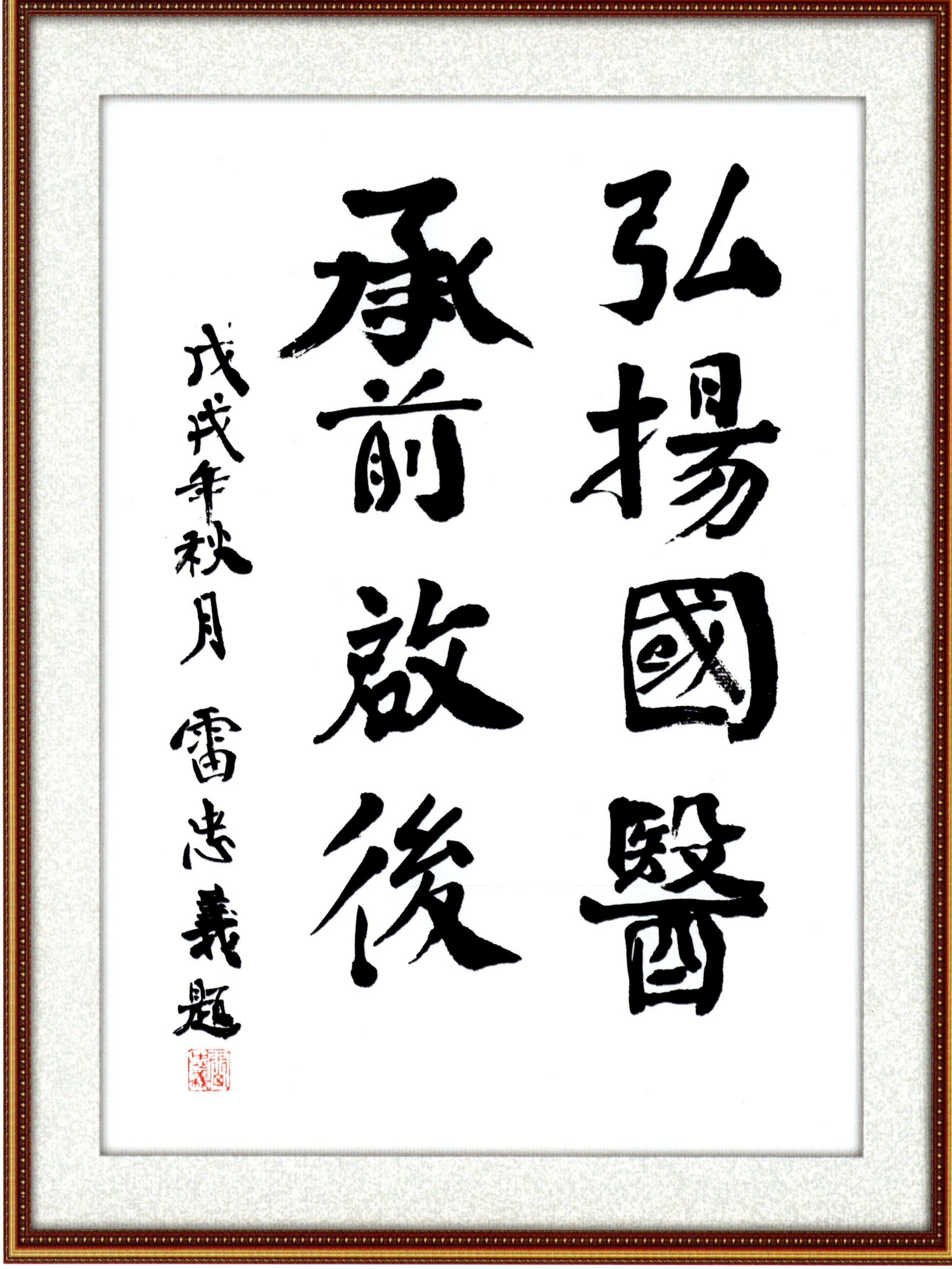
弘揚國醫
承前啟後
戊戌年秋月 雷忠義題

年更歲迭 鑒往知來
百川歸海 展卷則益

賀國醫年鑒十一卷出版

戊戌年立冬 盧芳題記

图书在版编目（CIP）数据

国医年鉴.2021卷/孙涛等主编.--北京：中医古籍出版社，2021.11

ISBN 978-7-5152-2362-9

Ⅰ.①国…Ⅱ.①孙…Ⅲ.①中国医药学-2021-年鉴Ⅳ.①R2-54

中国版本图书馆CIP数据核字（2021）第245327号

《国医年鉴》2021卷

孙　涛　朱　嵘　何清湖　　主编

策划编辑　杨辛荣

责任编辑　刘　婷

封面绘画　胡春福

封面设计　张东东

出版发行　中医古籍出版社

社　　址　北京市东城区东直门内南小街16号（100700）

电　　话　010-64089446（总编室）　010-64002949（发行部）

网　　址　www.zhongyiguji.com.cn

印　　刷　河北正德印务有限公司

开　　本　889 mm×1194 mm　1/16

印　　张　36.75印张

字　　数　880千字

版　　次　2021年11月第1版　　2021年11月第1次印刷

标准书号　ISBN 978-7-5152-2362-9

定　　价　365.00元

《国医年鉴》编撰委员会

（以姓氏笔画为序）

序

这一卷《国医年鉴》内容非常丰厚，不仅是篇幅上，更具有其历史性的内涵。

2020年新春伊始，人类第一次遭遇来历不明的新冠肺炎病毒。在抗疫中，中医人和中医中药发挥了难以替代的积极作用。本卷“年度人物”聚焦三位杰出的中医药抗疫代表，主要摘选了他们组织和领导抗疫的中医药思路和方法，这是宝贵的纪实和传承。

中央指导组专家72岁的张伯礼院士临危受命，正月初二奉命出征武汉，驰援火线82天，“在去武汉的飞机上，张伯礼开始做安排。他要求团队成员立刻编纂一个有关新冠肺炎证候的调查表，做成软件装进100部手机里。他要在到达武汉的第一时间把这些手机发给医生，请他们进入病区拍摄舌象照片，进行证候调查。”

“一种新出现的疫病，西医关注的是病毒，他们要破解病毒的结构，知道病毒是如何侵入人体的，再研发疫苗和药物。”张伯礼解释道，而中医关注的是病毒入体后人会出现什么反应，医生由此辨证论治。

中央指导组专家、国家中医医疗救治专家组组长仝小林院士于1月24日大年三十到达武汉。他指出“通过在一线的诊疗，我发现这个病同时引起人体两个系统的问题，一个是呼吸系统，中医讲是肺的病，症状有咳嗽和发热；另一个是消化系统，很多病人表现为食欲非常不好，一个星期都不想吃东西，有的出现乏力、腹泻、恶心呕吐等症状。中医讲，食欲不振、恶心呕吐——病在胃，腹泻——病在肠。而肠胃的问题都属于脾。于是对新冠肺炎有了两个明确的定位，一个病位在肺，一个病位在脾”。

仝小林院士根据病毒入侵人体后的症状反映做出了判断，从后来的逝者遗体解剖得到印证，新冠肺炎逝者肺部病变之外，还有脾脏明显缩小的现象。

中央指导组专家、国家中医医疗救治专家组副组长刘清泉，在武汉抗疫一线奋战81天，总结实战经验指出：新型冠状病毒肺炎当属于“湿瘟”范畴，病程缠绵，它不像风热夹湿，热邪一除热自清，患者比较容易痊愈。湿邪缠绵，如油裹面，所以，中医同道在选方用药时尤其需要谨慎，将本病的“湿毒化热”与“热毒夹湿”区别开，不要出现方向上的错误，它们的用药思路截然不同。新型冠状病毒肺炎是以“湿毒”为主，并不是热毒夹湿。热毒夹湿证，用清热解毒加祛湿之法即可。热毒一清，湿自然就没了。对于湿毒化热、湿毒蕴热的情况下，如果贸然清热解毒，过早用上寒凉药物，必然会导致湿邪加重，会出现“冰伏”，反而影响治疗效果。所以，本病应该化湿为主，芳香化浊辟秽，透表散邪，升降脾胃，这是我们治疗的核心。

上述专家的抗疫思路和方法，既是当前持续抗疫的指导方略，还是中医药学术的宝贵财富。全国各地陆续报道中医药全面深度参与新冠肺炎救治，同时产生了一批来自临床一线的中医药抗疫科研成果：《新冠肺炎中医诊疗与研究》专著已出版；陕西两个治疗新冠肺炎中药制剂获批，山东省中医院新冠肺炎康复期中药制剂获批，广西桂林市中医医院新冠肺炎制剂获备案，还有民间中医纷纷向国家中医药管理局捐方献计。鉴于中医中药抗击新冠疫情的有效作为，中共中央政治局委员、国务院副总理、中央指导组组长孙春兰4月1日召开抗疫一线专家院士和科研工作者座谈会上，提出要推动中医药“走出去”，在新冠肺炎防控国际合作中发挥积极作用。在本卷“合作交流”栏目可以看到：中伊两国专家交流新冠肺炎治疗方案、四川与非洲四国分享中医抗疫经验 、湖南向土耳其介绍中医防治新冠、山东济南将规划建设中医药国际交流中心。

本卷辑录体现出社会对中医药的关注和认识都达到新的高度。从政策法规层面，国家药品监督管理局发布了关于促进中药传承创新发展的实施意见，国家中医药管理局发布了国家中医应急医疗队伍建设与管理指南（试行）。学术建设方面，《中医药——枸杞子》ISO 国际标准发布；我国中药发展史上第一部道地药材标准汇编——《道地药材标准汇编》新书发布。助力全民健康的亚健康调理产业呈现品牌化，有些还向学术流派发展。本卷杏林故事富有创新学术思维和中医文化蕴含的家国情怀，如“刘清泉院长谈如何以中医之道驭西医之术”“建党百年，难忘薛和昉先生帮助毛主席救中医”。本卷另一个可读之处是很多民间中医撰述了自己的家传，更有非中医专业的社会人士，通过刻苦努力自学中医中药，有所成就。

可以预期，随着中医药的不断传播、传承，这一中华文化宝库将会更加璀璨。本卷之序言，是个承上启下的节点，来年，我们都将有更好的呈现。

是以为序。

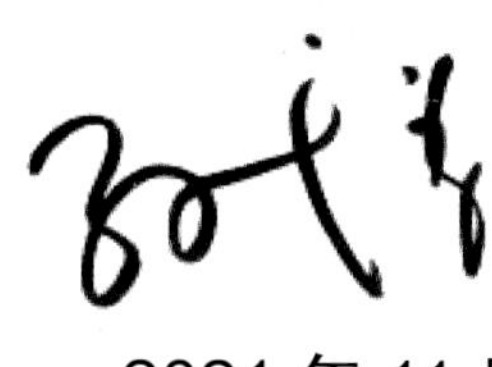

2021 年 11 月

编辑说明

1. 编辑主体

《国医年鉴》编辑工作是在《国医年鉴》编委会指导下，由《国医年鉴》编辑办公室负责具体实施。《国医年鉴》编委会是由中和亚健康服务中心、中华中医药学会亚健康分会、中华中医药学会治未病分会、世界中医药学会联合会亚健康专业委员会、中国中医药研究促进会治未病与亚健康分会推荐的中医药与亚健康领域专家、社会知名人士、企业经营管理专家等组成。

2. 编辑主旨

实录中医药行业年度法规、重大事件；记录中医药学术科研成果、教育文化和民间特色经验；编录中医药世家方药技艺传承发展脉络；中医药名人成长经历、医学感悟；辑录中医药年度人物重大影响，学术成就；选录国内外中医药文化史实、趣文。搭建一切有志、有成就中医药事业者的展示平台。

3. 编辑原则

以传承、传播中医药文化为目标、摈弃门户之见，力求客观、真实、多元。

4. 篇章结构

《国医年鉴》2021 卷设 17 个栏目：

政策法规选编

重大事件

年度人物

中医药名人榜

世家传承

中医药传人

中医药特色个人秀

学术流派

治未病与亚健康

传统医药非物质文化遗产

中医药教育与文化

年度成果

特色医案

百家学说

杏林故事

海外中医药

警示台

附录

5. 组稿途径

之一：年鉴编委[2020] 6 号文件——关于组织编纂《国医年鉴》2021 卷通知，下发各行政单位征稿；

之二：政府信息网站正式发布的资讯；

之三：行业主要媒体公开刊发的资讯；

之四：国家中医药管理局、各级中医药行政机构、一级学会、科研机构、医疗机构等评选出来的优秀人员征稿。

《国医年鉴》编辑委员会

目　录

政策法规选编

重大事件

年度人物

中医药名人榜（按姓氏笔画排序）

世家传承（按姓氏笔画排序）

中医药传人（按姓氏笔画排序）

中医药特色个人秀（按姓氏笔画排序）

学术流派（按流派首字排序）

治未病与亚健康

三、2020 年度亚健康事业开拓者（按姓氏笔画排序）

四、十佳亚健康专业调理机构（按首字笔画排序）

传统医药非物质文化遗产

中医药教育与文化

一、教育

二、文化

年度成果

一、规范

二、科研

三、著作·论著

四、合作交流

特色医案

百家学说

杏林故事

海外中医药

警示台

附录

国医年鉴

2021

政策法规选编

【法规名称】省级中药材标准和饮片炮制规范中标准物质有关事宜
【发文机构】国家药品监督管理局
【发文字号】国药监药注〔2020〕6号
【颁布时间】2020年2月25日
【效力属性】有效

国家药品监督管理局关于省级中药材标准和饮片炮制规范中标准物质有关事宜的通知

各省、自治区、直辖市药品监督管理局，中国食品药品检定研究院：

为进一步加强和规范省级中药材标准及中药饮片炮制规范中收载使用的标准物质标定和分发工作，根据有关规定和要求，现将有关事宜通知如下：

一、各省、自治区、直辖市药品监督管理部门根据省级中药材标准和中药饮片炮制规范制定和修订工作需要，可委托行政区域内省级药品检验机构负责省级中药材标准和中药饮片炮制规范中收载使用的除国家药品标准物质以外的标准物质制备、标定、保管和分发工作，制备标定结果报中国食品药品检定研究院备案。

二、对于省级中药材标准和中药饮片炮制规范中规定使用的药品标准物质，有国家药品标准物质的，应使用国家药品标准物质。使用省级中药材标准和中药饮片炮制规范中收载使用的国家药品标准物质以外的标准物质，应遵循其使用说明书规定。

三、各省级药品检验机构应当参照国家药品标准物质管理要求，建立完善药品标准物质管理体系，对省级中药材标准和中药饮片炮制规范中收载使用的国家药品标准物质以外的标准物质统一标定规范、统一保存发放。

四、各省、自治区、直辖市药品监督管理部门应当及时掌握省级中药材标准和中药饮片炮制规范中药品标准物质研制和供应情况，加强监督管理。

五、中国食品药品检定研究院应当加强对省级中药材标准和中药饮片炮制规范中有关标准物质的研制技术指导和开展培训工作。

国家药品监督管理局
2020年2月25日

【法规名称】关于促进中医药壮瑶医药传承创新发展的实施意见
【发文机构】广西壮族自治区党委、自治区人民政府印发
【颁布时间】2020 年 5 月
【效力属性】有效

关于促进中医药壮瑶医药传承创新发展的实施意见

为认真落实习近平总书记关于中医药工作的重要论述，促进中医药壮瑶医药传承创新发展，根据《中共中央国务院关于促进中医药传承创新发展的意见》精神，结合我区实际，现提出如下实施意见。

一、健全中医药壮瑶医药服务体系

（一）加强中医药壮瑶医药服务机构建设。建成以国家、自治区区域中医医疗中心为龙头，各级各类中医医疗机构和其他医疗机构中医科室为骨干，基层医疗卫生机构为基础，融预防保健、疾病治疗和康复于一体的中医药壮瑶医药服务体系。遵循中医药壮瑶医药发展规律，规范中医医院科室设置，强化中医医疗机构感染预防与控制工作，加强感染性疾病科建设和急诊急救、重症救治能力建设。建立健全体现中医药壮瑶医药特点的现代医院管理制度。大力发展中医诊所、门诊部和特色专科医院，鼓励连锁经营。提供中医养生保健服务的企业登记经营范围使用“中医养生保健服务（非医疗）”规范表述。到 2022 年，基本实现县办中医医疗机构全覆盖，力争实现全部社区卫生服务中心和乡镇卫生院设置中医馆、配备中医医师；全部县（市、区）公立中医类医院基础设施条件基本达到国家建设标准；85%以上的县级综合医院设有标准化中医科和中药房；全部县级妇幼健康服务机构能够提供中医药服务。

（二）筑牢基层中医药壮瑶医药服务阵地。扩大农村订单定向免费培养中医专业医学生规模，在全科医生特设岗位计划中积极招收中医医师，鼓励实行中医药壮瑶医药人员“县管乡用”，建设基层名老中医药专家传承工作室，鼓励退休中医医师到基层提供服务，放宽长期服务基层的中医医师职称晋升条件。健全全科医生和乡村医生中医药壮瑶医药知识与技能培训机制。各级中医医院要加强对基层中医药壮瑶医药服务的指导。支持中医医院牵头组建医疗联合体。支持创建全国基层中医药工作先进单位。

（三）以信息化支撑服务体系建设。实施“互联网+中医药健康服务”行动。依托现有资源，加强自治区级中医药壮瑶医药数据中心和中医医院信息基础设施建设，完善中医医院信息系统。建立以中医电子病历、电子处方等为重点的基础数据库。推动开展线上线下一体化服务和远程医疗服务。完善中医药壮瑶医药信息统计制度。综合运用抽查抽检、定点监测、违法失信惩戒等手段，实现精准高效监管。

二、发挥中医药壮瑶医药在维护和促进人民健康中的独特作用

（四）彰显中医药壮瑶医药在疾病治疗中的优势。加强国家和自治区级中医壮瑶医临床研究基地与中医壮瑶医优势专科建设，做优做强骨伤、肛肠、儿科、皮科、妇科、针灸、推拿以及心脑血管病、脾胃病、肝病、肾病、周围血管病等专科专病，及时总结形成诊疗方案。加强中医药壮瑶医药循证医学研究，用 3 年左右时间，筛选 20 个中医壮瑶医治疗优势病种和 50 项适宜技术、20 个疗效独特的中药壮瑶药品种。聚焦癌症、心脑血管病、糖尿病、艾滋病等，开展中西医协同攻关，到 2022 年形成并推广 10 个左右中西医结合诊疗方案。建立健全

中西医结合协作机制，建立综合医院、专科医院中西医会诊制度。发挥中医药壮瑶医药在流感、新冠肺炎等新发突发传染病防治和公共卫生事件应急处置中的作用。开展防治重大新发突发传染病等临床研究，加快中药壮瑶药新药创制研究。创新研发一批中医器械和中药制造器械与设备。进一步完善我区医药储备中的中药材及中药饮片储备，保障重大灾情、疫情及突发事件的用药需求。

（五）强化中医药壮瑶医药在疾病预防中的作用。促进中医壮瑶医治未病健康工程升级。加强中医医院治未病科室建设。依托现有资源，建设自治区级中医壮瑶医治未病中心。到2022年在重点人群和慢性病患者中推广20个中医治未病干预方案。初步建立慢性病中医药壮瑶医药监测与信息管理制度，建立中医医院与基层医疗卫生机构、疾病预防控制机构分工合作的慢性病综合防治网络和工作机制。

（六）提升中医药壮瑶医药特色康复能力。促进中医药壮瑶医药、中华传统体育与现代康复技术融合，发展中国特色康复医学。实施中医药壮瑶医药康复服务能力提升工程。加强中医医院康复科建设。制定推广一批中医壮瑶医康复方案。鼓励创建国家级中医康复中心。

三、大力发展中医药壮瑶医药养生保健服务

（七）发展中医药壮瑶医药健康养老服务。推动中医药壮瑶医药与养老融合发展，支持中医医疗机构拓展养老服务。深入推进医养结合，支持有条件的养老机构申办医疗机构，支持养老机构设立中医诊疗服务站点；鼓励医疗机构设立老年病医院、老年护理院、老年康复医院，做到医中有养、养中有医。建设一批中医药壮瑶医药特色医养结合示范基地。鼓励社会资本投资新建以中医药壮瑶医药健康养老为主的护理院、疗养院。

（八）发展中医药壮瑶医药健康旅游服务。发挥广西中医药大学、广西药用植物园、广西国际壮医医院、玉林国际中药港等医药资源及科研优势，推动中医药壮瑶医药健康服务与旅游产业有机融合。支持将中医药壮瑶医药元素纳入我区长寿养生健康旅游线路，打造一批以休闲养生、健康养老、生态疗养、中医保健、健康食品等为核心内容的特色养生养老小镇。鼓励旅游城市、医疗医药资源丰富的城市建设集健康疗养、医疗保健、养生康复为一体的现代化健康服务园区。重点打造桂林-阳朔-贺州山水度假养生旅游线路、北海-钦州-防城港滨海度假养生旅游线路、贺州-巴马长寿度假养生旅游线路等一批特色养生旅游线路。大力发展中医药壮瑶医药文化、中医药壮瑶医药会展和中医药壮瑶医药养生、休闲养老等特色健康产业，构建以中医药壮瑶医药养生为特色的南宁-贵港-玉林-梧州健康产业走廊。支持国家中医药健康旅游示范区创建，打造一批中医药壮瑶医药健康旅游示范基地。逐步建立中医药壮瑶医药健康旅游标准化体系。

四、大力推动中药壮瑶药质量提升和产业高质量发展

（九）加强中药壮瑶药材质量控制。强化中药壮瑶药材道地产区环境保护，推行中药壮瑶药材生态种植、野生抚育和仿生栽培。充分利用林地资源和林下空间，扶持大型药企与林地经营者合作，建设仿野生中药壮瑶药材种植基地。加强珍稀濒危野生药用动植物保护，支持珍稀濒危中药壮瑶药材替代品的研究和开发利用。加强林下中药壮瑶药材种质资源收集保存和研发利用。建立自治区级药用动植物种质资源库。严格农药、化肥、植物生长调节剂等使用管理，分区域、分品种完善中药壮瑶药材农药残留、重金属限量标准。探索制定实施中药壮瑶药材生产质量管理规范的激励政策，评定一批道地药材良种繁育和生态种植基地。健全中药壮瑶药材第三方质量检测体系。大力发展道地药材种养加工，重点抓好优质中药材种养生产基地建设，推动标准化、规模化种养，建设一批初加工与仓储物流中心，提升产业化水平。推进中药工业数字化、网络化、智能化建设，逐步形成大型中药企业集团和产业集群。发展中药壮瑶药材电子商务，加强中药壮瑶药材交易市场监管。深入实施中药壮瑶药材产业扶贫行动。在南宁市建设辐射全区的中药壮瑶药材技术引领核心区。在玉林市建设中药壮瑶药材市场引领核心区，发展中药壮瑶药材贸易。在南宁、柳州等市建设中药壮瑶药研制和精加工基地。到2022年，基本建立道地药材生产技术标准体系、等级评价制度。

（十）促进中药壮瑶药饮片和中成药质量提升。开展中药壮瑶药饮片炮制规范提升修订工作，加强广西道地中药壮瑶药材质量标准研究和中药壮瑶药制剂质量标准研究，加大中药壮瑶药饮片生产炮制工艺、质量标准研究。促进中药壮瑶药饮片优质优价。加强中成药质量控制，促进现代信息技术在中药壮瑶药生产中的应用。加大中成药上市后评价和二次开发力度，培育一批具有国际竞争力的中成药。建立与公立医院药品采购、基本药物遴选、医保目录调整等联动机制，促进产业升级和结构调整。

（十一）改革完善中药壮瑶药制剂注册管理。成立自治区中医药民族医药专家委员会，指导建立中医药壮瑶医药标准，推动中医药壮瑶医药产业高质量发展。建立健全符合中医药壮瑶医药特点的医疗机构制剂安全、疗效评价方法和技术标准。优化医疗机构制剂审评审批管理规定。优化基于名老中医方、民间效方等具有人用经验的医疗机构中药壮瑶药新制剂审评技术要求。鼓励运用新技术新工艺以及体现临床应用优势的新剂型改进已上市中药壮瑶药制剂品种。优化和规范医疗机构中药壮瑶药制剂备案管理，制定名老中医方、民间效方的关键信息考证意见。

（十二）加强中药壮瑶药质量安全监管。落实中药壮瑶药生产企业主体责任，建立多部门协同监管机制。探索建立中药壮瑶药材、中药壮瑶药饮片、中成药生产流通使用全过程追溯体系，用5年左右时间，逐步实现中药壮瑶药重点品种来源可查、去向可追、责任可究。强化中成药质量监管及合理使用，严厉打击中成药非法添加化学品违法行为。加强上市产品市场抽检与不良反应监测，及时召回不合格产品。推进中药壮瑶药企业诚信体系建设，将其纳入全国信用信息共享平台和国家企业信用信息公示系统，加大失信联合惩戒力度。

五、加强中医药壮瑶医药人才队伍建设

（十三）改革人才培养模式。深化教育教学改革，促进中医药高等教育内涵式发展。强化中医思维培养，改革中医药院校教育，调整优化学科专业结构，强化中医药专业主体地位，提高中医类专业经典课程比重。开展中医药经典能力等级考试。建立贯穿医学教育全过程的中医药壮瑶医药师承教育体系和早跟师、早临床学习制度。鼓励有关高职院校扩大中医药壮瑶医药人才培养规模。将中医课程列入临床医学类专业必修课，安排中医药临床实践教学，提高临床类别医师中医药知识和技能水平。建设西医学习中医培训基地，建立更加完善的西医学习中医制度。鼓励西医学习中医，允许临床类别医师通过考核后提供中医服务，参加中西医结合职称评聘。允许中西医结合专业人员参加临床类别全科医生规范化培训。

（十四）优化人才成长途径。支持培养造就一批高水平中医壮瑶医临床人才和多学科交叉的中医药壮瑶医药创新型领军人才和创新团队。支持中医药院校与其他高等学校联合培养高层次复合型中医药壮瑶医药人才。推行高年资中医医师带徒制度，与职称评审、评优评先等挂钩。大力培养中药壮瑶药材种植、中药壮瑶药炮制、中医药壮瑶医药健康服务等技术技能人才。

（十五）健全人才评价激励机制。落实允许医疗卫生机构突破现行事业单位工资调控水平、允许医疗服务收入扣除成本并按规定提取各项基金后主要用于人员奖励的要求，建立和完善符合公立中医医疗机构特点的绩效工资总量动态调整机制。落实中医药人才表彰奖励制度、国家中医药传承创新表彰和中医药行业表彰长效机制，注重发现和推介中青年骨干人才和传承人。根据国家和自治区有关规定开展表彰奖励评选活动，各种表彰奖励评选向基层一线和艰苦边远地区倾斜。

六、促进中医药壮瑶医药传承与开放创新发展

（十六）挖掘和传承中医药壮瑶医药宝库中的精华精髓。加强典籍研究利用，挖掘梳理中医药壮瑶医药的经典名方，建立中医药壮瑶医药古籍和传

统知识数字图书馆。进一步完善中医药壮瑶医药理论体系。加快推进活态传承，完善学术传承制度。加强民间中医药壮瑶医药验方、秘方和技法的挖掘整理与研究。加强对传统制药、鉴定、炮制技术及老药工经验的继承应用。建立合作开发和利益分享机制。推进中医药壮瑶医药博物馆事业发展。利用信息化技术加强中医药壮瑶医药文物设施保护和非物质文化遗产传承。实施中医药壮瑶医药文化传播行动，开展中医药壮瑶医药主题宣传活动。把中医药壮瑶医药文化贯穿国民教育始终，中小学进一步丰富中医药壮瑶医药文化教育，使中医药壮瑶医药成为群众促进健康的文化自觉。

（十七）加快推进中医药壮瑶医药科研和创新。围绕国家战略需求和我区现实需要，以及中医药壮瑶医药重大科学问题，建立多学科融合的科研平台。加强中医药壮瑶医药领域自治区重点实验室、临床医学研究中心、工程技术研究中心、院士工作站等平台建设，完善科技创新平台布局，积极引进知名企业、科研院所等社会力量在南宁、玉林、百色、桂林等市建立药用动植物园和中药壮瑶药材科技园等基地，支持世界级药用植物园建设。支持企业、医疗机构、高等学校、科研机构等协同创新，以产业链、服务链布局创新链，完善中医药壮瑶医药产学研一体化创新模式。加强中医药壮瑶医药产业知识产权保护和运用。改革完善中医药壮瑶医药科研组织、验收和评价体系。建立科技主管部门与中医药主管部门协同联动的中医药壮瑶医药科研规划和管理机制。

（十八）推动中医药壮瑶医药开放发展。将中医药壮瑶医药纳入“一带一路”国际合作重要内容，实施中医药壮瑶医药国际合作专项，推动中医药壮瑶医药文化向港澳台及海外传播。大力发展中医药壮瑶医药服务贸易，推动中医药壮瑶医药融入中国（广西）自由贸易试验区和广西防城港国际医学开放试验区发展。鼓励中医药壮瑶医药行业“走出去”，鼓励社会力量建设一批高质量中医药壮瑶医药海外中心、国际合作基地和服务出口基地。办好中国-东盟传统医药论坛和中国-东盟传统医药健康旅游国际论坛，依托广西中医药大学、广西药用植物园和广西国际壮医医院，加快中医药壮瑶医药国际合作步伐，打造特色鲜明、面向全国、辐射东盟的壮瑶医高地。对接粤港澳大湾区，推动健全中医药壮瑶医药领域的合作机制，发展壮大中医药壮瑶医药产业。

七、完善中医药壮瑶医药管理体制机制及政策措施

（十九）完善中医药壮瑶医药价格和医保政策。加大政策支持力度，完善医疗服务价格形成机制。医疗服务价格调整时重点考虑中医壮瑶医等体现医务人员技术劳务价值的医疗服务价格。健全符合中医药壮瑶医药特点的医保支付方式，按规定将中药壮瑶药配方颗粒纳入医保药品支付范围。按照国家统一部署，分批遴选中医壮瑶医优势明显、治疗路径清晰、费用明确的病种实施按病种付费，合理确定付费标准。鼓励引导基层医疗卫生机构提供适宜的中医药壮瑶医药服务。及时将符合条件的中医医疗机构纳入医保定点医疗机构。积极将适宜的中医壮瑶医医疗服务项目和中药壮瑶药按规定纳入医保范围。鼓励商业保险机构开发中医壮瑶医治未病等保险产品。

（二十）完善投入保障机制。建立持续稳定的中医药壮瑶医药发展多元投入机制，统筹安排中医药壮瑶医药事业发展经费并加大支持力度。建立职责明确、分级负担、财权与事权相匹配的投入机制。明确各级政府责任，逐步增加对中医药壮瑶医药事业发展的经费投入。保障中医医院建设用地，改善办院条件，扩大优质服务供给。切实保障公立中医医院投入责任落实。鼓励设立政府引导、社会资本参与、市场化运作的中医药壮瑶医药发展基金。引导商业保险机构投资中医药壮瑶医药服务产业。

（二十一）健全中医药壮瑶医药管理体制。充分发挥自治区中医药民族医药发展领导小组办公室统筹职能作用，各地可根据实际情况设立中医药民族医药发展领导小组，完善中医药壮瑶医药工作跨部门协调机制。全区各级卫生健康、医疗保障、药品监督管理等各相关部门要坚持中西医并重，在制定实施中医药壮瑶医药相关政策措施时，要充分听取并吸纳中医药主管部门意见。完善中医药壮瑶医药服务监管机制，加强执法队伍建设。建立健全中医药管理体系，自治区、设区市、县（市、区）要明确承担中医药管理职能的机构，合理配置人员力量。

（二十二）加强组织实施。全区各级党委和政府要结合实际制定落实举措，将本实施意见实施情况纳入党委和政府绩效考核。开展中医药壮瑶医药发展综合改革市县试点工作。自治区主要新闻单位、重点新闻网站等各类媒体要加大对中医药壮瑶医药文化宣传力度，加强和规范中医药壮瑶医药防病治病知识传播普及，营造珍视、热爱、发展中医药壮瑶医药事业的社会氛围。

【法规名称】中药注册分类及申报资料要求
【发文机构】国家药品监督管理局
【发文字号】国家药品监督管理局 2020 年第 68 号
【颁布时间】2020 年 9 月 27 日
【效力属性】 有效

国家药品监督管理局关于发布《中药注册分类及申报资料要求》的通告

为贯彻落实《药品管理法》《中医药法》，配合《药品注册管理办法》（国家市场监督管理总局令第 27 号）实施，国家药品监督管理局组织制定了《中药注册分类及申报资料要求》，现予发布，并说明如下：

一、中药注册按照中药创新药、中药改良型新药、古代经典名方中药复方制剂、同名同方药等进行分类，前三类均属于中药新药。中药注册分类不代表药物研制水平及药物疗效的高低，仅表明不同注册分类的注册申报资料要求不同。

二、为加强对古典医籍精华的梳理和挖掘，改革完善中药审评审批机制，促进中药新药研发和产业发展，将中药注册分类中的第三类古代经典名方中药复方制剂细分为“3.1 按古代经典名方目录管理的中药复方制剂（以下简称 3.1 类）”及“3.2 其他来源于古代经典名方的中药复方制剂（以下简称 3.2 类）”。3.2 类包括未按古代经典名方目录管理的古代经典名方中药复方制剂和基于古代经典名方加减化裁的中药复方制剂。

三、古代经典名方中药复方制剂两类情形均应采用传统工艺制备，采用传统给药途径，功能主治以中医术语表述。对适用范围不做限定。药品批准文号采用专门格式：国药准字 C+四位年号+四位顺序号。

四、3.1 类的研制，应进行药学及非临床安全性研究；3.2 类的研制，除进行药学及非临床安全性研究外，还应对中药人用经验进行系统总结，并对药物临床价值进行评估。

注册申请人（以下简称申请人）在完成上述研究后一次性直接提出古代经典名方中药复方制剂的上市许可申请。对于 3.1 类，我局不再审核发布“经典名方物质基准”统一标准。

国家药品监督管理局药品审评中心按照《药品注册管理办法》规定的药品上市许可审评程序组织专家进行技术审评。

五、关于中药注册分类，已自 2020 年 7 月 1 日起实施。已受理中药注册申请需调整注册分类的，申请人可提出撤回申请，按新的注册分类及申报资料要求重新申报，不再另收相关费用。

六、关于中药注册申报资料，在 2020 年 12 月

31日前，申请人可按新要求提交申报资料；也可先按原要求提交申报资料。自2021年1月1日起，一律按新要求提交申报资料。

七、此前有关规定与本通告要求不一致的，以本通告为准。

特此通告。

附件：中药注册分类及申报资料要求（略）

国家药品监督管理局

2020年9月27日

【法规名称】国家药品监督管理局关于促进中药传承创新发展的实施意见
【发文机构】国家药品监督管理局
【发文字号】国药监药注〔2020〕27号
【颁布时间】2020年12月21日
【效力属性】 有效

国家药品监督管理局关于促进中药传承创新发展的实施意见

各省、自治区、直辖市药品监督管理局，新疆生产建设兵团药品监督管理局，局机关各司局，各直属单位：

中药是中华民族的瑰宝，为造福人民健康做出巨大贡献，特别是新冠肺炎疫情暴发以来，中药彰显特色优势，为打赢疫情防控阻击战发挥了重要作用。党中央国务院高度重视中医药工作，特别是党的十八大以来，习近平总书记多次做出重要指示批示，要求改革完善中药审评审批机制，为新时代中药传承创新发展指明了方向、提供了遵循。为进一步贯彻习近平总书记系列重要指示批示精神，深入落实《中共中央 国务院关于促进中医药传承创新发展的意见》决策部署，结合药品监管工作实际，提出以下意见：

一、指导思想

以习近平新时代中国特色社会主义思想为指导，全面贯彻党的十九大和十九届二中、三中、四中、五中全会精神，坚持以人民为中心的发展思想，全面落实“四个最严”的要求，促进中药传承创新发展。深化改革，健全符合中药特点的审评审批体系。传承精华，注重整体观和中医药原创思维，促进中药守正创新。坚守底线，强化中药质量安全监管。创新发展，推进中药监管体系和监管能力现代化。

二、促进中药守正创新

（一）坚持以临床价值为导向。重视根据中医药临床治疗特点和实际评估临床价值，注重满足尚未满足的临床需求，制定中药新药临床价值评估技术指导原则。建立与中药临床定位相适应、体现其作用特点和优势的疗效评价标准。鼓励开展以患者为中心的疗效评价。探索引入真实世界证据用于支持中药新药注册上市。

（二）推动古代经典名方中药复方制剂研制。明确古代经典名方中药复方制剂研制有关技术要求，促进古代经典名方中药复方制剂研发，推进古代经典名方向新药转化。会同国务院中医药主管部门，建立沟通协调机制，组织研究、制定古代经典名方关键信息考证意见。建立与古代经典名方中药复方制剂特点相适应的审评模式，成立古代经典名方中药复方制剂专家审评委员会，实施简化审批。

（三）促进中药创新发展。探索引入新工具、新方法、新技术、新标准用于中药疗效评价。推动开展多区域临床试验规范性研究能力与体系建设，促进中药临床研究质量整体提升。发挥医疗机构中药制剂传承创新发展“孵化器”作用，鼓励医疗机构制剂向中药新药转化。支持以病证结合、专病专药或证候类中药等多种方式开展中药新药研制。

（四）鼓励二次开发。制定中药改良型新药研究相关技术要求，支持运用符合产品特点的新技术、新工艺以及体现临床应用优势和特点的新剂型改进已上市中药品种。支持同名同方药的研制，促进已上市中药同品种的质量竞争。优化已上市中药变更相关技术要求。

（五）加强中药安全性研究。引导药品上市许可持有人主动开展中药上市后研究和上市后评价。建立符合中药特点的安全性评价方法和标准体系，建立以中医临床为导向的中药安全性分类分级评价策略。加大对来源于古代经典名方、名老中医验方、医疗机构制剂等具有人用经验的中药新药安全性评价技术标准的研究。根据药物组方、人用经验、制备工艺、用法用量、功能主治特点等，在临床试验期间或上市后，开展各阶段相应的非临床和临床安全性研究。

三、健全符合中药特点的审评审批体系

（六）改革中药注册分类。尊重中医药特点，遵循中药研制规律，将“安全、有效、质量可控”的药品基本要求与中医药传承创新发展独特的理论体系和实践特点有机结合。根据中药注册产品特性、创新程度和研制实践情况，改革中药注册分类，不再仅以物质基础作为划分注册类别的依据，开辟具有中医药特色的注册申报路径。

（七）构建“三结合”审评证据体系。进一步重视人用经验对中药安全性、有效性的支持作用，按照中药特点、研发规律和实际，构建中医药理论、人用经验和临床试验相结合的审评证据体系。加强对人用经验的规范收集整理，规范申报资料要求。

（八）改革完善中药审评审批制度。对临床定位清晰且具有明显临床价值，用于重大疾病、罕见病防治、临床急需而市场短缺、或属于儿童用药的中药新药申请实行优先审评审批。对治疗严重危及生命且尚无有效治疗手段的疾病以及国务院卫生健康或中医药主管部门认定为急需的中药，药物临床试验已有数据或高质量中药人用经验证据显示疗效并能预测其临床价值的，可以附条件批准。对突发重大公共卫生事件中应急所需的已上市中药增加功能主治实施特别审批。

四、强化中药质量安全监管

（九）加强中药质量源头管理。修订中药材生产质量管理规范（GAP），制定中药材生产质量管理规范实施指南，引导促进中药材规范化种植养殖，推动中药材产地加工，鼓励中药饮片企业将质量保障体系向种植加工环节延伸，从源头加强中药材、中药饮片质量控制。加强和规范中药新药用中药材、中药饮片的质量管理，明确质量控制研究相关技术要求。保护野生药材资源，严格限定使用濒危野生动、植物药材。加强开展中药新药资源评估，保障中药材来源稳定和资源可持续利用。

（十）加强生产全过程的质量控制。加大飞行检查力度，严格执行药品生产质量管理规范（GMP）。在传承中药饮片传统炮制方法和经验基础上，修订药品生产质量管理规范中药饮片附录。持续修订完善包括中药材、中药饮片、中间产品和制剂等在内的完整的内控质量标准体系，保持药品批间质量稳定可控。推动中药制药技术升级，鼓励生产企业逐步实现智能制造。

（十一）加强上市后监管。组织中药专项检查，持续加大中成药和中药饮片抽检力度，持续排查化解风险隐患，依法处置违法违规企业。聚焦掺杂使假、染色增重、非法添加、非法渠道购入中药饮片等问题，开展中药饮片质量集中整治，严厉打击违法违规行为。推动地方政府落实地方监管责任，加强对中药材交易市场的监管，严厉打击无证销售中药饮片行为，持续净化市场秩序。基于中医药发展实际，研究完善按照省级饮片炮制规范生产中药饮片的流通政策。强化中药不良反应监测，对监测中发现的风险信号及时组织评估并采取风险控制措

施。加强中药说明书和标签管理，推进对已上市中药说明书中【禁忌】【不良反应】【注意事项】等相关内容的修改完善。

（十二）加大保护中药品种力度。修订《中药品种保护条例》，将中药品种保护制度与专利保护制度有机衔接，并纳入中药全生命周期注册管理之中，发挥其对中药创新药、中药改良型新药以及古代经典名方中药复方制剂等中药品种的保护作用。支持药品上市许可持有人或申请人按有关规定进行相关专利信息的登记、声明。

五、注重多方协调联动

（十三）加强横向联系。积极按照国务院中医药工作部际联席会议部署，加强与科技、卫生健康、中医药、医保等部门的沟通协调，形成部门工作合力，推进国家重大科技项目的成果转化，满足临床需求，积极服务中药产业高质量发展。

（十四）督促落实各方责任。压实企业主体责任，督促企业牢固树立质量安全第一责任人意识，履行药品全生命周期管理责任，推进中药企业诚信体系建设。全面落实“四个最严”的要求，切实承担起药品监管责任，牢牢守住药品安全底线。推动地方党委政府扛起药品安全政治责任，强化属地管理责任。

（十五）营造良好社会氛围。加大中药审评审批改革宣传力度，加强重要政策、重大措施解读，及时回应社会关切，合理引导各方预期，推动形成全社会共同参与中药传承创新的新格局。

六、推进中药监管体系和监管能力现代化

（十六）完善中药法规标准体系。加快《药品管理法》《中医药法》相关配套规章制度建设，健全完善中药全生命周期监管制度体系。加强中药标准管理，优化国家药品标准形成机制，持续完善以《中国药典》为核心的国家药品标准体系。建立和完善以临床为导向、符合中医药特点的中药质量标准、技术规范和评价体系，全面客观反映中药质量。研究完善中药材中农药残留、重金属与有害元素、真菌毒素等有害物质限量要求和检测方法。制定实施全国中药饮片炮制规范。加强地方药材标准和省级饮片炮制规范的监督实施。

（十七）强化技术支撑体系建设。以编制“十四五”药品安全及高质量发展规划为契机，开展重点课题研究，加强检验检测、审评审批、审核查验、监测评价等重点技术支撑机构建设。加强“智慧监管”建设，创新利用大数据、互联网、云计算等现代信息技术，推进药品追溯信息互通互享。推动相关部门共同开展中药材信息化追溯体系建设，进一步提高中药材质量安全保障水平。稳步推进中药生产企业建立药品追溯体系，对中药产品赋码、扫码，逐步在药品生产流通全过程实现可追溯。

（十八）加强中药监管科学研究。鼓励运用现代科学技术和传统中医药研究方法，深入开展中药监管科学研究，积极推动中药监管理念、制度、机制创新，强化成果转化应用，推出一批中药监管新工具、新方法和新标准。深化与国内一流大学、科研机构之间合作，建立中药监管科学合作研究基地和国家药监局重点实验室，强化中药监管基础性、战略性问题研究。

（十九）加强监管队伍建设。加快职业化、专业化的中药审评员、检查员队伍建设，完善分级分类管理制度，明确岗位准入和任职条件。科学合理开展中药专业人员的考核评价和职级升降，扩宽职业发展空间，完善薪酬待遇保障机制，确保高层次人才“招得来、留得住”。

（二十）积极推动国际传统药监管合作。深化与世界卫生组织（WHO）合作，积极开展与国际草药监管合作组织（IRCH）、西太区草药监管协调论坛（FHH）等传统药监管国际组织以及有关国家或地区药品监管、药典机构的交流，深入参与国际传统药相关政策规则制定、标准协调，推动中药标准国际化。持续提升我国中药监管在国际监管组织中的话语权，推动中医药更好地为全世界人民服务。

【法规名称】中医药康复服务能力提升工程实施方案（2021-2025 年）
【发文机构】国家中医药管理局　国家卫生健康委员会　国家体育总局　国家医疗保障局　中国残疾人联合会　中央军委后勤保障部卫生局
【发文字号】国中医药医政发〔2020〕4 号
【颁布时间】2020 年 12 月 15 日
【效力属性】有效

中医药康复服务能力提升工程实施方案（2021－2025 年）

各省、自治区、直辖市、新疆生产建设兵团卫生健康委、中医药管理局、体育局、医疗保障局、残联，军队有关单位：

为贯彻落实《中共中央国务院关于促进中医药传承创新发展的意见》有关要求，充分发挥中医药在疾病康复中的重要作用，提高中医药康复服务能力和水平，国家卫生健康委、国家中医药管理局、国家体育总局、国家医疗保障局、中国残疾人联合会和中央军委后勤保障部卫生局共同制定了《中医药康复服务能力提升工程实施方案（2021－2025 年）》，现印发给你们，请遵照执行。

国家中医药管理局
国家卫生健康委员会
国家体育总局
国家医疗保障局
中国残疾人联合会
中央军委后勤保障部卫生局
2020 年 12 月 15 日

为贯彻落实《中共中央国务院关于促进中医药传承创新发展的意见》有关要求，充分发挥中医药在疾病康复中的重要作用，提高中医药康复服务能力和水平，国家中医药管理局会同国家卫生健康委、国家体育总局、国家医疗保障局、中国残疾人联合会和中央军委后勤保障部卫生局共同组织实施中医药康复服务能力提升工程并制定本实施方案。

一、指导思想

以习近平新时代中国特色社会主义思想为指导，全面贯彻党的十九大和十九届二中、三中、四中、五中全会精神，认真学习贯彻习近平总书记关于中医药工作的重要论述和全国中医药大会精神，深入贯彻落实党中央、国务院关于中医药工作的决策部署，坚持新时期卫生与健康工作方针，立足传承创新发展中医药事业，充分发挥中医药在疾病康复中的重要作用，促进中医药、中华传统体育与现代康复技术融合，发展中国特色康复医学，让广大人民群众享有公平可及、系统连续的康复服务，减轻家庭和社会疾病负担。

二、工作目标

到 2025 年，依托现有资源布局建设一批中医康复中心，三级中医医院和二级中医医院设置康复（医学）科的比例分别达到 85%、70%，康复医院全部设置传统康复治疗室，鼓励其他提供康复服务的医疗机构普遍能够提供中医药康复服务。中医药康复服务条件显著改善，服务能力明显提升，服务范围得到拓展，中医药康复人才队伍建设得到加强，人员数量明显增长，中医药康复科研创新能力进一步提升，产出并转化一批科研成果，基本满足城乡居民日益增长的中医药康复服务需求。

三、主要任务

（一）加强中医药康复服务提供机构建设和管理

1.加强中医康复中心和中医特色的康复医院建设，充分发挥示范引领作用。依托区域中医诊疗中心（康复）建设单位和培育单位以及中医康复服务能力强的中医医院和康复医院，布局建设一批中医康复中心，提供高水平中医康复服务，开展高水平中医康复人才培养和临床科研。鼓励各省（区、市）通过改建、扩建等形式，依托中医和康复基础良好、技术力量雄厚的医院建设中医特色的康复医院，达到三级康复医院水平，到2025年，力争每省（区、市）1所。

2.加强医疗机构康复（医学）科建设，强化中医药康复服务。加强三级中医医院康复（医学）科建设，鼓励有条件的二级中医医院设置康复（医学）科，并按照《中医医院康复科建设与管理指南（试行）》进行建设。综合医院康复医学科传统康复治疗室、中医类别执业医师、传统康复治疗设备等应达到《综合医院康复医学科建设与管理指南》《综合医院康复医学科基本标准（试行）》要求。康复医院应按照《康复医院基本标准（2012年版）》要求设置传统康复治疗室，提供中医药服务，有条件的康复医院应设置中医科。康复医疗中心应按照《康复医疗中心基本标准（试行）》要求提供中医康复治疗服务。

3.加强基层医疗卫生机构康复服务供给，夯实中医药康复服务基础。在提供基本康复服务中，大力推广中医药技术，发展适用于基层、社区的小型化、专业化的中医康复设备和康复适宜技术，扩大康复教育、辅具指导、居家康复训练指导的覆盖面。鼓励社区卫生服务中心和乡镇卫生院在中医综合治疗区（中医馆）提供中医药康复服务。

（二）提升中医药康复服务能力

1.中医特色康复医院提供全面、专业化的康复服务，发挥中医康复特色优势，开展亚专科细化的康复教育、康复评定、康复治疗、康复随访等服务。中医医院康复科应注重继承发扬中医康复技术，并和现代康复医学相结合，具备常见疾病的康复诊疗能力，三级中医医院康复科重点开展中医药特色突出、临床疗效确切的疑难病症的康复诊疗工作，积极探索康复特色诊疗新技术。综合医院康复科、康复医院以及康复医疗中心应积极运用中医药技术和方法开展康复服务，加强中医科、传统康复治疗室与其他科室的协作。扩大基层医疗机构中医药康复服务范围，推广应用中医药技术方法，推动中医康复进社区、进农村、进家庭。在养老、护理机构中提供中医药特色康复服务。

2.探索有利于发挥中医药优势的康复服务模式。积极开展康复领域的中西医协作，促进中医药、中华传统体育与现代康复技术融合。在中医药理论指导下，积极开展中医药技术方法、现代康复技术和康复设备的应用。鼓励开展中医康复单元的建设，整合多学科资源，提供便利的综合性、一体化中医康复服务。

3.总结中医康复经验，梳理并研究制定心脑血管、呼吸、肿瘤、骨伤等重大疾病的中医康复方案并应用推广，提升中医药康复服务能力和水平。研究并将中医康复医疗纳入临床疾病诊疗常规，纳入康复医学疾病诊疗规范和常规。

4.在康复患者双向转诊制度建设中发挥中医药作用。中医康复中心发挥区域辐射带动作用，建立完善中医特色康复医院、康复科和基层医疗机构的康复服务分工协作机制。鼓励开展中医康复医联体建设。鼓励医疗机构充分利用互联网等信息化技术提高资源利用效率，拓展中医康复服务空间，创新服务运营理念和流程，构建覆盖诊前、诊中、诊后的线上线下一体化服务模式。

5.加强中医康复服务的医疗质量管理。提供中医药康复服务的各级各类医疗机构，应持续改进医疗质量，规范提供中医药康复服务。探索建立中医药康复服务质量控制体系，建立完善质量管理制度，将中医药康复服务纳入质量控制范围。在医院信息化建设中完善中医药康复服务信息，探索开展中医康复结局评价与管理。

（三）加强中医药康复专业人才培养和队伍建设

1.鼓励中医药院校设置中医康复学等专业，改革完善中医康复专业人才培养体系，突出中医药理论指导下的中医药康复技术培养培训。加强中医康复重点学科建设，以学科建设为龙头，引领带动具有多学科背景的中医康复专业学科团队、学科带头人、学科骨干队伍、基层实用型人才建设等。鼓励在职称评审中设立中医康复专业。强化中医康复技术技能人才培养，推进校企深度合作，产教、医教融合育人，培养中医医疗机构、康复机构急需的高素质中医药康复技能人才。

2.加强中医康复技术人才继续教育与培训，推动社区医疗卫生人员的中医药康复能力培训，提升日常康复训练、康复、健康教育和咨询、中医保健等服务的能力。加强中医医疗机构康复医疗服务人员准入标准建设。

（四）加强中医药康复科研创新能力建设

1.加强中医康复基础理论研究。系统、完整地整理中医康复历代文献，采用文献整理、数据挖掘等方法收集整理古今中医康复学术研究，就中医康复理论体系的框架结构开展深入而系统的研究，初步构建起中医康复理论体系框架。

2.开展中医康复方案和技术规范研究。针对心脑血管病、糖尿病等慢病和伤残等，梳理优化相关中医康复技术和方案，开展临床规范化研究并推广应用。研究制定中医康复单元相关疾病或功能障碍的技术规范、临床指南、康复服务技术包等，满足中医康复临床实践的指导需求。

3.研发、熟化康复设备。对康复新设备、新产品进行临床验证和应用研究，在确保患者得到安全有效的康复治疗的同时，通过临床应用研究，优化康复新设备、新产品，加快科研成果转化。

4.建设中医康复数据库。基于统一的数据管理规范与共性技术平台，逐步建立国家、省分级管理、交互共享的中医康复数据库。在中医康复结局评价的基础上，优化中医康复诊疗技术方案，为政府进行康复医疗决策和医保规划提供数据支持。

四、重点项目

（一）中医药康复服务能力建设项目

依托现有资源，建设一批中医康复中心，使其成为中医药康复医疗中心、人才培养中心、技术推广中心、科学研究中心，发挥示范引领作用。遴选一定数量的中医医院康复科和中医特色突出的康复医院中医科、综合医院康复科，开展中医医院康复能力和康复医院中医科室服务能力建设，完善基础设施设备，推广应用中医康复方案和技术，提升中医药康复服务能力和水平。

（二）中医药康复人才培养项目

在中医药重点学科建设中，设置若干中医康复学重点学科建设点，加强学科内涵建设，培养一批学科带头人。在中医药特色人才培养工程中设置中医药康复人才培养专项，培养一批中医康复人才。开展面向基层医疗服务人员的中医适宜技术培训，突出中医康复技术培训，提升基层医疗服务人员中医康复技能和水平。

（三）省级中医康复示范中心建设项目

深化省级中医康复示范中心建设，针对康复服务重点人群，开展中医康复临床服务技术和方法研究，加强中医康复服务流程优化和质量管理，大力推进中医康复医疗服务信息化及规范化建设，形成有利于中医药传承、知识和技术创新的中医康复创新体系。

五、组织实施

（一）启动阶段（2020年12月－2021年1月）

1.国家卫生健康委员会、国家中医药管理局、国家体育总局 国家医疗保障局、中国残疾人联合会、中央军委后勤保障部卫生局联合印发《中医药康复服务能力提升工程实施方案》。

2.各省（区、市）根据《方案》要求，结合本地实际，动员部署本辖区提升工程实施工作。

（二）实施阶段（2021年2月－2025年12月）

1.2021年2—3月，各省（区、市）根据《方案》明确的工作任务，制定本地区中医药康复能力提升工程实施方案，研究提出各项工作任务的分年度目标。

2.2021年4月—2025年12月，各省（区、市）根据《方案》，推进实施中医药康复服务能力提升工作。

（三）总结评估

1.年度总结（每年度 11－12 月）：省级中医药主管部门会同有关部门按年度对中医药康复服务能力提升工程进展情况进行总结，掌握工作进展情况和效果，及时发现并解决工作中的问题。

2.总结评估（2025 年 10－12 月）：按照工作要求和目标，国家中医药管理局会同有关部门对中医药康复服务能力提升工程实施情况进行总结评估，交流工作经验，发现和推广典型。

六、组织保障

（一）各级中医药主管部门和卫生健康行政部门要高度重视中医药康复服务能力提升工程建设，结合各省（区、市）实际，制定具体实施方案并认真组织实施。各相关医疗机构要加强组织领导，落实工作责任，强化医疗质量管理与控制，持续提升中医药特色康复服务能力。军队系统中医药康复服务提升工作由军委后勤保障部卫生局牵头负责，各有关大单位卫生管理部门指导所属医疗卫生机构具体实施。

（二）各级中医药主管部门和卫生健康行政部门要加强与财政、发改、医保、人力资源和社会保障、体育、残联等部门的沟通协调，积极争取有利于中医药特色康复服务发展的政策措施，合理安排对中医药特色康复服务提供机构的投入。医保部门要完善医疗服务价格机制，研究探索将符合条件的中医药特色康复医疗服务项目按程序纳入基本医疗保险支付范围。体育部门要大力推广太极拳、八段锦等中医传统运动，促进中医药、中华传统体育与现代康复技术融合发展。各级残联要配合中医药主管部门研究制定针对伤残的中医康复技术和方案，支持指导残疾人康复中心等机构开展具有中医特色的康复服务。

（三）鼓励和引导社会资本投资发展中医康复医疗服务，拓展中医康复服务领域，推动康复与功能状态检测、养老、护理、体育、健康保险等相关产业的融合。充分发挥学会、协会等专业学术团体的作用，加强学术交流，为中医药康复服务能力提升工程提供专业技术支持。

【法规名称】国家中医应急医疗队伍建设与管理指南（试行）
【发文机构】国家中医药管理局
【发文字号】国中医药办医政函〔2021〕155 号
【颁布时间】2021 年 6 月 11 日
【效力属性】 有效

国家中医药管理局办公室关于印发国家中医应急医疗队伍建设与管理指南（试行）的通知

各省、自治区、直辖市中医药管理局，新疆生产建设兵团卫生健康委，中国中医科学院，北京中医药大学：

为加强国家中医应急医疗队伍建设与管理，提升国家中医应急医疗队伍的应急救治能力和水平，我局组织制定了《国家中医应急医疗队伍建设与管理指南（试行）》。现印发给你们，请参照执行。

附件：国家中医应急医疗队伍建设与管理指南（试行）

国家中医药管理局办公室

2021 年 6 月 11 日

附件：

国家中医应急医疗队伍建设与管理指南（试行）

第一章　总　则

第一条 为充分发挥中医药在新发突发传染病防治和公共卫生事件应急处置中的作用，加强国家中医应急医疗队伍建设与管理，全面提升国家中医应急队伍的应急救治能力和水平，依据《中华人民共和国中医药法》《中华人民共和国突发事件应对法》《突发公共卫生事件应急条例》等法律法规和《国家突发公共卫生事件应急预案》《国家突发公共事件医疗卫生救援应急预案》等文件制定本指南。

第二条 本指南所称国家中医应急医疗队伍，是指由国家和省级中医药主管部门共同建设管理、统一指挥，参与重大及其他需要响应的突发事件现场卫生应急救治的专业中医医疗队伍，是国家卫生应急救治体系的重要组成部分。国家中医应急医疗队伍分为国家中医疫病防治队和国家中医紧急医学救援队。

第三条 国家中医应急医疗队伍按照“平战结合、专兼结合、协调联动、快速反应”的原则，结合地域特点和突发事件的分布特点，有针对性的加强相关专业人员配备和能力建设。国家中医应急医疗队伍成员（以下简称“队员”）平时承担所在单位日常工作，突发公共卫生事件时承担中医应急医疗救治任务。

第四条 本指南适用于国家中医应急医疗队伍的建设和管理。

第二章　队伍组建

第五条 国家中医药管理局负责国家中医应急医疗队伍的规划布局，确定国家中医应急医疗队伍依托医院名单。省级中医药主管部门负责组建和动态调整国家中医应急医疗队伍。国家中医应急医疗队伍依托医院可根据工作需要提出拟调整队员名单，经省级中医药主管部门批准后报国家中医药管理局备案。

第六条 国家中医应急医疗队伍组成应当规模适宜，年龄、专业、职称等结构合理，队伍成员以依托中医医院医务人员为主，同时应纳入本省（区、市）中医药系统相关领域和专业的高水平专家以及本省（区、市）定点医院有关专家。国家中医疫病防治队以中医疫病（传染病）、中医呼吸、中医急诊、重症、院感防控等专业的医护人员为主。国家中医紧急医学救援队以中医骨伤、外科（普外、胸外、脑外等）、皮肤、五官、急诊、重症、麻醉等专业医护人员为主。

第七条 每支国家中医应急医疗队伍设队长1名、副队长2名，由管理人员、医师、护士、医疗辅助人员及后勤保障人员等构成，队长一般由依托中医医院院长或业务院长担任。国家中医疫病防治队每支队伍人数不少于30人，国家中医紧急医学救援队每支队伍人数不少于50人，其中依托中医医院人数占比不高于60%。

第八条 队员遴选条件：

（一）热爱中医药事业，忠实履职，爱岗敬业，服从指挥，具有较好的团队合作精神；

（二）身体健康，队长及副队长年龄原则上不超过60周岁，其他人员年龄原则上不超过50周岁；

（三）熟练掌握相关专业知识和技能，具备5年以上工作经验，其中，医师应具备中级以上职称；

（四）国家中医药应对重大公共卫生事件和疫病防治骨干人才库成员、接受过中医应急培训或参与过突发事件中医药应急救治工作人员优先考虑。

第九条 队员应当相对固定。因健康、出国或其他原因不能履行其职责和义务的，经省级中医药主管部门核准终止任用，并及时进行补充和调整；因健康、进修、执行对口支援任务或其他原因短期内不能履行队员职责和义务的，应当立即向省级中医药主管部门报告，省级中医药主管部门应及时补充后备队员。

第三章 职责、权利和义务

第十条 国家中医药管理局职责：

（一）负责国家中医应急医疗队伍的总体规划布局，指导国家中医应急医疗队伍建设和管理工作；

（二）与国家卫生健康委建立协调联动机制，统一指挥和调度国家中医应急医疗队伍，确保中医药第一时间参与新发突发传染病防治和突发事件卫生应急救治工作；

（三）组织开展中医应急救治专项培训，并根据情况适时组织跨地区联合演练。

第十一条 省级中医药主管部门职责：

（一）组建和动态调整本省（区、市）国家中医应急医疗队伍，报国家中医药管理局备案；

（二）组织指导本省（区、市）国家中医应急医疗队伍的培训和演练工作；

（三）发生特别重大突发公共卫生事件时，在国家统一指挥和调度下，参与新发突发传染病防治和突发事件卫生应急救治工作；

（四）协调将本省（区、市）国家中医应急医疗队伍纳入本省（区、市）卫生应急体系，经国家中医药管理局同意后，按照当地突发事件应急指挥机构的统一部署，组织协调本省国家中医应急医疗队伍参与本省（区、市）中医应急医疗救治工作；

（五）为本省（区、市）国家中医应急医疗队伍建设积极争取和安排经费，保障队伍的可持续发展；

（六）负责本省（区、市）国家中医应急医疗队伍工作开展情况的督导评估。

第十二条 国家中医应急医疗队伍依托医院职责：

（一）制定国家中医应急医疗队伍具体管理方案和管理制度，负责国家中医应急医疗队伍的日常管理；

（二）制定突发事件中医医疗救治应急预案，建立完善组织运行、救治流程和技术储备等工作机制；

（三）负责国家中医应急医疗队伍装备的配备、更新、补充、运行维护和日常管理，以及防护物资和药品的储备与更新；

（四）根据地域特点和突发事件的分布特点，对常见病、多发病中医药治疗技术、方药进行梳理、优化，形成突发事件相关常见病、多发病中医救治方案；

（五）组织实施国家中医应急医疗队伍的日常培训和应急演练。

第十三条 队员所在单位职责：

（一）支持队员参与国家中医应急医疗救治工作，不得以任何理由推诿、拖延、妨碍队员参加中医应急医疗工作；

（二）保障队员在培训、演练和执行中医应急医疗救治任务期间的工资、津贴、奖金及其他福利待遇。

第十四条 国家中医应急医疗队伍职责：

（一）发生突发事件时，按照国家和省级中医药主管部门的调遣，参加中医应急医疗救治工作；

（二）加强队员的培训演练，使其掌握突发事件相关常见病、多发病中医药诊疗技术方法、现代医学技术和救治流程等，提高中医药应急医疗救治能力；

（三）对本省（区、市）内各级中医应急医疗队伍的建设和管理加强指导，发挥国家中医应急医疗队伍的示范引领作用；

（四）参与研究、制订国家和省级中医应急医疗队伍的建设、发展计划和技术方案；

（五）向国家中医药管理局和省级中医药主管部门提出有关中医应急医疗救治工作的建议；

（六）承担国家中医药管理局和省级中医药主管部门指派的其他工作任务。

第十五条 队员的权利：

（一）执行中医应急医疗救治任务的知情权；

（二）执行中医应急医疗救治任务的加班、高风险、特殊地区等国家规定的各项工资福利待遇的权利；

（三）接受中医应急医疗救治专业培训和演练的权利；

（四）优先获取中医应急医疗救治相关工作资料的权利；

（五）对中医应急医疗救治工作提出意见和建议的权利。

第十六条 队员的义务：

（一）做好卫生应急响应准备，随时听候调派；

（二）服从上级的统一领导，服从工作安排，遵守工作纪律，保守国家秘密；

（三）及时报告在执行卫生应急任务中发现的特殊情况；

（四）参加中医应急医疗救治相关培训和演练，参与对国家中医药应对重大公共卫生事件和疫病防治骨干人才库其他成员、省级及以下中医应急医疗队伍的业务培训、提供技术咨询和相关工作指导；

（五）对中医应急医疗救治工作提出意见和建议。

第十七条 中国中医科学院建设国家中医应急医疗队伍信息管理平台，协助国家中医药管理局做好各支国家中医应急医疗队伍的统筹协调和动态管理，组织开展大型联合演练和专业培训，对国家中医应急医疗队伍工作开展情况进行督导评估等。

第四章　物资装备

第十八条 国家中医应急医疗队伍依托医院参照《中医应急医疗队装备参考目录（试行）》，配备信息指挥装备、专业技术处置装备、个人携行装备及后勤保障装备，逐步实现队伍装备车载化、功能集成化、模块化和标准化。国家中医应急医疗队伍依托医院按照有关政策规定采购有关装备，大型装备纳入依托医院固定资产管理。

第十九条 国家中医疫病防治队应配备移动生物安全二级实验室、负压救护车、负压担架、移动中药房、移动中医治疗室等设备设施，切实加强突发急性传染病的检测能力、应急处置能力和转运能力。

第二十条 国家中医紧急医学救援队应配备手术车、移动中药房、移动中医治疗室、移动影像设备、后勤保障车等移动医院设备，移动医院应至少满足 30 人紧急救治，每天可开展大型手术 3－5 台。确保每支队伍都能够快速有效地开展省内及周边省份的应急救援，并发挥中医药特色优势。

第二十一条 国家中医应急医疗队伍依托医院储备的应急药品种类和数量要合理，适当储备中医应急常用的中药饮片、配方颗粒，合理储备包括院内制剂、中成药在内的骨伤科、内科、外科等常用应急药品。

第二十二条 国家中医应急医疗队伍依托医院应建立药品储备流转制度，按照总量平衡，动态管理、及时补充、避免浪费的原则，加强应急药品储备管理，保证储备的应急药品安全有效。

第二十三条 国家中医应急医疗队伍依托医院负责国家中医应急医疗队伍装备物资的维护和更新工作。建立健全装备物资登记、保养、运行等管理制度，配备专门维护人员，对装备进行定期检修和保养，并根据装备物资使用情况及时进行报废、更新和补充，保证队伍物资装备储备充足、状况良好、运行正常。

第二十四条 国家中医应急医疗队伍配备的装备物资应方便携带，适合在中医应急医疗救治中使用。配备的装备应符合国家或行业相关标准，具有先进性、实用性、可靠性和成套性。

第二十五条 国家中医应急医疗队伍的队旗、服装、个人携行装备等标识应当按照《国家中医药管理局办公室关于统一国家中医应急医疗队伍名称和规范标识管理的通知制作》（国中医药办医政函〔2015〕67 号）有关要求统一规范。

第二十六条 国家中医应急医疗队伍依托医院根据突发事件实际情况，为国家中医应急医疗队伍配备必需的救治、防护、通讯及后勤保障等方面物资，原则上应提供不少于 7 个工作日的储备物资。

第二十七条 在中医应急医疗救治工作中，国家中医药管理局可以根据需要，对国家中医应急医疗队伍装备物资进行统一调配。

第五章　培训演练

第二十八条 国家中医应急医疗队伍依托医院提出队伍年度培训和演练计划，经省级中医药主管部门审核同意后，由省级中医药主管部门组织实施。原则上国家中医应急医疗队伍全年累计培训演练不少于20天。国家中医应急医疗队伍年度培训演练情况由省级中医药主管部门于每年年底前报国家中医药管理局。

第二十九条 国家中医应急医疗队伍培训内容以中医紧急医学救援、疫病防治理论技术方法和相关现代医学技术内容为主，体现预防与治疗相结合、临床与科研相结合，每年培训不少于40课时。

第三十条 省级中医药主管部门应定期组织本省（区、市）国家中医应急医疗队伍开展突发事件应急演练，以发挥中医特色优势、提高救治能力、检验应急预案、磨合协同机制、完善应急准备、培训锻炼队伍为目的，通过桌面推演和实战演练等形式演练突发事件相关常见病、多发病的救治流程、技术和方法。国家中医应急医疗队伍每年至少组织1次省内跨地区实战演练，全年累计演练不少于2次。

第三十一条 省级中医药主管部门在组织突发事件中医应急演练时，应结合当地实际情况，着眼实战，讲求实效，科学制定应急演练方案和评估方案，精心组织，规范流程，确保安全。演练结束后应及时总结，不断优化流程，切实提高中医应急医疗能力。

第三十二条 国家中医药管理局组织对国家中医应急医疗队伍的培训演练进行指导和评估，持续提升国家中医应急医疗队伍的应急救治能力和水平。

第六章　组织管理

第三十三条 国家中医应急医疗队伍由国家中医药管理局统一领导和调度指挥。发生突发公共卫生事件时，省级中医药主管部门经国家中医药管理局授权同意后，可指挥和调度本省（区、市）国家中医应急医疗队伍在当地突发事件应急指挥机构统一领导下开展中医应急医疗救治工作。发生特别重大突发公共卫生事件时，国家中医药管理局向省级中医药主管部门发出指令，由省级中医药主管部门在规定时间内，组织国家中医应急医疗队伍前往突发事件现场开展中医应急医疗救治工作；紧急情况下，可采取先调用，后补手续的方式。

第三十四条 国家中医应急医疗队伍在接到任务指令后应携带应急装备物资第一时间到达指定地点开展中医应急医疗救治工作。

第三十五条 国家中医应急医疗队伍在开展现场中医应急医疗救治工作时，应接受突发事件现场指挥部指挥，并遵守现场管理规定和相关工作规范，定期向国家中医药管理局和省级中医药主管部门报告工作进展，必要时随时上报。地方各级卫生健康行政部门、中医药管理部门和医疗卫生机构应提供必要的支持，协助国家中医应急医疗队伍完成相关工作。

第三十六条 国家中医应急医疗队伍在执行中医应急医疗救治任务时实行队长负责制。队员应服从队长指令，履行各自分工和职责，保持通讯畅通，严守工作纪律，保守工作秘密。队员应做好个人防护，保护自身健康与安全，发现身体异常，应立即向队长报告。

第三十七条 国家中医应急医疗队伍完成中医药应急医疗救治任务后，按照突发事件应急指挥机构的统一部署，有序撤离。队长负责按要求提交现场中医药应急医疗救治工作总结报告和相关文字、影像等资料。

第三十八条 省级中医药主管部门组织开展本省（区、市）中医应急医疗救治工作的队伍力量不足时，可向国家中医药管理局提出援助申请，国家中医药管理局统筹调派其他省（区、市）国家中医应急医疗队伍进行应援。

第三十九条 国家中医应急医疗队伍应发挥临时党组织的战斗堡垒作用，发挥党员的先锋模范作用，在应急工作一线锤炼党性，提高行动力。

第四十条 国家中医药管理局和省级中医药主管部门对在中医应急医疗工作中表现突出的国家中医应急医疗队伍和队员予以表扬。队伍依托单位和队员所在单位在职称晋级、评先选优时，在同等条件下对国家中医应急医疗队员予以倾斜。

第四十一条 国家中医应急医疗队员在中医应

急医疗工作中，不服从调派、不认真履职、拒不参加培训演练以及违反其他相关制度和纪律的，由队伍依托医院报省级中医药主管部门核实后予以除名，并对所在单位予以通报，同时报国家中医药管理局备案。因严重失职导致突发事件危害扩大，产生严重后果的，依法追究相关单位和当事人责任。

第四十二条 国家中医应急医疗队伍执行国际医疗卫生救援任务时，应当遵照通行的国际惯例，遵守所在国或地区的法律法规，尊重当地风俗习惯，维护国家尊严和形象。

国医年鉴 2021

重大事件

国家中医药管理局前方工作组召开座谈会：学习贯彻习近平总书记在湖北省考察新冠肺炎疫情防控工作重要讲话精神

2020年3月11日，国家中医药管理局前方工作组召开座谈会，学习贯彻习近平总书记在湖北省考察新冠肺炎疫情防控工作时的重要讲话精神。国家卫生健康委党组成员、国家中医药管理局党组书记余艳红出席并讲话，国家中医药管理局副局长闫树江主持座谈会。

国家中医药管理局前方工作组、湖北省卫生健康委、武汉市卫生健康委、五批国家中医医疗队、湖北省中医院、湖北省中西医结合医院等有关负责同志在会上畅谈学习体会。大家纷纷表示，在抗击新冠肺炎疫情的关键时刻，习近平总书记专门赴湖北武汉考察疫情防控工作，为打赢湖北保卫战、武汉保卫战指明方向。习近平总书记的重要讲话，让我们倍感温暖、备受鼓舞，要守初心担使命，同时间赛跑，与病魔较量，尽最大可能挽救更多患者生命，在抗疫第一线砥砺“敬佑生命、救死扶伤、甘于奉献、大爱无疆”的职业精神，弘扬“大医精诚”的优良传统。

余艳红指出，习近平总书记的重要讲话，为坚决打赢湖北保卫战、武汉保卫战指明了方向、提供了遵循。要提高政治站位，深入学习贯彻习近平总书记重要讲话精神，树牢“四个意识”，坚定“四个自信”，做到“两个维护”，切实把思想和行动统一到党中央决策部署上来，继续保持工作劲头和韧劲，坚定信心、同舟共济、科学防治、精准施策，为打赢湖北保卫战、武汉保卫战贡献中医药力量。

余艳红强调，要在科学精准救治上下功夫，深化落实中西医结合工作机制，进一步提升中医药救治能力，推动中医药深度介入诊疗全过程，最大限度提高治愈率、降低病亡率。要以办好中医医院新冠肺炎康复门诊为支撑，构建全省中医康复服务网络，促进新冠肺炎患者康复。要坚持临床救治和临床研究协同，加快推进中医药科研攻关和病例总结分析，全力做好中医药治疗效果评价。各医疗队要认真总结救治经验，做好轮休工作，把关心关爱医务人员的措施落到实处。要加大中医药宣传力度，讲好中医药治疗新冠肺炎故事，推动中医药走出去。要总结经验、查找短板，及时谋划中医药参与公共卫生事件应急长效机制建设。湖北省、武汉市中医药系统要按照统一部署，制定工作预案，加强力量统筹，逐步恢复正常医疗秩序。

余艳红、孙达参加国家中医药局国际合作司党支部“战疫党旗红 奉献当先锋——纪念建党99周年‘向党说句心里话’主题党日活动”

为庆祝中国共产党99周年华诞，7月1日上午，国家中医药管理局国际合作司党支部在局机关举办“战疫党旗红 奉献当先锋——纪念建党99周年‘向党说句心里话’主题党日活动”并重温入党誓词，全体党员同志在鲜红的党旗下，高举右拳，庄严宣誓。国家卫生健康委党组成员、国家中医药管理局党组书记余艳红，国家中医药管理局党组成员、副局长孙达以普通党员身份参加活动并分享体会。

余艳红对国际合作司党支部主题党日活动给予充分肯定，表示在建党99周年党的生日当天举办活动很有意义，从形式到内容都突出了主题，别开生面，有声有色，对于增强党员意识、淬炼党性修养、坚定理想信念都具有十分重要的作用。

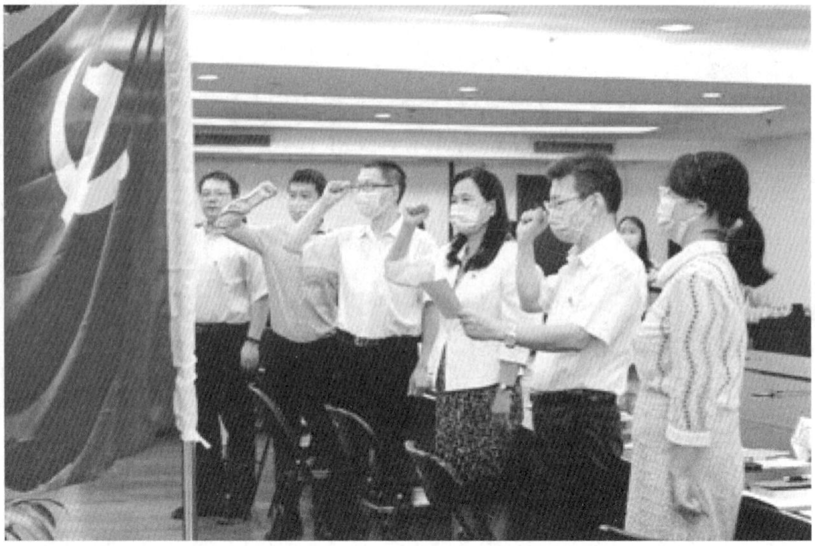

余艳红指出，近百年的风雨砥砺，使中国共产党更加坚强伟大，党的事业更加灿烂辉煌。坚持党的领导、加强党的建设，是中医药系统的光荣传统，是中医药发展的“根”和“魂”，特别是通过这次疫情的大战大考，让我们进一步认识到“中国之治”的根本原因，感受到了中国共产党领导和中国特色社会主义制度的巨大优越性。充分发挥基层党支部战斗堡垒和党员先锋模范作用，是打赢抗疫阻击战这场人民战争的关键因素，大家的发言充分体现了党员干部自觉锤炼忠诚干净担当的政治品格，充分展示了以真挚的感情和坚定的态度做到“两个维护”的生动实践。

余艳红对包括国际合作司在内的党支部和全体党员提出希望，一是要坚决做到“两个维护”，确保习近平总书记关于中医药海外发展的重要指示批示精神以及党中央重大决策部署能够落地落细落实，推动中医药“走出去”再创佳绩，以无愧历史、继往开来的姿态迎接建党100周年；二是要再接再厉，紧紧围绕建设“四强”党支部的工作目标，抓好组织建设，提高政治站位，不断激发支部党员奋发有为的内生动力，围绕中心工作抓党建，促进党建和业务工作融合发展；三是要凝聚合力抓落实，压实责任，强基固本，围绕党支部标准化规范化建设等方面内容，强化担当，狠抓落实，切实推进基层党组织建设全面进步、全面过硬。

孙达从入党誓词在五个不同时期的历史沿革、党建与业务工作如何融合发展等方面作了发言，对中医药系统党员干部支援湖北武汉抗疫、参与全球疫情防控所作出的奉献给予高度赞扬，鼓励全体党员干部要以“给我1分钟，干好60秒”的标准和干劲，全身心投入到党建工作和业务工作中，坚决贯彻落实好习近平总书记关于中医药工作的重要批示指示精神，切实发挥好党建工作的引领作用，将党建和业务工作相结合，推动中医药传承创新高质量发展。

主题党日活动以视频连线的方式，邀请赴沙特中医专家组成员、中国中医科学院广安门医院急诊科主任齐文升，赴阿联酋中医专家组成员、西苑医院护师徐明，支援湖北武汉第四批国家中医医疗队广东队队员、广东省中医院肾内科主治医师秦新东分别分享了支援湖北武汉抗击疫情、远赴海外救治中国公民的亲身经历，从“60后”资深党员和“90后”年轻党员的视角，生动鲜活地展示了各级党组织和广大党员干部发挥的战斗堡垒作用和先锋模范作用。国际合作司党支部吴振斗、朱海东、陆烨鑫就进一步推动中医药参与全球疫情防控、助力构建人类卫生健康共同体、实现中华民族伟大复兴中国梦等方面分享了体会。

充分发挥中医药独特优势和作用　为人民群众健康作出新贡献

国家卫生健康委党组成员、国家中医药管理局党组书记　余艳红
国家中医药管理局局长　于文明

编者按：2020 年第 16 期《求是》杂志刊发国家卫生健康委党组成员、国家中医药管理局党组书记余艳红，国家中医药管理局局长于文明联合署名文章《充分发挥中医药独特优势和作用　为人民群众健康作出新贡献》。文章学习领会习近平总书记关于中医药工作的重要论述，坚定中医药传承创新发展的信心与决心，总结中医药在抗疫中的经验，强调推动中医药与西医药相互补充、协调发展，彰显我国卫生健康事业显著优势。为使全行业、全系统深刻领会习近平总书记关于中医药工作的重要论述及在专家学者座谈会上的重要讲话精神，本报予以转发。

2020 年 6 月 2 日，习近平总书记主持召开专家学者座谈会并发表重要讲话，强调“中西医结合、中西药并用，是这次疫情防控的一大特点，也是中医药传承精华、守正创新的生动实践”，从人民生命安全和身体健康的战略高度，充分肯定中医药在疫情防控中作出的贡献，对充分发挥中医药独特优势和作用作出重要部署。我们必须认真学习、深刻领会，准确把握、指导实践，切实增强责任感、使命感和紧迫感，推动新时代中医药传承创新发展。

一、学习领会习近平总书记关于中医药工作的重要论述，坚定中医药传承创新发展的信心与决心

党的十八大以来，习近平总书记对中医药工作作出了一系列重要论述，聚焦促进中医药传承创新发展这个时代课题，充分肯定中医药独特优势和作用，深刻回答了新时代如何认识中医药、如何发展中医药、发展什么样的中医药等根本性、长远性问题，为新时代中医药传承创新发展指明方向、描绘蓝图、明确任务，为做好中医药工作提供根本遵循和行动指南。

深刻认识中医药的历史地位和时代价值。习近平总书记指出，中医药学凝聚着深邃的哲学智慧和中华民族几千年的健康养生理念及其实践经验，是中国古代科学的瑰宝，也是打开中华文明宝库的钥匙。传统医药是优秀传统文化的重要载体，在促进文明互鉴、维护人民健康等方面发挥着重要作用，中医药是其中的杰出代表。这些重要论述深刻阐述了中医药的历史价值、文化价值、现实作用，是坚定民族自信、文化自信的重要支撑，增强了我们传承创新发展中医药的底气和信心。

深刻认识传承创新发展中医药的目标任务。习近平总书记指出，中医药振兴发展迎来天时、地利、人和的大好时机，希望广大中医药工作者增强民族自信，勇攀医学高峰，深入发掘中医药宝库中的精华，充分发挥中医药的独特优势，推进中医药现代化，推动中医药走向世界，切实把中医药这一祖先留给我们的宝贵财富继承好、发展好、利用好。这些重要论述深刻指明了传承创新发展中医药必须把握的重要机遇、重点任务，是我们做好新时代中医药工作的强大动力，是推动中医药发展的着力点和落脚点。

深刻认识中医药在防病治病中的独特优势。习近平总书记指出，坚持中西医并重，推动中医药和西医药相互补充、协调发展；发挥中医药在治未病、重大疾病治疗、疾病康复中的重要作用；努力实现中医药健康养生文化的创造性转化、创新性发展，使之与现代健康理念相融相通，服务于人民健康；中医药副作用小，疗效好，中草药价格相对便宜。这些重要论述充分肯定了中医药的独特优势，深刻阐明了中医药与西医药的关系，彰显了中医药在维护人民健康、促进中国特色卫生健康事业发展中的

重要作用。

深刻认识新时代中医药高质量发展道路。习近平总书记指出，要遵循中医药发展规律，传承精华，守正创新；建立健全中医药法规，建立健全中医药发展的政策举措，建立健全中医药管理体系，建立健全适合中医药发展的评价体系、标准体系；用开放包容的心态促进传统医学和现代医学更好融合，为促进人类健康、改善全球卫生治理作出更大贡献。这些重要论述着眼人类健康的广阔视野，始终坚持强烈的问题导向、鲜明的目标导向，为我们在新时代传承创新发展中医药开出了一剂标本兼治、综合施策的良方。

二、总结中医药在抗疫中的经验，发挥中医药在抗疫防病治病中的独特优势和作用

从历史上看，中华民族屡经天灾、战乱和瘟疫，却能一次次转危为安，人口不断增加，文明得以传承，中医药作出了重大贡献。中医药学是我国各族人民在长期生产生活实践和与疾病做斗争中，逐步形成并不断丰富发展的医学科学。特别是在与疫病斗争中产生《伤寒杂病论》《温病条辨》《温疫论》等经典著作，形成了系统的、独特的防病治病的理、法、方、药。屠呦呦研究员从葛洪《肘后备急方》中汲取灵感，发现了青蒿素，挽救了全球数百万人的生命，并因此获得诺贝尔生理学或医学奖。近年来，病毒性呼吸道传染病频发流行，中医药在治疗严重急性呼吸综合征（SARS）、甲型 H1N1 流感等方面也取得明显成效，为应对新发突发传染病积累了丰富经验、独特理论、技术体系和经典方药。

发挥国家制度组织优势，动员全国中医药力量驰援湖北武汉。新冠肺炎疫情发生以来，我们坚决贯彻落实习近平总书记重要讲话和一系列重要指示批示精神，坚决服从中央应对疫情工作领导小组及国务院联防联控机制的指挥，按照中央指导组部署，贯彻“坚定信心、同舟共济、科学防治、精准施策”总要求，组织全国中医药系统全力投入防控救治。我们与湖北省、武汉市政府及相关部门协同联动，调动全行业力量，全程深度介入。第一时间选派国家中医药专家组赴武汉考察疫情、诊疗患者，通过四诊合参、辨证施治、三因制宜，从中医理、法、方、药角度认识和把握疾病，研究确定病因病机、治则治法。与国家卫生健康委共同发布具有中西医结合特色的第三至第七版国家诊疗方案，指导临床一线开展有针对性的中医诊疗。第一时间组建国家中医医疗队赴武汉整建制接管医院病区，开展救治和临床科学研究，探索以中医药为特色、中西医结合的诊疗模式。先后组建 5 批国家中医医疗队共计 773 人，整建制接管武汉市金银潭医院、雷神山医院、湖北省中西医结合医院 8 个病区和江夏方舱医院。

发挥中医药临床科研一体化支撑作用，不断优化诊疗方案和有效方药。在国务院联防联控机制科研攻关组部署下，聚焦中医药临床救治、有效方药筛选和疗效评价，全力推进中医药科研攻关，设立了“中医药防治 2019-nCoV 的研究” “中西医结合防治新冠肺炎的临床研究”等重点专项，有力支撑了临床救治。同时，启动了应急研究专项，以临床“急用、实用、效用”为导向，本着边救治、边观察、边优化的原则，深入发掘历代疫病防治经验，对现有治疗瘟疫的中成药、经典方剂进行筛选，纳入国家诊疗方案。对已经纳入诊疗方案的中成药和方剂，同步进行临床疗效观察和科学研究，及时发布“三药三方”科研成果，优选出一批有效方药。

发挥中医药独特优势和作用，提高防控救治水平。对医学观察期人群，中医药防控工作前移，探索并推广武昌中医药防控模式经验，服用中药提高免疫力。对轻症患者，以方舱医院为主阵地，做到中药早服应服尽服，有效减少轻症向重症发展。对重症、危重症患者，建立中西医会诊和联合巡诊制度，实行中西医结合、中西药并用，减缓重症向危重症发展，最大程度提高救治效果。对出院恢复期人群，制定中医康复“套餐”，加快机体恢复。各地党委政府坚持中西医并重，统筹中西医资源，强化中医中药协同，中西医结合救治工作机制的作用得到有效发挥，开创了我国中西医结合防治传染病的新局面。全国中医药参与救治确诊病例的比重达到 92%，湖北省确诊病例中医药使用率和总有效率超过 90%，为全国疫情防控取得重大战略成果贡献了中医药力量。

发挥“中国方案”特点，开展中医药国际交流合作。通过新闻发布会、中央主流媒体宣传，举办了 30 余场抗疫专家视频交流和直播活动，交流中国中医药抗疫诊疗方案、方药和经验，展示中医药全程深度参与疫情防控的进展，展示中医药救治新冠肺炎患者的成效，展示中医药人抗击疫情的感人事迹，讲好中医药抗疫故事。根据对方需要，向有关国家捐助中药，向意大利、德国、日本、韩国、巴基斯坦等国家提供中医药救治经验，增强国际社会对中医药的认可，增强对中华文化的认同。

这次疫情防控，是贯彻落实《中共中央 国务院关于促进中医药传承创新发展的意见》和全国中医药大会精神的生动实践，是传承精华、守正创新的生动实践，是中医药人践行初心使命、体现责任担当的生动实践。中医药参与面之广、参与度之深、受关注度之高，都是前所未有的，不仅有效缓解了早期疫情集中暴发、医疗资源不足的压力，而且在提高治愈率、降低病亡率方面发挥了重要作用。中医药成为“中国方案”的一大亮点和特色优势。实践充分证明，中西医并重的中国特色卫生健康发展模式具有显著优势，中医药与西医药相互配合、优势互补，成为疫情防控阻击战取得胜利的重要原因。实践也再次证明，祖先留下的宝贵财富，屡经考验、历久弥新，依然好使管用、经济易行，中医药简便验廉的独特优势和作用值得进一步坚持和发扬。

三、推动中医药与西医药相互补充、协调发展，为增进人民健康福祉作贡献

2016 年，习近平总书记在全国卫生与健康大会上强调，坚持中西医并重，推动中医药和西医药相互补充、协调发展，是我国卫生健康事业的显著优势。《中共中央 国务院关于促进中医药传承创新发展的意见》提出“坚持中西医并重、打造中医药和西医药相互补充协调发展的中国特色卫生健康发展模式”。我们要深入学习贯彻习近平总书记关于中医药工作的重要论述，落实党中央国务院决策部署，进一步坚持问题导向、目标导向、效果导向，内外兼修，推动中医药振兴发展，推动中医药与西医药相互补充、协调发展。

坚持传承精华、守正创新，突出中医药独特优势和作用。传承是中医药发展的根基，创新是中医药发展的时代活力。没有传承，中医药发展就没有根和魂；没有创新，中医药发展就没有时代活力和应用价值。创新的根本目的就是为了促进中医药学术发展，提高临床疗效，提高中医临床诊疗能力和水平。

面对常见病、多发病、重大疑难疾病和新发传染病防治需求，中医药必须尊重规律，做到“传承师古不泥古、创新发展不离宗”，通过传承精华来发展中医药学，突出中医药特色优势，同时吸收科学技术和文明成果，创新中医药理论与实践，服务当代临床防病治病需求，发挥中医药独特优势和作用。

坚持安全有效根本要求，促进中医药事业和产业高质量融合发展。2015 年 2 月，习近平总书记调研西安市雁塔区二 O 五所社区中医馆时指出：“现在发展中医药，很多患者喜欢看中医，因为副作用小，疗效好，中草药价格相对便宜。”2018 年 10 月，总书记考察珠海横琴新区粤澳合作中医药科技产业园时强调，要深入发掘中医药宝库中的精华，推进产学研一体化，推进中医药产业化、现代化，让中医药走向世界。2019 年 10 月，总书记对中医药工作作出重要指示，强调要遵循中医药发展规律，传承精华，守正创新，加快推进中医药现代化、产业化。总书记的一系列指示要求，为中医药事业和产业高质量发展指明了方向。

“药为医用，医因药存”。要坚持中药质量安全有效根本要求，突出质量优先，不断提高中药质量。中药材质量好，中药饮片、中成药质量才会好，中医临床防治才会有疗效，中药产业才会高质量发展，中医药事业才会高质量发展。要围绕以较低费用取得较大健康收益目标，规划建设一批国家中医药综合改革示范区，鼓励在服务模式、产业发展、质量监管等方面先行先试，推动中药饮片、中成药

及中药产业高质量发展。推动深化医改中医药工作，提高中医药疗效和防病治病能力，促进中医药事业和产业融合高质量发展，为健康中国建设和经济社会发展探索政策举措和经验模式。

坚持中西医药相互补充、协调发展，彰显我国卫生健康发展显著优势。“促进中医药振兴发展，加强中西医结合”是2020年政府工作报告部署的重点工作任务，是中国特色卫生健康发展模式的必然要求。当前中医药学科、人才队伍、服务体系、中医药传承创新科技支撑以及中医药事业和产业高质量融合发展的能力和水平，与西医药学科服务体系相比还有很多地方需要加强、健全、完善，还需要“补短板、强弱项、激活力”。这就要求我们必须坚定中医药发展自信，彰显我国卫生健康事业显著优势。

一要加强古典医籍精华的梳理和挖掘，建设一批科研支撑平台。加强中医古籍文献系统挖掘、整理和利用，重视活态传承，建立与知识产权制度相互衔接、相互补充的中医药传统知识保护制度。建立多学科融合的科研平台，力争在疾病防治、重大新药创制、重大关键技术装备研发等方面取得重大突破。二要加强中医药服务体系建设，提高中医医院应急和救治能力。建设一批国家中医医学中心、区域中医医疗中心和国家中医应急救援与疫病防治基地。全面加强中医医院建设，提升中医药特色服务、应急救治能力。三要推动中药审评审批机制改革，促进中药新药研发和产业发展。坚持安全有效根本要求，通过完善标准、加强监管、全过程追溯、诚信体系建设等措施，提升中药质量安全。建立符合中医药特点的评价标准和方法，简化古代经典名方中药复方制剂注册审批程序。四要强化中医药特色人才建设，打造一支高水平的国家中医疫病防治队伍。深化中医药院校教育改革，强化中医思维培养和临床技能培训。加强对名老中医药专家学术经验的传承。建立完善促进中医药优秀人才脱颖而出的评价和激励机制。五要建立中西医协同高效的重大疫情防控救治机制，建设具有中国特色、中西医并重的国家公共卫生应急管理体系。推动各级疾病预防控制机构建立中医药工作平台岗位，将中医医院纳入重大疫情救治基地建设范围。

传承创新发展中医药是新时代中国特色社会主义事业的重要内容。中医药作为我国独特的卫生健康资源、潜力巨大的经济资源、具有原创优势的科技资源、优秀的文化资源和重要的生态资源，是中国特色卫生健康道路的重要组成部分。我们要以习近平新时代中国特色社会主义思想为指导，深入学习贯彻习近平总书记关于中医药工作的重要论述，建立健全中医药法规，建立健全中医药发展的政策举措，建立健全中医药管理体系，建立健全适合中医药发展的评价体系、标准体系，推动中医药特色发展、内涵发展、转型发展、融合发展，充分发挥中医药防病治病的独特优势和作用，为推进健康中国建设和增进人民健康福祉作出贡献。

（余艳红 于文明）

吉林省2020年中医药工作要点印发推进中医药高质量发展

2020年3月17日，吉林省中医药管理局印发《2020年全省中医药工作要点》，包含8个方面31个要点，要求全省遵循中医药发展规律，充分发挥中医药在深化医改中的独特优势，加强服务体系建设，优化服务供给，提升人才队伍整体水平，驱动科技创新，推进中医药高质量发展。

要点明确，坚持和加强党对中医药工作的全面领导。把党的政治建设摆在首位，为中医药传承创新发展提供坚强政治保障和强大动力。全面贯彻落实上级决策部署。将中医药纳入地方经济社会发展规划，结合区域实际起草制定符合地方发展要求的文件。

要点要求，进一步发挥中医药在健康中国建设和深化医改中的作用。对照15项健康中国行动任务与措施，积极发挥中医药作用。搭建全省中医医疗远程服务平台。加强16个试点县县域医共体建设，增强中医药参与度。建设35个基层医疗卫生机构中医综合服务区（中医馆），推动省级示范中医馆建设。总结现代医院管理试点经验，全面提升全省中医院管理能力。

在中医药服务体系建设方面，要点明确推进实施“互联网+中医药健康服务”，全面普及应用电子居民健康卡。持续推进新冠肺炎、艾滋病、流感等传染病中医药防控工作落实。加强中医医疗机构应急救援队伍建设。建设9家县级中医院（民族医院）中医药特色老年健康中心。实现中医药区域健康管理指导中心建设市（州）级全覆盖。推广适合家庭医生使用的中医“治未病”服务包。

在人才队伍建设方面，要点明确，继续实施中医药传承与创新“百千万”人才工程，组织全国优秀中医临床人才、第六批全国师承、第二批省级青年优才等项目学员参加培训。推进省局共建长春中医药大学、名老中医药专家传承工作室等项目建设。组织开展第四批吉林省名中医评选表彰。

要点明确，推进中医药传承创新。加强中医药古籍文献的挖掘、整理、利用，开展吉林省中医药传统知识收集整理。推进国家中医临床研究基地、国家中医药传承创新工程项目建设单位和中医药传承创新平台建设。实施中医药循证能力及中医康复服务能力规范化建设项目，提高中医药科研能力。开展吉林省道地中药材品牌筛选及标准研究。新建9家县级中医院标准化煎药室。验收2019年标准化煎药室建设项目。开展全省中药质量提升宣传周活动。

此外，要点要求推动《吉林省中医药条例》制定进程。做好中医药扶贫工作，建设中药材产业扶贫基地，组织贫困地区中药材种植技术培训，提升贫困县中医医院服务能力。并加强中医药文化普及宣传和对外交流合作。

（中国中医药报讯 记者李晓峰 通讯员孟姝）

中央指导组召开抗疫一线专家院士和科研工作者座谈会

孙春兰：推动中医药走出去 在国际合作中发挥积极作用

据新华社电 为深入贯彻习近平总书记重要指示精神，落实中央应对疫情工作领导小组部署，中共中央政治局委员、国务院副总理、中央指导组组长孙春兰4月1日召开抗疫一线专家院士和科研工作者座谈会，听取新冠肺炎疫苗研发、治疗技术和药物科研攻关等进展情况汇报，强调要坚持临床和科研结合，打破壁垒，总结经验，给予更大支持，推动超常规创新，为战胜疫情提供有力科技支撑。

孙春兰说，在湖北武汉抗疫斗争中，有关院士、专家带领团队科研人员，针对前期没有特效药可用的状况，以救治需求为导向，筛选出中药“三药三方”等一批具有明显疗效的药物，推动重组新冠疫苗启动临床试验，血浆治疗、干细胞治疗等技术实现突破进展，不断完善诊疗方案，患者治愈率从初期的14%提升到93%。这些成果是抗击疫情中国方案的重要组成部分，为新冠肺炎有效救治提供了有力保障，提振了全国人民的信心，彰显了我国医疗科研攻关和自主创新能力。

孙春兰强调，当前以武汉为主战场的全国本土疫情传播基本阻断，外防输入、内防反弹成为疫情防控工作重点，要充分发挥有效药物和治疗技术的作用，加快疫苗研发进度，优化临床应用注册申报、审批流程，争取早日取得关键突破。及时借鉴吸收各国科研成果，总结推广有效药物和治疗技术，特别是推动中医药“走出去”，在新冠肺炎防控国际合作中发挥积极作用。

国务院联防联控机制加强对新冠病毒无症状感染者管理工作

国务院应对新型冠状病毒感染肺炎疫情联防联控机制2020年4月8日印发《新冠病毒无症状感染者管理规范》，加强对新冠病毒无症状感染者的发现、报告、管理工作。

《规范》明确，新冠病毒无症状感染者具有传染性，存在传播风险。要求加强对无症状感染者的监测和发现，规范无症状感染者的报告，并强化信息公开。要求有针对性加大筛查力度，将检测范围扩大至已发现病例和无症状感染者的密切接触者。

根据《规范》，无症状感染者应当集中医学观察14天。期间出现新冠肺炎相关临床症状和体征者转为确诊病例。集中医学观察满14天且连续两次标本核酸检测呈阴性者（采样时间至少间隔24小时）可解除集中医学观察，核酸检测仍为阳性且无临床症状者需继续集中医学观察。无症状感染者在集中医学观察期间如出现临床表现，应当立即转运至定点医疗机构进行规范治疗，确诊后及时订正。同时组织专家组对集中医学观察的无症状感染者巡诊，及时发现可能的确诊病例。对解除集中医学观察的无症状感染者，应当继续进行14天的医学观察、随访。解除集中医学观察后第2周和第4周要到定点医院随访复诊，及时了解其健康状况。对无症状感染者的密切接触者，应当集中医学观察14天。

《规范》提出，国家支持开展无症状感染者传染性、传播力、流行病学等科学研究。同时加强与世界卫生组织等有关国家和国际组织的信息沟通、交流合作，适时调整诊疗方案和防控方案。

（中国中医药报讯记者 方碧陶）

国家中医药管理局规范“清肺排毒汤”使用及生产

中国中医药报讯2020年 5月12日，国家中医药管理局发布关于规范“清肺排毒汤”使用及生产的特别说明。

根据说明，2020年2月6日，国家卫生健康委办公厅、国家中医药管理局办公室印发《关于推荐在中西医结合救治新型冠状病毒感染的肺炎中使用“清肺排毒汤”的通知》，对临床使用“清肺排毒汤”作出部署，后该方被纳入第六版、第七版新冠肺炎诊疗方案，并作为治疗轻型、普通型、重型、危重型通用方剂推荐使用。

在湖北武汉疫情最吃紧的关键时候，为强化临床救治药品供给保障，经国务院联防联控机制科研攻关组统筹协调，国家中医药管理局、工业和信息化部组织四家中药企业迅速制定了生产标准规范，紧急生产“清肺排毒汤”复方颗粒剂，无偿供应湖北省定点医院临床救治使用。为此，国家药品监督管理局专门下达质量监管要求，切实保障了应急制备“清肺排毒汤”复方颗粒剂产品的安全性和有效性。后续特定用途生产捐赠也都是严格按程序，经国家和地方相关部门正式核准后实施。

近期，国家中医药管理局了解到部分中药企业自行生产“清肺排毒汤”复方颗粒剂销售或捐赠，其生产技术标准和质量检测报告均未向药品监管和行业主管部门报备，也有一些单位或个人使用单味中药配方颗粒大规模调配“清肺排毒汤”供临床使用。在此特别说明如下：

一、为确保临床用药安全有效，“清肺排毒汤”应使用传统中药饮片调配，水煎煮使用，共煎共煮程序必不可少。

二、《通知》中“生石膏”剂量范围15-30克，可辨证用量，须先煎入药。根据临床实践观察和相关基础研究，生石膏先煎入药对于“清肺排毒汤”药效发挥具有直接影响，应依照传统煎药方法煎煮。

三、该方剂组方遵循传统中医理论，针对病因病机研判充分、配伍精妙。第一个疗程须按原方使用，第二个疗程既可原方使用，也可在临床经验丰富的中医师指导下，结合实际情况合理化裁、辨证加减。为确保药力精纯，不建议与其他方剂、药物（包括中成药）同时使用。据临床反馈，该方剂也可用于病机相似的普通感冒和流行性感冒。

四、出口中药产品，其质量关乎国家声誉和全球抗疫成效，企业更应加强质量管控，主动配合监管，及时报告出口中药产品、药品动态情况。同时，也应充分考虑不同国家药品管理差异，对中药产品出口进行风险研判，审慎推进国际捐赠和境外销售。

五、中药企业应落实主体责任，遵守《药品管理法》及相关法律法规，规范生产行为。对未经国家药监部门核准，擅自生产“清肺排毒汤”复方颗粒剂的中药企业，我局将根据工作安排，配合药监部门进行排查清理。

两名中医人获评心肺复苏与精准健康传播新闻人物

2020年，中国研究型医院学会心肺复苏学专业委员会、中国老年保健协会心肺复苏专业委员会、中国健康管理协会健康文化委员会、中华医学会科学普及分会会同国家卫生健康委员会主管的《医学参考报·心肺复苏学频道》及《医学参考报·全科医学与精准健康传播频道》组成中国心肺复苏及中华精准健康传播十大新闻人物评选专家委员会，评选出2019年度心肺复苏与精准健康传播十大新闻人物，两名中医人入选。

其中，上海中医药大学附属龙华医院急诊科主任方邦江入选2019年度中国心肺复苏十大新闻人物，西南科技大学中西医结合学院院长、西南医科大学附属中医医院院长杨思进入选2019 年度中华精准健康传播十大新闻人物。（中医药报记者 方碧陶）

国家发展改革委、国家卫生健康委、国家中医药管理局三部门联合召开公共卫生防控救治能力建设项目视频推进会

为贯彻落实习近平总书记关于加强公共卫生体系建设的系列重要指示批示精神，落实党中央、国务院决策部署，推进公共卫生防控救治能力建设，2020年6月12日，国家发展改革委、国家卫生健康委、国家中医药管理局联合召开视频推进会，就具体落实三部门联合印发的《公共卫生防控救治能力建设方案》（以下简称《建设方案》），做好公共卫生补短板、堵漏洞、强弱项工作做出安排部署。国家发展改革委副主任连维良、国家中医药管理局局长于文明、国家卫生健康委规划司负责同志出席会议并讲话。

于文明就贯彻落实习近平总书记一系列重要讲话精神，党中央决策部署，坚持新时代卫生健康事业方针，进一步发挥中医药在公共卫生防控救治中的独特优势和价值作用提出意见。他指出，中医药在此次疫情防控中，参与社区防控和临床救治，全程参与新冠肺炎医学观察期、轻型、普通型、重型、危重型、恢复期诊疗全过程，全国参与确诊病例救治率90%多，总有效率90%多。中医药深度介入防控救治，中医药临床疗效确切，有效降低了发

病率、转重率、病亡率，提高了治愈率，加快了恢复期康复。他强调，目前中医药在公共卫生防控救治中还存在明显的短板弱项，突出表现在中医医院公共卫生防控救治硬件条件薄弱、高水平中医疫病防治人才队伍匮乏、传染病医院及公共卫生防控机构中西医结合人才及协作机制不健全、中医药公共卫生防控科研体系基础薄弱、参与国家公共卫生应急响应机制不畅、管理体系薄弱等。各地和各有关部门要认真贯彻落实习近平总书记6月2日在专家学者座谈会上重要讲话精神，坚持中西医结合、中西医并重、中西药并用，把中医药第一时间参与公共卫生事件应急制度化。各地在落实《建设方案》时，要进一步关心扶持中医药发展，一是在全面提升县级医院救治能力建设中，支持中医医院纳入建设范围。二是在改造升级重大疫情救治基地建设中，支持中医医院纳入依托医院范围。三是在城市传染病救治网络建设中要注重发挥中医药独特优势和价值作用。四是在疾病预防控制体系现代化建设中，着力搭建中医药疾病预防控制平台。五是希望各地进一步发挥中医药作用，建立中西医高效协同的重大疫情防控救治机制。

连维良就抓好《建设方案》落实进行了全面部署，一是坚持人民至上、生命至上，增强政治责任感和工作使命感，为人民生命安全保驾护航，牢牢抓住宝贵时间窗口，撸起袖子加油干，交出党和人民满意的答卷。二是系统梳理短板漏洞，日夜兼程开展工作，切实强化发热门诊、可转换传染病区、可转换ICU、生物安全实验室、传染病检测、医疗废弃物处理、急诊急救“七个能力”。要着力完善重大疫情救治、应急医疗物资、应急医疗资源启用预案“三个保障”，确保按时达标。三是以“拼命”精神推进公共卫生补短板。要做到“五个有”，即有计划、有方法、有月报、有激励、有问责。要做到“五个坚持”，即坚持底线思维、平战结合、合理布局、中西医并重、防治协同。

国家卫生健康委规划司负责同志指出，卫生健康部门要加强和中医药局的沟通协调，坚持中西医并重，共同谋划好中医建设项目，将符合条件的项目纳入支持范围，切实提升中医药服务能力，充分发挥中医药在公共卫生防控救治中的作用。

国家发展改革委、国家卫生健康委、国家中医药管理局有关部门负责同志在主会场参加会议，各省（区、市）、计划单列市、新疆生产建设兵团发展改革、卫生健康、中医药部门主要负责同志和业务处室同志在各分会场参加会议。

北京新冠肺炎确诊病例中医药治疗率达100%

2020年6月30日，北京市新冠肺炎疫情防控工作第137场新闻发布会举办。会上，首都医科大学附属北京地坛医院副院长吴国安表示，截至6月29日24时，北京地坛医院累计收治确诊病例325例，中医药治疗率达到100%。

吴国安介绍，目前北京市所有新冠肺炎确诊病例都集中收治在地坛医院，曾参加援鄂医疗队、具有丰富救治经验的北京协和医院内科重症医学科主任杜斌、首都医科大学附属北京朝阳医院副院长童朝晖、首都医科大学附属北京中医医院院长刘清泉等危重症和中医救治专家，以及参加小汤山医院救治的医疗力量集中到地坛医院共同参与救治，目前在地坛医院参加救治的中医专业医护人员近30人。

吴国安表示，专家每天进病房诊查患者、集体会诊会商，研究制定一人一策个体化治疗方案。轻型和普通型患者以中医药治疗为主、西医对症治疗，重症和危重症采取中西医并重治疗。目前中医药治疗率达到100%。

《全国公共卫生信息化建设标准与规范（试行）》解读

为贯彻落实党中央、国务院关于改革完善疾病预防控制体系，建设平战结合的重大疫情防控救治体系，切实提高应对突发重大公共卫生事件的能力和水平的重要部署，综合考虑国内外发展趋势和我国的发展条件，紧紧抓住我国公共卫生发展的需求，深入贯彻新发展理念，国家卫生健康委员会联合国家中医药管理局组织成立专家团队，联合研究制定了《全国公共卫生信息化建设标准与规范（试行）》。

一、编制目的

文件针对目前全国公共卫生信息化建设现状，着眼未来5-10年全国公共卫生信息化建设、应用和发展的基本要求，进一步明确和强化了全国公共卫生信息化建设的基本内容和建设要求。一是为全面规范推进公共卫生信息化建设，提高公共卫生机构信息化建设与应用能力，针对公共卫生信息化的短板和不足，开展“补短板、堵漏洞、强弱项”，加快信息技术与公共卫生融合应用，按照国家卫生健康委各司局公共卫生的工作职能，在梳理我国公共卫生信息化建设现状的基础上，明确了公共卫生信息化建设的建设内容和要求。二是要依托全民健康信息平台开展公共卫生信息化建设，有效支撑国家和地方卫生健康委的管理与决策，一方面满足“平时”国家对公共卫生机构的宏观管理、政策制定、资源配置、绩效评价等方面的管理信息需求；一方面满足“战时”对建立健全分级、分层、分流的传染病等重大疫情救治机制的有效支撑，提升公共卫生信息化“平战结合”能力。三是促进医防融合，健全重大疫情应急响应机制，推动公共卫生服务与医疗服务高效协同、无缝衔接，健全联防、联控、群防群治工作机制，健全科学研究、疾病控制、临床治疗的有效协同机制。依托区域全民健康信息平台，积极推动二级及以上医院、基层医疗卫生机构和各级疾病预防控制中心等专业公共卫生机构间的信息系统互通共享，推进基层医疗卫生机构和基本公共卫生融合服务，建立健全基层医疗卫生机构和与上级医院的联动机制，全面提升医疗卫生机构对新发传染病的预警、预测、治疗和康复能力。四是鼓励各级各类医疗卫生机构根据自身情况，运用大数据、人工智能、云计算等新兴信息技术与公共卫生领域的应用融合，探索创新发展模式，在疫情监测分析、病毒溯源、防控救治、资源调配等方面更好发挥支撑作用。

二、主要内容

文件稿明确了各级疾病预防控制中心、二级及以上医院、基层医疗卫生机构、其他公共卫生机构等机构的公共卫生服务和管理业务，业务范围覆盖公共卫生信息化建设和应用的主要业务服务和管理要求，包括管理服务业务、信息技术业务等2个部分，其中一级指标21项、二级指标125项、三级指标421项，全面规范了我国公共卫生信息化建设的主要内容和要求。

第一部分管理服务业务。一级指标18项、二级指标105项、三级指标365项，主要包括传染病、寄生虫病、免疫规划、慢性病、地方病、精神卫生、老年人健康、妇幼健康、健康教育、伤害防控、突发公共卫生事件、环境卫生、监督执法、食品安全、职业病等业务领域。其中一级指标分别为传染病防控、寄生虫病防控、免疫规划、慢性病防控、地方病防控、精神卫生防治、癫痫防治、老年人健康服务管理、妇幼健康服务管理、健康教育、营养健康服务管理、健康档案管理服务、伤害防控、突发公共卫生事件管理、环境卫生管理、监督执法服务管理、食品安全风险监测和职业病防控等18项内容。

第二部分信息技术业务。一级指标3项、二级指标20项、三级指标56项，主要包括信息平台、信息安全、新兴技术应用等内容。其中一级指标分别为信息平台管理、网络安全管理、新兴技术应用等3项。根据当前形势和工作要求，针对网络信息安全，从身份认证、桌面终端安全、移动终端安全、计算安全、通信安全、数据防泄露、可信组网、数据备份与恢复、应用容灾、安全运维等方面提出建设要求；针对大数据、云计算、人工智能等方面，对新兴技术应用提出了具体的建设和应用建议。

三、三点说明

一是内容和机构。处理好继承和创新的关系，文件稿梳理了我国公共卫生信息化建设与应用现状，依据国家卫生健康委承担的公共卫生职能，明确了国家省市县四级卫生健康管理部门、各级疾病预防控制中心、各级妇幼保健机构、二级及以上医院、各级中医医院、基层医疗卫生机构、各级卫生健康监督机构、职业健康检查机构、职业病防治机构等部门和机构公共卫生信息化建设与应用的内容和要求。

二是目的和方法。处理好平时与战时的关系，要依托全民健康信息平台开展公共卫生信息化建设，提高公共卫生机构信息化建设与应用能力，有效支撑国家和地方卫生健康委的管理与决策，满足“平时”国家对公共卫生机构的宏观管理、政策制定、资源配置、绩效评价等方面的管理信息需求，满足“战时”对建立健全分级、分层、分流的传染病等重大疫情救治机制的有效支撑，提升公共卫生信息化“平战结合”能力。

三是应用和发展。处理好发展和安全的关系，当前和今后一个时期是我国公共卫生各类矛盾和风险易发期，各种可以预见和难以预见的风险因素明显增多，要根据社会发展需求，统筹发展和安全，贯彻新发展理念，强调公共卫生信息化建设的高质量发展。文件专门设立网络安全管理和新兴技术应用两个部分，探索应用发展创新模式，同时强化网络信息安全，提出新兴信息技术应用与公共卫生领域的融合应用发展的内容，充分应用大数据、人工智能、云计算等新兴信息技术，在疫情监测分析、病毒溯源、防控救治、资源调配等方面更好发挥支撑作用，使发展成果更好惠及全体人民。

权威中医药学术机构首次评估三级中医医院百强榜单新出炉

《基于中医药特色优势和科技影响力的中医医院评价研究报告（2020年）》发布

2020年12月29日，中国中医科学院中医药信息研究所联合中华中医药学会医院管理分会发布《基于中医药特色优势和科技影响力的中医医院评价研究报告（2020年）》，并附《基于中医药特色优势和科技影响力的公立地市级及以上三级中医医院TOP100（2020年）》（名单见2版），公立地市级及以上三级中医医院百强名单出炉，中国中医科学院西苑医院、上海中医药大学附属龙华医院、中国中医科学院广安门医院居名单前三位。这是首次由权威中医药学术机构作第三方对中医医院进行评估。

据介绍，本次评估历时2年，对382家地市级及以上三级中医医院（含中西医结合医院及民族医院）3年内的统计和公开数据进行综合排名，评价指标重点突出中医药优势特色及科技影响力。其中，中医药特色优势评价指标主要有中医执业（助理）医师占执业（助理）医师比例、中药师（士）占药师（士）比例、中医处方数占门诊处方数比例、中医处方数与中医执业（助理）医师比例等；科技影响力评价指标主要有国家级重点学科、专科（专病）、国家级临床研究基地数、核心期刊发表的论文数以及国家、省部级科技奖励数、专利、标准数等。

天津中医药大学第一附属医院、江苏省中医院、首都医科大学附属北京中医医院、广东省中医院、河南中医药大学第一附属医院、北京中医药大学东直门医院、上海中医药大学附属曙光医院分别位列全国中医医院百强名单第四至十位。

本次评估推选出100所中医医院，旨在通过加大对这些中医医院的宣传，区域性引导患者就医，推动更多优质中医医院进入民众视野，方便群众看中医，为健康中国建设贡献力量。

《报告》指出，中医药在长期临床实践中显示为“个性化的辨证论治、求衡性的防治原则、人性化的治疗方法、多样化的干预手段、天然化的用药取向”五大特色，以及“临床疗效确切、用药相对安全、服务方式灵活、费用比较低廉、创新潜力巨大、发展空间广阔”六大优势，坚持中医特色优势是中医医院的核心竞争力；以科技创新推动中医药传承发展，是实现中医药事业振兴发展的必由之路，也是提高中医医院诊疗水平的重要途径。将中医特色优势评价与科技影响力评价相结合，可以全面反映中医医院的中医诊疗水平和科技发展水平，更好地发挥中医药科技发展的有效价值导向，促进和推动中医医院的现代化发展。

国医年鉴

2021

年度人物

國醫年鑑

年度人物

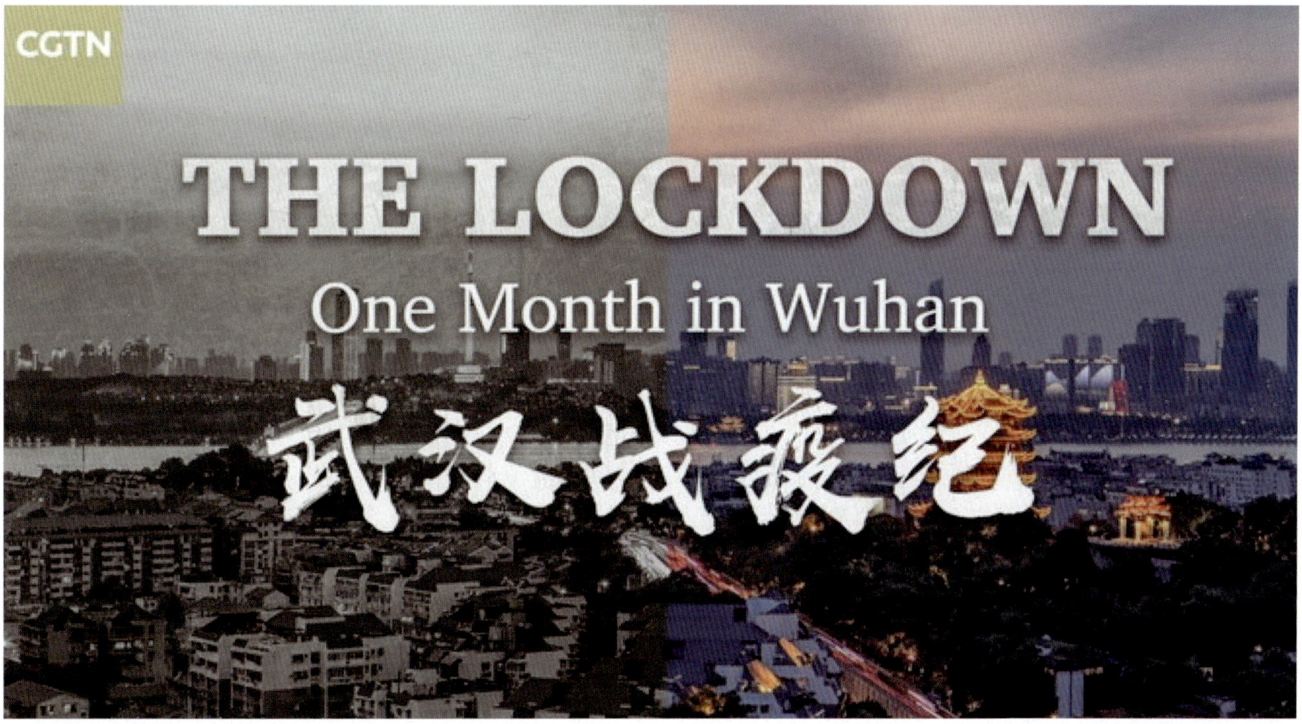

2020年将是人类历史上不寻常的年份，年初中国武汉爆发来历不明的新冠肺炎烈性传染病。上至党中央、国务院，下至基层社区、每一位百姓，可谓众志成城全民抗疫。中医人和中医中药在抗击人类第一次遭遇的新冠病毒战役中，发挥了难以替代的独特作用，涌现了人们耳熟能详的中医药代表性人物。限于篇幅，遴选三位中医药领域年度人物——张伯礼、仝小林、刘清泉，在众多的感人事迹报道中，选取记录了他们运用中医药在武汉领导组织抗击疫情的思路和方法的专稿，聚焦这些宝贵的历史篇章，以飨读者。

背景资料

英雄没穿披风而是戴口罩！33分钟《武汉战疫纪》记录疫情发展全过程

2020-03-16 11：29

https：//www.sohu.com/a/380486472_ 612784

近日，中国国际电视台推出时长33分钟的英语新闻纪录片《武汉战疫纪》，回顾武汉“封城”一个多月来发生的真实故事。这是新冠肺炎疫情爆发以来，首部展现武汉“抗疫”历程的英文纪录片。截至目前，视频观看量已经过千万，其中，海外观看量超过500万，成为国外网友了解中国“抗疫”真实情况的一扇窗口。

全景式真实记录武汉疫情发展全过程

“这是历史上首次对一个千万级人口的大城市进行高级别的封锁，全世界都报以高度关注。我和外国媒体做连线时，他们都在问：武汉老百姓现在怎么样了，武汉大街上是什么情况？”该片总导演葛云飞表示，武汉疫情不仅让全国同胞揪心，也吸引了全世界的目光，因此中国国际电视台决定拍摄一部英文纪录片，真实记录武汉发生的故事。该片以新闻纪录片的形式，对重要节点进行梳理，用海外受众熟悉的语态，和感人至深的故事，真实记录了武汉的“抗疫”过程，为海外观众展示了他们知之甚少的“抗疫”中的武汉。

这部33分钟的纪录片，以时间为线索，全景式的展现武汉疫情是如何从快速爆发到逐渐被遏制的全过程。这里有泪水，也有笑容；有痛苦，也有感激；有绝望，也有希望。有刚刚封城时期，被迫滞留武汉，不得已把停车场当成暂时栖身之处的外地务工人员；有在医院里焦虑绝望，排着长队等待候诊的患者；有武汉封城第二天开始，每天在工地上赶工建设火神山、雷神山医院的建筑工人；有身为两个孩子的妈妈，自愿参与物资运输中的美容院老板；有每天上门排查上千户居民，把手都敲肿了的社区工作人员；有忙着运送医疗物资顾不上跟摄制组说话的快递员……一位快递小哥虽然每天在疫区奔波忙碌，但充满了自豪感：“我们在疫情最严重的时候，在挺身而出，为大家服务，觉得还是蛮自豪的。我妻子很支持我，但她也很担心，每天8点都要跟我视频，每次听到我儿子说‘爸爸真棒’，我觉得蛮欣慰的。”

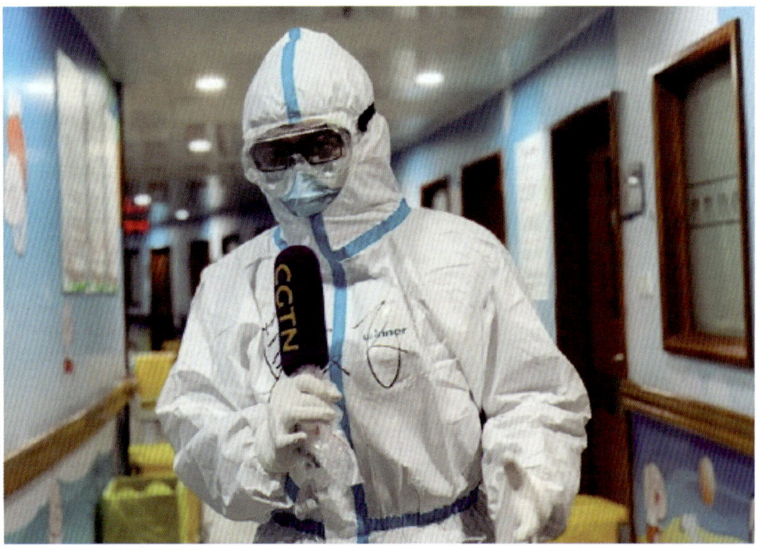

抗“疫”一线医护人员靠吸氧支撑

最让人感动的还是奋战在抗“疫”一线的医护人员。83岁的呼吸病专家钟南山院士前往一线，敢医敢言，将“病毒人传人”的情况宣布与众；最早接触到新冠病毒患者的医务人员赵智刚医生和同组的医生护士全都被感染，但他在康复之后又立刻返回到工作一线；年轻的女护士为了保持体力和精神状态而增大饭量，她们内心也有害怕，每每想到孩子和父母，听到孩子在视频中的“妈妈，我想你啦”会哽咽落泪，但她们面对患者却时刻保持着笑容、充满正能量：“我们每天必须强迫自己保持‘嗨’的状态，要是压抑下去的话，就完蛋了！”每天数小时的值班过程中，医务人员不能吃喝，甚至不能去卫生间，不得不穿纸尿裤，出来之后必须靠吸氧才能支撑下去，脸上也全是水泡。

纪录片中也特别提到了不幸牺牲的“吹哨人”李文亮医生。摄制组在他病重时联系上他，那时他已经说不了完整句子。纪录片中，李文亮用断断续续的文字回复摄制组微信页面，令人心痛泪目。在这场疫情中，中国有超过3000名医务人员被感染，很多医务人员牺牲，留下悲痛欲绝的亲人。世界卫生组织赴中国考察专家组负责人布鲁斯•艾尔沃德在接受中央广播电视总台记者专访时诚恳说道：“联合专家考察组经过不同的方式仔细观察后认为，毫无疑问，中国对控制新冠病毒传播的大胆措施，已经为控制迅速扩展的致命的疫情带来了转机。我想，我们要认识到很重要的一点，对于武汉人民，全世界都欠你们的情，随着疫情的结束，希望有机会可以感谢武汉人民，感谢他们的付出，因为这里的许多人都遭受过苦难，那个城市的人们已经并且正在经历一段非比寻常的时期。”

相机带出病房要在消毒液里泡一天

为了拍摄，摄制组进入一家医院的隔离病房，但医院不允许将任何物品带入病房，包括摄像机。院长告诉摄制组，他自费买了一台手机放在病房里，但不会把它拿出来，“等到疫情结束了，我要把它裱起来，留作纪念！”最终，摄制组被允许带入一个GoPro相机，但每次带出病房都要在消毒液里浸泡一整天。很多病房里珍贵的镜头也正是这样拍摄到的。纪录片最后，一位医生对着镜头缓缓说道：“潘多拉的盒子已经打开了，灾难、疾病、恐惧都跳了出来，但盒子里还留下了一样东西——希望。只要希望还在，之前的一切苦难，都不会是问题。”

在葛云飞看来，这部纪录片的价值在于如实记录这个城市此刻的状态和情绪，“全世界可以更直观地看到，武汉为全中国、全世界的疫情控制做出了何等的贡献？！或许10年后的人们再看这部纪录片，就知道当年从医护人员到普通百姓，是如何在封城状态下顽强坚守，携手抗击疫情。”目前，葛云飞和同事们依然每日穿行于江城巷陌，用镜头记录这座城市的日与夜。他说自己会坚守到疫情结束那一天，让全世界网友及时了解武汉的真实动态。

反响：英雄没穿披风 而是戴着口罩

《武汉战疫纪》制作完成后，率先于2月28日在中国国际电视台英语频道播出，同时通过平台各海外社交平台账号全网推送。与此同时，美国广播公司、英国Channel4电视台、法国TV5 MONDE电视台、意大利TGCOM24电视台、加拿大广播公司、日本朝日电视台等20多个国家和地区的主流媒体都对《武汉战疫纪》进行了转播，越来越多的外国网友看到了真实的武汉。大量海外网友在观影后留言，对在武汉的医护人员表达了敬意，并为中国、武汉、病患祈福加油。海外网友Starmoon Night表示，“纪录片太棒了，我看哭了。这次，英雄并没有穿着披风，而是戴着口罩。”英国网友Bernadine Sarah W评论：“感谢这部纪录片，它为我们提供了抗击疫情的宝贵经验。非常感谢武汉人民用他们的献身精神阻止了病毒进一步传播。我们应该向他们学习。感谢武汉人民。”

张伯礼

人物简介

张伯礼，男，1948年2月生于天津，籍贯河北宁晋，中共党员，中医内科专家，中国工程院院士、医药卫生学部主任，中国医学科学院学部委员，天津中医药大学名誉校长，中国中医科学院名誉院长，“重大新药创制”科技重大专项技术副总师，国家重点学科中医内科学科带头人，第一批国家级非物质文化遗产项目中医传统制剂方法代表性传承人。

张伯礼1982年毕业于天津中医学院，获得中医内科学硕士学位；1992年任天津中医学院中医工程研究所所长；1999年任天津中医学院第一附属医院副院长；2002年任天津中医学院院长；2005年当选中国工程院院士；2006年任天津中医药大学校长；2007年被文化部（现文化和旅游部）确定为第一批国家级非物质文化遗产项目中医传统制剂方法代表性传承人；2010年任中国中医科学院院长；2011年被授予“全国优秀共产党员”称号；2014年获得国家科学技术进步奖一等奖；2016年获得吴阶平医学奖；2017年被授予“全国名中医”称号；2019年获得全国中医药杰出贡献奖，并被聘为中国医学科学院学部委员；2020年8月被授予“人民英雄”国家荣誉称号，同年11月获得第十三届光华工程科技奖。

张伯礼提出了“知识、能力、素质并重，以拓展学生创新发展能力为核心”的教育理念，倡导强化中医临床思维，注重临床技能训练。

他坚持院校教育和师承教育相结合，要求学生从院校走出去，跟临床名师学习经验，培养具有一定科研能力和实际工作能力的临床实用型人才。他还特别注重教学中的互动，鼓励师生间对病例进行分析讨论，创建了“基于案例的讨论式教学——自主式学习联动”的教学方法

张伯礼致力于创建中医药高等教育规范。

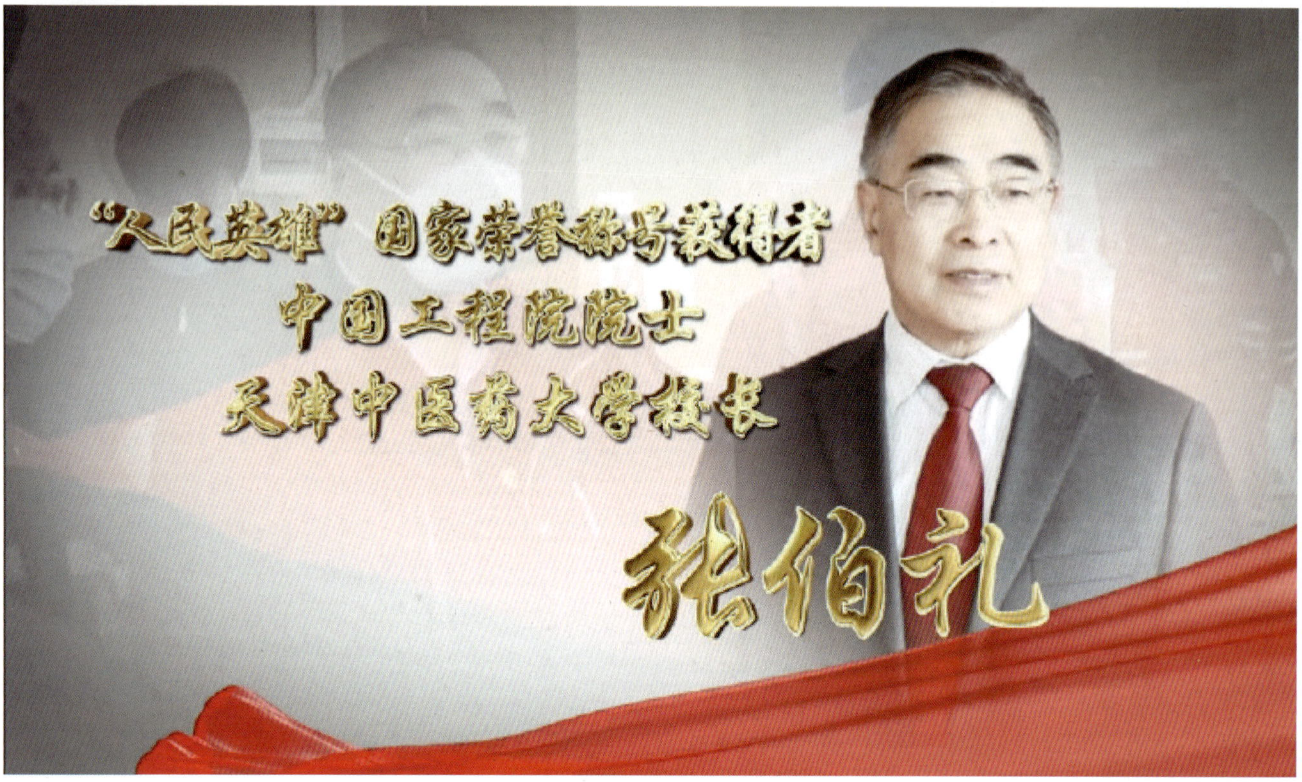
"人民英雄"国家荣誉称号获得者
中国工程院院士
天津中医药大学校长
张伯礼

2008年，他主持制定了《中国•中医学本科教育标准》，开展了中医药标准化建设和中医学专业的认证工作；主持制定世界中医学教育史上第一个国际标准——《世界中医学本科（中医师前）教育标准》，在全球50多个国家和地区推广应用；组织各国专家编写了国际通用系列的中医药教材，筹建了"一带一路"中医师资培训基地，制定世界中医专业认证标准。

新冠肺炎疫情暴发后，作为中央指导组专家组成员，张伯礼逆行武汉，奋战了80多天。以他为代表的中医药人为抗疫"中国方案"贡献了中医药力量，身为全国人大代表的他也在不见硝烟的战场忠实履行职责。

张伯礼长期致力于中医药现代化研究，奠定中医素质教育和国际教育的标准化工作基础，推动中医药事业传承创新发展。新冠肺炎疫情发生后，他主持研究制定中西医结合救治方案，指导中医药全过程介入新冠肺炎救治，取得显著成效，为疫情防控作出重大贡献。

年度聚焦

张伯礼：我就是出趟诊，到武汉看个病

发布时间：20-09-0814：03新京报社官方帐号

https：//baijiahao.baidu.com/s? id=1677244508006173179&wfr=spider&for=pc

新京报记者 王翀鹏程 编辑 苏晓明 校对 危卓

今年72岁生日，张伯礼是在武汉的医院里度过的。他已到古稀之年，但依然精神矍铄，戴一副方形眼镜，两道浓眉衬出他的精气神。口齿清晰，步伐稳健。

张伯礼是中国工程院院士、天津中医药大学校长。今年2月，他带领团队前往武汉参与抗疫工作。在武汉抗疫的82天里，他采取中医药为主的综合治疗，截至"休舱"时，564名患者零转重症、零复阳，医护人员零感染。

3月10日是武汉江夏方舱医院"关门大吉"的日子，随着武汉最后一家方舱医院"休舱"，张伯礼的抗疫任务也将告一段落。古稀之年的他穿着防护服，接过了队员们递上的鲜花，激动地向他们致谢。

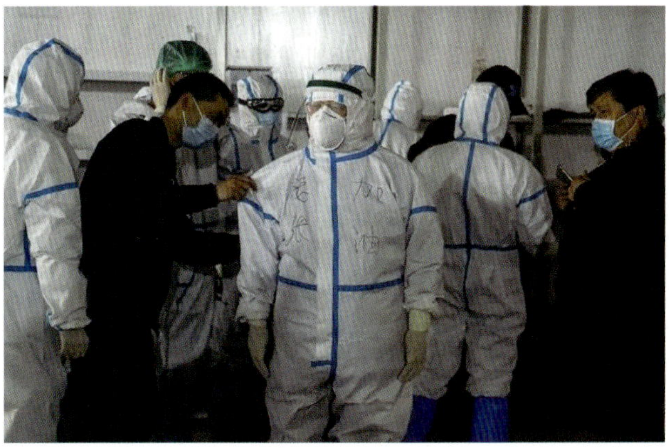

▲2020年3月18日，张伯礼（中）准备进入武汉江夏普安山康复驿站为康复人员问诊。张畅（湖北分社）/中新社/人民视觉

一次未知的出诊

这是一次未知的出诊。1月26日，大年初二，晚上10点，张伯礼接到通知，将搭乘第二天早上的飞机飞往武汉，参加抗疫工作。

临行前，“要去多久？做什么准备？任务是什么？谁同行？”张伯礼的一连串问题，得到的答案都是：不知道。唯一知道的是，武汉情况严重。

在去武汉的飞机上，张伯礼开始做安排。他要求团队成员立刻编纂一个有关新冠肺炎证候的调查表，做成软件装进100台手机里。他要在到达武汉的第一时间把这些手机发给医生，请他们进入病区拍摄舌象照片，进行证候调查。

“一种新出现的疫病，西医关注的是病毒，他们要破解病毒的结构，知道病毒是如何侵入人体的，再研发疫苗和药物。”张伯礼解释，而中医关注的是病毒入体后人会出现什么反应，医生由此辨证论治。

到武汉三个多星期后，张伯礼和团队制作了一张“新冠肺炎病情演变图”，详细描述了该病不同时间轴的实验室指标、症状和中西医治疗原则。“也就是说，我们对这个病有了基本的把握，患者来了之后，怎么诊断、治疗、康复有了初步把握。”

经过以中医药为主的综合治疗，患者病情有了明显改善：生化指标、免疫功能在提升，心肺功能也在逐步改善。“这让我们看到了中医治疗新冠肺炎证据成链，是真实有效的。”张伯礼说。

武汉很冷，患者们都偎在电热毯上，整个大厅几百人，死气沉沉的。张伯礼就让他们锻炼，打了一套太极拳，患者们也打嗝了，胃也开了，愿意吃饭了，也开始交流了，消除了恐惧。

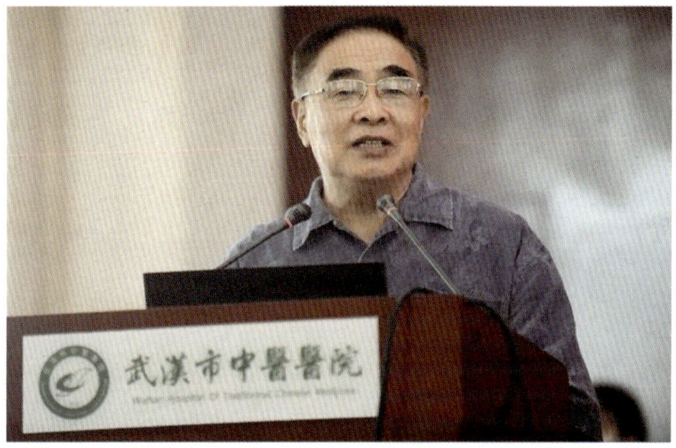

▲2020年7月24日，张伯礼院士来到武汉市中医医院汉阳院区。图源/视觉中国

这不是张伯礼第一次尝试用中药治疗急性传染病。

2003年，突如其来的SARS病毒由南至北蔓延，由于对新型病毒不了解，当时治疗疗效并不明显。

张伯礼一个朋友的亲戚也感染了病毒，朋友和张伯礼商量，能不能试试中药治疗。张伯礼马上联系，让医生把患者的症状传出来，开始研制药方。

让张伯礼没想到的是，接受中药治疗后，患者病情开始好转。相关领导得知这一情况，马上特批中医介入。张伯礼就任天津市中医治疗SARS指挥部总指挥，他请缨组建了两个独立的中医“红区”（抗疫医院中重症隔离病房的别称），用中药配合西药治疗。

张伯礼常说：“中医药学虽然古老，但它的理念、方法并不落后，现代生命科学所遇到的很多困难和挑战，将从中医药学中得到启发。”

1948年，张伯礼在天津出生。20世纪60年代末，正值青年的张伯礼来到天津大港的医疗队，当时，医疗队缺医少药的情况十分严重，在这里，张伯礼见到了医疗队用中草药治病救人。张伯礼很受触动，从此对中医药产生了浓厚的兴趣，开始跟着队里的中医学习应诊。

中医药知识体系复杂，张伯礼废寝忘食地学了两年，但因为缺乏系统的学习，总觉得“差点什么”。直到1977年，国家恢复高考，张伯礼考上了天津中医学院，才有机会开始正式学习。

30多年来，他用现代科学技术继承和发展中医药。有一次，学校买进一台利用全血检测血小板聚集性的仪器，为摸索实验条件，建立基础数据库，需要大量新鲜血液反复测试。张伯礼连续8次抽取自己的静脉血。

实验室的工作人员劝他，他摇摇头：“我是实验室负责人，应该抽我的血。”为了完成国家科技攻关项目，他带领团队夜以继日、通宵达旦地工作。连续奋战3个多月，终于完成了科研任务。

2月16日，张伯礼因劳累过度胆囊旧疾复发，中央疫情防控指导组领导强令他住院治疗，负责为他诊治的专家也态度坚决：“必须手术！”张伯礼才勉强同意，在手术单上签了字。

19日凌晨，张伯礼接受了微创胆囊摘除手术。他笑道：“肝胆相照，我这回把胆留这儿了。”

手术之后，麻醉刚过，张伯礼就让秘书给他读疫情通报，并打电话询问江夏方舱医院的情况，还经常要接听医护人员求教的电话。

当时儿子张磊也在武汉参加抗疫工作，想来看他，张伯礼不同意：“我很好，你不用来，看好你的患者就行。”

“老张”和英雄

张伯礼有很多头衔：中国工程院院士、中国中医科学院名誉院长、天津中医药大学校长……但无关学术时，他变成了“老张”。

他爱穿一件灰色的旧夹克，也喜欢在学校门口的煎饼摊买早点。天津市中西医结合医院的主治医师戚经天就曾碰到过他。

戚经天大一刚入学的时候，有一次买煎饼，一个老人排在后面，买完煎饼骑上自行车进了校门。张伯礼走后，戚经天才从同学口中得知，那是他们的校长。

面对患者时，他是幽默的“张大夫”。有个患者，每次来复诊，张伯礼都说“见好了，你接着吃药就行。” 有一次复诊赶上患者特别多，张伯礼没说这句话，患者以为自己病情加重了，回去难受了一星期。张伯礼知道后，再见面就马上说“你见好，接着吃药。”患者舒服了，他也舒服了。“跟吃了补药一样。”

他还爱写诗。今年元宵节，他看到武汉大街上灯光明亮，但冷冷清清，没有人迹，有感而发，写了一首《战地灯节》：“灯火满街妍，月清人迹罕。别样元宵夜，抗魔战正酣。你好我无恙，春花迎凯旋。”谷雨那天，又写了一首《谷雨思疫》：“谷雨逢风雨，春季迎花季。桃夭杏果缀，夏长秋实期。汗土收风光，得失穷思计。战疫三月短，格物几年许。”表达武汉春意盎然，战役胜利在望。4月8日武汉解封那一天，张伯礼激动睡不着，“我平时睡得可好了，可那天凌晨5点多，我怎么也睡不着了。”他起床后写了一首《归辞》：“山河春满尽涤殇，家国欢聚已无恙。两月敢忘江城苦，十万白甲鏖战茫。黄鹤一眺三镇秀，龟蛇两岸千里黄。降魔迎来通衢日，班师辞去今归乡。”“武汉解封了，我们终于可以回家了，我当时非常兴奋，有一种冲动，似乎不写一首诗不足以疏泄我当时的心情。”张伯礼说。

从武汉回来之后，他的头衔又多了一个：人民英雄。

8月11日，根据第十三届全国人民代表大会常务委员会第二十一次会议的决定，授予钟南山“共和国勋章”，张伯礼、张定宇、陈薇三人获得“人民英雄”国家荣誉称号。

“他就是我们心中的英雄。”学生说。但张伯礼却有点“不敢当”。

“好多人问我是什么心情。”在接受采访时他说，“我们小时候就知道，英雄是‘高大上’的，是我们学习的榜样。我就出趟诊，到武汉看个病，突然间就变成了英雄？”他表情平静。

获得“人民英雄”国家荣誉称号之后，他一气呵成填成了《清平乐•人民才英雄》，他在词中写道：“白甲十万，战疫三月酣。武汉生死皆好汉，数英雄独颜汗。中央经略济生，举国众志成城。中西协和防治，环球凉热彰明。”

（文中部分内容综合自天津中医药大学新闻网、天津日报、上观新闻）

全小林

人物简介

中医内科学家，中国中医科学院首席研究员，中央保健医生。长期致力于中医药传承与创新研究，在现代中医诊疗体系、方药量效学科的构建以及新冠肺炎疫情防控等方面做出了扎实而卓越的贡献。在本次抗击新冠疫情工作中担任中央指导组专家、国家中医药管理局医疗救治专家组共同组长、国务院中医药专班临床救治组组长、国务院联防联控机制外事组中国红十字会中医专家组组长。在武汉抗疫第一线连续工作 64 天，边临床、边实践、边总结，让中医药真正全面、全程地介入了此次新冠肺炎疫情的防控。

从20世纪70年代流行性出血热到这次新冠肺炎，从29岁到64岁，从博士生到院士，在抗击大型瘟疫面前，全小林院士始终义无反顾，冲锋前线，用中医药为武器，有力地保障着人民的健康。

全小林的工作奠定了他在中医糖尿病领域的领军地位。他主持制定了首部《国际中医药糖尿病诊疗指南》，由世界中医药学会联合会颁布，被新华社评价为“中医药专病国际标准化建设的先行者”，获世界中医药学会联合会首届“中医药国际贡献奖科技进步一等奖”。

作为973项目首席科学家，他带领团队以临床评价为核心，选取有代表性的急危重症开展系列临床试验，证实各示范方药具有明确的量效关系及较宽的用量范围，并结合文献、药物实测、煎煮、药理、临床评价等方法明确经方一两的现代折算标准。他建立依据急危重症、慢病、预防等不同治疗目标的经方剂量折算方法，提出随症施量的用量策略，揭示“量变致新”“量变致反”等量效变化规律，从而构建了以随症施量和剂量阈为核心的方药量效理论框架，为安全有效合理用量提供了理论和循证证据，填补了中医量效研究的空白。他用该理论指导小儿肺炎（急）、急性肠梗阻（危）、慢性肾功能衰竭（重）治疗，有效率大幅提升（29%～50%）且安全性良好。他主编的第一部系统论述方药量效理论的《方药量效学》获中华中医药学会学术著作一等奖，并被

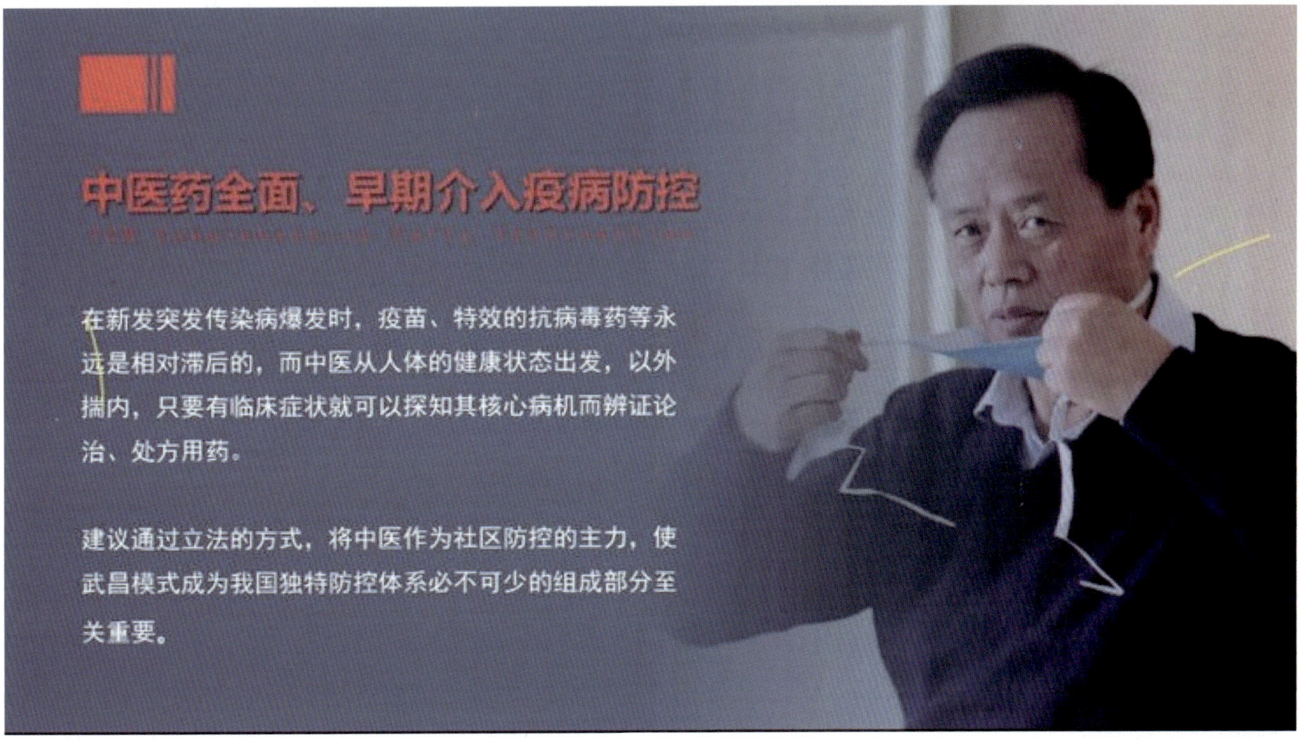
中医药全面、早期介入疫病防控
在新发突发传染病爆发时，疫苗、特效的抗病毒药等永远是相对滞后的，而中医从人体的健康状态出发，以外揣内，只要有临床症状就可以探知其核心病机而辨证论治、处方用药。
建议通过立法的方式，将中医作为社区防控的主力，使武昌模式成为我国独特防控体系必不可少的组成部分至关重要。

纳入十三五创新教材；《SARS中医诊疗及研究》获国家图书特别奖；主持制定的《经方临床用量策略专家共识》成为全球中医使用经方和国家经典名方开发折算剂量的重要依据。他为创建方药量效学科、推动中医走向"量化"时代奠定重要基础。

年度聚焦

仝小林：中医的疗效必须用数据说话

来源： 时间：2020-04-09 22：53：09

http：//www.satcm.gov.cn/xinxifabu/meitibaodao/2020-04-09/14556.htmlId2JoBiJ1D438g

"我们团队近期公布了中医药治疗新冠肺炎的三项科研成果，形成从轻症、重症、危重症到康复期三个不同阶段的完整链条。每一项结果都有对照组的数据作对比，采用了队列研究的研究方法。我们在分析时不但采用了多因素Logistic回归分析，还采用了倾向性评分。"

"中西医在看待同一个疾病时是完全不一样的角度，比如新冠肺炎，西医的思路更多是从细胞水平出发去研究怎么消灭病毒；而中医则是把人体看作一个整体，通过调节内环境达到一种平衡，激发自身的力量与病毒对抗"

中国科学院院士、中国中医科学院首席研究员仝小林于1月24日大年三十到达武汉，临危受命担任新冠肺炎国家中医医疗救治专家组组长。到达武汉后，他与专家组成员到定点医院给患者看诊、开方。根据疫情形势，提出将防线向社区前移的思路，并拟定"寒湿疫方（武汉抗疫方）"，给社区内的发热、疑似、轻症、普通型患者大范围使用，在改善轻症症状、减少轻症转重症方面发挥了作用。

在救治的同时，仝小林和他的团队结合中医药的特点，将科研的思维应用到临床，推进多项科研课题。4月2日，刚刚从武汉回京不久的仝小林接受了《南方人物周刊》的连线采访，以下是他的自述：

"寒湿疫"

我是1月24日下午6点左右到达武汉的，一下火车我就感到非常湿冷。中医讲求人体内在环境和外部环境的平衡，出于职业习惯，到了宾馆后，我就去体验了武汉的气候环境——在小雨中走了一个多小时。当晚睡觉时，我也特意没开空调，同时打开窗户，体验当地百姓家庭的气温环境。我还让团队查看近两个月武汉的天气情况，结论是与往年有非常明显的差异，今年是暖冬，雪一直没下来，但雨水非常多，我记得是到1月26日的时候，1月有16天都在下小雨。总的来说，气候特点是湿冷。

作为中医专家组组长，我的主要任务之一就是去实地考察患者，并组织专家确定中医药诊疗方案，不断修订方案。来武汉前，我就通过网络看了一些新冠患者的舌苔，普遍有厚、密、白的特点，一看就是寒湿的状态，当时已经有了初步的感觉和基本的判断。

到达武汉第二天（1月25日），我和团队就去金银潭医院查看住院患者，以普通型、重症为主。为了对新冠肺炎的整个病程有更全面的了解。第三天，我们又去武汉第一医院的发热门诊，查看发热患者和急诊留观患者，并开了中药方。当时医院发热门诊的情况给我留下非常深刻的印象，患者在阴冷的环境下排着长队等候，有的从早上5点一直等到中午都没看上病，发热门诊人满为患。

通过在一线的诊疗，我发现这个病同时引起人体两个系统的问题，一个是呼吸系统，中医讲是肺的病，症状有咳嗽和发热；另一个是消化系统，很多患者表现为食欲非常不好，一个星期都不想吃东西，有的出现乏力、腹泻、恶心呕吐等症状。中医讲，食欲不振、恶心呕吐——病在胃，腹泻——病在肠。而肠胃的问题都属于脾。于是对新冠肺炎有了两个明确的定位，一个病位在肺，一个病位在脾。

中医讲求阴阳调和，武汉当时气候的寒湿是"阴邪"，而肺和脾都属"阴藏"，内外双重的寒湿状态破坏了人体内环境的平衡。所以从中医的角度讲，新冠肺炎是一个阴性的病，阴病走的是伤阳的路线。据此，我从中医的角度，给新冠肺炎命名为“寒湿疫”。

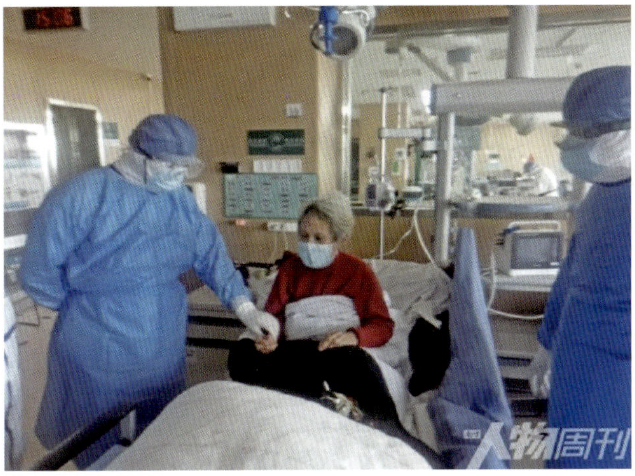

仝小林（左）在一线为患者看诊

“寒湿疫方”

当时迫在眉睫的任务是救人。患者数量急剧增加，导致了医疗资源的挤兑，很多轻症患者无法及时住院治疗，错过了早期的黄金治疗期。我们到武汉的最初几天，在急诊看诊完，已经是中午了，门诊大厅依然挤满了人，患者看到我们走过，就拿着片子让我们看，有时还拽着我们的衣袖不让走。

我当时就感到事态非常严峻，这些门诊的患者都来自社区，如果控制不住社区这个源头，将会出现更严重的医疗挤兑。于是1月29日，我们和武昌区政府、武汉新冠肺炎医疗救治组、湖北省中医院一起商议决定在社区给发热、疑似、轻症、普通型患者大面积发中药，从源头做起，从小火苗扑起，控制住疫情的发展。大家一拍即合。

2月2日，武汉市医疗救治组正式颁布红头文件，以通知的形式推荐社区使用中药协定方，这应该是我国有史以来第一次从政府的角度自上而下地大范围推广、分发中药通治方。2月3日开始，武昌社区开始发药。截止到3月20日，“寒湿疫方（武汉抗疫方）”共发放给5万人，超过72万副。

给这么多人同时发药，药方是关键。此前，我们针对早期患者制定了一个中医治疗方案——通过宣肺和祛湿来改善患者整体的内环境。中医讲“体内自有大药”，中医治病的原理实际上是通过改善人体内环境，使其恢复到一种平衡的状态，然后靠自身的力量来清除病毒，也就是调动人体的免疫功能。特别是在短时间内中西医都没有特效药和疫苗的情况下，自身免疫力至关重要。

“寒湿疫方”，是我根据看诊的经验并与众多湖北、武汉当地一线专家充分讨论交流后，亲自拟定的通治方。大的原则就是宣肺、化湿，解毒和通络。以这个大原则做主方。还包括九种加减情况，后来浓缩到四加减——在主方的基础上，分别对发热、咳喘、消化系统症状、乏力这四种症状设计了对应的四加减方。

中医在面对这样一场大瘟疫时，首先要抓住它共性的东西——是什么定性、什么病机、怎样的传变过程，然后就可以根据核心病机来确定一个核心治疗的处方。

此外，中医还讲求辨证论治，一人一方，但现实不可能给每个患者摸脉、看舌，我们就根据主要的症状，归纳出了四个类型，基本上涵盖了绝大多数的症状。这是在当时的情况下，最贴近于辨证论治、一人一方的做法。

在正式得到药效反馈前，我心里还是忐忑不安的。尽管我对流行病的中医诊疗有一定经验——从1980年代就跟我的导师周仲瑛治疗流行性出血热，2003年SARS时我在定点医院中日友好医院参与救治，担任中医组、中西医结合组组长。但这次这么大范围的发药，一旦整个病性判断错了，病方用错了，那是人命关天的事儿，所以心理压力还是很大的。

不过有两个基础让我对药效有了预判：一是我当时给急诊留观的患者使用了这个方子，让主管医生每天反馈，结果患者症状改善得很不错。这个小范围的经验证明这个方子基本对路；第二是在确定方子前，我跟武汉当地各医院的中医专家多次讨论，得到了认同。

发药后，我们定的三天一个周期看效果，统计数据显示，三天后的反馈效果非常好，我总算松了一口气。

从大数据看疗效

在决定大范围发药后，迫切需要解决两个问

题：一是要借助网络技术手段及时得到患者服药后的反馈；二是当时武汉当地的医生已经不堪重负，所以急需全国其他地区的中医师线上处理这些反馈，受理咨询。

这时，中国中医科学院刘保延教授和他的团队提供了大力支持，他们团队多年做科研资料的大数据统计和分析，有非常好的网络平台和资源。他们连夜开发APP软件，使患者在发药的时候扫码就可以在线反馈，每天在APP上填写症状的变化。后来这些记录都做成了详尽的数据分析。

反馈数据显示：3698位发热、疑似和确诊患者服用寒湿疫方后，90%以上第三天发热、咳嗽、咳痰、乏力、气短、情绪紧张、纳差、腹泻等八大症状就已经消失。单纯服用一号方的977人中发烧患者共有318人，服药后发烧消退平均天数是1.74天。

发药的同时，刘教授又马上组织后台医生，在全国一共召集了六百八十多名中医师线上处理反馈和咨询。网络和人员到位后，各种各样的咨询问题都来了：比如问怀孕的，做透析的，有高血压、心脏病等基础性疾病的患者能不能服药，特别是一些患者的心理压力非常大。我们专家组针对这些常见问题对受理咨询的中医师进行了统一指导，可以说既减轻了一线医务人员的压力，又在一定程度上缓解了患者的恐慌情绪。

当时之所以选择武昌区开始试点，主要考虑到这里的互联网覆盖率高，而且社区医疗系统相对完善：125万常住人口，144个社区，18个社区卫生服务中心。中医的适宜技术（火罐、刮痧、药浴、足浴等）在社区已经得到普及，群众对中医药的接受度较高。

刚开始发药时，社区当中观望或拒绝领药的人不在少数。但很快，随着药效的显现，那些之前观望的人看到其他人症状减轻，就开始领药了，领药的人越来越多，范围越来越广。

用科研的头脑做临床

有些不了解中医药的人会有一种偏见，中医完全凭经验看病开药，无法从科研角度论证疗效，这其实是一种误解。

必须承认，中西医在看待同一个疾病时是完全不一样的角度，比如新冠肺炎，西医的思路更多是从细胞水平出发去研究怎么消灭病毒；而中医则是把人体看作一个整体，通过调节内环境达到一种平衡，激发自身的力量与病毒对抗。

因此，西药多是单成分，药物的靶向相对清楚，在研究和论证药效的时候相对容易；而中药的话，即便是一个简单的方子，四五味药就有几十种成分。如果是十几二十味药的话，可能是几百种的成分，在论证具体成分的效果时，不是一下子能研究清楚的。

其实，中药的药理在单味药上已经有很大的进展了。但中药大多是复方，复方药的成分之间的作用是相互协同还是拮抗，论证起来非常复杂。但对中医进行循证医学的研究是非常有意义的，现在世界上很多药理学、毒理学、分子生物学、物理学专家都在做相关科研和跨学科研究，为中医药寻找一种合适的研究方法和评价体系。

我们现在讲中医的疗效，必须用数据说话。在武汉，我们专家组除了参与一线救治，还有一个任务就是推动中医的科研进展。在救治中总结经验，一边做临床，一边做科研，一边救治，一边积累科研数据，用科研的头脑去做临床。在国家中医药管理局的支持下，我们给武汉各个中医院、中西医结合医院都布置了相关的研究课题，如“基于社区防控的‘新型冠状病毒感染的肺炎’居家/定点隔离治疗人群的研究”“‘寒湿疫方’治疗新型冠状病毒肺炎的临床随机对照试

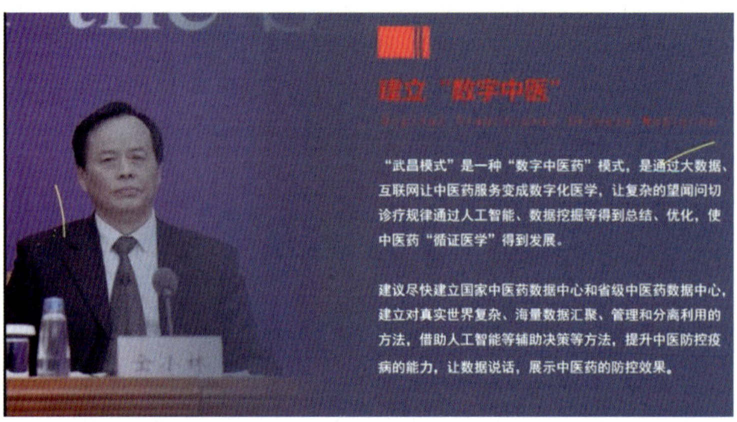

验”“中西医结合治疗新型冠状病毒肺炎重型/危重型患者临床疗效观察”“新冠肺炎恢复期中医辨证论治规律的研究”等。

我们团队近期公布了中医药治疗新冠肺炎的三项科研成果，形成从轻症、重症/危重症到康复期三个不同阶段的完整链条，其中两项成果已经以论文的形式提交给国际医学期刊。每一项结果都有对照组的数据作对比，采用了队列研究的研究方法，这是目前形势下最可行、科学的研究方法。队列研究的证据级别在新九级的证据金字塔中排在第三位，仅次于系统评价和随机对照研究，对临床的决策有着一定的指导意义，也是制定各专业指南的重要参考证据。我们在分析时不但采用了多因素Logistic回归分析，还采用了倾向性评分（PSM），充分考虑了对临床结局的影响因素的混杂。

比如在研究武昌社区开展的新冠肺炎轻症患者使用寒湿疫方干预的效果时，我们以武昌区隔离点居家治疗的确诊新冠肺炎患者为目标人群，以寒湿疫方为暴露因素，服用寒湿疫方的患者为暴露组，未服用任何该药（包括汤药、配方颗粒）的患者为非暴露组，分析两组患者的转重率及患者转重的影响因素。最终进入分析的共有721例，寒湿疫方430例，对照组291例，主要的结局指标是病情加重率：寒湿疫方组为0例（0.0%），对照组为19例（6.5%），差别有统计学意义。患者总体年龄的均数为48.5±14.4岁，中位年龄为48岁。有合并基础疾病的例数为334人，占46.3%，合并使用中成药的例数为452人，占62.7%。研究表明：在社区推行寒湿疫方对控制新冠肺炎病情的加重具有保护作用。在考虑了性别、年龄等影响因素，分别采用分层分析、倾向性评分匹配后，寒湿疫方组与对照组加重率的差别仍有统计学意义。

其实无论是中医还是西医，共同的目标都是治病救人，只是分工不同。西医在救治重症/危重症时使用的生命支持技术无可替代，而中医在改善轻症、普通型患者的症状方面有效果，在面对新冠肺炎这一共同敌人的时候，大家要配合在一起共同战斗。

刘清泉

人物简介

刘清泉，男，出生于1965年，硕士研究生导师，主任医师，中共党员。首都医科大学附属北京中医医院院长，兼任中国中西医结合学会急救专业委员会委员，北京市中西医结合急救专业委员会委员，青年专业委员会委员，北京市中医药学会中医急诊专业委员会委员，中华中医药学会内科学会热病专业委员会委员，中华中医药学会急诊专业委员会委员兼副秘书长，《中国中西医结合急救杂志》编委，《中华中西临床杂志》编委。

刘清泉1987年毕业于河南中医学院，分配到北京中医药大学东直门医院，2从事中医、中西医结合急危重病的研究，1995年至1996年曾在北京协和医院进修现代急诊医学，之后在国内中医界率先引进了血流动力学监测、急诊床旁血滤、机械通气、急性心肌梗死静脉溶栓等多项技术，极大地提高了中医急诊的抢救成功率，较早地开展了中医药治疗脓毒症、脓毒症多脏器功能障碍综合征、脑复苏的研究，并在寒温统一的理论指导下，运用六经辨证和卫气营血辨证体系论治脓毒症的研究。在教学方面，较早提出了组建“中医急救教学模拟实验室”的计划，并发展到初具规模，在教学使用中取得了较好的效果，针对本科生、七年制、研究生的中医急诊教学考核，倡导了卷面考核、技能操作、病历书写三位一体的考核体系，并逐年提高技能操作的分值，达到提高临床技能的目的。

刘清泉长期工作在急诊临床一线，是中国国内从事急诊临床一线时间最长的医生之一，并在这一领域做出了突出贡献。他先后承担省部级以上课题6项，主编或参与编写专著6部。同姜良铎教授共同编著了新世纪全国普通高等教育中医院校规划教材、普通高等教育“十五”国家规划教材《中医急诊学》。

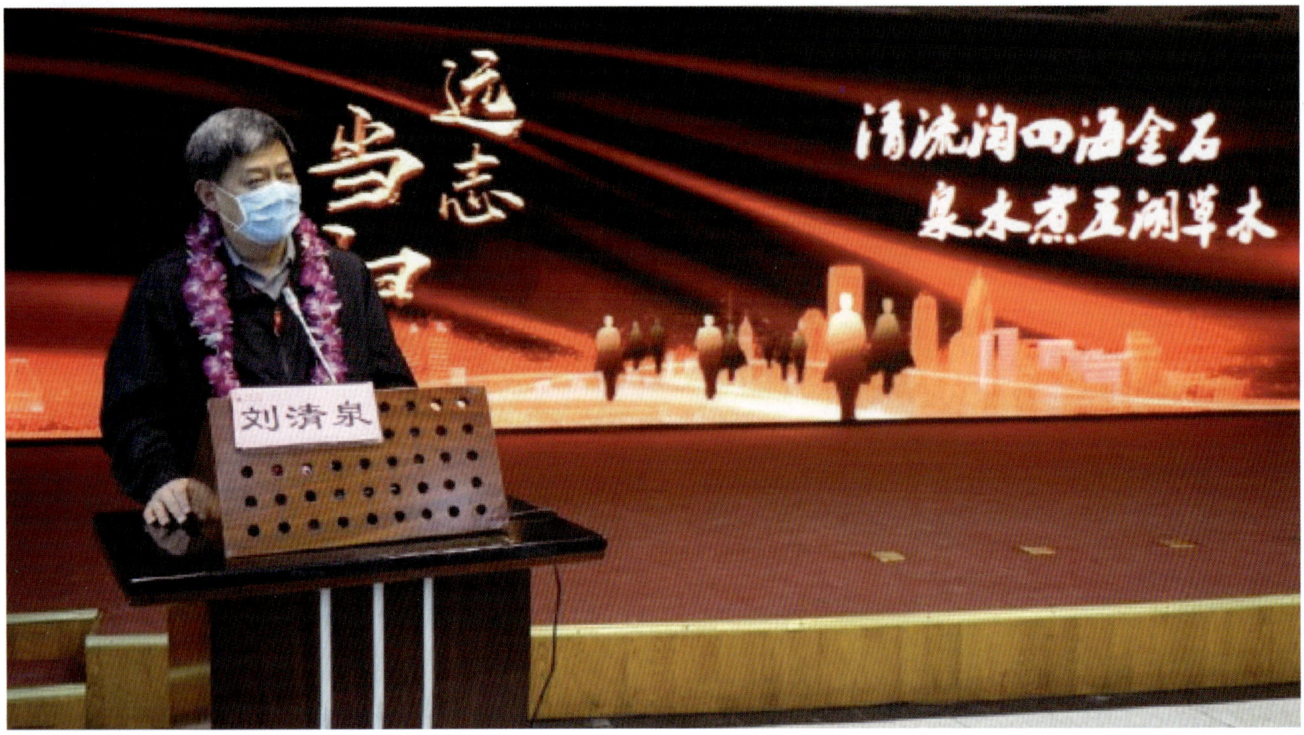

曾荣获北京市抗击非典优秀共产党员、北京市高校系统优秀共产党员、第二届全国百名杰出青年中医、北京市首届群众喜爱的中青年名中医等称号。2020年3月，被授予“全国卫生健康系统新冠肺炎疫情防控工作先进个人”荣誉称号。2020年9月8日，被评为全国抗击新冠肺炎疫情先进个人。2020年12月，入围“2020北京榜样”候选人。

年度聚焦

北京中医医院院长刘清泉武汉归来，谈新型冠状病毒肺炎

2020-01-25 22：15：20 来源：健康报

http://www.xinhuanet.com/health/2020-01/25/c_1125502180.htm

国家中医药管理局、国家卫生健康委医政医管局联合指派，北京中医医院院长刘清泉与中国中医科学院广安门医院急诊科主任齐文升于1月21日中午抵达武汉，作为第一批中医专家参与到抗击新型冠状病毒肺炎战役中。

目前两位专家已经返京。今天中午，健康报记者王宁电话采访了刘清泉院长。

值得说明的是，2003年非典在北京暴发时，刘清泉医生第一个进入疫区。他带领医护人员抢救患者、自治自救并协同专家制订中西医结合治疗预案，最终为控制非典疫情蔓延做出巨大贡献。

以下内容根据刘清泉院长采访录音整理：

中医治疗方案如何形成的?

中医诊疗疾病讲究“望闻问切”，尤其是突发新发疾病更是如此，我们过去到现场认识患者的真实的临床表现，发病过程，收集相关信息，确立疾病的病因的属性病机的特点，根据病机具体分析，才能辨证论治。

1月21日中午到达武汉，在国家卫生健康委的协调下直接去了金银潭医院，住院患者比较多，也感觉到相关综合医院的应对还处于不是特别顺畅的状态。

在武汉金银潭医院，我们对患者发病情况、发病时的症状情况以及病情演变、舌苔和脉象的变化进行了详细的诊察。一下午，大致会诊了60多位患者，包括住在ICU的危重症患者和普通病房

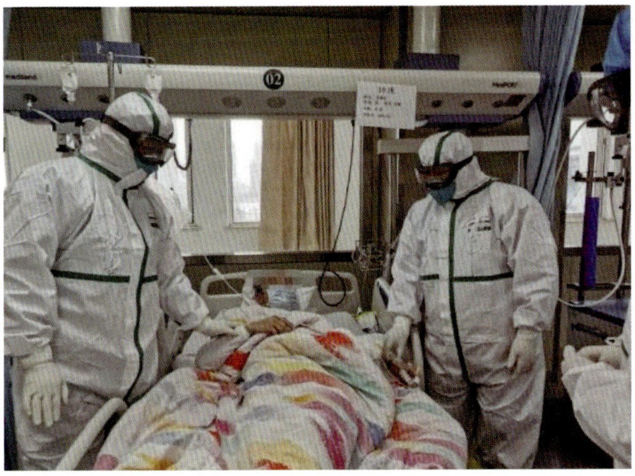

被誉为武汉抗疫最强搭档的刘清泉院长（左一）和张伯礼院士（右一）一起查房

基于此，我们随后与武汉市中医院，武汉市中西医结合医院及武汉金银潭医院中医科专家等组成的湖北省专家组的6位专家，围绕新型冠状病毒肺炎的病因属性、病位、病机演变特点等进行探讨，还结合武汉协和医院中医科其他专家的治疗经验和意见，到晚上8时多完成了一个基本框架，提交给国家中医药管理局，北京的专家组再进行讨论和分析制定了初步方案。这就是1月23日印发的《新型冠状病毒感染的肺炎诊疗方案（试行第三版）》中的中医治疗方案的雏形。

同时，我们还对金银潭医院的患者进行了分类，按照轻重分类，研究了两个处方用于患者的治疗，并为医务人员开了一个具有提高自身正气的代茶饮处方，交予院方开始临床使用。

1月22日上午，我们到武汉市中医院会诊一例确诊的危重病患者，分析了中医药治疗的阶段效果，并为进一步抢救制定了中西医方案，查看了呼吸科住院的疑似病例，为疑似病例研究了治疗方案。当天下午，又分别到武汉市中西医结合医院和湖北省中医医院等查看患者，并指定了治疗方案，患者的基本状况与传染病医院是一致的。因为中医院在中药使用更为便捷，在我们来之前，患者用上了所在医院的院内制剂。从基本情况看，中药对于患者病情的稳定、退烧等还是有效果和优势的。

昨天，中国中医科学院广安门医院仝小林院士与中医科学院西苑医院呼吸科主任苗青、首都医科大学附属北京中医医院呼吸科主任王玉光已经奔赴武汉第一线。后续北京一些大的中医院还将派专家医疗队进行支援。接下来，中医治疗方案还将根据全国各地的发病情况进行调整。我认为，新型冠状病毒肺炎属于中医“疫病”“湿瘟”的范畴，其病因属性为“湿毒之邪”致病，核心病机是不会变。

患者的表现及核心病机

通过问诊及当地专家介绍，患者有以发热前来就诊的，但体温不高，还有一部分患者没有发热症状，而更多地表现为乏力、倦怠、食欲不好，甚至出现一些恶心、胸闷、脘痞、大便溏泻等症状；绝大部分患者都有咽干、咽痛的表现，有些患者还伴随干咳无痰。这个过程一般持续5～7天，期间患者不发热或仅有低热，体温多在37℃多一点，很少超过38.5℃。

如果这个时期，患者体温持续在37℃～38℃，六七天以后，经过治疗，患者一般会逐渐会进入恢复期。但如果这个时期的两三天内，患者突然体温达到39℃以上，病情往往一下子就还会进入危重症状态，喘憋气急，氧合很差，肺部CT检查有大量的渗出。

新型冠状病毒肺炎的舌象，不管舌苔偏黄还是偏白，但总的呈厚腻苔。我们了解到武汉的气候状态，一个是阴雨，一个是湿冷。尽管较以往冬天，温度偏高一些，但没有阳光。结合患者的舌苔、脉象、症状，我们判断其病因属性以“湿”为主，湿困脾闭肺，气机升降失司，湿毒化热、阳明腑实，湿毒瘀热内闭，热深厥深。目前因为各地的新型冠状病毒肺炎都是武汉输入性病例，所以患者的病因属性和病机特点不会有太大变化。

如果会有一些轻微的差异，要结合当地的特点“因地制宜”，与热结合而成湿热，与寒结合形成寒湿，与燥结合而成燥湿……但总归 “湿毒”是新型冠状病毒肺炎患者的核心。

所以，我们在制定方案的时候，就考虑早期如何化湿，以防湿邪郁闭以后化热，进入阳明，腑实不通，会加重肺气的郁闭。因为阳明属于胃肠，肺与大肠相表里，这样肺的症状就会更加严重。阳明腑实证重了以后，湿就极易化成湿毒，湿、热、毒、瘀合并，就容易出现热深厥深，导致多器官功能障碍综合征（MODS）。

我们看到的一些用上了呼吸机、用上了ECMO的危重患者，往往表现为胸腹灼热、手足逆冷，处于脓毒症休克的状态。所以，早期正确、及时地化湿，然后通腑泄浊，是治疗这个病的一个关键环节。根据上述原则，我们选用麻杏薏甘汤、升降散、达原饮、厚朴夏苓汤、藿香正气散、银翘散等方剂为基本方，拟定了基本的中医治疗方案。

在实际使用过程中，根据具体情况，医生适当调整一下药味和剂量，就可以达到较好的治疗效果。患者反应吃完药后，身体轻松了，乏力减轻了，胸憋减轻了，食欲也开始好转，体温开始逐渐下降。目前，也有针对重症患者的中医治疗方案，重症患者有的是以高热（邪毒闭肺）为主，有的人是以内闭外脱为主，应根据不同情况，辨证用药。

在回京前，我又随国家卫健委指派的相关专家去安徽省进行督察，在合肥传染医院查看了安徽的3例患者，其证候与武汉的患者基本一致。我建议将安徽传染病医院收治的患者尽早加强中西医结合治疗，并结合患者情况根据《新型冠状病毒感染的肺炎诊疗方案（试行第三版）》开了处方。

医生用药应该注意什么?

近年来，不管是流感，还是其他原因引起的一些传染病，“湿邪”这么严重的特点，神术散、达原饮、藿香正气、甘露消毒丹等这一类方子更是很少用上。新型冠状病毒肺炎当属于“湿瘟”范畴，病程缠绵，它不像风热夹湿，热邪一除热自清，患者比较容易痊愈。湿邪缠绵，如油裹面，所以，中医同道在选方用药时尤其需要谨慎，将本病的“湿毒化热”与“热毒夹湿”区别开，不要出现方向上的错误，它们的用药思路截然不同。

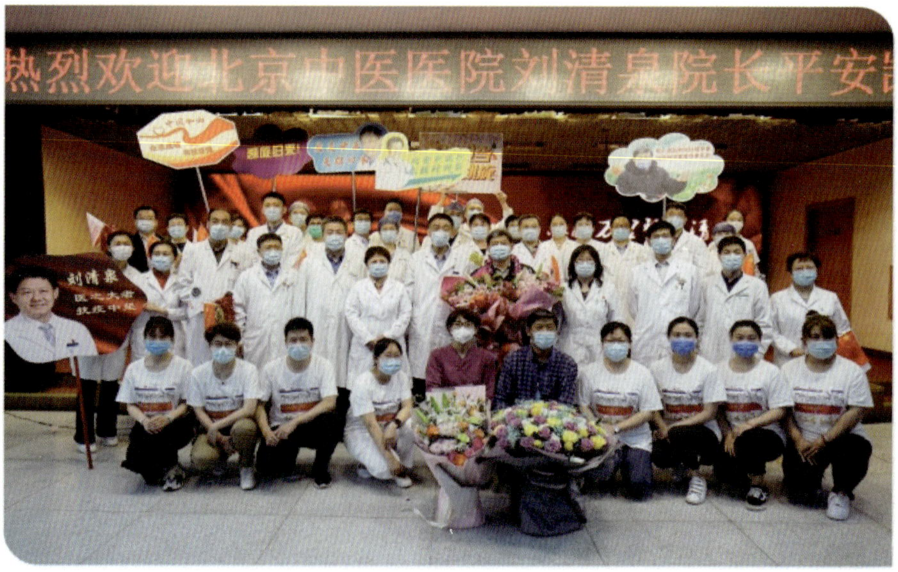
热烈欢迎北京中医医院刘清泉院长平安
刘清泉

新型冠状病毒肺炎是以“湿毒”为主，并不是热毒夹湿。热毒夹湿证，用清热解毒加祛湿之法即可。热毒一清，湿自然就没了。对于湿毒化热、湿毒蕴热的情况下，如果贸然清热解毒，过早用上寒凉药物，必然会导致湿邪加重，会出现“冰伏”，反而影响治疗效果。所以，本病应该化湿为主，芳香化浊避秽，透表散邪，升降脾胃，这是我们治疗的核心。湿一化，郁热就散，毒也就没有了，症状自然就慢慢消失。

建议

通过这几天的观察，我们认为，对于轻型的患者，没有明显的呼吸困难、憋气、喘急及氧合能力正常的情况下，症状温和且没有慢性疾病（如肺病、心脏疾病、肾功能衰竭、免疫性疾病）的患者，可考虑家中隔离，不要忙着去住院，吃上中药，注意休息，保证营养饮食，不需要恐慌。这既是对自己的一个很好的保护，同时也是对于家人和社会的一个保护。对于严重者，有严重慢性病的患者，尤其是氧合指数低于93%，且持续时间较长，一定要去住院。

寒冬披甲去，暖春载誉归。北京中医医院欢迎驰援武汉81天的刘清泉院长平安归来。

国医年鉴 2021

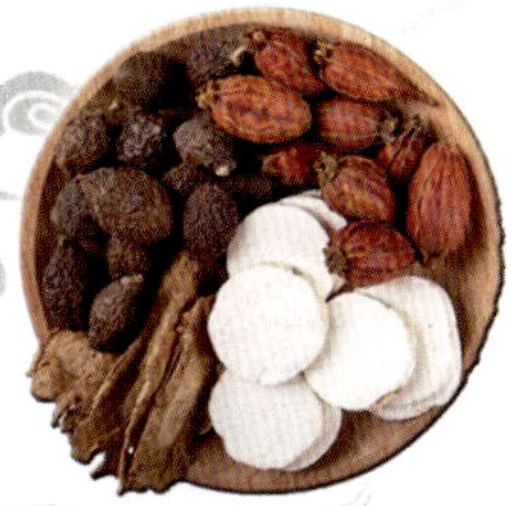

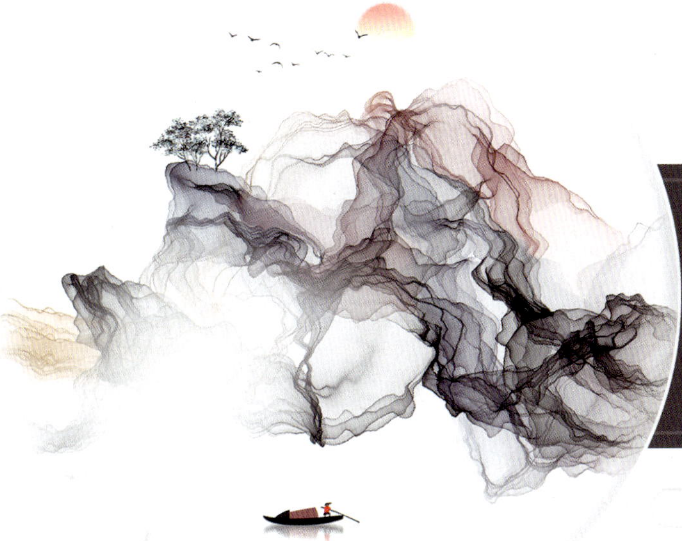

中医药名人榜

中醫藥名人榜

邓一刀

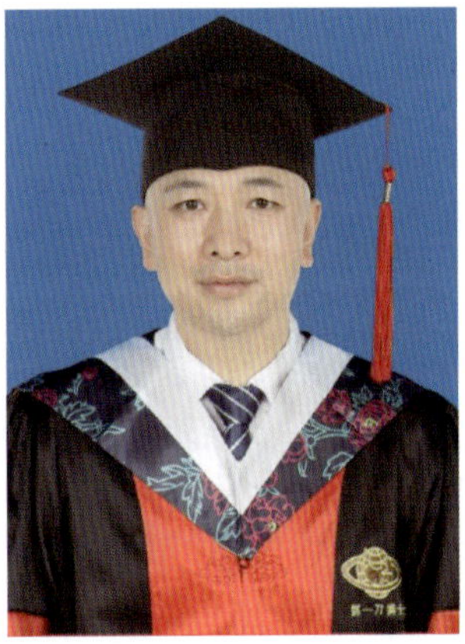

名人小传

邓一刀，男，针刀医学教授，华畅医学研究院特聘专家。主任医师，高级营养师，高级保健师，高级心理咨询师。

邓一刀先后毕业于江西中医学院中医学专业（专科）、北京中医药大学针灸学专业（本科）。后又于1992年在北京师从著名专家进修学习外科和骨伤科，于1993年师从针刀医学创始人朱汉章教授学习小针刀疗法，深得针刀治疗精髓。先后协助创办成立了世界针刀医学会联合会、中华针刀医学联盟、中华针刀医师学会江西学分会、北京汉章针刀医学研究院（大陆）学术部、中国赣州市针刀医学会。曾任中华针刀医学联盟副会长、北京汉章针刀医学研究院学术部常务副主任委员、赣州市针灸学会常务理事长。现任世界针刀医学会联合会学术委副主任委员、中华针刀医师学会江西常务副会长、中国赣州市针刀医学会常务副会长、江西针刀临床教学基地教授、北京针刀培训基地（学校）客座教授，世界针灸联合会埋线专业委员会专家委员。

邓一刀教授还是江西省最早推广针刀医学临床教学的医生。从事针刀治疗二十多年来，累计培训学生超过5000人，弟子遍及神州大地，为针刀医学的推广和发展，做出了积极的贡献。

学术经验

现代医学对高血压、糖尿病的治疗，基本都需要患者通过终身服药来控制病情。但终身服药不仅给患者带来巨大的精神痛苦和经济压力，还会对患者的其他器官造成不可逆转的伤害。非药物治疗高血压和糖尿病，邓一刀通过数千患者的临床观察研究，运用中医微创阴阳调衡方法治疗，通过对人体经络的松解、疏通，调衡阴阳，激发调动人体自愈功能，达到快速降压降糖，疗效显著，值得推广。

高血压与颈椎病之间存在着明显的关联性。颈椎病可以引起高血压或低血压。颈椎病是引起高血压的最根本原因之一。高血压患者发病机制的重要因素是颈椎病及颈椎综合征，对神经、血管的挤压，导致大脑缺血、缺氧、血管痉挛，牵拉刺激颈交感神经及颈部动脉，颈交感神经兴奋性增强使其兴奋性增高，从而使血压升高、久而形成高血压。用中医说辞是颈椎督脉区失衡。

糖尿病临床治疗上常采用中西医相结合治疗，配合饮食调节和运动锻炼等方法。患者部分疗效显著，病情可得到控制和改善，可仍有大部分糖尿病患者，常规治疗后疗效欠佳，甚至无效。经过大量病例临床反复观察、研究，发现此类患者均同时伴有不同程度的脊椎异常，故把这一类糖尿病共同归类为脊柱源性糖尿病。用中医说辞是胸椎督脉区失衡。

脊柱源性糖尿病病因有如下几点：一是由于脊椎的异常，主要是指脊椎椎间关节错位、偏歪、仰旋、侧弯以及椎旁软组织损害或变性，造成交感神经低级中枢以及节前纤维受到牵拉刺激，使其兴奋性增高，使胰岛素分泌不足。二是由于交感神经兴奋性增高，副交感神经兴奋性相对降低，胰腺分泌功能下降。三是由于交感神经兴奋，使交感—肾上腺功能亦增强，肾上腺素与去甲肾上腺素分泌增多，使肝糖原分解而血糖升高。

以上机理说明：自主神经功能失调可致胰岛素分泌紊乱，脊椎异常引发的自主神经功能失调是脊柱源性糖尿病发病和久治不愈的重要原因。

非药物治疗高血压和糖尿病，就是运用中医经络理论，以人体阴阳经脉为重点，采用阴阳调衡疗法治疗高血压糖尿病。通过调衡督脉区、任脉区、调衡冲脉、带脉，对人体经脉经络进行最大疏通调衡作用，松解脊椎部和胸部有关肌群，松解颈部有关肌群，解除颈部和脊柱部肌群对交感神经（阳）的刺激，使副交感神经（阴）活动增强，以达到降低血压降低血糖，改善和消除症状的目的。

中医微创阴阳调衡操作部位如下：

（1）寰枕关节（脑后三角区）：纠正寰枢、寰枕之间的移位，改善椎动脉供血，消除对椎动脉的压迫及牵扯以及枕后三角区神经的卡压。

（2）左右横突：在高血压方面，松解颈椎横突结节（阴阳调衡），消除引起局部无菌性炎症的因素，如粘连、瘢痕、挛缩、堵塞等，从而消除 对交感神经节和颈动脉窦的刺激，能有效降低血压， 改善或者解除头痛、头晕、心慌、失眠、多梦等一系列自主神经功能紊乱的症状；在糖尿病方面微创针刀疏通剥离颈椎前后结节，改善及恢复甲状腺等的功能，从而达到恢复内分泌功能的目的。

（3）前胸部（胸骨） ：（调阴，阴阳交感）中医微创松解胸骨，人体的任脉、冲脉、手足阴经、阴跷脉、阴维脉的汇聚处。松解胸骨可以直接调理治疗胸腹疾病、心肺疾病、自主神经紊乱疾病、胰腺疾病、胸腺疾病。

（4）大椎部：（调阳，通脉）凡是能引起颈椎病变的所有的肌肉、韧带的病变，如斜方肌、项韧带、夹肌、椎枕肌等。

（5）胸椎部：疏通剥离胸椎的神经根管的外口瘢痕粘连等，从而改善或恢复胰岛细胞的血液循环及神经营养，使胰岛细胞生产胰岛素的功能恢复正常。

（6）腰骶部：（调阳，引火归元）通透松解，有效解除对副交感低级中枢的牵扯卡压，使功能恢复。

（7）骨盆矫正：调衡纠正骨盆不正，如骨盆前倾、骨盆后倾、骨盆旋转。

（8）肥胖部位：对肥胖部位的脂肪组织通透剥离，减肥效果较好，可减少对胰岛素的抵抗作用，解除肥胖对血管的影响。

（9）推拿整脊：术后强调整脊，恢复脊柱的力平衡，调整脊柱平衡、改善脊柱关节的活动度，临床上对脊柱源性糖尿病患者的治疗具有重要意义，从根本上促进人体的健康恢复。

运用中医微创阴阳调衡疗法加手法治疗高血压、糖尿病的纯绿色疗法，有见效快、疗程短、无风险等特点，根据辨证情况，配合增强免疫力，能发挥人体自愈力来达到治病目的，达到长期稳定不复发的效果。中医微创阴阳调衡疗法按疗程治疗高血压、糖尿病，有效率可达到95%；积极主动配合治疗的，治愈率达到90%。

学术成果

发表论文：

（1）观察肝病红外治疗仪联合针灸对肝郁脾虚型肝硬化代偿期患者的临床疗效，《中国医疗器械信息》2020年2期，观察并探讨肝病红外治疗仪联合针灸对肝郁脾虚型肝硬化代偿期患者的临床疗效，结论：肝郁脾虚型肝硬化代偿期患者采取肝病红外治疗仪联合针灸治疗能够改善临床症状，提升临床治疗效果。

（2）中药口服治疗非酒精性脂肪肝的效果，《养生保健指南》2016年25期，探讨运用中医治疗非酒精性脂肪肝的临床疗效。结论：运用中医治疗非酒精性脂肪肝的临床疗效较好，对于TG、TCH的改善作用较好，值得临床加以推荐使用。

（3）对发展中医全科医学教育的思考，《心理医生》2016年19期，探讨当前社会，对于中医全科医学领域研究甚少，缺乏专业性医学人才，总体的医学教育质量不高，在此困境下，如何规范统一化模式，培养优秀的中医全科医学人才，完善当前中医全科医学教育，将是中医全科医疗发展的重中之重。

（4）小针刀治疗偏头痛临床观察，《中华肿瘤防治杂志》2016年s1期，在以往的诸多治疗方法中，治疗偏头痛多以扩张血管，放松肌肉为主，达到改善症状的目的，但对椎枕部肌筋膜粘连、增生，对枕大、小神经的卡压松解不够，从而使症状消除不彻底，远期疗效欠佳。针刀可对枕大、小神经穿过易引起卡压的肌筋膜的部位进行彻底的松解剥离，使粘连松解、紧张的肌筋膜放松，达到迅速解除卡压，消除症状的目的。配合中药，葛根能改善脑循环，《伤寒论》记载本品可治“项目强几几，无汗恶风”，川芎能上行头目，下行血海，擅理气活血，搜风止痛；当归养血活血，通经止痛；细辛祛寒止痛；蜈蚣通络搜风；柴胡可引诸药入少阳之经而直达病所。诸药合用，共奏活血祛瘀，通络祛风止痛之功效，改善微循环，增加脑血流量，调节颅内外血管的舒缩功能。且由于被松解的组织若要 再次粘连、挛缩，卡压而引起症状，需要一个相当长时间，因而针刀配合中药治疗偏头脑远近期疗效均十分理想，值得临床大力推广。

卢日阳

名人小传

卢日阳，男，1965年10月生，学士学位。骨科主任医师，神太针灸创始人，擅长各种骨病和疑难杂症诊治。中国管理科学研究院商学院客座教授。中国民族卫生协会高新技术健康产业专业委员会副会长，五味堂伤骨科医馆创始人。

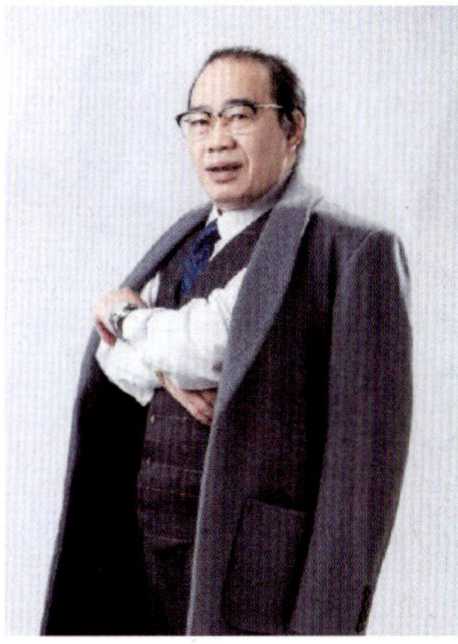

2015年1月江西省于都县中草医研究会委任卢日阳同志为该会驻安远县办事处主任，在国家法律和政策允许下，发展民间数千年传承下的中草药知识服务社会。2016年10月，撰写“椎间盘突出硬膜囊受压”“颈椎突出肩关节韧带损伤肩关节疼痛”“内外风湿外治法”等参加学术交流被组织方收录入册。2017年1月，参加第七届全国名老中医绝技演示交流大会，受到原卫生部副部长曹泽毅等领导的亲切接见。5月20日，参加第八届全国名老中医临床技术高峰论坛。卢医生的演讲得到了与会领导和嘉宾的高度评价，并受到原国家民政部副部长陈虹同志的亲切接见并合影留念。卢医生将其个人珍藏的《国医年鉴》（2017年第9卷）《名老中医会议献方集锦》《中国名老中医风采》（第十四、十五、十六册）及各类荣誉证书共计7件医书作品，赠送安远县档案馆，被该馆归入名人档案全宗收藏。

卢日阳是中医世家传人，太公卢科文是方圆百里有名的草医草药医生。爷爷卢汝清免费给远近百姓治病有求必应，尤其擅治伤骨科，疑难杂症等。父亲卢灿星，也擅长家传中草药、伤科手法等，深受广大患者好评。卢日阳医生自幼随家父上山采药，经常一同上门出诊，擅治疑难杂症之病。卢日阳继承家传的疑难杂症绝技和草药秘方，一生坚持学习不断进步，以精湛的医术治愈以万计疑难杂症患者、深受百姓的爱戴。

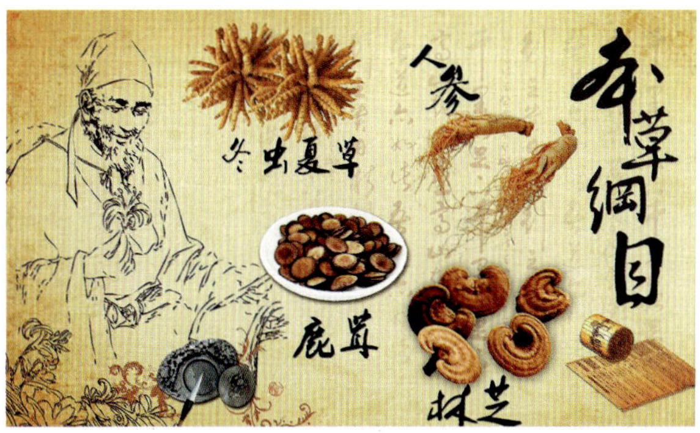

史兆山

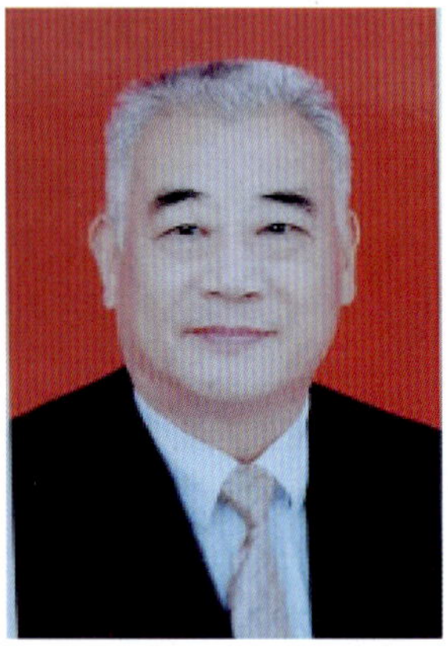

名人小传

史兆山，1944 年12月生，中共党员，中医内科副主任医师。祖父、父亲都是民间名老中医，本人受家庭熏陶，自幼酷爱中医，高中毕业后，考取安徽中医学院，专科学历。先后任职于安徽省太和县第二人民医院中医专家门诊主任（已退休），阜阳同济外科医院业务院长，亳州市鑫瑞麒医院业务院长兼中医专家门诊主任，海口存德堂中医馆中医专家门诊负责人，海口大光明医院业务院长兼中医专家门诊主任，海南东汇体检医院业务院长兼专家门诊主任。多次受邀到三亚市、乐东市、广东茂名市、信谊市做专家健康讲座。先后四次去上海市、成都市、青岛市、郑州市中西医专科专病进修及学术研讨会。在医院管理上，倡导凝聚力、亲和力、感召力，医患关系融洽。

学术经验

退休前后60年的中医生涯，践行“读经典，做临床”，在中医经典指导下悬壶济世，积累不少临床经验。在治疗肝病上，不治肝，先调脾（木克土），效果特别明显。《金匮要略》曰：“见肝之病，知肝传脾，当先实脾”，此可为治肝先诀，经常有意想不到的效果，显著提高临床治愈率。运用阴阳五行学说调配中药，君药为治脾胃，结果治好了久治不愈的乙肝患者多例，且不易复发。

方药：黄芪30克、白术20克、茯苓20克、白扁豆15克、白芍20克、甘草10克、红枣20枚、生姜10克。查看上述药材，主要是针对脾胃的药，其次是针对肺、心的药，唯有一味白芍是针对肝来的，这就是中医强调五行生克的用药原理。肝属木，脾胃属土，木克土，土旺则不怕木克。木生火，火（心）旺可泄木实。肺属金，肺金克木，可制肝火。简单方药，一生一克，每月20付，连服3个月，竟能治愈俗称不死的癌症——慢性乙肝，且愈后不易复发。

对各种原因引起的眩晕，根据多年实践，自拟益气清眩汤为基本方，结合临床，随症加减，效果非常明显。方药：天麻15克、黄芪30克、川芎10克、法半夏 10克、陈皮10克、茯苓15克、旋复花12克（包煎）、代赭石20克、葛根15克、白附子3克、甘草6克、生姜3片。

治疗自汗、盗汗，用朱砂 10克、五倍子克5，共研细末，每次3克用滚开水调成糊状，每晚睡前填脐窝，盖上纱布固定，次晨揭去，连续五次，汗止即愈，多人使用，疗效百分之百。

付　军

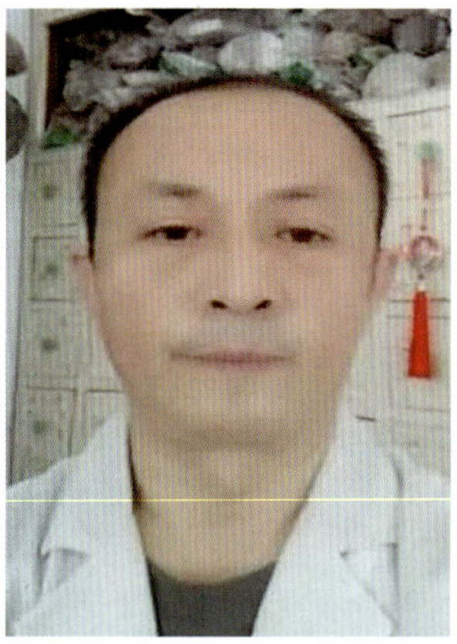

名人小传

付军，男，华北理工大学中医学院，本科学历，学士学位。中医内科副主任医师，执业医师，执业中药师。

付军完成学业行医后，继续学习中医理论及经典医著，并拜师名医学习临床经验，或学习名师授课教程提高理论水平。如跟师黄明老中医学习中医内科、方剂、中药、医古文。2004 年在北京中医药大学学习“四部经典”跟随《伤寒杂病论》指导老师郝万山教授学习中医“经方”运用。他多次参加全国中医中药学术论坛研讨会学习，获得国家级继教学分证书。撰写论文《自拟银海双钩鬼针草汤治疗痰瘀互阻型高血压病120例临床观察》，发表于《内蒙古中医药》杂志2016年

10期。

付军主要治疗：牛皮癣、白癜风、久婚不孕不育症、阳痿早泄、精虫活力低下、死精无精症、月经不调、宫寒不孕、卵泡小、输卵管不通、宫颈炎、阴道炎、性冷淡。他尤为擅长治疗银屑病。自创银屑病中药五期疗法：第一期排毒解表期，第二期杀毒清里期，第三期净血换肤期，第四期增疫抗发期，第五期自血强基期；每期 16 天，根据个体情况选方用药，内服外浴，自制药膏，彻底治愈牛皮癣。

案例分享

案例1：患者马某霞，女，59岁，回族，患牛皮癣 44 年，经治愈随访，15 年无复发。

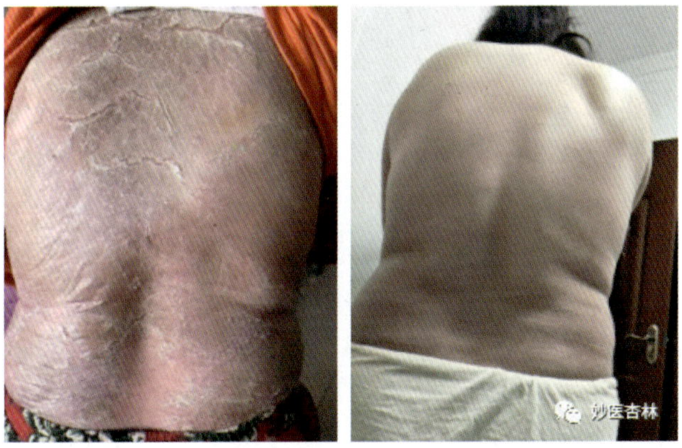

案例2：患者段某刚，男，20岁，汉族。患牛皮癣5年，经多方医治，花费药资十余万元且无效，经付军大夫五期疗法治愈，10年无复发。

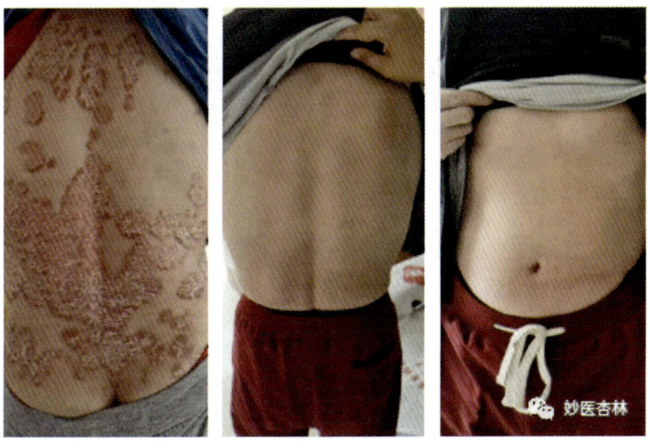

案例3：患者马某（外号老五），男48岁，迁安市小寨人，司机。患牛皮癣10年，多方医治无效，反复不愈，经付军医师五期疗法治愈，10年无

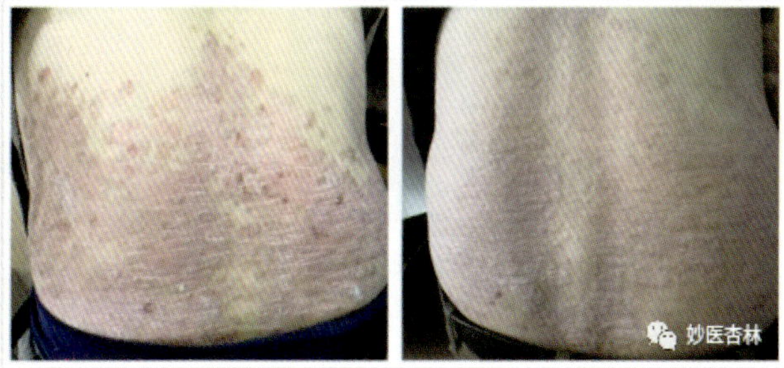

跟随黄明老中医学习中医内科，方剂，中药，医古文。2004 年在北京中医药大学学习“四部经典”跟随《伤寒杂病论》指导老师郝万山学习中医“经方”运用。主要治疗：牛皮癣，白癜风，男女久婚不孕不育症，男性阳痿早泄，精虫活力低下，死精无精症，女性月经不调，宫寒不孕，卵泡小输卵管不通，宫颈炎，阴道炎，性冷淡。

多次参加全国中医中药学术论坛研讨会学习，获得国家级继教学分证书，发表《银海双钩鬼针草汤治疗痰瘀互阻型高血压病 240 例临床研究》学术论文被万方论文库收录，自创银屑病中药五期疗法，中科贴敷不打针不输液治疗各科疑难杂症。

一场病情，让我们明白，人生这辈子最重要的，不是金钱，不是名利，不是地位，而是健康！一场疫情，让我们明白，大疫即大敌，大军需大器，中医药大军需要配备大器，才能更迅速、更有效、更精准地打好这场疫情防控阻击战。一次逆行，让我们明白，全国医务工作者和广大警民的义无反顾，默默奉献，正是他们的硬核攻坚，步步紧逼，加上全国人民的积极配合才让无孔不入的病毒上天无路，遁地无门。神奇的中医，绿色的中药，让你我“医”无反顾共展大国情怀，传递共同抗疫暖新闻、正能量。愿世界无恙，人类康宁。

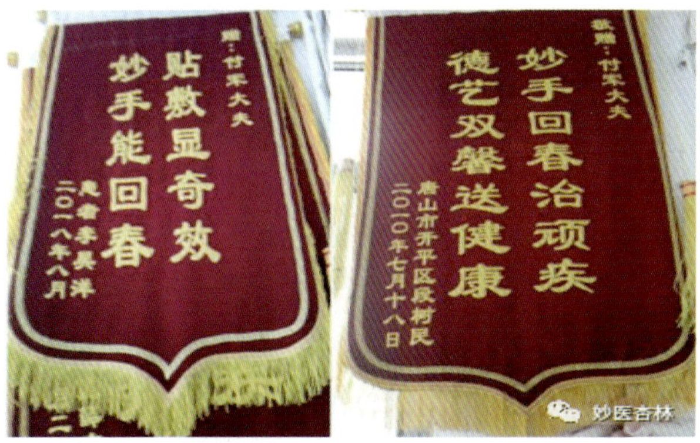
赠：付军大夫
贴敷显奇效
妙手能回春
患者李长洋
二〇一八年八月
敬赠：付军大夫
妙手回春治顽疾
德艺双馨送健康
唐山市开平区段树民
二〇一〇年七月十八日
妙医杏林

朱继涛

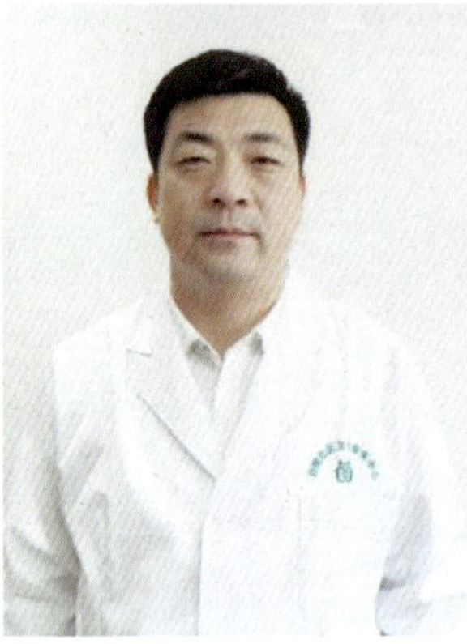

名人小传

朱继涛，1973年生人，毕业于山东省中医药大学针灸推拿科，就职于菏泽市岳程卫生服务中心，多次在中国人民解放军第一五三中心医院进修，先后拜多位名师为师，尤其善用拜师学得的木指针法治疗疾患，效果显著。

另拜师研习《易经》多年，擅长易医结合，强调医易同源理论，提高自己对医理的领悟和应用能力。

学术经验

精通师承特色刮骨拨筋疗法、耳穴按压疗法、针灸推拿、中医点穴等自然疗法。

① 针对颈肩腰腿疼其特色拨筋疗法效果独到；② 对胆结石、肾结石及尿道结石通过其师承木指针法配合多位名师的耳穴按压疗法相结合能达到极高的治愈效果；③ 针对少年儿童假性近视、真性近视、散光等眼部问题通过药物熏蒸、针灸及中医点穴疗法能达到极好的预防和治疗；④ 针对心梗、脑梗运用师传针法治疗，有特别显著的疗效；⑤ 擅长用医易结合调理人身慢性病及亚健康问题。

典型案例

患者王某，男，64岁，2021年5月20 日，突感腹痛难忍，遂去医院检查发现其双肾多发结石，左输尿管上段结石并左肾轻度积水，膀胱光壁毛糙等，因恐惧手术，经朋友介绍找到朱继涛医生一次针灸诊治，针下痛止。第二天患者自述晚上在家中小便时痛了一下，再无其他症状。然后由朱医生对其进行第二次治疗，巩固疗效。一周后患者再次去医院检查，左输尿管结石排出，左肾积水消失，膀胱壁光滑。

刘能才

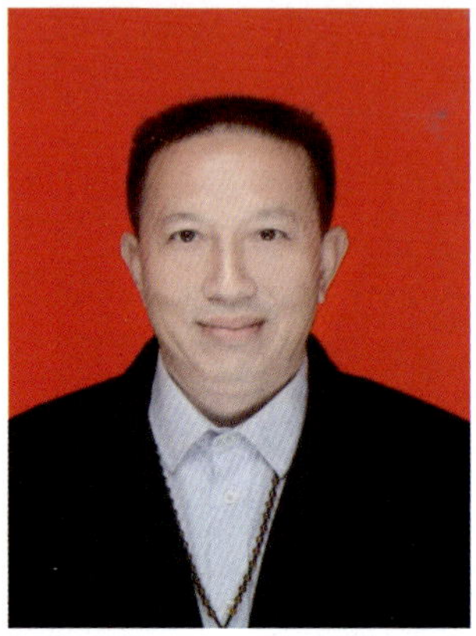

名人小传

刘能才，1964年10月生于古龙岗镇乐团村大塘组。1983年8月跟随当地祖传中医外科医师学习，师门祖传对痈疽脓肿疮痍、皮肤病、烧烫伤、急慢性阑尾炎、小儿早中期疝气复位、颈腰椎间病、风湿骨痛类有独特疗效。对胃病、某些肿瘤类、高血压等慢病康复及养生保健方面有独到经验。刘能才拜师入门即跟师学习医疗诊治，1984年8月至1985年8月跟师已可独立开展诊疗工作。1985年9月起在江西省赣州市兴国县古龙岗镇乐团村卫生所任所长，从事医疗业务，开展预防保健、全科、中医科及公共卫生工作至今。1987年参加赣州（地区）市乡村医生考试并获得行医证书。1997年至1999年参加省卫生厅乡村医生函授教育。2001年1月获市卫生局颁发西医内科资格证书。2004年参加中医知识培训合格，同年6月获乡村医生执业证书。2006年9月至2009年7月，参加乡村医生三年制中等学历教育，毕业于江西省赣州市卫校。2007年获实施预防接种上岗证书。自2001年度起每年获得卫生院颁发的各种先进个人，另在2003年防治非典工作中，获得镇政府、卫生院的先进个人。2004年获得澳大利亚弗雷德霍洛基金会、县卫生局、县人民医院颁发的个人荣誉证书。2004年被聘为中医研究院乙肝新成果推广基层医生。2008年10月参加卫生部（现卫健委）十年百项基层实用学习班并获得证书。2010年5月参加国家级继续医学教育项目面授培训班，全国医师实用临床技能培训班。2011年5月参加国家级医师继续教育，中国基层医疗技术服务促进工程学习班。2016年10月参加清华大学基层医生诊疗高级研修班。2017年起赣州市营养学会会员，赣州市养生保健协会会员，赣南中医药协会委员。兴国县乡村医生古龙岗联谊会会长。2015－2018年参加亚洲健康学会、香港阶梯成长国际管理学院“健康管理师研修班”获得“高级细胞检测师”“高级营养师”证书，被张仲景博物馆特聘为“国医公益讲师团专家”，任国阳光志愿者协会副会长。

学术经验

1. 患者，徐某，女，48岁，农民。阑尾炎合并腹膜炎，高热41.5℃。腹胀，腹痛，呻吟不止，拒按，麦氏点区域周明显肿高，身形体瘦如柴。数医至诊，曾用大量抗生素持续高热不退。余后要求本人前往就诊，一诊烧退度余，痛缓。二诊热退正常，痛胀大减可自食行走。周后临床症状消失80%。续药2周后痊愈。

2. 患者，曾某，男，55岁，农民。腹痛数天难忍，至当地数家医院诊治痛无减，后至某名院诊治，该院给予麦氏点穿刺明确诊断，抽出脓样液体86ml，诊为：阑尾炎脓肿。患者野蛮不愿医院住院，强烈要求回家后。某家属要求出诊，二周后痊愈，90天未复发。

3. 患者廖某，男，32岁，农民。长年胃脘部疼痛，碾转数多医院诊治数年不止，挂瓶时痛缓，针一拔又是痛苦难当，患者数年痛苦难当，产生强烈轻生念头，使其家属形影不敢离，后经人介绍来诊，半月后好愈。至今30余年未复发。

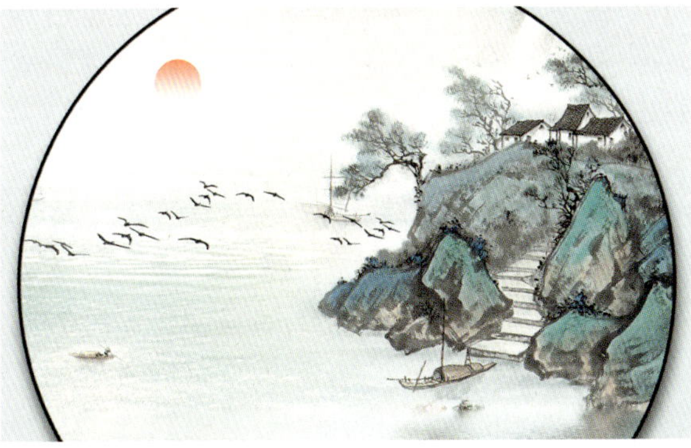

刘勰斌

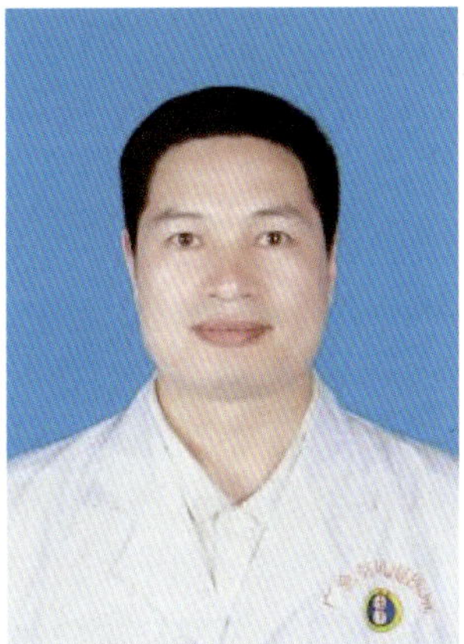

名人小传

刘勰斌，男，1971年3月出生。国家执业医师，甘肃陇南市风湿病研究院院长，甘肃省陇南广愈堂风湿病中医医院院长，武都广愈堂康宝疑难病诊所所长，甘肃省陇南广愈堂医药公司总经理，甘肃陇南市康复医学会理事长，甘肃陇南市中西医结合学会副会长兼秘书长，《广愈堂康复与生活》总编辑，兼任全国中医治疗疑难病研究专家委员会委员，中国民间中医医药研究开发协会常务理事，中国基层医药卫生协会常务理事，中国特效医术研究会风湿病专家委员，北京聚医杰医药科学研究院首席专家委员。

学术成果

刘勰斌擅长于中医分型辨证治疗风湿免疫性疾病，创立风湿病康复新疗法——“风湿康宝五联疗法”，研发“广愈堂康宝神力1-15 号丸（散）”。对风湿、类风湿性关节炎，强直性脊柱炎，肩周炎，颈椎病，腰椎间盘突出症，骨质增生症，坐骨神经痛，结节性红斑，系统性红斑狼疮，荨麻疹脉管炎，关节滑膜炎，腱鞘炎，急性风湿热，痛风，糖尿病，高血压，甲状腺功能亢进或低下症，慢性活动性肝炎，雷诺病，干燥综合征，疲劳综合征，产后风湿关节肌肉麻胀、酸痛及颈肩腰腿痛等近百种风湿免疫性疾病，疗效显著，康复率高。

刘勰斌多次参加国内、国际学术交流会，参与主编《中医治疗风湿骨病经验荟萃》《中医治疗疑难病经验荟萃》和《中华中医药特色医疗优秀文集》等三部图书；主编《广愈堂康复与生活报》45期；正式公开发表学术论文6篇；发表于学术期刊2篇；编入会议论文集4篇：①“康宝定痛丸治疗痛风120例临床观察”，发表于《甘肃中医》2006年11期，②“康宝神力1号丸治疗类风湿性关节炎150例”，发表于《中国民族医药杂志》2006年5期，③“康保五联疗法治疗颈肩腰腿痛1200例疗效观察”，发表于2013年9月《第十七届中韩中医药学术研讨会暨第二届国际中西医学汇通论坛论文集》，④“自编健身康复操配合中药神力3号丸治疗颈肩腰腿痛980例疗效观察”，发表于2007年9月《中国康复医学会运动疗法专业委员会第九届全国学术会议论文选编》，⑤“康宝五联康复疗法治疗腰椎间盘突出症458例疗效观察”，发表于2007年9月《第三届世界中西医结合大会论文摘要集》，⑥“康宝神力1号丸治疗类风湿性关节炎150例”，发表于2006年6月《第五届全国民族医药学术交流大会论文集》， 以上论文均为刘勰斌个人独撰。

许成勇

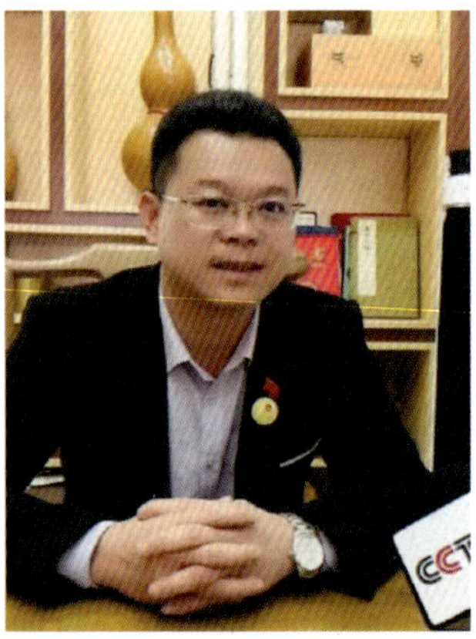

名人小传

许成勇，男，1975年4月生，广西崇左市人， 乡村执业医师，广西大新县宝新社区卫生所所长。1998年龙州卫校毕业。曾在桃城卫生院、县中医院、县人民医院学习中医，尤擅中医的取穴、针刺、艾灸、拔罐、推拿、按摩等实用技术。由于工作成绩显著，2013年被评选为广西大新县优秀乡村医师。2014年于广西中医药大学壮医培训部进修学习。2014年4月参加“第九届全国中医药防治老年疾病高级论坛”并发表论文，经组委会评审荣获优秀论文三等奖。2016年3月受邀参加“全国名老中医药专家薪火传承论坛”，并在会议上分享学术经验。

学术经验

食管是连接咽与胃的管道，其管壁由黏膜层、黏膜下层及肌层组成，食管癌是指下咽部至胃之间食管上的恶性肿瘤，祖国医学很早就有记载，如《 诸病源候论 》中说：“忧志刚气结，气结则不宜流，使噎噎者，噎塞不通也”等，对我们研究食管癌提供了宝贵的资料，下面以缩窄型食管癌在临床实践中与大家分享。

赵某，男，65岁，于2016年8月23日就诊。1年前曾有进食后骨后区不适，烧灼样疼痛，偶时异物感，唔咽梗阻，滴水难进，形体消瘦，大便坚硬，舌红少津，脉细涩，中医治疗：消结行瘀，滋阴生津。全虫抗癌解毒汤处方：全虫5克，蜈蚣5条，白花舌蛇草50克，半枝莲100克，夏枯草50克，山药15克，鸡内金9克，紫草50克，沙参15克，白芽根5克，旋覆花9克，半夏9克，大枣5个，瓦楞子15克，肉苁蓉15克，15剂，日1剂，分3次服用。于2016年9月9日复诊，服上方15剂后症状消缓，能食稀粥、果汁，以上方加减服药半年余，诸症大有缓解，食欲渐佳，体重上升，体力增强。按方中全虫、蜈蚣能增强人体抵抗力，起到防癌抗癌，消散肿块，白花舌蛇草、半枝莲具有清热解毒，沙参滋阴生津，鸡内金能益气健脾，祛瘀之功，辨证准确，用药精当，治疗效果好，考虑该病是慢性病病程长，故缓图收功。

将中医经典理论、历代医家著作、现代医学思想与临床实践相结合，在中医治疗食管癌的实践中逐渐形成了一套完善独到的辨证论治体系及治疗方法。临床强调阴阳辨证，注重肿瘤发生发展与运气学的关系，采用多种辨证方法综合运用。治疗上以益气养血润燥、化痰利水养阴、化瘀抗癌解毒为大法，总结提炼了治疗食管癌的基本方，同时充分发挥中医外治及针灸的长处，在临床应用时提倡个体化治疗，根据不同情况加减，取得了较好的疗效。并可为临床认识和辨治食管癌提供新思路。

严仲新

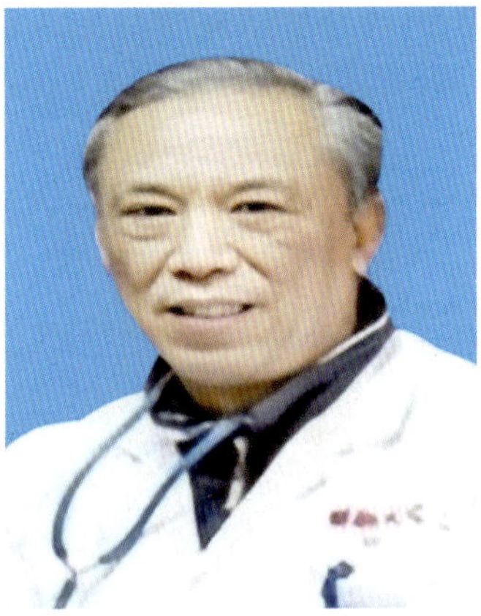

名人小传

严仲新，医师，生于1937年，江苏人。1964年毕业于南京中医学院。现任江苏中医学会针灸学会常务理事、江苏针灸急诊委员会常务委员、无锡市中医学会、针灸学会常务理事、无锡市丽新医院、丽新康复院院长。

学术经验

主要擅长用“中医综合疗法”治疗骨关节病、颈椎炎症、骨质增生、椎间盘突出症及其并发症、腰椎炎症、骨质增生、脊柱强直症、 类风湿性关节炎、风湿性关节炎、游走性关节炎、痛风、混合型关节炎、老年性疾病、已手术和未手术的中晚期癌症等。

在几十年的临床工作中，摸索出了一套治疗方法——中医综合疗法，得到了患者和社会的广泛认可。“中医综合疗法”的内容是中药外敷、内服、中医针灸、推拿、整脊、理疗、中医药膳和中医养生保健等，对同一种病采用上述三种以上方法同时施治的一种治疗方法。在诊断和治疗过程中以人的生命整体论为指导思想，以人体的气血动态论为诊断原则，以现代三元结构论为诊疗依据，以中医综合疗法为治疗方法，并结合现代影像学、实验室、化验室的现代检测作为诊断、治疗、治愈过程的参考依据。

对中风后遗症同时应用三种以上的方法康复治疗，加上中医的辨证辨因和应用现代高新科学技术的化验、测试和检测，使中医综合疗法的疗效，达到“事半功倍”的效果。在10多年的临床康复中，无创伤性、无损害性、无毒化性，非常安全，而且效果显著、疗效可靠。患者康复后，要重视巩固疗效，防止“复中”。一定要做到培养良好的生活习惯，控制饮食的热量，坚持适宜的运动，按时定量的服药，不仅能巩固疗效，防止复中，而且还有继续康复的可能。

中医综合疗法对中风后遗症的康复，在辨证、辨因方面，应该像西医药学一样， 充分利用现代的高新科学技术的成果，如通过化验室、实验室的检测，应用X光机、超声波设备、B超机、64排螺旋CT机、核磁共振机、多普勒核素心肌显像、血管造影等先进医用仪器的检测报告，可以使医生更精准认识：① 中风是溢血型或血栓型，还是两兼的混合型，这对康复用药提供了非常重要的参考证据。② 明确脑部病变的部位，这对中药的外敷提供了非常重要的参考。③ 清楚了解到病变部位血栓面积的大小、程度或溢血量的多少，这为中医综合疗法内服、外敷的配方提供极其重要的信息。结合中医学的四诊八纲、脏腑经络气血学的诊断和寒热暑湿燥火的六因学说、喜怒哀乐忧恐惊的七情学说的辨证方法，制订出康复的方案。

学术成果

“腰椎间盘突出症治验2则”2007年3月发表于《江苏中医药》，“中医综合疗法治疗腰椎间盘突出症”2004年发表于《中华医学》增刊。“中医综合疗法治疗腰椎间盘突出症”2006年收录于《全国脊诊整脊技术第二届学术研讨会暨全国脊诊整脊杰出专家表彰大会论文集》。“中医综合疗法治疗脊柱强直病—针灸法”获“2007年无锡市科协论文三等奖”“中医综合疗法治疗颈椎病”获“2006年无锡市科协论文三等奖”，“中医综合疗法治疗类风湿”“中医综合疗法治疗风湿性关节病”“中医综合疗法治疗脊椎强直病”等在国内外学术会议上宣读并收入会议论文集，“中医综合疗法对中风后遗症康复的探讨”在2011年第三届中医药名家高层论坛中发表。

杜晓生

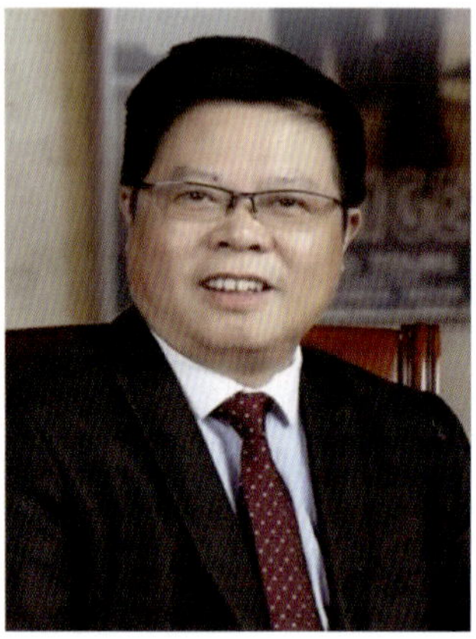

名人小传

杜晓生，出生于中医世家，曾祖父杜吉兴是江西樟树籍老中医，医术高超，擅长运用中草药治疗疑难杂症，是方圆几百里颇有名气的“郎中”。受世家熏陶，耳闻目染，杜晓生从小就对中医药治病有着强烈兴趣，8岁起就跟父亲学习中药加工炮制技术，12岁就学习中医临床。在大学毕业后从医二十多年里，运用现代医学知识，结合父辈积累，传承下来的家传秘方，加上自身感悟心得，治愈不少疑难杂症。并严格遵守家训“为人厚道、必不吹嘘欺诈，处事沉稳、必不偷工减料”的原则。1996年至2005年先后担任万载县人民医院医务科副主任，马步卫生院院长，万载第二人民医院副院长等职。2000年前往泰国、香港进行学术交流，并在北京创立北京圣草庐生物科技有限责任公司，同时在北京、上海、广东、河南、江西等地推广。2011年至2013年先后7次召开的各项研讨会及产品推广介绍会。2012年被世界中医学会特色专业委员会聘为理事。

现任东方国医北京金典医院心脑血管中心主任，世界中医联合会特色专业委员会常务理事，中国中医药信息学会互联网分会副秘书长。

学术经验

杜晓生医师擅长心脑血管、肿瘤（淋巴癌、肺癌、宫颈癌、食道癌、胃癌）、糖尿病，中医抗衰老等方面的研究与治疗方面颇有成绩，曾治愈宫颈癌晚期、胆腺癌晚期、食道癌等患者，已生存10年以上。对治疗类风湿性关节炎及痛风等疾病也积累了一定的经验，曾先后到美国、马来西亚、新加坡、斯里兰卡等国进行国际学术交流，并发表了文章。

在治疗脱发、护发、养发、生发方面，潜心钻研十四载，将现代医学理论与家传秘方巧妙结合，有效地破解了毛发疾患这一世界难题。

2011年发明治疗脱发的药物及治疗带状疱疹的中药，并获两项专利技术。

所获荣誉

2018年在世界中医药联合会组织于马来西亚召开的国际交流会上发表了《中西在医学治疗肿瘤的体会》，并得到同仁们的赞许与好评，并被评为优秀论文奖。2019年在浙江杭州举行的第三届世界中医药互联网产业大会上发表的《中医药治疗高血压的新进展》，获得大会优秀论文奖，并被颁发名医奖。先后多次被有关部门组织去山西、内蒙古义诊。2019年应邀参加华人公益春节联欢晚会，被评为该年度十佳华人公益模范人物，获2020年度品牌中国公益春晚特别奖。

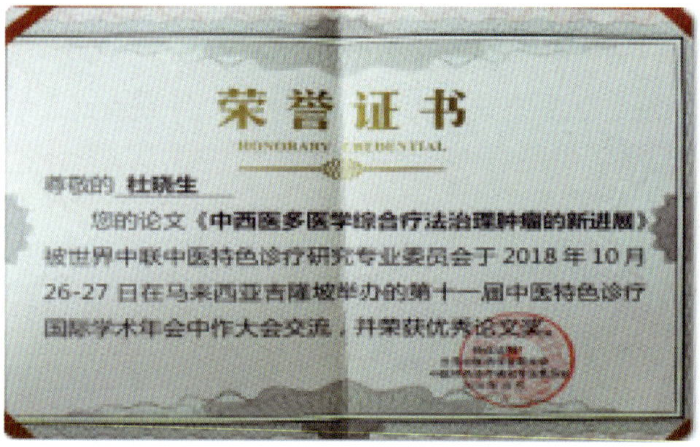
荣誉证书
HONORARY CREDENTIAL
尊敬的 杜晓生
您的论文《中西医多医学综合疗法治疗肿瘤的新进展》被世界中联中医特色诊疗研究专业委员会于2018年10月26-27日在马来西亚吉隆坡举办的第十一届中医特色诊疗国际学术年会中作大会交流，并荣获优秀论文奖。

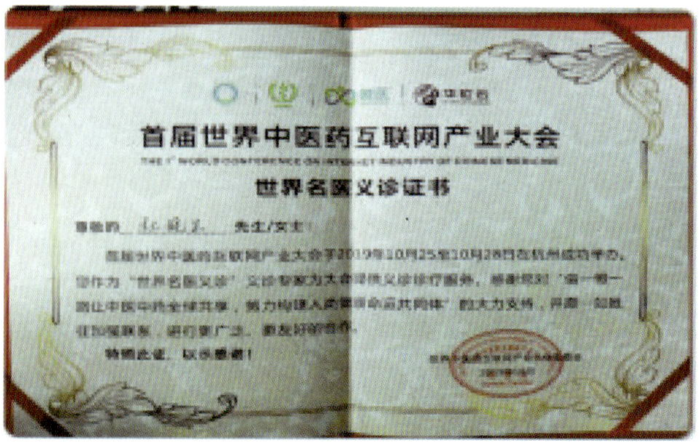
首届世界中医药互联网产业大会
世界名医义诊证书
特颁此证，以示嘉奖！

李胜涛

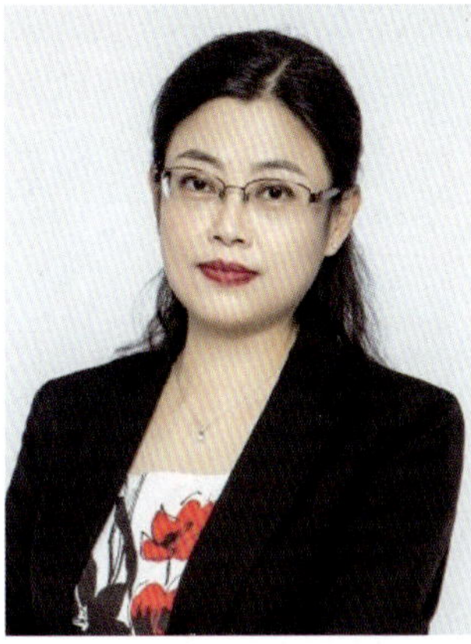

名人小传

李胜涛，女，1968年生，四川成都人。毕业于成都中医药大学，中西医结合心血管内科硕士，中医内科学博士，成都中医药中医内科学教授，硕士研究生导师，国家二级心理咨询师。四川省中医药管理局学术和技术带头人后备人选。四川省中医药学会心脑血管病专委会副主任委员，内科专委会、老年专委会、亚健康专委会委员。

从事中医内科学、中医老年病学的教学、临床及科研工作27年，主讲中医内科学、中医内科临床能力训练、中医老年病学等课程，已培养毕业硕士研究生30余名；曾于日本研修一年；多次赴德国、新加坡、泰国，及我国香港等国内外讲学及指导临床工作，大力推广与宣传中医药。主持及参与“益气通脉口服液治疗冠心病的新药研究与开发”等科研项目20项；公开发表论文80余篇；参加编写论著26部，其中作为全国教材、教学参考书的副主编、编委12部。擅长运用中医及中西医结合方法治疗内科疾病、老年疾病。

学术经验

（1）重视瘀血病机在中医内科、老年疾病中的意义，擅用活血化瘀、益气活血、行气活血等治法，分别四物汤、补阳还五汤、血府逐瘀汤等为基础方，或以川芎、丹参；黄芪、川芎；柴胡、川芎等为基础药对配辨证论治，对多种内科疾病如胸痹、心悸、不寐、眩晕、头痛、胃痛、胁痛、痹证等均有良效。

（2）重视健脾益气。脾为后天之本，气血生化之源。常以黄芪、党参或四君子汤等为基础，健脾益气，补益中州，以补养气血，充养五脏，濡养四肢百骸。

（3）重视补肾填精。肾为先天之根，元阴元阳之所在。常以熟地、山茱萸、肉苁蓉、杜仲等阴阳双补，或以六味地黄丸、金匮肾气丸为基础补肾阴、益肾阳；以龟甲、鹿角胶血肉有情之品，阴阳互补以补肾填精。

（4）重视调肝。肝主疏泄，体阴而用阳。常以疏肝、清肝、平肝、柔肝等法调肝，如分别以柴胡、川楝子；龙胆草、栀子；钩藤、天麻；白芍、五味子等为基础调肝，令气血条达，阴阳平衡。

（5）重视心理因素在发病与治疗中的作用。常以药物合欢皮、郁金等疏肝解郁；在与患者交流时注意疏导他们的不良情绪，以肯定、积极的态度促进他们调整心态，令患者更好地配合医生，以期收到更好的疗效。

典型病例

（1）王某，男，62岁。反复心悸2年余，曾服中西药物，疗效不理想。李教授以益气活血，宁心安神为治则进行治疗，初诊4剂药后，心悸发生的频率和程度即有明显改善，继服40余剂中药，心悸仅偶有发作。

（2）孙某，女，56岁。反复心悸6年余、情绪低落4年余，曾多方治疗效不显。李教授以益气活血，舒肝解郁，宁心安神为治则进行治疗，辅以心理疏导。初诊4剂药后，心悸发生的频率和程度即有一定改善，继服30余剂中药，心悸仅偶有发作，情绪改善。

（3）冯某某，女，74岁。反复头痛20余年、反复胃脘胀满、腰痛10余年。多方治疗不效。李教授以益气活血，理气和胃为治则进行治疗，初诊4剂药后，诸症即有明显改善，再进8剂治疗，头痛很少发作，且程度明显减轻；胃脘胀满、腰痛亦明显改善。

（4）夏某某，女，54岁。反复眠差、情绪低落3年余，长期需要安眠药助眠。李教授以疏肝理气，活血养心之法，初诊4剂药后即有一定疗效，后在此方基础上稍做调整，共服20余剂中药，可不用安眠药即有较好睡眠。

（5）宋某某，女，68岁。反复四肢关节疼痛3余年，生活质量明显下降，情绪低落。多方治疗疗效不显。李教授治以益气活血，祛风通络，补肾固本之法，8剂中药内服，另用药渣煎汤泡手足，疼痛明显缓解，心情转佳。

主要成果

自1993年7月工作起，公开发表论文80篇；参加编写论著26部，其中作为全国教材、教学参考书的副主编、编委12部。共承担科研项目20项。代表作如下：

论文：

（1）李胜涛. 中医内科教学思想与方法初探. 成都中医药大学学报（教育科学版）2004；6（1）：41～42.（独撰）

（2）李胜涛，韩震，李明富. 李明富教授治疗冠心病经验纂要. 四川中医， 2004；22（8）：2～3.（第1作者）

（3）李胜涛，韩震. 试论中医气血理论在老年慢性病防治与康复中的应用. 中国老年学杂志，2004；24：202～203.（第1作者）

（4）李胜涛，韩震，李明富. 试论老年冠心病心绞痛的中医药治疗，中国老年学杂志，2005；25：151～153.（第1作者）

（5）李胜涛，余曙光，刘旭光，等. 中医老年医学方向人才培养模式初探. 成都中医药大学学报（教育科学版）2006，8（增刊）：25～26.（第1作者）

（6）李胜涛，马学芳，彭晓华，王毅，韩震，李明富. 益气通脉口服液对大鼠缺血再灌注损伤相关凋亡因子影响的实验研究. 中西医结合心脑血管病杂志，2009，7（2）：177～179.（第1作者）

（7）李胜涛，唐虹，冯桂芳，王毅， 彭晓华，刘永家. 内关穴注射香丹注射液预处理对大鼠急性心肌缺血冠状动脉血管壁内皮上t-PA、PAI-1 活性的影响. 成都中医药大学学报，2011，34（1）：45-48.

（8）陈琪，李胜涛（通讯作者），陈志伟. 内关穴位注射香丹注射液预处理对急性心肌缺血大鼠TNF-α、VEGF的影响. 天津中医药，2011，28（1）：67～68[ISSN1672-1519，CN12-1349/R].

（9）唐虹，李胜涛（通讯作者），冯桂芳，彭晓华，王毅，刘永家. 内关穴注射香丹注射液预处理对大鼠急性心肌缺血血浆中t- P A、PAI- 1活性的影响. 甘肃中医，2011，24（4）：41～43.

（10）吕欣芳，孔沈燕，李胜涛（通讯作者）. 解毒活血法对冠心病过程中炎症反应的影响. 成都中医药大学学报，2013，36（1）：125-127.

（11）李胜涛，张怡，王飞，等. 构建提高学生素质与能力的中医内科学复合型成绩评价体系探索与思考. 成都中医药大学学报（教育科学版）2013，15（3）：7-9.

（12）郭丹丹，徐英霞，邓雪梅，李胜涛（通讯作者）. 李胜涛运用络病理论治疗老年冠心病心绞痛经验， 江西中医药，2014，45（7）：24-26.

（13）徐英霞，邓雪梅，郭丹丹，李胜涛（通讯作者）. 李胜涛运用补阳还五汤治验举隅. 湖南中医杂志. 2015，31（3）：104-105.

（14）邓雪梅，李胜涛（通讯作者）. 从肝郁血虚浅论不寐. 中医临床研究，2015，7 （5）：61，63.

（15）左冠超，李果，任佳辉，李胜涛（通讯作者）. 李明富教授治疗窦性心动过缓验案1则. 江西中医药，2015，46（10）：23-24.

（16）李果，左冠超，齐鸣，任佳辉，李胜涛（通讯作者），浅述“气血流通即是补”在内治法中的作用，亚太传统医药，2016，12（4）：82－83.

（17）谢紫凌，葛卫林，王俭，涂萱，李胜涛（通讯作者）. 李胜涛运用络病理论治疗老年性眩晕经验撷萃. 中医药临床杂志， 2016，28（4）：505-507.

（18）李果，左冠超，齐鸣，任佳辉，李胜涛（通讯作者），中医血瘀证研究进展，亚太传统医药，2016，12（5）：72－74.

（19）李泓涛，李胜涛（通讯作者）. 四物汤药理作用及其应用研究. 光明中医，2016，31（6）：897-898.

（20）李胜涛，张怡，王飞，伍文彬，谢春光，岳仁宋，胡一梅，杨晗，梁超，李斌. 基于“以学生为中心”的教育理念创新中医内科学教学模式的探索与实践. 时珍国医国药. 2016，27（11）：2770-2772.

（21）贾敏，李胜涛（通讯作者）. 李胜涛教授运用补气四味方治疗胸痹经验总结，四川中医，2017，35（7）：26－27.

（22）贾敏，李胜涛（通讯作者）. 从络病学说论治老年性不寐. 亚太传统医药，2018，14（10）：76-77.

（23）李胜涛，韩震，韩云鹏，李明富（通讯作者）. 李明富教授治疗缓慢性心律失常经验探微. 四川中医，2020，38（4）：13-15.

代表著作：

（1）吴伟、薛博瑜主编《中医内科学》全国硕士研究生入学考试临床医学综合能力（中医）考试系列用书，北京：人民卫生出版社，2018年5月，第1版.（任编委）

（2）杨殿兴，田兴军主编《川派中医药源流与发展》. 北京：中国中医药出版社. 2016年10月. 第1版.（任编委）

（3）田理，王飞主编《跟师学临床——中医临床医案解析》. 北京：中国科技出版社. 2013年01月第一版.（任编委）

（4）谢春光，王飞主编《中医内科学指南》，成都：四川科学技术出版社，2011年12月第1版.（任编委）

（5）李明富，王再谟主编.《中华大典•医学分典•内科总部》，成都：四川出版集团•巴蜀书社，2009年12月第一版.（任编委、学术秘书）

（6）高等中医药院校教学参考丛书《中医内科学》（第二版），周仲瑛、蔡淦主编，北京：人民卫生出版社，2010年4月第2版.（任编委）

（7）新世纪全国高等中医药院校规划教材《中医老年病学》李七一主编，北京：中国中医药出版社，2009年9月第1版.（任副主编）

（8）王永炎，严世芸主编《实用中医内科学》（第二版），上海：上海科技出版社，2009年1月第2版.（任编委）

（9）全国高等医学院校教材，《中医康复学》，胡幼平主编，上海：上海科技出版社，2008年6月出版.（任副主编）

（10）普通高等教育“十一五”国家级规划教材、新世纪（第二版）全国高等中医药院校规划教材，周仲瑛主编《中医内科学》，北京： 中国中医药出版社出版，2007年2月出版.（任编委）

（11）国家药典委员会编《中华人民共和国药典•临床用药须知•中药卷》（2005年版）. 北京：人民卫生出版社. 2005年12月第1版.（任编委）

（12）张之文主编《现代中医感染性疾病》，北京：人民卫生出版社，2004年05月出版.（任编委）

（13）普通高等教育“十五”国家级规划教材、新世纪全国中医药院校规划教材配套教学用书，周仲瑛主编《中医内科学》，北京： 中国中医药出版社出版， 2004年1月出版.（任编委）

（14）李明富等主编《中国药膳食疗研究丛书》，成都：四川科学技术出版社，2003年3月出版.（任副主编）

（15）高等中医药院校中西医结合临床专业系列教材，戴万亨主编《中西医临床内科学》，北京： 中国医药科技出版社，2003年2月出版.（任编委）

（16）普通高等教育“十五”国家级规划教材、新世纪全国中医药院校规划教材，周仲瑛主编《中医内科学》教材，北京： 中国中医药出版社， 2003年1月出版.（任编委）

（17）全国高等教育自学考试辅导用书，李明富主编《中医内科学（一）》同步练习册，长沙： 湖南科学技术出版社，2002年4月出版.（任编委）

（18）全国高等中医药院校教材，田金洲主编《中医老年病学》，上海：上海科学技术出版社， 2002年7月出版.（任编委）

（19）全国高等教育自学考试委员会，李明富主编《中医内科学自学辅导》教材，北京： 中国中医药出版社，2001年4月出版.（任编委）

（20）全国高等教育自学考试委员会，李明富主编《中医内科学》教材， 北京：中国中医药出版社，2000年7月出版.（任编委）

获奖：

2013年9月荣获教育部主办的“首届全国高等中医药院校青年教师教学基本功竞赛”高级临床组二等奖。

杨春风

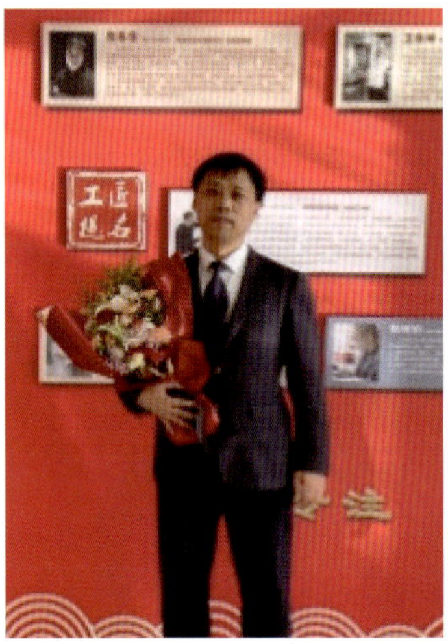

名人小传

杨春风，现任哈尔滨市双城区春枫堂中医门诊主任，北京杨氏春风中医研究院院长；兼任中国中医药防治老年病研究专家委员会委员、中医药学会中医疑难病专家委员会委员，国医网健康顾问主任委员、中华刃针中医微创学会常务理事。师从中华刃针中医微创学会会长、中华中医药学会国际中医微创联盟专家顾问、刃针技术创始人博士生导师田纪钧先生，成为刘门田氏少林骨伤流派亲传弟子。从事中医临床工作25年余，于2017年创建双城区春枫堂中医门诊部。

从医多年来，积累了丰富的临床经验，注重整体观念，治病务必求本。他牢记古训：“为医者，应待患者如亲人，至精至诚，让饱受病痛的患者饮桔之甘泉，啖杏林之蜜果，摆脱困境，步入坦途。” 一直坚持做到以人为本，让百姓看得起病，看得好病为原则。作为一名医生，不仅要有医者的慧心巧手，更有医者的良知厚德。不夸大病情，不乱做检查，不用大处方，这是他行医以来一直坚守的三大原则。治疗时，他坚持能够吃药就不建议患者打针，不必要的检查坚决不做，开处方时做到用药少而精、价格廉、疗效高，这样既能消除患者病痛，又能减轻患者负担，达到花小钱治大病的效果。而且整体从大局看，为国家节约了医保资金，真正把救死扶伤的医保资金用到人民群众最需要的地方。

获得荣誉：全国百佳名医，2016年度中华特色医疗人物榜，哈尔滨市双城工匠提名奖获得者。

学术经验

擅长治疗：脊柱及四肢软组织疾病，颈肩腰腿痛风湿骨病，高血压中风后遗症及心脑血管病，肝胆脾胃病，肾脏疾病，呼吸系统疾病等，妇科病月经病，及不孕不育，神经调节不良，抑郁症及焦虑症等疑难杂症。

本人不断学习，探索研究中医四大典籍，学习各家流派各家针法包括套针疗法、浮针疗法、脑针疗法、歎针疗法等，研学苦读，并每年定期跟师父进中国中医科学院学习深造，聚众家之所长，传承了师父的现代刃针微创治疗术，方法独到，疗效卓著，深受患者拥戴。近年来，本人致力研究软组织损伤与人体亚健康状态的关系。并据《黄帝内经·灵枢·周痹》中指出“风寒湿气客于外，分肉之间，迫切而为沫，沫得寒则聚，聚则排分肉而分裂也，分裂则痛。”结合自己多年临床经验，创立了“中药渗透疗法”，综合治疗脊柱和四肢的软组织疾患，治愈率96%以上，不易复发疗程短，解决了患者的疾苦，深受患者拥戴。

学术成果

出版的《中医药治疗老年病经验荟萃》《中西医结合诊疗基础与临床》任主编，《中医药治疗肝胆脾胃病》任副主编，《中华名医健康宝典》《中华中医药特色优秀文集》任编委。发表在国家级学术期刊论文10篇。获得中华中医药学会优秀论文成果奖4项，国家专利2项。参与黑龙江省教育厅科研课题研究工作。

杨俊卿

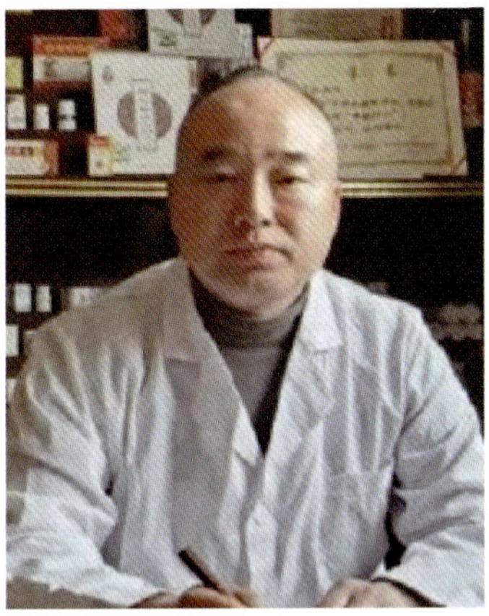

名人小传

杨俊卿，男，汉族，河南省安阳市滑县人，1972年1月出生，1996年3月参加工作，现任滑县高平镇冉固村卫生室所长。先后荣获滑县县政府授予“滑县大工匠”、滑县医药公司授予“先进工作者”等荣誉。

十多年前已经开始陆续为家庭贫困的村民免费治疗疼痛病，村里的五保户、特困户，近十余年都是在他的诊所免费诊治，不收任何费用。

2011年他与村委会牵头为村内修水泥路，为解决村内修路资金困难这一情况，他带头捐款30000元，带动了其他村民为村里修路积极捐款，最终村内水泥路顺利通车，为村内开创了“致富路”。村内每次请戏剧班丰富村民精神文化生活的时候，也都少不了他的身影，每次都积极捐款，为村民多唱两场，为丰富村民的精神文化生活做出贡献。

直至2019年3月份他正式决定，为所有冉固村村民免费治疗疼痛病。村贫困户杨道修十几年来到诊所看病他从来都是分文不收，并免费送药。

2020年阳历年开年为全村65岁以上老年人、残疾人、贫困户、低保户、五保户免费发放大米食用油，对于行动不便的受捐村民，他还带着将发放的米面亲自登门赠予。还带着营养品看望在滑县人民医院住院的留固镇困难村民刘某，刘某育有一儿一女，2019年丈夫去世，2020年刚刚步入新年，公公又相继去世。这还不算，她自己也不幸患上了乳腺癌，为治病已花费10多万，债台高筑。杨俊卿了解情况后，当场为刘某捐献了现金2000元，还嘱咐她安心养病，以后若是有困难，他会给予力所能及的帮助。

新冠肺炎疫情发生后，杨俊卿主动请缨到冉固村防控卡点，参加村庄卡点工作，不惧风雨，勇于担当，冲在第一线，同时还为卡点捐款捐物，不遗余力。省红十字会、县政协、高平镇政府都收到了他的捐款，前前后后他捐款捐物总计16000余元。听闻中药对新冠病毒有抑制作用，还趁卡点工作间隙，连夜用地道中药熬制了抗病毒中药液1600余包，第二天一早就发放到了村民手中。还积极响应政府的号召，深入村民家中，了解村民健康情况，为村民测体温，解疑惑，辟谣言，稳定村内民心，与村委会一同带领村民们响应政府号召，积极抗击疫情。

除此之外，本村患者转院用车或者是村里人去县城体检身体，都是由杨俊卿免费出车或者出资。2008年5月四川省汶川大地震，他资助了2个灾区学生从中学到大学毕业，先后花去60000余元，至今双方还保持着联系。

学术经验

赵某，一天大便后突发腰椎间盘疼痛难忍不能行走。家人遂将其送至长垣县某大医院，经诊断，确诊为腰椎间盘滑脱，决定进行手术。在等待手术间隙，他的一个亲人当日前去探望，无意中提起杨俊卿专科，当即决定手术前去本专科咨询。哪里想到，经过杨俊卿手法复位后，病症当即减轻可下床行走，通过麻叶高腰的贴敷两疗程后，病情达到痊愈。患者家人十分感激赠送锦旗并亲手挂于墙上。

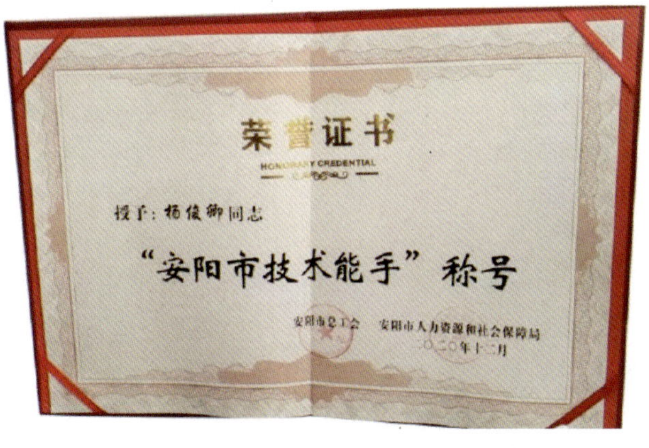
荣誉证书
HONORARY CREDENTIAL
授予：杨俊卿同志
“安阳市技术能手”称号
安阳市总工会 安阳市人力资源和社会保障局
二〇二〇年十二月

几年来，滑县留固镇横村，先后有80位患者在本专科治疗痊愈康复，经村内患者共同商议决定，联名赠送锦旗并亲手挂到墙上。

杨俊卿和他的杨氏麻叶药膏不仅受到大众称赞，在不同时期还荣获各级政府不同奖励和荣誉。2016年他本人被评为滑县劳动模范，2019年被列入滑县非物质文化遗产名录。2017年被选入河南特色中医医疗会员单位，滑县疼痛病研究会会长，河南省疼痛病研究委员。2008至2014年，他连续七年被评为先进义务工作者。1994年，被授予重点专科保护门诊。2019年5月被河南省公布为第七批“河南老字号”保护名录。2019年7月荣获国家知识产权局T0062治疗颈椎、脊椎、腰椎疼专利权。

吴步炳

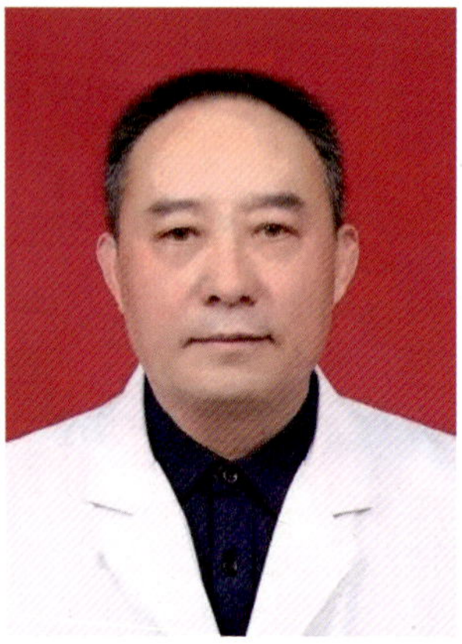

名人小传

吴步炳，男，1963年出生，河南项城人。本科学历，先后求学进修于山西中医学院、北京大学、北京中医药大学，中共党员、主治医师。1982年12月应征入伍，先后被评为海军优秀青年、海军军地两用人才先进个人、海军后勤部优秀共产党员、十杰青年、优秀基层主管、学雷锋先进个人及九江地区拥政爱民先进个人、四次荣立三等功。

曾任解放军某部卫生队队长、医疗所所长，为人力资源和社会保障部全国人才流动中心中国国家人才网高级人才、中华中医药学会会员、中华中医药学会肛肠分会常务理事、中国中医药研究促进会肛肠分会常务理事，世界中医药学会联合会固脱疗法研究专业委员会理事、北京中医药学会肛肠专业委员会委员、中国教育学会会员、中国医师协会肛肠专业委员会会员、全军肛肠学会会员、《中华医学研究杂志》专家编辑委员会常务编辑。

曾任《中国特色医疗新技术》《中西医结合杂症治要》两书编委，参编《现代临床外科领域研究新进展》一书。学术期刊发表论文6篇，知网数据库显示均被多次下载引用。采用“外切内注新疗法治疗环状混合痔”获得军队科技成果进步三等奖。

在三十多年的临床诊疗实践和理论深造中，不断学习吸收全国肛肠名医治疗痔疾的经验和先进方法，逐渐形成了对痔瘘及慢性非特异性溃疡性结肠炎的治疗特色，取得了丰富的临床经验。并且擅长运用中医中药治疗调理慢性非特异性溃疡性结肠炎、局限性结肠炎、顽固性便秘、胃痛、胆囊腺肌症、胆结石、哮喘、癫痫、顽固性头痛、眩晕、心悸、胸痹、妇科不孕症、乳腺小叶增生、慢性盆腔炎、子宫肌瘤、子宫腺肌症、妇科子宫颈人乳头状病毒（HPV）感染性疾病、重症肌无力、类风湿性关节炎、腰腿疼痛、慢性湿疹、疱疹、神经性皮炎、银屑病、中风后遗症及各种癌症等疑难疾病中医中药康复治疗。

案例分享

病例一、陈某，男，43岁，湖北省武穴市人，1994年04月16日就诊。腹泻伴脓血黏液便一年半。时期曾有多次痢疾发作病史，一年前突然腹泻，大便日解5～6次，带有脓血，夹杂黏液，便时小腹疼痛、里急后重，曾到多家医院诊治，收效欠佳，转而就诊于吴步炳。刻下：大便日解

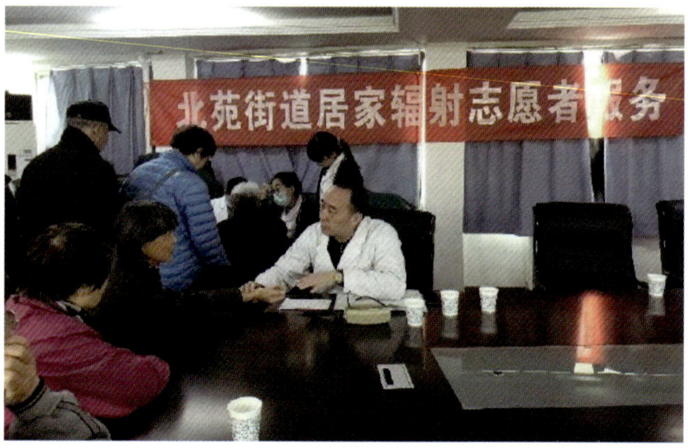

3～4次，带有黏液、少量脓血、腹部隐隐作痛、胀气不适、饮食欠佳，全身乏力，身体消瘦，小便正常，夜卧尚安，舌质偏淡红，苔薄白微黄，脉濡弱。在某医院做结肠钡剂灌肠造影提示：慢性结肠炎。诊断：慢性非特异性溃疡性结肠炎。中医辨证：脾虚夹湿、兼有气滞血瘀。治法：健脾利湿、行气化瘀。采取中药口服和灌肠同时进行，将治疗过程分为“清”“调”“固”三个阶段。口服基本处方：黄芪30克、人参12克、薏苡仁30克、苍术15克、厚朴15克、炒山药15克、白芍15克、炒白术15克、陈皮10克、柴胡12克、升麻12克、神曲12克、甘草10克，在第一阶段方中加入黄连12克、白头翁15克、桃仁12克，以清热解毒、化瘀祛腐，服药14剂后，大便日解1～3次、大便带有脓血黏液明显减少、无明显腹痛；在第二阶段方中加入香附15克、广木香10克、补骨脂10克、芡实30克，重用炒山药30克、白芍30克b以调肝脾肾的功能，服药20剂后，患者大便日解1～2次、临床症状消失；三阶段继续服用基本处方月余，以巩固疗效，同时嘱咐患者防止过度疲劳、精神刺激、禁食生冷辛辣制品。灌肠方药由黄芪、白及、苦参、地榆、金银花、黄、黄连、浙贝母、三七粉等中药组成，制成中药煎剂，每晚灌肠一次，每次灌入中药煎剂药液80～150ml为宜，至第二阶段口服中药结束为停止。经上述治疗后，病获痊愈，随访没再发作。

病例二、张某，女，18岁，北京市朝阳区人，2011年10月18日就诊。两年前承坐自家购买的新车后出现胸闷、憋气、气短，继之发生喘息，遇春夏之交或到学校上课后病情加重。喘息不能平卧，咳嗽、吐痰不多，曾到多家医院诊治，收效欠佳，又到某医院变态（过敏）反应科诊治，确诊为过敏性支气管哮喘，给予抗过敏等治疗病情也不能控制。经熟人介绍而就诊于吴步炳医师。来前经某医院化验血、尿、大便和大生化均无异常，胸透两肺纹理清晰、心肺正常。刻下，患者胸闷、憋气、喘息，咳嗽不甚、无咳痰，伴有心慌、全身乏力、睡眠欠佳，大小便正常，舌淡红、苔薄白，脉濡细。诊断：支气管哮喘。中医辨证：肺脾气虚、肺失肃降。治法：①取膻中，双侧定喘、肺俞穴埋线；② 取双侧曲池、足三里穴药物注射；③ 中医给予补肺健脾、宣肺平喘。方名：醴泉饮加减。处方：玄参30克、炒山药50克、炒白术15克、代赭石（先煎）15克、厚朴15克、川楝子12克、法半夏12克、生晒参10克、牵牛子15克、杏仁15克、苏子15克、补骨脂15克、甘草10克、黄芩12克、桑白皮15克，服7剂。病情缓解，发作持续时间缩短，胸闷、憋气已无。上方去黄芩加百合15克，继续服用月余，病获痊愈，随访没再发作。

张长青

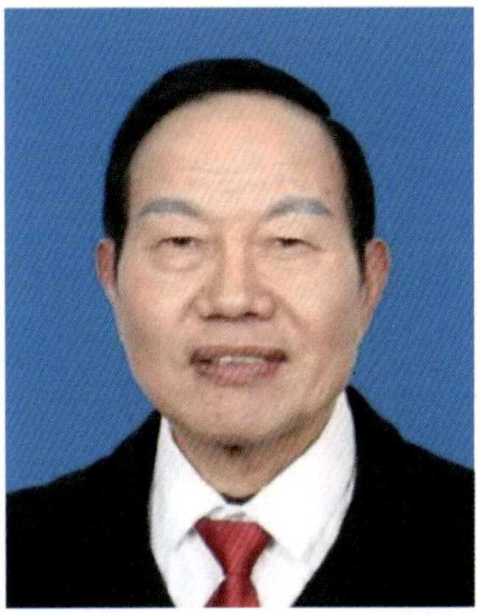

名人小传

张长青，1949年12月出生，浙江省绍兴人。修业大学本科学历，专业从事中医50余年。中国科学家协会会员、北京依心堂中医研究院院长、中国民间中医医药研究开发协会特色医疗分会理事、上虞中医药研究所特约研究员，原任浙江绍兴王坛镇中心卫生院中医科中医师，现任绍兴市柯桥张长青中医诊所特约门诊主任，章镇中医诊所中医传承工作室负责人。

张长青是祖传中医第六代传承人。家传始于清朝时期末年，著名中医丁晓园舅公第四代中医传承人。对民间中医温病疫、伤寒论、内科中风病症等临床治疗有特别的方法和奇方。曾经在宁波地区走方中医治病，有非常高的信誉。常用一根针、一把草，为贫困百姓义诊赠药。丁老亲笔记录：“书到用时方知少，复诊须带原方”，“用药慎服慎投”，证明他看病非常认真。在1913年前丁晓园郎中走方行医远近颇有名气，

1934－1954年被聘上虞章家埠仁德堂大药房坐堂中医。由于他的医术精湛、医德高尚，数百里外的患者也慕名而来。舅公为人厚道，在世时，告诫后人，他说："中医是经过五千年、一代一代传承下来的宝贵经验。人的生老病死是人类规律，中医能救人一命。"因此，祖先长辈对中医的传承重点是 "文、仁、德、医、术"的修习。

第六代传承人，张长青热爱中医，自幼开始耳濡目染读家传中医医书，《校正时病论》《万病验方大全》等。1965年1月杭州卫校全科医学中医学教育读书结业，挂职乡医；长期在基层卫生站、卫生院及诊所从医50余年。修业中医本科学历，执业中医师。曾于浙江卫校、北京燕京函授医学院、京桥大学修业中医专业。1969年11月上海警备区战士、副班长、班长，三支两军工作上海市先进代表，中共党员、连队党支部委员。1974年2月光荣退役军人。继续在基层做中医工作。1998年前取得县市卫生局执业中医许可证被认定执业中医师。2012年注册为国家执业医师；从医在绍兴柯桥王坛卫生院。2019年1月在绍兴柯桥张长青中医诊所执业门诊，及在章镇中医堂诊所特约门诊从事中医工作。

中风及心血管病是公认的世界难题，张长青根据历代学术流派的经验，以中医基本思想认识，认为治中风首选中医药。张长青经临床多年研究发明了一种治疗脑梗死，中药颗粒丸剂。主要成分由：黄芪、三七、仙鹤草、灯盏细辛、山药、麦冬等中药组成。本方具有活血化瘀、涤痰通络、降脂化浊作用。重新激活修复脑神经部分细胞活力，使其溶栓血液修复脑神经细胞和运动功能康复。该发明是通过消化道酶水解吸收作用，消除自由基对脑细胞内皮细胞氧化酶的损害及脱水，直接抑制血小板聚集和维持蛋白沉着血栓的形成。有效消除颅内压力、改善血液循环及机体代谢平衡。脑中风与人体心脑肝脾肾五大脏腑有密切关系，古代医学论述"治病求本，标本兼治，通则无病、通则强身"。张长青总结经验临床运用五通疗法治中风，脑梗死或脑出血、半身不遂，重则昏迷轻则失语、痴呆、肢体不灵活等症状。他认为治疗必须标本分清，因为中风发病的原因是气虚、痰湿和瘀堵作祟、阴阳不平衡、气血不通畅。康复治疗用药时间和方法也很有讲究，急性期为15天一疗程，康复期为30天一疗程，少数患者病情复杂延长治疗期。也有患者在治疗中复发中风，主要是患者心脑血管内很早有粥样硬化斑块形成，经医院检查报告提示，说明该患者有危险因素存在、随时有可能发生心脑血管堵塞再暴发的情况，这一点患者或家属都应引起重视。张氏中医认为中风与全身脏腑气血、盛衰变化多因素有关。中风后遗症偏瘫患者肢无力，用中药验方、配合特色针灸选穴，后溪透合谷屈指紧握拳立马伸指。针经外奇穴、输穴，使患肢软偏瘫平卧无力的手能神奇直举。因为中风肢体不用，通过针灸手指经络连接肘部以下手指端根部，取井、荥、俞、原、经合穴，重点关系是手太阳小肠经、手阳明大肠经、手少阳三焦经，经络气滞不通导致，特色治疗效果非凡。

张氏中医弘扬祖传中医世家的经验，经数十年艰辛努力，中风后遗症、类风关节炎等疑难症，不用一粒西药，不住院、不手术、不用激素药，就凭家世医技方法、纯中药、针灸治疗有显著的效果，赢得省内外患者信任。如：①沈某，风瘫27年，用中药康复后嫁人生女。②李某，颅脑血肿昏迷，不开刀，用中药15天康复。③高某，高空坠落，伤脑干出血昏迷后住大医院，不同意手术，经张长青中药内服康复如常人。④陈某，脑梗死，用中药治疗一疗程康复等等。

张长青治疗脑梗的发明专利如下：

一种治疗中风脑梗死的口服中药丸剂

[专利]发明专利CN201310666912.8张长青2014-03-26

摘要：本发明公开了一种治疗中风脑梗死的口服中药丸剂，由黄芪、三七、灯盏细辛、仙鹤草、丹参、蚂蚁、甘草、麦冬、怀山药、炙龟板、蜈蚣组成。本方具有活血化瘀，涤痰通络，降脂化浊作用，其中蚂蚁是一种抗凝物质，能阻止凝血酶对纤维蛋白之作用，抑制血小板聚集，具有溶栓作用，是最有效的中药之一。

陈四巧

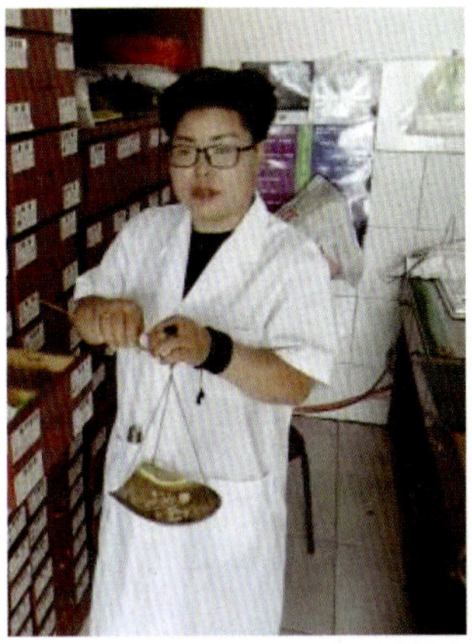

名人小传

陈四巧，女 1973年4月出生于甘肃省定西市中医世家，陈氏第四代传人，后居住于四川省广元市朝天区。1998年毕业于内蒙古医科大学，从事中医16年，曾在内蒙古中医医院针灸科任主治医师，师承传授蒙医第六代传人，中国针灸推拿协会会员、中国高级推拿师、中医针灸医师、中医骨科专家、生物电培训顾问。

2013－2014年被中科院评为中医整脊工作先进工作者；2018年7月获得北京益医堂中医研究院特色名医称号，同时被任命为北京医易堂中医研究院四川省广元市朝天区分院长。

学术经验

陈四巧治病疗疾方法全面，掌握经方、中药、推拿、正骨、针灸、天医术、经络刺血疗法、生物疗、心理疗法等多种治疗手段。

以中医辨证、中医八纲辨证、伤寒论六经辨证、四诊八钢诊断方法，综合归纳判断为某种性质证候、论治、治法，采用中药、针灸、天医术等方法治疗各种疑难杂症，屡收奇效，常在较短的时间内治愈患病多年的多种疾病患者。擅长治疗顽固性头痛、顽固性失眠、胃脘痹症、风湿骨病、小脑萎缩、脑梗死、中风偏瘫、眩晕症、痛经、乳腺增生、宫寒、前列腺炎、皮肤病、耳鸣耳聋等多种病症。

以伤寒论的六经辨证、方证辨证、病机辨证、平脉辨证、体质辨证、气血津液辨证，以三阴、三阳八纲辨证体系治疗百病为主要目的，纠正人体阴阳气血之偏差。

其理论与方法经长期临床反复验证，经无数遍患者重复使用，示其有较好的综合疗效。运用经方的思路和独特的方法处理疫病，受到广大患者的一致好评和认可。

针灸疗效其要，在于取穴之准确及配穴合理，针灸平衡身体内部的阴阳，调节脏腑，补虚泻实，疏通经络，行气活血，理筋散结，松解粘连，缓解肌肉痉挛，解除局部病变，通过感觉刺激神经内分泌免疫网络调节神经系统，从而达到调整脏腑功能。

主要成果

① 研创出陈氏针法，治疗好小脑萎缩病患28例，治疗一到两次可收效，一疗程效果显著。② 撰写的“中医整脊治疗腰椎突出症”论文，2014年经中推第五届全国正骨特色疗法临床病历剖析交流会专家委员评定为二等奖。

周俊亮

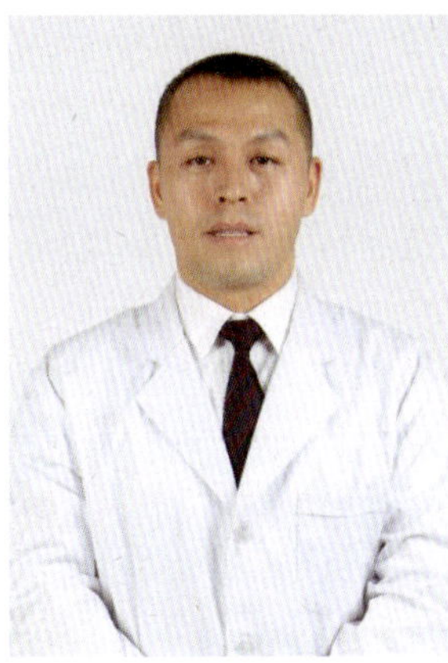

名人小传

周俊亮，男，主任中医师、中医博士、广州中医药大学教授、硕士研究生导师。任南海区妇幼保健院中医科主任，南海区中医师承老师，广东省师承老师。周俊亮佛山市高水平重点专科和南海区高水平重点专科—预防保健专科学科带头人，佛山市特色专科—中西医结合治未病特色专科学科带头人，广东省特色专科——预防保健专科负责人，南海区重点专科——孕前保健专科负责人。任中国中医药研究促进会治未病与亚健康分会副会长，广东省妇幼保健协会中医保健分会主任委员，中国妇幼保健协会中医药分会理事，广东省妇幼保健协会委员，中国治未病专业委员会委员，广东省针灸学会理事。2016年获得“佛山市好医生”称号。2017年获得“岭南中医名匠入围奖”。2018年被南海区卫生局评为南海区名医学科带头人，被南海区政府评为南海区二类人才。2018年正式拜师全国名老中医徐荣谦教授，成为中医儿科“臣字门派”第7代传人。

学术经验

对中医儿科、妇科常见病、多发病及儿童保健、孕前保健、产后保健等有较多研究。掌握了腹针、陈氏飞针、导气针法、调周针法、火针、穴位埋线、耳针、艾灸、天灸、儿童针灸、儿童药膳等技术。将中医传统疗法和妇女儿童保健结合，擅长针药结合，创新“调周针法”，改良无痛穴位埋线。

1. 中医治未病传统疗法系列项目

该项目的服务重点是妇女儿童，主要项目有穴位敷贴、中医退热处置、手指点穴、挑治、拔罐、刮痧、耳穴压豆、小儿捏脊、放血疗法、穴位注射、普通针刺、飞针、调周针法、腹针、电针、灸法、天灸等。

2. 沃土—孕前女性中医体质辨识与保健

孕前保健专科是南海区重点专科，累计辨识14000余人次，填写《孕前女性中医体质调查表》一万余份，给予体质保健指导12000余人次。运用针药结合的方法，每年诊治孕前保健约3000余人次，临床效果较好。

3. 护苗——0～6岁儿童中医体质辨识与保健

作为中医儿科学派“臣字门派”第七代传人，对儿童治未病体质保健和儿童常见病、多发病有较多研究。每年门诊儿童体质保健患儿约1600余人次，辨识儿童中医体质，给予针对性地中药保健。

4. 调周针法

调周针法，以调理任脉、冲脉、肾经、肝经、脾经、心经等经脉为主。取穴以腹针结合传统针灸为主，腹针应用调理先天后天的引气归元（中脘、下脘、气海、关元），传统针灸多取气穴、归来、子宫、卵巢、中极、合谷、曲池、血海、三阴交、行间、太冲、阴陵泉、太溪、阴都、肝俞、肾俞、脾俞等穴，根据不同的月经周期，选取不同穴位组方应用。

5. “ 三才”无痛穴位埋线

“三才”，首先是指埋线方法，注重埋线穴位深浅的层次，分“天地人”三个层次；其次，埋线选穴，注重辨证取穴，选取局部、近端、远端穴位，以及人体上、中、下三个部位的穴位；最后，针对应用最多的减肥，除了穴位埋线，还重视饮食、运动在减肥中的作用，制定合理、科学的饮食指导方案和运动方案，又为“三才”。

主要成果

① 主编图书1部《旋磁灸疗罐艾灸法》，副主编图书3部《儿童体质学》《徐氏小儿按摩经》《探灸》，参编图书5部《儿童体质保健调养方——“护苗”理念在儿童保健中的运用》《女性体质保健调养方案——“沃土”理念在女性保健中的运用》《实用儿童针灸学图谱》；② 发表论文20余篇；③ 科研立项7项。

周继辉

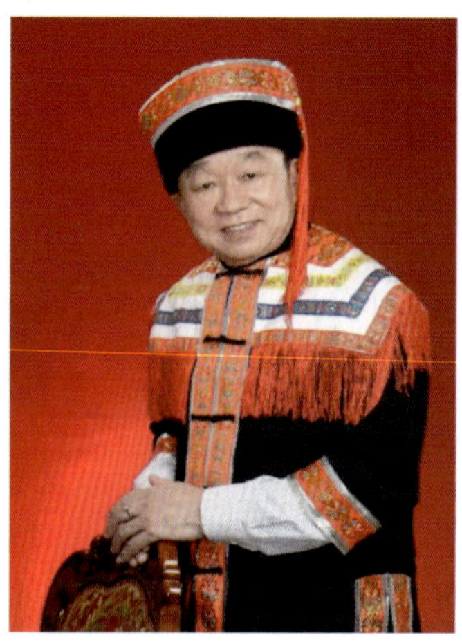

名人小传

周继辉，瑶族，出生于1959年10月，广西贺州市富川瑶族自治县新华乡坪源村人。现在是广西富川瑶族自治县瑶族医院国医堂金牌理疗师，首席瑶医银疗推拿专家。

富川瑶族自治县位于广西壮族自治区东北部，地处湘、桂、粤三省交界的都庞、萌诸两岭余脉之间，风景秀美自然的瑶山富川，是瑶医中药的重要来源地，经过千百年的传承，瑶族同胞掌握了一套瑶医体系，其中瑶药推拿便是其中一种广为传播的医疗技术。

周继辉出身瑶医世家，祖传瑶推技术，从小接受了家族医风熏陶，耳濡目染，潜移默化，八岁即能予人推拿，现在是“周氏瑶推滚蛋疗法”的第二十四代传人。自1998年开始带徒传艺，从家乡村医到家里亲人， 2016年在内蒙古呼和浩特俭玉生物电理疗馆收了6名徒弟，跟着学习瑶推技术。2017年被聘为广西富川瑶族自治县瑶医医院国医堂金牌理疗师，在此期间共培训32名理疗师学习瑶推技术。2018年11月，有香港同胞和在荷兰工作的港人慕名而来，到富川跟随周继辉学习瑶推。

周继辉1976年参加县少数民族赤脚医师进修班学习，结业后回大队卫生所担任大队赤脚医生。1978年3月应征入伍后在部队卫生队当卫生兵。1979年1月接受中央军委命令赴广西宁明县参加对越自卫反击战。在全线开战期间被分到第一抢救小组。组织上叫他写两封信，一封寄给父母，另一封打包在背包里。信里的内容经组织审核，相信大家都知道。当卫生兵期间，进行了卫训，并学习了战伤救护临床医学知识等。经过实践，医疗水平得到了较大的提高。1980年后，勤学苦练，购买有关推拿方面的中医书籍自学，结合瑶推，再配上瑶药包，在经络和穴位施治，手法点穴，疗效更为显著。后来参与丰准铁路黄河特大桥建设，期间用医理为临时一号支墩清障堵漏排险，获合理化建议一等奖，局特等奖，事迹在内蒙古日报、工人日报等报刊登。1984年4月份领导推荐参加了10月1日国庆35周年的仪仗队集训，接受了邓小平同志的检阅。2013年学习了薄智云教授的《腹针疗法治百病》，买回去连续学习了三遍，7月份请假自费去了北京参加培训，很受启发。

现为全国卫生产业企业管理协会理事，中国民族卫生协会培训部难治病研究专家委员会专家委员，世界中医药学会联合会套针专业委员会理事，中华中医药继续教育学院特邀专家。

学术经验

瑶推疗法属于绿色健康疗法，安全系数高、见效快、无创伤、不吃药、不打针、不破皮，通过提高自身免疫力增加抵抗力以达疗效。中医认为入侵人体的外邪“风、寒、湿、暑、燥、火”，其中“风邪”是百病之首，很多疾病都是因风邪入侵人体，“风”夹寒、夹湿、夹燥、夹热来侵入人体，还会与“邪”共同导致生病，“风”的特征是善行数变，变化迅速；滚蛋疗法可以祛风，同时也祛邪。滚蛋加“银磁”能把人体的“毒”给吸出来，在滚蛋过程中，银器会迅速变色，黑、蓝、红、褐色，颜色越深吸出的毒素越多，不同的颜色代表不同的风邪。周氏瑶推滚蛋银疗推拿法技术采用煮熟的蛋白跟银器用纯棉布巾包好，放入滚烫的中药水里煮热，消毒，进行部位滚烫，以达到治疗目的。

多年的临床实践证明，瑶推对感冒发烧、脾胃不和、长期腹泻、无菌性炎症、小孩夜啼症、惊吓症、新生儿胎毒黄疸、胎记、乳腺增生、前列腺病、宫寒等都有良好的疗效。瑶医银疗推拿术经过不断改进（推拿器具已经是第六代），它的特点是疗效好、成本低、容易复制。不少患者在其他地方医疗效果不佳、久治不愈的情况下，经周继辉用瑶推手法，少则一两次，多则三五次，便使患者完全康复。

周继辉诊疗案例：

（1）在广西参战当卫生员期间，广西天气特别炎热、潮湿，部队很多士兵都患上湿疹，前来卫生队住院治疗。于是周继辉用自己配制的中草药为患者进行了治疗，效果极佳。（苦楝树白皮，千里光，金银花藤，松树白皮，蛇床子，艾草等）。

（2）1979年9月自卫反击战结束，周继辉所在部队卫生队，前来部队探亲的家属带着刚出生十个月的小孩来，小孩因水土不服拉肚子（腹泻），军医们开药方，打针，输液，吃黄连素、土霉素、痢特灵等都无济于事。吃药后拉出来的还有药碎片，这时军医们束手无策。于是周继辉就用瑶推配合中药做治疗，每天推擦一次，不用内服任何药物，产生了良好的效果。一共推了5次痊愈。有些患者家里，推好了儿子女儿，孙子孙女也来，甚至外孙都来了，瑶推这一疗法，治愈了两代人的一些病症。大家都叫周继辉把这个技术传承下去。

（3）1979年11月周继辉被抽去汽车营卫生所住勤，汽车连的志愿兵老兵比较多，来队探亲的家属小孩也多些，其他连队来队的小孩拉肚子都来找周继辉看病，周继辉都用瑶推的方法将他们医好。周继辉的这个技术在汽车营传开了，于是1983年登上了铁道工程报。那时部队看病的医药费是全免费，周继辉用瑶推治疗患者都是无偿的。2017年，周继辉受聘为富川瑶族自治县民族医医院国医堂金牌理疗师，在此期间，很多患者经过周继辉用瑶推治疗后痊愈，他得到众多患者和医院的好评。

（4）借此机会介绍一下周继辉对自家小孩做推拿的方法和效果。周继辉儿子从满月开始推拿，连续推拿了3次，一天一次，50分钟一次。女儿在出生后二十四天里，推了3次。大孙子出生七天，脐带未脱落，推了3次。二孙子出生十天，推了两次，到了三个多月时生湿疹，推了3次，二孙子出生八个多月了从来没有感冒过。这一推拿疗法可以祛除婴儿胎毒，退婴儿黄疸，祛风、寒、湿。

（5）1992年周继辉遇见了北京交通大学结构系主任徐教授。1993年在内蒙古丰准线黄河特大桥检测工作结束，周继辉送徐国彬教授回北京，周继辉一家四口在他家住了四天，给他推拿了5次之后，他二十五年多的胃肠炎（拉肚子）奇迹般好了。1994年，徐教授要调周继辉去他北京的公司公关部上班，还帮周继辉介绍一些科学家来做瑶推，当时周继辉考虑到自己文化水平低，所以婉拒了。

（6）周氏瑶医银疗推拿术，自1984年铁道兵集体兵改工后，开始对顽固性头痛、偏头痛、慢性腹泻、眼疾病、沙眼、红眼病、感冒初始、小儿腹胀、脾胃虚弱、夜啼、惊吓等做瑶推治疗，效果显著。回到云南工地项目部开始为腰腿痛的患者做瑶推治疗。其中一例严重的腰椎间盘突出患者经过瑶推，共治疗8次，痊愈。

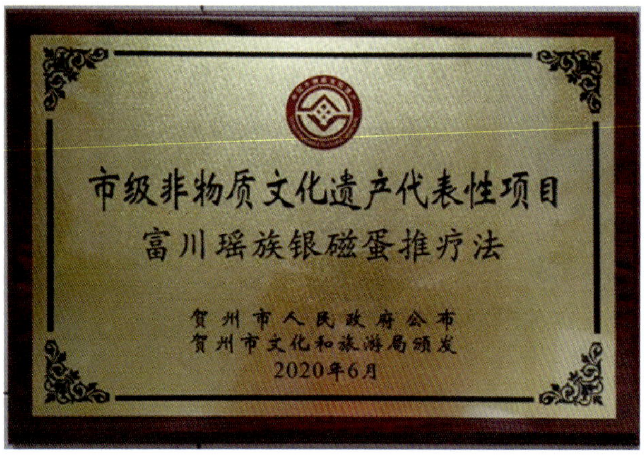
市级非物质文化遗产代表性项目
富川瑶族银磁蛋推疗法
贺州市人民政府公布
贺州市文化和旅游局颁发
2020年6月

学术成果

2019年4月“瑶推滚蛋疗法”在富川瑶族自治县第三批县级非物质文化遗产申报成功。2020年6月，富川瑶族银磁蛋推疗法被评为贺州市市级非物质文化遗产代表性项目，周继辉为该项目代表性传承人。2018年9月，周继辉改进的瑶推专用器具获得了“中华人民共和国知识产权发明专利”。2019年8月，发明的“周氏瑶医银磁疗推拿术”获得中国西安国际科技博览会创新成果奖。 2019年8月，瑶推推拿治新生婴儿胎毒黄疸及寒湿邪气，被列入中国民间中医医药研究开发协会浊毒理论研究分会项目，周继辉被聘任为常务理事。

郑卫东

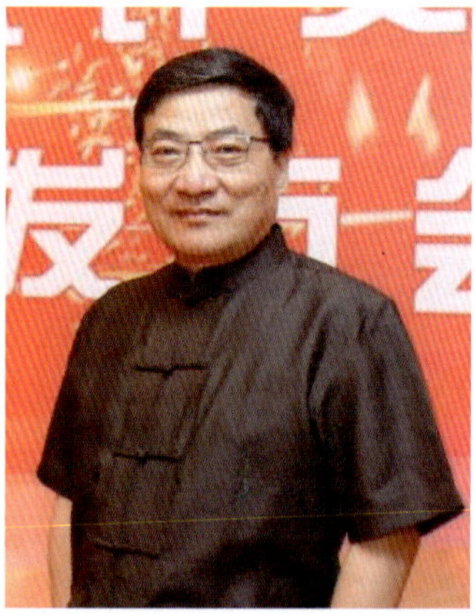

名人小传

郑卫东，字鸿君，出生于1962年9月，1984年8月毕业于青岛医学院临床医学专业。郑卫东为全息易象针灸创始人，现就职于山东医学高等专科学校，教授，任山东医学高等专科学校健康与康复系副主任，康复医学教研室主任，附属医院针灸康复科主任。

郑卫东为全息易象针灸资深专家，国际全息易象针灸学会会长。国家中医药管理局、广东省中医院第九届“杏林寻宝”特色中医诊疗技术入选专家，广东省中医院特聘指导教师。毕业后从事免疫学教学二十余年，机缘巧合变身为专业针灸医生，用昆虫针治好了第一位肩周炎患者，一针见效。郑卫东虽非中医专业出身，比科班的中医更具备传统中医思维方式。扎实的现代医学功底让其在中西医思维方式中随时切换，客观对待中西医的特长和优势，潜心研究全息易象针灸，针刺技术精益求精。

学术经验

全息易象针灸是以全息理论和易象理论为基础，研究其在疾病诊断、治疗中的应用的学问。它研究的内容是不同层次的全息元之间，全息元与整体之间，在时间及空间上的生理和病理的信息传递，信息感应等关系，以及这些关系在疾病的诊断、治疗中的应用。

20世纪80年代，山东大学全息生物学研究所所长张颖清先生首次把全息的概念引入到生物学和针灸之中，创立了生物全息疗法和全息生物学理论。郑卫东自1984年大学毕业开始，对全息针灸疗法进行系统的研究学习，逐渐形成了全息易象针灸的理论框架。

全息易象针灸基础理论包括全息理论和易象理论。全息理论的核心内容就是重新诠释了局部和整体的关系，“部分是整体的缩影”“部分包含着整体的全部信息”。易象理论是把易经的象、数、理等原理，太极、阴阳、五行、八卦、河图、洛书等引入到针灸之中，结合《黄帝内经》的整体观念、应象原理，研究人体各级全息元诊疗系统。如第二掌骨侧全息元诊疗系统、耳全息元诊疗系统、脐全息元诊疗系统、头皮全息元诊疗系统等。在这些全息元诊疗系统中，根据全息易象原理，灵活化裁，应象取穴，既可以诊断疾病，又可以在这些穴位上施术治疗疾病。

全息易象针灸是现代全息理论和古老的易象理论的完美结合，是《黄帝内经》的易经整体思维和取象比类理论的延续，从经典中汲取精华，完善发展了古典针灸技术，既有系统的理论知识，又有高效实用的特效组方，例如天一针法、胸七针、颈五针、腰五针、肩宁六针、腰宁六针、曲骨三针、新八髎穴等。对各种疼痛性、功能性疾病、内科杂症、神志病等具有独特疗效。

全息易象针灸对临床常见疼痛性疾病如颈椎病、肩周炎、落枕、腰扭伤、腰椎间盘突出症、踝关节扭伤、网球肘、膝关节痛、乳腺小叶增生、痛经、咽喉痛，以及急慢性胃肠道疾病、婴幼儿腹泻、抑郁症、失眠、子宫肌瘤、经带疾病等内、妇科疾病的治疗，具有良好的临床效果。

组方范例

郑卫东教授根据全息易象针灸理论以及临床实践创立的一些组合针法，经临床验证，可以即刻改善临床症状，可重复性高。其中咽四针是全息易象针灸代表组方之一，2019年获江西省卫健委科研立项课题。

临床中用于治疗急慢性咽喉疼痛，用全息易象针灸咽四针治疗慢性咽喉干痛36例。

1. 临床资料

病例选自2016年6月至2017年6月，山东医学高等专科学校附属医院针灸科门诊、聊城市人民医院针灸科门诊、德国自然医学诊所、荷兰善心中医诊所等。其中亚洲裔人种28人，非亚洲裔人种8人；男性22人，女性14人；最大年龄72岁，最小年龄13岁，平均年龄38岁；最长病程16年，最短病程1年，平均病程3年。所有病例均接受过其他疗法治疗，且接受易象全息针灸咽四针治疗时，均已停止其他疗法超过一周。临床表现咽喉部自觉干痛，影响日常生活，排除肿瘤、喉癌术后等影响咽喉部正常生理解剖病变。

2. 治疗方法

取穴：手部坎位、离位、兑位，配中指应象。患者取舒适体位，暴露手部，掌心向上，穴位局部常规消毒，选用0.20mm×25mm一次性无菌针灸针，快速刺入皮下，缓慢捻转进针，嘱患者做吞咽动作，并告知术者咽喉部干痛是否有变化及变化程度。留针45分钟，留针期间不行针，嘱患者配合频服温水。

3. 治疗效果

参考国家中医药管理局颁布的《中医病证诊断疗效标准》，临床治愈：原有咽喉干痛症状消失，计29例；好转：原有咽喉干痛症状减轻，计6

例；无效：咽喉干痛症状未见变化，计1例。有效率为97.22%。

4.典型病例

李某某，男，35岁，职工。首诊日期：2017年5月3日。主诉：咽喉干痛一年余。有抽烟史10年余，近一年饮酒较多，感咽喉干痛明显，经耳鼻喉门诊检查诊断为慢性咽炎。刻下证：表情自然，咽喉干痛，吞咽时明显，痰少，舌尖红苔薄黄，脉细数。依次取左手部坎位、离位、中指应象，嘱患者做吞咽动作，自述咽喉疼痛有所减轻；再取兑位，嘱患者再做吞咽动作，自述咽喉疼痛明显减轻。留针45分钟，留针期间不行针，嘱患者配合频服温水。针刺完毕患者自诉咽喉已无不适感，嘱其戒烟酒，饮食宜清淡，禁食辛辣，保证睡眠充足。次日复诊，患者自诉咽喉干痛明显较前减轻，说话时间过长仍感疼痛，继续如前日治疗；第三日复诊，自诉咽喉已无不适，如前日治疗一次，以巩固疗效。后电话随访，自诉咽喉干痛自从针灸治疗后明显好转，饮酒后仍感不适，但较前已明显减轻，对治疗效果很满意。

5.体会

在我中华古文化中，易医相通，八卦易象与医学有较多交汇，正如卦爻与六经都是依据阴阳理论发展，八脉交会穴的运用也有八卦的影子。近代针灸流派较多，其中不乏运用易学与全息理论，全息易象针灸咽四针亦是如此，将易理与医学相结合。坎位应肾主水，具有清热利湿、滋阴降火、导热下行的功效；兑位主肺应咽喉，具有肃降肺气、清热利咽功效；离位主心，属火，具有清心火、泻烦热、抗炎的功效。中指应象位于手掌全息咽喉部，故对治疗咽喉部疾病具有较好疗效。

学术成果

郑卫东教授运用新兴的全息理论和古老的易象学说，研究神秘的针灸技术，有独到见解，曾先后撰写出版专著：

①《全息诊断治疗学》陕西科学技术出版社1995年出版。②《百病单穴疗法》南海出版公司1995年出版。③《全息易象针灸学》全息针灸高级研修班讲义，互联网全文发布。④《全息易象针灸（视频教程）》互联网发布。⑤为弘扬中医针灸学术，创立《易象讲堂》网络教学平台，《易象针灸讲堂》网络直播课堂。

合作发表学术论文：

①鼻咽癌患者唾液中亚硝酸根含量的研究，陈常兴、马春霞、娄耀君、郑卫东，社区医学杂志，2006-11-10。②全息易象理论指导的治咽四针治疗急性咽炎咽痛即时效果观察，柳娇、郑卫东，中国当代医药，2021-03-18。

郑卫东教授既有扎实的现代医学基础，也有丰富的传统医学功底。其以独特的视角——全息理论——研究中国古老的针灸和中医技术，博采众长，结合古老的易经理论，形成独特的全息易象针灸理论体系，并运用全息易象理论解析诸多特效技法，演绎全息易象头针、全息易象手针手诊、董氏奇穴、太极六合针法、腹针、脐针、眼针眼诊等多种优秀针法、诊法。

赵顺荣

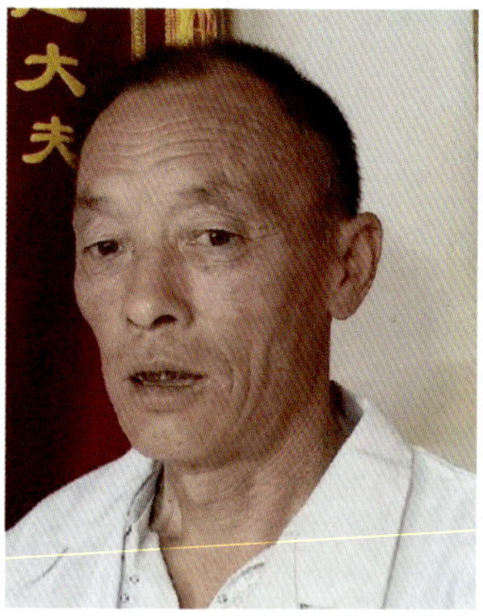

名人小传

赵顺荣，男，1959年11月生，汉族，山西省运城市平陆县常乐镇人。现于陕西省延安市宜川县从事中医药治疗工作。赵顺荣的医术源于跟师和自学相结合的多年临床实践。

1980年2月，他跟师王保忠，在王老师的指导下开始学习中医相关的基础理论知识，包括《中医基础理论》《中医诊断学》《中药学》《方剂学》。在学习理论知识的同时，王保忠不仅自己教他知识和技术，还送他去白马寺骨科医院进修学习。在白马寺学习期间，在高云峰老师的指导下熟练地掌握了骨折整复技术和夹板固定技术，为后期独立实践治疗患者奠定了坚实的基础。通过两位老师的教导和自己努力钻研，学成出师。后来，辗转来到延安市宜川县开始独立实践，临床效果显著，获得了患者们的好评，赠送锦旗几十面，最终形成了他使用骨折整复技术、中药湿敷技术治疗骨折病的医术专长。

学术经验

1980年接触中医至今，通过学习书本知识和不断临床实践，他掌握的主要中医学术思想有：人身是一个整体，牵一发而动全身；外伤侵及人体一部分，必累及全身出现症状。医者必须从患者的整体出发对待局部损伤， 此外伤患须分清主次、轻重。骨折的早期，在不同时期有所重点地给予处理，才能及时修复损伤，早日康复。另外，因骨折愈合在不同时期，机体有不同变化，要结合患者个人情况，进行辨证施治。 筋骨并重，人体骨居其里，筋附其外，外力侵及人体，轻则伤筋亦名软伤，重则过筋中骨，又名硬伤。不论其单一受伤，或者两者皆伤，都会出现两者的功能协同障碍。他认为治伤要筋骨并重，即使单纯的筋伤，从治疗开始也应注意维持和发挥骨的支撑及筋的运作。内外兼治，筋肉损伤，连及气血。轻则局部肿痛，重则筋断骨折，甚至波及内脏，或致脏腑失调，或致阴阳离决而丧失生命。骨折、脱位手法复位。理筋治伤，对不利的活动，给予必要的限制，故需要制动，达到骨折肢体制动与运动的辩证统一。

他擅长用骨折整复技术，夹板固定技术治疗骨折病。骨折病多是因外伤、挫闪引起关节、肌肉、筋膜部位骨折疼痛为主要症状的一种病证。

诊断是以中医四诊为基础，以望、问、触诊查为主，结合辅助检查（如腰部CT、核磁共振等），以确定疼痛的部位、程度、性质、病因等。

手法复位是利用徒手将骨折、脱位之关节复位。以“子求母”是复位原则，即复位时移动远断端（子骨）去凑合近断端（母骨）。骨折的手法复位有八种基本手法，分别为拔伸、旋转、折顶、回旋、端提、捺正、分骨、屈伸等；先顺畸形方向牵拉，再运用旋转、屈伸、端提挤按等手法将脱位的骨端轻巧地送回原位，术时手法要轻柔，用力要稳缓，逐渐加大牵引力，避免因手法粗暴而引起关节囊或肌腱的撕裂及血管神经损伤，甚至骨折。

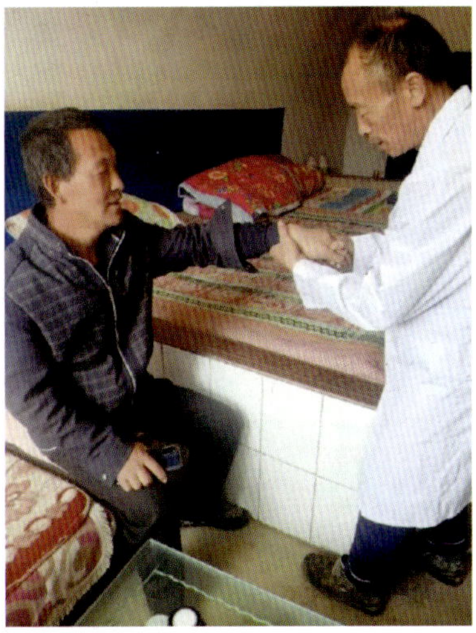

他在治疗过程中专注分为以下两点：

以右下肢腿关节外踝骨折为例，患者右下肢腿关节外踝骨折后周围肌肉呈现肿胀状态，皮肤呈青黑色，有明显淤血，伴随强烈的疼痛感，行走困难。治疗过程：

（1）患者需平躺抬高右腿，用手抚摸患者疼痛处，使患者放松心情。

（2）复位牵引对位对线：用手在患者骨折两端开始手法复位对接，双手用力同等拔伸至骨折面左右平衡，然后用手掌平压捺正，使骨折面高低达到平衡状态为止；最后在患者骨折两端双手对推完成骨折复位对线最佳效果。在复位对线期间需注意复位后需检查复位情况，观察肢体外形，抚摸骨折处的轮廓，与健肢对比，并测量患肢的长度，即可了解大概情况。

赵顺荣的医术专长主要适用于因外伤、挫闪引起关节、肌肉、筋膜部位骨折疼痛为主要症状的普通四肢骨折，相当于西医的如桡骨远端骨折、肋骨骨折、股骨折等病。适应证范围广，粉碎性骨折、开放性骨折、骨质疏松、肿瘤等患者除外。

治疗的 1500 多例患者，经手法复位大部分患者疼痛症状明显减轻，后期骨折愈合良好，关节功能恢复，有效率在 90%以上；少数患者不注意保暖，减少了康复运动的人群占 10%，这部分人的疗效会差些。

诊所治疗骨伤，要注意骨折病表现与相关疾病鉴别，如出现下肢麻木无力、肌肉萎缩等表现的应注意排除恶性肿瘤等疾病。治疗前严格消毒，注意施术的力度。既往有严重病史，如心脑疾病等，慎重处理，建议去医院就诊。注意详细了解患者病情，掌握骨折的部位以及骨折的严重程度后进行复位；手法需轻巧，熟练。

钱同山

名人小传

钱同山，男，江苏人。生于中医世家，自幼学医，秉承中医先贤大医精诚，积极救死扶伤，每周一早上免费为门诊部周边群众测量血压、血糖、血脂，并为其指导用药。平时门诊在碰到经济条件差的患者为其免费或者只收药品成本价格。每个月不定期的为周边社区群众讲解健康养生知识和合理用药知识。受到社区领导和群众一致好评，大家都亲切地称呼他为“社区保健医”。

曾多次随中国中医药代表团出访“一带一路”沿途国家，身体力行弘扬和传播中医药文化，尤其对心脑血管方面疾病有着深入的研究。浙江省嘉兴市莲花禅寺的主持能超大和尚因心梗引起重度昏迷，经过他一小时的抢救，转危为安。

2020年7月，与中国民族医药协会健康科普分会合作共建科普工作站，同时被授予钱同山同志科普专家称号，还被张仲景博物馆入编为“公益讲师团讲师”，成为民间疗法研究专业委员会委员。

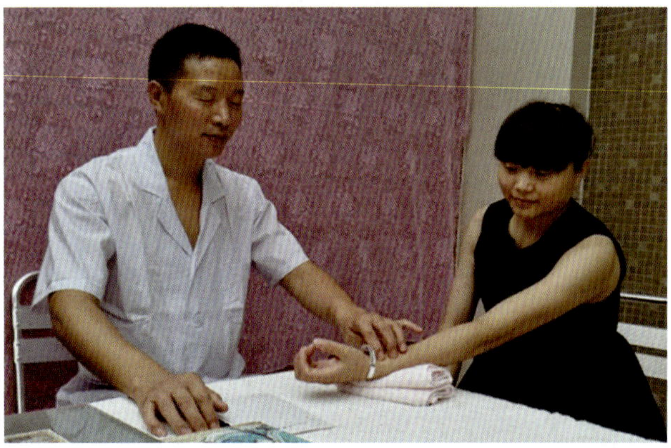

学术经验

钱同山幼承家学，擅长整骨及治疗坐骨神经痛、骨质增生、骨刺等。后根据群众的需要，主攻心脑血管疾病。近年来，看到我国心脑血管疾病的发病率不断增高的严峻现实，为增强预防、保健意识，及时诊治心脑血管疾病，列出以下19条症状，以供对症自查心脑血管疾病。

①经常感到心慌、胸闷；②劳累时感到心前区或左臂部放射性疼痛；③早晨起床时，一下子坐起，感到胸部特别难受；④饭后胸骨憋胀，有时冒冷汗；⑤睡觉时胸闷难受，不能平躺；⑥情绪激动时心跳加快，有明显胸部不舒服的感觉；⑦走路时间稍长或速度稍快便感到胸闷、气喘、心跳加快；⑧胸部偶有刺痛感，但很快即消失；⑨爬楼或做一些原本很容易的事，特别累，需歇好几次才能完成，且感到胸闷、气喘；⑩浑身乏力，不愿多说话；⑪经常性头疼、头晕、耳鸣、视物不清、眼前发黑；⑫思维缓慢、反应迟钝、记忆力减退、注意力不集中；⑬腿脚、手指尖或手指发麻、无感觉、洗手脚时感觉不出水的冷热；⑭手发抖、发颤，做一些日常基本动作感到困难，如穿针等；⑮舌头发麻、发僵、说话不利索；⑯嘴角常感到湿润或流口水；⑰睡眠差、梦多、觉轻或感觉老是睡不醒，醒后又很累；⑱难以控制情绪，经常哭或笑；⑲看什么都不顺眼，对人对事无原因发火。

以上是钱同山在多年临床工作中总结的经验，医患双方均可借鉴。心血管疾病早防、早治，可避免或减缓病变，减少对身体危害。

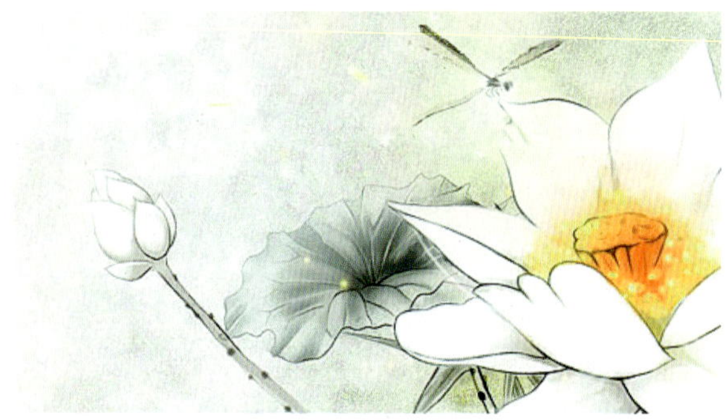

谈文澍

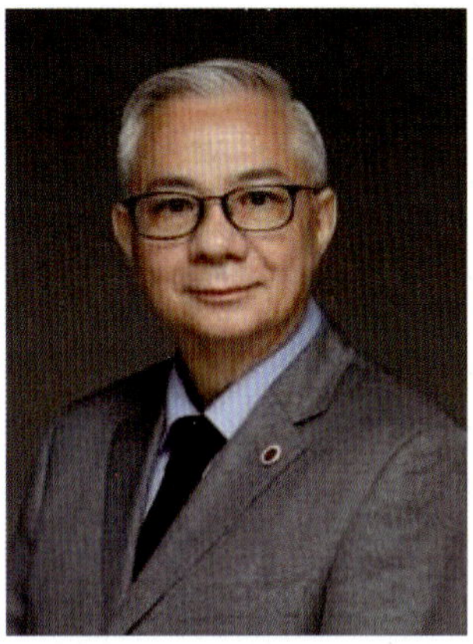

名人小传

谈文澍先生，香港人。中国针灸手力治疗学院教授，专长无创性手力针灸自然疗法，无创性手力针灸自然疗法创始人。中医健康管理师（高级），整脊治疗师（高级），康复理疗师（正骨），按摩师（高级），香港推拿师工会理事，香港大中华保护要员学会副会长兼保健医学顾问，广东宝康量子研究中心名誉顾问，广东宝康量子医学科技名誉顾问。

现为中国针灸手力治疗学院——教授，中国手力针灸科研有限公司董事，国安中医养生馆应诊医师。从业中医养生行业20多年，师从中国针灸手力学院（香港）针灸手力治疗专家司徒植教授学习针灸手力点穴推拿，并协助研发“磁行整脊护垫”简称“飞磁宝垫”，获得中国大陆和中国香港、台湾及日、美等国家和地区的专利。

学术经验

聚多位国内外名师真传，并首创“无创性手力针灸”自然疗法，以手指代针，用经筋疗法，配上自行研发的“飞磁宝垫”，远红外线能量产品，量子温灸贴，量子五行导能仪等，对于舒缓上下肢，肩颈背痛症及日常生活之伤风、感冒、咳嗽、头痛、心悸痛、情绪抑郁及肠胃不适等症状都有良好的效果。

无创性手针疗法，又称手力针灸，简称手针。相信大家很清楚针灸是用针刺穴位，同时施以手法，令经络循行，带动气血，冲击病灶，达致治疗效果。手力针灸，顾名思义就是以手指代替针，达到相同效果。好多朋友会有质疑，但其实不需要担心。因为在上古时，我们的祖先也是用砭石开始做针灸，可以推测，古人在使用砭石之前，肯定就用过手指做针灸。只要手法穴位掌握好，可以产生不可思议的效果。《黄帝内经》开宗明义便说，治病方法，一针，二灸，三用药。即是说开始先用针刺，再用艾灸（温敷），最后的选择才用药。《黄帝内经·灵枢》说，经络是可以决生死，处百病，调虚实，不可不通。所以千万不要轻视学习手力针灸，因为它是无创性，无针痛、出血、晕针。简单易学、安全、无副作用、有效益，不用排队看医生，自利利他，何乐而不为呢！根据经验，手针对多种疾病有功效，例如头痛、腰酸背痛、手脚、肩颈痛、牙痛、胃痛、眼部不适等。治疗飞蚊症、伤风咳嗽、喉咙痛、青春痘和情绪病等效果显著。只要按压的穴位准确，用的力度适中，或补或泻，配合阴阳五行表里关系及温敷，效果必定提升。

为什么通经络可达到身体健康，身心畅快？通经络和一般的按摩有什么分别呢？ 一般的按摩及推拿是不可能到达皮肤深层的，只可以短暂舒缓疲劳，所以我们平常去养生馆或沐足馆做完理疗之后只是感觉轻松一阵子（财散人安乐，一笑），几个小时之后疲劳依旧。但是如果深层次的穴位按摩及推拿之后的二天也有非常轻松的感觉。原因就是你身体里面的经络已经打通，经络疏通后会改善你的微循环，微循环就是细胞通过血管及微丝血管的交替系统来进行供养和排毒。人体内的这个交替系统如果不正常，血管幽灵化问题便容易产生。血管幽灵化的成因是排毒系统已经堵塞，只有供养没有排毒，是亚健康的主要成因。亚健康症状包括有骨质疏松、手脚冰冷、食欲不振、睡眠质量不佳，更会导致高血压，糖尿病、老人痴呆等。以下列出不同之症状及对应穴位，只要多加练习及实践，必然成为家庭及朋友圈中的“宠儿”，助人为快乐之本，自利利他，广结人缘及善缘，岂不快哉。

常秀生

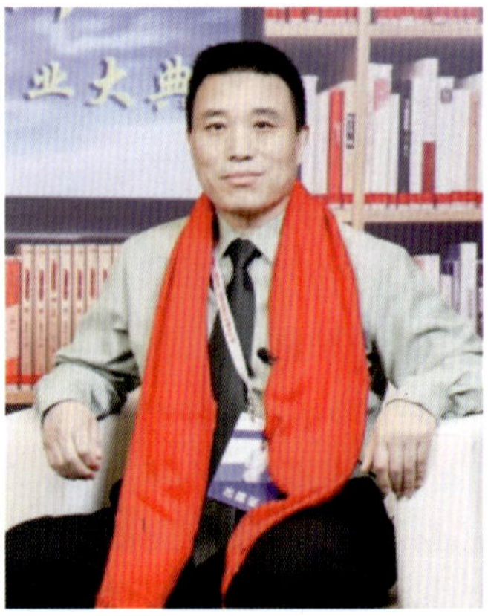

名人小传

常秀生，男，1992年毕业于天津中医学院针灸系，曾任天津市宁河区中医院针推科副主任，针灸科主任，现任芦台医院针推综合科主任，副主任医师。2001年为天津中医药学会会员，2010年为全国整脊技术学术委员会委员，2011年为中国针灸学会刺络与拔罐专业委员会委员；2011年被授予中华中医药学会“全国中医整脊推拿优秀人才”称号；2012年撰写《郁树海主任对脊柱相关疾病的治疗思路浅析》经全国推拿、正骨、整脊手法专家委员会评为优秀论文二等奖；2012年被中国针灸推拿协会评为“中医整脊先进工作者”；2013年任中国针灸推拿协会会员；2015年为中国针灸学会会员；2015年被中国针灸推拿协会评选为“中医推拿杰出人才”；2017年被中国针灸推拿协会评选为“中医绿色疗法推广带头人”；2017年撰写《针灸推拿配合电针治疗椎动脉型颈椎病60例临床观察》经全国中医特色手法专病专治专题临床交流会专家委员会评为优秀论文三等奖；2017年为中国民族卫生协会全国难治病研究专家委员会专家委员；2019年被世界中医药协会授予“传承导师”荣誉称号。2019年被替代医学研究会医学委员会和董事会特批准授予传统医学名誉博士。2021年在创办北京拓荒前行中医学研究院，任院长。

学术经验

从事临床工作近三十年，有丰富的临床经验，经过多年潜心研究，自主研发了极针针法、中脉针法、培元固本针法以及全脊椎信息整复疗法、零角度脊柱整复疗法；经过不断研究和刻苦锻炼，开发出了中医导引术并广泛应用于临床，对中医各种疾病都具有显著疗效。常秀生博采众长，总结出集中医推拿、正骨、针灸以及中草药相结合的中医治疗体系，对颈椎病、腰椎间盘突出症、腰椎滑脱、肩周炎、面瘫、眩晕、耳鸣等脊柱相关性疾病的治疗具有显著临床疗效。自拟方剂对顽固性便秘、过敏性哮喘、高血压、糖尿病等有显著的临床疗效，同时对亚健康的调治亦有独到之处。

常秀生以中医整体观念为指导，通过中医的四诊合参，结合急诊摸骨进行相应的针灸推拿及柔性正骨，配合中医导引进行全身性的调理，必要时配合相应的中药饮片。

研究成果

常秀生自主研发了极针针法和中脉针法，全脊柱信息整复疗法，锤震正骨法等，还自拟中药方剂治疗内科杂病，顽固性牛皮癣的中医药治疗，经过多年临床研究，对中医导引术配合中医药治疗各种肿瘤及癌症，有显著的临床疗效。

学术论著

撰写并发表医学综述及论文数十篇。

（1）常秀生.推拿配合自拟健脾通腹汤治疗慢性便秘58例[J].甘肃中医药杂志，2009，22（4）：51.

（2）常秀生.针灸、推拿配合中药治疗椎动脉型颈椎病80例临床观察[J].河北中医杂志，2009.

（3）常秀生.针灸治疗颈椎病的研究近况[J].河北中医杂志，2009，31（12）：1903-1906.

（4）常秀生.刺血疗法配合中药治疗高血压临床观察[J].中外健康文摘，2009，6（13）：183.

（5）常秀生.针刺、推拿配合中药治疗椎动脉型颈椎病80例临床观察[J].河北中医，2009，31（10）：1526-1527.

（6）常秀生，陈洪萍.自拟益泉饮治疗2型糖尿病30例疗效观察[C].中医医者先锋大典第二卷，2012，143-144.

（7）常秀生，高汉山，李宝柱．郁树海主任对脊柱相关疾病的治疗思路浅析[J]．按摩与康复医学，2012，3（12）：86-87．

（8）常秀生．论人类健康的必由之路——中医是人类治疗疾病的发展方向[C]．德国（罗腾堡）第50届国际中医药学术大会中国中医代表团论文汇编，2019，265．

（9）常秀生．针灸推拿结合治疗偏头痛临床观察[C]．天津市中医药学会2003年学术年会论文集：174．

康明

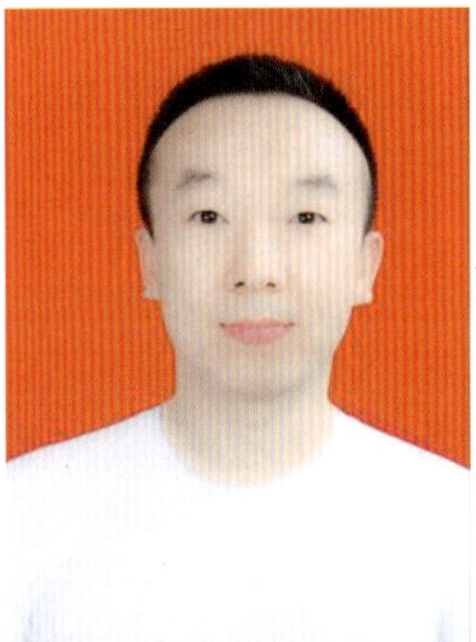

名人小传

康明，男，本科学历，中西医结合主治医师，执业中药师，扶阳十三法创始人，内蒙古包头市青山区康明中西结合诊所主任。北京中西医慢性病促进会康复适宜技术全国推广项目《扶阳十三法》授课老师，《康明扶阳十三法和康明半月剥筋术》授课老师。北京中西结合慢性病防治促进会委员，中华钩活术第一代弟子传承人，全国埋线委员会委员。

学术经验

从事中西结合至今二十年。擅长治疗内、外、妇、儿、皮肤及疑难杂症、疼痛病，自创中医微创剥筋术，精通钩活术、埋线、小针刀，特别推崇扶阳学派及圆运动与古中医学，善用附、桂、姜等治疗疾病。中医的核心思想为一气周流，有阳气则生、无阳气则死。病在阳者、扶阳抑阴，病在阴者、用阳化阴。道法自然，顺势而为，万法归中。

学术成果

获得国家四项发明专利：①ZL：2015 1 0509020.6。②ZL：2015 1 0686518.X。③ZL：2019 2 0702045.1。④ZL：2019 2 0702046.6。扶阳痛风汤、扶阳鼻炎汤、中医微创半月针刀剥筋术发明人；获得国家科技进步一等奖三项，中国发明协会授予发明家称号。

韩士兵

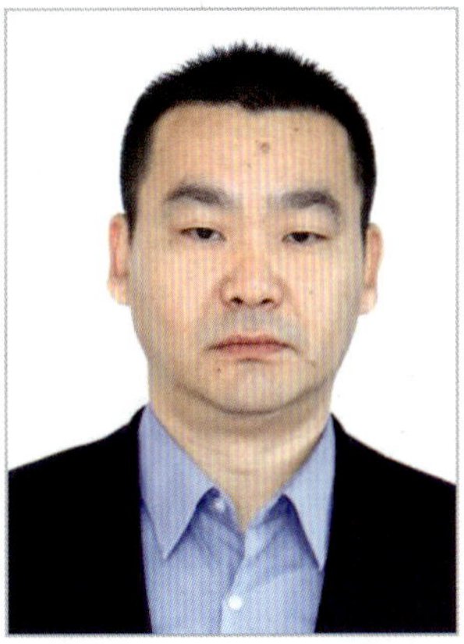

名人小传

韩士兵，男，1975年9月出生于江苏中药材之乡盐城市射阳县，1996年毕业于江苏常州纺织工业学校，2004年开始转向医学，先期从事体育运动防护的产品研发与理论研究，研发出骨科及运动防护产品重型绷带，被称为绷带之王；2010年开始从事疼痛技术与理论的研究，先后开设7个康复中心，处理与总结案例2万多，并于2012年开始撰写专著。《肌贴原理及实战》天津科技翻译出版公司2016年8月出版。《肌贴常见使用方法汇编》由汇雅电子书2017年5月出版。

2018年开始系统整理与总结中医仿生技术与中医理论相结合的理论与操作，开创性地在中医理论基础上，发明了新的“医术”与“医具”，即通过不含任何药物成分的弹性胶带，实现中医针、砭、灸和药的部分功能，从而开创了标准化开发“中医仿生学”产品的研究性工作，完整而系统地建设了“中医贴扎疗法”的标准与操作规程。该理论专著已经通过人民卫生出版社的审核，进入出版阶段。

韩士兵先生多次被邀请参加国内外各届省级

或国家级康复/疼痛年会，并做主题技术演讲，所创立的技术理论，近三年在国内外医疗机构内开设培训班近500场次，中医全封闭学习课程11场次；所开创的理论与操作方案，成为疼痛科与康复科的技术组成部分，并且已经被医学类大学作为培训资料，且被收入中国疼痛科建科方案目录。

韩士兵先生先后获得江苏省省优秀毕业生。第三届中国创新创业大赛生物医疗组全国决赛获优秀奖。上海电视台《科技大碰撞》全国16强。先后承担省市级课题4项，两次获得武进区科技进步奖，同时也是常州市第六批龙城英才项目负责人。

目前拥有各项发明专利近40项。

学术经验

1. kintape技术理论体系的建立

Kintape技术理论体系也叫仿生物理治疗技术理论体系，主要针对慢性病的康复与疼痛处理。该技术理论创造性地将疼痛先行归类为菌类疼痛与无菌类疼痛，也即与疼痛的致痛因子是否与人体的组织相兼容，再将无菌性疼痛这一世界难题具体细分为：风寒湿三邪，瘀堵，循环障碍，物理损伤以及深层老伤五个不同的原因。分别通过“热克寒，火去燥”处理风寒湿；“瘀堵”处以“通”；循环障碍则“疏”。物理损伤采用“固定、支持、限制”。深层老伤通过正常肌体细胞功能强化进行深层吸收。从而确立了“病从症治”的规则，并相应开发了对应的产品与操作方法。

该技术理论只针对无菌性炎症引起的各种疼痛或肌体功能障碍，为了更方便应用者操作，韩士兵对应开创了仿生物理贴，并对功能与应用规则与方法做了研究，分别为：导流、血液循环、池穴理论、肌肉加强与放松、筋膜重组以及门阀理论，从而系统而全面地解决了面对具体症状时的处理方法。

2. 中医仿生贴扎疗法

这是kintape技术理论的升级，也是与中医理论结合后的升华。

中医仿生贴扎疗法包含了kintape技术理论中的皮肉筋骨痛，以及部分的康复理论。但更重要的是根据《黄帝内经》五体论，将人体分为皮、肉、筋脉、骨五个层次，根据病症的不同层次采取不同的理论与处理方法，从而使中医仿生贴可以代替大部分针灸的功能，部分药的功能。

能够实现代替的原因是，根据中医理论，经络外连肢节，内联脏腑。因此，通过经络外可以处理经络病，内可以调和脏腑，而针或灸一般只能处理点状的位置，形成不了连续的气血导引（或者说导引气血很难实现连续性），但中医仿生贴却可以，它可以贴于人体，最长时间达到28天，从而实现连续的气血补与泻，从而既可实现对经络的改变，也能够实现对脏腑气血的调和，是一个全新的技术领域。

掌握了中医的辩证方法，再结合中医仿生学的理论，即可以“症从证治”“求本溯源”，从而根据不同的症状与原因，实现皮肉筋脉骨的分层治疗。

对于普通的肌肉疼痛，也即《黄帝内经》所言病在络，通过kintape技术理论的肌肉原理，能够获得更快与更佳的效果。

无论上述哪个理论体系，中医仿生贴最佳的优点是不破肤、无药物、纯物理，并且见效极快，例如对于胃胀满一般5分钟即可缓解，少阳头痛只需要10分钟，腰肌劳损只需要30秒，这也是该技术理论近几年在全世界能得到快速普及与发展的原因。

3. 善于总结提炼开发中医助手软件

中药是中医理论或实践中重要组成部分，但内容博大精深，如何学习与应用一直是中医从业者的难题，为解决这一难题，韩士兵将中医药的部分内容进行了重新排列与构造，将最难的辨证开方适当的标准化与格式化，从而使初学者能够快速入门应用，也可以使专业中医从业者，快速应证开出合适的药方，并方便化裁与再次验证。

中医助手软件，直接联结中医外治法与内服法，不但可以作为应用软件，同时也是一款学习软件，可快速学习常用经方约1000种。

中药功能药性记忆一直是学习者最痛苦的问题，韩士兵进行重新优化后，学习者可以快速掌握并牢牢记住，例如，中药十八反与十九畏的口诀重编（有版权，引用需授权）：

十八反新编记忆：

甘草拒玩谁着急，乌公半搂及敛被；

移炉拒绝生新少，十八祖训不可违。

解释：

甘草拒玩（芫花）谁（甘遂）着（海藻）急（京大戟）乌（乌头）公半（半夏）搂（瓜蒌）及（白及）敛（白蔹）被（贝母）移炉（藜芦）拒绝生（参）新（细辛）少（芍药）

十九畏新编记忆：

怀旧-回味

郎生曾斗牛，丁香逾万金；

肉贵石脂赤，牙肖惊三邻；

琉黄映晚宵，披霜似水银；

少时乌角梦，人生无子吟。

解释：

狼毒畏密陀僧，巴豆畏牵牛，丁香畏郁金，肉桂畏赤脂石。牙硝畏京三棱，硫黄畏朴硝，水银畏砒霜，川乌、草乌畏犀角，人参畏五灵脂。

主要成果

经过十几年的研发，在医用器具与材料上，韩士兵已经获得了各项专利近40项，涉及生物材料（皮肤处理）、中医器具、纳米材料、生物电以及血乳酸祛除等方面，其中中医仿生贴与中医砭灸电热仓最具有创新意义。中医仿生贴使中医的学习和应用变得简单而有效，而中医砭灸电热仓是全球首款能在45分钟内完全祛除血乳酸的设备，对于疼痛或运动后的功能恢复具有极其重要的意义。

科研成果与获奖情况：

① 现有近40项的发明专利；核心专利3个类目；② 2个世界品牌，其中kintape已经被收录为英文单词；③ 对无菌性炎症致痛的全系解决方案；④ 主编出版了《肌贴原理与实战》《肌贴原理与实战专业版》《肌贴常见使用方法汇编》《中医贴扎疗法》图书的主编；⑤ 获第三届中国创新创业大赛全国决赛优秀奖；⑥ 获两次武进区科技进步奖；⑦ 获2019中国科技成果发明创新奖。

医学感悟

传统医学的应当与新的科技相结合，从而开发出更易操作的医疗方法；传统民族医学理论也需要进一步的整合提炼与挖掘，加以总结更容易教学，更容易理解和掌握并形成体系。传统医学和现代医学并不矛盾，只是一个苹果树上不同朝向结出的不同果子，应该互取长短，根据不同的症状与原因，选择不同的方案。

戴东云

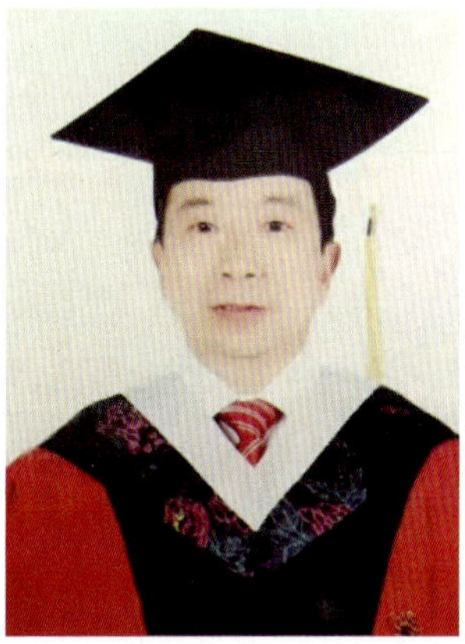

名人小传

戴东云，男，1957年生于医学世家，戴氏医家第三代传人，中共党员，毕业于内蒙古医药专修学院中医专业、川北医学院中西医结合专业。执业医师、药师、中西医结合外科医师。中华中医药学会会员，世界中西医结合医学研究院教授、中西医结合医学博士。

自幼得到了三台县名中医祖父戴平安先师的指点，熟记医门总诀、药性、汤头。1974～1977年在父亲身边学习中西医。父亲戴凤仪1958年华西医大本科毕业，曾在四川省人民医院外三科、绵阳市肿瘤医院工作，外科主任医师。跟随父亲见习期间，熟读《家传医书》《医学辑要》《伤寒六经证法》《医学三部曲》等并临床实践3年。

1984在四川省人民医院外科、痔瘘科、中骨科、门诊手术室进修学习，得到了四川省人民医院老专家何体乾、余明滔、冯文新、杜琼书、陈梦云、陈兆祥、雷辉先、薛兆满、曹文安等教授的精心指教，使中医外科、门诊小手术的操作技巧得到了高水准的专业指导。1990年参加来自全国18个省市在青岛举办的全国肛肠医师提高班，受教于全国著名肛肠专家张东铭、史兆岐、张友生、张友奎等，教授亲自授课和临床操作示范，受益巨大。

特别是30多年来在父亲、师父、教授身边耳提面命，从医院管理、重危患者的抢救、门诊手术的操作规程多方面得到真传。 40多年来长期从事中西医结合小外科工作，在实践中积累了丰富的经验。在继承家传医书《医门辑要》《伤寒六经证法》的同时，又对家传炼丹、熬膏术和秘方“拔毒散”“松柏油”自制研究，并用于临床实践，治疗了不少顽疮、慢性溃疡、烧烫伤及个别皮肤癌，收到良好的效果。在痔瘘中西医疗法中，弘扬中医（枯痔、注射）的优点，根据痔的分型、分期，分别采用中西医结合治疗，收到了良好的效果。

在外科疮症方面采用中医“膏丹丸散”外用优势加西医外科手术的优点，并把病程分为三期：

（1）脓未成期，以消为贵，用拔毒散外敷，内服清热解毒剂。

（2）脓已成期，采用西医外科手术切开引流。

（3）脓溃后期，采用“绿水丹”或“红升丹”等提脓生肌。

在骨科方面，小型骨折早期采用中医小夹板对位固定5～10天，待局部肿胀消退采用石膏夹板固定，取其各自之长有机巧妙结合，收到良好的效果。

总结经验撰写论文“膏丹丸散在外科的临床应用”“探索伤寒经方运用的关键点”参加学术交流获得好评。

戴东云曾获绵阳市“血防”“四病”先进个人、标兵及优秀党员荣誉称号。

戴哲华

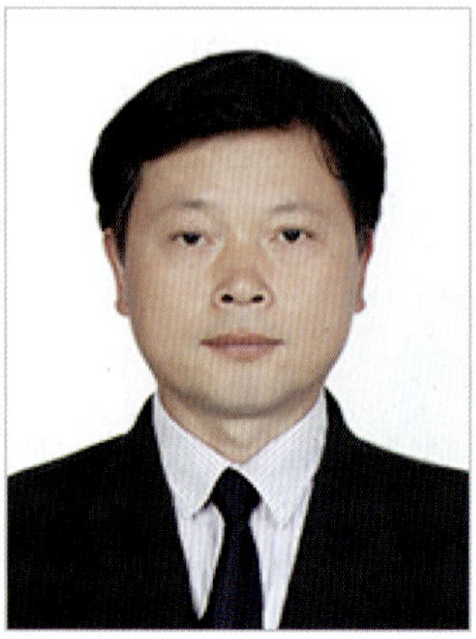

名人小传

戴哲华，男，出生于1972年2月，中医学本科学历。2008年取得中医全科主治医师（中级职称），2020年取得中医副主任医师（高级职称）、中医儿科专家，任馆陶县柴堡中心卫生院副院长。

1996年毕业于山西中医学院，中医学专业。2005年参加全国全科医学培训，取得继续教育合格证书，2007年被聘为柴堡中心医院业务副院长。

戴哲华先后在河南省中医院、河南省中医学院第一附属医院、河北医科大学、邯郸市第一医院、北京中医药大学附属医院、中国中医科学院附属医院等三甲医院和培训基地学习、进修。戴哲华不仅在医术上精益求精，不断进取，而且对患者认真负责，视病患如亲人，医德高尚，因此，受到社会各界一致好评。由于成绩突出，多次在卫生系统受到表彰。不仅如此，在2005年被馆陶县精神文明建设委员会评为“首届十大职业道德标兵”，2006年被馆陶县委、馆陶县人民政府评为“十大优秀青年”，2007年被共青团馆陶县委、馆陶县科技局、馆陶县人劳局联合授予“馆陶县青年岗位能手”称号。

学术经验

主要从事中医全科治疗工作，不仅对脾胃病、心脑血管病、支气管哮喘、癫痫等疑难杂症的治疗疗效显著，而且对肿瘤疾病的治疗也颇有心得……

对小儿多动症、小儿肠炎、矮小症用自己独特的治疗方法效果非常显著。小儿多动症、抽动症、矮小症均为先天禀赋不足、后天失于护养，包括饮食失调、环境影响、劳累疲倦、久看电视、教育不当或外伤瘀滞、情志失调等，其病位或在心，或在肝，或在肾，或在脾。病机关键为脏腑阴阳失调、阴失内守、阳燥于外，或为风痰胶结、肝亢风动，或脾肾阳虚，气机不畅、阴阳失调。临床运用中西医结合的方法，根据个体差异，辨证论治，治疗效果甚好。

如小儿抽动症，首辨虚实、再辨脏腑，以息风止动为基本治疗原则，根据疾病的不同阶段，分型治疗。急性期还可用西医的液体支持疗法，配合中医针灸、中医耳穴按压放血等疗法，并使用息风镇惊、安神定志的腧穴治疗，而后找出病因，辨证施治，根据个体差异加减用药而达到治疗目的。

矮小症，运用中医补阳益气、升举条达之方，配合中医针刺手法，益补肾元、升举条达机体气机，使阳气旺盛，气血充盈而助长。临床使用黄芪、太子参、当归、熟地、益智仁、柴胡等药，标本兼治，对5～14岁的患儿疗效满意。治疗同龄偏矮患儿数百例，3～6个月见效，一年后超同龄人平均身高。

学术成果

1. 戴哲华，2019年9月，在全国筋骨养护学术大会会刊发表《我国中医全科医学研究进展的可视化分析》第51-52页。

2. 戴哲华，2021年6月，民间疗法研究专业委员会特级名医成果交流汇报大会，发表《三穴五针一拔伸，治疗腰痛效如神》第14-15页。

藏平立

名人小传

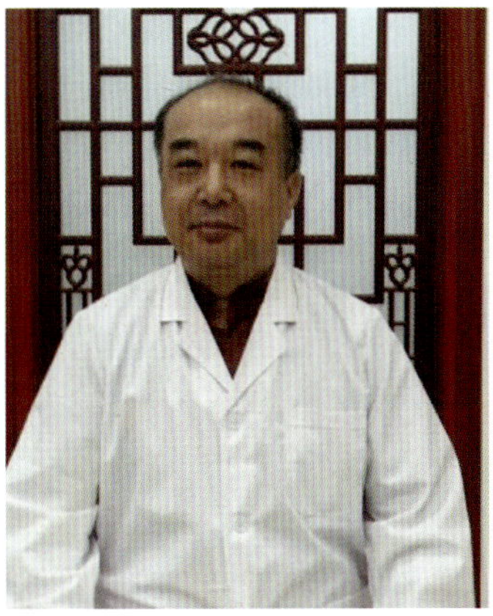

臧平立，1968年8月生，执业中医师，系清乾隆年间南臧（臧枚吉）、北黄（黄元御）流派第五代传人麻瑞亭老先生（原西安市中医院）的关门弟子，国家级名老中医学术继承人，北京同仁堂的疑难杂症专家，陕西名中医，投身于中医研究几十年乐此不疲。他还是中华传统医学会专家委员会主任委员，中国康复医学学会会员，陕西省国际医学交流促进会理事，中国红十字会会员，《当代陕西医学医药大词典》编委，《人民政协报》和谐陕西新闻网理事会理事，凤凰网专家委员会委员，陕西省中医药研究会常务理事，民主促进会陕西省会员，西安长江生殖健康研究所所长。曾被创新网评为“中医药亮剑人物”，并对其事迹专门予以报道。2011年6月26日在人民大会堂重庆厅《国之瑰宝-中国国医大师录》首发式受到原国家中医药管理局局长王国强及首届国医大师李辅仁、陆广莘、唐由之、路志正等的接见。臧平立曾在钓鱼台国宾馆八方苑贵宾厅受到党和国家领导人的接见，并与国医大师唐祖宣合影留念。曾在钓鱼台国宾馆被有关部门授予“爱国人士”称号。在2019年第十一届中医药发展论坛上被评为“陕西省杰出名中医”。

学术经验

藏平立的著作与其医术密不可分。在他心中最推崇的是仲景的重阳气观点。在实践中他发现“阳盛而病者，千百之一，阴盛而病者，尽人皆是。”且“人莫不病发于阴进而病愈于阳长。”藏平立认为，人之根本便在于阳气，无论是先天还是后天，阳气旺盛，化精生血，方能养脏润腑，调达四肢；邪气不可侵，神志不能扰，身安体健，病痛不生。他行医用药，多扶阳弱阴，也屡得奇效。行医日久，更加深入，又得出“阳之根本在脾土，病之根本在上逆”的结论，除健脾扶阳之外，又温中下气，治疗与调理同时进行，其医术被孙洽熙赞赏为“三秦名医”。因藏平立钻研医书经典，运用经典不断实践，通过对于经典的解读有了深刻的认识，应用的效果显著，故在第十一届中医药发展论坛上被评为“陕西省杰出名中医”。

主要成果

中医是臧平立一生追求的事业，他秉持“人命至重，有贵千金，一方济之，德逾于此”的宗旨。从医30多年来一直以发扬中医药文化为己任，在传统医学这片广袤无比、郁郁葱葱的沃土上，矢志不渝，苦苦探索中医的精深医术，通过中医四诊：“望、闻、问、切”一人一方，对症下药，治愈了成千上万的患者。

为将中医这门经验科学传承下去，还整理了自己的医案，著书《臧平立医案》，陕西科技出版社2008年出版发行，以供他人借鉴，被国家图书馆收藏。他除研究中医学外也热爱中国传统文化，如书法、诗词、茶道样样精通，文化底蕴深厚。

国医年鉴

2021

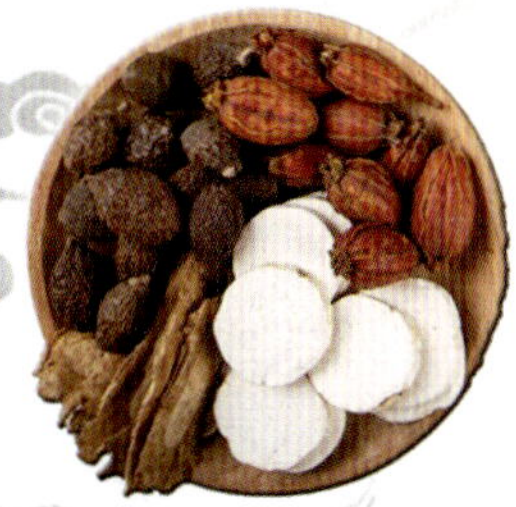

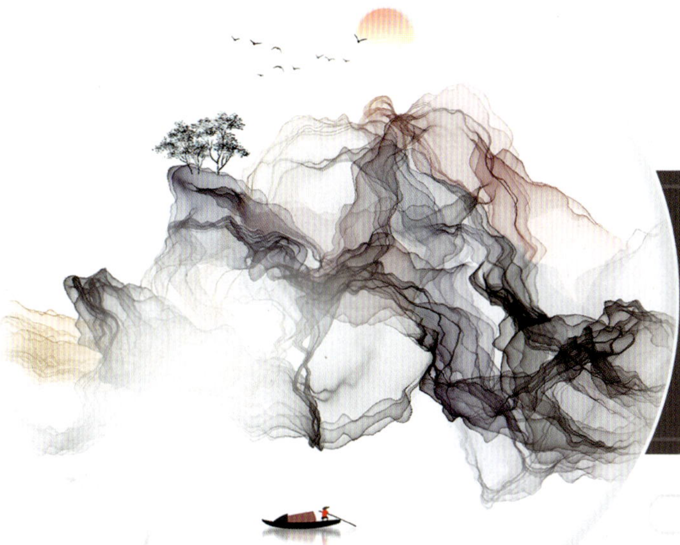

世家传承

世家传承

河南 刘氏世家

南阳永德堂始于大清乾隆七年（公元1742年），七代中医世家。

第一代

刘桐勋，勤读群书，广采众长，创立刘氏扶正派，开宗明义：刘氏扶正派，天下无绝症。病态万般，虚证第一。十病九虚，久病必虚，人老皆虚，女子多虚。治病求源，以虚论治。扶正培本，百病可医。永德堂立德为本，扶正派子孙传承。

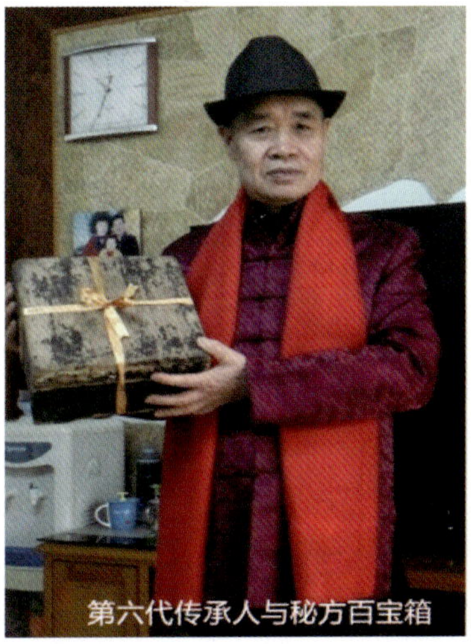

第六代传承人与秘方百宝箱

第四代

刘雅斋，精通内、外、妇、儿、眼诸科，人称刘神仙，南阳知府顾家衡亲授“医精四世”牌匾。他利用家传“长生不老丹”秘方酿制的刘家黄酒，具有扶正气、润血脉、通经络、化浊邪等功效。对前来求医买药者，作为药引子免费相送，被人们称为“神仙酒”，成为永德堂镇堂之宝。

第四代在南阳结交众多上流社会贤达，迎来送往中，常常捧出自家美酒供人品享，众人饮后欲罢不能，纷纷送来字画牌匾，称颂道：“酒趣雅斋得、交情淡处长”“仙酒锁雅斋、心醉度春风”“神仙美酒”，在南阳府传为佳话！

第五代

刘玉堂，新中国成立后南阳县著名中医外科医生，在当时缺医少药年代，利用秘方绝技配制的中药制剂“万应愈合膏”和“一滴灵药水”，广泛用于各种皮肤炎症、疮伤溃疡及溃疡长期无法愈合等外科顽症，只需用药膏或药水糊在患处即可，具有不手术、不打针、不吃药，不清创、不疼痛、痊愈快的特点，一糊百应，轻松解除患者痛苦，人称“刘糊仙”，1958年被南阳县评为中医外科名医。

过去，南阳永德堂收集了丰富的医学古籍和家传秘方，经无数战火、天灾和人祸，损失巨大。值得庆幸的是，家传秘方百宝箱一直得到妥善保存，延续至今。其中尤以秘方宝折最为珍贵，宝折全长6.5米，收录珍贵秘方四百多个。在目前中医青黄不接、惨淡生存条件下，刘氏古籍秘方成为中医药文化宝库中的一份珍贵遗产。

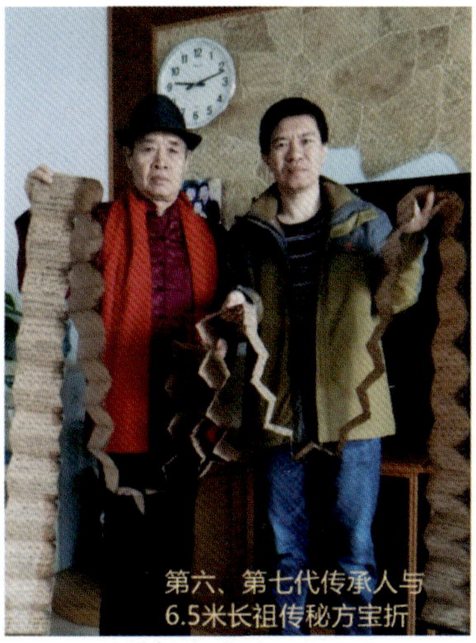

第六、第七代传承人与6.5米长祖传秘方宝折

第六代

刘桂元，长期从事家传秘方的整理、研究和开发工作。结合现代人慢性病呈井喷式发展的社

会现状和市场需求，主攻慢病防治，将刘氏秘方仁术与生物发酵技术相结合，开发出了专门用于防治糖尿病、心脑血管病、肿瘤和肝病等慢性病的食疗中药系列产品，并获得国家发明专利。

产品依据中医历来倡导的“三分治、七分养”“药疗不如食疗、食疗胜于药疗”和刘氏扶正派“以虚论治”理论，全部选用无毒无害的食用中药材发酵制取，寓药于食，药食一体，既有药物的治疗作用，又有食物的营养作用，使治疗与养生同步进行，比单纯服用药物安全和有效，深受慢性患者群欢迎。

现代人必须明白：食疗是中医的传统医学理论，自古以来就有“药食同源”之说，并备受推崇，经久不衰。《黄帝内经》明确指出：“大毒治病，十去其六；常毒治病，十去其七；小毒治病，十去其八；无毒治病，十去其九。谷肉果菜，食养尽之，无使过之，伤其正也”。这是我国最早的中医食疗原则，强调了食疗效果远远优于药疗效果，是毋庸置疑的。

为把南阳永德堂宝贵中医遗产和刘氏扶正派发扬光大，造福世人，解除更多患者痛苦，六世传承人在北京创办了一品永德堂科技有限责任公司，积极响应国家大健康产业发展纲要号召，顺应时代和社会需求，利用家传秘方，发明专利，开发出了独具特色的慢病食疗和中医外科两大系列产品，技术和产品均为独门绝技，亮点突出，

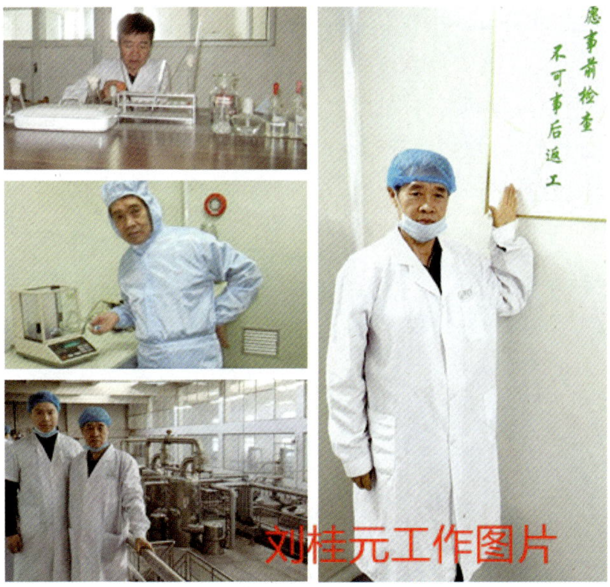

刘桂元工作图片

已经建立了完善的营销网络，并与多家康养基地、民营医院和养生堂馆开展合作，立志创造最佳社会效益和经济效益，为国人实现健康梦奉献微薄之力。

刘桂元现任北京一品永德堂科技有限责任公司总经理；河北安国市天下康制药有限公司副总经理；保定德康医药生物科技有限公司技术总监；北京悟德堂中医院副院长。发明专利证书号：① 纯中药抗肿瘤制剂ZL 2012 1 0357583.4；② 纯中药养生制剂ZL 2012 1 0356568.8；③ 纯中药降糖制剂 ZL 2012 1 0356946.2；④ 治疗肝硬化腹水的纯中药制剂 ZL 2012 1 0356654.9。

黑龙江 刘氏世家

世家传略

黑龙江省齐齐哈尔市富拉尔基区刘喜荣中医诊所为传承了三代中医世家。

第一代

刘喜荣，1940年生，齐齐哈尔医学院退休著名中医专家、教授，中共党员，1956年学习中医，求学于黑龙江、内蒙古、辽宁等省多所中医院校，拜名师、读古籍、学专长。1961年毕业辽宁中医学院师资班。毕业后由黑龙江省卫生厅分配到齐齐哈尔中医专科学校任中医教师，1978年调回齐齐哈尔医学院任中医教师和从事临床工作。临床教学近六十载，是一名纯用中药治病的铁杆中医，学验俱丰。在国医网之“国医建议”栏目发表了《弘扬中医事业建议及体会》的文章，曾在国际和国内的中医学术会议上发表论文多篇。获得了中华中医药学会《扁鹊传人》荣誉证书，全国名医理事会副理事长荣誉证书、全国高健委名医名院发展促进专业委员会名中医专家委员会专家委员荣誉证书。著作：《中医临证新探》副主编，1993年4月由重庆大学出版社出版。《男科临证新探》编委，1993年2月由科学技术文献出版社。

第二代

刘喜荣之次子刘宇，中医师，1969年生，1997年黑龙江中医药大学毕业，子承父业，继承家技，从事临床工作二十余年，总结临床经验写出学术论文4篇，出席国际和全国中医学术会议。他鼓励支持儿子刘宗龙学中医，报考天津中医药大学传承班，是刘氏家族第三代传人。

第三代

刘宗龙，中医硕士，1993年生，2020年天津中医药大学硕士毕业。本科毕业于天津中医药大学传承班。中国工程院院士、校长张伯礼是名誉班主任，曾召见几次聆听教诲，受益匪浅。自幼在爷爷、父亲身边长大，所闻治病故事颇多而喜欢上了中医。

学术经验

医圣师仲景云："究竟方术，上以疗君亲之疾，下以救贫贱之厄，中以保身全长，以养其生"道明了医虽小道，实济世活人的仁爱医道的宗旨。中医是实践智慧学，根在民间，魂在疗效。秉古训："医不贵于治愈病，而贵于能愈难病"的志向追求，勤求古训，博采众方，融会贯通，举一反三、思考联想，辩证思维，坚持临床实践第一观点，主要攻克西医治不好或治疗效果差的某些疑难病，取得了突破性的效果。

高某，电厂副总，因肠梗阻住院，为第二代传承人刘宇的表哥。腹痛、腹胀如鼓，滴水不能下咽，其父开大剂大承气汤加味，服之即吐，毫无作用。中医师刘宇反复思考，亲自配制中药一丸服下，并守护观察。高某自觉药力下行而未吐，两小时左右放屁，3小时左右屎便下，腹气通，其病愈，就服一丸中药，而立竿见影，马上解决问题，被工厂职工相传称颂中药之奇效神功。

心血管疾病，频频发生在周围人群中，而发病年轻化的趋势，严重威胁人类健康，成为人类第一大杀手。因此其中医诊所研究治疗主攻的方向为坚持中医文化主体性，本着"阴精所奉其人寿、阳精所降其人夭"学术理念，以补肾固心、益气升阳、活血通脉、标本兼治思路之法进行治疗，取得了相应效果，可使中年早期病患得以康复，老年病情严重的患者免遭支架、搭桥手术之苦，提高生活质量，以安度晚年。

慢阻肺多是支气管炎的失治、误治逐渐发展而成，是第四大疑难病，本诊所积累了丰富经验，效果显著，可使部分患者恢复劳动能力，也是本中医诊所治病绝活之一。

趣闻轶事

刘宗龙成为第三代传承人，家人都认为是祖先天命的安排。在刘宗龙出生30天满月之时，在众多家人中，唯独身为中医的爷爷摆了三次手，他当时笑了三次，可见和爷爷有缘，心灵相通，示有接你班之意。刘宗龙聪明好学，悟性强，有望在传承发展中医事业中有所建树。

河南 杨氏世家

世家传略

河南省南阳市方城杨氏世家起于清朝道光年间，至今传承七代。

杨氏世家祖训：医乃仁术，良相同功。立志当坚，宅心宜厚。

第一代

杨继宗（1846-不祥）。宣宗道光年间，12岁的杨继宗见一农夫身患怪疾，身躯一半寒一半热，医者束手。街有道人行医，问之。道人曰："此生偏肠毒也。"药之而愈。道人医术让继宗心生敬佩，立志跟随山间道人学医。道人见他敏而好学，收而为徒，后把随身《医门经方秘传》《指针点穴秘法》《汉唐五炁灸法秘传》传授与他，命他下山悬壶济世，30年后回山修行。

杨继宗18岁便运用所学悬壶济世，他医技精湛，尤善针药。医德高尚，乐善好施。每日练功，修习指针点穴秘法，疾病往往手到病除。传承汉唐五炁灸法治疗顽疾，汉唐五炁灸法以寻经探穴法见长，凡脏腑病正经皆有"炁眼"，药气通过“炁眼”可透入经络脏腑也。著有医案《杨门医鉴》，提出“急惊风属肝木风邪有余，慢惊风多脾土中气不足”。一周岁女婴慢惊，病经三月，脾元内伤，面青目定，肢掣指冷，证属慢惊。小儿脏腑柔脆，初生萌芽，势颇危殆。曰此慢惊之证，总缘食积伤脾，脾伤则木恣其所侮，此案无风可逐，无惊可疗，病缘脾元大亏，木横土困，变生慢惊，培土之中，兼以抑木，两剂而愈。

第二代

杨荣兴，穆宗同治年间1871年出生，1962年去世，享年91岁。

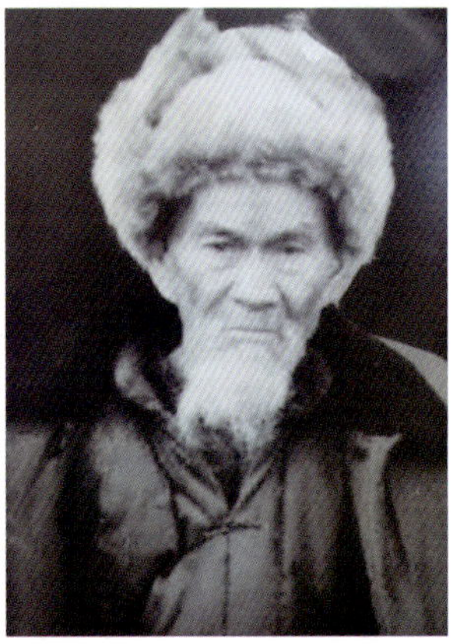

杨荣兴先生为杨继宗之子，学术继承以上诊治特点，独创小儿观形察色按腹诊断法。荣兴先生言“小儿之病，百倍难于方脉。其疾痛痒不能自言，旁人又不能代言，全恃医家以意揣之。揣之不合，杀人易如反掌。即揣得其当，而小儿纯阳之体，易虚易实，药一过分，变幻百端。”故诊断尤重察色按诊法。幼科之病治疗，善用掐掐拧拧（小儿推拿）治疗小儿常见病，善用指针点穴推拿等外治法调理疾病。“一小儿腹泻三月，针药难施，指针点穴推拿两次见效。”又以中医外科手术治疗铁骨瘤（附骨疽，西医骨髓炎）、搭背疮等疑难杂症。成立汉唐五炁中医馆，著有《杨氏医门秘录上卷指针点穴》《杨氏医门秘录下卷幼科推拿秘籍》等。

第三代

杨民昌（1892-1976），享年84岁。杨民昌为杨荣兴之子，完善指针点穴推拿法、脏腑指针法，继承其父亲外科治法。乡里有一屠夫，三十岁患怪病，小腿脓肿溃烂“中西医皆以为不可治”。杨民昌予以生黄芪一两、天花粉一两、没药、金银花、乳香、甘草各三钱。屠夫服用二十几剂药后，患处结疤而愈，并且始终未用外敷生肌之药。杨民昌之妻刘恩庆继承祖父指针点蛾法治疗乳蛾闻名乡里。

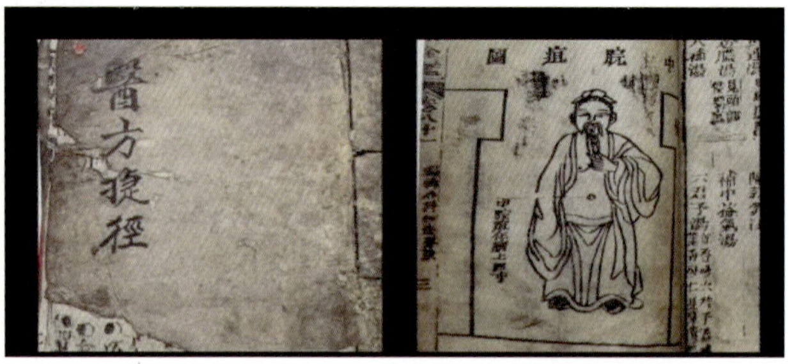

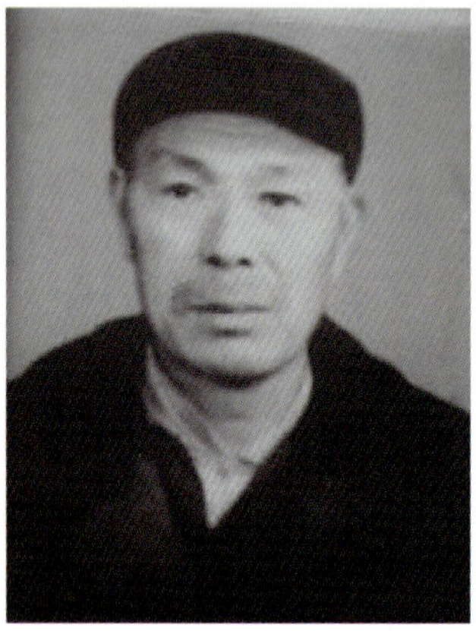

杨俊堂（1900-1981），享年81岁。杨民昌堂弟，善用中医祝由法治癫痫、惊吓疑难杂症，闻名乡里。清代有书籍记载：“祝由治疾不用药，唯以清水一碗，以手捏剑诀，敕勒书符水面，以饮病者，亦无不效”。杨俊堂行医有方少、药奇、效妙特点，被当地百姓夸为神医。

第四代

杨宏义（1931-2003），享年72岁。杨宏义乃杨民昌之子。传承经方、中医针灸、点穴外治法调理疾病，重视补泻并用，消补兼施。杨宏义初业医时值战争年代，百姓饥寒交迫，居无定所。新中国成立前，国民党对中医药打压歧视，从事中医这门行业的人。没有社会地位，也没有稳定的经济收入，老父亲杨宏义被迫关闭医馆四处流浪，成为铃医，上山采药，下山治病。当时穷人太多，衣不蔽体，食不果腹，百姓们没有钱看病，老父亲为穷人看好了病，只有千恩万谢。当时，由于父亲跟随爷爷四处流浪，杨氏家族相传的中医药书籍有《汉唐五炁灸法全书》《杨门医鉴》《杨氏医门秘录上卷指针点穴》《杨氏医门秘录（下卷）幼科推拿秘籍》等等，先后毁于战乱和“文革破四旧”中。医馆关闭和这些医书的遗失，一直是爷爷和父亲的遗憾。

庆幸的是“虎撑”“捣药杵”“药捻子”“药戥子”“脉枕”和一部分医书保存了下来。更加庆幸的是烂熟于心的知识和临床不可缺

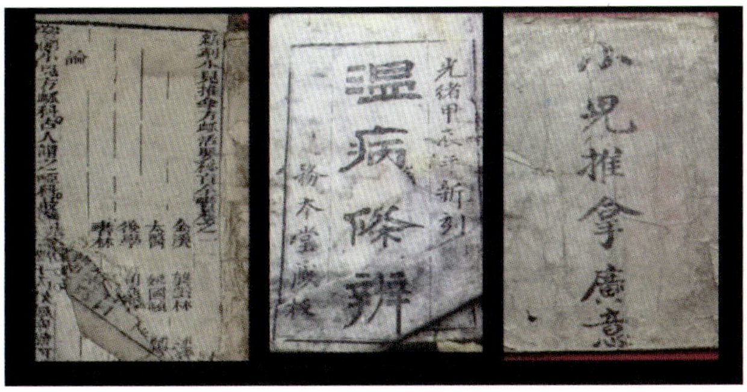

第五代

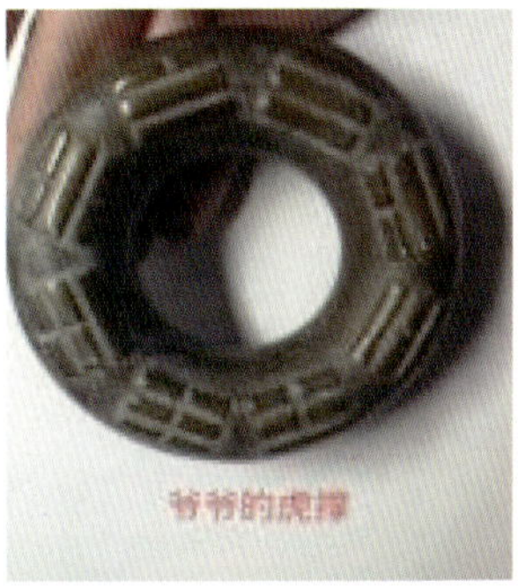

杨新贵，杨宏义之女，出生于1953年。中医世家南阳方城杨氏中医第五代传承人，河南仲景国医医学研究院院长。国家职业技能鉴定考评员，河南杨家育儿康小儿推拿创始人，雪绒花家政学院小儿推拿高级讲师，世界中医药学会联合会小儿推拿专业委员会副会长，中国民间中医医药研究开发协会仲景国医推拿分会常务副会长，中国中医药研究促进会唐祖宣医学工作委员会常务理事，中华中医药学会少儿推拿共同体主任委员，中华中医药学会国际中医微创联盟理事。

2015年受邀斯里兰卡国际交流医科大学讲学，2016年受邀前往蒙古讲学，2017年2月受邀纽约中医学院培训小儿推拿，2017年10月受邀到美国纽约州立大学石溪大学讲学，2018年受邀美国纽约石溪大学孔子学院讲学。2017年10月成立中国民间中医医药研究开发协会仲景国医推拿分会。积极开展“中医中药进社区、进农村、进家庭”三进工程，培养公益讲师40名，通过大、中型公益活动加强对社会公众中医育儿知识的普及与教育，推动小儿推拿等中医适宜技术的普及和推广，促进小儿推拿公益事业的发展，让更多的待业青年、下岗职工、退休职工、残疾人，通过小儿推拿技术培训，找到自己合适的工作。通过公益巡讲让更多人知道如何带孩子不生病、少生病，生病少打针、少吃药，为国家减负，为民解难。

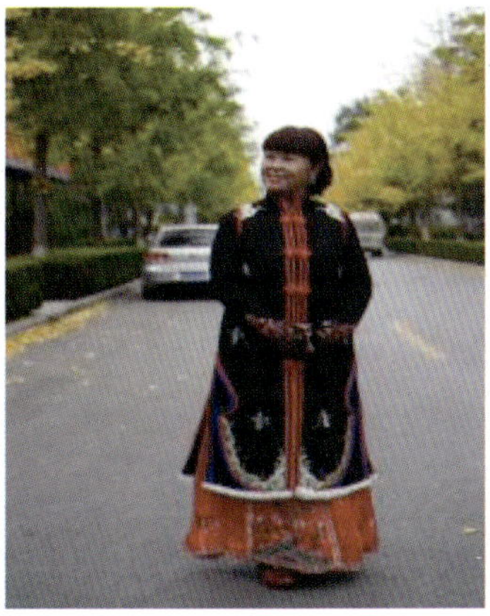

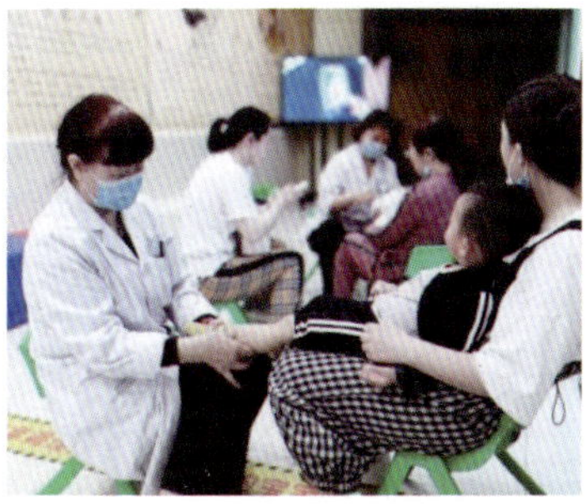

目前杨新贵团队已经开展2612场“杨家育儿康百城、千县、万村大型公益讲座”。

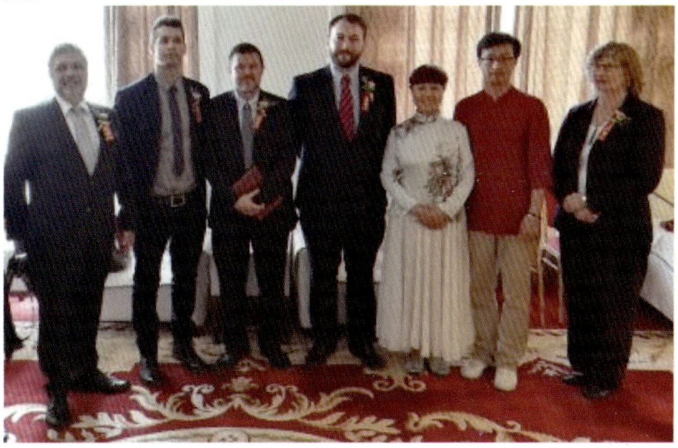

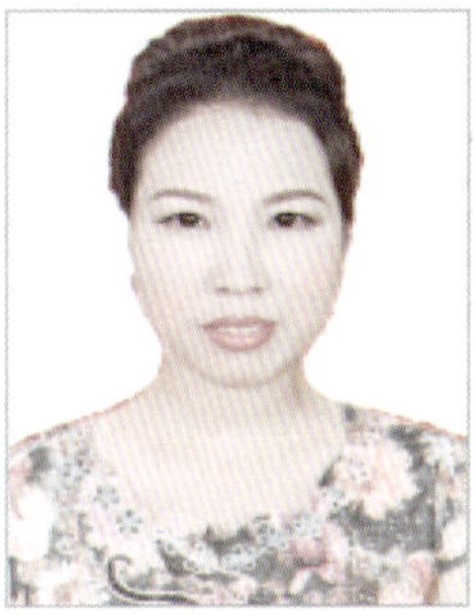

第六代

孔萍，女，1975年1月生于四川遂宁。杨新贵弟子、儿媳。从事小儿推拿17年，四川遂宁嘉慧妇幼保健院小儿推拿科主任。

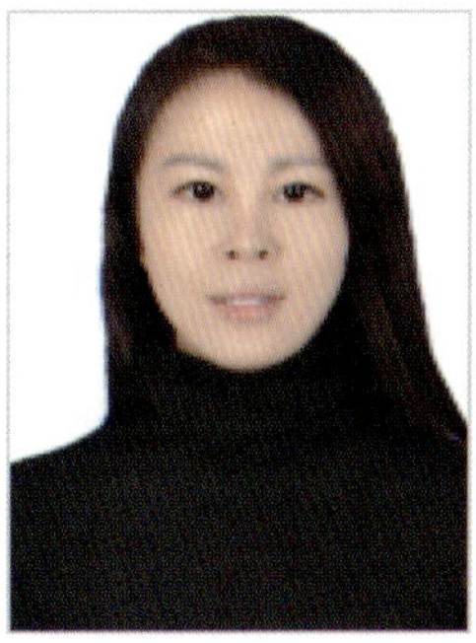

包娟，女，1980年6月生于河南省方城县。杨新贵亲传弟子。从事小儿推拿10年，仲景国医医学研究院副院长。

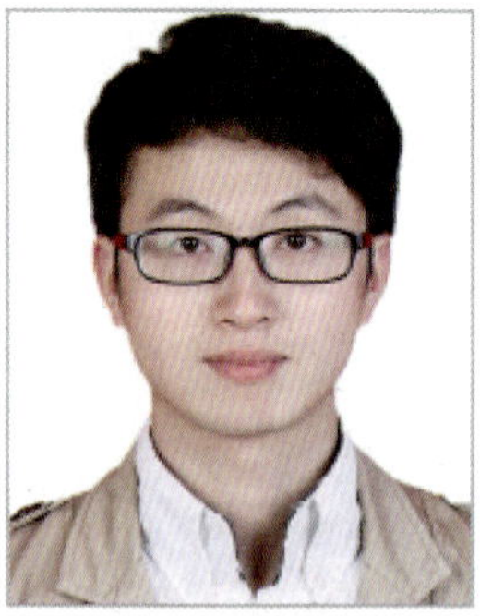

林森，男，1988年9月生于福建省尤溪县。杨新贵传承人。中医执业医师，从事小儿推拿10年，培训教学8年。仲景国医医学研究院副院长。中国民间中医医药研究开发协会仲景国医推拿分会副会长，兼秘书长。

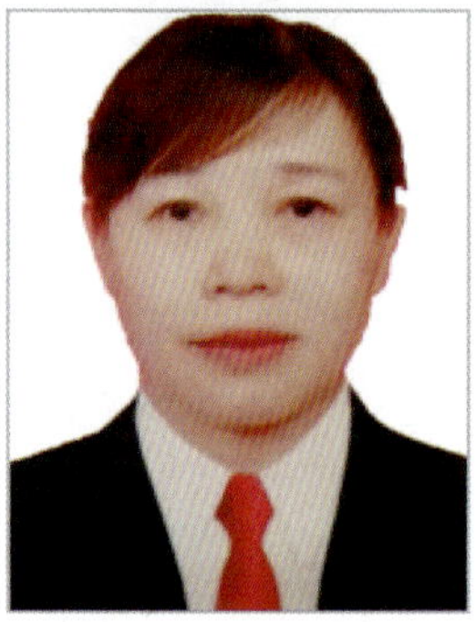

郭桂霞，女，1966年9月生于河南省新乡市。2018年10月10日拜师杨新贵。高级推拿师，为小儿推拿讲师，从事艾灸工作12年，脏腑点穴3年，就职于河南省新乡市卫滨区中召小燕子儿推店。

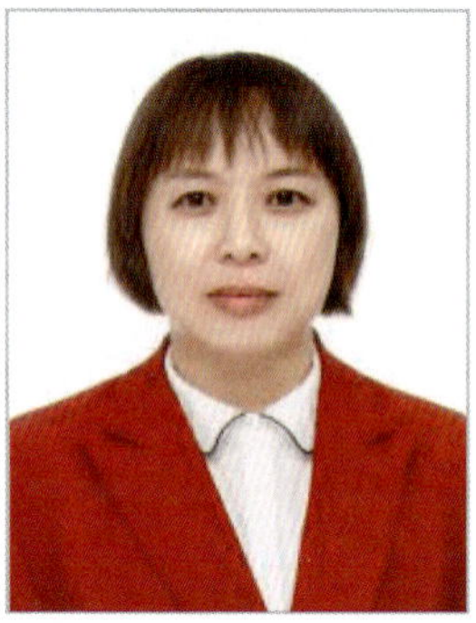

姜会玲，女，1975年3月出生于河南省巩义市。于2018年10月10日拜师杨新贵。从事小儿推拿8年，就职淮河路陇海社区卫生服务中心。

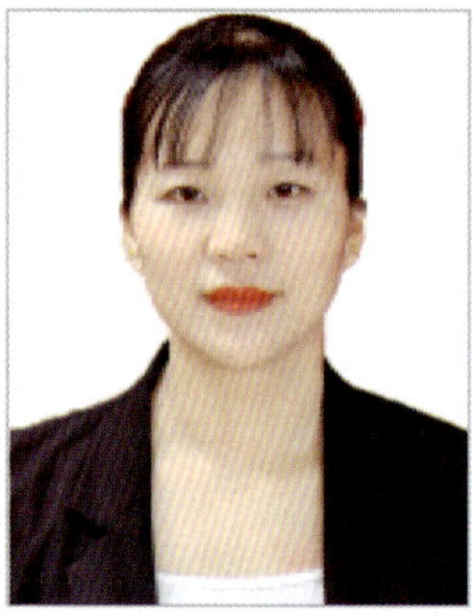

宋玉芝，女，1982年10月生于河南省周口市。2018年10月10日拜师杨新贵。高级小儿推拿师、高级中医康复理疗师、生殖健康理疗师、视力保健师、健康管理师。从事小儿推拿、艾灸的临床工作及培训6年，脏腑点穴2年。就职周口市黄河路与汉阳路交叉口向南200米路西豫贝康小儿推拿中心。

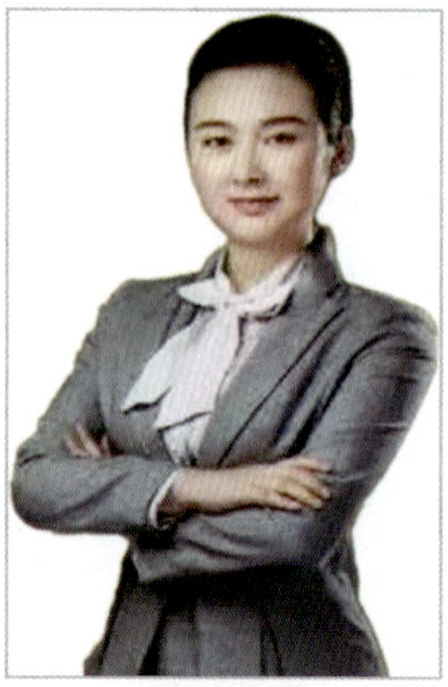

蔡锦慧，女，1992年5月生于江西省南昌市。2017年6月3日拜师杨新贵。高级推拿师、小儿推拿讲师，从事艾灸工作5年，点穴7年。就职江西省南昌市青山湖区顺外路宝妈来吧健康管理中心。

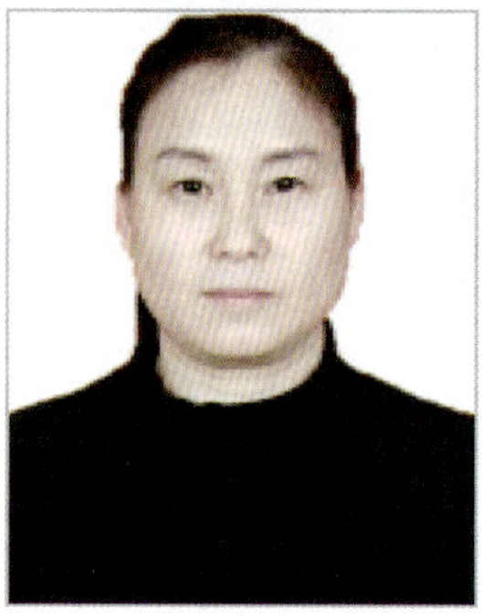

陈建爱，女，1976年9月生于河南省新郑市。2018年10月10日拜师杨新贵。高级推拿师，从事小儿推拿7年、脏腑点穴6年。就职河南省新郑市黄水路杨家育儿康小儿推拿中心。

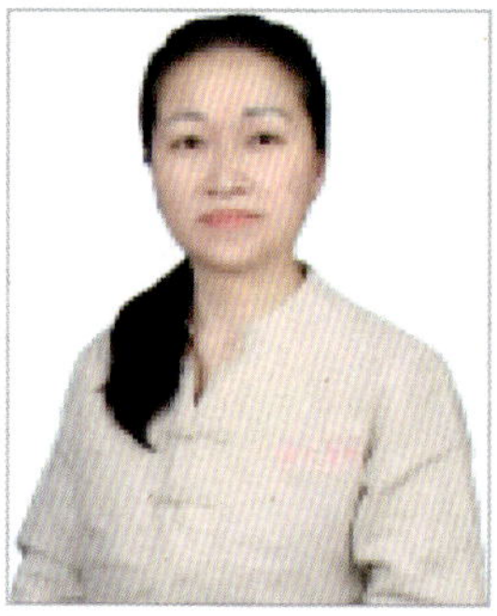

艾云芳，女，江西省九江市人，1975年4月生。2019年11月9日拜师杨新贵。高级小儿推拿师，从事小儿推拿、艾灸工作5年。就职江西省九江市浔阳区甘棠南路26号爱儿康健康调理有限公司。

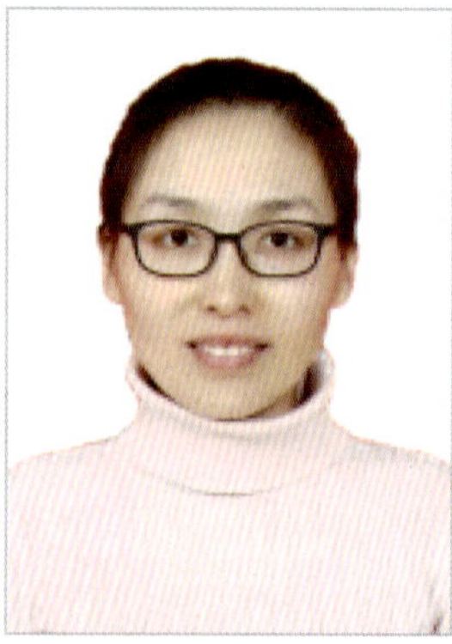

付聪聪，女，1984年1月生于河南省安阳市滑县。2018年10月10日拜师杨新贵。高级小儿推拿师，从事小儿推拿讲师、艾灸工作5年，脏腑点穴工作4年。就职河南省安阳市滑县城关镇翡翠城121商铺杨家育儿康小儿推拿中心。

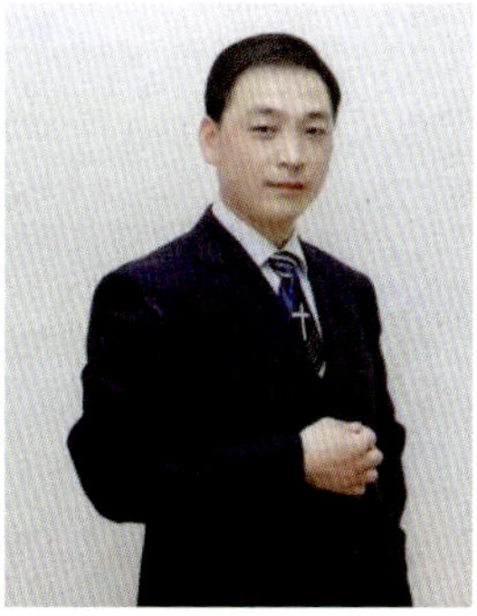

杨建强

1977年11月5日出生于河南省许昌市。2018年10月10日拜师，高级小儿推拿师、讲师，从事小儿推拿工作10年。就职河南省许昌市智云堂儿童亚健康调理中心。

第六代

姜会玲、郭娟、谢爱荣、张战萍、李强、尹燕燕、马福云、侯玉蕊、刘奕茗、秦瑞晗、kim金博麗、王九梅、刘红梅、乔松、邱祥龙、次旺郎卡、金普、林芊婷、王周艳、倪博宇、高达、于忠强

第七代

朱丹、黄晓亚、冯书霞、刘晓聪、李会敏、李晓红、王菊红

学术经验

世家第五代杨新贵擅长用小儿推拿以及脏腑指针点穴技术调理小儿腹泻、呕吐、夜啼、挑食、厌食、积滞、盗汗、自汗、流涎、遗尿、反复感冒、地图舌、营养不良性贫血等。在祖传儿推手法基础上传承创新，独创杨家“顺水推舟”“导龙入海”“引气归元”等调理手法。总结出“调四旁首当建中，执中央以运四旁”“清心火、达肝木、和脾土”等临床调理思路。

学术成果

（1）参编“十三五”国家重点图书出版规划项目，石学敏院士担任名誉主编的《中国推拿全书》，2018年11月由湖南科技出版社出版。

（2）《小儿常见病症病机解析》，杨新贵任编委，2018年，人民卫生出版社。

(3)《国医大师唐祖宣临床经验集锦小儿推拿疗法》，杨新贵任主编，新华出版社出版。

（4）积极传播中医学术经验，现收国内外弟子40人，培训小儿推拿学员18200多人，艾灸点穴学员8000多人。前往8个国家讲学。在美国纽约设立小儿推拿传承培训基地。曾多次参加小儿推拿行业的大型论坛，并发表论文。

趣闻轶事

1. 瞟学发蒙使哥哥受罚和得奖

杨新贵虽是中医世家第五代传人，但因家境相对贫寒，姐妹兄弟多，再加上爷爷、父亲宅心仁厚，乐善好施，施医赠药，不求回报，以至于几个孩子时常衣不蔽体，食不果腹。因为家穷，父亲咬牙让女孩杨新贵放弃上学，只让她哥上学。杨新贵8岁开始放牛、割草、种地、同时跟随爷爷看病、上山采药、切药、晒药、炙药、（掐掐拧拧）艾灸。就这样练，她不仅能干，还识药性。加上她从未放弃学习，哥哥放学回来读书，她就偷偷站在背后学习，跟着默默地读，就这样，除干活就偷偷学习。真是苍天不负有心人，每次哥哥读几遍后，他还没读顺，一旁瞟学的妹妹已经会背了，为这哥没少挨打。杨新贵在13岁时帮哥写一首小诗交学校作业还得了奖。那首诗其实是她自己生活的写照：“幼小家贫银子少，学耕无力体不休。纺织磨面迟安梦，为背书须早放牛。野菜树皮无馍供，采药觅食山中游。食不果腹强劳作，十三孩儿也白头。”

少年不能去学堂，上学成了她的梦想。由于这个梦想她特别刻苦，每天一睁眼便学习，一坚持就是六十多年。

2. 饥不择食误吃毒性中药

祖爷爷、爷爷及父亲每天在劳动之余都在用草根、银针给人治病，几乎是不收费，一剂中药三五分钱，扎针从来不收钱，点穴、艾灸和小儿推拿也都不收钱。因为太饿了，她很小就尝遍百草，能吃的都吃了。有一回采药，饿了偷吃很多生半夏中毒差点丧命。

北京 张氏世家

世家传承

张玉芝堂中医出自河北省顺义县（现北京顺义区），至今已传承到第四代，其传承代系如下。

第一代

张玉芝，张玉芝堂由张玉芝先生（1866－1945）创建，张玉芝本名张溪桐，字子芝，祖籍山西太原。1866年（同治五年）出生于山西太原，山西太原银号和钱庄的后代，1900年，八国联军进入北京时，玉芝先生曾在北京从事银行业工作，从小出自书香门第，熟读各类书籍，那时社会上缺医少药非常普遍，玉芝先生看在眼里，记在心中，闲暇时间研读医书，希望在那个动荡的年代里，能有一技之长，行医济世之时，解决一家老小的生计问题。1910年，在河北省顺义县的家中行医济世，周边街坊邻里大小病痛都会找玉芝先生问诊，为当地周边的医疗事业作出了巨大贡献。

第二代

张世忠（1915－1993）玉芝堂第二代传人，张玉芝之次子，1915年出生于顺义。自幼跟随父亲张玉芝学习中医，见人见物过目不忘，9岁熟记中药药理百余味，顺理成章地成了玉芝先生的中医传人。

张世忠就读于上海圣约翰大学，精通英文，自幼聪慧好学，富有同情心，有学医的天赋。毕业后在九江市二医院（原湓浦医院）工作。先后任徐埠长沙河铁路指挥部医院院长、都昌县北山医院院长、土塘医院院长、平峰医院院长。都昌县是全国中医百强县，世忠先生如鱼得水，潜心钻研中医理论与实践，退休后被医院返聘，临终前一天还为患者治疗，成为当地最有名的中医名人之一。

第三代

张清海，中医执业医师，主治中医师，玉芝堂第三代传人，张世忠之三子，1946年出生于江西省九江市，2003年定居广东省珠海市。他在中医理论研究中总有独到的见解，特别是在疑难杂症上总能有独特的治疗效果。凭借传奇的中医治病经历，成功治愈多例重症肌无力及渐冻人患者，还有高血压、糖尿病、重型肝炎、红斑狼疮、顽固性皮肤病及疑难、慢性难治之病。申请两项专利技术①《医用药物冲洗装置》ZL201420305415.5；②《一次性使用肛肠栓塞》ZL201620792931.4；已经产品化，并成功进入医院，取得了市场的认可，有部分医院推广使用。

目前张清海已76岁的高龄，他依旧在珠海张玉芝堂中医诊所从事临床工作，奋斗在临床一线，就是为了帮助患者治愈疑难杂症，给患者以健康的希望。他具有扎实的中医理论和高达52年的临床经验。在江西工作的三十年期间，治愈肝炎，重型肝炎（混合型肝炎）高达20多例，高血压、糖尿病30多例，小儿和妇科疑难杂症80多例。在珠海工作十多年更是创造很多奇迹，在西医认为无药可医的重症肌无力（渐冻人）、皮肤病、红斑狼疮，张清海大夫凭借博学的中医知识和独到的经验，成功治愈了多例。

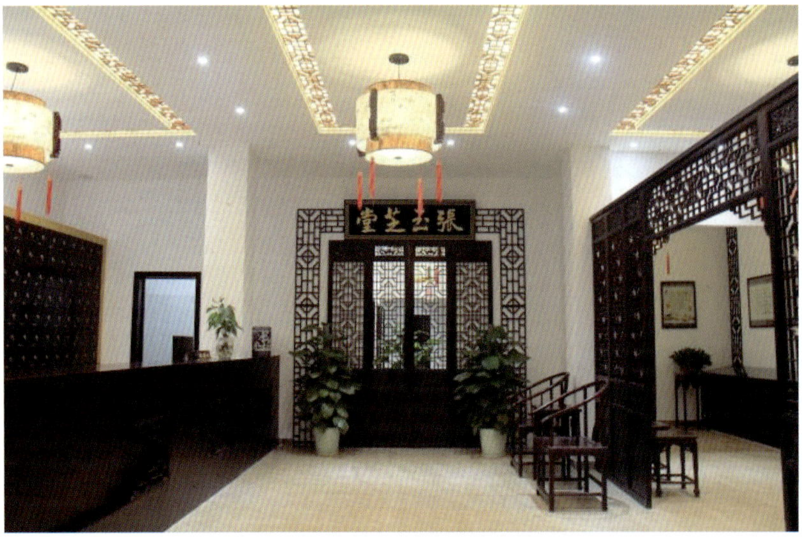

第四代

张雷，1975年出生于江西省九江市，张玉芝堂第四代传人，师从张清海学习中医，是中国老年保健医学研究会首届中医保健技术分会委员，毕

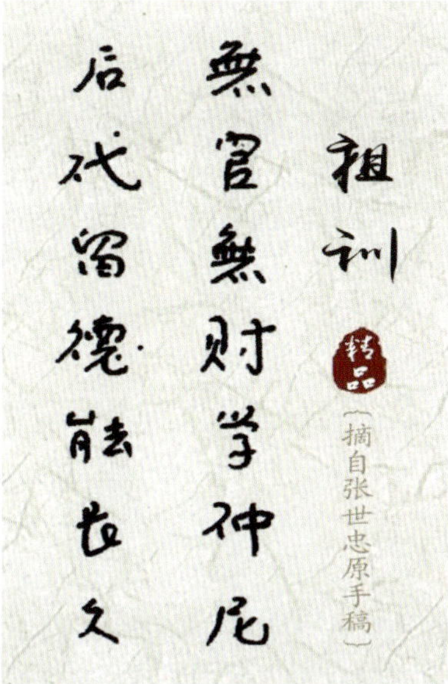

业于澳门科技大学，硕士研究生学历，取得两项国家级科研成果，连续三年获得珠海市科学技术进步促进奖。

张霆，1975年出生于江西省九江市。张玉芝堂第四代传人，师从张清海学习中医，毕业于九江学院（原九江市医学高等专科学校）临床医学专业，现就职珠海市张玉芝堂中医馆有限公司。

熊兰英，1979年出生于江西省九江市。张玉芝堂第四代传人，执业医师，毕业于中山医科大学中西医结合专业，本科学历，师从张玉芝堂第三代传人张清海，是张清海次子张霆之妻，曾在九江市妇幼保健医院从事妇科临床工作。

林日足，1970年出生于广东省英德市。张玉芝堂第四代传人，大专学历，师从张玉芝堂第三代传人张清海，在珠海市张玉芝堂中医诊所就职。

张纯娟，1981年出生于广东省汕头市，张玉芝堂第四代传人，毕业于中国人民大学，本科学历。2019年师从张玉芝堂第三代传人张清海，就职珠海市张玉芝堂中医诊所。

学术经验

中医治疗渐冻症依据与治疗思路

中医认为风寒湿痹，流注经络关节，症状似风湿性关节炎；流注肌肤为湿疹；流注肝为患肝炎；流注大肠患肠阻湿热疾病；流注心脏患风湿性心脏病；流注脊髓患侧索神经硬化症（渐冻症）。

核心治疗思想源自《黄帝内经·素问·痹论第四十三》：凡痹之类，逢寒则虫，逢热则纵。“风寒湿”三证为痹。

发病诱因：阴寒湿痹，血痹同病。根据个人体质，可分为先天性寒体（遗传性）、后天性体寒。也就是当身体感受“风寒湿”蕴积体内，寒湿不能外越，久而久之，加上气机失灵，气化或失司，或化热，（属阳）为急性病变。疼痛，红肿痛热等，化寒，（属阴）为慢性病变，如：畏寒怕风怕冷，麻木不仁等，风寒湿痹。

中医讲七情六欲、五脏六腑失调，气化失司，易生内湿。“脾”失运化，气化失司，也是引发“痿证”的主要原因之一。人体体质不同，有先天性阴寒体质，微循环减慢，加上“湿”凝滞性、绵缠性或流注脊髓腔（中枢神经、神经元受到损害），所以引起神经硬化、肌无力、肌肉萎缩等症状。

说明：“风寒湿”入侵肌肤、脏腑、腠理、关节腔在体内产生变化很难描绘，如：蒙蔽，似云，似霾，似水蒸气等。阻滞经络血脉不通，中医抽象讲的是（天人合一）宇宙观，同样也表现在人体。

为什么渐冻病难治？原因之一是“风寒湿”流注关节腔、脊髓，药效发挥作用更低。张海清个人理解脊椎也属关节腔。渐冻病与阴、寒、湿、蒙蔽、经络阻滞有关。西医认为中枢神经元、神经元病变，使中枢神经失去兴奋与传导作用。但西医学至今也没有说明问题所在。血脉不通，肌肉组织失去濡养，组织细胞没有再生能

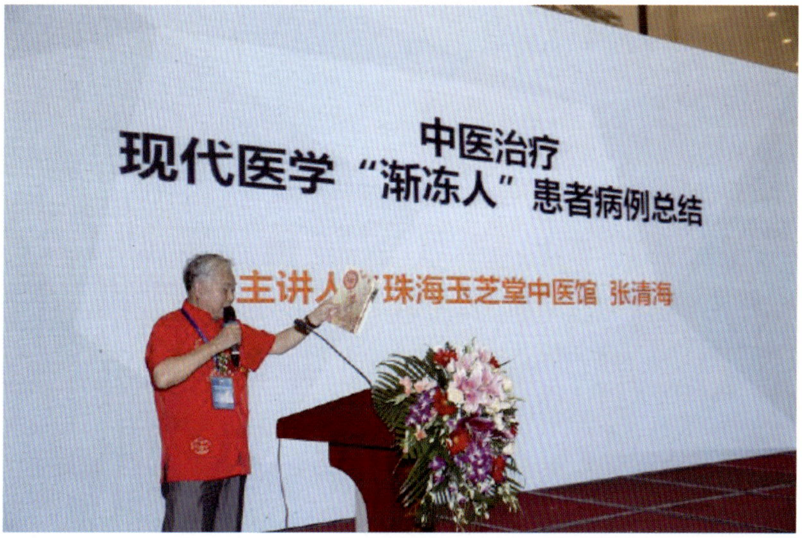
中医治疗
现代医学“渐冻人”患者病例总结
珠海玉芝堂中医馆 张清海

力，肌肉萎缩，关节变形，蔓延各脏腑，最后呼吸困难至死。可以明确的是，“渐冻人”一定有肌萎缩。中医治病自浅而深，由表入里，分上、中、下。其风、寒、湿在体内蕴积的时间长短，皮肤侵入吸收蒸发，病情有缓急及产生慢性病变，入皮肤，腠理，最终入髓。

社会活动

1. 学术活动

张海清带徒传承之余，还积极参加中医宣讲学术活动。2017年受邀参加中国中医药发展创新论坛并发表主旨演讲，获得《中国中医药发展创新贡献者》荣誉称号。2018年12月9日参加中国首届中医药科学发展论坛并发表演讲。2018年5月受邀参加台北国医节学术交流会并发表演讲。2019年受邀参加世界中医药大会，并发表渐冻症治疗新思路主旨演讲。2020年12月受邀参加中国第十二届中医药发展论坛，接受媒体专访。

2. 公益活动

2013年10月“玉芝堂中医走进社区”大型巡回公益义诊活动，在珠海长环新村、北园新村正式启动，为珠海市民提供一系列免费医疗健康服务以及免费诊断开方。该活动持续走遍珠海每个小区，活动期间，来自玉芝堂中医的专家，在珠海各大社区提供免费现场诊疗，以及常见病和老年病等健康知识宣传。

玉芝堂作为珠海中医医疗机构，致力于社会公益事业的积极参与。在张清海主任的积极倡导下，鼓励全馆职员积极参与到帮助渐冻人社会公益工作中。

玉芝堂在渐冻人的治疗和康复有丰富的实践经验，对于长期治疗的渐冻人患者计划给予诊疗上的资助，在帮助他们减轻病痛的同时，减少他们的经济支出，计划每年从营业利润中定向拨款给有困难的渐冻人家庭，对他们进行诊疗资助。2012年玉芝堂免费救治渐冻人珠海斗门彭氏兄弟，取得积极的效果。

贵州 陈氏世家

世家传略

第一代

陈国老，祖籍江西，清代秀才，清朝宫廷御医。擅长内科疾病脉诊和治疗，对针灸和中医推拿手法颇有建树。

第二代

陈世桥，陈国老儿子。自幼熟读中医古籍，深得父亲真传，医技精湛，乐于助人，深受当地苗民爱戴。

第三代

陈凤辽，陈世桥儿子。自幼跟随父亲学医，耳儒目染，对行医治病、医学书籍情有独钟，成年后不遗余力整理祖传秘籍秘方，在传承家族推拿按摩手法的基础上，完善陈家128种推拿按摩手法。

第四代

陈天汪，陈凤辽的儿子。陈氏家族“五指把脉”手法的创始人。在传承祖上脉诊手法的基础上，创立了“五指把脉法”。

第五代

陈时杰，陈天汪的儿子。擅长风湿骨痛等病症治疗，治疗周期短，治愈率高，复发率低，治疗效果好。

第六代

陈吉云，陈时杰儿子。身怀绝技，谨遵祖训，扎根苗乡，对内科、妇科、儿科、皮肤科、骨科、脑瘫、癌症等病症诊疗具有丰富的经验，造福无数患者。

第七代

陈著荣，女，（1962年—　）。陈氏家族唯一的女性传承人。自幼跟随父亲身边学习苗医苗药，4岁开始与父亲一起上山采药、辨药、制药，治病救人，深得苗医苗药精髓。14岁开始独立行医。擅长治疗癌症、骨质类疾病、高血压、糖尿病、白血病、脑瘫、动物毒伤等疑难杂症。她立志把祖传医学古方秘方完整传承下来，为子孙后代留下这些瑰宝。

学术经验

（1）第五代陈时杰，利用苗山深处的三加、蒴藋、肿节风、草乌、盘龙草等天然草药，经过药理辨证加减，制定了一套专门针对当地苗民风湿骨痛的治疗方案，救助了无数风湿骨痛患者。

（2）第六代陈吉云，创造了“内服苗药+外敷药酒+苗药泡澡+手法推拿”治疗脑瘫。内服苗药通血脉，补充营养，增强体质，激活气血；外敷药酒、苗药泡澡舒张经络，手法推拿通经络。一般的脑瘫患者经过半年时间治疗基本能够自理。

（3）第七代陈著荣，提出祛邪与扶正相结合治疗癌症的方法，坚持“急则治其标，缓则治其本”的原则，以解除病苦、危急症状为首任，祛邪的任务是清热解毒、活血化瘀、软坚散结、导滞化浊。扶正则是补益和调理，补益达五脏，脾、肾正气充盛，则有了抗癌攻瘤之资本，即达到了扶正之效。

学术成果

贵州陈氏世家历经200多年，各代后人薪火不断，与时俱进，医学技艺不断提升，医学成果斐然。但囿于世代居住深山苗寨，医学成果基本在当地应用。直至第七代陈著荣，以顽强不屈的精神，凭借记忆和自身50年行医经验，整理出历代先人遗传的古方秘方。从2013年至2019年，申请6项发明专利;①种治疗骨质疾病的药物组合物及其制备方法与用途（ZL201310276207.7）；②种治疗脑瘫的中药组合物及其制剂和制法（ZL201510013837.4）；③种治疗高血压的中药组合物及其制剂（ZL201510011238.9）；④种治疗肝硬化的中药组合物及其制剂（ZL201510011232.1）；⑤种治疗胃穿孔的中药组合物及其制剂（ZL201510011236.X）；⑥五味茶及其制作方法（CN201910255621.7）。

前五种专利用途从名称可以一目了然。第六种五味茶，具有养肝护肝、排毒养颜、清热解毒、调理气血、软化血管、消炎止咳、改善肠道功能、提高睡眠质量等功效。长期饮用对高血压、高血脂、高血糖、动脉硬化、中风偏瘫等心脑血管疾病具有明显的预防作用。

天津 苗氏世家

世家传略

第一代

苗永孚，其医术继承于邱氏老中医，学习点穴推拿、正骨按摩、伤科用药。邱氏不仅擅长点穴推拿，还擅长大方脉、丸散膏丹制作，更擅治疗骨伤科、外科疮疡、妇科经带胎产诸症。1968年苗氏全家从天津市迁居回老家宝坻区杨家口村，苗永孚在村里应用所学中医外治方法治疗伤科疼痛、闪筋错位，俗语称为“捻胳膊捻腿”，经多年实践总结形成“八纲调形”中医外治疗法。二十世纪上半叶，天津是京畿的门户，各种文化交融存在，三教九流各色人士汇聚于此，外国使馆租借区林立，形成了北方的大都会。同时天津名医汇聚，盛极一时，是北方中医药文化的中心。大方脉以中西汇通张锡纯为代表，手法外治的苏绍三、叶希贤、胡秀璋三家按摩手法经验各异，但又可殊途同归，目前经整理形成津沽推拿流派。八纲调形疗法，以口传心授的方式在民间传承，是一种简单实用的中医外治法。

第二代

苗时祥，在卫生院工作直至退休。自己患慢性胃病和腰痛多年，西医治疗无效，转用中医疗法得以治愈，从此专研中医中药并继承家传的“八纲调形”中医外治法。

第三代

苗德生、苗德根，中医执业医师，家传结合学院教育，兄弟二人继承家传“八纲调形”中医外治疗法，通过十余年的临床应用，为诸多患者解除病痛。

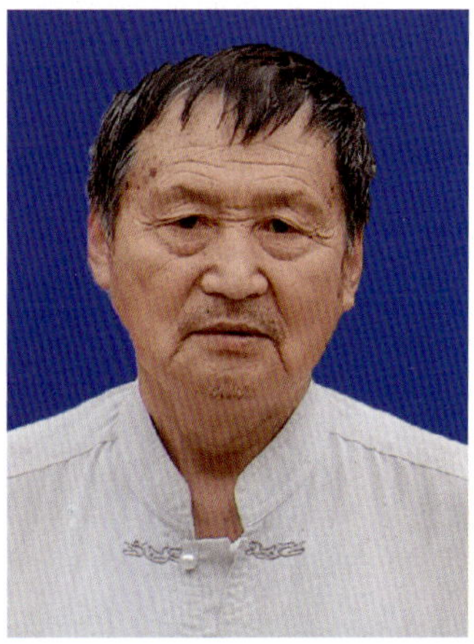

第三代传人苗德生

学术成果

津门苗氏“八纲调形”中医外治疗法（简称：八纲调形）源自天津邱氏老中医的口传心授，经天津宝坻苗氏一家三代传承，形成一种中医外治诊疗体系。八纲调形疗法理论源自《黄帝内经》，以形体八纲为核心，从外形的角度认识疾病的病因病机，以形体八纲辨证临床诊断，配合特有的手法和外用药物，不但可以用于形体病（如关节病、疼痛病、经络病）和脏腑病（内伤诸症）的诊疗，也可以通过形体经络调理达到强壮身体、养生延年的目的。在民间广为流传，用于治疗骨伤科痛症，如肩周炎、颈椎病、腰椎病、膝骨关节炎、踝关节扭伤等，效如桴鼓，是传统中医外治法的活化石。

八纲调形疗法辨证论治原则

1. 形体八纲辨证原则

上下辨证：上病下治，下病上治；前后辨证：前病后治，后病前治。

左右辨证：左病右治，右病左治；阴阳辨证：阴病阳治，阳病阴治。

形体八纲辨证是把人看成一个平衡体，判断失衡的法则是对称法则，即“上对下，左对右、前对后、阴对阳”。例如颈椎病的特点是颈肩肌肉紧张、疼痛，病变区域在颈椎后侧为主，用形体八纲辨证来判断，颈椎属于“前后”失衡，应采用“后病前治”的原则。

2. 八纲调形治疗的原则

急则治标，缓则治本，治病求本，标本兼治。

急则治标是指颈椎病疼痛症状很严重的，应该治其标，即治疗显痛点的症状。

缓则之本是指显痛点没有那么严重，时有时无，应该治其本，即治疗隐痛点。

标本兼治是指既治疗显痛点，也治疗隐痛点，两者一起治疗，为标本兼治。

从止痛的角度来说，显痛点就是标，隐痛点就是本。痛点分成显痛点和隐痛点。显痛点即是病患自我感觉不适的位置，如颈椎病的显痛点往往在颈肩部，个别患者显痛点也会出现在头部。隐痛点，指的是病患自我没有感觉，在病变的根源区域，通过检查，用点揉按压等刺激方法才会感觉到的痛点。隐痛点不被刺激的时候，患者没有任何感觉，被刺激后才出现疼痛，所以称为隐痛点。隐痛点是经络阻塞不通的表现，隐痛点往往有肌肉的结节和条索，是全身失衡的根源点。

八纲调形疗法的特点

1. 以八纲认识人体和疾病是中医天人相应思想的具体应用

人和天地相应，人的前后左右，对应东南西北，人的上下对应天地，人的阴阳对应外界的阴阳，通过上下、前后、左右的立体坐标为框架，展示疾病发生的机理，明确了形体病的诊断和治疗思路，形象直观。

2. 形成了形体八纲病症的诊疗思想

《黄帝内经》里面有“由阳引阴、由阴引阳、左病治右、右病治左”的治疗原则。八纲调形讲究“左病右治，右病左治，前病后治，后病前治，上病下治，下病上治，阴病阳治，阳病阴治”。一个疾病的病变部位，一定有一个对应的根本点。找到疾病的症状，即“标”，再确定疾病的根源，即“本”。本去而标除，治疗疾病立竿见影。

3. 手法特色，刚柔补泻兼济

八纲调形的手法讲究“准、巧、灵、透，刚柔兼济”，手法分为补法和泻法。

准，指的是病变部位找得准，一下就找到隐形的痛点，要求治疗时间能短则短，所以往往都是几分钟就治疗结束了。

巧，解决局部问题要巧妙，以最小的力度、最小的痛苦解决问题，不去硬治病变点。

灵，灵指的是灵活多变，掌、指、肘，点、按、揉、拿、捋、推、摩都可以应用，多数是两个以上的手法的综合运用。

透，指的是手法要有渗透力，施术者是用的全身的整劲。

刚柔兼济，手法和关节整复相结合，手法有柔有刚，有补有泻。

4. 手法配合外用药

外伤多有瘀血，手法治疗的同时，配合特色外用药，可以活血化瘀，通经活络，促进疼痛的痊愈。外用药能深入关节，消肿止痛。最有特色的药物是冷灸药膏，用于治疗关节炎、颈椎病、腰椎病等关节疾患，时间短、显效快的特点。

广州 夏氏世家

第一代

夏嘉安，夏氏理筋正骨术创始人。于清代开始，逐渐有了完整的理论体系创始人。1868年出生，早年在北京经营跌打损伤药铺，后为清朝宫内御医，与朝中各大御医经常交流医术，并将各御医的理论融入自家手法中，从此技术更是出神入化，攻克了很多难以治愈的骨伤及疼痛症。

第二代

夏声心，1903年出生。因战乱原因，离开北京定居广东，将夏氏理筋正骨术带到广东。

第三代

夏达聪，1936年出生。“文革”时期，在广东揭阳市下乡，行医中得到揭阳骨伤治疗名人黄大仙的真传，结合家传手法以其精湛的医术创出了自己的招牌“夏达聪正骨堂”。

第四代

夏青海，1972年出生。自幼习得理筋正骨技术，后在北京崂山中医卫生学校（现医学院）学习，毕业后在广东汕尾中医院工作，担任疼痛科主任，全科医师。期间拜师道医黄诚全道长，解决了祖传技法的治疗瓶颈，手法技巧更上一层楼。行医三十多年，治疗疑难杂症患者无数。为中国医药教育协会特聘专家委员，广东惠州康复学会理事长，柔性宫廷理筋正骨术专家，中医药适宜技术培训导师。曾荣获北京孵德中医院理骨术竞赛中第二名。担任广东惠州惠城正玄堂中医馆馆主。

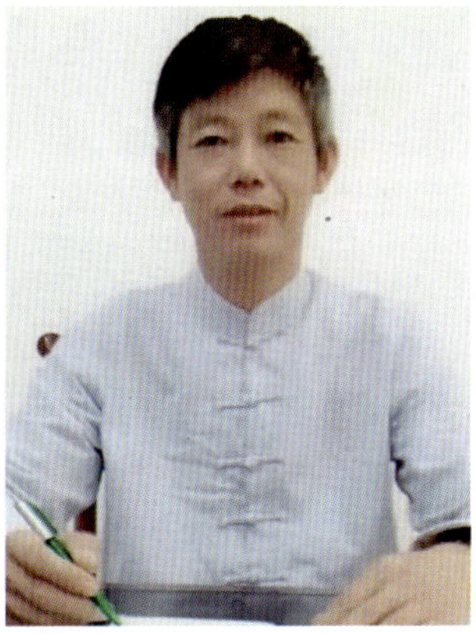

第四代传人 夏青海

学术经验

历经几代的研习实践，第四代传承人夏青海集众家之长，结合解剖学、运动力学、结构力学、中医学理论、能量学、细胞学等，将祖传的夏氏理筋正骨术的精华内容，在理论与实践的基础上进行了科学的总结，提出了完整的技术标准，创下自己独具一格的筋骨同调动态+静态平衡术手法。

夏氏理筋正骨术手法轻柔安全，运用杠杆原理，以四两拨千斤之力进行复位，操作者只用1～3公斤的力即可解决因骨错位引起的各种酸麻胀痛问题。此手法定位明确、力道有发有收、无痛苦、操作简便、动作轻柔、当场见效、安全无风险。有效解决了困扰国内外正骨专科多年的解剖不清晰、评估不明确、手法不标准、关节部位不完善不完整、诊断不系统等难题。经验证明，现场效果立竿见影，调理反弹率低，达到标本同调的真正实效。

第四代传人夏青海根据目前的传承现状和实践经验，在理论上已有了专著及操作技术标准，还希望能在传承推广上继续加大力度，惠及全国有需要的患者。

国医年鉴 2021

中医药传人

中醫藥传人

王宗辉

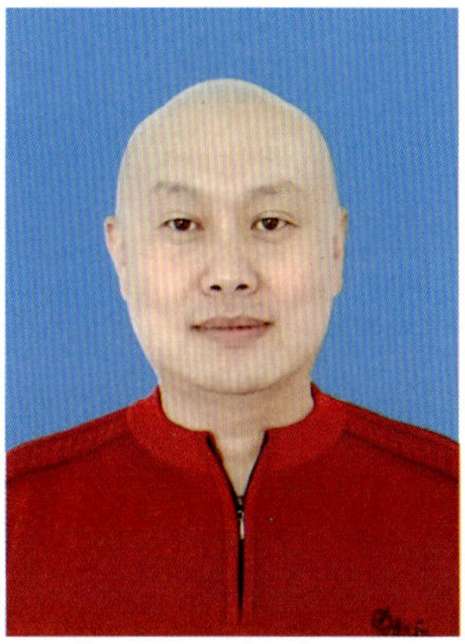

王宗辉，男，大专，汉族，1970年出生于山西省侯马市，现居河北省张家口市。1976年，王宗辉随白玉喜学习少林拳以及少林卸骨、接骨术、奇门术等。1978年，王宗辉开始跟随其舅张广才修习如意门绝学，继承张广才如意门血脉，为如意门第六代传人，现为如意门如意拳非物质文化遗产传承人。1994年，王宗辉开始收徒授艺，教授如意门绝学，并多次带领徒弟参加各种比赛取得诸多奖项。

1986年，王宗辉跟随张家口名医、李氏正骨传人李剑章学习李氏家传正骨，跟随其师十九年，技艺大成，医名广传。王宗辉自喻“慈心破鼓”，顺天循道，耕心种德，行世能隐常隐，医者仁心仁术，不为世俗所动，潜心修习。近四十年的临床实践经验，自幼跟随家师一直从事中医骨伤专业的临床实践，擅长诊治颈椎病、腰椎间盘突出症、腰椎管狭窄症、腰椎滑脱、骨质疏松椎体骨折、脊柱畸形、头晕、软组织肌肉劳损、肌筋膜炎、脊柱小关节紊乱、青少年特发性脊柱侧弯、肩周炎、足底筋膜炎，后应群众需求，修习了脑瘫、脑损、中风后遗症、男科、妇科等疾病诊疗。

2014年，王宗辉开始向弟子传授如意门如意正骨、李氏正骨以及少林卸骨、接骨术。目前所授徒弟三十几人，学生遍布几个省市，有的徒弟已成为当地名医。

2021年，如意门如意正骨被认定为中医药类河南省科技文化遗产项目，王宗辉是中医药类科技文化遗产如意门如意正骨传承人。

冉　明

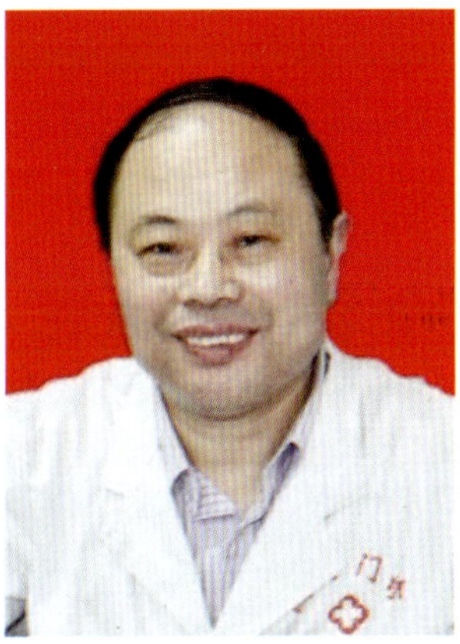

冉明，现任北京春之堂医学研究院院长，重庆冉明门诊负责人，兼具中医副主任医师、教授、国家注册执业医师、高级健康讲师、高级健康管理师。

冉明医师出生于中医之家，自幼受父辈熏陶，酷爱中医。经冉明治疗的每位患者父亲都亲自把关，直至他完全理解。父子白天接诊，晚上传授先辈们积累的临床经验手册《万病纲要》《千金不与世人传》《咽喉指掌》《冉氏秘笈六法纲要》。在此期间，冉父把救治危重患者的理、法、方、药及药物的归经炮制尽数相传。行医二十年，冉明（中医全科医师）擅长主治肺、胃、肝胆、乳腺、甲状腺癌以及妇科肿瘤、囊肿、子宫肌瘤等疑难怪病。治疗风湿病痛、关节痛肿、颈腰椎骨病、无名肿毒及多种顽固性疾病等属家传之秘技；尤对治疗中医大内科诸病，以及妇、儿科、男科、五官、皮肤、心脑血管、高低血压、中风偏瘫、糖尿病、肾病、老年病及顽固性失眠、咳喘、肺痨等病见长，并擅治顽固性、疑难杂症、怪病。多年来，冉明医师潜心钻研，首创“疏通修复、代偿重建”新疗法；“崇尚医德，以品质呵护生命”。他认为血液肿瘤指标是判断恶性肿瘤治疗的疗效、预后及选择方案的有力依据，但它只能作为辅助手段，如果体检中发现肿瘤指标升高，不要过于恐慌，因为在机体存在炎症，某些慢性疾病发作时，某些肿瘤指标也可能会上升，还需进一步检查来鉴别诊断。

冉明医师曾到北京协和医院肿瘤专科门诊进修，专攻各种肿瘤和癌症，从事肿瘤治疗和研究多年。冉明主任成功研究出“中医扶正抗癌排毒疗法”，对治疗脑瘤、食道癌、贲门癌、肺癌、乳腺癌、胃癌、肝癌、胰腺癌、肠癌、子宫癌、膀胱癌、肾肿瘤、前列腺肿瘤、骨肿瘤等早、中、晚期恶性肿瘤，不手术、不化疗、不放疗，疗效确切，无任何毒副作用。

凭借对中医的独特悟性，冉明在总结先辈秘笈基础上，结合自身多年临床经验，对世界性医学难题——肿瘤课题进行深入研究，并成功创立了中医治疗肿瘤的“八大疗法”，后正式命名为冉明医师“消瘤法”，并获得国家发明专利。其中“冉氏神奇利膈疗法”治疗食道肿瘤疗效确切，被评为国家科技成果。专家一致认为，该疗法疗效达国内领先水平。

冉明医师“消瘤法”严格秉承中医辨证施治的原则，突出传统中医治疗特色，根据患者具体症状，因人因病因时而异，内服外用，调整患者机体与脏腑的阴阳平衡，在治疗肿瘤、预防复发和转移方面取得了重大突破，提高了患者的生活质量，延长了生存时间，降低了诊疗费用，避免了西医手术、放化疗等对患者造成的身心伤害。冉明医师“消瘤法”对肝癌、肺癌、食道癌、贲门癌、胃癌、肠癌、胰腺癌等肿瘤都有显著疗效，临床有效率高达97.27%，自其问世以来，已成功让数万例中外晚期肿瘤患者摆脱病魔折磨，实现远期康复。更有众多生命垂危、奄奄一息的患者，经冉明医师“消瘤法”治疗后，从死亡线上被挽救回来，病情得到有效控制，并有许多患者生存达十年以上。

向玉平

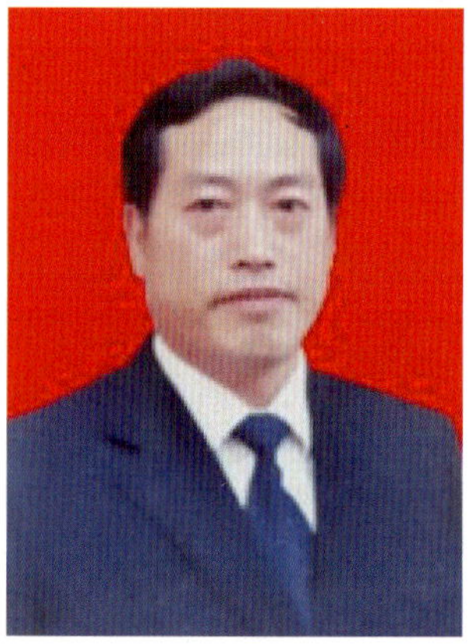

中华医药瑰宝中，苗医药堪称是一支璀璨的奇葩。往往一味药能治好病，从古至今都在传承的苗药治病，其简单的方药就能治好很多的疑难杂症，包括癌症。

向玉平，男，1961年10月生于湖南省湘西州凤凰县落潮井镇落潮井村二组。这里山灵水秀，高山密林云雾缠绕，四季风景如画。向玉平对山中的一草一木都有浓厚的兴趣。他有幸得到杨氏二十四代传人杨贵兴师傅的苗医药真传，他掌握了苗医药的技艺，把脉及医疗有很好的成绩。

向玉平主攻的是肾科。

苗医切脉除寸、关、尺三部位外，突出的是还有五指脉、掌脉，广泛搜集身体信息，精确到人体五脏六腑及患病反映区，结合望问摸，在看患者的形态同样要全面收集信息。根据症状，迅速找到病理、病因、病态，确定方剂。

向玉平诊治肾病根据病情不同，如肾虚（肾阴肾阳虚）， 肾功能失调、肾囊肿、肾积水、肾结石、肾衰、 尿毒症等，辨证用药，应用苗药治疗各类肾病疗效显著。

患尿毒症的患者都去大医院去治疗，结果稍微严重点就要透析、换肾，需要费用30多万元，是一般家庭难以承受的，况且身体也遭到了损害，有些患者还付出了宝贵的生命。不是西医的专家们医术不精，也不是技不如人，而是西医学尚未找到攻克尿毒症的理想方法。

苗医药通过口服方药综合干预，有些只要1～3个疗程就能治好。只要不错过治疗佳期，经精心治疗，都会有效。向玉平的治法主要是处方药内服，并与患者相互配合。他特别强调忌口，只要患者做到了，病就能好转。2003年凤凰县沱江镇，吴姓男子，26岁患肾盂肾炎、肾积液，两个疗程痊愈。2008年凤凰县落潮井镇落湖井村二组，向姓男子，58岁。患肾积水达1500毫升，肺部感染、积液，到县人民医院治疗无效，要求转上级医院。后经人介绍到向玉平处治疗，两个疗程痊愈。2009年县供电公司，王姓男子，59岁。患慢性肾炎，到过北京、上海、广州、长沙、西藏，都没治好，回到家听天由命，经人介绍到向玉平处治疗，三个疗程痊愈。2014年凤凰县沱江镇大坡脑，蒋姓男子，69岁。患肾虚寒证，多处治疗无效，后到向玉平处治疗两个疗程痊愈。2015年贵州省铜仁市漾头师村，刘姓男子，22岁。患尿毒症，到铜仁、重庆名牌大医院治疗无效，经人介绍到向玉平处治疗，四个疗程痊愈。

苗药治疗肾病要忌口。有了好药，仍不能掉以轻心。向玉平知道肾病凶恶又顽固，他总结了需要忌口的食物是：牛羊肉、葡萄、龙眼、荔枝、瓜类、豆类、蛋类、鱼虾类、葱类。另外西药注射的葡萄糖也要严格的禁忌。苗药在治疗肾病的过程中必须忌口，这是治疗的重要组成部分。祖国文化中早有万物相生相克的说法，在苗药中体现到极致。没有各种严格的忌口，就不妄谈治病。如果把忌口忘掉了，结果患者付出很大的代价，仍疗效不佳。

向玉平经过长期临床实践，证明苗医药的治疗是行之有效的。他所用肾宝康吸收了苗族祖先传下的古方，对肾病其肾囊肿、肾盂肾炎、肾积水、肾结石、尿毒症都有疗效。方中采自灵山中的猪耳朵、斑鸡、灯心草、空心草，叶下红等纯草药配制而成粉的药冲服、煎服均可，7～21天基本见效。辨证加味对其他病症，如脑梗、乙肝、胃病、子宫肌瘤都有比较好的治疗。

刘吉山

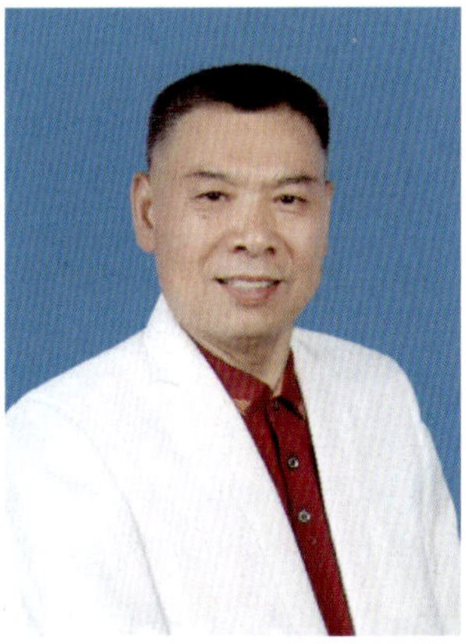

刘吉山，男，1958年10月出生于湖北省荆州市石首笔架山办沙银社区。1972年4月成为中医世家传人鄢年成师傅的关门弟子，酷爱上传统中医药这门学科。后相继在卫校专业学习、市级医院进修，1980年7月毕业于湖北省荆州市石首卫生学校。

毕业后，近五十年的临床工作，始终坚持运用传统中医药技术，纯绿色疗法，以传统中医艾灸技术为主与中医药内服方药相结合，预防治疗各科疑难重症和各科常见疾病，尤其是运用艾灸技术，结合人体经络穴位的作用，针对相应的急性病症的急救诊治，取得满意疗效，一点都不亚于西医的急救措施，挽救了无数生命。针对许多重大病症，如类风湿性关节炎、系统性红斑狼疮、肾病综合征，甚至部分被放弃了的癌症病患者，采用艾灸技术和中医药内服方药加以治疗。他遵师训“久病治脾”，以提高患者自身机体免疫力的原则，挽救了无数国内外患者生命。在五十年的临床实践中，融入个人经验的中医药雾化疗法，中医药强渗透骨热疗法，中医药透皮疗法，深受国内外患者及同行与百姓的认可和好评。2011年曾被邀任感恩天下国学堂中医养生讲师，内容被许多家媒体，包括凤凰台等转发；在喜马拉雅平台创建了《吉康中医理念改变健康》课堂，并多次举办公益讲座。2018年担任北京国鹤堂中医科学院深圳市分院院长。2015年成立了广东省佛山市吉康健康咨询公司。2021年3月，编写了《灸到病除》一书，并获得了国家相关的知识产权，旨在传承普及传统中医药文化，让更多热爱健康，热爱传统中医文化的大众，学习传统中医药文化、中医药知识，改变健康理念、改变生活规律、改变生命价值，让更多热爱中医养生事业的同仁学习一技之长。他帮助了许多人就业，帮助了更多需要帮助的人，用以促进人人学中医、用中医，自防未病，自治小病。

刘洪东

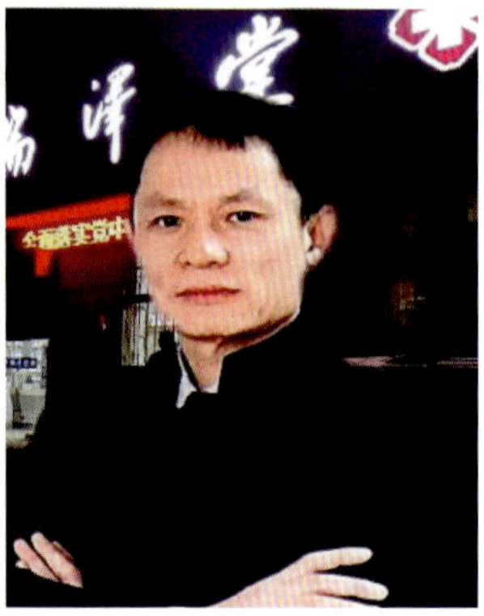

刘洪东，男，1968年10月6日出生。泰山医学院中药学大专文凭，山东省级非物质文化遗产“瑞泽堂王氏膏方”第十三代中医传承人。“王氏膏方”最早由王氏族人王河创于明朝末年，距今已有四百年的历史。刘洪东是膏方第十二代传人王世昌的女婿。王世昌不拘泥于传男不传女，密不外传的老思想，毅然将传世数百年的“王氏膏方”，全部传授与自幼酷爱中医的二女婿刘洪东。以其来发扬光大，改写了王氏嫡亲传承的祖制。2004年刘洪东创办肥城市瑞泽堂医药有限公司，任公司执行董事。2010年创办山东省泰安市瑞泽堂药业有限公司，任董事长。

刘洪东从医三十多年来，博古今典籍，集百家之长，融会贯通，不断精进，多项中药膏方及外用药膏获得国家专利和医药商标，例如诺肤灵、紫凝膏、皮力康、天医痛消等。其传承改良的中药膏方“活肾固元膏”多年来治愈了无数肾病患者，填补了肾病治疗领域的不足。受到广大肾病患者的一致好评，解决了肾病治疗领域的诸多疑难问题。

2020年春节期间，新冠肺炎疫情来袭，肥城市瑞泽堂医药有限公司董事、山东省级非物质文化遗产“瑞泽堂王氏膏方”第十三代中医传承人刘洪东详细搜集资料、查阅古今瘟病治疗医案，结合长期治疗的临床经验，发现新冠肺炎是由病毒侵袭人体，由毒化湿所致，应以清热解毒祛湿为主，以中药通法为原则，再三斟酌后开出清肺解毒方药，此方后改名为“双龙清肺膏”。药方开出后，无偿交予相关部门，发到疫情最前线对症应用于临床。作为一名老兵、一名医务工作者，他积极响应党的号召，始终坚守自己的职业道德，始终把病患之情放在首位，不畏危险，战疫病，救苍生。2020年疫情期间，肥城市瑞泽堂医药有限公司“瑞泽堂王氏膏方”中医传承人刘洪东因积极无偿献方贡献突出，被入选《国家记忆：中国发展领军人物大典》。

李育才

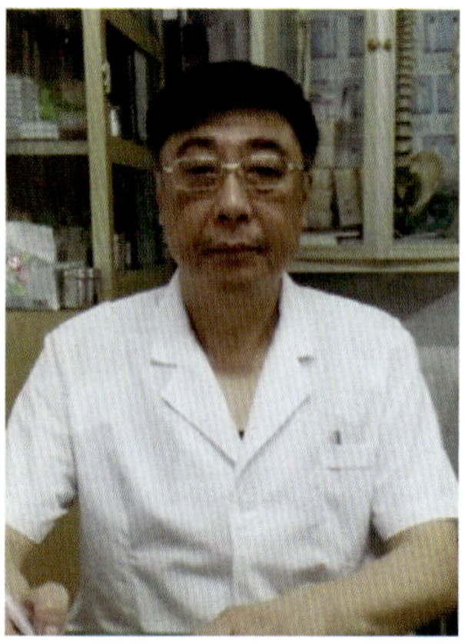

李育才，男，60岁，从事中医行业40余年。1980年毕业于潮安县中医院骨伤科班，师从潮州市骨伤科名老中医庄翼茹医师。1981年经考核审定，符合《卫生技术人员职称及晋升条例》规定的条件，批准为中医伤科医生。

1983年他在佛山市中医院参加广东省第四届骨伤科进修班一年，师从全国著名骨伤科专家李家达、陈渭良院长。他系统学习人体解剖学、生物力学，将传统正骨手法和武术擒拿法融会贯通，经临床反复实践揣摩，成功研究出一套治疗骨折、脱位、颈肩腰腿痛的李氏正骨十八法，治疗骨折、脱位、颈肩腰腿痛疾患机触于外，巧生于内，刚柔并济，灵活变通，临床治疗效果显著，深受广大患者赞扬。

30年来，认真研究时间医学，根据人体经脉气血流注次序，结合阴阳、五行，天干、地支等学说而形成循经按时取穴的子午流注针法。采用参附、参麦、舒血宁健骨注射液等中药针剂，经穴位注射，治疗颈椎病、肩周炎、腰椎间盘突出症、退化性关节炎、筋膜炎、骨与关节损伤后遗症等疾病，做到精准取穴，一经注射治疗，即可收到“立竿见影”的疗效。

从2016－2021年，先后获中国针灸推拿协会下属实体中推联合（北京）医学研究院授予“中医正骨杰出人才奖”“中医整脊特殊贡献奖”“中医针灸杰出人才奖”“中医传承人”称号。

李德知

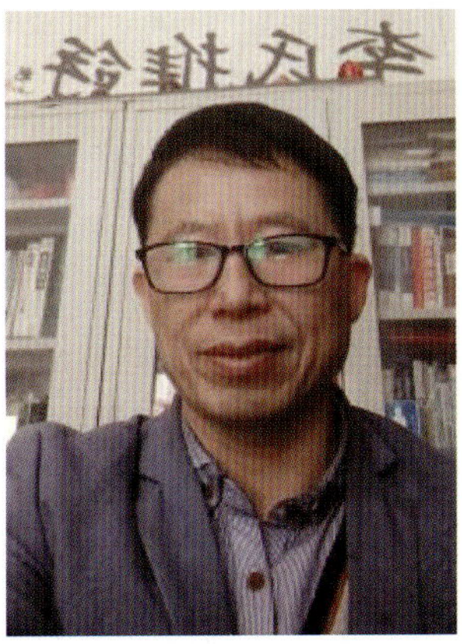

李德知，男，汉族，生于1968年6月。自1985年接触中医，任中国民间中医医药研究开发协会确有专长山东分会理事，为山东大晋匠国医馆特聘专家，2017年10月获得荣誉证书。

1985年起跟随民间中医李德海大夫学习针灸，三年后能独立针治脑梗后遗症偏瘫，疗效显著，一般卧床不起者，经调治都能生活自理。1985-1991年在家自修气功，1991-1999年在北京国际气功服务有限公司工作，专门从事气功健身养生，1995-1996年担任安徽怀宁县生命科技学校校长，1996-1997年担任安徽省枞阳县生命科技学校校长，1998年在哈尔滨中医学院进修中医推拿学，并获得高级职称，2003-2006年在山东济南开设推拿门诊，2006年至今在山东省东营市开设推拿门诊。

学术经验

治疗腰椎间盘突出症、颈椎骨性病变及各类脑血管疾患后遗症、强直性脊椎炎等，有独特的调治技术。

行医理念：秉承大医精诚之精神，以弘扬中医为己任，为百姓谋福祉，少花钱治大病。

案例一：2010年东营胜利集输公司王某5岁女儿，摔伤造成颈椎4-5错位，经东营多家大型医院诊断，专家会诊判定无法手法复位，后转至该处，经手法复位，一次康复。

案例二：2011年东营市黄河路街道办事处王某，52岁。患颈椎增生性椎管狭窄症，出现多次昏迷，经济南千佛山医院治疗无效，后转至该处，经15天的调治后痊愈，至今没有复发。疗法为颈部七针疗法，结合针刺放血、贴敷膏药，疗效显著。

案例三：2019年东营市盐务局刘经理父亲71岁。突发脑梗，于东营市胜利中心医院救治半月无效后，转至该处经3天治疗恢复行动。主要疗法头3针、颈3针、腿3针、并结合头部按摩、背部推拿、足部抻筋手法，获得显著疗效。

案例四：2019年东营胜利油田职工包某某，56岁。患腰椎间盘突出症，合并腰椎管狭窄，不能走路，经多方治疗无效，转至该处经3个疗程治疗痊愈。疗法为采用腰部华佗夹脊针法，结合艾灸、推拿正骨复位，成功痊愈。

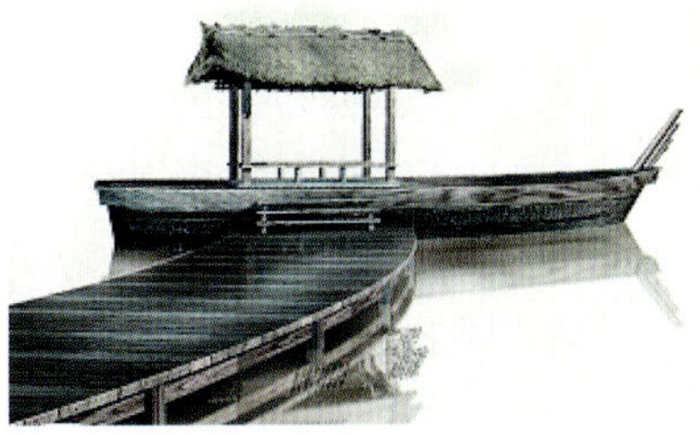

吴文礼

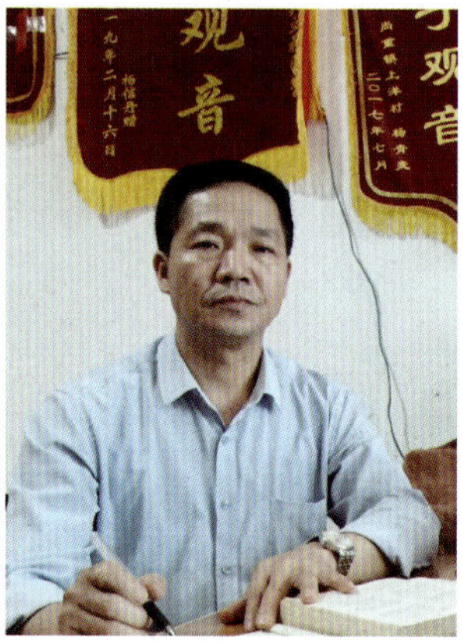

吴文礼，号山泉，1967年出生，贵州省黎平县人。民间中草医，黔东南州苗侗医药传承人，黎平县非遗传承人，爱好诗词文学。

年幼时体弱多病，承蒙当地一位资深老中医的精心医治，才有了健康的身体。在接受中医治疗过程中感受到传统医学的博大精深与神奇疗效，在浓郁的中医气息影响下立志钻研岐黄之术。高中毕业后就拜当地有名中医田庆尧老先生为师学习中医药，经过刻苦学习，学业有长进，自习研读中医四大名著，以及近现代诸家名医书籍，如《千家妙方》《医宗金鉴》《中医学新编》《实用中医内科学》《实用中医妇科学》《实用中西医结合外科学》《中华名方大全》《诊断学》《常见病中西医结合治疗手册》等。

1990年开始负责本村初级卫生工作，使用中西结合的治疗方法，疗效显著，经过多年实践，积累了丰富的临床经验。30年来，长期在基层与疾病打交道，以中医望、闻、问、切四诊为主，配合检验报告单综合诊断，对各种妇科疾病、肝硬化、胆结石、肾结石、慢性支气管炎、哮喘、肺结核、胃肠道疾病、心脑血管疾病、中风偏瘫、跌打损伤、颈腰椎病等多种疑难杂症有独特的治疗方法和显著疗效。他特别擅长治疗不孕症，不论是排卵障碍性不孕、输卵管性不孕、免疫性不孕、心因性不孕等症状均有独到的治疗方法。吴文礼在不孕症论治中认为，不孕症的病因虽然复杂，归总起来不外乎肾虚、肝气郁结、瘀滞胞宫、痰湿内阻等四个方面。肾气不足型，阳虚不能温煦子宫，子宫虚冷以致不能摄精成孕，或阴虚火旺，血海蕴热而不能成孕；肝气郁结型，多因情志不畅，肝气郁结，疏泄失常，气血不和，冲任不能相资以致不孕。瘀滞胞宫型，多因经期产后余血未净或感受寒邪，寒凝血瘀，胞脉受阻，两精不能结合以致不孕。痰湿内阻型是体质肥胖或恣食膏粱厚味，脾虚不运，痰湿内生，气机不畅，胞脉受阻不能摄精成孕。总之，要秉持治病求本的原则，经过精确诊断，灵活运用经方进行加减，通过内服中药调理达到治疗目的。

因对妇科不孕症的治疗有了一定成就，患者口口相传，上门求治者络绎不绝，帮助许许多多的不孕患者创建和谐美满的幸福家庭，得到群众给予“送子观音”的美誉。

陈志华

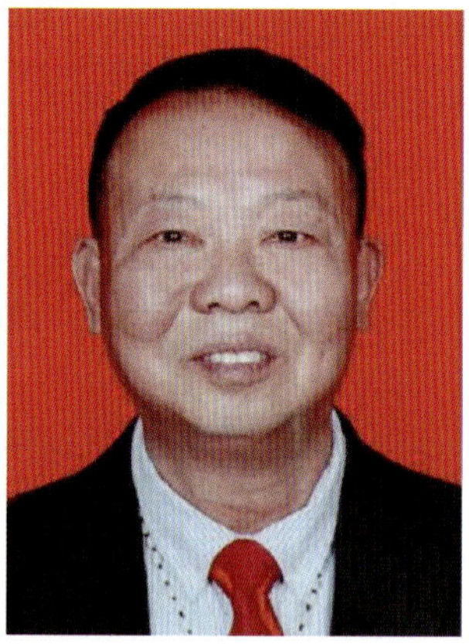

陈志华，字新华，1952年3月生于上海市，祖籍浙江省宁波市奉化区，现居上海。中医传承非遗技师，原世界中医药学会联合会亚健康专业委员会会员，中国中医药信息学会中医中药原创技术研究分会第一届常务理事会理事，中医预防保健调理师，中国医药卫生培训中心第二届杭州千岛湖中医文化节特色特效技术展示交流会组委会中医疑难病诊疗突出贡献专家。

陈志华生于中医世家，为六代中医传承人，自幼耳濡目染，对中医有特别喜好，其一生中几十年一直致力中医秘方研究，为提高秘方功效倾注了大量心血，其目前掌握的有陈生硅房秘方、心血管病调理秘方、咳嗽及顽固性咳嗽调理秘方、癌病调理秘方、清肺化痰秘方。

陈生硅房一号方为祖上百年传承，其余秘

方均出自陈志华独家创新研发，这些秘方的共同特点：均为食材，体现药食同源；对慢病调理疗效显著；产品口感好，无毒、无害、无副作用。四款主打产品：陈生硅房一号方，用于心血管病预防调理、心血管病防两次复发及康复调理，尤其对心血管病防二次复发功效显著。二号方用于咳嗽及慢性咳嗽康复调理，具有五分钟止咳的特殊功效，颠覆了中医调理效果慢的偏见。三号方用于慢性咽炎及多痰症康复调理，具有超强的清肺祛痰功能。四号方用于恶性肿瘤预防调理及中晚期恶性肿瘤康复调理。陈志华躬身中医调理数十载，毕生为秘方研发倾注大量心血，为选购合格食材，他的足迹几乎踏遍祖国大江南北，深山密林，高山深谷是其时常光顾之地。为掌握第一手资料，陈志华不惜将自己当小白鼠，所创处方都经过自己亲自服用。他说只有亲自体验才能有的放矢优化处方，得到优良的产品以服务大众。

陈志华不仅医术高明，且仁心、仁义、仁德，几十年来，许多无法治愈或陷入绝境的慢病患者慕名而来，经过其精心调理得到康复，满意而归，对前来调理的贫困人员他从不拒绝，常给予免费救助。

陈清华

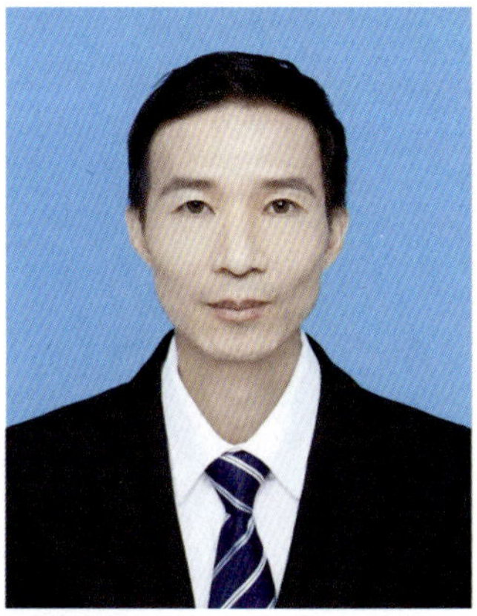

陈清华，字清川，男，生于1969年10月。江西省赣州市安远三百山国家风景名胜区符山村人，一位有着三十余年中医临床经验的民间中医。

陈清华成长于中医家庭，其父是方圆百里有名的草药医生。陈清华医生自幼随家父上山采药，经常一同出诊，耳濡目染了家父用中草药、绳火灸、药草灸和手法点穴等治病的神奇疗效，对中医中药产生了浓厚的兴趣，先是跟父亲学习，在家免费为远近百姓治病，有求必应。为提升自己的服务能力，后拜中医伤骨科专家卢日阳及多位民间名中医为师，学得各家专长，尤其擅治跌打损伤、蛇伤、妇科、儿科、点穴、重症昏迷、溺水与休克的急救治疗等，深受广大患者好评与爱戴。曾获保健按摩师、健康调理师、中医专业技术职业测评师等证书，还获有世界针灸学会联合会颁发的高级针灸师，国家职业资格中医药行业特有工种师资证书。为国际自然疗法创新联盟理事，南宁市清川堂太极中医馆馆长。清川堂太极中医馆以“传承国医精华，造福天下百姓”为己任。

学习贯穿于陈医生生命的每一个过程，自独立行医以来，陈医生对一系列疑难病症做了大量的临床研究与实践，在他三十余年的行医路上，不断潜心研究，刻苦钻研中医中药，并大量阅读中医方面的书籍，用毕生的心血去研究和提高中医药治病的疗效，用中草药调理内外科疾病，秉承“太极五行平衡即健康”的整体理念作为指导思想，总结积累了一套丰富的诊病、防病、治病于一体的临床经验和行之有效的方法，全面诊治人体各种疾病，尤其擅治疑难杂症，让无数的患者，疾病得以痊愈，并挽救了很多危急重症患者的生命。

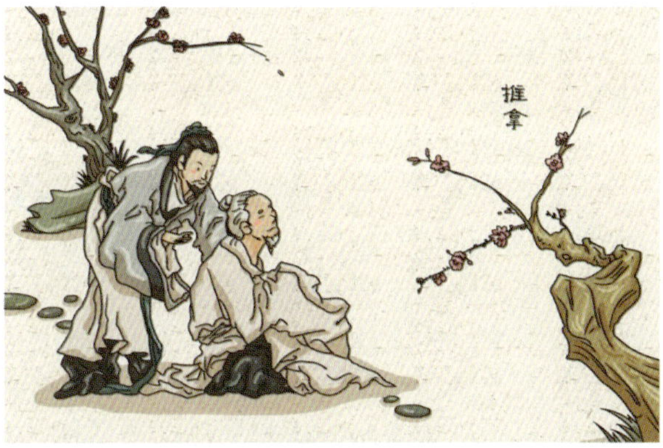

陈德来

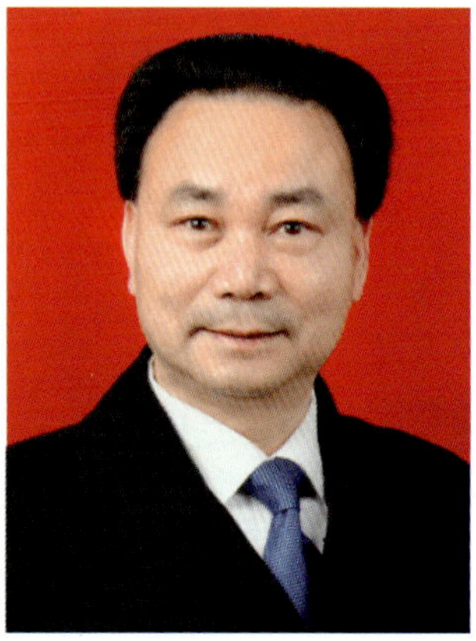

陈德来，1957年8月出生，汉族，大专学历，中西医结合主任医师。现任浙江省温州市洞头中西医结合理疗研究所所长兼门诊部主任。 陈德来自幼随父习医，成年后考入济南中西医结合医士专业班，毕业后又考入河北北方学院中西医结合高等教育班，完成学业后由河北省教育厅颁发毕业证书。在二十多年的临床医疗中还先后参加了温州医学院的学习班、南京针灸推拿大专班、人体信息诊断培训班、耳针耳压培训班、男性病诊断治疗学习班、性传播疾病诊断治疗学习班、肛肠疾病诊断治疗学习班、医疗美容整容学习班、物理疗法等医学培训班学习。

在长期医疗工作中不断学习提升工作能力和水平，获得多项发明专利。

1．保健鞋垫 结合磁铁能驱风湿、活血的功能及现代足穴反射的研究资料，把特定磁场的医疗磁铁按足部各器官反射区进行按放，并设有主穴和配穴，分别对五脏六腑和脊柱及四肢等部位的足部反射区按人体所需最佳磁场排放磁铁，并结合突起物对足穴按摩的疗效，可以对人体的100多种疾病有辅助治疗和保健作用。

2．保健梳 比保健鞋更经济实用。

3．健身磁棒 把特定磁场的医疗磁铁按足部各器官反射区进行安放，并设有主穴和配穴，按人体所需最佳磁场排放磁铁。健身磁棒滚压人体经络及软组织，能使处于休眠状态的组织细胞活跃后进入血液循环，形成网状细胞，藉以增强机体的免疫功能，加强新陈代谢，促进微循环，达到消除疲劳和健身及预防疾病之目的。

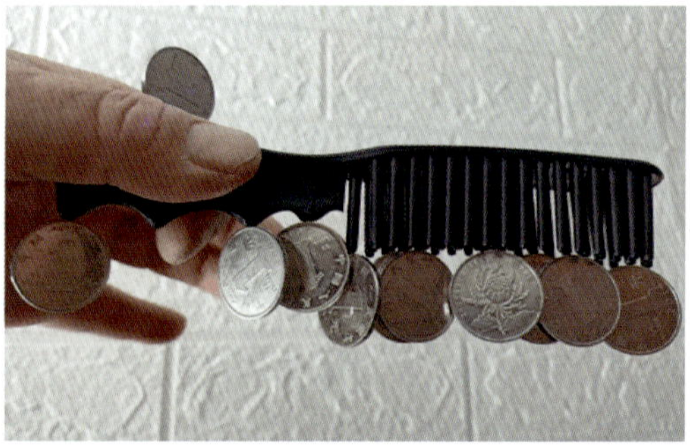

图为远红外生发健脑护眼保心磁梳

4．仙手牌健身按摩磁棒 该发明是以人体背、腰凹凸的自然生理结构和华佗夹脊穴，以及膀胱经的位置而设计的，棒体内装有多个特制永磁和特定磁场的医疗磁铁，结合棒体的凸起轮状体而综合性刺激华佗夹脊穴和足太阳膀胱经等经络及周围的组织。由于各经络穴位和血管及神经、肌肉等组织受健身棒间断性的推动和磁场等物理性的作用，并能起到消炎、消肿、降压、降血脂、止泻和舒筋活络、宣通气血、祛瘀止痛、促进吸收、缓解粘连、提神健脑、解除疲劳、调节机体免疫功能等疗效，从而起到改善血液循环、增强体质、延缓衰老等作用。适用于肾虚腰酸、慢性腰肌劳损、软组织损伤、颈椎病、关节炎、风湿骨痛、骨质增生等症。如能长期使用该健身棒可以有效预防气管炎、冠心病、神经衰弱、糖尿病、胃肠功能紊乱、单纯性肥胖症、肿瘤、颈椎病、腰腿痛、尿路或胆道结石等一些急慢性疾病的发作或形成，同时对健康人也有明显强身功效。

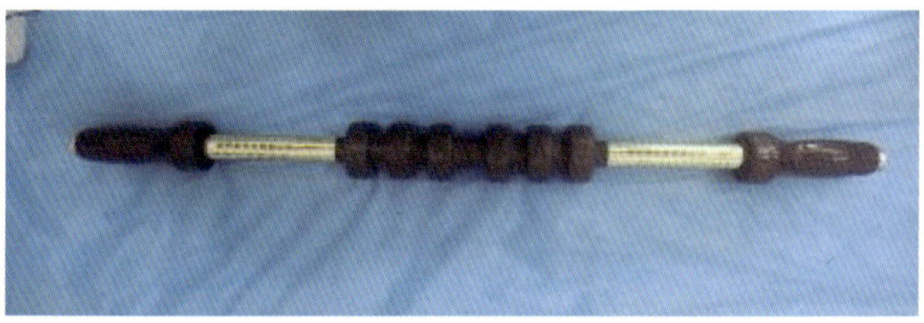

图为仙手牌远红外健身按摩磁棒

健身磁棒临床使用经十多年时间对各种症状进行辅助治疗，均取得满意效果，尤其对肾虚腰酸、慢性腰肌劳损、软组织损伤、过度疲劳等有显著的疗效。

庞 雷

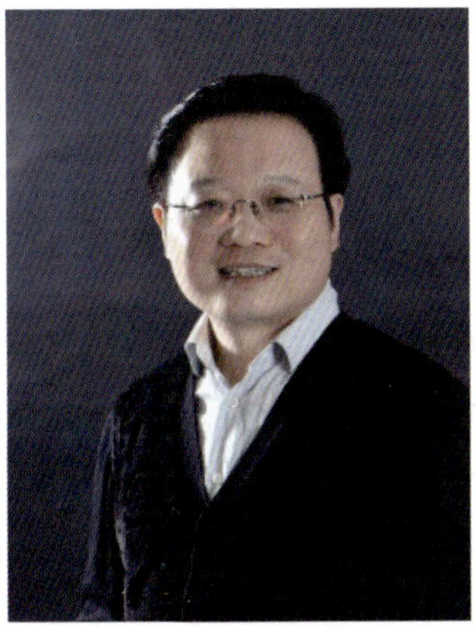

庞雷，1978年7月出生，周口市非物质文化遗产项目庞泰和堂中医内科诊疗法庞泰和堂的第十二代传人。少年闲暇时，耳濡目染祖父行医坐诊，对传统中医药文化产生了浓厚的兴趣。年岁稍长，即能背诵《黄帝内经》《雷公药性赋》，并在祖父口手相授下，参与中草药炮制，时常侍诊于祖父左右，业与年进。其及至志学，求道于河南中医药大学，并受业于多位名师，经过多年家传身授和临床实践，博采诸家之长，不拘经方、时方，择善而从，融会应用于临床，至此学验俱丰、辨证精确，疗效显著。

1996－2001年大学期间，在河南中医学院科班学习，后于河南中医学院第一附属医院、河南中医研究院定期进行临床实践，期间侍诊受业于多位名师，得到悉心指点。

2001－2003年在三叔父庞世斌中医诊所跟班临床实践、参与治疗，业精于勤、珠玑渐蕴。

2003－2006和祖父共同开办庞雷中医卫生室，与祖父朝夕相处。共同应诊，得到祖父的口授心传，倾囊相授。黄金岁月，承继家传，融会贯通，为学院理论与临床实践之间建起了一座坚实的桥梁。

2008至今在三叔父庞世斌中医诊所工作，期间参与了许多重大疑难病症的治疗，主要负责诊所日常运营。期间庞雷协助三叔父研制了复肝乐元散（丸）、痛风清瘀散（丸）、固本回春散（丸）三方，对肝癌等多种疑难病症有着积极的效果，及适度展现中医药在治疗慢性病和疑难病的优势和奇功，提高中医在世人观念中的认可度和信任度，并有大量的治疗成功病案。他积极参与社会公益性活动，每年两次应邀到商丘、开封、武汉、界首十多个敬老院进行义诊活动。

2014年3月受邀参加由中华中医药学会组织的马来西亚国际中医药特色技术传承发展大会，西班牙中医学院学术交流活动。

2016年3月应邀参加由中华中医药学会组织的，由我国台湾地区行政院卫生署主办，台北市中医师公会承办的第86届国医节，并于会议上做主题发言。

2016年9月被中华中医药学会推荐入选国家级一流中医药智库-民间中医人才库。

2016年11月学术论文“中医辨证治疗过敏性紫癜性肾炎的经验”被选为《首届国际中医药创新发展论坛》专题论文，并进行了宣读。

2017年8月被美国纽约中医学院邀请参加由中国中医药信息研究会和美国纽约中医学院联合主办的 “中医药国际发展论坛暨中医针灸相关技术演示会”。

庞雷继续传承庞氏中医，不排斥西医现代医学科学的检查而为中医所用，但不采用西医学的思维模式来填补中医在诊断方面存在的不足，“师古而不泥于古”有时则师其法而易其方。特别重视整体观念，以辨证施治观念而推敲出治疗方案之临床策略，始终把调整阴阳平衡放在首位，善于领悟“药”通“钥”的调整阴阳平衡及辨证论治的精神实质和艺术内涵，善于中医临床思维，非常重视病历的整理和保存，从中总结和提高，完善家传秘方和现代疾病特点的应用与对接，充实家传秘方在临床应用中的内容，把握家传秘方和现代医药诊断对接中的深度和宽度，及适度展现中医药在治疗慢性病和疑难病中的优势和奇功，提高中医在世人观念中的认可度和信任度。

党爱军

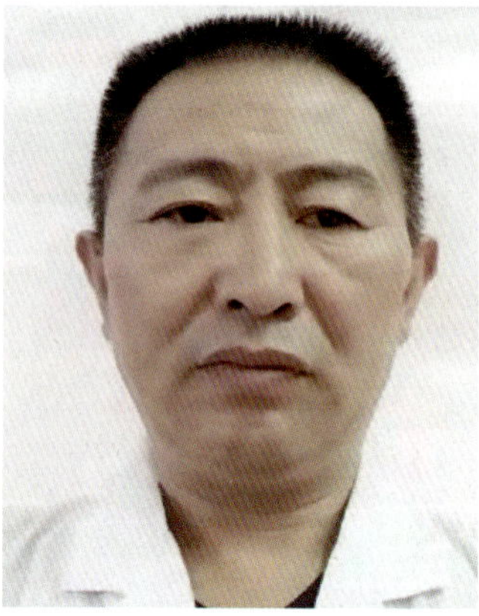

党爱军，山西省临汾市人。1965年出生。为百姓健康公益交流专家团副团长、中国红十字会救护员、博医堂法定代表人。

党爱军生于中医之家，自幼随御医外公学医，后又寻访多地名医，拜师求教，医药兼修，博采众长，具有几十年临床经验，他对腰椎间盘突出症的治疗，采用纯中药修复纤维环，疗效独特，并已经申报了国家发明专利：一种治疗腰椎间盘突出的膏药及制备方法，专利号：CN201811597581.6 党爱军2019-03-29。本专利能达到强筋壮骨、通经活络、消肿止痛、标本兼治、彻底治愈的目的；并使用了现代提纯工艺，采用恒温浸泡技术，制作方法独特，大大提高了药物的功效。

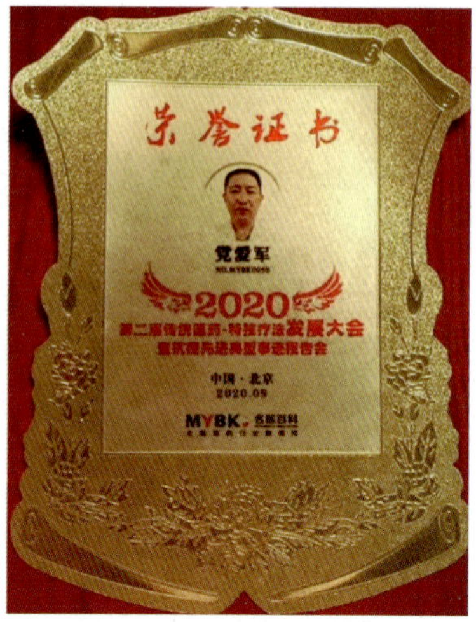

他治痛风通常5分钟止痛也已申请发明专利：治疗痛风的中药组合物及其制备方法和应用，专利号：CN202010973948。他采用纯中草药控制尿酸，溶解痛风石效果极佳。在中药接骨上党爱军也有独特的疗法。他还积极参与百姓健康公益活动，免费义诊，给弱势群体赠送药物，被群众誉为“善缘佛医”。特别是在国内出现重大事件时，他都会挺身而出。汶川地震他当过志愿者；武汉抗击新型冠状病毒时，他积极参加到了民间中医和武汉好人专家团队配合一线工作，得到了组织者和活动领导的认可。

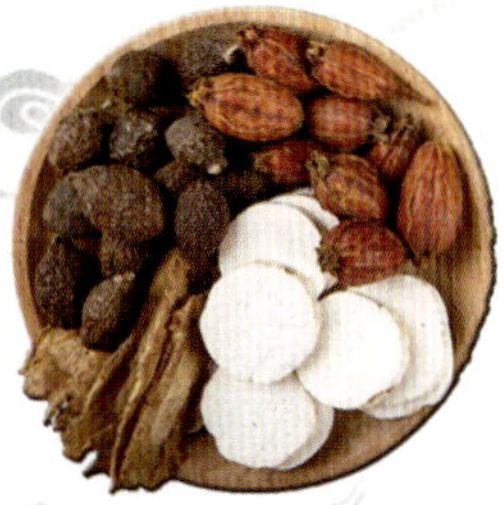

国医年鉴

2021

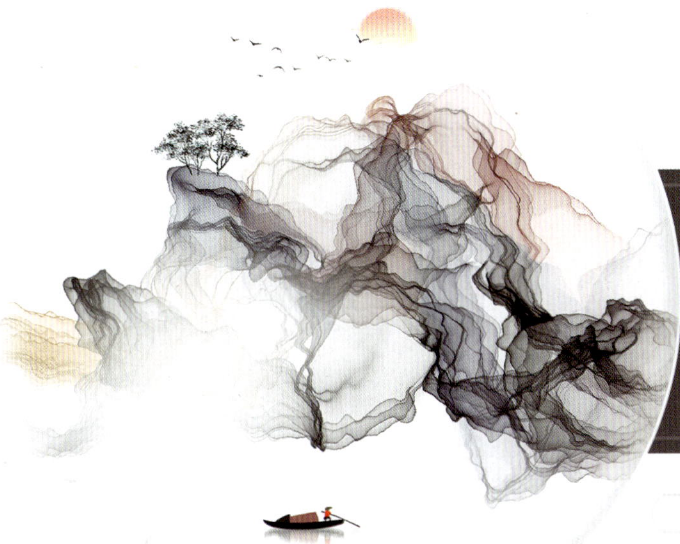

中医药特色个人秀

中醫藥特色個人秀

刁霭东

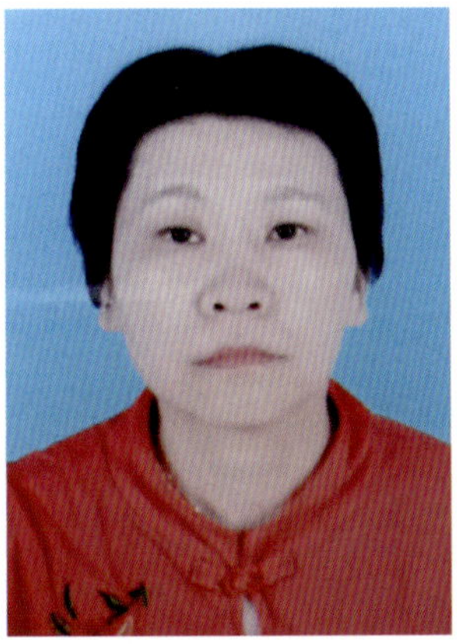

刁霭东，女，汉族，先后毕业于北京光明中医学院、承德医学院、中央党校。工作于惠州市惠东中医院。为中国中医药信息研究会名老中医薪火传承分会理事。1989年获评临床中医师；1996年获评主治中医师。

从事中医药临床32年。掌握了运用中医药调治子宫肌瘤、卵巢囊肿、不孕不育、腰痛（腰椎间盘突出、骨质增生），以及慢性病高血压、中风、糖尿病、肺气肿、肝病、脑瘫等。针对上述疾病所用的中药调理方法，安全有效，得到患者的锦旗感谢。

于永兰

于永兰，新疆万家康健康管理有限公司创办人，2006年赢在中国创业栏目选手，新疆营养学会理事、新疆江苏商会、兵团江苏商会副会长，女企业家联合会副理事长，高级营养讲师，中国营养学会授予“全国营养行业先进工作者”。

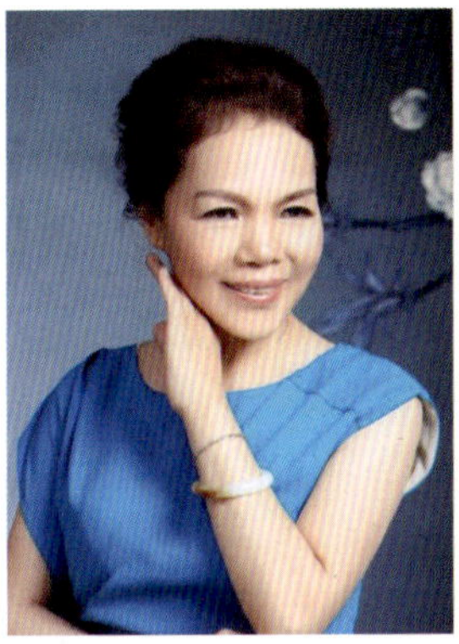

多年来活跃在新疆内外营养界，作为健康节目嘉宾与各类媒体紧密合作。她为企事业机关、网络科普讲座300场次以上；撰写健康类文章350篇以上；微博《营养师说新疆食品》《小麦胚芽怎么吃》话题创办者。

2010年将新疆时时养小麦胚芽向全国推广，跟随各级政府参加展会100场次以上，参加中国营养学会、新疆营养学会的，有机食品、健康管理、中医养生、营养界论坛，多次在论坛演讲，被国内业界公认为营养师创业的传奇，被新疆领导戏称为促销大王，被营养界称为小麦胚芽女神。

对于高血压的预防，吃什么降压，怎么吃降压？于永兰建议：每天早、中、晚都吃30克小麦胚芽，早晨可以放到牛奶、豆浆、燕麦粥、芝麻糊、面汤里一起吃，如果再加点全果冻干沙棘粉也不错，减少一半主食；中午饭前吃，或者就用小麦胚芽泡汤（不是炒菜汤是专门的汤）加点亚麻籽油或者其他新疆的油脂，就菜和鱼肉等，鱼肉量减少一半；晚上也是如此，要是晚上不吃饭的人哪怕是用温开水泡一杯小麦胚芽也可以（不主张不吃晚饭，形成习惯后会对老年身体形成伤害）。超重多的人可减少三分之二主食，一天下来吃600～700克总量的蔬菜，400克左右的水果。第一天排便量增加不要恐慌，那是非常好的现象；一周左右将肠道清理干净，细胞代谢速度加快；半个月体重明显开始回落。坚持45天这样的饮食，体重、寺血压都下降了，同时还形成良好的饮食习惯，之后只需要每天吃一次小麦胚芽来巩固细胞的健康就可以了。

有足够的健康意识和执行力，各种症状都会逐渐消失，掌握了健康饮食的要领，健康就成了一个简单的，重复执行的做饭艺术了。

于圣权

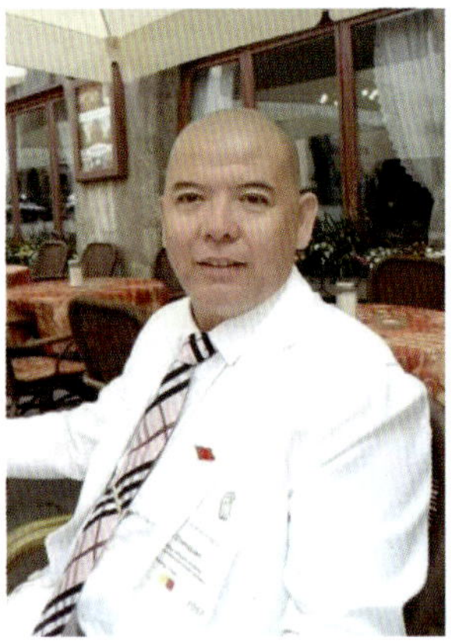

于圣权，原名于振全，毕业于北京医学院。现为福手堂连锁有限责任公司董事长，国医特技专家；兼任内蒙古周易研究会办公室主任、内蒙古国学研究会副理事长、内蒙古易学院中医系研究员，曾任包头市公安局防暴警察支队武术教练。

福手堂连锁公司成立于2006年7月。于圣权董事长创立了福手堂太极二指禅开穴疗法。在第一届“全国中医特色医药发展论坛”大会发表福手堂论文报告。

王红卫

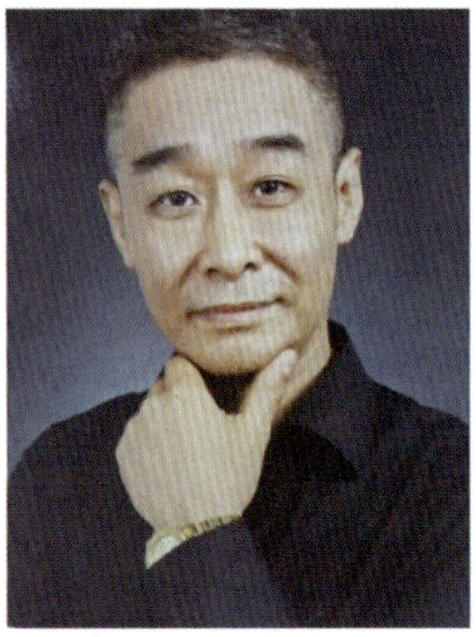

王红卫，1968年6月生于安徽省宿州市。中医师，从事推拿正骨工作。十几岁跟外公的弟弟学中医技术，后当兵退伍回家工作，四年后单位变故下岗。2001年离开家乡，利用所学的中医技术开始了推拿正骨的医疗生涯。现为北京医方堂中医门诊医师。

自全身心专业从事推拿正骨职业以来，注意自己的人格修养，自觉遵守和维护职业道德、职业操守，把自己锻炼成为德才兼备的传统医学传承者及中医康复保健人才。

十多年来，秉承家训“为医务精”的教诲，本着学无止境、行无歇足的精神，坚持不懈，持之以恒刻苦研读、学习中医理论基础，注重临床实践经验的积累，使自己的专业技术、能力与水平不断提高，得到了患者的一致好评。

他在北京医方堂中医门诊工作六年多，给著名导演赖先生治疗左肩数年的严重粘连；接受邀请在新《天龙八部》剧组作为跟组治疗师。曾为国石馆馆长燕女士治疗腰椎病急性发作，四次治疗后康复。同时还在北京为一些领导干部、部队官兵诊疗，疗效确实。

2009年他在北京西郊宾馆8楼给孙善德老将军治疗颈椎病。孙善德老将军即兴挥毫，给王红卫写下了一副“厚德载福”的题字。

王青春

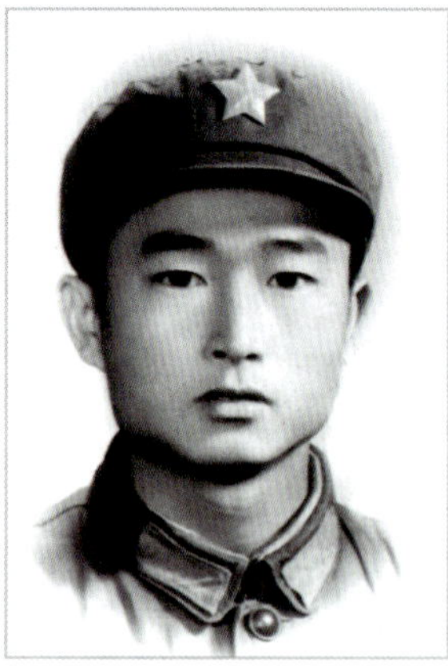

王青春，中共党员，高级中医康复保健师，舒展医学与净血疗法创始人。16岁当选优秀学生代表，在北京受到老一辈革命家的亲切接见，18岁调入县农村工作队，负责下乡知青工作，20岁参加中国人民解放军，复员后就读成都中医学院。现为中国发明协会会员、中国医学教育学会会员。

在长期中医药科研实践中，王青春创立了“病源于血，扶正在本”的理论体系，认为“血为生命之源，及时清除血液病毒垃圾，保障血液纯净畅通，是预防和治疗各种疾病，恢复青春活力的重要手段”。

心脑血管疾病是人类健康的头号杀手，在全世界都是一个让人头疼的难题。王青春研发的新康酵素口服液，可用于心脑血管疾病患者辅助性预防和治疗。酵素是维持人体正常功能、消化食物、修复组织细胞，维持生命运动的必需物质。酵素参与几乎所有的人体生命活动。尽管有足量的维生素、矿物质、水分及蛋白质，如果没有酵素，人体仍然无法维持生命运动。人的生老病死都与酵素有关，酵素影响着我们的健康。

新康酵素口服液含有大量活性生物他汀、抗氧化剂、三七总皂甙、银杏总黄酮等成分，因而能够分解有毒的过氧化氢，有效降低血压、降低胆固醇、甘油三酯、低密度脂蛋白和升高高密度脂蛋白，调节脂代谢紊乱，恢复正常的血脂代谢规律；能够清洁血液，清洗血管壁有毒垃圾；能够抗氧化，活化造血细胞，增加冠状动脉血流量，改善心肌缺血缺氧；可以提高心肌细胞的缺氧耐受力，从而改善冠心病的各种症状。另外，酵素的活性作用可以促进心肌细胞的修复功能，逐步修复梗死病灶。还可以透过血脑屏障，作用于受损的大脑神经，激活大脑神经的修复功能，使脑神经重新生长，从而促进修复损伤的肢体功能，维护生命正常运动。

王明前

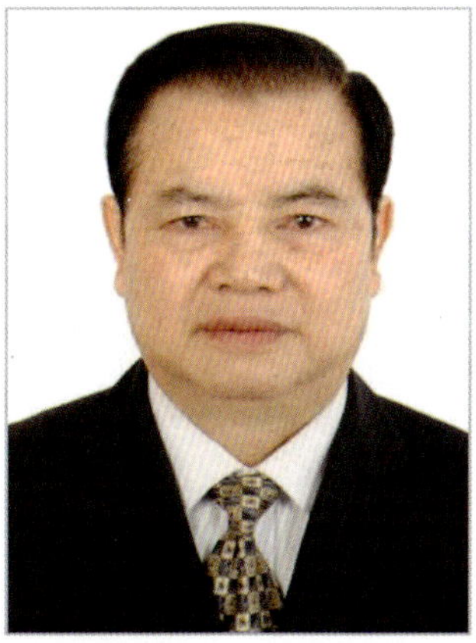

王明前，一事精致，便成传奇。从满头青丝到鬓发如霜，从名不见经传的基层医者修炼为一名大医工匠。王明前从步入中医事业的那一天起到现在，和中医药养生朝夕相处了整整六十个春秋。正是因为他的执着和坚守、守正与创新，才涵养了一颗弥足珍贵的中医匠心，成就了一代中医人的精彩人生，见证了祖国中医药事业的飞速发展。

王明前1943年出生于四川省荥经县，祖籍河南开封市。中医全科医师，中医特色调理师，中医高级健康管理师，高级道医诊疗师，全息针灸推拿师，高级公共营养师，气功教师，武术教师。

王明前系五行八卦诊脉法第十四代传人、五行八卦点穴麻醉无痛无创接骨术第十四代传人、五行八卦针灸秘笈术第十四代传人、青城华美国际康养中心首席医养专家、都江堰天泽智慧康养医院院长、四川五行慧源康复服务有限责任公司法人，为中国民间中医医药研究开发协会浊毒理论分会第一届理事会常务理事、中国民间中医医药研究开发协会培训部基层中医药推广使者、国医网主任委员、中关村健康服务产业促进会专家委员会委员、中国医药教育协会医药产业创新发展促进工作委员会专家委员、华医网副主任委员、中国民族医药学会健康生活方式促进会特色疗法专家。

在清朝末年，王明前曾祖父恐因帮派斗争结仇怨累及子孙，带着一家人离开故居开封市，定居四川，习武行医，世代相传。王明前不仅自幼随父精修祖上“中医秘笈”和道家养身之功，更是从祖上的秘笈中吸取中医精髓；并先后拜少林彭和尚、广州名医阮老师及三位道医为师，潜心研习多位名师所传精方、验方、秘方，后又研读了中医各名家经典和现代医学经典，尽得医道同源之意趣。

王明前在六十余年行医生涯中，不断地研究中华几千年的中医药瑰宝，熟用祖传的“洗髓功”“倒毒功”“回阳功”“隔衣点穴术”，中草药膏、丹、丸、散八十多个中药秘方和二十九种炼丹术，治愈多种疑难杂症，解除无数患者病痛。

王明前擅长通过王氏家传秘方进行辨证治疗，擅长骨质增生、骨伤、脏腑疾病、面瘫、肿瘤、皮肤病等疾病的治疗。对于骨质增生、椎间盘突出、膨出的治疗，王明前采取内服祖传纯中药“骨增丹”，将新生骨乳化，外敷“骨增拔逆散”，将乳化的新生骨从毛孔拔出皮外的施治方案，彻底治愈此顽固之症。

王泽强

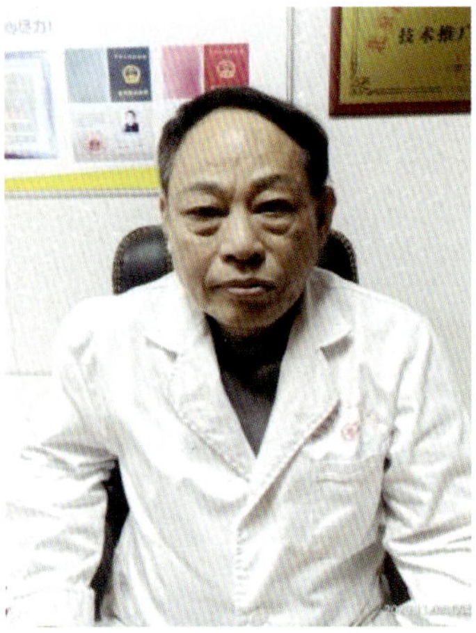

王泽强，男，汉族，1956年4月生，湖南省常德市人，中国共产党党员，执业医师，湖南省常德市武陵区王泽强门诊部创始人。

王泽强医生自幼聪慧，文科功底深厚。少时家教甚严，四书五经多所涉猎，奠定了深厚的古文功底，且琴棋书画甚为精湛。王泽强医生对中医学情有独钟，出身于湖南中医世家的他，家族浓厚的医学氛围使他自幼就对中医药文化产生了浓厚的兴趣，他勤奋好学，其祖父更喜王氏医术后继有人，不遗余力将毕生所学倾尽所有传授于王泽强。为更好地磨炼意志，升华医术，他于1976年毅然选择参军入伍，成为一名光荣的中国人民解放军战士，并成长为优秀的军医工作者，在其十五年的军旅生涯中，不断深入学习，积累临床经验，为部队医疗系统建设及中西医结合诊疗方法做出突出贡献。王泽强医生从医半生，对疑难杂症，特别对类风湿、风湿骨病、坐骨神经痛、中风偏瘫、皮肤病、男女性病、妇科杂症、跌打接骨、亚健康状态调理与治疗经验丰富。在治疗上另辟新径，得到了患者及业内人士的广泛认可。王泽强医生对待患者关爱有加，用药效果好，而药物又价格低廉，且经常为贫困患者垫付医疗费用，得到广大患者的交口赞誉。

王泽强医生躬耕临床几十载，在继承传统中医药理论基础上，总结祖辈的学术思想，结合自身临床经验，创立发明了针灸刮痧多奇术、杂草野木愈苛术等特色调理技术，并逐步改良家传传统膏药，该膏药在治疗颈椎、腰椎间盘突出、骨质增生、肝炎、肝腹水、肝硬化、水肿等疑难病症效果显著，具有用药短、见效快的特点。

类风湿性关节炎好发于小关节，迁延腕、趾、肘、膝、骶髂、脊柱等部位，常为对称性，晚期会引起关节梭状畸形，强直及功能障碍，反复发作，放射线检查可见骨质疏松和坏死。

临床中，类风湿性关节炎的症状与风湿性关节炎的症状有相似之处。主要由于气血不足、肝肾亏虚引起，往往反复发作，肢体作痛，麻木肿胀、沉重、体倦乏力，尤以腰背酸楚疼痛为著，在气候变化时病情加重，最后发展为关节肿大变形、屈伸不利，严重影响生活及劳动。临床中王泽强医生采用祛邪扶正、标本兼顾、益气养血或培补肝肾、强筋壮骨之法。因为益气固卫可防止复感外邪、提高机体抗病能力，有利于巩固疗效。养血合营则有利于祛风蠲痹，即治风先治血、血行风自减之意。通过运用马钱散，具有破瘀通经，祛风镇痉，化痰散结的作用，以软化晚期强直，改善畸形及恢复功能障碍。

典型案例：严某，女，48岁，棉纺织厂工人。1996年5月18日就诊自述：首先周身关节肿痛，继而小关节变形肿大，最后丧失劳动能力，十多年来，求过不少医，吃过不少药，反而病情加重。体查：该患者面浮肿神疲，肢端小关节呈梭状肿大、僵硬、活动受限、局部红肿，舌质淡、苔厚白，脉沉。诊为类风湿性关节炎，邪留于经络关节，气血运行受阻，筋脉失于濡养所致。因患者已患病十余年，不但肝肾气血亏虚，且夹瘀。故治以行瘀化血、捕风除湿散寒、补益肝肾、软化功能障碍，适用马钱散和独活寄生汤加减。

马钱散组方：僵蚕、牛膝、甘草、苍术、麻黄、乳香、没药、全蝎各60克，马钱子500克。治法：遵古炮制，全部研末混合。服法：成人1～2克，6～7岁0.5～1克，每日服1次，睡前空腹，酒为引子，用开水送服也可。禁：辣、腥、酸、生冷。

独活寄生汤加减：独活15克，桑寄生、秦艽各20克，防风、杜仲、细辛各15克，川芎10克，当归、赤芍、牛膝各15克，炙甘草10克，党参15克，茯苓20克。服法：水煎服，每2日1剂，日3次

方中麻黄、甘草、苍术、牛膝，具有活血燥

湿，调和众药之功。全蝎、僵蚕、乳香、没药，能祛风镇痉，化痰散结，活血祛瘀止痛。马钱子为搜剔络道，破瘀通经，软化功能障碍之要药。该病例，单服马钱散半月，再服独活寄生汤半月，经交换服药一月余，同时进行适当的功能锻炼，疼痛明显减轻，关节活动较自如，又服一月余，生活自理，能做家务事，随访两年无复发。

心得：类风湿关节炎总因正虚感受风寒湿热之邪而成，初期邪盛正不衰者，当以祛邪为主；年久邪盛正虚，则祛邪扶正兼顾，扶正方面除益气血外，还应重视补肝肾健脾。肝主筋，肾主骨，补肝益肾，强筋壮骨，软化功能障碍，可缩短病程。对于病情较长，用药复、难的患者，应用马钱散合独活寄生汤加减，灵活应用，标本兼顾，才能巩固疗效。

王登祥

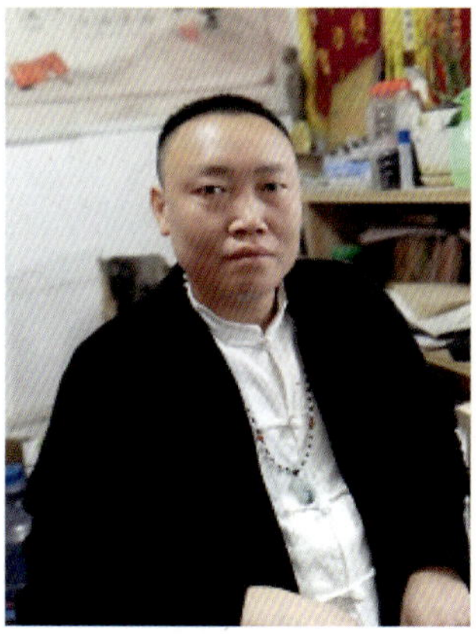

王登祥，男，毕业于安顺职院中西结合专业，进修于湖南长沙医学院，中医师。师承中医伍斌嫡传弟子，同时在临床工作15年也总结了很多临床经验，擅长疑难杂症的诊断和治疗。长期潜心致力于中医补养气血、调理脏腑、强身祛病。中医以为一个人健康的标准就是气血充足和顺，脏腑功能协调。人体的脏器就如同人一样，吃得饱了，干起活来才有劲。而血就是脏器的“饭”。当体内的各种脏器每天都能吃上满满一大碗干饭时干劲就十足，工作就干得好，而当人体的总血量不够，也就是给脏器减了饭量，虽然它们都还在运转，但因为没吃饱就容易疲劳无力，抵抗力下降，就出现了人们常说的“亚健康”状态。时间一长各脏器由于供血不足各种疾病都会找上身来。当血液供应减少，头面部的免疫功能就下降，再加上口腔、咽喉、鼻腔、耳朵又是暴露在空气中的器官，最容易受细菌的感染，这样患鼻炎、咽炎、牙周炎、扁桃体炎、中耳炎的概率就非常高了，且很难根治，不久就变成各种慢性病了。但是人们通常治疗这种症状普遍都是采用泻火、清火、降火的寒凉药物，这就使得寒上加寒，虚上加虚，越治火越大，越治病越多，越治病越重。其实，火大的人如果用一般的推拿、按摩疏通经络后，虚火仍很大，就用艾叶泡脚或用大蒜敷脚心或用生泥鳅降肝火。很快身体内的虚火全部打掉，也就是身体内的假象全部祛除后，显露出来的就是身体内的一片寒凉。这时你再用食疗补血，补肾怎样吃都不会上火了。你就放心大胆地进行食补，当气血很快补足，当身体不再受寒凉的侵袭，你的肾阳之火、肾气都在不断充实，身体自然就强壮起来。各种虚自然消退，各种慢性炎症自然也就很容易治愈。

案例一：马女士，27岁。怀孕41周剖宫产，肝硬化腹水、肝性脑病、肝功能衰竭、门脉高压、脾大、心脏功能、肝癌晚期。被医院放弃来该中医门诊就诊，服用5天汤药，腹水症状基本消失，治疗两个疗程过后痊愈！患者从生活无法自理到现在可以吃饭，可以做家务，腰和腹部都不疼了，恢复得特别好！

案例二：患者女，53岁。因巩膜、皮肤黄染，伴双侧腰腹部隐痛半月余，肝门部见大小约3.9×3.0cm的长T1等T2信号团块影，边界不清，形态不规则，肝总管上段受压狭窄，于2019年7月9日全麻下行腹腔探查及活检+胆道探查T管引流+胆囊切除术，现转移至腹膜、胰腺癌、直肠多发少量癌累及。患者自己已经放弃治疗。症见乏力、厌食、腹腔内疼痛、腰背疼痛剧烈。口服中药，第7天，患者儿子发来信息，说现在肚子和腰背都不疼了，饮食消化好多了，离好不远了！特别感谢王医师！

案例三：冯女士，45岁。患颈椎骨质增生、右侧基底结腔隙性脑梗死、腰椎间盘突出症，子宫肌瘤，一年多的时间所有的治疗方案都尝试了，全部失败，没有效果，花了所有积蓄，负债累累，已为贫困户。用患者的话说：已经到了放弃治疗自生自灭的时候，遇到王医生，没想到真的救了自己。经过调理，去医院复查所有指标正常。王登祥给她调治期间，所有用药全部免费，使患者得到康复。

文绍明

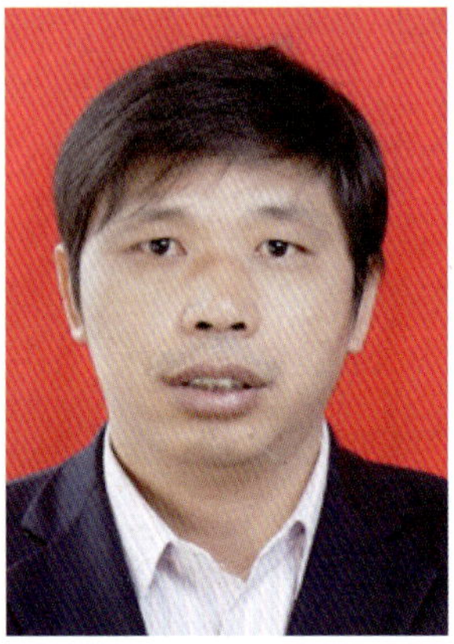

文绍明，男，1966年8月出生于中医之家，湖南永州人，中医执业医师。受祖辈们对传统医学热爱的影响，幼承家训，师承祖传，又遍览历代医著，熟悉众家学说，精研中医经典，以求进他山之助，积累了丰富中医的理、法、方、药和辨证施治的临床经验。遵岐黄之道，学仲景之术，“先发大慈恻隐之心，誓愿普救含灵之苦”。

现为北京文绍明中医药研究院院长，中国管理科学研究院学术委员会特约研究员，中国生命关怀协会健康中国发展工作委员会专家委员，国医网健康顾问委员会委员，中国医药教育协会委员；并为《健康中国》编委，《聚焦中国人》大型文献编委，《中国中医药技术创新金鉴》 副主编。

从1986年开始，从事中医临床实践与研究，勤求古训，博采众方，专业研究家传的中草药验方，以中医辨证施治的理论法则，探索治疗疑难杂症的方法。擅长中医内科、中医妇科、中医男性疾病、颈肩腰腿痛、中医药美容。对青春痘、脱发、祛斑、减肥、丰胸、前列腺炎、前列腺增生、阳痿、早泄、遗精、内外痔疮、颈椎病、腰椎间盘突出、骨质增生、坐骨神经痛、风湿、类风湿、痛风、慢性盆腔炎、崩漏、痛经、月经不调、赤白带下、宫颈糜烂、阴道炎、乳腺增生、子宫肌瘤、子宫囊肿、不孕不育症、妊产杂病、顽固性头痛、盗汗、失眠、高血压、糖尿病、咽喉炎、鼻炎、胃病、肝病、各种结石、急慢性肾炎、肿瘤等的治疗，对多种疑难杂症有特别的研究和疗法。研制出了“一种治疗骨质增生的中药组合物，申请专利号：201810268845.7”。他为提升专业水平，不断拜访名师，深入钻研祖国传统医学，2017年又拜在全国名老中医学术经验继承指导老师、国医大师李佃贵门下，继续学习医术。在北京参加全国名老中医治疗疑难病临床经验高级专班进修学习，多次参加全国性、国际性的中医学术研讨会。其《治疗急慢性前列腺炎的临床体会》一文在中国管理科学研究院学术委员会30周年庆典暨第九届中国管理创新大会上被评为优秀论文一等奖；《治疗慢性附件炎的临床体会》在第七届中国管理科学大会被评为二等奖。

方福宝

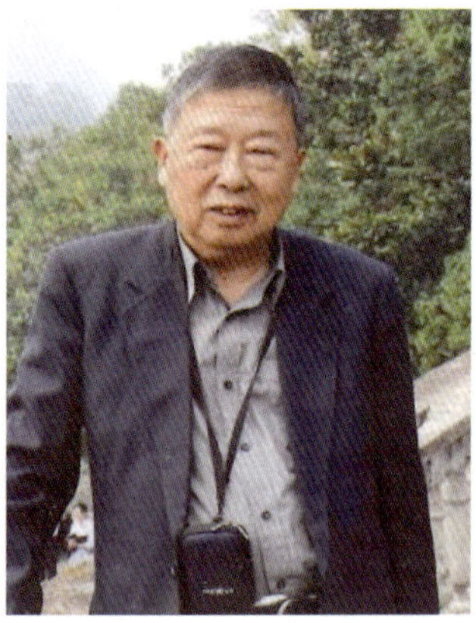

方福宝，男，1935年12月生，中等师范学校毕业，退休教师，从小热爱绘画，爱好美术，师范毕业后从事美术教学。

1957年划为“右派”开除公职，至1979年平反恢复公职，蒙冤历时21年。在那漫长的岁月里为了谋生，他自学中医基础理论和临床医学，还进修了中医，大专三年，函授毕业；并开设中医个体诊所。主攻肝脏疾病：乙型肝炎、肝硬化、肝硬化腹水、肝癌早期，疗效卓著。还撰写医学论文十余篇，发表在国家医学论文集上。1998年参加卫生部（现卫健委）举办的省级中医职称考试，获中医师职称。

在长期的临床工作和科研中撰写了多篇论文。

① 联苯双脂在防治肝炎中的作用及其防反跳

措施。②乙型肝炎垂直传播的认识与时俱进。③乙肝不会传染给家人。④中医学治未病学说在乙型肝炎防治中的运用。⑤肝硬化腹水的中医治疗与康复。⑥肝硬化可以逆转。⑦甲胎蛋白AFP升高的患者出现希望的曙光。

其中两篇论在学术会议和期刊公开发表，被收入知网论文数据库，期刊论文已被下载218次，并被同行引用。

	题名	作者	来源	发表时间	数据库	被引	下载	收藏
1	肝硬化腹水的中医治疗与康复	方福宝	国际中医药临床研究学术会议暨全国第二届中医临床研究学术会议论文集	2011-03-26	国际会议		108	
2	肝硬化腹水的中医治疗与康复	方福宝	中国中医药现代远程教育	2009-01-08	期刊	5	218	
3	联苯双酯在防治肝炎中的作用及其防反跳措施	方福宝	中华中医药学会学术年会——创新优秀论文集	2002-10-01	中国会议	2	58	

他爱好摄影、喜欢画画，利用业余时间练习创作山水风景油画，现为温岭市泽国诗书画社会员，每年都有四、五幅作品参加展出，有些还发表在《第二青春》杂志上。作品有欢乐的童年、温岭有了火车、大熊猫、黑天鹅、奉化溪口、三亚天涯海角、雁荡山、三青山、大陈岛、石林、千年情侣银杏王、黄河壶口瀑布等。

尹　丹

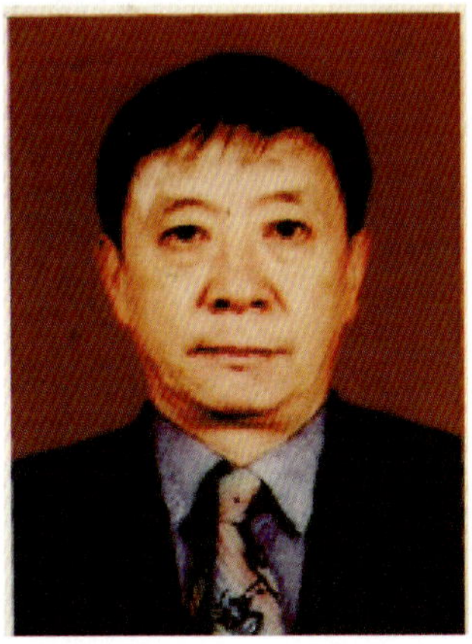

尹丹，男，重庆市潼南区米心镇人，汉族，生于1952年。继承中医子午流注、灵龟八法医术学说及乡村医生经验。他愿终身从事内病外治的研究工作，并取得了一定的成果。他已获得三项发明专利，并撰写临床经验论文，还多次参加学术大会进行交流分享。2008年12月受聘于重庆市巴渝文化研究院子午流注研究所所长一职。2010年7月底受邀参加全国医学自主创新与民间诊疗技术经验交流大会，国国家人才网专业人才库证书（高级）。2012年12月获“潼南县（区）科学技术委员会科学技术成果证书”。

发明三项发明专利为：

（1）快速祛斑液：发明专利CN98112068.7尹丹1998年12月16日。

摘要：本发明公开了一种快速祛斑液，它经如下步骤制得：①取包含下例组分（按重量份数）的原料进行配料：迎春花３～４份，红花１．２～２份，荆芥２～３份，薄荷２～３份，白及２～３份，冬瓜藤１．２～２份，苦瓜藤１．２～２份，甘草１～１．８份。②清洗后按１：５０～６０份加水煎煮，煎煮１小时左右。③冷却至常温进行紫外线杀菌。④包装成产品。该发明具有治疗时间短、见效快（只需治疗２～５次即可祛斑），加工制作简单、成本低，对皮肤无损伤，治愈后无痕迹的优点。

（2）用于治疗头痛的外用醒脑浴洗液及其制备方法：发明专利CN200510005022.8尹丹、李建新2005年10月12日。

摘要：本发明涉及用于治疗头痛的外用醒脑浴洗液及其制备方法，外用醒脑浴洗液是按重量比由28味中药组份制成：八角枫、蚕沙、伸筋草、寻骨风、含羞草、钩藤、豨莶草、木贼、青葙子、决明子、淡竹叶、丝瓜藤、苦瓜藤、冬瓜藤、海椒根、白茄根、桑枝、黄荆、薄荷、荆芥、威灵仙、石菖蒲、益母草、马尾松、红花、丹参、怀牛膝、冰片。详细配方及制备方法见说明书；本发明浴洗液优点：开发皮下促进血液循环和腠理疏通血脉的作用，皮肤直接吸收，比内服药有效，无毒副作用，并有预防、保健功能。本发明浴洗液，用于治疗高血压引起的头痛、晕、眩、昏、三叉神经痛，脑血栓、脑梗死引起的脚麻木和颈部血管狭窄引起的运动神经障碍及早期偏瘫。

（3）一种神内通络液及其制备方法：发明专利CN201610226639.0尹丹2016年7月20日。

摘要：本发明公开了一种神内通络液及其制备方法，该神内通络液组份为：神内通络液配方药和油菜籽油，所述神内通络液配方药组分为：八角枫、蚕沙、伸筋草、寻骨风、含羞草、钩藤、豨莶草、木贼、青葙子、决明子、淡竹叶、丝瓜藤、苦瓜藤、冬瓜藤、辣椒茎、白茄根、桑枝、黄荆、薄荷、荆芥、威灵仙、石菖蒲、益母草、马尾松、红花、丹参、怀牛膝、冰片；本发明同时公开一种神内通络液的制备方法。本发明制得的神内通络液经十多年的临床使用，进一步掌握了神内通络液实用性，拓宽了神内通络液预防、保健康复的范围及病种，进一步证明了神经内科的疾病使用神内通络液可活血化瘀，并有祛风、湿、热、寒的作用。

石风亮

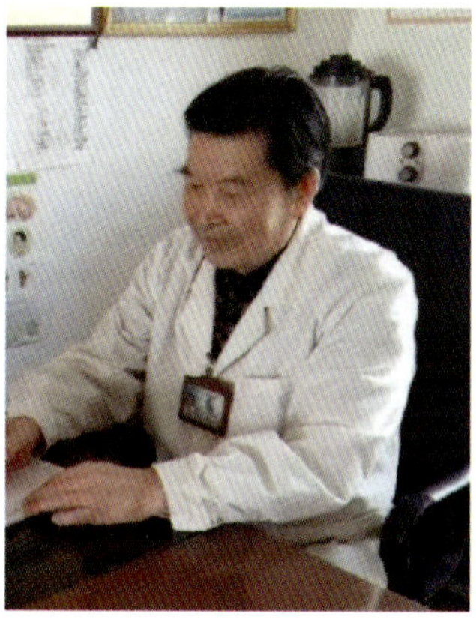

石风亮，山东济南人。1958年出生在一个中医之家，由于受家庭环境影响，自幼就对中医药有着浓厚兴趣，长大后响应祖国号召，参军入伍到福建戍边四年。复员返乡后就致力于中医药养生保健的研究，并多次外出交流学习，提升自己，同时积累了大量医案，造福身边百姓。现对心脑血管疾病造成的偏瘫有着极高的治愈率。针对各种疑难杂症，通过用独特方法更是能达到立竿见影的效果，深受患者好评。军旅情怀，愿为全国退伍老兵做康养指导，愿祖国日益繁荣强大。

他擅长运用排毒方法治难症及慢性病所导致的疼痛、胀气、恶寒等，并运用自家排毒汤，排除体内寒湿、火毒、瘀阻，通常一剂起效，三剂显效。

申日燮

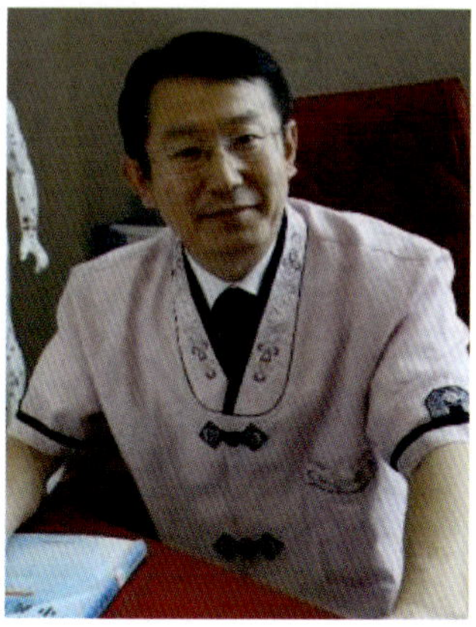

申日燮，男，毕业于俄罗斯喀山大学。为韩国五行六气针法学会会员，中国中医药研究促进会新中医分会副会长，中国中医药研究促进会新时代中医药全国精英高级研修班导师，五行六气针法元六气针法在国内传播的第一人。

在国内拜师神针王王修身老师、无乔针李颖老师、南京新中医王自平老师等。申日燮在娴熟掌握国内各种针法的同时，不惜重金，先学韩语，后习韩针，拜韩国针法大师金鼎桓为师，学术十几载，并在俄罗斯历经二十多年临床耕耘，采用五行六气针法、三元六气针法等，治疗很多内外科疑难病，包括癌症晚期、十八年的帕金森病等，亲自为俄罗斯多位高层领导治疗，得到了俄罗斯广大患者的赞誉。

五行六气三元针法的特点：① 五行针补泻法则的丰富化。它以五行生克理论为基础，在《内经》《难经》，“补母”“泻子”的基础上，进一步增加了五行中“抑官”“补官”“安身”“补子”等补泻原则，以天体运化为本源，气化为根基，以盛微为核心，根据不同人体的寒热、胖瘦，体质的强弱、盛衰，推演出发病真源，进行有的放矢的彻底治疗。② 疗法相对安全。因为该针法主要扎在四肢远端的五输穴上，所以对内脏没有直接损害，操作也比较方便。③ 此针法因根于阴阳，活于六气，均适用于所有疾病的调养与治疗。对于内科、外科诸多疾病治疗，疗效更加显著。

申日燮老师推广此方法，真正体现“讲出新东西，教会真本事”的教学宗旨，是新中医诊疗体系中的重要组成部分，以祈广大医务工作者和爱好者掌握更好的医治疾病的有效方法，真正做到“杂合以治，各得其所宜”，提高临床疗效。在5年多的时间里，他已经培育出了一千余名563针法精英。并将继续努力，希望563针法普及民间，“家家自学，人人自晓”（孙思邈），让全民皆医思想，努力变为现实。

申日燮认为，医务工作者应树立“杂合以治，各得其所宜”的治疗理念，根据患者实际情况正确选择最合适患者的治疗方法。用最小创伤和最少花费获取最佳疗效。一种治疗方法所发挥的作用是有限的，多种方法配合治疗，疗效就会大大提高。医生应兼容并蓄，求各家所长，遇见什么病例，选用对其最恰当的方法治疗，既能提高疗效，还能促进建立良好的医患关系。

田淑霞

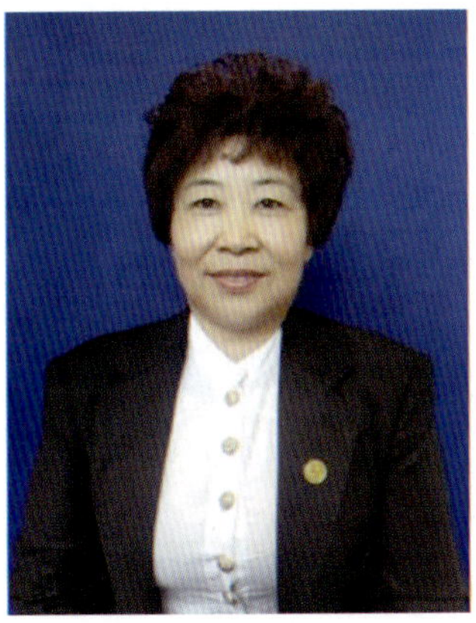

田淑霞，出生中医世家，现任北京田恬中医速效生物研究院院长，并为中国民族卫生协会青少年健康管理专业委员会常务理事，中华中医药学会国际中医微创联盟理事。

五十年前，田淑霞出生在京东风景秀美的平谷，爷爷是当地一位远近闻名的中医，在中医正骨方面尤其见长，并受到众多百姓的拥戴。爷爷的中医医术，给太多百姓解除了病患之苦，也就是给他们送去了快乐。

田淑霞自幼见证了爷爷的神奇妙手，却病除患，感受到受爷爷治疗痊愈的患者恢复健康后的感激之心和喜悦之情。此情此景，在她幼时的心灵里深深扎根了。

长大后，在家庭的影响和启迪之下，对救死扶伤，治病救命，怡养身体，康乐保健等方面有了积极的心理感应和追求。22岁正式步入她热爱的医疗保健事业，勤奋学习，不断实践，逐渐有了成就和收获，有了一定的个人影响力，更有了职业责任感和社会责任感。

在不断地学习、进修、提升的历程中，田淑霞感触很多。历年来，她走访了多个省份不同层面的医疗从业者，体会到“高手在民间”，古人所说的“三人行必有我师”果然不虚。通过走访各地同行，真正地开阔了视野，增长了才干，受益多多。2000年前后，田淑霞通过自身努力，先后拿到了正骨师、针灸师、推拿师等诸多证书。更有成就感的是，她在祖传正骨的基础之上，研究出了无痛接骨技术，这是行业内较大的突破和创新。她还对诸多疑难杂症有自己独到的治疗方法及医术。多年以来，田淑霞救助过的病患，下到平民百姓，上到商贾高官等等，特别是对于生活在社会底层的普通百姓，她秉行“医为仁术”的职业情操，精心救治不计较报酬，并以能为患者尽到自己的绵薄之力而欣慰，以自己掌握的医养特长为广大人民服务而倍感自豪。

她创立的“田恬速效中医生物研究院”广纳英才，运用独到的微创理论和方法，以其快速、轻松地达到治病、救命、恢复健康。

道路堵塞，交通会瘫痪；血管堵塞，身体可能瞬间“垮掉”。人体的血管连起来，全长可达十多万公里。这么长的血液管道，血栓发生的概率太大了。而可怕的是，99%的血栓没有任何征兆，像潜伏在人体内的幽灵，随时痛下杀手，瞬间夺命。据统计，因血栓性疾病导致的死亡已占全球总死亡人数的51%，远超过肿瘤、传染性疾病、呼吸系统疾病等造成的死亡。

血栓通俗地说就是“血块”，它会像栓子一样堵塞了身体各部位血管的通道，导致相关脏器没有血液供应，造成突然死亡。血栓在脑部血管就导致脑梗，在冠状动脉就形成心梗，堵塞到肺部就是“肺栓塞”。人体保健最好是做到血液循环顺畅。经络通、血管通、肠道顺、神经系统通整体通顺，自然身体健康。这样，就能够让人少得病。这是田淑霞和她的“田恬速效中医生物研究院”不懈的追求。

付国华

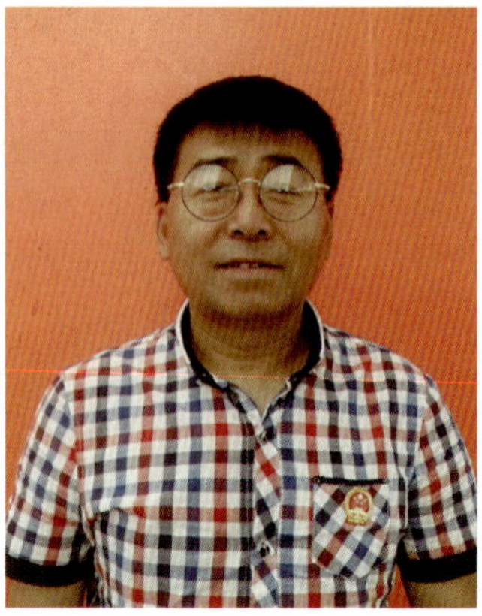

付国华，国华泰隆集团总经理。祖传三代用手指代替针灸在穴位上进行治疗疾病。自主研发的5D康复治疗仪加上药浴、酒浴等治疗方法在未病领域有所建树。

主要研究方向：心脑血管、妇科、颈椎、帕金森、甲亢、淋巴、小叶增生、男性前列腺等疾病。其中由于剖宫产长期气血瘀堵引发的疼痛，一次即可打通气血起到根治的作用；女性淋巴结节，三次穴位排毒可打通结节治疗瘀堵。

① 山东的郭奶奶，今年88岁，中风三十年导致双腿不能弯曲，无法行走，医院医生建议只能更换膝关节。付国华先生凭借自己祖传的手指代替针灸治疗法，仅仅用了六天时间，每天进行十小时穴位治疗。郭奶奶的腿最终可以正常弯曲并能直立行走。② 北京的刘爷爷，今年63岁，长期患有前列腺炎，近十年排尿很困难。付国华先生运用自己的手指治疗、泡浴和针对性食疗的方法治疗半个月有明显好转。刘爷爷能够自然排尿，每次约250毫升。③ 河南的王女士，长期患有痰湿性宫寒，脾胃运化功能很差，导致痰湿聚集，一年四季手脚冰凉，经期腹部疼痛难忍。付国华先生根据自己祖传手指代替针灸疗法，取足三里、丰隆，根据骨头严重变形程度加用关元等穴位，达到健脾化湿，驱寒暖宫的效果，只九次就将王女士常年的痰湿性宫寒调理正常。

除此之外，付国华先生热衷于慈善事业，2015年由付国华先生发起的“中国边疆万里行——免费为边疆战士义诊1000天”公益活动，受到了社会各界人士的赞誉和大力支持。

白春叶

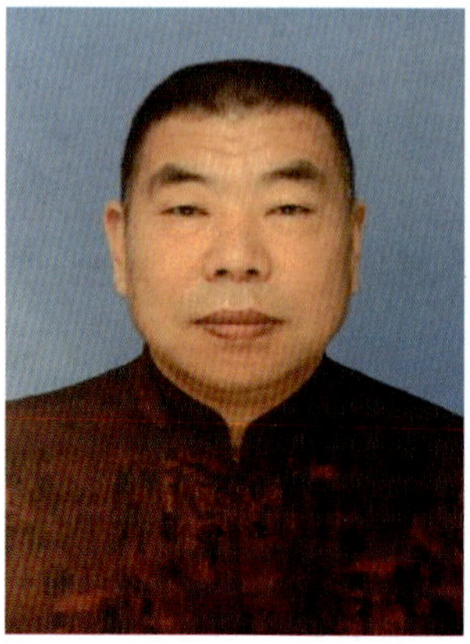

白春叶，本名于召鹏，1966年出生于山东省平度市。自幼受祖父熏陶，喜爱中医药以及中医技能疗法。1994年白春叶在北京创办春叶椎体科技中心，以创新性应用中医阿是疗法，产生一定的社会影响。2005年参加世界手法医学联合会，创办自然养生专业委员会；2017年在北京成立了“北京春叶中医药研究院”；2019创立北京胎息健生国际医学科技院；2020年创立河南春叶药业集团有限公司。

通过翻阅典籍，白春叶了解到，找到病患的痛点穴位进行治疗，在一代“药王”孙思邈的集录有所记载，名为“阿是疗法”。行医三十多年来，白春叶不断积累经验，融汇古方改良成春叶经络通保健粉，内含三十多味中草药打磨而成，无任何添加剂。本品通过透皮给药，药效3分钟就能到达体内，能使身体排出毒素，且补充阳气。经络通保健粉（已获批“健字号”产品），采取热敷的方法，将药物施于相应体表特定部位，以发挥疏通经络、调理气血、活血化瘀、祛风散寒、松筋散结、扶阳固本、调节阴阳、补充气血、排三毒（湿毒、血毒、便毒）提升免疫力的作用。

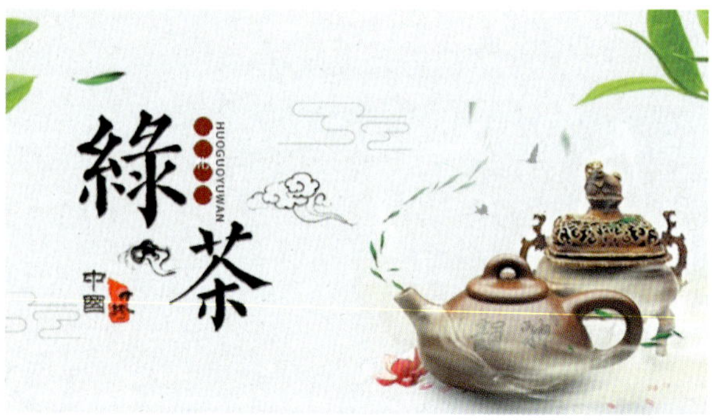

丛树秋

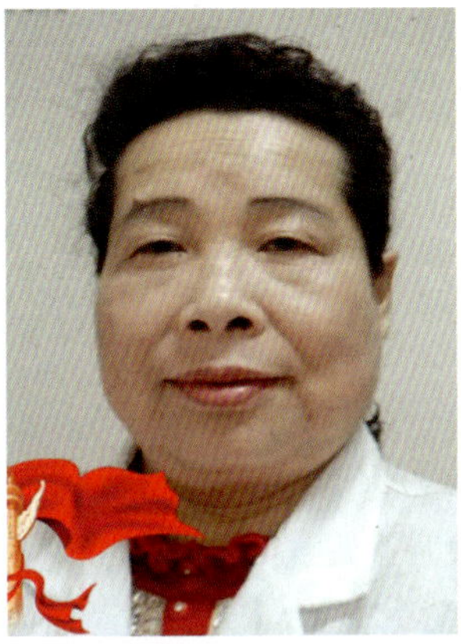

丛树秋，1958 年出生。自幼学习家传中医。17岁开始接治患者。先后考取了高级针灸师、中药调剂员等职业资格证书。2011年12月12日在科技信息报举办的“建党九十周年——全国优秀医师大型展播”上被展示为“全国优秀民间中医”。

丛树秋自幼学习家传拔罐、刮痧、刺血等调理疾病的方法。家中长辈发现她对给人治病特别钻研，有耐心，不嫌脏、不叫苦，于是伯父又把她引荐给了曾经在游击队里做卫生员的老朋友尹恒友。尹家祖上有在清宫廷里做御医的亲人。尹恒友老人所用的药方药典、针法、泻血法、选药煎药、碾药熬药、号脉观相等，均是此御医传递下来的。比如尹恒友老人传授的切脉方法是：用一个铜制的洗脸盆装半盆水，等水平静了，再取一段两寸的艾蒿杆放在水面上。然后把右手的三个手指轻轻地放在艾蒿杆上，尹恒友老人用他的那杆烟袋锅子敲打脸盆，脸盆里的水就会被震动，然后让她体会手指头下面的艾蒿杆的运动情况，从中体会是强脉还是弱脉……在教丛树秋观察和寻找患者身体上的病点的时候，尹恒友老人手把手地教她用三个手指头在患者身体上轻轻地顺着经络的方向慢慢地寻觅，从而准确的对准病点下针刺血，绝不是随意泻血，也不是按着人体图所固定的穴位下针。在运用中草药材组织方剂的时候，老人从不主张也不叫她死记硬背古书上的古方古典，主张根据患者身体的病症全面考虑，辨证的全面给药。尹恒友这种严谨带徒的思想使丛树秋深刻牢记。她也把这种带徒弟的精神贯穿到了现在。她所传承的四位徒弟都个自有独具特色的治疗手法。

邢树明

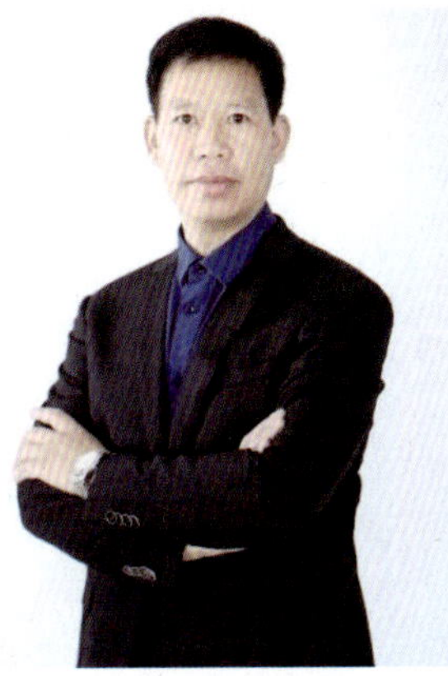

邢树明，男，中医特色调理师。擅长调理顽固性头痛、神经性头痛、面瘫、脑瘫、偏瘫、中风后遗症、多动症、高血压（心脑血管）、糖尿病、妇科、产后修复、面部微整、减肥、慢性病及亚健康等。从事中医临床调理二十余年，拜访各地名师学习，集百家之长，取其精华并学以致用。他得到多位国医名师的指点和引导。他跟随师父王宏才潜心学习和研究中医理论知识，结合临床不断提高自己对中医理论的加深理解和辨证施治的业务水平，并以八纲辨证的诊疗方法调理各种疼痛，妇科、男科、肿瘤、内分泌、中风后遗症、高血压、糖尿病、风湿骨病等。

现为世界中医药协会国际基层中医专家委员特邀专家、中医绿色疗法推广带头人、张仲景博物馆国医公益讲师团的宣讲专家、中国民间中医医药研究开发协会浊毒理论研究分会专家委员会委员、中国民族卫生协会慢病康复专业委员会委员。

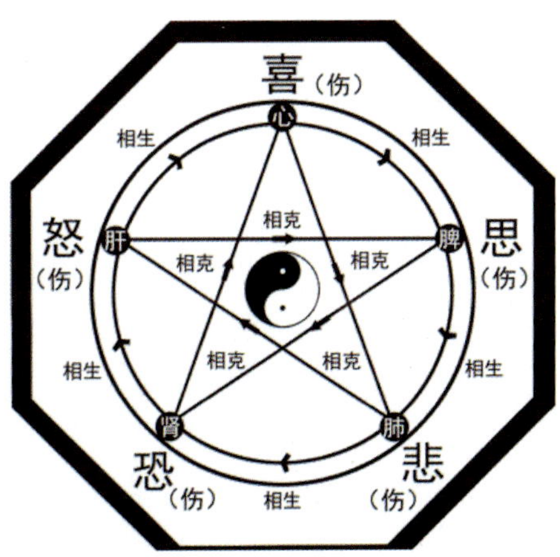

吕方圆

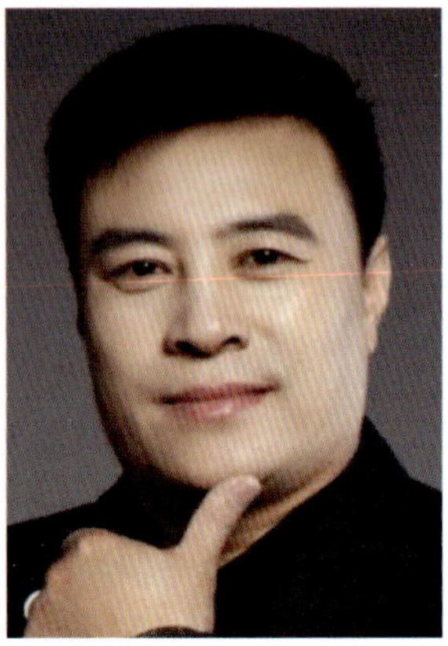

吕方圆（占国），男，1970年出生于黑龙江省兰西县。北京吕占国国际疑难病医学研究院院长，北京吕占国国际预防医学研究院院长。为活蚁疗法实战导师，酒疗酒浴健康管理工程首席专家，三蚁集团（中国）有限公司董事长，沈阳太极养生酒制造厂厂长，吉林省吉康生物科技有限公司法人代表。

大学本科生物系（选修企业管理），重点科研实践于社会性昆虫蚂蚁和蜜蜂（专注于研究蚂蚁）与12种药用昆虫。三蚁系列制品研发者与发明专利拥有者，国家专利数据库显示。

三蚁养生酒及其制作方法[专利]发明专利CN201010238601.8 吕占国2010-12-08，（摘要略）

他为了观察、研究、掌握蚂蚁的习性、特点、规律，一个人钻进深山老林与大山为伍、与蚂蚁朝夕相伴，研制出了内服乐普生牌三蚁养生酒（简称：三蚁酒）和外用蚁喷酒灵（寓意：一喷就灵）。

蚁喷酒灵疼痛系列，缓解痛痒等症状。可快速渗透皮肤经络达到病灶部位，通过皮肤渗透和黏膜吸收直达病灶杀菌、消炎、止痛、止痒，发挥疏通经络调和气血，清热解毒等作用。外治渗透法和内治疗法，虽然在途径和方法上不同，但其调理身体的原理是一致的，主要的作用是疏通经络，活血化瘀，消肿止痛，祛瘀生肌。主要针对人群：风湿骨病、肩周炎、关节炎、颈椎病、腰痛、腿痛、肩周炎、腱鞘炎、滑膜炎、腰肌劳损、坐骨神经痛、骨质增生、牙痛、头痛、肌肉酸痛、跌打损伤、无名胀痛、乳房肿块等症。各种由风湿骨病引起的疼痛一般10分钟内都明显的缓解和改善。

蚁喷酒灵眼疾系列，缓解眼睛干涩、疲劳、花眼、白内障、青光眼、飞蚊症及青少年假性近视等症状。结合“蚁视明”快速渗透眼睑皮肤经络等部位，通过皮肤渗透和黏膜吸收直达病灶杀菌、消炎、止痛、止痒，发挥疏通经络调和气血，清热解毒，供给眼内营养（各种氨基酸、蛋白质、矿物质及各种微量元素）。外治渗透法和内治疗法，虽然在途径和方法上不同，主要的作用是疏通经络，活血化瘀，供给眼细胞营养，养护眼睛。

蚁喷酒灵鼻炎系列，促进局部微循环，提高了“蚁喷酒灵”的使用度，使用方便，极小的副作用，避免了肝脏和胃肠的刺激。

蚁喷酒灵瘙痒系列、淡斑系列、烫伤系列、护耳系列、外痔系列、前列腺系列，通过皮肤发挥作用，更为营养物质的输入，参加循环发挥作用。喷剂疗法简单易学、作用迅速、容易推广、使用安全、副作用极小、乐为患者接受，对于不肯服药之病患及不能服药之证，具有内服方法不具备的优点。

吕亚红

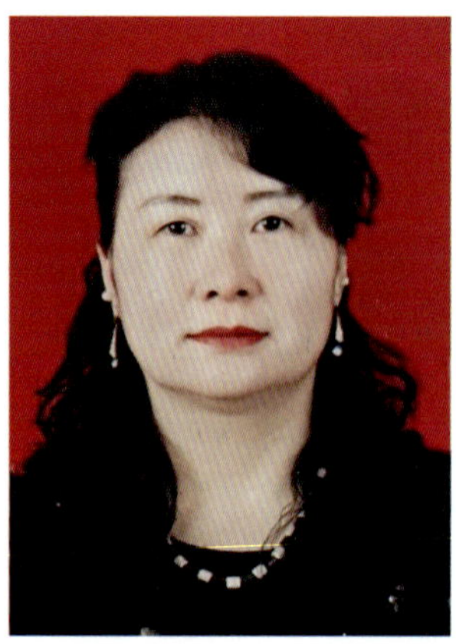

吕亚红，女，汉族。1969年6月出生，自幼跟随父亲及亲人们学习中医，长期扎根基层工作。根据国家的号召，脱产在河南省推拿学院学习，于2016年取得毕业证书。2019年取得高级康复理疗师证。2020年取得从医41年的李正坤老师的足底、小腿、双手全息疗法的结业证书。 她还学习了倪海夏老师、石学敏院士、刘文江老师、张景明老师、李茂发老师、武斌老师（已故）、杨兆林老师的课程。她时常提醒自己：山外有山，人外有人，学海无涯苦作舟，永攀中医更高峰。

长期勤学苦练，成就了她擅长中医外治，施治围绕中医理论的十二字方针——疏通经络、调理脏腑、平衡阴阳。吕亚红从事中医外治，在多方学习的基础上，加上自己的刻苦钻研和临床经验，因人而异，一人一治，根据每一位病友的不同情况，每天的身体反应，分别选用针灸、推拿按摩、远端放血、脏腑点穴、脏腑反应点外敷中药、刮痧、拔罐、刺血拔罐、艾灸、舌下取栓、小针刀松解术、挑羊毛丁、皮下埋线、为气功无痛柔性正骨等外治方法来进行全身调理，达到快速治愈的效果。

她治愈了多名有被医学上称为不治之症的红斑狼疮、紫癜，还有三高症（高血压、高血糖、高血脂）、中风偏瘫、脑出溢血后遗症失语、白内障、肿瘤、乳腺增生等。她用中医外治技术让肌瘤消失，让中风十年后遗症的患者说话清晰，生活自理。她成功治疗过出生时因缺氧导致的轻微右脚跟不落地9岁患儿，外治十天恢复正常，走路如常人。2017年治疗一位71岁女退休教师，患糖尿病导致的眼疾（白内障），医院要求尽快手术。家人联系上吕老师，前来治疗十天已无眼障，又保养两天共十二天痊愈至今无复发。2020年治疗一位西安铁路局的男士，57岁。他叙述已患有近三十五年腰椎病，到处寻医找药，喝中药、贴中药膏，正骨无数次也不见有大的好转。刚来就诊时腰部还贴了四块膏药，腰部因长期贴中药膏造成腰骶部肌肉变成黑暗色。吕老师看他面相后，确定病因在肠胃不好造成的腰部不适，造成他长期排大便时间没规律，长期便溏，很少成型。每个人的腰部附近有上中下三焦反应点，只在腰部治疗耽误了病情，所以三十多年都好不了。找到病因，很快治愈。吕老师以前一直相信酒香不怕巷子深的道理。她努力做到让患者少花钱，有的患者在医院花光了所有积蓄才有缘认识吕老师，都让他们花小钱治大病，达到四两拨千斤的效果。①如患三十八年头痛、头晕，长期失眠难入睡、睡觉打呼噜，长期便秘使用开塞露，小腿疼、肚子和小腹部大、脸色黑暗的63岁大姐满脸皱纹，经过治疗已十天不打呼噜，睡眠质量提高，十一天不用开塞露能自己便出，又经二十多天的调理头痛头晕症状完全消失，肚子小了许多。②5岁男孩不爱吃药，怕打针，高烧到39.6℃找到她，没让孩子吃一粒药、没打一针，推拿一次就退烧至38.2℃，推拿两次后正常，共推拿五次，全身清理了一遍。家长很高兴，非常认可吕老师的医术。③78岁的阿姨，双眼白内障走路都看不清，医院要求做手术，她害怕没做手术，而且还患功能性便秘多年，体力下降与人交流困难，孩子们要在到耳朵边说话才能听得清，经人介绍找到吕老师，连续治疗二十次就全部调理好。她通过望整个头面部、舌、眼、耳、鼻、舌便可知道每个人的身体情况。她说“医术是医疗质量，爱心是服务水平”。只要有病患来求医，她视病患如亲人，热心为病患调理，悉心照料，耐心为病患解除病痛。吕老师精湛的医术和高尚的医德，深受病患爱戴、信任和称赞，曾获得患者送来的多面锦旗和无数感谢信。

朱旭东

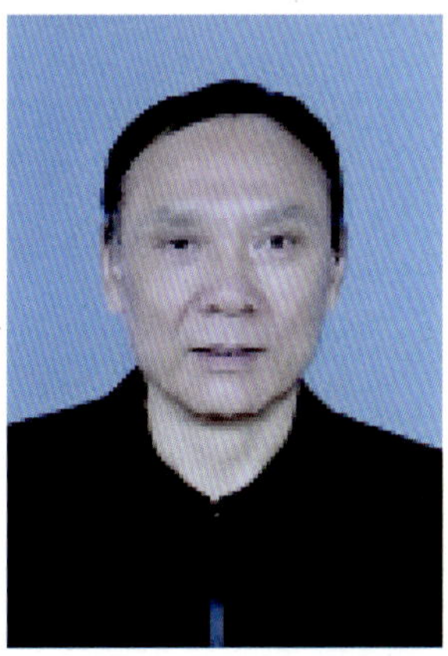

朱旭东，男，1958年9月生。中国医科大学毕业。就职于安徽省新安中西医结合医院。中医执业医师、国家首批中医专长医师、安徽省中医专长“穴位注射”疗法第一人、执业中药师。自幼随父亲朱光福老中医师学医，从医三十五年，擅长穴位注射疗法，治疗各种顽固性皮肤病、风湿痹病等常见病和疑难杂症。

世界中医药学会联合会针刀专业委员会会员，中华民族医学会中医针刀学会会员，第七届中华中医药创新论坛特邀嘉宾、第十届全国名老中医绝技演示交流大会特邀嘉宾。曾任合肥扶真堂中医门诊有限公司法定代表人、负责人。

朱狮子

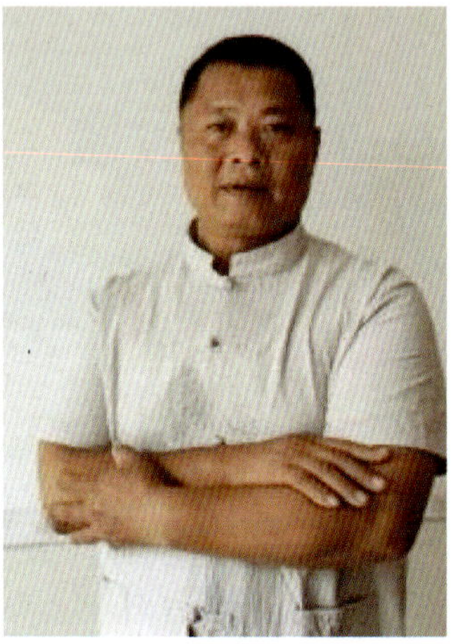

朱狮子一脉，医武世家，家祖可上溯至明朝洪武年间之帝王之家。道光年间，朱狮子六世祖武举夺魁，成为地方上首个武状元；咸丰年间，朱狮子曾祖凭借一身武艺，加入湘军，成为湘军教头，多年征战中钻研了一套以武救人、立竿见影之法。

朱狮子在家中排行第三，自幼在父亲的引导下学习原始手法，对解穴、经络钻研有着浓厚的兴趣，15岁时，就已经具备手摸经络便可知其身体病灶的能力。

1998年，朱狮子开始独立经络理疗，其理疗对象以附近乡邻为主。到了2010年，朱狮子开始专注传统疗法。此时期望将家传技法发扬光大的朱狮子开始将所学传授给二女儿。2014年随着朱狮子的影响力扩大，越来越多的患者从北京、西安、武汉、香港等全国各地慕名而来，其治疗效果甚佳。

朱狮子一生朴实勤奋、善良敦厚，这一生最大的心愿就是将家传技法发扬光大，解救更多人的疾苦。

2020年6月9日，高桥大市场引进朱狮子特色项目至湖南出口聚集区三楼高桥中医馆服务国内外广大人群。

朱狮子调理的主要手法有以下两种：

第一种，点法，千斤肘。

以指端或关节突起部点压操作部位或穴位，称为点法。

点法分为指点法和肘点法。指点法接触面积小，刺激强，易于取穴位，适用于全身各部的穴位。而朱狮子家传的点法是肘点法，好处在于接触面积大，用力沉稳厚重，易于施力，适于背部、腰部、臀部及下肢后侧。所以朱狮子做治疗的时候，主要是从颈部到臀部区域。

很多人在刚刚接受肘法疏通经络的时候，会疼得哇哇大叫。朱狮子解释说，疼痛实际上并不意味着他用了蛮力。一方面都晓得中医认为通则不痛，痛则不通。找对了病穴，必然会有些痛感的。其次，他们家传口诀称这个肘法为千斤肘，可不是说要用一千斤的力气，意思是用力疏通要求劲道十足，恰到好处，多一分力可能会把患者按坏，少一份力达不到疏通经络效果。

为了掌握好这个力度，施治者同样是要费很多力气收劲和放劲，一天有时候做三四十人下来，右手肘尖都是黑的。

做出来有真正效果的经络理疗，不一定是需要多久多久的时间，多少多少规定的手法顺序，关键是找到病痛的点位所在，加上力道足以疏通其瘀堵。

第二种，一指禅推法，朱氏家传称叫花指。

一指禅推法是以拇指或拇指的螺纹面着力，通过腕部的往返摆动，使产生的功力通过拇指持续不断地作用于操作部位或穴位上。一指禅推法是一指禅推拿流派的统称手法，朱狮子家祖上传下来的，称为叫花指。其特点是手法操作缠绵，讲究内功、内劲。

或许有人会好奇，这么简单我随便学一下也会一指禅了。

实际上这个手法，初学时容易学得很像，形似，但是与真正经验积累的手法却是有天壤之别。普通一指禅实际上只能起到按皮的作用，朱狮子的一指禅直接找到穴位就可以帮患者找到病源所在。

任保存

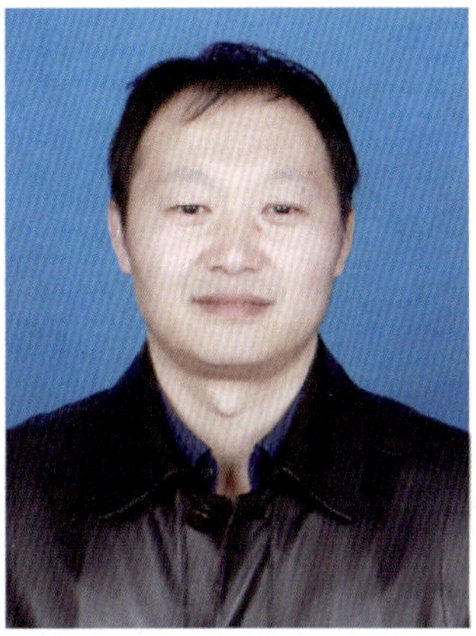

任保存，男，主治医师。曾加入道医医学研究会，探讨人体疾病，深受多位名老中医传承，颇有造诣，博采众长，中医理论扎实，治疗多种内科疑难杂症，积累了丰富经验，治病独具特色，治疗多种疑难杂症等疾病疗效显著。特别擅长治疗、癫痫、癔症、闭塞性脉管炎、哮喘、类风湿、子宫颈癌、股骨头坏死、肝硬化肝腹水、妇科疾病、心脏病、中风、带状疱疹、鼻炎、高血压、糖尿病等，深受广大患者好评。

刘月庭

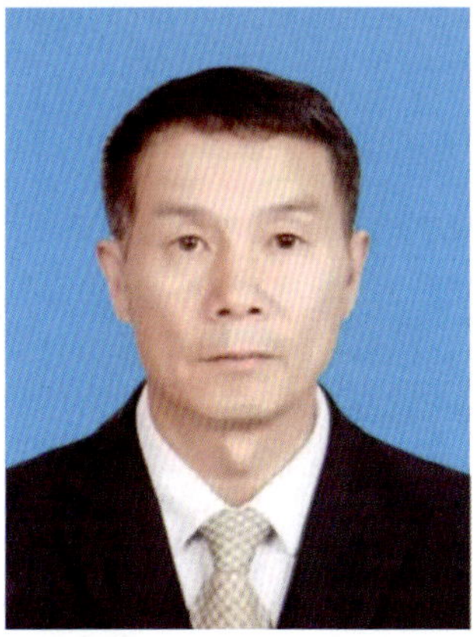

刘月庭，男，汉族，1964年6月生，中共党员，江西省井冈山市龙市镇东源村刘亚组人。1980年高中毕业后，通过自学、师承和进修，四十多年来一直在诊所和药店从事中医药工作。本人立志“学习学习再学习，聚千家之长于一身，为人类的健康事业尽绵薄之力”。阅读古今医籍千余册，医学笔记几百万言，几十年的理论与实践积淀，对鼻腔咽喉系列疾病有独到见解，自创经验处方。最近十七年来，用自创的四十几首经验处方，基本满足日常诊疗需要。估算有效率95%，治愈率85%，还能一体多病同时起效。曾治疗癌症晚期患者，四十天显著见效。

刘月庭研制的系列经验处方，具有简单、方便、廉价、高效、副作用小、贮藏携带方便，适用于各种人群。

刘　江

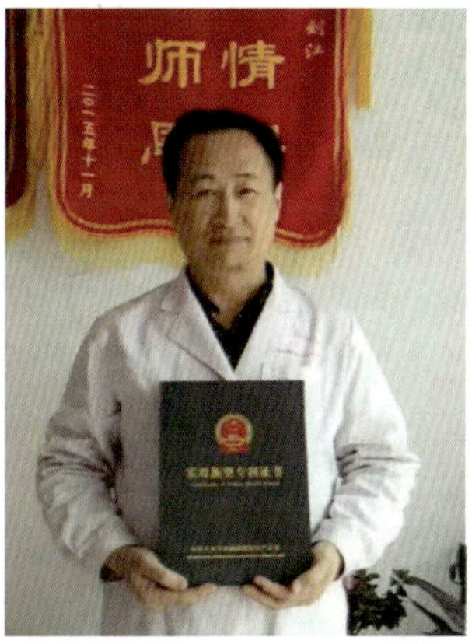

刘江，1982年开始自费寻师学医，历经了近四十年艰苦跋涉，访遍全国各地民间中医，足迹踏遍全国十九个省，拜访民间奇人上百位，博采众长，兼收并蓄，形成自己的独特医术，比如木棍治疼。2013年开始，用独特专利工具独创了全身取栓，并且获得了远期疗效，临床调理了诸多患者。2016年在北京市丰台区万芳园独资注册京城同正堂。他通过大医至简中医辨证治疗头晕、目眩、头疼、颈椎病引起的不适，有立竿见影的远期疗效，并且获得了两项实用专利。其经验丰富，还培训了弟子，传授自己多年积累的经验。

刘忠喜

刘忠喜，男，擅长中医传统技法：针灸甲乙经，鬼谷奇针。刘忠喜1965年3月出生于一个有中医渊源的家庭，据说祖上从事中医的有刘震江、刘震杰等，其作为可散见于古旧医书。刘忠喜17岁拜师吉林当地名医张发举先生学习中医，青年时期还拜师陈雷、邓兆路先生，并受多位中医传授，用“红色”古方，治疗民间疾苦。他学习金元四家理论，精读《伤寒》《金匮》《医宗金鉴》《针灸甲

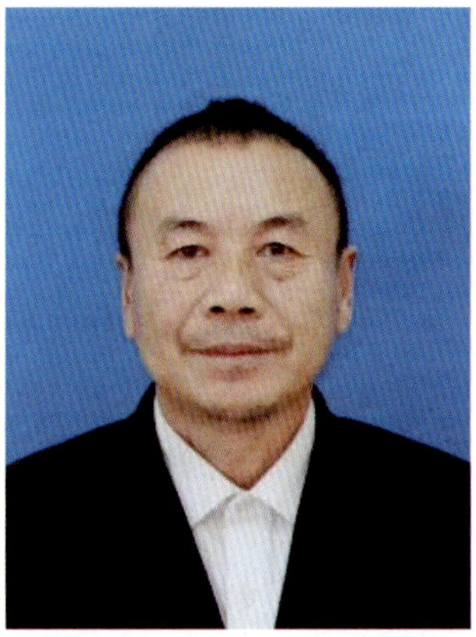

乙经》，并了解鬼谷奇针等。他在常年拜师学习过程中，将所获古籍经方分科珍藏。他临床经验丰富，医术独到，不仅审病精确，辨证准确，而且用药精当，配伍巧妙。他更是心悟先贤孙思邈之“大医精诚”，走进长白山寻医问药，以丰富的人生阅历疏导患者，本着人之痛，己之痛的精神，使其得到精神上的抚慰。在多年医疗实践中，深切体会到，对待患者不仅要看到他的生物性，更要看到他的社会性，不仅要把他看成生物的人，更要把他看成社会的人，这样才能根据每个不同的患者特点，遣药组方，以达到药与病合，药与人合。

2020年1月12日，呼伦贝尔胡法旺公健康管理有限公司赴呼伦贝尔福利院开展新春慰问和健康宣传，启动了胡法旺公健康保健有限公司呼伦贝尔分公司健康万里行。

受呼伦贝尔市胡法旺公健康管理有限公司分公司金海鹏总经理的邀请，北京牟氏南德贸易集团董事长牟敦波、吉林省鬼谷奇针传承人刘忠喜、人民日报社聚焦中国三农栏目采编迟莹莹等工作人员，一同到内蒙古呼伦贝尔市走访慰问。在民政局领导的协调下，为福利院百位老人送去节日的祝福和新春的问候，并捐赠了北京牟氏南德集团长白山基地生产的人参系列、富硒养生粥系列药膳补品。

刘忠喜医师当现场用传承手法为多位福利院工作人员和老人治疗，受到大家的欢迎。

呼伦贝尔胡法旺公养生馆金经理表示：一定要努力学习和传承中医理论及技法，为更多的家乡人服务。

牟氏南德集团牟敦波董事长表示：一定发挥优势，努力为中医文化传承出力，把中药基地落户呼伦贝尔，让更多的内蒙古好产品走出去。

刘忠喜老师也表示：今后要多来呼伦贝尔，把自己的手艺好好发扬，服务更多的疑难杂症患者，让更多的人加入爱心团队，多多关爱老年人健康，帮助更多需要帮助的人。

刘德财

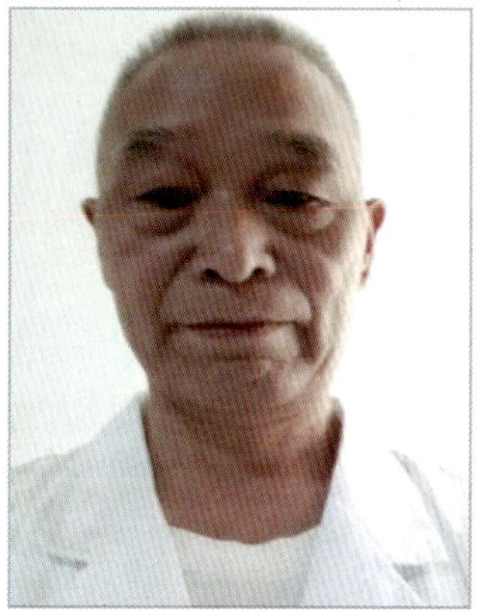

刘德财（道医名刘邈），男，1954年4月出生，四川省遂宁市人。他得到祖母刘乔氏祖上中药之传。母亲冉茂银现年98岁，继承刘氏医艺。刘德财1973年初中毕业后，跟随母亲冉茂银学医，在民间采挖中草药为患者治病，采挖地区为云南、贵州、青海、湖北、湖南、甘肃、青川、平武、甘孜、阿坝、大邑、天台山等地，深感祖国药材宝库、取之不尽，用之不竭。

刘德财在民间为患者治病中不断地实践，积累了许多治疗疑难病症的经验，获得广大人民群众的信任和支持。

1966年，他被当地誉为“活神仙的彭老道”，又名“李真果”，号名为不虚先生。他心地善良，广行善事，为人治病不收分文，药到病除。他还劝人忠君爱国、利人利物、孝敬父母、尊长爱幼，团结邻居。

1973年1月2日（腊月十八日），刘德财去安岳县云峰乡拜彭道爷为师。被师傅接纳带入一间静室，并打扫干净，正式拜入师门。1974年1月23日（正月初一）出静室，继续修习一百日功满后，就在3月20日，师父李真果推荐刘德财到红星乡九村六社保管室，访另一位张姓俗家师傅继续学习、行医。此后一直行医至今。

二十世纪五六十年代修建成昆铁路，李真果道长脚穿草鞋在崎岖的山路便道日步行几十公里，自己采挖中草药专为修路的民工义务治病疗伤几年。他的脚因长期行走血肉模糊，却舍不得为自己用药。受到政府部门的表彰和人民群众的称颂。

闫荣平

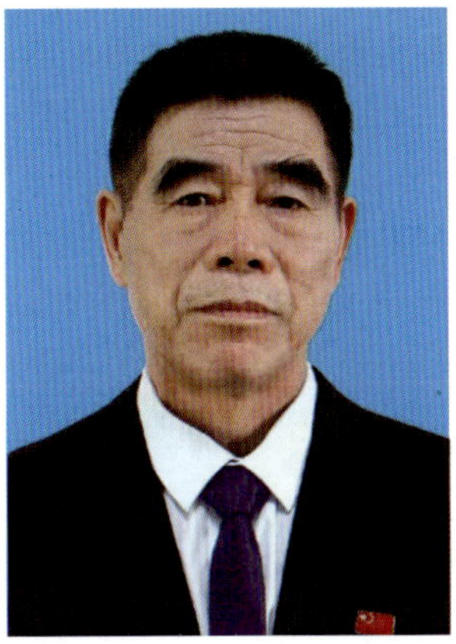

闫荣平，男，1950年出生，山东省淄博市人。1969年入伍，担任部队卫生员。1974年退伍回乡，担任村支书二十余年。1996年因健康原因辞去村支书职务，同时利用在部队担任卫生员的基础知识，开始研究医学保健方法和产品，并将个人研究心得编撰成论著，向社会推介宣传。个人申请发明专利3项，以下为专利证书摘要：

1. 一种干细胞酵素液及其制备方法

发明专利CN201711004565.7，闫荣平2018年3月23日，摘要：本发明公开一种干细胞酵素液及其制备方法，包括以下重量份数配比的原料：蓝莓15～20份、红心柚17～21份、山楂13～26份、地枇杷15～22份、楤木5～10份、黑枸杞16～22份、洋火姜17～22份、大乌泡16～21份、元藿14～26份、龙葵果实18～26份、酸浆16～18份、缫丝花果实14～18份、人参果14～20份、番荔枝16～22份、鸡蛋果15～20份、蜂蜜68～77份、干细胞因子粉22～35份、去离子水600～750份、辅酵素15～20份和益生菌30～40份，该干细胞酵素可以有效地激活脑细胞，增强脑细胞的活力。

2. 一种干细胞因子粉、其制备方法及其制备的口服液

发明专利CN201711004571.2闫荣平2018年5月8日，摘要：本发明公开一种干细胞因子粉、其制备方法及其制备的口服液，包括以下重量按百分比计算：将麦饭石20%～30%、砭石10%～20%、青礞石10%～20%、金礞石10%～20%、滑石 10%～20%、钟乳石10%～20%、花蕊石 20%～30%和赤石脂10%～20%，该干细胞因子粉不仅补充人体多种微量元素和矿物质，而且预防和治疗多种疾病，有益人体健康。

3. 一种能使基因活力增强的细胞食物

发明专利CN200810016951.2闫荣平2008年11月12日，摘要：本发明能使基因活力增强的细胞食物，是由矿物质将赤石脂15%、花蕊石15%、金礞石15%、青礞石10%、滑石10%、钟乳石15%、云母石15%、白云母石5%粉碎到微米级粒子，得到基因矾母粉；将30%基因矾母粉、加水70%高温蒸煮后提取上层净化水，然后兑食醋、葡萄糖、木糖醇、甜蜜素再进行高温蒸馏分别提取基因基酒、基因活力增强液，所述基因活力增强液即为基因活力增强的细胞食物。将基因基酒和基因活力增强液勾兑后成为基因活力增强酒。本发明能够增强人体基因能量，补充人体多种微量元素和矿物质，预防多种疾病，有益人体健康。

其儿子闫斌申请专利1项，以下为专利证书摘要：

一种干细胞制剂及其制备的口服液

发明专利CN201210085425.8闫斌2013年10月23日，摘要：本发明属于药物领域，涉及一种干细胞制剂及其制备的口服液。所述的干细胞制剂，由如下重量按百分比计算，按照如下工艺步骤制成：将麦饭石20%、砭石10%、青礞石10%、金礞石10%、滑石10%、钟乳石10%、花蕊石20%、赤石脂10%混合粉碎到纳米级粒子，得到混合石粉，经消毒制得干细胞制剂。所述的干细胞口服液由干细胞制剂添加辅料后制备而成。本发明无毒副作用，对人体有益，补充矿物质和多种微量元素，是继抗生素和激素类药物后的一代替代茶品。

江志明

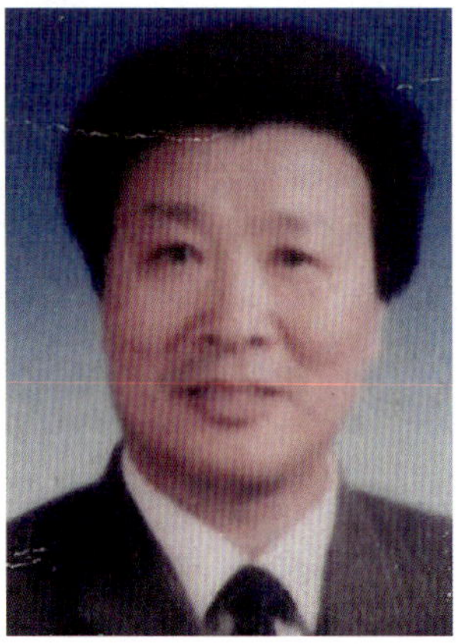

江志明，男，1950年出生于中医世家，浙江省温岭市箬横镇人，中专学历。

曾祖父江若寅开始从医，后传授给祖父江贤介从医。父亲江再福，新中国成立后就开始在箬横贯庄医院骨科从医。江志明跟随父亲在医院里学习三年，后开设个体诊所，一直从事骨科专业五十多年。

专业特点：传承中医手法复位，石膏夹板固定，辅以中药调理医治骨伤疾病。手法复位不开刀，患者痛苦小，费用少，辅以中药外敷内服，促进康复，疗程短，预后好。

长期从事本专业，疗效卓著，受到当地卫生等部门的认可与肯定，也得到来自各地的患者一致好评。

孙光达

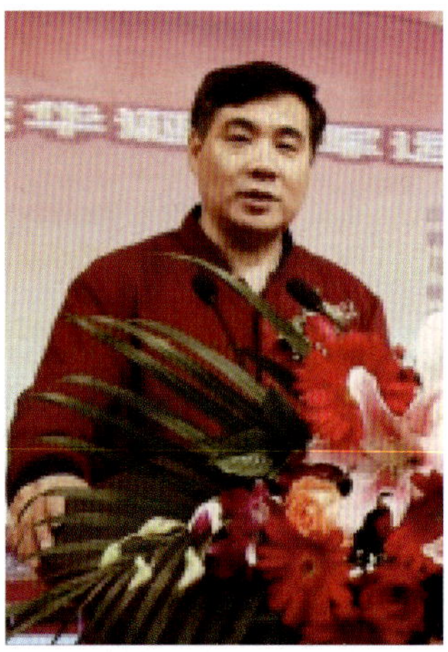

孙光达先生八岁开始跟随父亲学习中医。1983年初中毕业后，十五岁的他开始以中医为业，跟随父亲跋山涉水，足迹遍布祖国大江南北。在河南、湖南、北京、广州、深圳等地与当地民众结下了深厚情谊。经过多年的行医实践，孙光达先生开始在民间中医界享有名望.

1995年，孙光达先生在湖南贫困山区义诊。在义诊的过程中，孙光达先生感觉到必须把医术留下来把秘方留下来，这样才能永久地造福当地平民百姓。于是，孙光达先生毅然决定，无偿教导当地农民掌握一些简单的医术，无偿献出一些秘方，孙光达先生的举动获得了湖南贫困地区人民的爱戴。

1996年孙光达先生有缘获得药王孙思邈第四十八代嫡亲传人孙耀祖先生青睐，成为孙耀祖先生的弟子。此后在孙耀祖先生的教导下，孙光达先生的医术获得了进一步的提高。孙光达先生在民间的声望获得了进一步的提升。

自1996年开始，孙光达先生跟随师父孙耀祖先生和师姐一起多次在全国各地展开义诊活动并资助多名贫困儿童上学。与此同时，为弘扬中医文化，孙光达先生和孙耀祖先生开始讲学活动，向全国各地的学员传授中医知识和技术。

1998年以来，孙光达先生和孙耀祖先生开始在北京、深圳等地开办多家研究所及诊所为当地人民带来了更广泛的服务。孙光达先生担任了北京孙思邈中医研究院院长、深圳市中和亚健康研究所所长、北京耀祖中医学院深圳医院院长等职。2011年8月，孙光达先生获得了亚健康调理师资格。

苏奕操

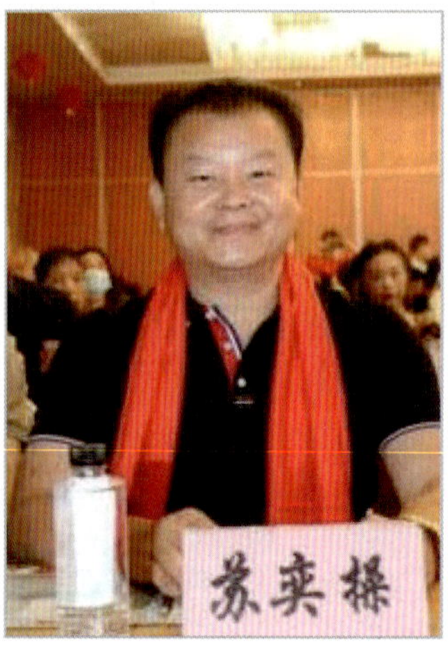

苏奕操，高级健康管理师、全科医师、中医传承非遗技师、高营养能量活水专家、上品石活水整体通调疗法创始人、北京悟德堂中医院副院长、北京悟德中医医学研究有限公司活水疗法专家、中国医药教育协会会员、中

国中医药信息学会理事、大国医学网特聘顾问、中国民族卫生协会健康养生分会专家委员、中国生命关怀协会非药物疗法专业委员会会员、中国民族医药协会非药物疗法工作委员会智库专家、中国民族医药协会非药物疗法工作委员会副秘书长。

他师从著名权威水营养学家、北京公众健康饮用水研究所所长李复兴教授。多年来立足于基层，服务大众，从事研究“能量活水与健康”“能量活水与疾病防治”的课题，运用能量活水有效地调理好高血压、高血脂、高血糖、高尿酸、动脉硬化、慢性肠胃炎等慢性疾病，取得良好的效果，深受社会好评。对于活水与健康长寿、保健养生及调理慢性疾病的研究，有独特的见解和丰富的经验，领会活水调理慢性疾病的精髓及应用，活水疗法受到广大患者及医疗专家的一致好评和高度认可。

经过多年非药物疗法的研究，他自创上品石活水整体通调疗法，可以安全有效地调理高血压、高血脂、高血糖、高尿酸、动脉硬化、慢性肠胃炎等慢性疾病。他响应国家提倡非药物疗法的理念和宗旨，让患者远离药物对身体的伤害，用活水改善人民群众的生活品质。

上品石活水通调疗法的核心产品是上品石，依据《神农本草经》的上经部分，精选本经记载的“上药”等矿石配方，以韩国日月山脉一亿五千万年前形成的具有天然远红外的云母、白石英、紫石英、长石、五色石脂等优质上等矿石作为原材料，经过科学调配而成。

上品石用于提升饮用水的质量，增强饮用水的系列功能功效，将普通饮用水改变成可以保健养生及调理好高血压、高血脂、高血糖、高尿酸、动脉硬化、慢性肠胃炎等慢性疾病的上品石活水。上品石富含钙、镁、钾、钠、锶、锂、锌、硒、碘、钒、铁、锡、硼、磷、硫、偏硅酸等有益人体的矿物质及微量元素多达55种。用上品石烧煮后的水，矿物质及微量元素丰富，呈天然弱碱性、水分子团小、水活性强、渗透力强、溶解性强、代谢力强、扩散力强、乳化力强、净化力强。上品石活水营养十分丰富，药用价值极高。通过饮用上品石活水，对人体整体通调，达到“上工治未病”，预防疾病、调理疾病、保健养生、美容美颜、健康长寿的效果。

杜爱民

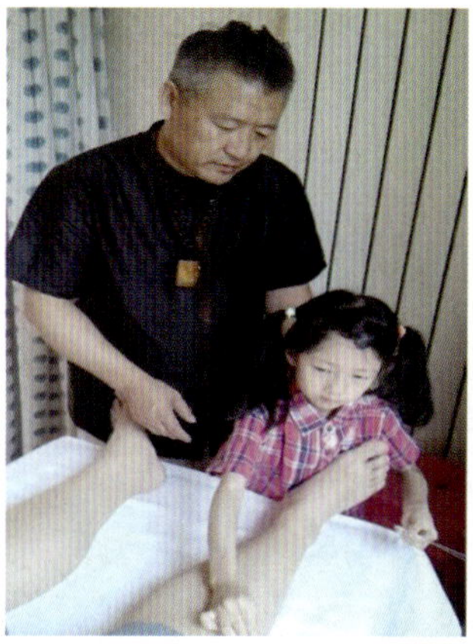

杜爱民，大学本科学历。中医之家第四代传人，八岁跟父亲学中医，十四岁开始号脉诊病。于2000年7月在天津市医药职工大学系统学习修完规定课程，以优秀成绩毕业，获得大学证书和学士学位。于2001以针灸针刀进入解放军第四医院理疗科、2008年转入301医院理疗科工作。目前自己成立北京百乐康国际中医院。

杜爱民一直从事中医医疗工作，对肩颈腰腿痛尤有研究。该病发病原因复杂、发病率极高，是一种变态反应性疾病，这主要是因其他炎症或者是人体过度劳动导致。在临床上颈肩腰腿痛疾病主要包含有腰肌劳损、肩周炎、颈椎病等等，临床表现为身体疼痛、局部肿胀以及功能受损等等。很多患者在最开始患病的时候往往都不够重视，同时由于该疾病病症相对隐蔽，不易察觉，所以这就导致其易错过最佳的治疗时期，使得很多疾病不能得到有效治疗。对此想要提高患者的治愈率，就必须要强化早期治疗与预防。现阶段西医还没有有效的治疗方案，治疗过程基本都是以消炎为主，再加上西药本身引起的不良反应比较多，所以患者依从性都不好。杜爱民针灸治疗，起效快，还可以有效改善患者的疼痛度，提高生活质量，促进早日康复。显著的疗效，源于杜爱民对技术的精益求精和对穴位治疗的独到理解。他编写了《杜爱民针灸临床人体解码》，根据人体五脏六腑、天体五行的相生相克，阴阳对立统一理论，在临床中通过人体脏器语言所反映出的一些信息，利用针刺、针灸进行干预。通过经络、穴位的君、臣、佐、使进行辨证组配，打开人体自备大药库，使人体达到脏器平衡、气血平衡、经络平衡、肌肉平衡、骨骼平衡，使人的病态信息得以消除，回归健康。

李东来

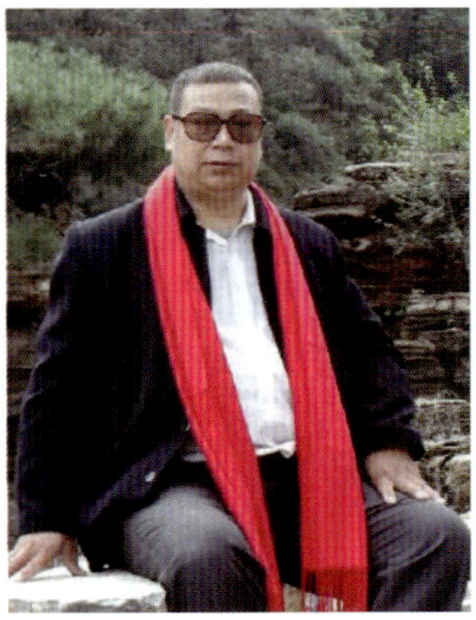

李东来，男，生于1963年，河北省衡水市阜城县古城镇人。幼秉家教，酷爱中医并自学中医。现为中国民间中医医药研究开发协会会员，中国民间中医医药研究开发协会浊毒理论研究分会常务理事，中国民间中医医药研究开发协会浊毒理论分会专家委员会委员，世界中医药协会联合会一技之长专业委员会理事，中医药精准防治慢性疾病研讨会指导老师，中国民族卫生协会难治病研究专家委员会专家委员，中国民族卫生协会中国基层卫生人才数据库专长人才，国医大师李佃贵学术思想传承人。曾做客中国中医药网“杏林菁英”栏目。擅长医界疑难危重疾病研究；对于各种心脏疾病、肺癌、肝硬化疗效突出；对于心梗、脑梗、脑出血、阴厥、阳脱等造成的急性昏死，能够做到药到病除即刻复苏；积累了许多植物人复苏经验与心得。

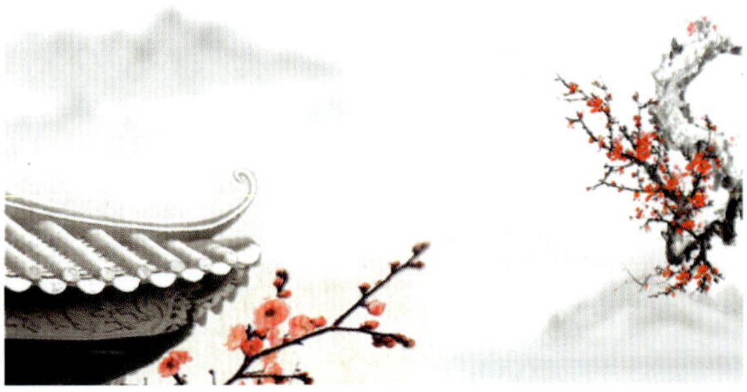

李华坤

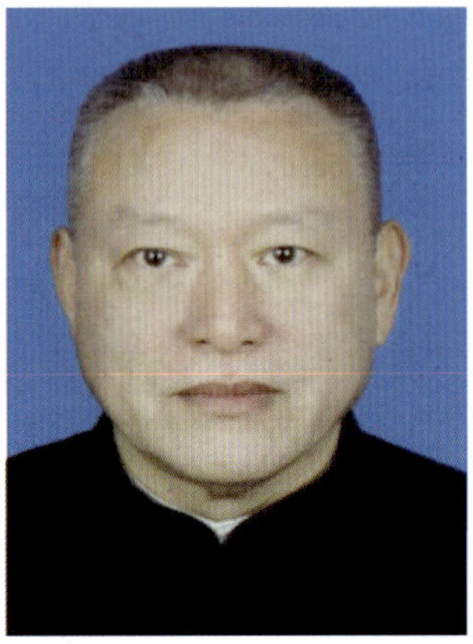

李华坤，男，60岁，汉族，四川省成都市青羊区人，大专文化，高级经济师、高级营养师、高级道医养生师。爱好中道医药，已研究出痛风，食道、胃癌等重症疾病特方40多种，以及其他小发明。2018年在成都市金牛区创立了道医研究室，2019年正式成立了成都大道医药研究中心，并担任首届研究中心主任。

1980年10月应征入伍；1983年11月退役后在四川省什邡县什邡市新华书店工作。1988年在什邡县文化印刷厂任厂长。1991年在什邡县民政福利印刷厂任厂长。1993年在什邡县人民武装部彩印制版厂任厂长。1995年在成都市崇州（县级市）上元宫道观，拜师名医道长陈明义，跟师学道医。1998—2000年在成都天子集团天子木业、巨龙木业任两家公司总经理。2001年3月后在成都市高新区博士园药企从事中草药研制开发工作。2004年至2012年，先后走访全国道观及民间道医，在道观闭门修行研究中草药。2013年3月至2018年4月，为四川省生态农业发展促进会法定代表人，任常务副会长兼秘书长、会长；期间首次提出并组织研制全国第一部生态农业产品国家标准。该标准于2018年11月1日由国家标委正式发布为国家团体标准。因专业从事道医研究于2018年4月辞职，后被聘为终身名誉会长。

李华坤兼修道医和中医，他认为中国传统医学起于易，隐于道，显于医，因此道医和中医有很深的渊源，但在起源和传承、为医的目的、学医的方法上有明显的区别。

李纯才

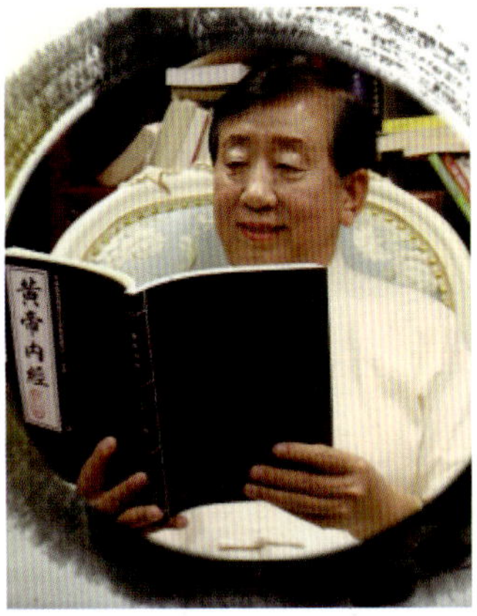

李纯才，男。北京和合缘中医院，天易智慧（北京）国际医学科技研究院《智慧医学》创始人，世界针灸学会联合会针灸师（A 级），中国医学气功学会理事，原培训部副主任，中国医药教育协会专家委员，华医头条网健康顾问委员会主任委员，中国生命关怀协会健康中国发展委专家委员，中国民族卫生协会难治病研究专家委员会专家委员，第四届世界整合医学大会专家委员会专家委员。

李纯才，1970年9月－1986年9月期间为建工一五五厂技术科化验员，1986年10月－1999年10月中医院气功科点穴按摩气功工作，1999年10月－2020年在天易智慧（北京）国际医学科技研究院做点穴按摩气功、心理咨询与治疗工作。

李纯才1970年因工伤脾破裂，做脾切除手术，术后出现发热症状，诊断“高热待查”，每隔一个多月发热一次，每次3～4天，体温在38.5～39.6℃之间波动，持续长达十六年。后来又陆续诊断出十多种疾病，经西医治疗十二年，中医治疗一年，都没有治好。在走投无路的情况下，1983年开始学练少林气功，每天早、晚各练功两小时，经过三年半的刻苦练功，发热症状消失，不再高热了。“是气功救了我，是气功给了我第二次生命，从此我就立志发愿，专门从事中医气功的理论学习和研究，开展了中医的点穴、按摩、发功、针灸等工作，同时传授气功”。李纯才是这样说，也是这样做的。经过三十多年的教学实践和临床实践，形成了具有特色的“智慧医学”。古往今来，中西医等都是在治疗疾病或是治疗症状，李纯才的“智慧医学”是用调整心理平衡的方法，用“灵感”查找发病的原因，而不是“治病”，而且效果良好。特点是不打针不吃药，能调理各种疑难杂症，均取得了显著疗效。

他1999年参加全国第七届红外医学发展研讨会，发表题目为“经络原理治疗疑难病病案报告”的学术论文；2001年参加全国第八届红外医学发展研讨会，发表题目为“心理、经络、生理、病理的综合诊断与治疗”的学术论文；2003年5月非典流行其间，推出提高肺部免疫能力的自我气功锻炼方法，出版发行非典预防光盘；2008年应邀参加在香港举办的第五届国际自然疗法医学会议，报告的题目是“中医心理治疗学”；2013年9月参加日本世界健康气功易经大会开办智慧医学培训班，疗效显著；2019年12月7～8日参加第四届世界整合医学大会，报告的题目是“智慧医学的临床应用”，受到了参会代表的热烈欢迎，并在晚上加场，两个半小时的专场演示了临床应用。

李　瑞

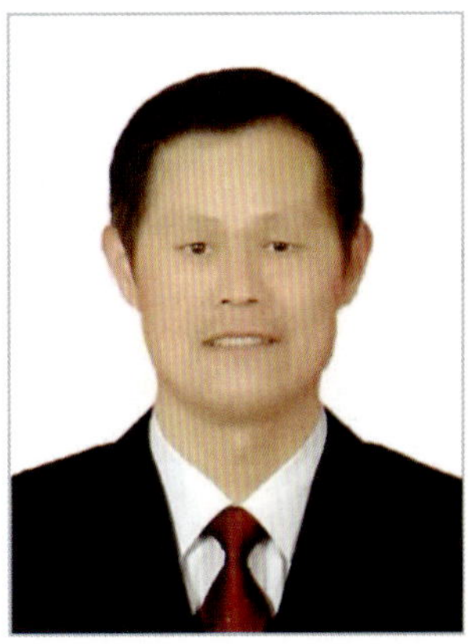

河南省商丘市睢阳区娄店北街仁和堂李瑞，中医全科医师。

李瑞，男，54岁，汉族，出生于河南省商丘市睢阳区高辛镇中医之家，自幼跟随爷爷学习。曾就读于商丘医学高等专业学校中西医结合专业。1995年独立用中医药治好了第一例胆管癌，从此开始了肿瘤和疑难杂症的探索研究。有北京喉癌患者、河南恶性骨髓瘤患者、白血病患者、多年的牛皮癣患者被治好；也有过敏性紫癜患者，曾经走遍全国各地，花费二十多万而不愈者，在李瑞诊所只服6剂中药而康复。多年行医，李瑞得到很多患者赠送的感谢锦旗。

李瑞乐善好施，热衷公益，参与早期商丘义工联创建工作并且积极参与各项活动。2020年新冠肺炎疫情中李瑞为武汉第六人民医院捐献40个艾灸肚垫价值两千多元。

中医学是以中医药理论与实践经验为主体，是研究人类生命活动中医学中健康与疾病转化规律及其预防、诊断、治疗、康复和保健的综合性科学。中医学以阴阳五行作为理论基础，将人体看成是气、体、神的统一体，通过望、闻、问、切，四诊合参的方法，探求病因、病性、病位、分析病机及人体内五脏六腑、经络关节、气血津液的变化、判断邪正消长，进而得出病名，归纳出证型，以辨证论治原则，制定汗、吐、下、和、湿、清、补、消等治法，使用中药、艾灸、针灸、推拿、按摩、拔罐、气功、食疗等多种治疗手段，使人体达到阴阳调和而康复。这说明中医不仅是一门触及灵魂的学科，更是一门顶级的生命科学。

医学是人类智慧的结晶，医学的目的是服务人类生命健康的。中医和西医是完全不同的两个医学体系，没有可比性，没有代替性，没有谁高谁低的价值标准。中西医如何争论下去其实没有任何意义。最终的核心是医学不被利益过度捆绑，能不能真正为人民的健康服务。让医学不在背黑锅，才能真正回归医学的真实面目。

西医进入中国只有一百多年的历史，在西医尚未进入中国漫长的几千年，中国人有病咋办？那不就是中医治疗，那时候也没有CT、B超等等各种科技仪器，就是通过中医的四诊八纲诊病。如果没有祖国的中医，那华夏民族还能延续吗？所以，中医好不好，还有争论的必要吗？

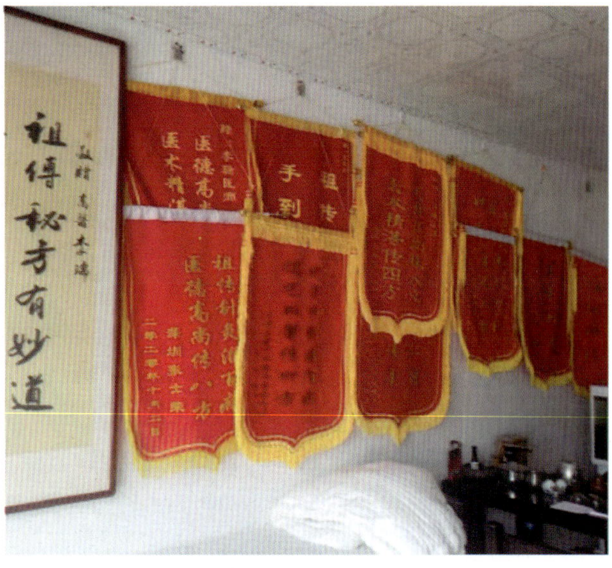

当今社会科学发展，医疗技术也飞速发展。中医是否也与时俱进呢？它能不能超过西医，再次代替西医的主导地位呢？其实，这是两套不同的医学体系，不可牵强附会，没有谁比谁高低的问题，不存在谁代替谁的问题，选择西药还是中医，全看患者的意愿和认知。

李　颖

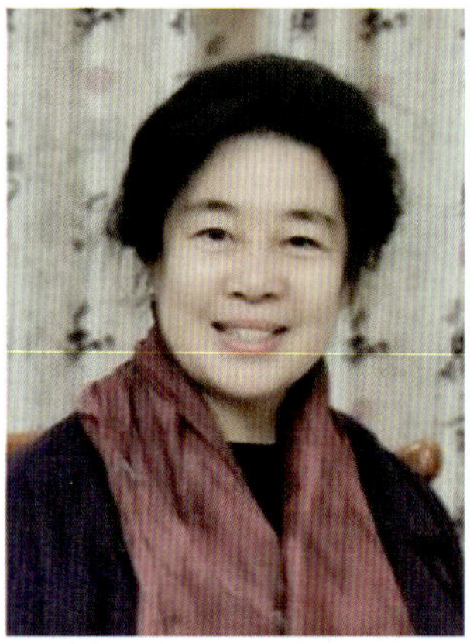

李颖，毕业于辽宁中医药大学、硕士研究生，针灸医学博士。原中国人民解放军第202医院中医风湿免疫科副主任医师；2008年11月在沈阳大东区注册李颖中医针灸科诊所，担任所长。为世界中医药联合会眼针专业委员会常务理事、中国针灸学会会员、中国中医药促进会非药物疗法分会副会长、中国民间中医医药研究开发协会理事、中国医促会中老年保健专业委员会中医针灸学科副主任委员、中国针灸学会特种针法灸法专业委员会副会长。

2006年12月代表解放军第202医院参加沈阳军区中医药技术比武大赛，获集体一等奖，个人二等奖。

2011年被中国民间中医医药研究开发协会评为中国民间名医。

2012年4月其诊所被沈阳市大东区卫生局、大东区卫生工作者协会授予优秀达标单位。

2012年《针灸“无痛技法”的研究与应用》

一文，被世界中医针灸养生大会评为论文一等奖，并于2013年8月在中国针灸杂志第33卷中发表。中国知网论文数据库显示，该论文被其他研究者阅读下载187次，7次被作为引证文献（详见文尾截图）。

2015年1月，沈阳986交通广播电台以李颖为大连出租车司机治好困扰一年的眼疾为题材，来诊所拍摄的公益微电影《你是我的眼》。

2015年12月李颖中医针灸诊所被沈阳市卫生局评为先进单位。

杨　忠

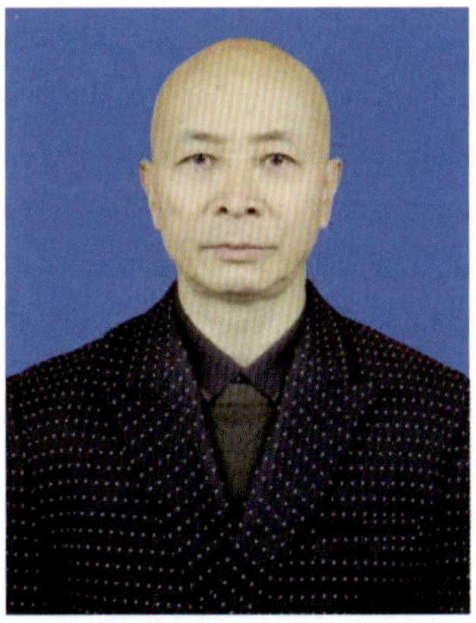

杨忠，男，出生于1956年，四川省成都市金牛区，大专文化。他热爱健康医学，爱好美术、体育，从事教育工作多年，直至退休。期间借调四川省社会科学院生物技术开发研究所七年，研制开发高端生物技术药品，其中有胆红素、人工牛黄、脑灵芝、尿激酶、熊胆粉等。

杨忠，从教时，一直潜心关注人民的身体健康，随后研究健康事业多年，尤为突出的是康复正骨、脊柱梳理、慢病调理，络病学的神经性疼痛、经络性疼痛、肌肉性疼痛的康复功法，其自然养生功、健身气功等对气血症状的调理尤为突出。他对传统文化领悟较深，弘扬国学文化，日常不吃药，或少许外用药物能处理各种疑难杂症，并对祝由术有一定的领悟，对功能医学治未病有一定的研究。他现在就职于成都大道医药研究中心（道医馆）。

杨忠的学医之路：

（1）师承夏法山大师，夏师圆寂于五台山。擅长针刺、点穴及推拿等功法。

（2）敬重蓬溪高桥的骨科大师梁子寒，有所受益。现梁师已过世。

（3）羡慕南充长乐玉史，擅长治疗疑难杂症的楚代源老中医。

（4）最后认为所修、所学的一切都来源于道，最终拜道祖老子派李华坤为师，回归道家。

杨忠自创了道医络病学中的脉络疗法。其中有正骨、脊柱疏理肩、颈、腰、腿疼痛等特技。每次治疗三分钟，神经性疼痛、肌肉性疼痛、经络性疼痛、偏头痛等慢性病得到调理，并减轻疼痛，且见效快。

人脑的经脉有督脉、膀胱经、肝经、胃经、阳跷经和阴跷经，脑为元神之腑，又脑为髓之海。头痛是困扰很多人的一种顽疾，常见于三叉神经痛，后枕部常见于环枕部病变，肌肉紧张性头痛，头痛部位游走不定，并伴有敏感焦虑，多见于神经官能症等。道医脉络疗法，可有手到病除的功效。

日复一日，伴随着季节的变化，年龄增长，人们的身体常常会感到不适，精神上也常常感到忧虑烦恼，需要予以调理和保养，以使身体健康。

道医脉络疗法，是以提高免疫力，从细胞开始变年轻，促进血液循环养出光彩照人的肌肤。人体的经络是一个巨大的能量库，因为它告诉了你病从哪里生，该从哪里治，你该如何强壮。然后教你如何通过人体特效经络穴位和道医脉络疗法等，疏通经脉，养心、强肾、补肺、健脾、疏肝，以达到少患病，吃得香，睡得足，想得开，活得从容不迫的生命常态。

道医脉络疗法之认为手掌能泄露健康的秘密。人体中十二经脉分布到全身各处，内联五脏六腑，外联躯体及四肢百骸，十二经脉大多分于指端，所以一旦生病，疾病的信号会通过神经、血管、经脉反映到手脚，发现功能状态的变化，也能看出身体健康状况。在人体血浆和细胞之间有一种非常特殊的屏障，它就像一张透明玻璃，可以把有害物质挡在细胞之外。但是这些有害物质，比如痰饮，还需要从身体里清理掉。道医就是用脉络疗法除痰，故而能防治多种疾病。

在一般情况下，自由基可以维持人的正常生

理活动。但是如体内自由基过多的话，就会阻碍五脏六腑细胞的正常发展，干扰到身体的正常功能，从而诱发多种疾病，并且使人体加速衰老。自由基大面积堆积，容易出现在血管、心脏、胃、肺、肾、肝、肠、鼻子、眼睛等部位。所以道医脉络疗法，也重视清除五脏六腑内外自由基。如肝是人体的解毒器官，胆帮助人体进行排泄胆汁和消化，肾脏负责滤血，心脏负责泵血，每个器官都有固定的代谢模式，但是这种固定的代谢模式会随着年龄的增长一点一点衰退，还有代谢量的加大会渐渐地出现自由基严重堆积，而产生多种病变。道医脉络疗法是人们健康的卫士。希望大家养护好自己昂贵的身体。

杨忠雅

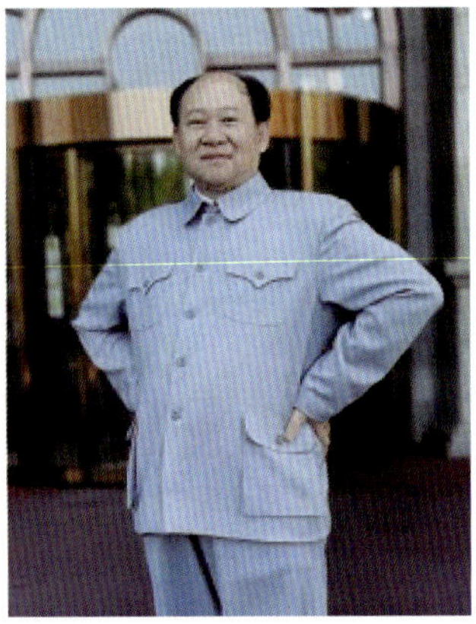

杨忠雅，男，壮族，中医执业医师，个体中医诊所执业。他从事中医工作已有40年，擅长治疗颈腰椎的骨质增生、椎间盘突出。近年来，他根据人民群众需要，研究治疗肝硬化、肝癌的药方，目前已初见成效。以下分别介绍。

1．“掌上割疗放药”治疗颈椎病、腰椎病

杨忠雅虽然是一名基层的医务工作者，但他的医术不低。多年前他就研究出“掌上割疗放药”治疗颈椎病、腰椎病。凡是颈椎病、腰椎病无论病情有多久多严重，包括多年的畸形腰、歪脖子，只要患者来到诊所，100位患者中至少都有80位从诊所治好出去。杨忠雅运用掌上割疗放药治疗颈椎、腰椎病至今已有34年。他主要针对颈椎病、腰椎病重症急性发作的剧烈疼痛，对睡不了、站不了、走不了、坐不了等以及久治不愈的颈椎病、腰椎病，其都很有效。这些病症，西医需要做大手术治疗，且需要好几万元的费用，而且术后还需要休息很长一段时间才能恢复正常生活、工作。而“掌上割疗放药”治疗，几天时间马上可以恢复正常生活、工作。在患者左右两只手掌上挑割划破一点点皮肤见血即可，放药到切口处后包扎，药物通过切口的吸收作用，迅速到达病灶部位，切断病源的营养和水分的供给，使其干枯，受压神经松懈，疼痛麻木立刻得以解除，从而达到治愈颈椎病、腰椎病的目的。“掌上割疗放药”是依据电的原理结合人体经络进行分析研究而得出的整体治病方案。人体有十条大经络分布在上肢的两只手掌上，正常人行走左右两只手都是一前一后地摆动，当得了病的人行走时，两只手就不会一前一后的摆动了，手的摆动说明人体内脏腑和肢体是正常的。杨忠雅把手掌当作人体经络的开关，药物当作保险丝，通过药物作用打通腰颈椎的阻滞淤堵，解除病症。

2．免费试药治肝癌

杨医师是个守信誉的人，因为肝癌晚期随时都有生命危险，为了不耽误患者的宝贵时间，更不想让患者家属浪费一分冤枉钱，他决定凡是远来不了诊所治疗的肝癌患者，杨医师一律免路费先寄给三天药试试看，有无效果三天就知道，服药后当天或次日都会见效，一见效患者家属当天最会马上联系杨医师继续寄药，这样就连得上，患者吃药就不会间断。如果服了三天药患者仍旧毫无好转，那就不用再跟杨医师联系了。杨忠雅认为，每一种疾病都会有对症的药物能治愈，看你能否找得到。肝癌并非绝症，患了大病不算是大灾难，真正的大灾难是你找不对医生，让你越陷越深，甚至倾家荡产，最后还是人财两空。针对这一问题，杨忠雅医师全力以赴地投入科研，经过三年多的呕心沥血，在临床上反复试验，终于研究出一条行之有效的治疗方案。经临床观察，该药物对晚期肝癌患者及适应证的患者见效很快，通常服药后24小时可起效。如果服药后24小时内患者仍然得不到缓解，说明他医不了，他立刻会建议家属另请高师，他不会让患者失去最宝贵的抢救时间。他更鄙视那些靠拖延敷衍患者谋取个人医药收入的不良之辈。杨忠雅医师行医

40年，他多多少少也有一两招过硬的本领，他一心要像李时珍、华佗他们那样，要在有生之年，尽最大的努力去发扬祖国医学传统，研究更有价值的中医药文化遗产，留给后人去造福人类。

连鹏飞

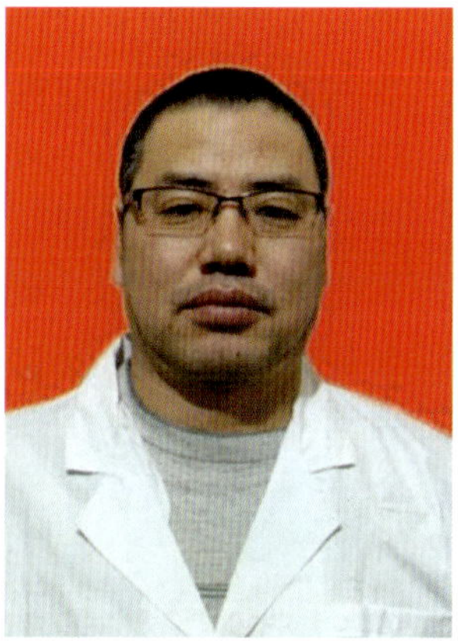

连鹏飞，执业中医师，北京健缘堂中医药研究院院长，全国难治病研究专家委员会委员，国际名中医专家委员会特邀专家，北京电视台健康中国名家访谈特约嘉宾。

他擅长运用中医中药配合并针灸治疗中风后遗症、慢性胃炎、胃溃疡、乙型肝炎、肝硬化、头痛、失眠、阳痿早泄、月经失调、不孕不育症、抑郁症、风湿骨病以及季节性常见病、多发病的治疗。

他运用祖传正骨手法治疗颈椎病、颈肩综合征、腰腿痛，他还运用自己独创三联疗法，治愈腰椎间盘突出、膨出等脊源性疾病。

腰椎间盘突出正骨调理技术

基本原理：与普通的正骨方法截然不同，祖传绝技，方法独特。通过特殊的手法，椎间隙得以拉开使突出物回纳（或部分回纳）由此解除对神经的压迫，另外也可使错位、偏歪的脊柱关节瞬间复位，从而达到内外自然平衡，恢复脊柱正常的生理结构。在正骨的同时，配合点穴，松解肌肉疏通经络进行辅助的治疗，正骨复位为主，按摩推拿为辅。

适宜人群：患有腰痛，下肢疼痛、麻木、小腿肚疼痛发凉、不能站立等神经压迫症状的患者。

功效：疏通经络，松解肌肉，整复关节。

调理方法：治疗时先松解肌肉，软组织拨筋，而后点按穴位，打通经络，接着根据具体的病情，用相应的正骨手法，给予复位，最后对腰腿给予全面的手法调理，加快气血运行利于病情的康复。主要运用放松膀胱经，拔筋3次而后点按肾俞、膀胱俞、大肠俞、环跳、委中、承扶、承筋各5分钟，这样的手法复位。最后点天枢5分钟，冲门3分钟，太冲3分钟，并调整阴阳。

注意事项：①不宜长期久坐；②不要使用爆发力；③不要长期弯腰；④不要剧烈运动避免外伤；⑤不要贪凉；⑥不要睡软床。

吴训明

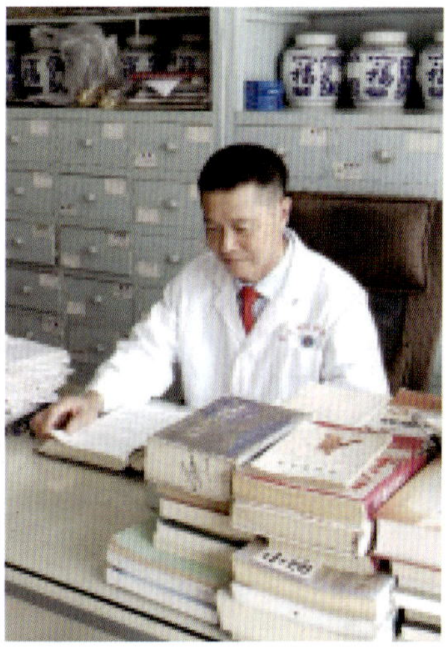

吴训明，男，1963年出生于福建省浦城县枫溪乡杜畲村抽坑小自然村的贫困农民家庭，8 岁入学，14 岁因父身患重病弃学回家，务农分担家务。19 岁因劳累过度感受风寒，引起了慢性支气管炎和膝部风湿关节炎。经附近几家卫生院和浦城县、武夷山市等大医院治疗3 年无效。苦于家庭需要劳力，迫切想治好病，他就自己努力钻研中医学，经过反复实践摸索终于治愈好了自己的疾病。后来陆续有亲戚朋友和乡邻前往询问，经过用心钻研调理，效果都不错。以后就有更多人前来咨询。免费服务一年，得到了附近方圆十几里群众的信赖。由于老家山区偏僻，交通不便，吴训明希望有更大的发展空间，听朋友介绍福鼎市龙安有个开发区，要招收一大批人去开发和建设。吴训明到那去买了一幢房子的地基。

为了建造房子，他需要找能建房子的工友，所以他加盟了山区建设队伍担任工人代表。那几年，他和工友们住在一个高山上，方圆几百里的群众时常跑到山上去找他咨询身体不适。这使他体会到被人需要、被人肯定的人生价值，他写下了一首为人民立志从医的诗：“自从出校到如今，一心一意为人民。白天带头把活干，晚上闲时把书看。看书不为求荣华，只想红心献万家。万家人若有疾病，我把药方送万家。”诗不华丽，但真实。吴训明晓得自己没有经过医学专业的科班学习，看病特别认真，对每一位患者都是仔细辨证，从不马虎，不随便开药。他把这些前来咨询病情的体会编写了一首中草药之歌，时刻提醒自己：“中草能治千种病，但看医生怎配伍。对症下药病即除，药不对症会有毒。学医要精莫疏忽，详观百草药性质。人命关天非儿戏，不明症状莫滥使。药若对症似灵丹，一服下去病则安。药不对症病则反，会使病情更巨增。”他还把自己的身世也编成诗：“训明本来是书生，只因身陷小山坑。父母力弱少培养，故作奔波浪迹人。浪迹奔波度华年，身遭挫折百病缠。到处求医无效果，故又立志当医生。山间行医路不便，来到龙安把家安。耐心审问辨疾病，彻底清除不留根。看病不为求财利，只为人民减痛疾。决心学作李时珍，誓把红心献万人”。

吴训明学医完全是从实践中学习，只要遇到前来咨询者，就是他的学习机会。他对人心怀感恩，有求必应。2010 年他为了提升自己对疑难病的咨询服务能力，两次专程到云南省昆明市去拜访南疆肿瘤医院的院长黄传贵教授，得到他的亲自传授。2010年7月5－9 日他参加云南省中医药中等专业学校举办的第十三期黄家医圈医理、药理、民族民间医药理论培训，经考试合格，准予结业，领取了结业证书。

三十几年来，他一边看书学习，一边帮有症状的人调理缓解病痛。所到之处，都有被他调理好的患者。他给人们留下最深刻的印象就是他始终在不断学习积累经验的印记。

吴淑民

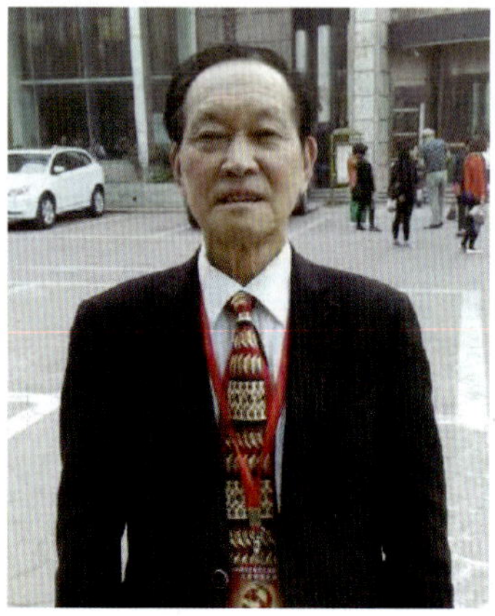

吴淑民，男，1940年出生，湖北省巴东县人。副主任医师，“五节酒”专利发明人。现任北京世界针联浮针中医研究院湖北省巴东县技术推广服务基地主任、国医网健康顾问委员会副主任委员、北京中西医慢病防治促进会慢性病康复适宜技术全国专家委员会副主任、《健康新生活》杂志社顾问等职务。

吴淑民医师1965年毕业于湖北中医学院（现湖北中医药大学），迄今行医已近60年，先后创办了农村合作医疗点、卫生分院、传统医学风湿病研究所鄂西分所、北京药王阁中医研究院巴东分院等医疗、教学、科研单位。改革开放后，为发扬神农精神、传承本草精粹，创办了利民医疗和神农医校，培养出了大量中医人才。参加并组织鄂西八县市的中草医在华中药库采集了一千多种中草药标本，亲口“尝百草”知五味，核验草药，通过四气五味进行归经绘图，主编了《恩施本草》《民间验方》两本书稿，撰写论文“中医对新型冠状病毒感染的肺炎居家防控方法”“加大居家严控自救的力度推行中医自救方法”，指导大众防病保健。他还并研制出多味针对疑难杂症的中医配方。三项科研成果获得了国家发明专利。分别是：一种五节酒的酿制方法、一种富硒饮品、一种富硒还阳茶。

“老夫喜作黄昏梦，满目青山夕照明”，退休后，吴淑民医师把工作重心从以治疗为主转变成以预防为主，通过各种保健调理方式创造出了一整套中医预防保健理论及方法。在国家吹响养老事业号角伊始，吴淑民医师积极响应，与时俱进，创建居家养老健康驿站4S店。

现已成功创办了瑞阳民族敬老康疗中心，具有五大服务特色的新型医养结合共同体，为实现健康中国梦及老年人幸福做贡献。

何建舟

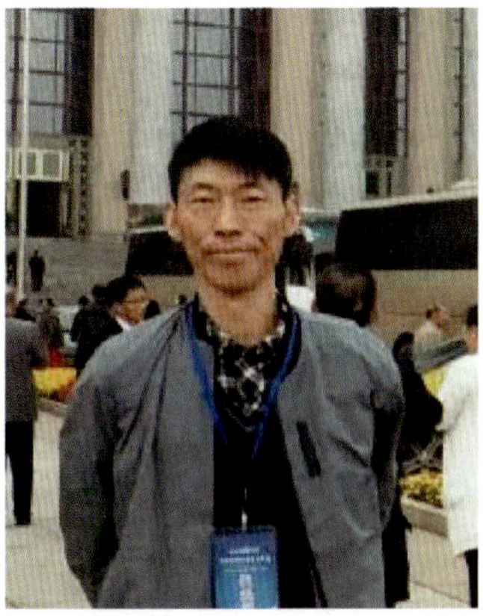

何建舟，何氏中医药研发中心创始人，贵州省遵义人。他8岁跟随父亲行医，见习诊疗，16岁行医出诊，后师从多位名医大师，专攻肿瘤、癌症、精神疾病等疑难杂症。他曾远赴云南、广西、四川、陕西等地，还去过北京、上海、广东，一边行医一边向各地名医学习。2014年12 月，何建舟在贵州省遵义市自创何氏中医药研发中心，将不断积累的诊疗经验进行系统的研发整理。从医三十余年，“一心为患者”是他铭记于心的医德祖训；“两手为百姓”是他不曾忘怀的行医准则。

何建舟至今已行医三十余年。他行医之初，民间中医疗法颇不受重视，如何为民间中医正名，成了萦绕在何建舟心头的一大难题。1995年，何建舟跟随师傅到遵义学习用传统中医治疗精神分裂症，他再次被中医疗法的博大精深所深深震撼。有了这次经历，何建舟很快便确立了自己的研究方向，即专攻医学上公认的疑难杂症，如癌症、肿瘤、精神疾病，他要以此揭示民间中医蕴含的治疗原理与强大效力，让人们真切感受到传统中医学者的智慧。源于民间，深入民间，何建舟决定从基层推广民间中医疗法。2008 年至2014 年，何建舟带领多名医务人员深入云南、贵州、广西、四川、陕西、山西、山东等地进行义诊，尤其在治疗精神分裂症方面取得显效。

余柏平

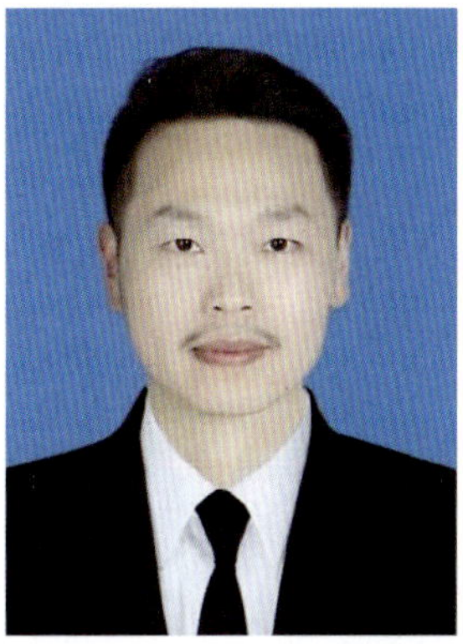

余柏平，字尚泽，男，湖北人，自然门伤科传承人，汉舒堂健康品牌创始人，中阳中医医院特聘专家，天道康体系统创始人，道门药功传承人，丹道功法研习者，传统健身倡导者，中国民族卫生协会健康养生分会专家委员，中国民间中医药研究开发协会民间疗法研究专业委员会委员，中国传统文化促进会发展委员会成员。

他受先辈遗风影响，自幼酷爱传统文化，尤其是在传统医学、传统健身领域。他以湖北中医药高等专科学校为起点，经过多年走访民间实战派高手，拜师学习实践，总结出一套颇具特色的调治方法——天道康体系统，运用于临床取得了非常好的临床效果。

1. 余柏平创编的“天道康体系统”是遵循宇宙运行规则，以自然规律为核心理念的一套完整的养生保健体系，用于人体身心健康方面能防能治，其中包含古法炼体术、妙手回春术、精华吸纳术、安乐心灵术四大部分，囊括了传统健身功法、药膳、针灸推拿、气功点穴、康复理疗及心理疗法等多种治病手段。

古法炼体术：吐纳换气、抻筋拔骨、舒筋展络，以道家、武家原来密不外传的筑基强身功法为基础，短期内锻炼提高整体身体素质，更符合东方人的体质要求。其具有不限场地、不需要陪练、练习时间短的优势。

妙手回春术：指针点穴、正骨理筋、筋膜伸展，以传统医学理论为基础，通过手法对应相关经络穴位、骨关节实施干预，达到开启人体自愈开关的作用，快速解决疼痛性疾病及慢性疾病。

精华吸纳术：补气养血、调和脏腑、提升阳

气，以道医传承食养古方为基础，结合现代人群实际情况量身调配进行疗养，配合理疗锻炼，更全面增加能量滋养肌体。

安乐心灵术：平衡心态、陶冶情操、内心平和，以道门传承的修身养性之法，让人心不致动荡不安，达到陶冶情操，平衡心态，顺其自然规律，积极适应环境，把握好自己的情绪，做到控制好自己心情。人体心情处在心平气和状态下，生理功能平和有序，达到了心理平衡、心态良好，更有利于身心健康。

综合以上，整体性地从营养、锻炼、情绪以及人体开关多方面入手，内调外治，能达到有病祛病，无病强身的理想效果，打破单一方法解决健康问题的局限性，达到快速康复的目的，持之以恒，可换来身心的长治久安。

擅长于调理：跌打损伤、肩颈腰腿疼痛、骨折加速修复、男科、妇科、胃病、高血压、高血脂、糖尿病、痛风、肥胖、头痛、脱发、脑梗、中风后遗症、痤疮、牛皮癣等多种疑难杂症。

2. 潜心研究实用的好产品。如“汉舒堂膏贴”，传承于道家古方，经历代传人研究改良，结合现代技术制作，对颈肩腰腿、风湿性关节炎等筋骨疼痛性疾病功效显著，一贴见效。另一款“旺年康酒”，适用于阳痿早泄、下元虚冷、宫寒、性欲低下、会阴坠胀、遗精滴白、小便余沥、易疲劳、困乏、注意力不集中、记忆力减退、腰背冷痛、双腿无力、神经衰弱失眠等健康问题。“旺年康酒”是传统中医学与现代科学结合的产物，其配方独特，采用现代萃取工艺精制而成。根据使用反馈，多数人一周显效，好评如潮。

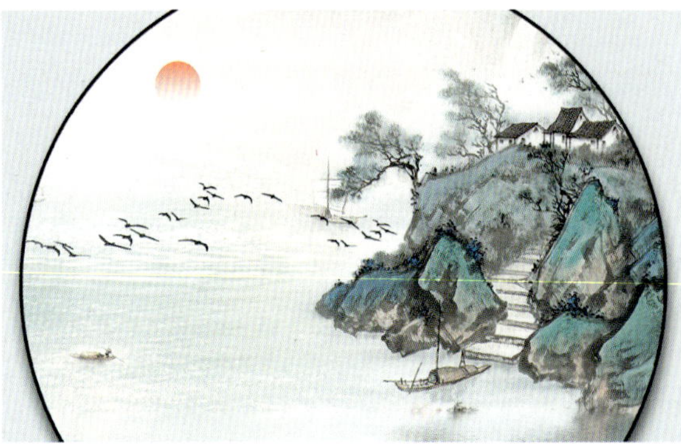

谷红玲

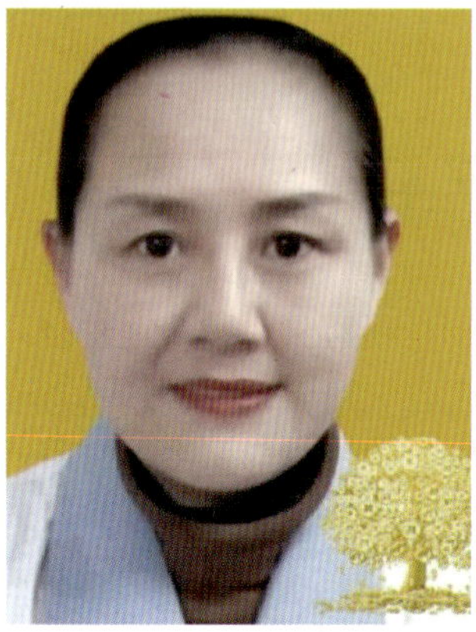

谷红玲毕业于张仲景国医大学六年制少年班，中医世家传人，中医学科带头人，中医爱好者，中医知识传播者。谷红玲认为自己是中医知识海洋里的一滴清水，虽只是沧海一粟，但也有义务为弘扬中医，传承中医做贡献。在妇幼保健院工作三十多年，积累了一点治疗妇科不孕不育、优生优育及中医养胎方面的经验，比如在临床上活用家传消瘤汤、减肥汤、淡斑汤、祛痘汤、宫寒汤、乳康汤、生精汤、生发汤、甲状腺结节汤、男神汤、女神汤、奇痒汤、消食化积老虎丸、疏肝解郁结节汤、养胃汤、阳痿早泄汤、不孕1号、不孕2号、不育1号、不育2号以及丸、散、膏、贴等。她研发的新产品有新生儿专用湿疹膏又名红臀膏，妊娠皮肤瘙痒宝妈肤乐膏及鼻炎膏、乳头皲裂膏、痔疮膏、烫伤膏、冻疮膏、皮炎膏、止痛膏、脚臭膏、腋臭膏、奇痒膏等。

临床上积食的孩子特别多，积食会引起痰湿，导致鼻炎，影响肺功能；同时还会出现胃火、脾虚、便秘、失眠等症状。如何判断宝宝积食了呢？四个方法：首先，看宝宝的舌苔，宝宝的舌苔如果特别厚，有的是中间厚，有的是全部厚，说明有积食了。其次，闻一闻宝宝的口气，如果有异味，说明有积食了。第三，再观察宝宝的便便，如果大便特别臭，有臭鸡蛋的味道，说明有积食了。第四，就看宝宝的食

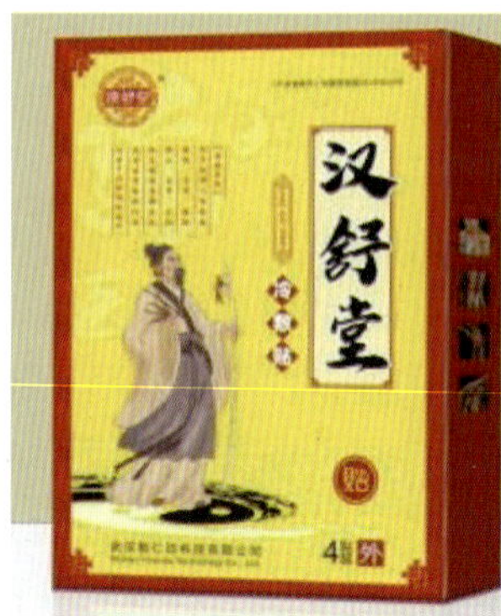

欲，食欲不振与食欲特别旺盛都要引起注意，关爱孩子健康须从生活的细微处加以生活关注。

张成堂

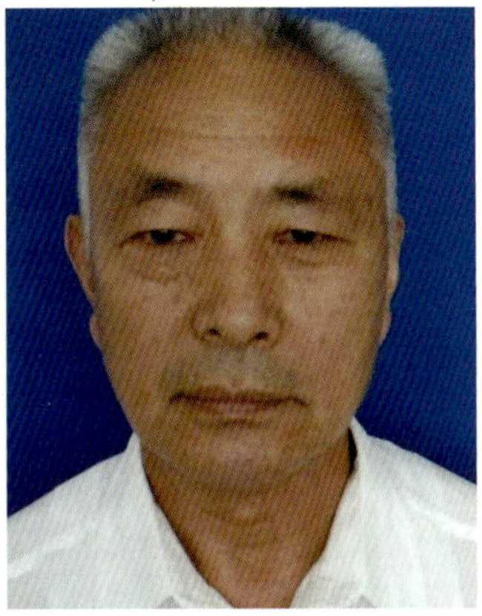

张成堂，男，1952年11月出生于中医之家，系家传秘方中草药保守专治各种烧烫伤的第三代传人。张成堂，家传治疗各种烧烫伤的系列中草药膏剂，其组方科学，配伍严谨。其中1号具有消肿镇痛，清热解毒，收敛润肤的功效；2号具有消肿镇痛，清热凉血，活血化瘀、祛腐生肌，促进肉芽组织生长的功效；3号具有收敛防止疤痕增生，促使肌肤尽快恢复本色等功效。

本膏药通过大量临床验证为治疗水火烫伤的有效药物，保守专治烧、烫、烙伤、电击、电弧伤、铁水烫伤和化学液体灼伤等。通过对数以万计的使用张成堂家三代人百年传承的秘方治疗患者的临床观察，积累了丰富的经验，经验证具有以下特点：①治疗期间疼痛不明显；②对大面积深Ⅱ度或深Ⅲ度烧烫伤无须植皮，电击、电弧伤患者无须截肢；③对糖尿病烧伤患者治疗效果显著；④早治疗、配合好，不留疤痕；⑤见效快，能明显缩短疗程，肤色恢复得好；⑥治愈率达95%以上。

家传保守治疗烧烫伤的医术，不仅在当地具有良好的口碑，并传为佳话，在周边地区亦闻名遐迩。随着改革开放、网络和信息化技术的飞速发展，信息传播更快更广，张成堂治疗烧烫伤的名声更不胫而走，远传到了武汉、上海、北京、深圳等地区。张成堂秉承“悬壶济世”“医者仁心”的家规家训，收费低廉，对家庭经济较为困难的患者实行减免，对路途遥远、交通及生活不便的患者免费出诊治疗，或将药膏寄去，用电话或微信指导其治疗并答疑解惑。

张成堂的发明专利：一种治疗烧烫伤药膏及其制备方法，[专利]发明专利CN202011396609.7张成堂2021-02-09，摘要：本发明涉及一种治疗烧烫伤药膏及其制备方法，当归20份、地榆11份、大黄12份、黄柏17份、金银花10份、医蜂蜡23份和芝麻油48份，其原料简单、成本低廉、服用方便，除了西药之外的另一种优选方案，节约大量医疗资源的有益效果。

张志荣

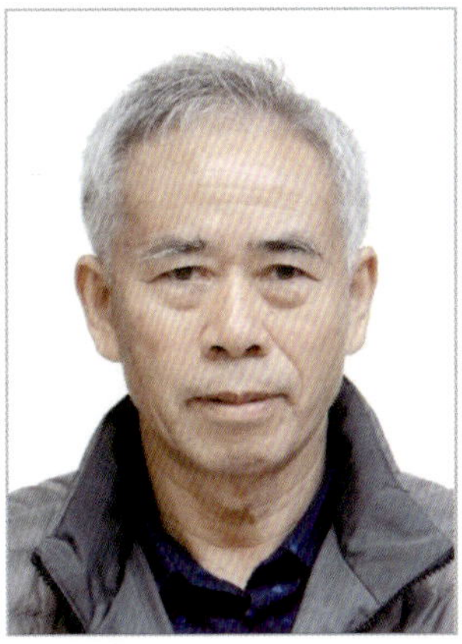

张志荣，男，生于1952年11月。西双版纳张氏本草延生堂创始人。为专家学者管理服务委员会中医慢性病防治专家委员会副主任。

1992年在景洪市电影公司开商行到缅甸经商，在缅甸经商期间被缅甸佤邦领导聘请为私人医生，还经常为缅甸人民免费治疗疑难杂症。

2014年1月，他本人患上了喉癌，经云南省第一人民医院检验确诊为中低分比鳞状细胞癌，又经云南省肿瘤医院确诊为鳞癌。至此他就回老家用他给患者治病的中草药为自己医治，两月后基本好转，8个月后复查痊愈，至今无复发。此消息一经传出，全国各地很多癌症患者慕名而来，张志荣 秉着医者仁心，慈悲济世的情怀治愈了很多癌症患者。

患者王某，患卵巢癌。此患者病情复杂，卵巢癌腹膜转移并伴有恶性腹水、胸腔积液、凝血机能异常、子宫颈纳包氏囊肿、硬脊膜、外囊肿等病变，医院宣布无法治疗。2017年6月24日来诊室治疗，服用抗癌中草药，一个月之后能做家务事，4个月后去医院复查肿瘤消失、病变消失，恢复健康，堪称奇迹。

患者缪某，患脑部肿瘤，于2015年10月25日开始使用中草药治疗，于2016年元月8日复查已全部康复。

患者王某，患乳腺癌转移，于2017年5月2日开始用中草药治疗，于2017年8月7日复查不但乳房肿块消失，转移到肺、肝等部位的恶性肿瘤也消失了。

患者杜某，患胸椎肿瘤，于2016年12月23日开始服用中草药配方治疗，于2017年3月28日在西双版纳州农垦医院检查，已查不到任何肿物，至今一切正常。

以上只是6个病例，实际治愈好的患者很多，并且均有医院化验单佐证。

他是一位应用中西医结合治疗癌症及其它疑难杂症四十余载的专家。这位年近七旬的老人，思想解放、思维敏捷、健谈。他勤于研究学习，热心公益、乐善好施，深受当地百姓好评，在多年行医过程中，利用中西医结合的治疗方法，配合自己家传秘方配制的中药，医治好近百例癌症和被疑难杂症宣判死刑的患者。尤其擅长治疗：喉癌、肝癌、卵巢癌、乳腺癌、直肠癌及脑部肿瘤等。张志荣本人也先后获得：优秀科技成果奖、癌症康复特别突出贡献奖、创新榜样、民间特技人才等荣誉。

他正在为自己的经验药“一种治疗肿瘤中药组合物”积累更多的临床数据，期待进一步规范产品处方，扩大应用，以解除病患疾苦。

张 林

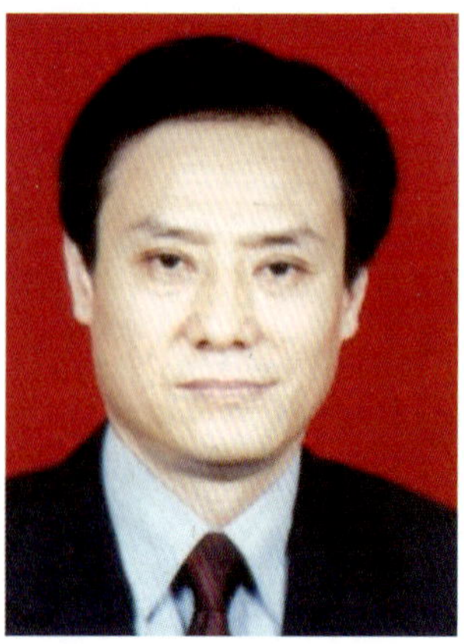

张林，抗艾滋病中药研发先行者。

张林，中药师，医学博士。任中科华正（北京）国际医药研究院院长，国际艾滋病义工大使。为中国医药科研成就十大杰出人物。获第十届中国科学家论坛大会“治疗艾滋病中药科研成果2013中国科技创新卓越成果奖”，美国“总统义务服务奖”。

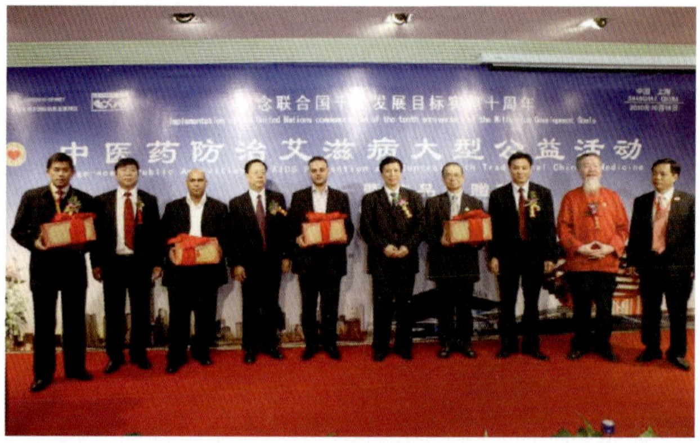

张林，很早就是一名国际艾滋病义务宣传员，他的善举和义务服务曾受到多个国家领导人和联合国组织的赞扬，曾荣获美国“总统义务服务奖”，现致力于抗艾滋病中药及疫苗的研究。

张林最先与艾滋病专家李均教授一起研究出了抗艾滋病毒“IS.71”药液，通过药物的细胞毒性试验和药物的病毒灭活试验，均达到理想状态。之后他们冒着风险到河南省上蔡县进行考察和试验，曾救助了多名艾滋病患者，积累了许多宝贵的一手资料和验方。

之后张林又与昆明淼森生物科技有限公司研究员陈大刚一道，研发出的抗艾滋病中药“复方三黄胶囊”，由解放军302医院、（北京）首都医科大学、佑安医院、北京地坛医院、中国中医科学研究院和（北京）广安门医院等医院按CDP规范，对198例艾滋病患者和艾滋病病毒感染者进行并完成了随机、双盲、多中心人体三期临床试验。他们又将试验数据整理并跟踪试验，并与国内外专家学者、医疗及学术机构等相关部门进行交流论证，均达到了预期效果（专家评论：该临床数据是目前国际上最全面最有理论价值的资料），在用中医药治疗HIV/AIDS上取得了重大突破。

这项成果在2010年上海世博会上荣获了联合国“千年金奖”，获得了中国及国际发明专利，在香港卫生局注册了抗艾中成药“药王艾得康YAO WANG AIDE KANG”，并出口到了国外和一带一路国家。张林团队还应非洲等艾滋病疫情国家求助，多次进行无偿援助。

目前，张林依然带领着中科华正（北京）国际医药研究院以及科研团队的同事们利用中药治疗艾滋病的路上奋进着。

张宗伦

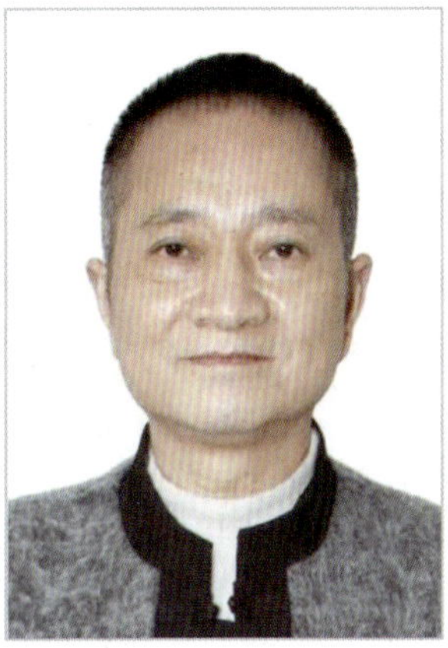

耳穴诊疗是中医的重要组成部分，起源于古代，流传于民间，散载于历代医学著作之中。耳穴是耳郭诊断疾病和治疗疾病的特定点。当机体脏腑或组织器官发生病变时，通过经络在耳郭上相应部位的耳穴就会出现各种阳性反应。望诊有变形、变色、脱屑等，结合问诊，了解病情和病史可作出诊断，运用耳穴外治法给予治疗，以达到治疗疾病的目的，简而言之为耳穴诊治法。

张宗伦，生于1963年4月，四川省成都市人，张氏耳道耳穴诊疗法传承人，道医传承人，中国人生学会道医项目首席专家，新疆弘道苑（道协）创始人之一，全国道医传承师培训考评管理委员会主任，中国文化艺术管理中心副理事长，道医传承大讲堂发起人，中国国学研究院（四川）导师，全国道医传承人首席顾问，中华耳道堂医疗有限公司董事长，重庆御珍汤健康产业公司董事长。

张宗伦自幼拜师学艺，佛、道双修，得到了多位名师指点开悟。用毕生的精力研学道医、佛医、易经、中医学。他通过多年精心研究，并用于临床，总结出张氏耳道耳穴诊疗法，此疗法可以精准对人体进行检测、治疗，包括未病先治，同时激活人体自身免疫系统，排除病患，解除人体疾苦。其具有不吃药、不打针、疗效快、无任何副作用的特点。更可治疗人体常见200多种疾病及一些疑难杂症，特别对脑瘫、中风偏瘫、脑萎缩、脑出血后遗症、帕金森等疾病的恢复治疗有重大突破。

张宗伦广收弟子授艺，不仅可以继续传承和弘扬中医文化，还立志带领十万弟子进入国内各地区，为病患者治病解难，为亚健康患者排忧解难，为国家医疗行业减轻压力，让老百姓花很少的钱治好疾病。耳道堂穴位诊疗技术学习起来通俗易懂，成本低廉，易于推广，疗效好，无任何副作用，为广大的病患者提供了福音，不仅为贫困地区的百姓解决了治病难的问题，还可以解决中医感兴趣爱好者就业问题，张宗伦的医风、医德、医术不仅深受患者及其家属的感激，还被同行业者所称赞！

张荣华

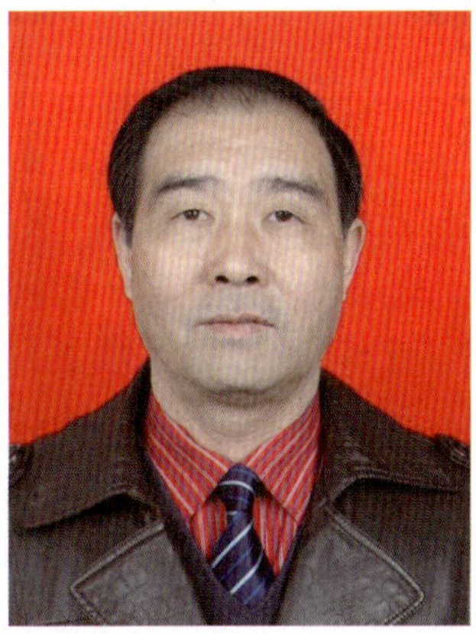

张荣华，男，汉族，1963年6月生于中医之家，民间行医29年。2019年12月28日，在贵州省中医药管理局组织的中医确有专长考核中，首批获得《中医专长医师资格证书》。

2020年10月9日，获得《中医专长医师执业证书》。2020年11月3日，在贵州省遵义市湄潭县黄家坝街道沿江路138号，开设了贵州省首家由民间医师转正挂牌的中医诊所——张荣华中医诊所。

他行医30年来，擅长对风湿痹病，即现代医学所称的颈肩腰腿痛、类风湿性关节炎、心脑血管疾病的预防和治疗，又师承广东省湛江市霞山区坡头镇的民间中草药医生李真艮，治疗耐药性肺结核。师承江苏省江阴市“超然拔针创始人”陈超然，运用拔针的中医技术方法，治疗风湿骨病的疼痛症。从父辈的中医中药秘方中升华，开发出了一款男性补肾壮阳、女性强力美容祛皱抗衰老、延缓更年期的“男青年”“女青年”高级饮品。让中老年的男人、女人，永远健康快乐长寿。

女青年饮品处方说明

组方：黄芪、鹿茸、益母草、女贞子、巴戟肉、海马、海龙、车前子、益智仁、原蚕蛾、玄参、黄酒等纯绿色动植物，无任何合成化学添加剂。本品内含成分：脑激素、蜕皮激素、保幼激素、胰岛素、环腺苷素、饱和脂肪酸、磷、钙、锌，此外，含有丰富的细胞色素C、维生素B_{12}、烟酸、α蜕皮酮及β-蜕皮酮等多种成分，并含有雌二醇、孕酮、促卵泡释放激素、垂体泌乳素等类人类激素，具有补阴等调节内分泌的功效。适应证：补肝益肾、暖宫、止血、解毒、消肿。主治：早衰、白浊、血淋、金疮出血、咽喉肿痛、口舌生疮、痈肿疮毒、冻疮。服用方法：每年只需吃一个疗程（50天）。每天1支，晚睡前口服。服用禁忌：①本品含有12%vol黄酒，对乙醇过敏及本品过敏者禁用。②有严重的心脑血管病者禁用。③孕妇及未成年的儿童禁用。免责声明：服用本品，切忌房事过度。

男青年饮品处方说明

组方：黄芪、鹿茸、淫羊藿、锁阳、巴戟肉、海马、海龙、车前子、益智仁、原蚕蛾、玄参、白酒等绿色动植物，无任何合成化学添加剂。本品内含成分：雄性激素、脑激素、蜕皮激素、保幼激素、胰岛素、前列腺素、环腺苷素、饱和脂肪酸、磷、钙、锌、此外，含有丰富的睾丸酮、细胞色素C、维生素B_{12}、烟酸、α蜕皮酮及β-蜕皮酮等多种成分。适应证：补肾壮阳、涩精、止血、解毒消肿。主治：阳痿早泄、遗精、白浊、血淋、金疮出血、咽喉肿痛、口舌生疮、痈肿疮毒、冻疮。服用方法：每年只需吃一个疗程（50天）。每天1支，晚睡前口服。服用禁忌：①本品含有53%vol白酒，对乙醇过敏及本品过敏者禁用。②有严重的心脑血管病者禁用。③孕妇、未婚男青年人及未成年的儿童禁用。免责声明：服用本品，切忌房事过度。

张秋英

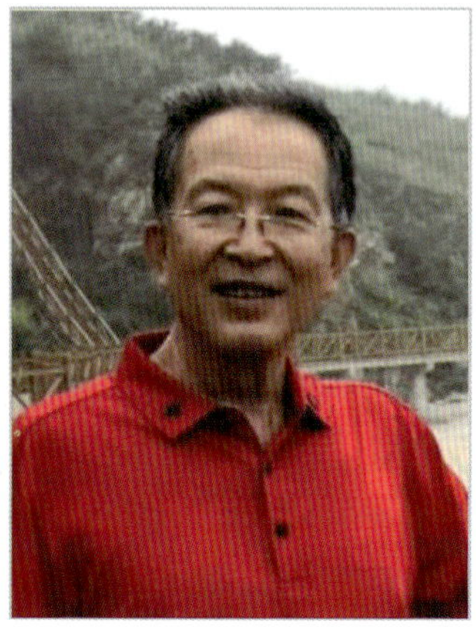

张秋英，71岁，1975—1977年就读于天津市卫生学校。1983年在天津市第二中心医院儿科进修，1984年在天津韶山医院儿科进修（今医大三院），1987年在北京社会福利基金会健康咨询部举办《小儿临床急救学习班》学习，1988—1990年在天津职工医院学院儿科证书班学习。1977—1986年在天津市红卫院儿科任职；1986年至今在天津市第三医院儿科任职。

工作经验

熟悉儿科专业，独立完成本专业常见病、多发病的诊疗及危重患儿的抢救工作。擅长运用纯自然药物治疗上呼吸道感染、急慢性咽炎、气管炎、 肺炎、哮喘以及各种皮肤损伤。

主要成果

祖传速效清金止咳丹。其组方严谨、科学，是治疗咽炎、化脓性扁桃体炎、气管炎、哮喘及各类型肺炎的必备良药。以郁金、陈皮、苏子、乳香、没药等20余种纯中药加工而成。具备了中药标本兼治，毒副作用小的优势，也具备了三便、三效、三小的剂型原则。速效清金止咳丹来自祖传，系由天津市老西北角一带名医张子卿之孙张秋英继承，经几代人不断努力，不断实践，对呼吸道疾病的治疗有了独特的方法。

病理分析

肺炎是幼儿较为常见的呼吸系统感染病症，我国每年小儿肺炎导致的死亡数达到30～35万人，现代药理研究认为肺炎等是病原菌、病毒以及过敏等导致的气道变态反应性变化，临床上多使用抗病毒药物、抗生素来进行治疗，但是临床实践发现部分患者会出现严重不良反应导致病情恶化。因此，安全性更高的中医疗法逐渐成为临床治疗研究的热点。中医讲小儿肺炎归为“肺闭喘咳”“风湿闭肺”等范畴，其病机为外邪入肺致肺气郁闭，热阻肺络，导致肺气上逆，中医治疗的基本原则为宣肺止咳，祛痰清热等。

临床观察

选取2017年4月－2017年12月间收治的160例小儿肺炎患者作为观察对象，随机分成两组，对照组80例采用阿奇霉素+盐酸氨溴索治疗，观察组80例采用速效清金止嗽丹治疗，对比两组患者治疗有效率以及细胞炎性因子水平的变化。结果：观察组治疗总有效率为95.0%，远高于对照组的85.0%，P<0.05；治疗前两组患者C反应蛋白（CRP）、白细胞介素-10（IL-10）和粒细胞集落刺激因子（G-CSF）差异无统计学意义，治疗后观察组各细胞因子水平均低于对照组（P<0.05）。结论：速效清金止嗽丹能够通过快速缓解机体炎性症状，提升治疗效果，值得广泛推广。

综上所述，使用速效清金止咳丹治疗小儿肺炎可以显著提升治疗有效性，缓解机体炎性病变，巩固治疗效果，值得推广。

病例

（1）张某某，男，2个月。1996年3月，诊前十余日始咳，曾外院予以“先锋6号”等治疗不愈，且加重，近2日来伴喘、抗乳，查面色灰白、发绀、精神弱、三凹征（+）、二肺密集细小水泡音、白细胞2.2×10m/L、NE0.92、T38.5℃。服本品1粒后次日热退、咳喘减轻，又服两次临床症状消失，肺体征消失，饮食如常，半月后又发热T38.9℃，除咽红外余未见异常，予以本丹1粒后，次日热退。

（2）高某某，男，7个月。本院职工呼吸内科主任之孙，咳十余日，喘一日多，曾用“丁胺”“阿莫西林”等药治疗，不愈且加重。查喉中痰鸣、二肺哮鸣音、右肺底少许细小水泡音，但精神尚可。即予本品1粒，1小时后又服1粒，次日喘明显减轻，肺闻大中水泡音，又投药2次及中药汤剂3剂愈。

（3）张某某，女，84岁，本人近亲属。1991年11月上感后经治不愈，由京来津，准备后事，精神萎靡微绀、二肺散在细小水泡音，静点“丁胺卡那”“白毒素”，一周不见好转。服本品2粒后便1次，次日精神好转，有食欲，又服本品2粒，精神明显好转，进而食欲大增，肺啰音消失，又生活了近十年，于2001年7月因其他病而故。

陈开才

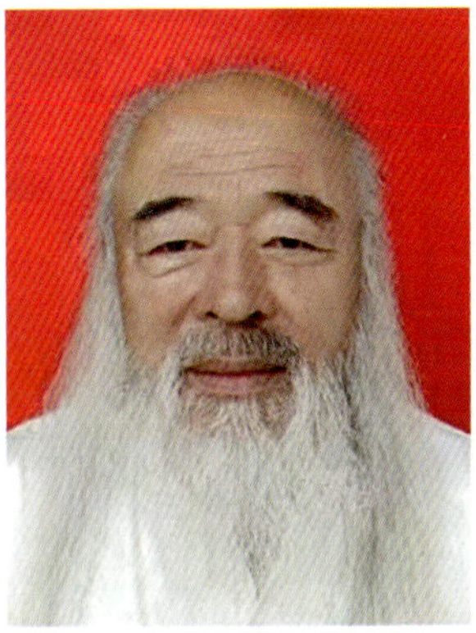

陈开才，1955年2月生于江苏省徐州市，中西医大专学历，现任宿州市庆涛中药材种植有限公司总经理。他从医四十余年，擅治内、妇、儿科及奇难怪症，兼修气功。曾撰写过学术交流论文“大黄䗪虫丸对心脑血管的临床应用”“双下肢体无名水肿的治疗体会”。

陈开才集中西医结合于一身，他集针灸、气功、按摩、风水等多种技艺于一体，主治奇难怪症。近几年他结合现代工艺，精选地道中药材研制而成一药膏可治多疾病，疗效确切，命名“陈氏怪贴”，产品药已注册商标并申请获批企业标准，产品已投入市场。功效：解毒消肿，止痛敛疮，活血通络，软坚化瘀，祛邪息风，穿筋透骨。主治：椎间盘等疾病，如骨质增生、颈椎病、肩周炎、风湿性关节炎、强直性脊柱炎，兼治乳腺增生、盆腔炎、滑膜炎、关节腔积液、新旧跌打损伤及痛经、哮喘等。 5～7天换膏药一次，总有效率100%，治愈率95%以上。

陈云海

陈云海，男，1953年出生于中医之家，已从医48年。1974年毕业于现在的西安医学院，1986年毕业于北京燕京函授大学。自幼随母学习中医医道，中医三代家传。在部队两次参加过西学中学习班。擅长诊疗：肿瘤、心脑血管病、红斑狼

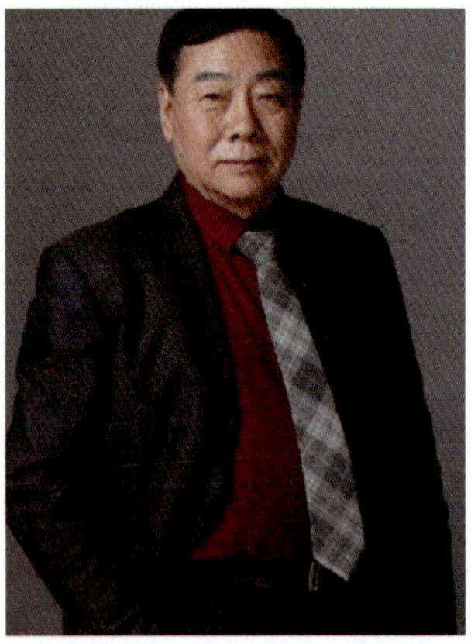

疮、肝炎肝硬化。他的特色治疗方法是利用高能血液清毒液清理血管、淋巴管、腺体管道；以及清理细胞，活化细胞，置换组织液等。在治疗未病和治已病有所疗效，并运用中西医治疗以上疾病。现有案例：治疗1例，脑胶质瘤目前已生存14年；治疗1例，鼻咽癌，目前已经生存10年；治疗1例，乳腺癌生存11年；治疗1例，肺癌，现在已生存6年。陈海云用20年时间，研发了高能血液清毒液，获得发明专利。

陈云海长期以来致力于应用中医中药治疗中晚期肿瘤，在提高患者生存率、生存质量及缓解患者症状、放化疗减毒等方面卓有成效。目前他又研究出了中药分子处理装置，将传统的中药经深加工、量化处理后又经过分子处理，使中药分子呈小分子及单分子，患者每次只需服用10～15ml，药效等同于200ml药液量，大大地减轻了患者服药的困难，提高了药效，有效地提高了肿瘤患者的生存率。应认为是中药治疗疾病的一次革新，保持了中药的传统制法又融入现代医学科技的最新方法，是肿瘤患者的福音。

陈永贵

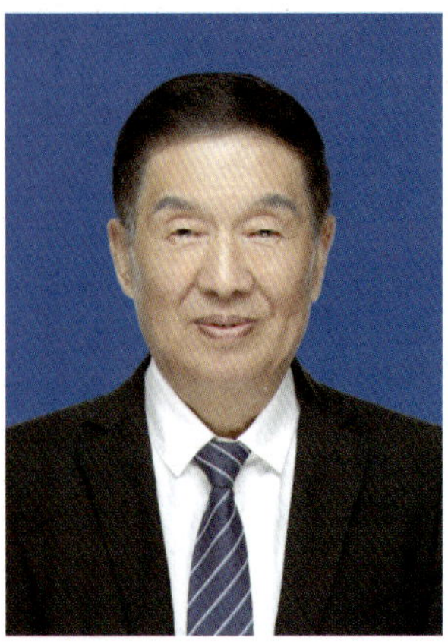

已经八十二岁，具有六十年党龄的陈永贵大夫，因为擅长治疗风湿痹痛病，被患者赞誉为“风湿王”。他每周二、四在退休前的中医院，现在沈河区第二中医院坐诊。其他时间在沈阳科学家花园设共产党员义诊室，每天上午坐诊到十一点。他还充分利用网络视频，给交通不便难以面诊的患者提供远程医疗服务。他主治风湿、类风湿、强直性脊柱炎、股骨头坏死、骨质增生、痛风、肾病等，使无数诊治无望卧床不起的患者恢复了健康。

熟读中医经典，陈永贵认为，既然古人能够有方法治愈顽痹，那么当代医院在治疗类风湿骨病时可以在学习古人的基础上继承创新，通过滋补肝肾、活血化瘀、通经活络、温经散寒、清热解毒、消肿止痛等中草药，达到扶正祛邪、标本兼治的目的。他勤求古训，博采众长，早在2000年就获得5项发明专利：① 一种强腰固肾中药制剂，发明专利CN00110130.7，本发明公开了一种强腰固肾中药制剂，适合于治疗腰椎间盘突出症及肾虚型腰腿疼症。② 一种止痛通痹中药制剂，发明专利CN00110132.3，本发明公开了一种止痛通痹中药制剂，它不仅能祛风寒、除湿邪、止痛通痹，补中益气，还能活血止痛、消肿生肌、强壮筋骨，使腰腿及从骨神经机能恢复正常，而且治疗效果好、治愈率高、疗效稳定、不易复发及患者没有痛苦。③ 一种复方骨质增生中药制剂，发明专利CN00110131.5，本发明公开了一种复方骨质增生中药制剂，适合于治疗强脊炎、颈椎病、足跟痛、大骨节病及创伤性关节炎，它不仅能治疗增生引起的局部组织充血、水肿、炎症，消除疼痛，而且能使退变的骨质得到精血的充分濡养和修复，治疗效果好，治愈率高。④ 一种开痹通中药制剂，发明专利CN00110133.1，本发明公开了一种开痹通中药制剂，能祛风寒、除湿邪、止痛通痹，还能活血止痛、使腰腿及周身肌肉筋骨机能恢复正常，疗效稳定、不易复发。5.一种开痹通中药制剂，发明专利CN00110134.X，本发明公开了一种开痹通中药制剂，它不仅能止痛通痹，强壮筋骨、使周身肌肉及关节机能恢复正常，而且疗效稳定，具有方剂多、剂量轻、没有毒副作用的特点。

陈吉香

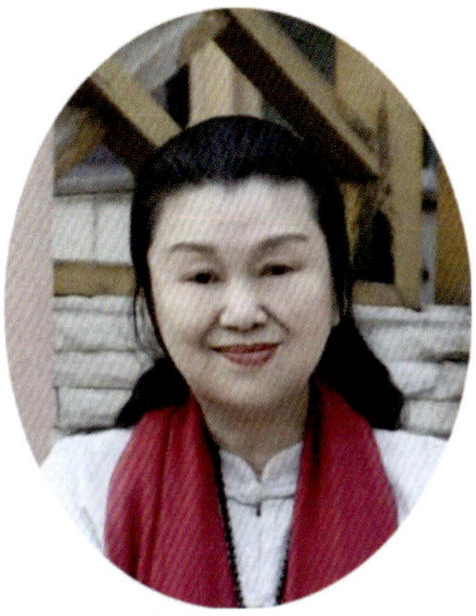

陈吉香，女，生于1952年9月 。1970年至1972年（20岁）两年中西医卫校毕业，毕业后在镇卫生院上班，后转到县里医院工作到退休。主治医师，知名针灸专家。

从医半个世纪，持之以恒的勤学苦练和经验积累，成为一名特效针灸医术的集大成者。这位年近七旬的老人，思想解放、思维敏捷、健谈。她勤于研究学习，热衷公益、乐善好施，深受当地百姓好评，在多年行医过程中，利用自己首创纯绿色针灸的治疗方法，医治好近百例癌症患者和被疑难杂症宣判死刑的患者。她针灸临床经验丰富，尤其擅长治疗各种癌症、各种瘫痪、小孩脑瘫、渐冻人、风湿性心脏病、冠心病、糖尿病、前列腺增生、尿毒症、白血病、颈椎病、腰椎病、帕金森病、痛风及心、脑血管病、笔高血压、肝硬化、乙肝、颈腰椎病（椎管狭窄）、类风湿等。她运用其经验总结的特效穴位，标本兼治，疗效显著。

1968年春，陈吉香在长白山脚下建立起一支医疗队，走进老百姓，免费治病诊疗，用一根银针，打开了聋哑禁区，使聋哑人也能说话。在走进老百姓的那段生活里，教针灸、战伤救护，成为人生经历中深刻的记忆。她专心学习临床知识，牢记经络穴位，勤学苦练，常在自己身上试针，手法达到了炉火纯青的地步。

2008年8月，她被中国中医药研究医促会推荐，随“中国中医学术交流团”赴韩国交流中医学术，在现场演示，给韩国中医界留下极为深刻的印象。2016年；她去了乌兰巴托义诊，为我国民间中医争得了荣誉。

陈 欣

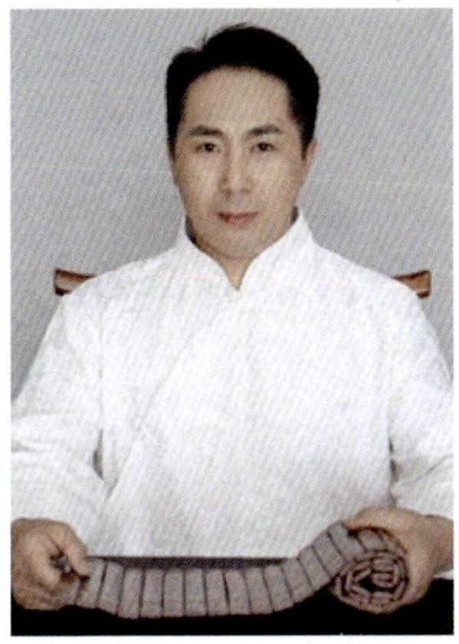

陈欣（陈樊宇），气脉骨雕疗法传承人，出生于黑龙江一个普通的农村家庭。17岁那年父亲被诊断为淋巴癌，尽管全家人为了给父亲治病，倾尽所有，医院还是无能为力放弃治疗。陈欣不愿放弃最后一丝希望，几经周折，为父亲找到一位老中医，此人竟是他爷爷的哥哥，精通祖传的五脏六腑修复和骨雕，经治疗病情得到缓解，父亲幸运地打破了医院只能生存两个月的预判。

但是老天爷却再一次跟这个不幸的家庭开了一个玩笑，两年后，年少的陈欣因为家庭巨大的变故以及沉重的精神压力和经济压力，自己也患了淋巴癌。担心柔弱的母亲以及年幼的弟妹承受不了接二连三的打击，陈欣选择了独自面对病魔，只身跟随老中医一边治病一边学习祖传的中医技术。苍天不负有心人，师父的精湛医术不仅让他重获健康，也让父亲受益良多，陪伴家人20年。

经历过生死而敬畏生命，受师父的救命之恩而心怀大爱，善良的陈欣19岁因生病结缘中医，并且不断学习各家之长，继承并创新了气脉脏腑疗法。他行医21年来救助过很多素不相识的患者，治愈过很多疑难杂症，比如让多次做试管婴儿失败者成功怀孕；让美尼尔综合征患者重获康复；让脑瘫患者康复并圆了做妈妈的梦想；让严重牛皮癣患者重获生活的勇气；这样的例子不胜枚举。但是因为谨遵师父遗训，技术不传外姓，传男不传女，所以从不对外传授技术，这使陈欣十分痛心。目睹了太多人受病痛折磨求医无门，太多家庭为治病倾家荡产，同时为了响应国家复兴中医调理未病的号召，让更多人有治未病的健康养生意识，让每个家庭都有懂健康的人，让更多人了解中医受益于中医养生，陈欣决定传授气脉疗法。

气脉疗法对调理人体五脏六腑，有着无穷潜力，启动人体能量开关，调节五脏六腑气机。疏通经络行气血，五体得养不生病。经络补五体，气血是大药。天有阴阳，人有脏腑；天有江河，人有经络。

陈欣很喜欢古代流传下来关于扁鹊的一个与众不同的故事：

一天，扁鹊给魏文王看病，看诊结束后魏文王问扁鹊："听说先生家里兄弟三个都是当医生的，那请问您，谁的医术最好呢？"

扁鹊不假思索说道："我的大哥医术最好，二哥次之，我最差。"

魏文王非常惊讶："先生这是从何说起，我只听说过您，从没听说过令兄，您可是名声在外啊！"

扁鹊笑笑说："我大哥治病是在患者病情发作之前，在别人不知道时就把疾病铲除掉了，别人反而觉得他不会看病，只有我们家里人才知道。我二哥治病，是治于病情初起的时候，看上去他好像只能治治小病，所以他的名气只能在我们乡里流传。而我治病都是在病情严重的时候。一般人只看到我用麻药让人昏迷，在经脉上穿针放血，在皮肤上敷药，都是些不可思议的大手术，自然以为我的医术高明，由此一来名气也就远远大于我的两位哥哥。"魏文王这才恍然大悟。

以现代医学的眼光来看，扁鹊的大哥就是一位防患疾病于未然的医师，虽然名声不大，但却为大众健康做出了实实在在的贡献。

五脏六腑是一切病的根源，继承创新的气脉疗法，可打通任督二脉，提升阳气，排除体内病邪。"经络者，可以决生死，处百病，调虚实，不可不通"。

气脉疗法以养为主，如扁鹊大哥一样在病情发作之前铲除，防患于未然。从源头上解决身体亚健康根源问题，从而少得病、少吃药，重回生命巅峰。

下骨盆是启动整个人类生殖之门。人类的生殖系统，它是一个系统，不是光做骨盆的修复，是修复整个下骨盆系统，修复的卵巢、盆腔附件、子宫内膜，是整个子宫系统的一个下循环，人类生殖系统的一个循环问题，生殖系统循环好了，很多问题都迎刃而解了。

气脉养生，任重道远。陈欣希望更多志同道合的中医同仁加入，携手传承古中医养生文化，让天下的父母行走自如、身心愉悦；让天下儿女快乐成长，所有国人受益于老祖宗留下的传承技术，共同为健康中国努力！

陈德识

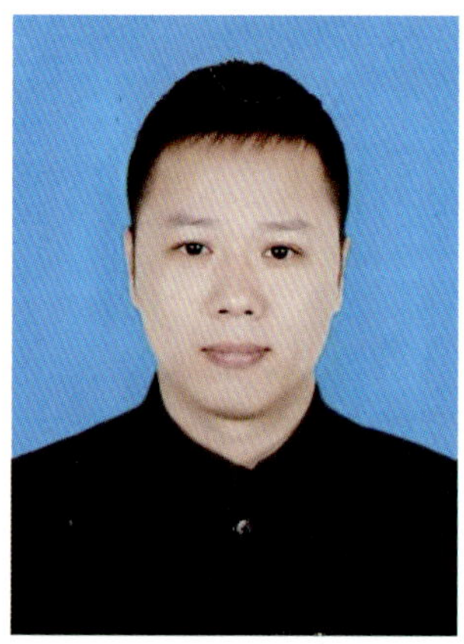

陈德识，1976年出生于中医世家，自幼耳濡目染父亲行医，帮乡亲们解除疾苦，赢得拥戴，与中医结下了不解之缘。2000年，从山东中医药大学毕业，师从山东中医名家张珍玉、刘承才教授。

大学毕业已在大城市医院工作的陈德识后来放弃了大医院的优良工作环境，回到了故乡苍南灵溪。这是一个对中医还有待重视的小镇。父亲的年岁已高，希望这座小城镇有更多的人接触中医，希望有人接下他的衣钵。孝顺的陈德识应允了。在行医过程中，陈德识发现大多数人对于治未病养生的观念不强，多数人抱着生病了才找医生，一生病就想药到病除，总有用打针、挂点滴的方式速战速决的想法，这也更加坚定了陈德识坚持中医理法方药为大家保健的决心。

从开始亲戚家的孩子发烧他建议不打针，几天时间采用小儿推拿、艾灸，使其恢复免疫系统和身体自身治愈功能，一周后亲戚家的小孩恢复健康，亲戚才从不理解、不认可逐渐转变了对中医药看法。从那以后，孩子一生病就求速成，就要挂点滴的亲戚不见了，多了一位爱上中医养生保健的亲戚。

2002—2019年，从第一家陈德识养生馆，到第二家陈德识养生馆，从发烧感冒咳嗽去医院，到感冒、咳嗽、发烧到陈德识艾灸养生馆去，每年举办4期千人以上健康公益讲座，传播治未病理念，举办中医职业资格培训班，师带徒，经过不懈努力，慢慢地改变了苍南民众的观念，培养带出徒弟几百人，以治未病开养生堂的有50多家，直接影响浙江省南部及福建省北部地区。这期间陈德识走过了20年，在本地及周边地区树立了治未病养生的优良口碑。

不懈的努力和勤奋，换来了喜人的成果，2016年陈德识应邀参加了在人民大会堂举办的2016年“中医药发展峰会”，2017应邀参加在深圳举办的首届中医药文化大会，2018研发产品获得国家专利。

陈德识艾灸养生馆，20年临床经验是对不同体质人群进行辨证分析，根据每个人体质进行个性化，并有针对性调理。现已经开展的项目有：艾灸排寒祛湿、温经通络调理女性肥胖、宫寒痛经、月经量少有血块、盆腔炎、积液、乳腺增生、脾胃虚弱、颈肩腰腿痛、风湿关节炎；刮痧疗法排毒散结，促进机体新陈代谢，加速全身血液循环，修复损伤经脉；小儿四缝穴放血促进脾胃消化，提高儿童免疫力，激发孩子自身的自愈能力。据家传秘方自制贴膏有暖宫贴、生长贴、三伏贴、三九贴，均采用原生态中草药，亲自上山采药。其放血拔罐疗法，治疗粉刺痤疮，一疗程见效。

2020年，陈德识被授予“陈德识大师工作室”，他表示要更好地为苍南人民的健康保驾护航，为中医事业继续奉献心力。

陈镜华

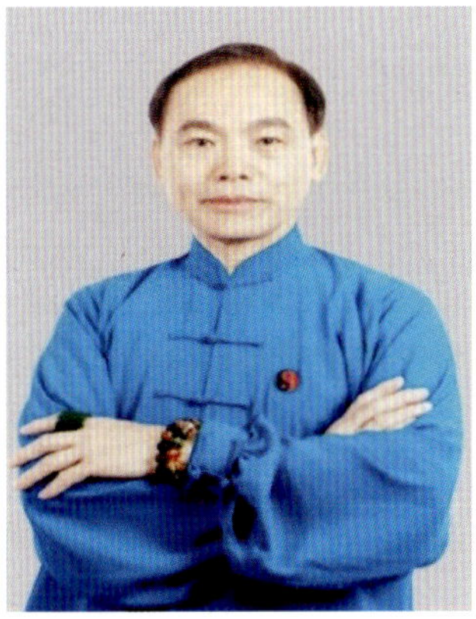

陈镜华出生于香港，毕业于美国威斯康星大学修读“绿色环保”专业，获硕士学位。1988年师从中国针灸手力学院（香港）当代出色的学者和针灸手力治疗专家司徒植教授，学习专业针灸手力点穴推拿，并协助研发“飞经走穴磁行整脊护垫”简称“飞磁宝垫”，通过龙骨支架将磁体按照人体十四经络的主要经脉的循行路线排列，促使磁力线穿透人体的肌肤，刺激相关经络和穴位，推动人体气血周流，调整人体脏腑功能。“磁行整脊护垫”荣获得日、美两国及我国大陆、港、台等地区的专利。（中国发明专利号：ZL2008 1 014223.X；香港发明专利号：HK1123444；台湾发明专利号：M352375；日本发明专利号：3146709；美国发明专利号：US8，152，709 B2）

“飞磁宝垫”是在司徒植老教授带领下经过30多年潜心研究中医传统的经络学说，研究主宰人们生命活动的人体十四经脉的循行路向为基准，以生命动力学和脉动磁场原理，结合针疗学 “三点联按”之特效疗法为依据，将标准磁体以飞经走穴的方式布阵，推动人体主导经脉循行，穴位的正常运作，发挥任督二脉和神经系统对健康的督导作用，疏通经络，使人体气血畅通无阻，“通则不痛”防治疾病。“飞磁宝垫”复以人体脊椎的生理弯曲，设定整脊装置，有助于青少年因书包过重或其他原因所造成的脊椎侧弯畸形等而导致发育不良；而中老年人往往因长年累月劳损或抵抗力降低，过早衰退而造成的腰酸背痛，关节疼痛以及身体不适等，只要人们自然地平躺在飞磁宝垫上15～20分钟，许多急慢性疾病都可以迎刃而解，一些腰酸背痛的病症也会立竿见影地祛除。

在临床当中，治疗脊柱病时有一句话时常在陈镜华脑海里出现：整脊不整肌，等于没学医。整脊不整椎，疾病一大堆。这里首先要了解什么是筋结：筋脉遍布全身，联系带动骨关节运动，人一老就会弯腰驼背，手上、脚上出现“筋疙瘩”，按上去隐隐作痛，这就是中医称作的筋结。提倡自我养生保健，把疾病消灭在萌发阶段，将为国家节省大量的医保费用，普遍提高人民健康水平素。

陈麒任

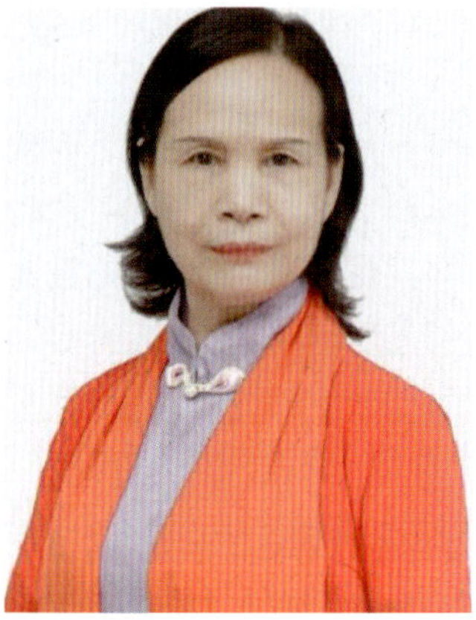

陈麒任1959年出生于中医世家，16岁开始学习传统民间中医，运用苗家草药家传配方至今已有46年。她被多家健康养生公司、养生平台聘请为中医养生顾问和技术培训老师，并经常应邀到企业、学校、银行、保险公司、养生会所、养生基地等做中医养生、保健公益讲座。目前正在经营的31项产品都是由她本人亲手配制。现在她在广东省东莞市南城区经营着300多平方米的德慧堂养生会，其挖掘着广西十万大山里的苗药，开发了野草茶、木根汤、外用药酒、木根酒、外用草药等。陈麒任以中国传统优秀文化慈、俭、让来教育全体员工做人做事，要求自己的员工以仆人心、下人心、孝子心来善待每位客人，为人民付出真爱。

她经营的养生会所，既养身也养心。在运用中医苗药草茶、汤的过程中，陈麒任运用药食同源的经验组方，配合手法推拿、经络调理、道家拉筋运动功法，并根据身体状况、年龄、各地方气候、环境不同的情况分别运用不同的调理及疗养的方法，使万千有需要的人受益得到健康。除此之外，陈麒任经常热心帮助一些因做生意失败而失望轻生自寻短见的人，针对那些夫妻争吵闹离婚、婆媳不和家庭不安宁，以及孩子的性格叛逆不听话的对象，她都不厌其烦，苦口婆心地做好心理疏导，进行思想沟通工作。

陈麒任女士有个良好的心愿，就是让更多国人爱中医、学中医、用中医，行医救化更多人，为人民作出更大的贡献，使更多人能够拥有健康， 拥抱幸福生活。

邰艳新

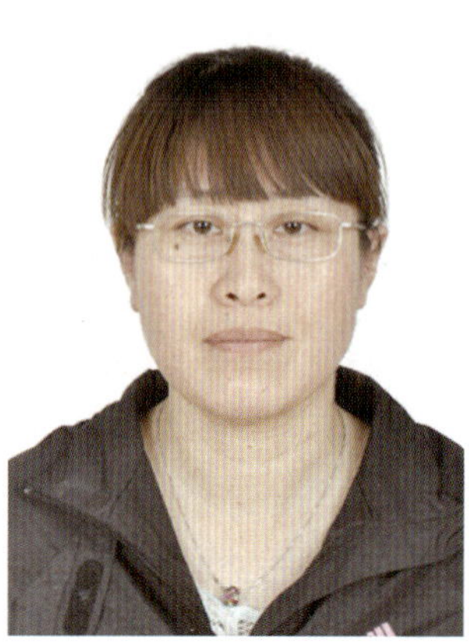

毕业于山东中医药大学，执业中医师、执业中药师，医药双修，从事医药工作二十余年，跟师老中医李荣山，临床经验丰富。

2014年参加首届中华国医药文化盛典暨中国中药协会国医药文化专业委员会成立大会；2016年1月参加第六届全国名老中医绝技演示交流大会，会上发言，论文收录在会刊；同年5月参加“中医药健康产业创新与发展大会——第九届中医药发展论坛”，论文获一等奖。

她平日专研药膳食疗，为中国药膳鼻祖彭铭泉亲授弟子，并与老师于2017年1月共同出版了《家庭药膳速查全书》，该书由中国轻工业出版社出版，本人担任副主编。

武余顺

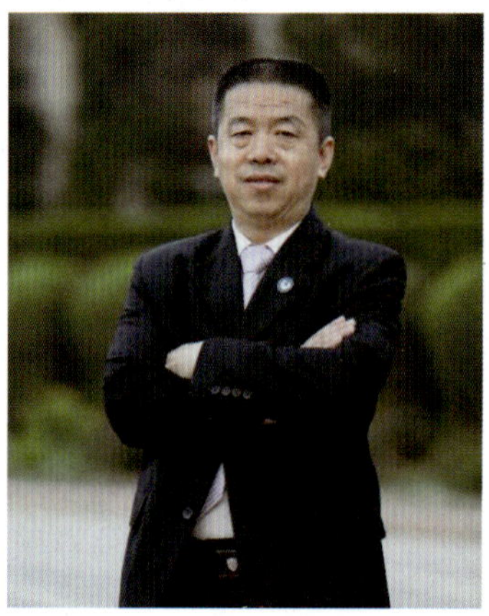

武余顺，字明昱，男，祖传中医。他为北京源芝民中医健康管理1+1工程创始人，北京源芝民中医研究院，北京余顺堂中医院院长。系国家职业技能鉴定考评员，世界中医药协会国际基层名中医专家委员会学术主任，中国民间中医药研究开发协会民间疗法专业委员会副主任委员，中国保健协会中医药保健工作委员会糖尿病健康工程项目办公室主任。拥有中医药20多年代谢类疾病临床经验，曾先后赴菲律宾、马来西亚、朝鲜、日本、韩国、澳大利亚等国讲学及学术交流，编写《中医经络与中医V脑技术应用》等讲课使用的教材。他曾在天津市、青岛市、云南文山市、贵州省、内蒙古自治区、大庆油田、海南省科学养生协会、湘财证券、建设银行、工商银行、北京银行、卫生局、教育局等相关单位开展百余场健康讲座。也被邀“中华儒商大讲堂”为3000余名企业家做“健康是财富”的讲座，改变了无数家庭餐桌上的饮食习惯。

北京源芝民中医研究院拥有众多中医专家、心理专家、科研机构专家及学者，结合多年来在中医学、心理学、植物营养学等方面的经验，发掘中国传统中医文化，推出个性化健康管理体系，改变传统的“生病就医”模式，从源头上杜绝致病因素的产生，更早地发现问题、解决问题，通过身、心、灵方面的综合调养，提高人们的自我修复能力。武余顺以第一作者编撰《慢病防治手册》，2016年11月由新疆人民出版社出版。

易继明

易继明，男，1949年6月出生于医药世家。湖南省石门县二都乡千烽村人。自幼随父习医学药。1970－1995年在湖南省石门县国营夹山寺林场和洛浦寺林场行医。2014年在北京市朝阳区独资注册北京壶天中医研究院，担任院长。现为中国民族卫生协会专家委员会委员，湖南省石门县中草药疑难病研究所负责人（实施点），还担任常德市兴健生态科技开发有限公司董事长。他把医药成果转化为保健产品，其中产品金龟酒在第二届中国诚信会议上被评为“行业十大诚信品牌”。

易继明在长期的行医治病活动中，孜孜不倦，默默奉献，几十年如一日。他研究用中草药治疗疑难杂症，并用于痿症各类型的治疗、癌症的带瘤生存治疗、骨质增生的治疗、心脑血管疾病的治疗，且都有独到的治疗效果，屡有成果。近年来探索治疗痿症中较严重的类型、西医称为肌萎缩侧索硬化症的病症。这种病症是各国医药界的攻关课题，但疗效均不理想，而易继明的研治实践已取得可喜成效。

易继明由于家传，很早开始行医，在数十年的实践中认识到：躺在前人的经验里照方开药，虽能保证行医安全，但前人治不好的病，今人同样治不好。要治好前人难治或不治之疑难杂症，必须站在前人积累的基石上，向上攀登，敢于突破，才有发展、提高。而且正确的诊断只是当好医生的前提，要真正治好病症全在用药。他除了博览岐黄典籍、熟记汤头歌诀外，更重视对各类药物特性的深入了解。他足迹踏至周边省份的山谷平川，遍尝所见药用之物。对药用的2300余种动植物活体、标本都有亲身尝试。从形色状态到含量功用，都有深刻理解，从而能识药之长而知药之短，用药之功而避药之害，使医、药达到最佳融合。因而，他敢处前人未处之药方，敢用医者惧用之剂量，自备常用中草药1300余种，对危症用猛药，遇难病处奇方，以达得心应手之功。他数十年来驱除病魔无数，救治沉疴若干，无一失误。警察张某，满脸长出疱瘤，状如癞蛤蟆，面目丑陋，人不敢近，到长沙等城市大医院求治无效，怀疑为绝症，找到易主任时情绪低落，不抱治愈希望，只求一试。赊药一个月，服后明显好转。又续药半年痊愈。退休公务员文某患骨质增生致椎管狭窄，大医院建议手术治疗，但或好或瘫不能肯定，服易继明处方药十个月痊愈。

易继明常年行医发现，骨质增生是一种多发病，青年发病率在3.8%～17.6%之间，40～50岁占25%，59～69岁达50%，70岁以上几乎达100%。易继明行医已有50多年经验，将中草药麝香、祖师麻、鼠妇、威灵仙、血蜈蚣、全蝎、细辛、观音莲、樟脑等数十种中草药按配比研碎成粉加香油熬治成膏，制成膏药，对各类型难治的骨质增生、椎间盘突出、肩周炎、颈椎病、坐骨神经痛、腰腿痛及风寒湿痹等病症有奇特之疗效，其见效快、留效长、治愈率高，总有效率达94.6%。于2006年获得国家发明专利，专利号：2006100313552。现在易继明正响应落实习近平总书记关于大力发展中医药事业的指示精神，立志为癌症的中医治疗作出自己应有的贡献。

金先平

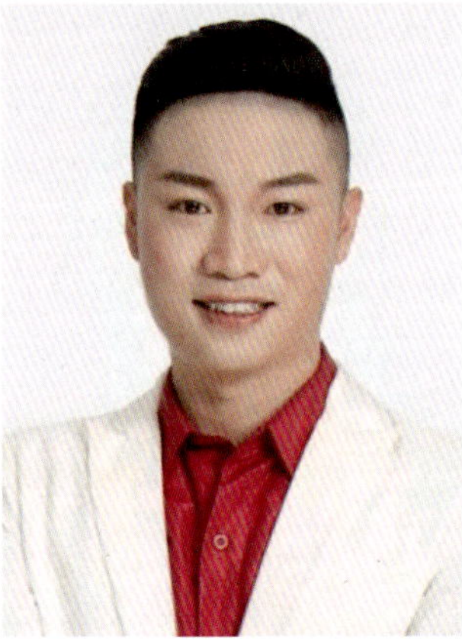

金先平，男，1988年1月生于贵州省遵义市山盆镇丛坝村尧厂组。

金先平先后获得高级理疗师、高级两性生殖调理师、高级健康管理师、民间疗法研究专业委员会委员。对人体生殖系统健康调理有所研究。调理项目有：阳痿早泄、前列腺、妇科、骨盆修复缩阴、蜜桃臀设计、S型身材打造等。

由于现在人们生活压力大，久坐，不良的生活习惯，出现一些身体功能上的问题，人体生殖系统也同样会出现问题。金先平据古籍及多年的调理经验，独创了自己的一套疗法，从根本上解决其问题。不管是男性还是女性，首先做一个全身的气血疏通，还有骨骼、关节、私密位置调整，使之达到身体的平衡，进而提升肛门周围肌肉力量，这是金先平疗法其中一项。肌肉的松弛无力或僵硬不通也会导致依附在肌肉上的血管瘀滞，造成人体生殖系统的正常功能下降，通过调理使其得到新鲜血液的滋养从而提升身体活力和健康水平。

周　莹

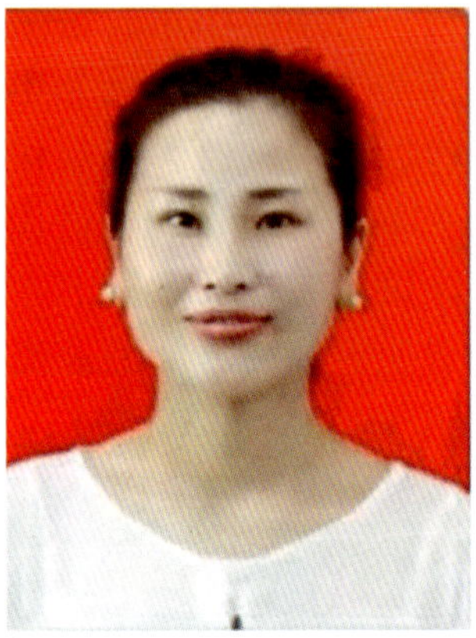

周莹，女，陕西省西安市人，2005年毕业于第四军医大学中医系。她具有中医专长医师，中医执业药师，高级针灸师、高级康复理疗师、高级亚健康调理师资质，为民族卫生协会健康养生分会首席专家，周莹针灸美雕创始人，周莹牌系列产品研发人。通过多年学习历练，周莹擅长三项技术。

1. 针灸美雕技术

以中医理论为指导，通过运用针灸刺激穴位起到疏通经络，调和阴阳，扶正祛邪的作用，以局部到整体，内治和外治相结合，治疗损美性皮肤问题。周莹针灸美雕是在古老针灸和现代美容基础上发展起来的中医美容整形新疗法。该疗法通过专业的针具，利用人体自身的气血，改传统直刺为平刺或挑刺，改多针为一针，通过对皮肤的筋膜层、脂肪层以及穴位的刺激促使局部气血通畅，从而达到提升、紧致、去皱、消除眼袋、隆鼻、丰下巴，填补凹陷和减肥塑型等美容抗衰老的空白。

2. 奇针奇穴治疗疾病

奇穴针灸治疗重在藏相学说，重在脾胃，以及活血化瘀的学术观点，对于各种疑难杂症特定的穴位或病变的地方呈现出来的暗影、乌青、青筋和红筋，运用刺血疗法，疗效立竿见影，与古人所称病久入深，营卫之行涩，经络失疏，故不通，久病入络，治病先治血，血行风自灭等论述相吻合。所谓久病必有瘀，怪病必有瘀，对于奇穴针灸而言既有方规又有法度，以法组方，方证对应，方穴固定，依证选方，一穴、一方、一术、一针灸、一开关，治病如开锁，打开穴位，解除病锁，去除病根！

3. 舌下取栓刺血疗法

人体98%都有活动能力，只有脑袋没有，所以淤血、血栓、血黏稠都集中在头部，而脑袋存放血垃圾的地方在舌下金津和玉液两处装着。如果血垃圾多了就会引发大脑的很多疾病，只要提前把大脑的血管垃圾放出，让大脑气血通畅，就不会出现心脑血管上的疾病。

该疗法是传统中医理论在长期的临床实践中发明的，不吃药、不打针，采用专业针具和特殊疗法将患者舌下腔囊中长年累月所积累的致病毒素、血液垃圾清除干净后，使体内的血栓库门打开重新储纳新形成的血液，还你一个干净健康的血液循环系统，通过自身的自愈能力治疗心脑血管疾病。取栓不存在任何风险，舌下取栓对血液系统有关系的三高、糖尿病、肿瘤、心脑血管疾病及亚健康状态的人，效果神速。

很多人饮食过度，肥甘厚腻太过，暴饮暴食，三餐不定，不吃早餐，吃冷饮、吹空调，阴阳失调。作为中医人，都知道十病九寒，脾胃喜温怕寒，喜燥畏湿。以上习惯是脾胃的大敌，脾胃为后天之本，是人体气血生化的关键，如果一个人脾胃不好，身体的气血就会生成不足，各个脏腑就得不到滋养，人自然就会百病丛生。所以周莹认为，治病必须改变生活和饮食习惯，生活和饮食结构做到均衡，才是治病的根本。

郑云甲

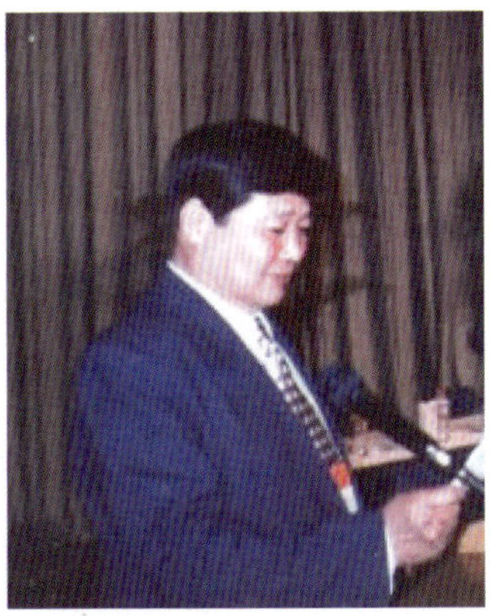

郑云甲按摩法原称敏感点按摩法（以下简称郑法），是唐山市科学技术情报研究所高级工程师郑云甲于1988年研创成功的。经科技部和卫生部（现卫健委）委托的我国医学权威查新机构，中国医学科学院医学信息研究所和中国科学技术信息研究所查证：郑法是在治病的思维理念以及按摩理论、按摩部位、按摩手法和力度等方面与国内外各流派按摩方法截然不同的一种新的按摩方法，是具有独立自主知识产权的原始创新医疗和保健技术。郑法的主要特点：①不按摩患者的病痛部位，手法轻柔。因此，应用郑法治病和保健确保无创伤、无痛苦、无副作用、绝对安全。郑法把治病和保健的过程变成了一种享受。 ②能够清除人体内寒气等有害物质（毒素）。③对急性和慢性疼痛都有显著的镇痛作用。④能够同步产生治疗、康复、保健、美容等综合效果。

郑云甲曾应邀在中国中医药学会建会20周年学术大会、首届国际无创痛穴疗学术研讨会、2000北京国际中医药大会等多次国内和国际医学大会上宣读论文和进行现场治病表演。 郑云甲和郑雁南在《中国针灸》《按摩与导引》合作发表论文。万方数据库收载论文篇目如下：①关于针刺方法改革方向的思考，[期刊论文]郑云甲、郑雁南，《中国针灸》2003年5期。②敏感点按摩法探析，[期刊论文]郑云甲、郑雁南，《按摩与导引》2004年4期。③敏感点按摩法理论探讨，[期刊论文]郑云甲、郑雁南，《中华现代临床医学杂志》2003年7期。④敏感点按摩法，[会议论文]郑云甲、郑雁南，2005第2届中国中医药发展大会。⑤“敏感点按摩法”必将登上世界主流医学的殿堂，[会议论文]郑云甲，2004第三届国际传统医药大会。⑥关于经络的三个假说，[会议论文]郑云甲、郑雁南，2000国际传统医药大会。⑦敏感点按摩法介绍，[会议论文]郑云甲、郑雁，1999中国中医药学会建会20周年学术年会。

项美玉

项美玉，1973年毕业于浙江省温州地区卫生学校，一直从事中医内科临床工作，获得主治中医师任职资格，被瑞安市中医院聘为副主任中医师，接待了瑞安市以及来自北京、上海、杭州、江西、安徽、云南、意大利、西班牙、荷兰等国内外患者五十余万人次。

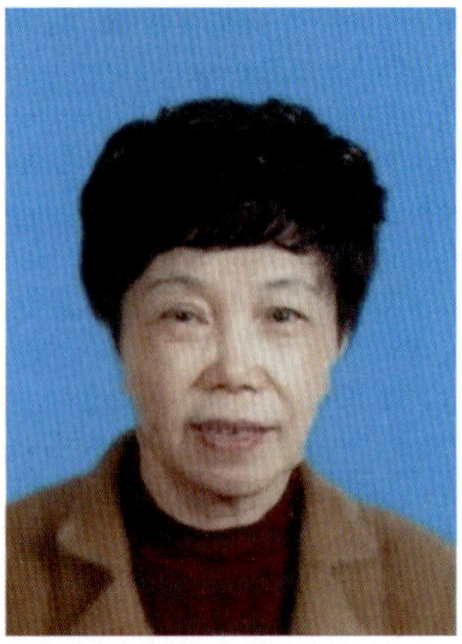

她辨证明确，用药正确，深受患者好评，荣获瑞安市第二届“十佳医生”称号，发掘以繁衍生息为寓意的“中将汤”的古方，开辟中医治疗不孕不育新思路，以人为本，根据病体阴阳虚实，寒热的辨证分类，并结合现代生活方式的变化，在古方上做增减，疗效达75%。她精益求精，不断探讨中医的理论和总结实践，撰写临床心得体会参与学术交流，并于2016年注册项美玉中医内科诊所。

赵文涛

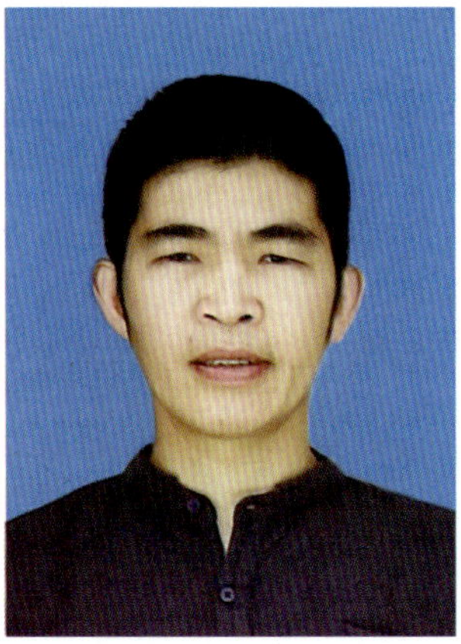

赵文涛，道号育阳子，道名嗣坤。龙门派28代弟子，药王门49代弟子，何派疗法弟子，民间壮医传人。中华圆针微创医学会理事，中华脊柱健康学会理事，世界中医药科技人才联合会理事，中华针法手法医师学会理事，中国民族医药协会特级联盟理事，中国医药教育协会军地医学人才教育中心专家委员。家传壮医疗法，传承无名道人道家辟谷术、道家针法和灸法；跟白玉宗老师学习白氏舌诊，头针；跟马文辉老师学三部六病；跟何峙君老师学习整套何派医术；跟郑魁山学习针法等。

从医二十余年，医治患者不下万人。以下选几种典型病证分享一下特效疗法。

第一例：刘某，女，53岁，香港人，偏头痛，失眠20余年，求医无数，但疗效不理想。2016年6月20日，赵文涛为诊断心血不足、心脉亏损，颈椎有错位、颈部肌肉有劳损、头部瘀堵结节条索明显，其胸椎错位、有点驼背、腰肌劳损、肠胃虚弱、长期大便无力、便溏等。治疗方案为：疏通心包经心经。治疗后当时患者马上有心里一块石头放下的感觉。大火灸关元、命门后，当时感觉肠胃暖和舒服、肛门有力。之后又疏通头部两边颞肌，放血，头部疼痛当时减轻。然后再调整颈椎、胸椎三五复位。患者一次感觉有效七成。第一次就信服赵文涛的医术了。此后一周调理一次，三个月基本恢复健康。

第二例：张某，男，56岁。广东肇兴人，富贵包颈椎引起头疼、血压偏高，已有五年，偶尔会引起心慌、两手指睡觉醒来麻木。赵文涛诊断颈椎压迫神经。治疗：选大椎穴，消毒四周，进针，松解两边夹肌，针感有传导手指为最佳，有气冲脑颅感觉和发热感。针出病轻，这位患者一次解决富贵病及头疼、心慌问题。之后每周保养一次，坚持三个月巩固。

第三例：周某，女，40岁，浙江人，由于宫外孕切除一边输卵管，另外一边输卵管堵塞严重，某医院宣布只能人工受孕，求医问药不少。2008年6月8日到赵文涛处求医。赵文涛诊断：患者上热下寒，心脉较弱，肝郁气滞，肾脉弱滞。治疗方案：宣肺经、膀胱经、大肠经，着重通柔肝、肾、小肠经筋。治以大火灸关元、命门穴。第一次患者感觉全身轻松，有说不出的舒服感觉。吩咐调理期间禁房事、避孕，需清淡饮食，适当运动。三个月一个疗程。做完一疗程患者自然怀孕。去医院检查，输卵管通顺健康。

第四例：王某，女，46岁，广东茂名人。子宫肌瘤约6cm。月经期正常，量时多时少，经期有刺痛或胀痛感觉，期间有虚汗冒出。患者肝郁气滞，心脉亏损，脾虚、胃旺。赵文涛的治疗是：疏通心肝经，柔通肝胆筋，健脾。每天食用小米粥、新鲜怀山药100g，在关元穴找出针刺感，揉按半小时，然后放血。治以大火艾灸半小时，后面八髎穴一样找出针刺感，疏通舒服为止，然后针刺放血。再施艾灸半小时，之后两边腹沟找出瘀堵点，拍打，一直打到脚底。三个月后检查显示，子宫肌瘤完全消失。此法治疗此类病例效果极佳。期间并未给予任何药物治疗。

赵秀花

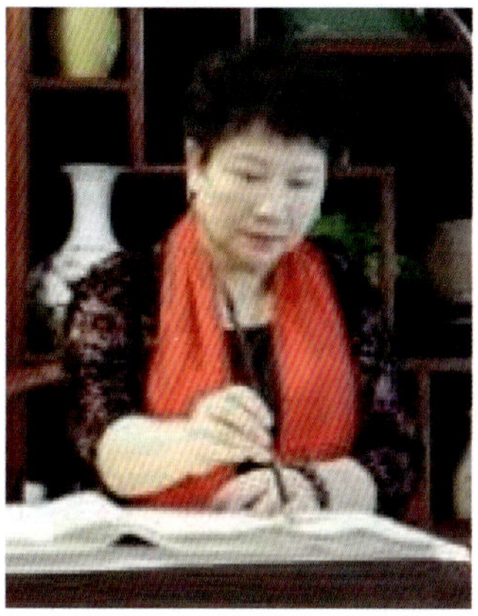

赵秀花，山东省龙口市人，是中国中医药的传承者，也是复兴中医药文化的坚定实践者。赵医师自幼热爱中医，1969年开始学习中医，从事医疗事业至今已五十二年之久。在工作中开拓进取，奉献务实，树立良好医德，注重继承传统与现代医学相结合，为促进中医的发展做出了积极贡献。五十余年来，她致力于妇科、儿科、内科杂症的钻研，对颈肩腰腿痛、心脑血管疾病、肝胆疾病、慢性胃病、中风偏瘫等疑难病的探索与诊治，采用中西医结合方法，中医针灸、按摩、推拿，并自制中药膏、贴多种治疗方法，疗效显著。

不忘初心，砥砺前行，为加强自身医术，不断丰富自己的临床治疗经验，赵秀花于2017年跟杨振峰教授学习了杨氏微排栓技术，该疗法不打针、不输液，采用传统中医及点穴开窍、排除淤堵疗法，将体内的血栓、毒素、垃圾排出体外，对于治疗心脑血管疾病有独特疗效。赵医师从自己做起，在两年多的时间里，为300位心脑血管患者送去了健康。

中医药是我国独具特色的卫生资源和西医药共同担负着维护和增进人民群众身体健康的重要使命，赵秀花一直以来都在抗击病症的第一线，经她亲手治好了无数患者的疾病，广受大家好评。中医文化博大精深，在中医的发展历程中，很多民间医术已经在我们手中失传了，造成了巨大的不可弥补的遗憾。所以，赵秀花医师将继续前辈们的事业，传承好杨氏微排栓技术，服务更多的心脑血管疾病患者，力争未来三到五年实现把中国的心脑血管疾病降低到30%～50%的伟大宏远目标。

中医学作为人类自然科学和社会科学的结晶，承载了中华民族几千年的文化和历史，是中华民族传统医学的瑰丽的宝藏和民族人文学科的丰碑。作为新一代中医人，赵秀花以推动中医药发展，体现其时代性、规律性、创造性、实效性为己任；并努力推动中医药健康养生文化，以顺应时代变化的社会需求。她表示要切实把中医药这一祖先留给我们的宝贵财富，继承好、发展好、利用好，在建设健康中国，实现“中国梦”的伟大征程中，谱写新的篇章。

赵　谦

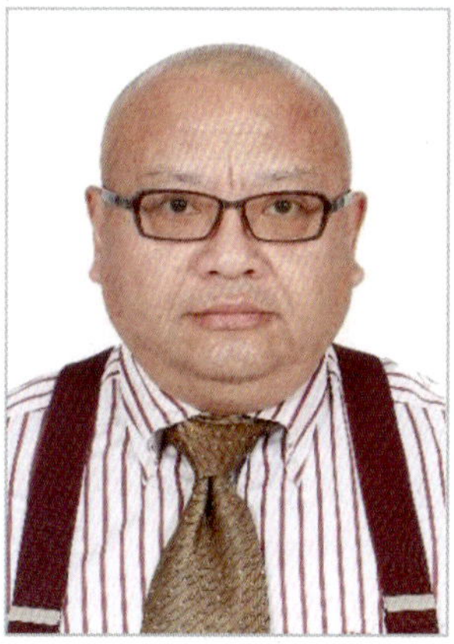

赵谦，男，1962年7月生，汉族，四川省成都市锦江区人，大专文化。1978年跟师学艺，师出罗明山道长。罗明山道长系清宫御医兼侍卫长，1979年当选为中华全国中医学会四川分会理事，并任绵阳地区分会名誉会长。享年116岁。他是继孙思邈后最长寿的老中医。罗师自幼习武，以道家秘传治病开方施药，其学术门派尤为看重“流水不腐、推陈出新”之道，中焦为主干，主干通，支流自然易通。师传赵谦太素脉法及数个道家医术之秘方，其脉法之精准，凭脉断症，与病情基本相符，善于把握用药之时机。

医术的学习及实践：1982年9月－1996年9月赵谦被分配到成都市干部疗养院工作，从事中医、针灸、点穴按摩、理疗等工作。期间，1993年在成都市第二人民医院的运动创伤、软组织损伤科进修一年半；1994年参加成都市职称改革专业技术考核，获中医主治医士资格证书；1996年参加医疗技术考核，获得机关事业单位中级理疗按摩岗位证书，2018年获得由中华中医药学会颁发的杏林寻宝——全国中医药特色技术脉法证书。从1982年开始行医，早期的十四年，他主要以中医开方配合理疗的手法进行治疗，具体包括针灸、点穴、按摩、理疗；1996年以后的13年中为自由职业，曾在深圳康妮亚医院、西藏昌都福利医院任医士，期间逐步以内科处方开药为主。

2009年赵谦回到成都，遵师命，以义诊施药为主，至今已十年有余。他擅长：疑难杂症，看诊疑难杂症以肿瘤、红斑狼疮、痛风、不孕不育患者居多。

赵谦提醒自己：学的是古代医学理论，医的是现代人，不是古人，应流水不腐，推陈出新。他说自己是一双粗大的手，怎么摸得出来如此细微的脉呢？靠用内功探索，这也是太素脉法的独特之道。太素脉法来自道家，赵谦认为自己有幸传承太素脉法，为人应有承前启后的通达。他要求自己：宽窄容君子，庭高见古人。继续用一己之力为大众祛除病痛。

柯芳男

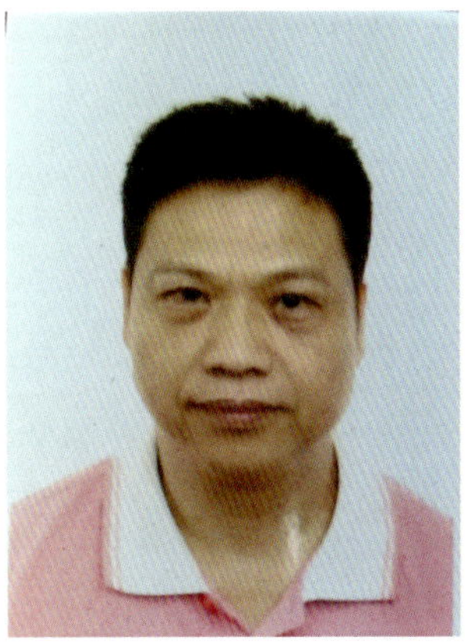

柯芳男，1960年生于中国台湾省，毕业于中国医药研究所，为北京广安门中医门诊特聘专家，世界中医骨科联合会理事兼副主席，中华传统损伤协会理事长，厦门卫立康保健服务有限公司负责人。

粉藤的功效及作用：粉藤可清热、清肺、消肿、散结、凉血、解毒、祛风、化痰、舒筋活络，用于疗痛、疗疮、肿毒、淋症、膀胱炎、小肠气痛、抗癌、皮肤疮毒、皮肤瘙痒、肿毒、痈疮、毒蛇咬伤等症。块根：味辛，性平，有小毒；茎叶：味苦，性寒。在民间认为粉藤是结石克星，偏方及验方中多有提起粉藤适用于肾结石、膀胱结石及尿路结石。组成：粉藤50g，猪小肠约30cm。用法：将鲜粉藤剪成小段冲洗即可，加水750ml和猪小肠一起熬水，约熬90分钟后过滤取水喝，轻症者连服1～3天，重症者多服几次（民间临床使用）。另外，前列腺肥大也可使用。组成：鲜粉藤70g，鲜大70g，白茅根70g（选自网络）。用法：将三种鲜药材清洗干净，用十碗水煎煮约90分钟后取水喝，分三次使用。禁忌：粉藤性凉、寒、如有风寒有关的病况，禁量避免使用，以免病情加重。

白刺杏的功效及作用：（胃癌克星）别名：白刺苋、刺苋、立苋菜。特征：白刺杏是一年生直立草本植物，茎绿色或红色，叶腋内有锐刺，叶互生，绿色，卵状披针形，有长柄，夏至秋季开绿白色花，腋生或顶生，种子单生，圆形。采收期：夏秋季采集。洗净，切段，晒干备用。药用部分：全草或根部。性味：归经味甘、淡，性凉。入肺、肝、肾、胃。功能：全草清热解毒、凉血、止血、益肾、通便、去湿、消肿。作用：急性肠炎、细菌性痢疾、消下、白带、淋浊、眼疾、尿道炎、便秘、月经不调、肾炎、小便不利、胃溃疡出血、痔疮出血。生长习性：平野、荒地、村边。一般民间早期使用喂食猪马，民间验方中更多用于小孩成长方及治疗胃癌。验方：白刺杏根部120g、三七20g、山药20g。用法：白刺杏根部120g、三七20g、山药20g ，将白刺杏根部切段洗净，山药、三七一起加入二次淘米水750ml炖煮，猪排骨或全鸡，适用小孩成长方。抗胃癌使用方法：白刺杏根部150g切段洗净，黄芩30g用二次淘米水煎煮，二次淘米水约五碗水煎煮或两碗水分早晚使用。附方：小便白浊，四肢酸软无力，方剂：白刺杏30g，红药头38g，白龙船30g，红骨蔡鼻草18g，金樱根18g，白花螃蟹目37g，用法：水四碗，酒四碗，煎至两碗，取水加猪排骨150g炖烂，早晚饭前各1碗。月经不调方剂：白刺杏30克，鸡屎藤18g，白肉豆根18g，艾草15克，鸭舌癀18g，白龙船30克，益母草15g，用法：水四碗，酒四碗，煎至二碗分二次服用。

郜金元

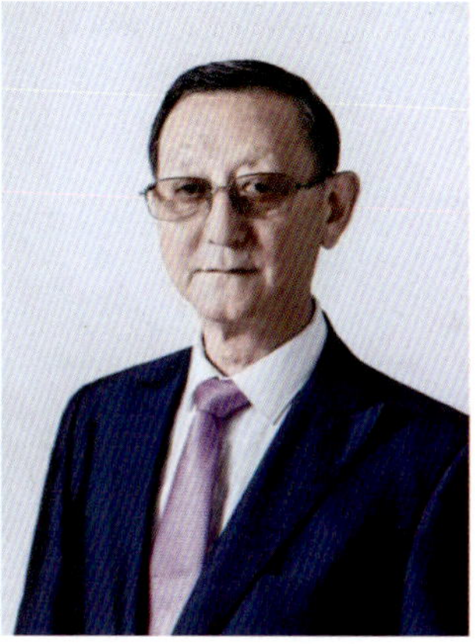

郜金元，1955年3月生于中医之家，早年受爷爷影响，用心学习家传技术，后来在自己数十年行医中他不断积累经验，提高医疗水平，有所建树。现任中国民间中医医药研究开发协会外治专家组专家，中国民间中医医药研究开发协会常务委员，中国民族医药学会科普分会常务理事，冀岱圣中医医学研究院院长，冀润霖生物科技有限公司董事长。

郜金元从事临床中医推拿正骨四十余年，潜心研究了一套独特、简单、有效的治疗方法，在传统的脊柱部位的手法治疗中加入了针对四肢、肩、颈等小部位的治疗手法，通过手的触诊检查找病灶点、定位、定手法、定角度，按照“骨错缝，筋出槽”有的放矢地进行治疗。其特点是简便、快捷、安全、有效、力度小、无创伤、无痛苦、效果立竿见影。治疗的整个过程都是由医生的一双手来完成。郜氏正骨因人，因病，因症辨证施治，既不是传统的中医推拿按摩，又不同于西医的治疗方法。他还取得两项发明专利。

1. 一种治疗骨折的中药组合物、其制备方法和应用，专利号：CN201710456497.1。本发明提供的治疗骨折的中药组合物以红花、乳香、没药、当归和血竭为君药，以地鳖、龙骨、儿茶、白及和白蔹为臣药，佐使五倍子和申姜。各味中药按照本发明提供的重量比配伍，能够协同达到快速治疗跌打摔伤以及骨折的作用。

2. 治疗颈肩腰腿骨质增生的中药膏剂及其制备方法，专利号：CN201710328135.4。

姜继峰

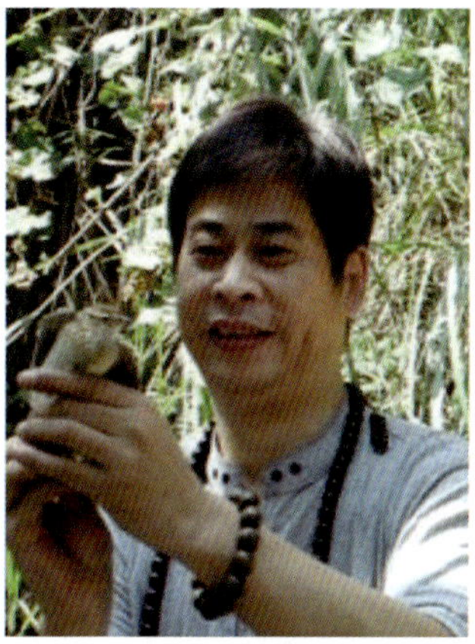

姜继峰（本了老师），男，1966年12月出生于陕西省西安市，年少就读国内高等学府，曾任国际知名企业高管，后潜心钻研古中医及传统文化，成为药师法门佛医。他还是书法家、诗词作家，并研发药膳食疗，在古中医及传统文化领域都有一定的造诣。

姜继峰从2012年开始疗愈和训练自闭症孩子，业名“本了老师”，累积了丰富的临床经验。同时本了老师发现疗愈过后的很多自闭症孩子，后续训练得不到跟进，为了弥补这一环的缺失，本了老师决定创办步达（步谛）感统馆。这个感统馆与一般感统馆不同，步达（步谛）感统沿用的是八大系统的训练课程，同时创建能量静心疗愈场帮孩子治神。2015年本了老师受邀中国网《中国访谈》栏目，录制《传递正能量的健康观》探讨健康饮食和佛教的渊源。2016年3月于广州黄埔开设《救度自闭症课程》，倡导积极健康的人生观念，支持自闭症的社会融合，呼吁社会各界人士对自闭症群体的关注。同年6月本了老师组织“漳州儿童专列慈善活动”，并在金豆芽儿童发展中心针对自闭症家庭开展主题讲座——来自星星的礼物。

本了老师是个修习药师法门的佛医，在治疗自闭症方面颇有心得和成效外，还对治疗不孕不育、妇科病、抑郁症、精神病、皮肤病、糖尿病、中风偏瘫、癌症等各种各样疾病有一些的成功案例。佛医理论的精髓是病由心生，病从心灭。疾病的产生，与人的心理、生理、行为、整个社会的生活环境，都有密切的关系。因此，疾病的治疗必须先找出其病因，防患于未然，甚至每个人都必须要有维护健康的观念，所谓“上医治未病”，就是这个意思。针对疾病现象，可以从身、心、业缘三个方面辨别病因和分类：

身病：生理性疾病。一是因人体生物规律变化导致的疾病。如自然衰老、外感病毒、环境影响、过度疲劳、不良饮食习惯等引起体内四大不调（或称五行阴阳不平衡）产生的疾病，这类疾病多属无记业病。二是心因性疾病产生的生理现象，其业因由心病性质决定。

心因性疾病：因心理执着等原因，导致体内四大不调（或称五行阴阳不平衡），而产生生理上疾病，这种因不健康心理引起的疾病称为心因性疾病。这类疾病多是由贪嗔痴三毒引起的恶业病，与前世业力今世习气有关。

业缘病：业缘引起的疾病，即六道众生与患者之间的因缘业力导致的疾病。

总的来说，疾病的产生离不开因果业力，是因缘和合而生，有病皆是缘分。

本了老师对治疾病，从身、心、业缘三方面着手治疗。身病当以医药治疗、健康养生、提高自愈能力为主要手段。心因性疾病和业缘病，则需要分析病因，让患者了解病因，进行佛医疗愈，再到食疗调理。

治疗自闭症经验心得：

佛医本了老师对治世界难题自闭症，用实例说话，截止到2020年6月，已有110多位家长亲笔信见证自闭症孩子的转变，真实不虚。

自闭症又称孤独症，是一种由于神经系统失调导致的发育障碍，患病儿童三岁前会表现出语言和沟通能力发展迟缓，包括目光交流、面部表情和身体姿势在内的多种非语言行为缺失，患儿行为、兴趣及活动有限而且重复。自二十世纪以来，自闭症在中国经历了由罕见病例到流行病的转变。自闭症对儿童的正常身心发育有极大影响，严重者终身不能自理，且目前病因不明，尚无法治愈，已经成为世界上公认的重大公共卫生问题和沉重的社会负担。

本了老师通过佛医疗愈及食疗调整，能改善自闭症一些症状，让孩子能有主动意识、有关注力、愿意学习、变得可教，主要表现在4个方面：①沟通表达能力；②生活自理能力；③社会适应能力；④身心健康发展。

袁　洪

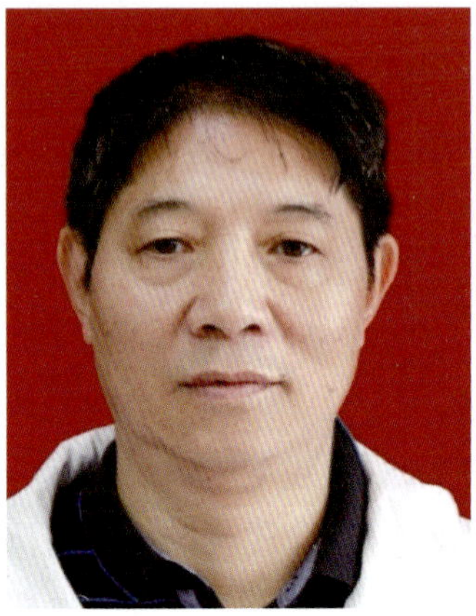

袁洪，1963年10月出生，四川省乐山市市中区人，大专文化。四川现代疑难病研究院副院长、研究员。中国卫生信息与医疗健康大数据学会、博鳌康养文旅工作委员会理事，高级道医养生师。

袁洪是肿瘤及疑难病专家，擅长治疗各类肿瘤、癌症、尿毒症、红斑狼疮、白癜风、痛风、白血病、高血压、糖尿病、银血病、中风后遗症、肝硬化、失眠、抑郁症、小儿多动症、抽动症以及妇科各种常见多发病等。

他曾用中医治好一例艾滋病晚期患者，成功将患者HIV从阳转阴。2017年5月11日受华中科技大学同济医院的邀请去ICU参加救治留学美国纽约大学的博士生毛女士。

他被2019年成都十城联动千余项目网上评选为人气第一名，民族特色中医交流大会组委会和专家评审第一名。2020年1月份，为成都金牛区卫健局献出治疗和预防新型冠状病毒的两个药方。

预防冠状病毒感染的肺炎方：

麻黄20g，杏仁20g，桂枝10g，肉苁蓉10g，当归20g，人参20g，甘草20g，川芎12g，生石膏25g，丹参30g，桃仁15g，赤芍15g，红花10g，三棱10g，莪术10g，水蛭6g，鸡内金30g，炒山楂30g，生地30g，石决明30g，川牛膝20g，决明子15g，厚朴12g，柴胡15g。

服用方法：泡60分钟，煎三次，每次半小时。一剂药服四天，早、中、晚饭前半小时服。

治疗冠状病毒感染的肺炎方：

浙贝15g，麻黄12g，冬瓜仁20g，桃仁20g，鱼腥草15g，桑白皮15g，山栀10g，黄芩15g，瓜蒌皮15g，甘草10g，桔梗10g，芦根30g，薏苡仁30g，杏仁12g，当归8g，柴胡15g，厚朴10g，地龙10g，鸡内金30g，神曲20g，生石膏20g。

注：一剂药服两天，早、中、晚饭前半小时服用，泡一小时，煎两次，每次半小时。

药方经专家讨论，被成都金牛区卫健局采用（2020）2号文件，第一时间带到武汉，效果良好。

袁洪在2020年博鳌国际康养文旅论坛发言，阐述自己对中医守正创新的理解：“中医的生命是什么？是疗效。疗效是检验中医的唯一标准，当然，用药必须安全，用药安全是前提。中医传承了五千年，如果中医没有疗效，没人信你了，中医自然就走向衰弱，甚至灭亡。因此，中医必须守正创新。让中医有更好的疗效。我们中华民族的瑰宝中医就会不断传承，发扬光大。”“辨证施治，对症下药”是中医的精华，在健脾胃的同时，一定要抓主要矛盾，那就是养好肾，补肾气的同时填肾精。

历史上出现了无数的神医名医，如扁鹊、华佗、李时珍、孙思邈等，这些都是他敬佩的人，但随着人类居住环境变了，饮食变了，中医必须守正创新，为什么呢？因为古代人没有农药，化肥、激素、抗生素等药物，还用古代的药方来治现代人的病，结果可想而知。就如拿着大刀和长矛去砍现代的枪炮、飞机、航空母舰，结果一定会失败的。中医如何创新呢？首先，守住中医是哲学思维。中医的精华是从“人体整体出发，辨证施治”。一定要从补肾气填肾精开始的同时，健脾胃。做到三通，经脉通、气脉通、血脉通，有这三通了，人就不容易有什么大病，得了大病也会很快好转。

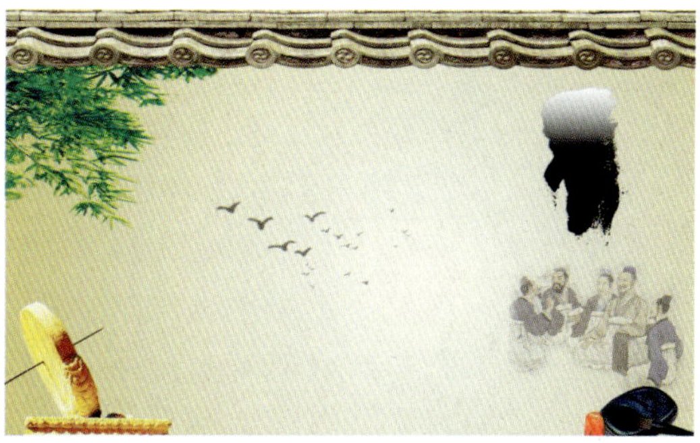

聂庆和

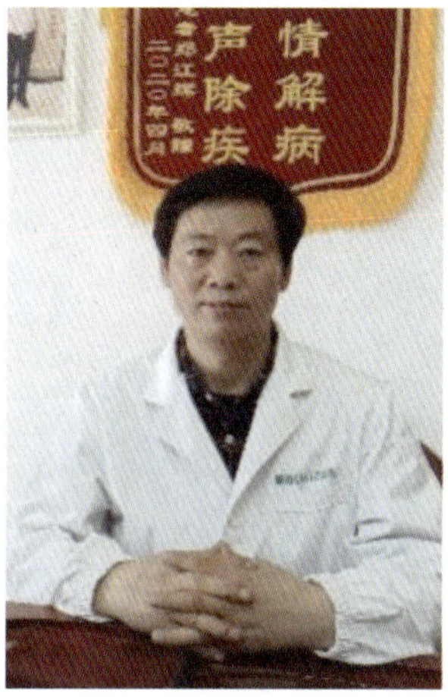

聂庆和，男，1960年生，湖北省蕲春县人，乡村医生。自少年时跟随伯父民间中医聂东海上山采药；青年时期继续学习正骨推拿、针灸，制作黑膏药，用中药为人治病，并继承伯父民间中医简、效、廉、便、快的一些治疗方法。

从医后有缘认识老道士，道士传授了一些偏方验方，丰富了聂庆和的医术，同时道士还教育他：为医者必须有仁心术，以爱己之心去爱亲，以爱亲之心去爱人人，这样扩大胸怀，做全心全意为人民服务的良医。

“路漫漫其修远兮，吾将上下而求索”，他在临床中常常遇到一些困境，为了提升自己的医术，曾拜著名老中医严浩翔先生为师，成为严氏丹药移毒疗法继承人。

学术特点：①坚持运用四诊八纲原则，以阴阳平衡观和整体观，经方与民间医药及道医相结合。②以人为本，以针灸、正骨推拿、易经、中药，因人因时因病而选用。③倡导并运用中华医学经典《黄帝内经》精髓“上医治未病”，非常适合现代人，以预防为主，治疗为辅，医疗与预防、保健、养生、康复等相结合。恪守以人为本，心身整体平衡的健康理念；以道德、心理健康为先；以防为主；以整体动态平衡为核心；以提升人的心身整体健康素质达到和谐统一的目标，使人远离疾病，享受健康人生，利国利民。④在多年临床中，擅长针灸与中药结合治疗哮喘病；放血疗法与中药结合治疗冠心病；丹药移毒与民间草药结合治疗淋巴病、乳腺病，在临床应用中取得满意的效果。

莫兴堂

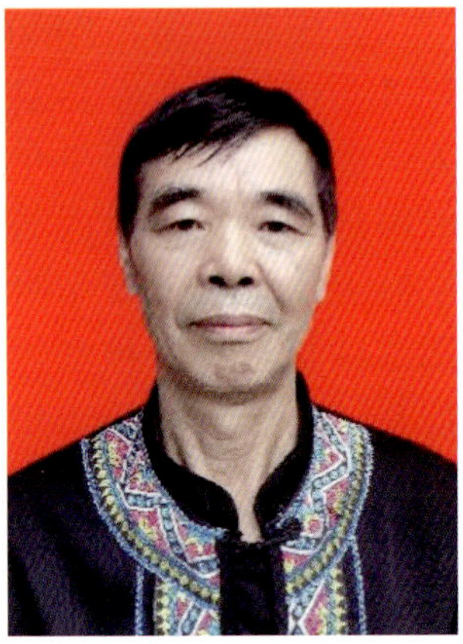

莫兴堂，男，布依族。主要擅长理疗、食疗，其从医经历，从他的回忆看，可谓“久病成医”：

自幼其体弱多病。邻居施小草，使吾疾去如风。自那时立誓，壮年学步杏林中。人生成长过程中，风吹日晒雨淋多浸体虚，大多不知保养，虚、寒、湿、凝、瘀、堵、瘤、癌伤身害体，最终会演变出房颤、冠心病、心脑梗死、中风、肩颈腰腿、痛风、肾衰症、头昏眼花病症、老年痴呆、肝硬化、肺结核、肠胃痔疮等各种病症。他要消除这些从头到脚的病痛，结合本民族特色摸索总结出一套“脉穴断问”的查疾方式。俗言药苦，就通过自身体验演变出序列理疗食疗方，心脑梗死、帕金森、老年痴呆、精神分裂症、败血症、腰椎、痛风及五脏六腑等病患皆予以理疗、食疗方案。他在几十年的理疗食疗经验中，感觉一病皆有五花八门不同的病兆，首先分清虚、寒、湿、凝、瘀、堵、瘤、癌，无论病体是阴与阳，或者阴阳交杂，把病兆探准分清楚，便明确该从哪儿着手。这样做到起止有序，很大一部分病兆都是可以迎刃而解的，即便不能痊愈，也有很好的缓解效果。

古贤将医分四等，圣医，神医，巧珍，工匠。他认为：我等一般只习得匠级，巧珍乃大师专家所能。神医乃神形兼备，品德高尚，望闻问切，无所不精之郎中所为。圣医乃前有古贤，而后有觉也难知。而民间在临床中，悟者能手到病缓，进而药到病除。而祖传者，师承者皆因遵师重道，而墨守成规，前怕狼后怕虎，左辨右证，终是半瓶醋，辜负了前辈许多心血，然奥秘精华难得要领。他的体会是：观其行，望其色气，查其表里，辨证论治，上下有序，顺水行舟，水到渠成，再画龙点睛，天下无不解之疾。中医之难，难在保守，民间许多用生命换来的经方验方也难以汇集，致使旁门左道嘈杂世间，使奥秘无尽的国粹精华惨淡风尘间，今逢盛世，我辈该勤奋……

作为现代中医人，有许多方面是接触不到的，而99%的中医人都只会两三技之长，而在这个基础上，像其他纵深试探，但终究不敢越雷池一步，也跳不开祖传师承的条条框框。中医如果能学到一定的深度，他认为从临床或医疗技术方面都是无所不能的，传统授业的中医望闻问切，95%都是装模作样问诊患者，患者哪儿不舒服，都告诉医者了，凭感觉一知半解开方下药，弄坏了规矩，使患者形成了一种概念，称之为慢郎中。他在不断地摸索中，除非病患晚期，无论五脏六腑各个脏器，没有慢的概念。比如心衰、冠心病，西医的支架搭桥，也就是三两天均可修复。“慢郎中”那是伪中医的说法，关于望闻问切，稍有些基础知识的，也只能判定五脏六腑的某些病兆，其中医精奥之处，也不是我辈该评叙的。

布依族民族在上千年的生活实践及自然条件恶劣的环境中，摸索总结出一套理疗与食疗对于各种不同疾病的实用方法。今逢国强民富，大众追求幸福健康，莫兴堂愿推广布依族食疗技法惠及天下更多的民众。

莫　炯

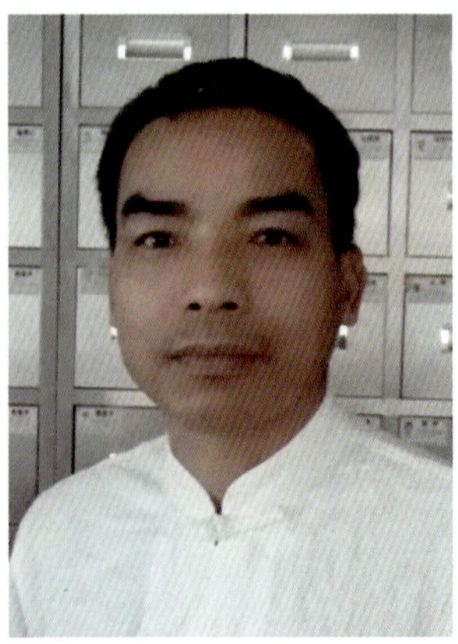

莫炯，莫氏中医传承人，毕业于广州中医药大学，为执业中医师。他九岁开始随父学医，15岁拜师肇庆地区88岁名老中医彭秋原（彭师是民国时期广东肇庆地区民间名医，师承清末名医陈修园，新中国成立后担任广东省

肇庆市封开县卫生院组建组长）。他在深圳光明人民医院从医二十余年，擅长治疗各种疑难杂症及慢性病，尤擅肝胆肾肠胃病、皮肤杂病和妇儿杂病。如治疗急慢性肝炎、肾炎、肝肾结石、肝硬化、消渴症、不孕不育、类风湿和各种皮肤杂病等有独特治疗经验。现被中关村健康服务产业促进会特聘为专家委员会委员。专业方向：顽固性皮肤病。

倪建仁

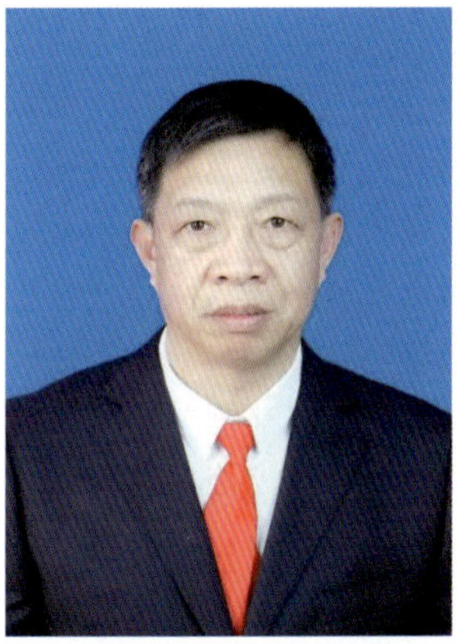

倪建仁，浙江省青田县山口镇人，出生于1963年9月，汉族，初中毕业后到北大进修。他现住西班牙，其母亲是家传的民间中医，外婆是位疑难杂症的义医，深受当地百姓的敬爱，救人无数，当地人自愿发起，在梵宗寺雕白玉修身，敬以叩拜。倪建仁自幼跟外婆上山采药，受启蒙教导，由于环境改变，从事工艺美术、经商，出国定居西班牙瓦伦西亚。1995年因客人中风摔倒，倪建仁将他拉起来，自己感觉手对手的劳宫穴两条寒流跑过。两周后那位客人顺利康复。倪建仁却病倒卧床，一躺就是四年半。2000年悉尼奥运会，电视播放中国队和西班牙队双双得冠军，被疾病困在床上的倪建仁激动地拍打大腿。出乎意料的是，这番激动和拍打半小时后，倪建仁居然恢复了行走能力。因为这个意外的惊喜，改变了倪建仁的后半生。他开悟医学之路，从中摸索出一套望诊经验。他经常拿望诊的结果和病友的检查报告对比，自创了“辨析法”，大概知道对方的失眠时间，对应分析出是哪些脏器生病了；“气味法”，能从广场闻找患者，老年人因肝有问题，故人体所散发出屁水臭味，口臭、发臭、腋下臭、腹股沟湿臭、汗腺关闭口臭等等；“气层的压力分析法”，他认为，由于病情导致淋巴系统关闭而出现浮肿，时间久一点，使体内吸收不到氧，臭氧又无法排出体外。这种情况倪建仁采用“灌气增元”疗法，将毛孔打开释放内压（规避雷电），使他身体的黄液组织（淋巴液）压出体外。一般重病者和身体弱的老人，如果身体流出黄汗，大约在七个小时之内寿终。破解方法是“灌气增元”，使淋巴重新回到皮层的第三层，重新抗住气层的压力，就保住了生命。化学药物治病，大多有一定的毒副作用。中医用草本，调整的是气体，臭氧散尽血清，气正病自愈。

徐光亚

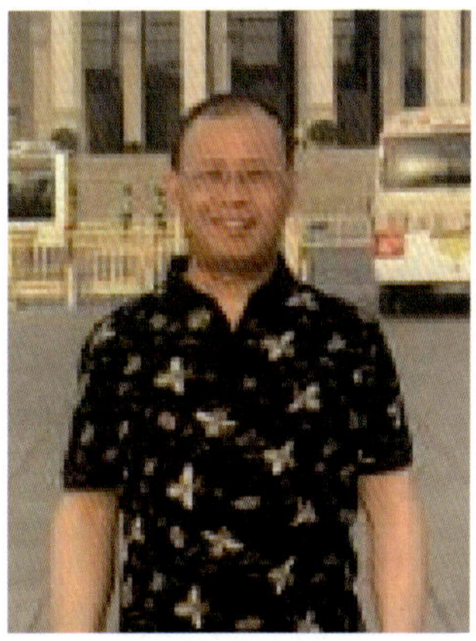

徐光亚，男，汉族，1965年12月生。湖北省黄梅县人。中医博士，中医学教授、主任医师，国家首批注册执业医师，中医泰斗吕炳奎教授学生，现为著名中医药学家国医大师李佃贵教授浊毒派传承弟子。现任辽宁省营口市西市区徐光亚中医诊所所长。

他自1985年至今行医三十余年。从事中医各科疑难杂证病，中医、中西医结合临床研究和诊疗工作。

擅长治疗各类肾炎、肾病、尿毒症、痛风、肾结石、胃肠道疾病、肝病、胆囊炎、胆结石、心脑血管疾病、高血压、高血脂、高血黏、高血糖、冠心病、脑中风及后遗症、肺心病、肺气肿、糖尿病及并发症、哮喘病、神经失眠症、抑郁症、更年期综合征、甲亢、甲减、瘰疬、男性病（阳痿、早泄、性功能障碍、不育、前列腺疾病）、妇科疾病（月经不调、子宫肌瘤、卵巢囊肿、子宫内膜异位症、乳腺增生）、风湿、类风湿性骨关节病、颈肩腰腿骨质增生症、腰椎间盘突出、坐骨神经痛、强直性脊柱炎、股骨头坏死、肿瘤及再生障碍性贫血，各类皮肤病（湿疹，牛皮癣，荨麻疹，过敏性紫癜等）。他采用辨证论治与专方专药中西医内外并用相结合的整套有效的治疗方法及适宜技术手段，运用于临床工作中，取得了显著疗效。他研究开发的药食同源食疗“蛹虫草葛根复合粉固体饮料”系列产品，获了国家“食字号”，并通过了国家食品安全企业标准认证和国家知识产权商标注册。他准备批量生产。这种“蛹虫草葛根复合粉固体饮料”系列产品可增强脏腑营养，对多种慢性病、疑难杂症进行调理修复，并可对疾病缓解和康复十分有效。该产品通过实际应用，使得患有诸多各类久治不愈的疑难病患者得到了不同程度的康复，患者送来了锦旗、牌匾，同时受到相关卫生部门、卫生协会的好评。其“补泄复肾系列疗法”，对各类型肾炎、肾病、尿毒症，临床效果满意，通过病例观察，有效率可达90%以上。其营口市煤气公司职员赵某某患严重肾病尿毒症，营口市火柴厂职工王某某患严重尿毒症，经用本疗法康复。2009年5月撰写的《中医中药治疗慢性再障碍性贫血简述》参加由国家中医药管理局，华夏中医药发展基金会在河南“医圣张仲景故里”南阳主办“弘扬国粹”中医药瑰宝全国宣展科普知识活动中获“荣誉证书”。撰写的《中医中药治疗原发性高血压100例疗效观察》《中医中药内外结合治疗肝炎研究》于2007年10月在兰州全国名老中医中西医药成果创新交流会上获“杰出优秀论文证书”“最佳成果创新证书”。

徐建兰

徐建兰先生1993年在江苏注册成立无锡市三联高科技开发有限公司，2001年在上海注册成立上海剑兰科技发展有限公司，均担任董事长兼总经理。自1997年以来，开展跨界产学研合作，与北京理工大学、安徽蚌埠高等专科学校合作研究国家重点科技项目（攻关）计划课题，先后发表论文并被收入知网论文数据库十余篇，其中关于灵芝孢子研究“灵芝孢子中抗肿瘤成分的提取与

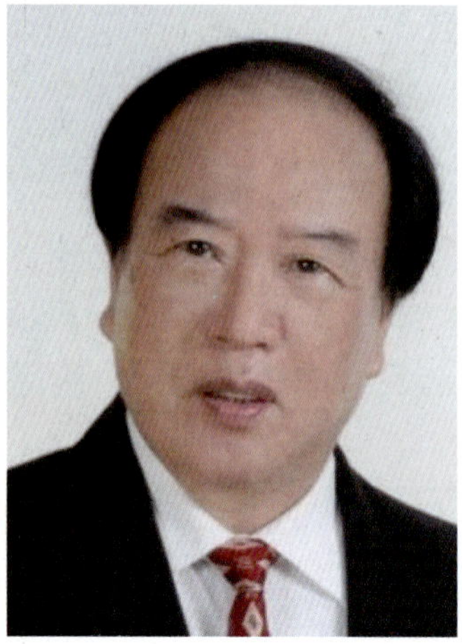

分离”等4篇、灵芝实体研究“灵芝三萜类化合物高效液相指纹图谱研究”等3篇、“三萜类化合物研究紫外分光光度法快速测定灵芝样品中三萜类化合物的含量”等3篇论文均被其他研究者多次下载和引用，故说明产生了一定的学术影响。

徐建兰教授长期从事数学、应用数学、优化试验设计教学，并取得了大量的攻关科研成果，独特的数学科学思维方法论和最优化试验设计技术。他带领剑兰科研团队，开展对野生与培植灵芝子实体破壁与不破壁孢子粉和菌丝体的提取物的研究，从药物的安全性、有效性、可靠性方面，采用试验设计方法对多种癌细胞、病毒细胞和炎性细胞进行大量实验，得到在实验室抗肿瘤、抗病毒、抗炎性细胞的药效有效部位和最佳成分组分。在实验室试验的基础上，他自行设计超声萃取和改造CO_2超临界萃取的中试设备、创建剑兰中试实验室，用时三年，选用三个不同基地品种灵芝，500公斤灵芝破壁孢子粉和3000公斤灵芝子实体开展中试最优化试验，最佳药物成分和配伍组分，从实验室到中试萃取都达到95%～98%结构基本一致的超高浓度灵芝ESAC三萜蛋白核酸组分的无序蛋白的晶核。为国内外产学研各单位系统开展对肝、肺、乳腺（宫颈、卵巢）、胃（肠、胰腺）、白血病（淋巴）等各系列癌细胞的攻关条件；对肝炎、艾滋病HIV、非典SARS、炎性、EB及流感等病毒试验以及动物体内各种实体肿瘤进行大量的科学实验和优化配伍试验，将灵芝和破壁孢子的科学实验结果，通过大数据分析发现，并找出只有在灵芝及其孢子中唯一特有的符合生命科学规律的成分，经重组灵芝ESAC三萜无序蛋白和核酸酶使之达到最佳药效组分即“中国灵芝ESAC无序（无折叠）蛋白核酸酶分子组分”无序晶核，以提供国内外产学研攻关团队更深入的研究和创新开发科研健康新产品。

高天津

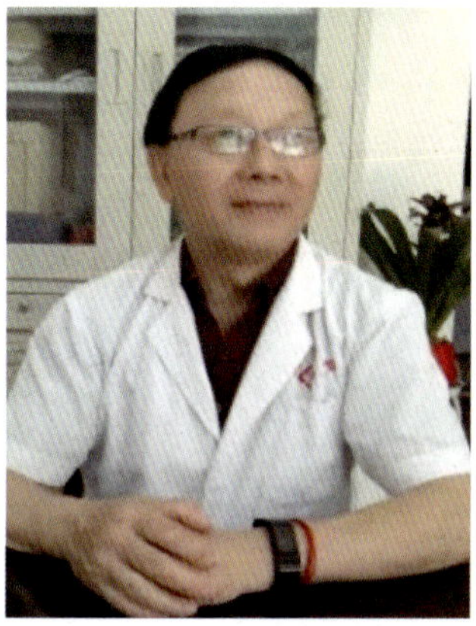

高天津，男，1949年11月出于生于四川省都江堰市，1967年高中毕业，是那个年代的"老三届"，应时代要求上山下乡至都江堰蒲阳镇。由于文化基础比较好，1971年选拔到蒲阳镇卫生院从事中西医学习和计划生育工作，后从事烫伤医药学研究，并从事临床工作至今，救治了患者两万余人，经高天津烧烫伤专科治愈患者60余人。

现任都江堰市医药医学烧烫伤研究所所长，都江堰市专科研究所烫伤专科门诊法人代表。高天津家传的，经研究而成的"宝瓶"牌烧烫伤专用药，解决了烧烫伤临床的四大难题，特别是面积达百分之八十五以上的高度烧烫其见筋不见骨、不植皮、不截肢的患者，使用"宝瓶"牌烧烫伤专用药可达到无疤痕、无痛自动脱痂。

高天津个人经验方药"宝瓶"牌烧烫伤专用药具有如下功能：①具有很强的穿透结痂能力；②止痛效果特好；③具有止血止液的良好效果；④抗谱广不易产生耐药性；⑤无局限性，无刺激性和无全身不良反应；⑥使用方便，而且能治愈大面积深厚度疤痕。

高天津另有经验方药"珍犀膏"，同样用于治疗烧烫伤。"珍犀膏"基本方：珍珠粉80g，水牛角50g，墨鱼骨粉30g，羚羊角5g，苦茶油150g。以上药经炮制研细末加工制成膏剂敷于创面。浅Ⅱ度以下未感染者每日外敷1次；深Ⅱ度以上以及已感染者，每日外敷2～次。西医常规治疗后形成的瘢痕（未植皮）在三个月以内的患者，经"珍犀膏"局部外敷，去痕率可达78%以上。

用药期间应注意：①创面不能使用化学消毒剂，不能用水清洗（强酸、强碱灼伤者除外）；②禁食鱼类、海鲜类、豆类及其衍生物、醪糟和啤酒类。食用白藕和未抽筋的猪蹄补充营养最佳。

高翠利

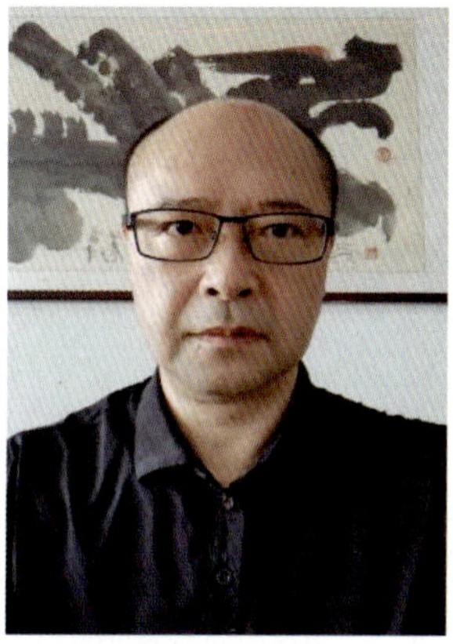

高翠利，男，1967年10月生。现任北京紫铭光电科技有限公司董事长，北京生根堂光电技术研究所所长。他主要研究人体空间能量系统医学。高翠利认为：古往今来，人活在天地之间，皆言万物之灵，古人亦有"人体小宇宙"之说。如何让我们的身体能量、空间神灵活现，神健体康，延年益寿，这不仅是个哲学问题，也是一个科学问题，更是一个生理心理问题。高翠利认为，要重新认识我们的身体和生命的本质，以及生命传承的真正意义。他认识我们人类只有保持神清气爽、天真无邪，才能永葆人体能量空间的青春活力。违反生命的天真至纯之道，必然会产生贪、嗔、痴、慢、悲、恐、怨等与人体不同频的能量，即中医称之为虚邪入侵，化成邪毒潜伏于人体空间，形成反复无常的疾、患、痛而发作，造成人体氧化应激反应失常，最终使人体空间能量代谢失衡或空间膨胀与坍塌。也可使人体空间活力进入亚健康运行状态，最后顽疾成病。因此，清除人体空间能量代谢产生的垃圾和毒素，就是消除体表之疾，腠理之患，筋经之痛，就会杜绝五脏六腑和骨髓血脉之病，实现生命健康。

清华紫铭（香港）投资集团与北京生根堂光电技术研究所，联合研制生产的人体空间频谱量子赋能仪，依据中医理论，去粗取精，去伪存真，采用目前最先进的量子频谱及AI技术，运用《易经》《黄帝内经》《华氏中藏经》《脉经》

《难经》等理论，对人体性命至关重要的“上焦、中焦和下焦”及强身健体的《易筋经》对人体“天筋、地筋、人筋”实施三位一体经络脸穴的智能调理，同时附加肢体动作和运动技巧、日常饮食要求及心理疏导等全方位调理，达到强身祛病、体健身轻、固本生根，恢复青春活力，真正实现延年益寿，安享天年。

郭校宇

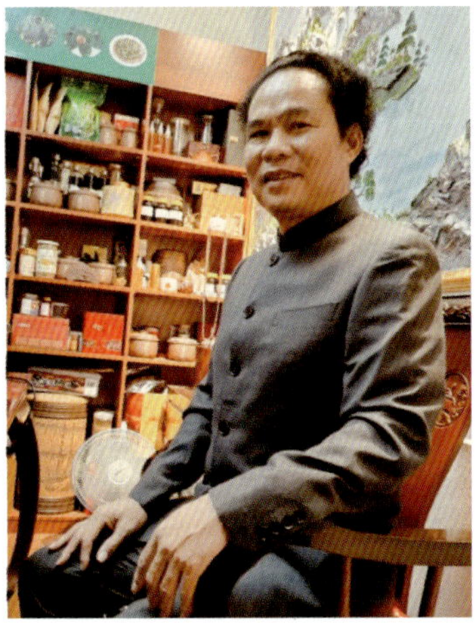

郭校宇，男，汉族，1968年9月出生于广西壮族自治区北海市。大学专科学历，毕业于广西中医大学中医学专业。1991年9月参加工作，专业技术职称：医师。擅长治疗皮肤病。社会兼职：北海市科协第七届委员会会员。现任四川成都伟臣生物科技有限公司首席特医顾问，广东骐铭远红外线科技有限公司首席医学执行官，北海市中草药研究会医师，北海市牛皮癣研究会会长。

蕴育他的正是中草药材资源非常丰富的涠洲岛，这个美丽又可爱的岛上有被誉为“孤岛神医”的郭氏中医世家。在广积德善的祖辈与父亲的耳濡目染下，郭校宇自幼对海岛上的各种药草特别钟爱，加上天赐的灵性，注定他在这一领域能有非凡造诣。

在他年少时，四面环海的涠洲交通不便，生活艰苦，医疗条件很差，人们只要一得病，就束手无策。十八岁那年的一天，他在路上偶遇一名垂危的伤者，若不及时搭救，后果将不堪设想。在这个重要关头，他演绎了只有在影视作品中才能看到一幕，就地采药施救，结果没让大家失望，结局圆满。从此“草仙”这一美名，紧随他二十余载。

后来，他又遇到累世积缘，拜师佛家高僧获其真传，有机会更加深入地去探索各种药草的药理药性，让自己的药学天才也得到了淋漓尽致的发挥。

通过多年的临床经验，他总结出许多医治各种疑难杂症、妇科等病的独到医治方法，尤其在“第二癌症”——牛皮癣的治疗上，创造了接近神性的奇迹，堪称“天下第一治”。牛皮癣是临床医学的一大难题，古来便有“外科不治癣，内科不治喘”的说法。而由“草仙”发明的郭氏除癣垫却打破了外科不治癣的神话。他的临床心得是“病在皮肤，根在血液”，只有把体内的毒全部排净，才能根治，通过透皮给药，在预定的时间内，使药物透过皮肤屏障，以恒定速度释放到血液循环系统，从而达到根治牛皮癣的目的。该法已经治愈了八方患者，随即全国各地达官贵人慕名而至，连“前外交官”也来登门拜访。

除此之外，他研制出的调理亚健康人群的《胖人祛痰丸》《百寿丹》和《梅花灵芝胶囊》等系列产品，已在台湾投入批量生产，效果非常神奇。

他的精湛医术与中医学方面的造诣，使得他不仅在民间享有盛名，在学界也有一席之地，证书、聘书如同雪片般向他飞来。2009年，更是光荣地入围国家卫生部主办的“全国百名优秀名中医”人物提名。最近，《中国时代杂志》也在为他策划一期高规格的专访。

如果您有幸走入他的宅府，会发现大厅中央挂有中国特级艺术大师，获联合国美术家协会终身名誉大奖的黄龙先生为他亲笔书写的匾额：“精气神”。

这正是人们为生性超然，淡泊名利的“草仙”给出的最高赞赏。他远离现代城市的喧嚣与浮华，甘愿留在故乡过着节制规律，但又充满情趣的生活。随时准备为那些走投无路，失去信心的病患解除病痛，使其和家人找回久别的欢笑与幸福，为这个社会增添一个又一个的和谐音符。

黄启程

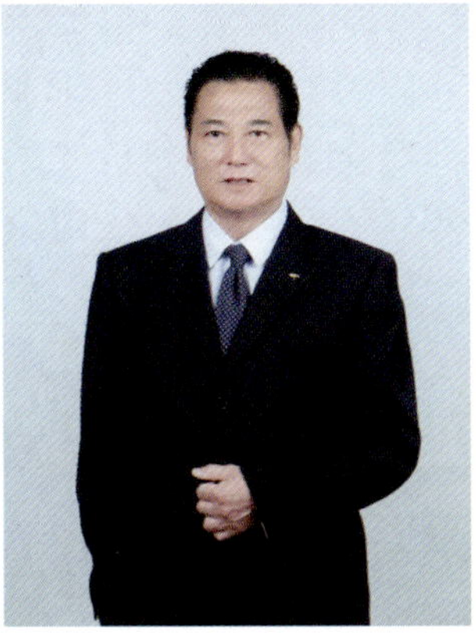

黄启程，1955年出生，1978年毕业于菏泽医学专科学校，主治医师，中医世家第四代传人。他自幼耳濡目染，因而对中医产生浓厚兴趣。在父亲的指导下，自幼就能背诵《诊断六法》《汤头歌谣》《针灸五腧穴歌》等书籍，其后，又从《黄帝内经》《伤寒论》《金匮要略》《温病条辨》《医宗金鉴》《医方集解》等古籍中汲取营养，大大的丰富了他的医学知识。古人云：“不为良相，便为良医。斯有道，必择其一。”因而，选了就医之道。黄启程经过长期探索认为：人体本身是天然的有机体，具有其极强的自身免疫功能，之所以染病疼痛，大都因寒瘀所至。常言道：“通则不疼，疼则不通。”基于此种观点，他发现了“疼痛开关通络灸疗法。”即先找出病灶，用指或肘，直接作用于病灶或特殊穴位，产生酸、麻、胀痛、热、跳等气感。用此独特技法，使瘀塞散开，病灶消失，起到调和气血，穴开经通之效果。其重新调动起自身免疫力，达到防病治病健身之功效。此法的特点是：直达病灶、效力专宏、整体调理、不易复发、安全有效、无毒副作用。对治疗各类疾病，或难以确定病变部位的疑难症，不仅具有立竿见影的效果，同时又有不易复发的远期效果。疼痛开关通络灸疗法，经过长期验证，对治疗颈椎病、腰椎间盘突出、肩周炎、骨质增生、股骨头坏死、强直性脊柱炎、风湿病、偏瘫、哮喘、气管炎、肠胃炎、高血压、糖尿病、乳腺增生、前列腺增生、儿童多动症、自闭症、各种鼻炎、耳鸣耳聋等疑难杂症均有很好的疗效。疼痛开关通络灸疗法，不仅仅因瘀塞而引起的各种疾病有神奇疗效，同时，可以激发机体活力、调气血、平阴阳、增强抵抗力，使人精力充沛，健康长寿。正可谓：弹指扣开健康门，挥手拨亮生命灯。

彭长江

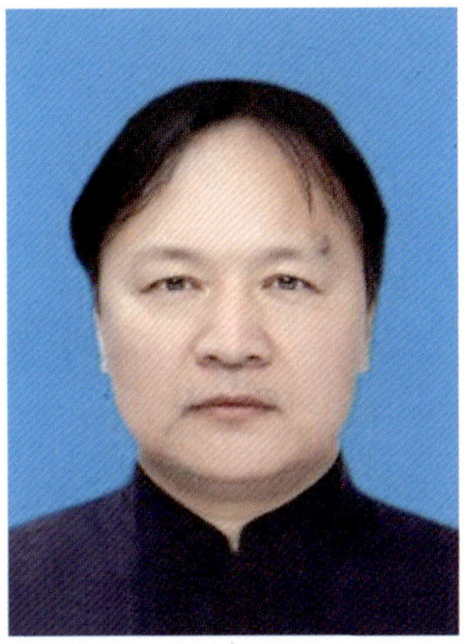

彭长江，著名道医、道号圆江、武当全真龙门派第十九代传人，针灸师。他擅长气功止痛，还能治疗半身不遂、偏瘫、脑梗后遗症、肩周炎、颈椎病、腰腿疼痛。彭医生用高超的医术解除了无数人的病痛，他还具有一颗济世仁心。他先后被聘为北京乐善堂黄太利德中医药研究院副院长、山西运城格瑞肿瘤康复医院副院长、北京华仲岐方中医药研究院副院长、河南民间中医研究学会专家委员会副主任。

蒋家全

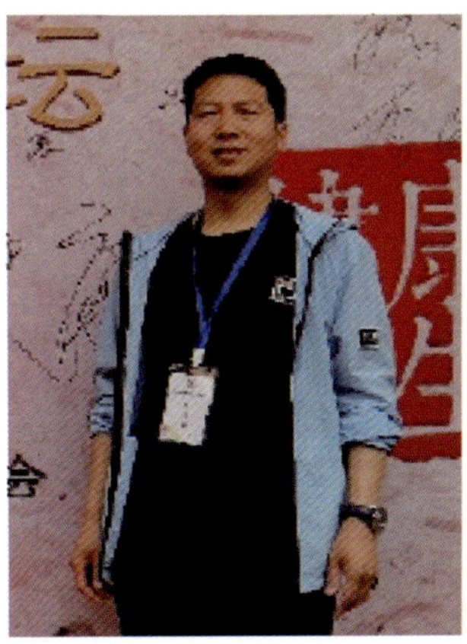

蒋家全，1972年8月出生在贵州省安顺市平坝区马场镇柏腊陇的一个小山村里。自幼喜欢跟随祖辈学医，经常上山采药，后来他游历全国，拜访了许多民间中医，虔诚地拜师求教，渐渐悟出了一个道理：人身不过阴阳二气也，生命不过三宝精气神矣，活者五行木火土金水平衡。二气失衡、三宝不通、五行失调则身体失当，若求健康必从平阴阳、通三宝、和顺五行入手。若二气平和、三宝通达、五行和顺，天下无病，兼得康寿。奉行的大健康理念有三层内涵：不仅仅是身体无病，更是心灵的健康，生命力的强盛；不仅仅是个人的健康，更是全民的健康；不仅有传统中医养生方法，更有传统玄学和中华内功养生方法。

2016年3月31日他创立了贵州仙封大健康服务有限公司，精选了民间中药丹方，自己研制出了无极丹、元气丹、五行还青丹、五行丹、太极丹、祛湿宝、排石膏、仙封君王茶I、仙封君王茶Ⅱ，能调理男女老少五脏阴阳平衡，激发人体内能，使身心健康，达到祛病、延年、益寿。他还练就了仙封大健康养生功——意念内功。

历来被人们以为是神秘莫测的武功，实为谬传。其实内功就在我们身上，是人体内部的功能，是人身三宝精气神的功能。只是受人的感官所限制，只看到四肢百骸和五脏六腑的活动，而忽略了人身内外的所有活动均源自内部精气神的功能。殊不知，除却精气神，人是根本无法活动的。精即是人的五脏六腑将水谷空气等运化而成的精微物质，是组成生命体的精华；气是由精生化而成的能量，是生命运动的原动力；神是由精气化生的系统控制信息，是生命运动的控制者。仙封大健康养生功就是练神养气、以神运气，从而以气运精、以气运脏腑、以气运肢体的功夫。故此黄启程得出了自己的以中国古代阵法休闲观光旅游“4+1”的服务模式，以“一排二清三调四练五休养”的步骤全面养护生命力，达到全面健康，为广大的服务对象提供一流的养生服务。他在全国还开展了每年农历九月二十三日的大型明目节活动和每个月的明目日活动，每年洗十三次眼睛加上日常按摩方法可以调理一切眼疾。世间本无癌，一切都是气血的淤堵；源于自然，归于自然；万病之源，始于湿气；气血充盈，天下无疾；健康遵循，宇宙规律。

他特别擅长调理如下病症：心梗脑梗、痛风风湿、腰椎颈椎病、骨质增生、各种结石、头晕失眠、长癣长斑、减重祛瘀、各种肿瘤、急慢性肾炎、免疫力低下等。

韩鹤龄

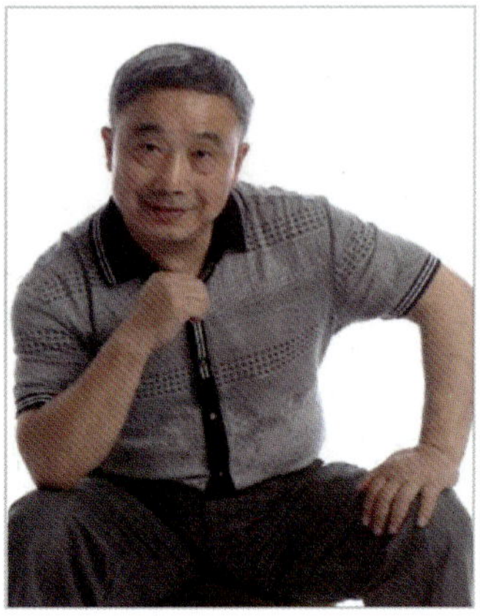

韩鹤龄，男。中国科技创新发展工作委员会专家委员（顾问），中国民族药学会科普分会理事，高级康复理疗师，养生保健师。擅长治疗调理亚健康、慢性病、老年疾患、精神疾患等。

韩鹤龄自幼酷爱中华传统养生文化，几十年如一日地苦苦探索用食疗保障人类健康的最佳途径，倡导用食疗清理血液、清除淤血造成的血管内壁的污垢，达到改善血液循环，促进新陈代谢，取得了不俗的成就。

他研究出果蔬合理调配用于以下疾病的辅助治疗：高血压、糖尿病、颈椎病、腰椎间盘突出症、抑郁症、白内障、玻璃体浑浊、青光眼、慢性咽喉炎、关节炎、肿瘤、失眠、脑梗、心梗等心血管病，并可治前列腺疾病及痛经、月经不调、小叶增生、性冷淡等。

他发明的赛温泉食疗方，能促进血液循环，使皮肤滑腻，还能用于痔疮、扭伤肿痛。

他的家酿可以使人脸色红润、浑身轻松，体态年轻化。

韩鹤龄从千百年前的养生书籍中发现并种植了养生茶。用这类茶洗澡不仅使皮肤洁白细嫩，连痔疮、荨麻疹和扭伤也会在十分钟内明显见效。他的养生茶对许多亚健康现象如头痛、头晕、容颜枯瘦、关节僵硬、四肢麻木、未老先衰、神情抑郁、食欲不振、性欲减退、老年瘙痒、睡眠不佳、步履蹒跚、记忆衰退、病毒疣等都有辅助治疗作用。

韩鹤龄在实践中还发现，目前大多数的人都营养过剩，99%以上的中老年朋友极其需要清除血液中的垃圾和附在血管内壁的污垢，并修复破损的血管壁，这是当务之急。百补不如一清是铁的真理，只有清理好炉膛才能炉火纯青，只有清理好血管才能健康长寿。天地鹤龄养生茶具有清除血管中的积淀、杀灭病毒和增加免疫力的功效。

天地鹤龄清肺茶可以清除积聚在肺脏中的痰液和微小颗粒，使人呼吸顺畅、神清气爽。

曾庆荣

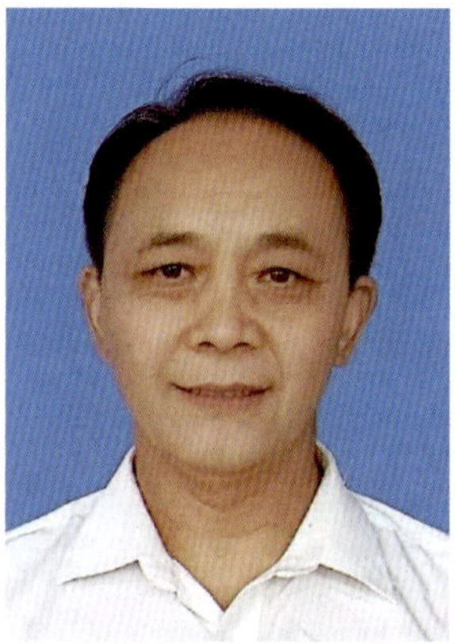

曾庆荣，生于1954年。籍贯贵州省，汉族，高级中医康复理疗师。

中国民族医药学会健康产业常务理事；中国中医药养生联盟中医适宜技术培训基地主任；贵阳市健康管理学会副会长；贵州及时雨健康科技有限公司总经理。

曾庆荣长期致力于中医中药绿色医疗的研究与推广，负责中国中医药养生联盟中医适宜技术培训基地工作，强调中医适宜技术培训基地的宗旨：传承中医文化，普及中医知识，推广中医技能，培养中医人才。他主张中医适宜技术的培训一定要规范化、常态化、长期化，要按初级、中级、高级，由实践操作到理论提升，有计划、有规划、系统化地进行，要让基层医生学得会，用得上，有实效。为承担好社区服务职能，要让基层医生至少熟练掌握四种以上的中医适宜技术，让更多的人享受到中医中药简、验、便、廉的服务。

学术专长及成果：

曾庆荣从事中医中药的研究和应用数十载，历经诊所门诊、中医适宜技术推广、中药产品研发等工作，对糖尿病、心脑血管疾病、中风后遗症、不孕不育、风湿疼痛及癌症等疑难杂症的康复颇有研究，疗效显著。

（1）传承中医药罐疗法、拍打疗法、药油刮痧、隔药灸、吐纳导引等独特技能，以内病外治为主，据症配合内服酒剂、汤剂或外用酊剂、贴敷等，对中医痹证之肩周炎、颈椎病、痛风、网球肘、滑膜炎、风湿性关节炎、类风湿性关节炎、强直性脊柱炎、骨质增生、腰椎间盘突出、坐骨神经痛、股骨头坏死等疗效显著。

（2）穴位贴敷A、B膏，其鉴于基层民众看病难、看病贵的现状和滥用抗生素对人体的毒副作用，曾庆荣尤其热衷于中医内病外治绿色医疗技术的研究和推广，创具有不打针、不吃药、无创无痛、无毒副作用，广泛用于内、外、儿、妇多种常见疾病的穴位贴敷A、B膏。

中医内病外治穴位贴敷A、B膏，以整体观为指导，传承、发挥传统中医“辨证施治”“异病同治”的精髓，将传统中医“异病同治”“辨证施治”有机融合，根据痹证疼痛和临床内外儿妇多种常见病的病因病机，将具有整体调节功能的基本方药制为成品膏药“A膏”；临床根据不同的疾病归类和症状拟用相应的经验成方药粉，用自己研发生产的具有促渗、助溶、增效、抗过敏的溶剂调为“B膏”，将此对症治标的“B膏”置于对因治本的“A膏”中间，贴敷于相应的穴位，靶向给药+穴位刺激+经络传导=速效高效广效，异病同治，内病外治。

中药内病外治穴位贴敷A、B膏历时五年多的时间，在浙江、天津、江苏、四川、广东等不同地区，经不同病种、不同人群数以万计的验证，确具安全、高效、便捷、易复制推广的特点，克服了滥用抗生素打针、输液带给人们的危害，深受基层医生和广大患者的欢迎。

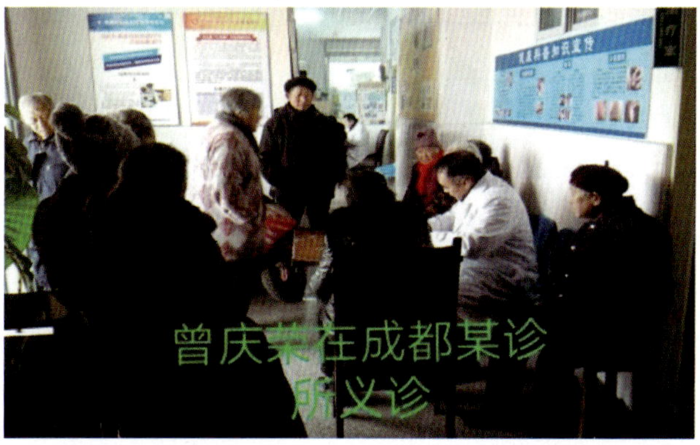

曾庆荣在成都某诊所义诊

3.鉴于当今社会快节奏的生活特点和颈肩腰腿痛等疼痛患者人群庞大，目前尚缺一药统治多种疼痛而又安全速效便捷的特效产品，曾庆荣在传承前辈先贤古方古法的同时，在师传贵州苗药“乌药水”的基础上，根据贵州丰富的天然中草药宝库资源和苗医苗药的独特医理药理，经多年研究，开发出广泛用于由风寒湿瘀导致的如肩周炎、颈椎病、腰椎间盘突出、骨质增生、坐骨神经痛、网球肘、滑膜炎、腱鞘炎、老寒腿、老寒腰、跌打损伤、陈伤疼痛及胃寒腹痛、风寒头痛、寒瘀型痛经等痛症的外用涂搽剂——仁必康活络液。该产品将中医引经药与祛寒除湿、温经通络、活血化瘀药有机配伍，瞬间透皮，热灸物理治疗+靶向给药+穴位刺激+经络传导，取效迅速卓著。

本品使用极其方便，无须推拿按摩、覆盖保鲜膜等辅助手段，哪里痛涂哪里，一分钟起效，自发热灸疗5～10小时，随身携带，随时可用，是人们居旅常备防治常见疼痛的最佳选择。

本品多选用源自贵州深山道地药材，纯中药制剂，无任何西药添加，无毒副作用，已获北京中西医慢病防治促进会组织的由国医大师李佃贵和中国中医科学院马晓彤、吉军等十位专家组成，由专家组论证通过，定为全国推广项目。

曾庆荣长期致力于中医传承普及工作，曾在国家会议中心及浙江、江苏、天津、四川等地对基层医生开展中医适宜技术培训多场，对传承中医文化、普及中医知识、提高基层医生中医诊疗技能做了一定的工作，得到有关部门领导的肯定和广大基层医生的普遍认可。

谢小萍

谢小萍，女，祖籍山东，大专学历。自幼见祖母救人无数，受人敬重，因此酷爱中医。七岁就跟祖母学习挑治及针刺、刮痧、拔罐等中医治疗术。后来又跟多位知名老师学习各种中医、中药、针灸等技术。

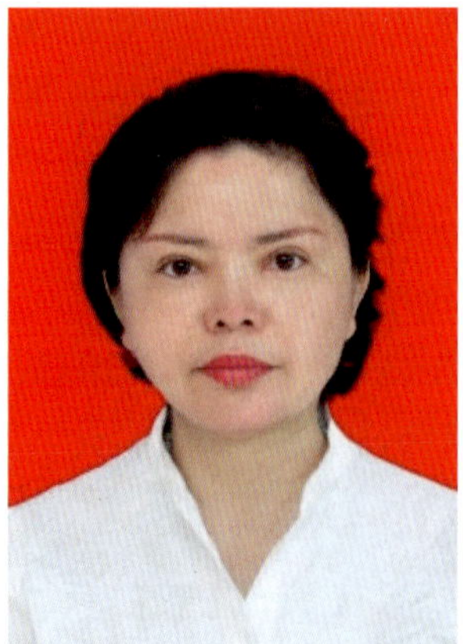

她擅长妇科杂症的治疗，通过望闻问切，岐黄悬诊，找到病气，利用中医中药方法及现代臭氧医学进行子宫排毒，对于各种妇科炎症、痛经、月经不调、阴道炎、宫颈炎、子宫内膜炎、附件炎、盆腔炎、卵巢囊肿、附件囊肿、子宫肌瘤、输卵管堵塞、HPV癌前病变的治疗与调理，并时早期妇科癌症、不孕不育症进行调理。她通过多年的临床经验，总结自创“中医五步治疗法”配合中医中药治疗各种疼痛，无一不见效。她还利用岐黄悬诊、悬针、移位排毒法有效调理各种癌症，为患者解除痛苦，延长寿命，让患者舒舒服服有质量地活着，甚至达到治愈的效果；利用内治外调的方法有效地治疗各种疑难杂症。

2020年新型冠状病毒疫情期间，谢小萍医师带队代表北京肿瘤研究院以及陕西海林正德药业有限公司及山东氧利袁生物科技有限公司支援武汉抗击疫情，并且带了大量的中药及臭氧抗菌剂。在武汉兴业医院工作支援医院医疗工作近三个多月，得到了武汉人民的支持与赞誉，并荣获《志愿者荣誉证书》。

谢小萍治疗典型案例举例：

（1）魏某，女，65岁，山东省章丘市人，因六年前患乳腺癌切除一侧乳房，后转移到子宫，HPV病毒感染高危型。因谢小萍当时在武汉兴业医院援助，于是，先为其配置药品指导自用，一个月后回来开始进行“五步治疗法”调理，并且结合现代臭氧医学子宫排毒调理身体一个月，经检查全部转阴，身体情况非常乐观，头不晕了，腰不痛了，看起来精神也很好，脸色红润并带光泽，身上的肌肉紧实富有弹性。魏大姐及其家人非常感谢，并赠锦旗。

（2）谢某，76岁，患肺癌，并且伴有多年的高血压、糖尿病、冠心病、严重的慢阻肺。其咳嗽时脸色发青，嘴唇发紫，经常晕厥，腿脚无力，不能自由转身，走路缓慢气喘，不敢独立出门，必须有家人陪护看守外出；晚上憋闷喘不上气，不能躺下入睡，因此自己经常流泪哭泣，称生不如死。经谢小萍“五步治疗法”进行排毒，并结合中医中药与现代臭氧医学调理，现在能安然入睡，走路身轻如燕，不但能自己出门遛弯，还能帮老伴买菜做饭，自己感觉非常满意。

（3）韩某，幼儿2岁，因感冒咳嗽流鼻涕数月，打针吃药一直不见显著效果，妈妈很是心疼。朋友给其推荐了谢小萍的臭氧疗法，并肛门给药，次日鼻涕止住了，三日不咳嗽了。其父亲也用臭氧绿色疗法治好了便血。孩子妈妈非常高兴，直说：“这臭氧疗法真好！不打针、不吃药就调理好了疾病，真棒！一定多宣传。”

谢小萍医师经常说的一段话就是：一定要把自己的调理疾病的方法传承下去，让千家万户受益，家家有个健康明白人，为社会和家庭减少经济负担，为家人减少精神压力，真真正正做好自己健康的责任人。

谢玉奎

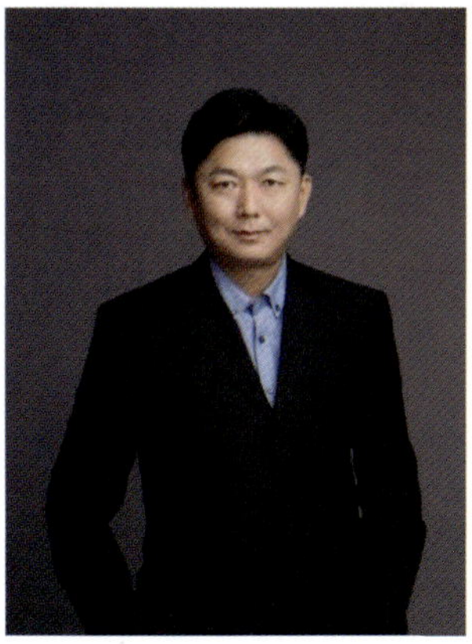

谢玉奎，天津人，1976年出生于天津市塘沽区。高级按摩师，反射疗法师。天津谢玉奎儿童脑健康发展中心创始人，五维脑世界生物全息技术研究中心创始人。他热爱中国传统文化，多年来系统学习中医、道医、反射疗法等体系，创立足、脑神经靶向修复技术和足、脑神经成像谱系，在双脚上进行快速精准诊断儿童常见病，尤其应用于儿童自闭症、发育迟滞、智力障碍、脑功能障碍、学习障碍、多动障碍症、注意力缺陷障碍、小儿脑瘫等诊治，取得突破性进展。

数年来，他亲手治疗上千例患儿，效果显著，取得了可喜的成绩。他主攻为自闭症、全面发育迟滞、语言发育迟缓、智力障碍、小儿脑瘫等儿童疑难病的治疗，并在学习和实践过程中总结出足、脑神经靶向修复技术，提供非药物、无创伤、非介入、一站式自然绿色疗法，可用于婴幼儿大脑联合开发，小学、初中和高中学习强化期青少年大脑强化重塑修复，对中年妇女更年期、中老年脑退化和脑卒中预防，小儿脑瘫、癫痫、自闭症、抑郁症等的治疗都有非常理想的效果。

谢玉奎多年来苦心钻研、亲手治疗，中西合璧、独辟蹊径，融合脑科学、神经学、全息学、足医学、按摩学等学科优势，倾心打造出适合自闭症、全面发育迟缓、智力障碍等儿童疑难病解决方案，并且取得突破性进展。

谢玉奎技术特点是：见效快、费用低、安全、无副作用，深受广大患儿家长认可。

谢先铭

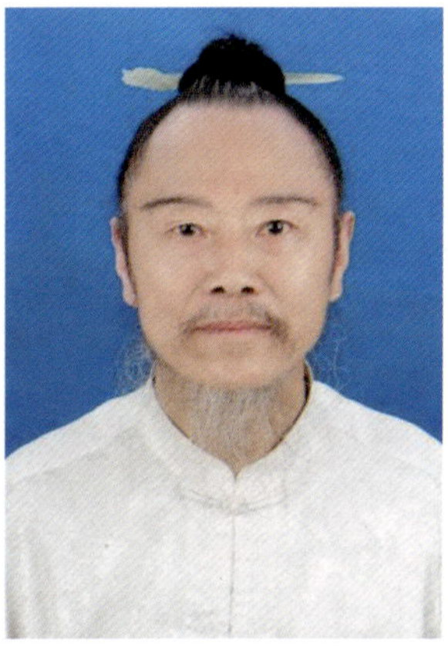

谢先铭，1954年3月生于武汉市乡下的武术医家，童年因病灾而皈依武当全真龙门派，成为六龄道童，长在九真山下汉水河畔的武术之乡，后移居河北省沧州市孟村回族自治县的清真之乡，现栖身于人间仙境世外桃源的隐士林九真精舍，精研道家医学，服务有缘众生。

谢医师，是新中国、新时代，传承创新道医学的一代传人，道医传承非遗技师。中医本科学历，曾毕业和进修于武汉市卫生学校、燕京函授医学院、上海清华专修学院、中华气功进修学院和光明中医函授大学，既是以师承方式学习民族传统医学和道家医学而确有专长的民间医生，又是通过国家医师资格考试合格而注册登记的中医执业医师。

谢医师1980年开始学习和继承家传武医，1984年经武汉市汉阳区工商行政管理局核准开武当药店，1987年经武汉市卫生局核准开设功医馆执业行医。当年，中国数术学泰斗陈维辉大师称赞为“医林奇才”。1988年8月8日，我国著名中医学家、中医教育家、原国家中医药中医管理局首任局长、新中国中医事业奠基人、中医泰斗吕炳奎老前辈亲笔为谢医师的功医馆题词铭志：“中华气功，造福人民”。并从1988年8月8日开始运用道家医学遥感开展远程诊疗身心杂病。

谢医师治学格言：与天地合其道德，与日月合其光明，与宇宙合其时空，与自然合其规律，与四时合其秩序，与万物合其形体，与众生合其生命，与鬼神合其吉凶，与医圣合其心性，消灾治病医心，传承道医文明。

谢医师行医准则：不为良相治国安邦，便为良医救死扶伤。由草医、中医、功医、易医到道医，转良医为天医，化世医为圣医。大医精诚，传承文明。慈悲行医，利乐众生。效杏林先圣之悲愿，苦医药之所苦，甘医药之所甘。与病灾者同其身心，忧病灾者之所忧，乐病灾者之所乐。真心诚意的因时、因地、因心性、因身体、因医缘的服务于一切病患灾难者。有求必应，有应必灵。真心献给天下人，普度有情之有缘。

谢医师的医疗专长和服务范围：道家医学杂病专科。即主治：常见的心理异常、精神障碍、烦恼忧虑、思想苦楚，少年抑郁孤独、青年悲观失望、中年郁闷自卑、老年妄幻痴呆，慢性的老疾陈伤、风湿骨疼、奇病怪症、邪魔迷信，长期的隐私痼疾、疑难杂病，并兼理养生延年、康乐咨询、修身养性、健康指导。

谢医师最擅长的治疗方法：根据病灾者的实际情况，圆融地制定施治方案。即将心理治疗（文化与信仰）和生理治疗（药物与方术）及环境治疗（人、事、物与信息场）融为一体，标本兼治，内外同医，身心双调，防治结合，自然修养，整体康复。

谢医师在专中博学，在博中专精，利用行医之余，著文立论，著书立说，1997 年由黑龙江人民出版社出版了专著《中华数术家气功》， 1999年又由黑龙江人民出版社出版了专著《道德真经学》，2010 年由中国传统文化出版社出版了由谢医师主编的《德育宝鉴》，2013 年又出版了专著《九真精舍文集》。谢医师的专著《道医学实用秘本》和《道医学真传秘籍》及《道医学进修纲要》在全国道医学爱好者中传承流通了十八年。自古以来，国教国医，十道九医，医通仙道，医道同源。谢医师在道家医学传承和创新方面，独树一帜，神药两解，灾病同消，利乐有缘。为祖国传统道家医学的开发传承和弘扬发展作出了积极的奉献。

靳光祥

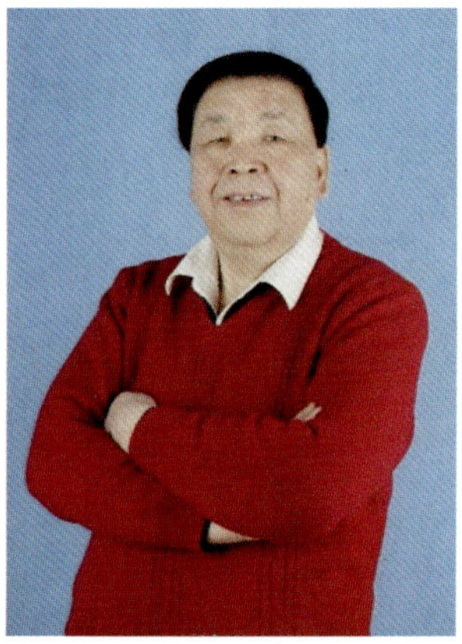

靳光祥，济宁市春秋植物蛋白公司总经理、中关村炎黄中医药科技创新联盟副主席、山东省发明协会会员、山东轻工业学院《低变性花生蛋白粉生产工艺研究》专家课题组成员。《高活性花生蛋白质产业化开发》科技成果第一人，获得以下一项发明专利：花生低温脱脂综合加工技术，发明专利CN02135788.9靳光祥2003-04-16。专利摘要：花生低温脱脂综合加工技术，涉及脱红衣和脱脂两个加工过程，一是在50～60℃下脱红衣，二是在35～40℃下脱脂，制得残油率在8%～15%的活性花生初榨粕。油脂通过处理，得到含维生素E的花生油；榨出的初榨粕通过复形工艺得到低脂花生仁；初榨粕若再经复榨，使油脂含量达到5%以下，再进行超微粉碎，即可生产出活性花生蛋白质粉。使用本发明所述的花生低温脱脂综合加工技术，避免了高温破坏花生蛋白质的弊端，制取的花生油清澈透明，制取的花生蛋白质粉保持了充分活性和基本的营养成分，是食品添加剂和强化食品的首选原料及各种肉制品的重要辅料；制取的低脂花生粹，以其独特的密度和容重，在冷食和糕点业生产加工中有着广泛的应用前景。

花生素有“长生果和天下第一美食”之誉。花生作为一味中药，富含人体必需的8种氨酸、天然植物活性蛋白酶、植物球蛋白、白蛋白、抗真菌蛋白、钙、铁、锌、镁、硒、维生素B族、维生素E、山嵛酸、花生四烯酸、多酚类物质等 37 种天然植物活性营养精华，可用物华天宝四字来形容。用低温提取活蛋白获奖发明专利技术加工后的花生蛋白质，花生的天然营养成分和蛋白质的三维超级功能结构未破坏，因此，高活性花生蛋白质不仅是良性蛋白质，更是优质蛋白质，还是显著提高患者免疫力的必需物质，又是合成人体组织器官必需的活性因子和生长因子，这些活性因子和生长因子对于人类健康和修复肾脏等器官功能受损者皆具有极其重要的意义。

人体的生命形式在于细胞的代谢，具有生命活力的功能细胞诞生必然促进垃圾细胞代谢，靳光祥教授以及团队研发的立信高活性花生蛋白质具有高级结构功能蛋白质合成人体高级功能细胞的强大能力，因此，补充高活性花生蛋白质就是补青春、补动力、补活力、补生命之光。由此，高活性花生蛋白质所成就的是中华医学药食同源的又一典范之作，而靳光祥教授利用药食同源的原理，用高活性花生蛋白质治疗尿毒症和癌症，取得了一定的效果。

蔡　瑛

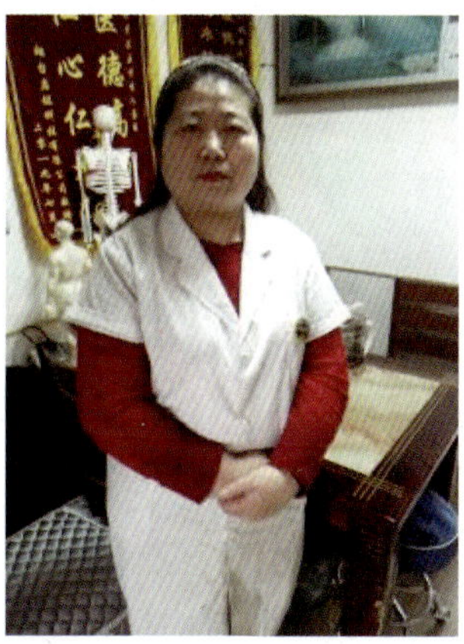

蔡瑛，女，出生于1971年，山东省栖霞市人。华佗整骨点穴医术传承人。蔡瑛自幼身体不是太好，不仅自己常常受病痛折磨，自己的亲人朋友也因各种原因生病难受，因此她自幼就有了学医的想法。蔡瑛于2003年在烟台开店期间偶遇华佗整骨去病第四代传人孙全老先生，终于在2006年时，她求学的真诚与坚定打动了孙全老先生，成功拜得孙全老先生为师，并跟师学习配药，并于2016年春天开始学习整骨用药。她有良好的基础及名师的指点，很快就完全掌握华佗整骨点穴医术。2019年7月，蔡瑛注册一鸣整骨堂。开店至今，她的医术领悟天天加深，临床经验也不断增加，最初她给自己既定目标是只治十年以内的病症，到现在她治愈的成功案例为已三十多年的老病旧疾。其医术、医德、医风深受患者的信赖与推崇。她的治疗范围和正在研究的病症有：偏头痛、牙痛、低血压、高血压、头晕、手指麻木、脚趾麻木、后脑疼痛、椎间盘膨出、椎间盘突出、椎管狭窄、膀臂疼痛、脊椎变形、肩周炎、脊椎炎、滑膜炎、股骨积液、腰椎变形、骨折、各种脱臼、歪脚、坐骨神经痛、肺气肿、尿频、尿急、尿不尽、皮肤病、淋巴结增生、糖尿病、半身不遂、瘫痪、耳鸣耳聋、心脏病。

熊　伟

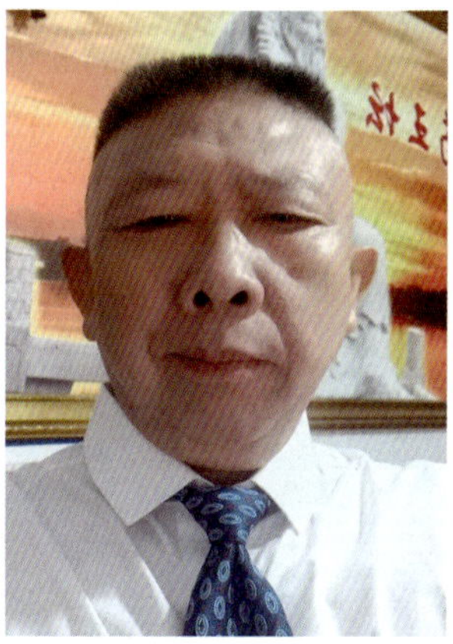

熊伟，笔名：熊娓，1956出生，四川籍。2015年注册成立药王坛中草药总公司，担任法人代表和董事长。

熊伟医师工作经历：1980—1986年，当地乡镇中医，一边抽空博览中草药群书，并分门别类作好记录。1987—1997年，采集中草药，深造自学中草药治疗癌症，进入临床实验。1998—2008年，在当地运用中草药广泛进行几十种癌症的临床应用研究。熊伟医师擅长治疗恶性肿瘤，并使患者吃、睡、行正常，未转移的患者有很好的疗效；晚期吃、睡、行不正常者，且对广泛转移、剧痛难忍者，治愈率较高。他治疗高血压、糖尿病、脑梗死、手足残疾者可三个月短期显效。他2009年到北京行医。2012年因兼顾家事，在遂宁市内治疗癌症和卖草药。2009—2012年在北京期间，他参加国家级学术会议，发表有关治疗癌症的论文多篇。2003年“非典”期间，熊伟医师成为全国数千位积极献方者中的一员，得到国家中医药管理局回函。

2015年他在遂宁市自创成立四川药王坛中草药科技公司至今。多年来，公司致力于研发高端中医药和保健产品，以及用于消毒的消字号产品。现在，药王坛 300多味专治各种癌症的野生中草药组方，经过30年来药王坛对晚期各癌的临床应用，取得一定成效，希望全国的民间中医院、各种癌症患者能多多体验和宣传成功经验，人人学中医，从小学中医，至少可以保护自己身体健康，也可以保护家人和亲朋好友的生命健康。

药王坛经过三十多年千辛万苦，目前可提供：防癌抗癌治癌茶，300味野生治癌草药，调理高血压药茶，调理糖尿病药茶及脑梗死灵丹、延年长寿丹、十株灵芝草、六方进补紫露酒、养生糖块等二十多种科研产品。

熊金山

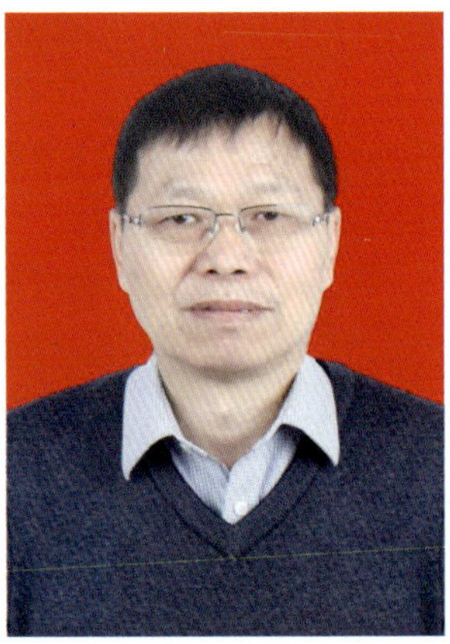

熊金山，汉族，生于1965年。他是一名中医爱好者，来自信阳禅茶之乡。自幼喜欢农耕、百草，结缘中医中药，也有幸认识名医名家，感悟中医文化来源于民间，扎根于社会，济世于众生，中医是中国传统文化的瑰宝，更应该在实践中创新，发扬中传承。

他现在任职河南传统中医药学研究院院长，还负责陈河洲教授传承工作室接待，编制抄写处方，整理病历。在这期间中医改变他的人生。他从自己的切身体会发自内心地说，中医真的很伟大，中医人的仁心仁术，禅意正念，没有不可治疗的疑难杂症。在陈河洲教授带教、传承中，团队攻克并治愈了很多癌症、心脑血管症、不孕不育症、妇科疾病及重大疾病患者。

以前他从事企业管理，对生物制药有很深的了解，人们说西医是科学，研究上百年，但是2019年岁末突如其来的陌生疫毒游戏了西药，延绵数千年的中医中药淡定从容力挽狂澜。中医富于哲理，遵从生命系统的整体观调理精、气、神，可谓有特色的生命科学。

为了继承和发展中医药这一宝贵文化遗产，使中草药更好地为人民健康服务，熊金山认为当代人有责任把中医文化进行传承。他身体力行，收集了很好的名医名家处方、病历，愿能惠及更多的社会民众，济世人类。

颜　明

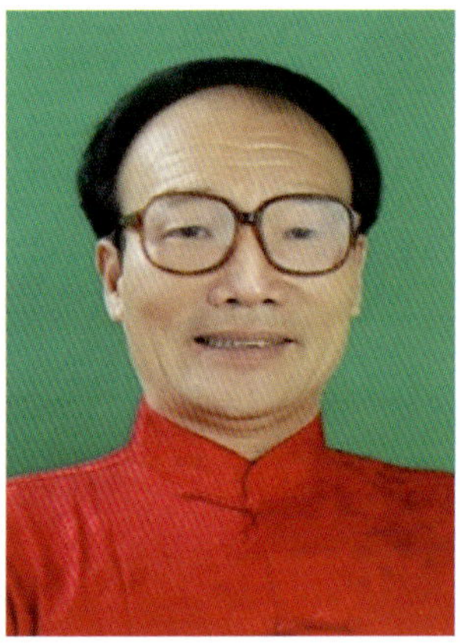

颜明，1954年生于陕西，共产党员。他毕业于华中农业大学林学系，进修于深圳大学旅游管理系，选修中医健康教育，博学上海园林技艺，深造于北京气功医学院及项目管理等。职称：园林高级工程师、高级园艺师、景观设计师、中医文化传承导师、健康管理师及气功师等。他发表科普文章数十篇，完成技术成果多项。先后荣获优秀党员、劳动模范、技术先锋、学雷锋标兵及领军人物等荣誉。他历任渭河园艺生科研究所所长、达尔曼跨国集团科技公司副总裁、华侨旅行社桃溪山庄总经理、气功医学学会理事、西安市绿色生态科技研发中心法人等职。2005年他被调聘陕西科技大学工作。

颜明集平生所学多门类、多学科、多领域知识技术与实践经验，笃学求是地将传统文化、科技创新、中医精粹、西医要术、人体科学、修身功法、绿色林学、健康旅游、五行园林、康养景观、生态中医、产业模式等等有机结合，涉及学科包括天体物理学、大地景观学、生态学、生物学、化学、美学、工程学、堪舆学、设计学、造园学、自然科学、环境养生学，以超然远见与大善之举在国内率先创立“生态中医•五行园林•康养景观•绿色疗法产业模式”，初步形成了“产、学、研、教、用”一体化生态链。为将传统医学融入绿色发展，实现人与自然和谐相处、互利共生的身心健康目标，开创了功能突出、风格别具、技术规范、资源节约、环境友好、节能减排产业模式。

“生态中医•五行园林•康养景观绿色疗法产业模式”（简称“生态中医”），源于研创者颜明1979年在玫瑰园植物栽培实践中，受百花精气沐浴和花香促进健康、提高工作效率的灵感启迪而萌生的研发目标。

在生态中医园区，人人都可根据自己兴趣爱好，自由选择体验了解相生相克的中医五行康养景观；皆可按照各自健康所需自主选择肝、心、脾、肺、肾等不同脏腑的保健景观；均可灵活选择适宜自身年龄的老、中、青、妇、幼及富贵病、疼痛病、疑难杂病与亚健康等不同类型的康复景观；也可精细选择病因有别的消毒化瘤、防癌抗癌等长寿景观；亦可随心选择契合自身状况的单体或联体景观沐浴真气益智开慧。人人又可惬意选择与收藏各自喜爱的养生妙方与修炼功法为终生健康保驾护航；并可定向选择符合心愿的医、儒、道、佛、武等各大家文化景观领悟真谛升华精神；还可甄别选择如诗如画的仁、义、礼、智、信等园艺景观陶冶情操修身养性；更可智慧选择动、静、游、玩、悟等不同方式保健身心；顺应自然地选择游憩漫步、采气理血、清心洗肺、疏通经络、防病祛病、益寿延年等绿色疗法。

薛伟才

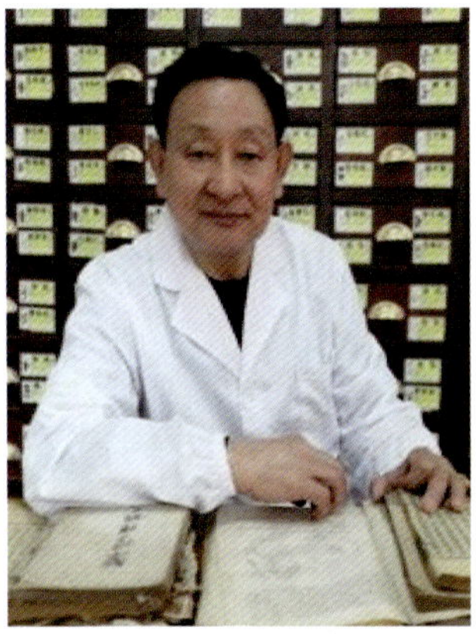

薛伟才，男，1951年出生于湖南省益阳市桃江县，家族为明朝太医薛立斋之后。幼年多受族内祖辈熏陶，自幼酷爱医学，少年时就爱好采集、炮制中草药，并掌握了鉴定中草药的本领。青年时博览群书，增补，明其理、知其要、脱口而出。中年发下宏愿立志要以治病救人为己任，一生从事民间医疗事业。薛医师善于汲取诸家之长处，借鉴先贤往圣之经验，在常年诵读注解的过程中，通过对经典名著的注释、阐发、挖掘、引申、分化、组合逐渐形成自己的医学特色，特别是对慢性疾病、疑难杂症等方面，确有专长。诊治范围：跌打损伤、久婚不育、偏瘫截瘫、肢体疼痛、各类风湿、无名肿瘤、四肢麻木、颈腰椎间盘突出、肝肺胃肾病、慢性肝炎、各类皮肤病、男女性病、肠道痔疮、坐骨神经痛、肩周炎等各类疑难杂症。

早在1993年，台胞张立夫老人，因患类风湿，导致骨质增生而瘫痪，四处求医疗效不佳，回到生他养他的安乡治病，大医院都说要动手术，张老不愿意。后经人介绍到薛伟才诊所，经过三个多月的精心治疗之后，利用内服外敷，攻补兼治的原则，仅花很少的医药费，张立夫老人就站了起来。后来他过意不去，还专门送了美元、台币，以表示谢意。且还定制了“医术如佗”的镶金大匾。他还介绍了几位台胞来治病，其中有旅美的爱国华侨，还有一个日本籍女子森川因子。

薛医师医学宗旨讲究实效，因人因病因时活学活用。受到了民间广泛好评，行医几十载，义诊几千人。特别是对五保户、困难户、残疾军人等从未收过费用，累计减免费用二十八万多元。还有在中医外治方面，比如针刺、艾灸、拔罐、推拿按摩等，均不收挂号费，几十年如一日。

薛医生在治疗缺铁性贫血方面颇有心得。缺铁性贫血是指体内可用来制造血红蛋白的贮存铁已被用尽，红细胞生成障碍所致的贫血，特点是骨髓，肝，脾及其他组织中缺乏可染色铁，血清铁蛋白浓度降低，血清铁浓度和血清转铁蛋白饱和度亦均降低，表现为小细胞低色素性贫血。薛医师运用中药治疗此病效果显著。

国医年鉴

2021

学术流派

學術流派

汤氏气和医派

一、缘起与发展

2019年9月28日，由中和亚健康服务中心联合中国中医药出版社、湖南中医药大学、中华中医药学会治未病分会、中华中医药学会亚健康分会、世界中医药学会联合会亚健康专业委员会、世界中医药学会联合会慢病管理专业委员会、中国中医药研究促进会治未病与亚健康分会、中国中医药研究促进会综合儿科分会、中国中药协会亚健康药物研究专业委员会、湖南省炎黄文化研究会共同主办的“第十三届国学国医岳麓论坛暨首届中医药传承创新发展高峰论坛”在湖南省长沙市中国亚健康产业总部基地举行，会议的主题为“中医药的传承创新发展”。汤氏医派作为中医新学术流派代表，并在本次大会上正式宣布“汤氏医派”成立，首度亮相星城，独创的建设和运营模式为中医药的传承和创新贡献了新的方法和路径。

2020年11月7日，第一届中医新学术流派传承与创新发展论坛在湖南长沙中国亚健康产业总部基地顺利召开，国家中医药管理局机关服务局原局长、中和亚健康服务中心创建主任、中国亚健康产业之父的孙涛教授、中国亚健康产业总部基地运营管理中心主任、中国中药协会亚健康药物研究专业委员会主任委员朱嵘研究员、来自全国各地包括汤氏医派在内的二十几个中医新学术流派掌门人、传承人及相关中医药行业专家、企事业单位代表等近百人出席参与本次论坛，汤氏医派在本次大会上正式更名为汤氏气和医派，以宣导人体以和为顺，从气论治的理论体系，并确定了汤氏气和医派LOGO。

汤氏气和医派出席此次会议的代表有汤氏气和医派第四代掌门人全国名老中医汤宗德老先生，汤氏气和医派第五代掌门人、世界中医药学会联合会亚健康分会理事、中华中医药学会治未病分会常务理事、北京中和亚健康科学研究院高级研究员、湖南省中医药和中西医结合学会国际合作专业委员会常务委员汤宏勇教授，及其授业恩师游佑元教授，其好友汤氏益阳银城工作站院长李谷秧教授等。汤氏气和医派第五代掌门人汤宏勇教授也就医派的渊源历史、传承现状、核心技术及发展规划做了详细说明与展示。

2020年12月18-19日，由中国亚健康产业总部基地、中和亚健康服务中心、《国医年鉴》编辑委员会联合主办，中医新学术流派传承与创新共同体项目办公室、湖南医峰阁科技有限公司共同承办的第二届中医新学术流派传承与创新发展论坛在湖南长沙中国亚健康产业总部基地顺利召开。汤氏气和医派第五代收徒仪式在本次会议上顺利进行，共纳第五代常字辈、六代存字辈徒弟共16名。

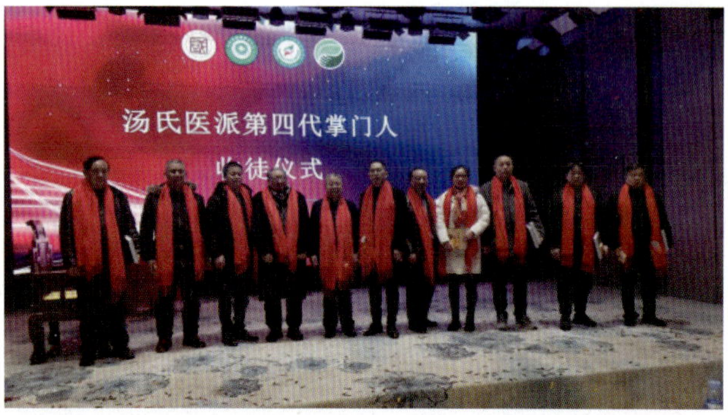

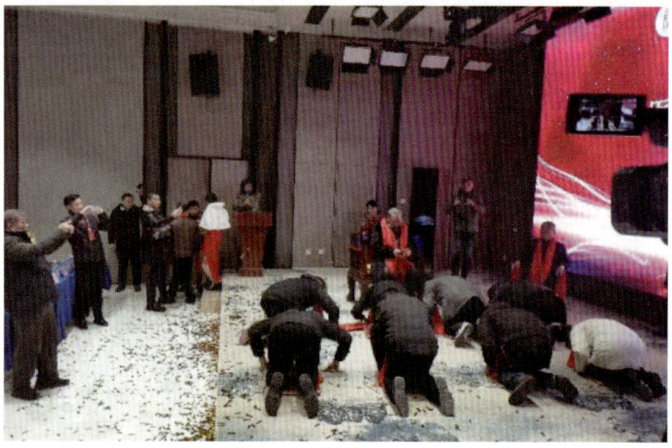

二、源远与流长

汤氏气和医派起源于祖师汤海南公。汤海南公于1870年左右，从江西省迁居湖南省益阳汾湖洲，以贩卖荸荠和土货为生。初来乍到，生活穷困，前途未卜，加之父母多病，全家十分拮据，于是萌生行医的念头。一来解决父母病痛疾苦，二来解决家境贫寒之现状。由于其聪明好学，被一药店老板相中，收为学徒。通过勤学苦练，博读古典医书，并经临床磨炼，在当地成为一名有声望的郎中。这期间也积累了一定的财力，于是与其亲属联合修建一座汤氏祠堂。为更好地拓展事业，汤氏于1893年搬家至益阳市南县小北洲，在县城开设“汤济生药房”。由于医术精湛，医德高尚，很快得到当地群众的认可，名扬乡里。不久便在当时的田管局购买湖泊、田土，后经改造成良田二千余亩，大小房屋数十间。但其富而不奢，乐善好施。亲自带徒教学，言传身教，并鼓励下一代继承家业，深得当地群众赞誉。其家风淳朴，定“行医乃为善之道”的家训，并总结了大量临床经验及学术见解，以惠及后人。经一百四十余年的传承，经历了从1896-1948年的兴盛，到1949-1976年的衰退，再到从1977年起又开始走入复兴的历史阶段。

2017年10月汤氏气和医派第五代传人汤宏勇医师对汤海南公遗学学术思想整理、挖掘，独创了“汤氏气和医派中医气味气机中医治未病特色诊疗技术”。以大力弘扬其世代行医，仁爱众生、遵循古道、勇于创新的中医世家精神，福泽三湘大地。

汤氏世家2018年入选中医之史记——《国医年鉴》世家栏目，正式载入史册。

第一代　承字辈

汤海南：派名，汤海承南。男，1845－1929年。于1870年左右，从江西省迁移湖南省益阳市汾湖洲，以贩卖荸荠和土货为生。初来乍到，生活穷困，前途未卜，加之父母多病，全家十分拮据，于是萌生行医的念头。一来解决父母病痛疾苦，二来解决家境贫寒之现状。由于其聪明好学，被一药店老板相中，收为学徒。通过勤学苦练，博读古典医书，并经临床磨炼，在当地成为一名有声望的郎中。这期间也积累了一定的财力，于是与其亲属联合修建一座汤氏祠堂。为更好地拓展事业，于1893年搬家至益阳市南县小北洲，在县城开设“汤济生药房”。由于医术精湛，医德高尚，很快得到当地群众认可，名扬乡里。不久便在当时的田管局购买湖泊、田土，后经改造成良田二千余亩，大小房屋数十间。但其富而不奢，乐善好施。亲自带徒教学，言传身教，并鼓励下一代继承家业，深得当地群众赞誉。其家风淳朴，定“行医乃为善之道”的家训，并总结了大量临床经验及学术见解，惠及后人。

第二代　医字辈

汤瀚卿：派名，汤瀚医卿。男，汤海南之五子，1891－1952年。自幼学文习武，在父亲的引导下学习医术，熟读经典中医古籍，不但练就了一身好武艺，而且对于中医治疗跌打损伤经验丰富。

陈景云：派名，陈景医云。男，1882－1965年。12岁时父母辞世且无兄弟姊妹，但其勤奋聪明，独立自强，倍受汤海南怜悯和赏识，收为学徒，学有所成后，助其自立门户，后将其女陈玉芝嫁给汤海南之孙汤碧桂。1930年间因水灾，移居长沙滦湾桥，开设“义生长”药号。由于对汤海南临床经验及医德医风的继承，深得群众信任和爱戴。1944年因日本侵略轰炸长沙，药房被炸为平地，遂返回益阳南县三仙湖水仙庙，重新创业和继续开设中医诊所。1951年被国家授予首批由中南军政委员会发给的中医师执照，因后人保管不善遗失。老年移居长沙市湖南牙刷厂附近养老，上门求医者仍络绎不绝。

第三代　道字辈

陈玉芝：派名，陈玉道芝。汤碧桂之妻，陈景云之女，1902－1978年。陈玉芝本是家庭主妇，但对行医治病、医学书籍是耳濡目染。因丈夫英年早逝，家道中落，汤海南及陈景云记录临床经验及学术见解的笔记及古典医书被毁或遗失，陈玉芝在独自承担抚养四个子女的重担外，还尽全力保住余下的医书和中医古籍，视其为无价之宝；在受到管治及歧视的社会背景下鼓励子女自强不息，学习医术，以解贫困之苦。自身虽医绩平平，但为汤氏医术医德的传承及中医古典书籍的保存做出了贡献。

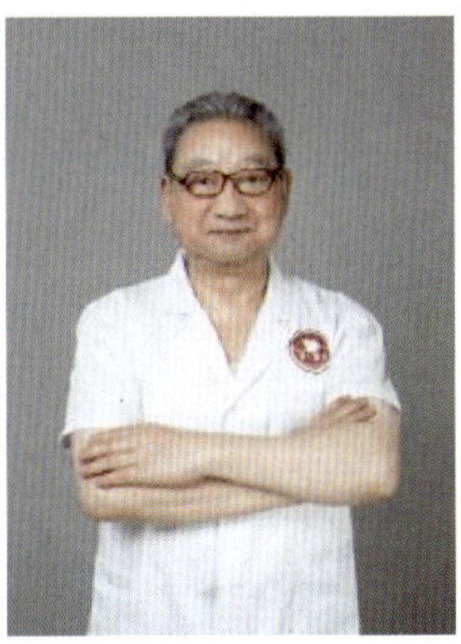

汤宗德

第四代　德字辈

汤宗德：派名，汤宗德，男。1938年出生。中医副主任医师，从事中医临床工作六十余年，汤碧桂与陈玉芝夫妇之子。因父早亡，少年寄养外祖父陈景云家，1952年随外祖父陈景云学医，1955年创办益阳南县中鱼口中医联合诊所；1956年加入南县卫协会；1957年任所长；“文革”期间下放农村，1976年任中鱼口医院主任、院长等职。1984年当选并连任南县政协一、二、三届委员，同年光荣加入中国共产党。1987年被评为“四化”先进工作者；1992年被授予益阳地区名老中医称号；同年入选湖南省中医学会中医名人志。1998年被聘为《现代名医大典》特约编委；2004年出席在北京人民大会堂召开的全国第二届名医大会。他为人清廉正派，以“身着白衣不沾尘”自勉。退休后一直坚持为上门求医的群众应诊。在六十多年的中医临床工作中勇于研究，善于总结，积累了丰富的经验；同时支持中医事业的发展，带徒教学，培养了一大批基层中医人才。精通中医古籍并善于吸取现代医学知识，为广大群众排忧解难，编写多篇论文，曾在学会及省中医杂志发表。对内、妇、儿、风湿、男性病等疑难杂症治疗经验丰富，广获民众赞誉。八十年代自创“梦觉神枕”及“静养丹田法”，功法歌诀：梦中静坐练丹田，舌抵天河任督连；经络畅通除百病，气药功法得延年。治疗睡眠障碍深受患者好评，对乙脑、痿证、心血管病、不孕不育及肿瘤等疑难杂病的治疗有较深造诣。

刘利辉：派名，刘利德辉，男。1953年随外祖父陈景云当中医学徒；从事中医临床工作五十余年，在中医内科、妇科、儿科疾病治疗方面有丰富的临床经验，深得群众好评。

第五代　常字辈

张瑞停：派名，张瑞常停，男。1966年承师汤宗德医师学习中医药。在防病治病工作中，体恤患者，出诊无惧风雨，为人正直，受到当地群众好评和爱戴。

刘锡明：派名，刘锡常明，男。1974年7月拜第四代名医汤宗德为师，1976年应征入伍，在部队进行系统培训后，当卫生员12年。

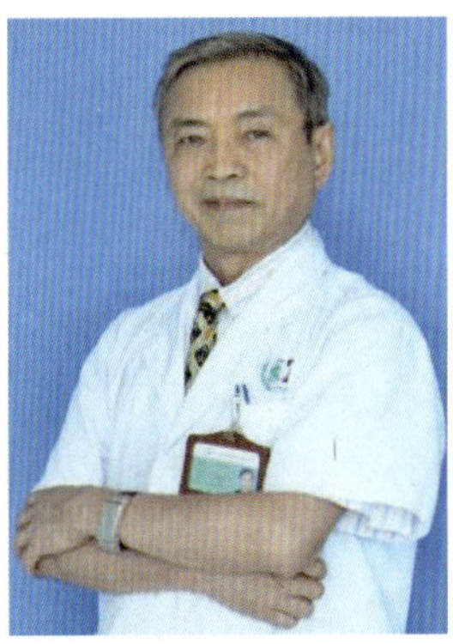

罗宏斌

罗宏斌：派名，罗宏常斌，男。主任医师，教授，硕士研究生导师，广州市劳动模范，享受政府特殊津贴专家。1975年师从汤宗德学习中医，1977年恢复高考考入中山医学院医学系深造。现任广州市医师协会内分泌分会常委、广东省健康管理委员会内分泌分会委员、《糖尿病之友》杂志编委。

业务专长：擅长诊治内分泌病和代谢性疾病。特别是在糖尿病、甲状腺疾病和性腺疾病的诊断和治疗方面有较深造诣。参研过四项国家级科研项目，主持省、市、区级科研项目五项，发表科研论文二十多篇，合编医学专著五部，获得国家专利二项。

韩素中：派名，韩素常中，女。1985年师承汤宗德医师，在师傅的教导下，谨遵师德，扎根乡村几十年，扶危救急，不惧辛苦，在当地深得群众好评。

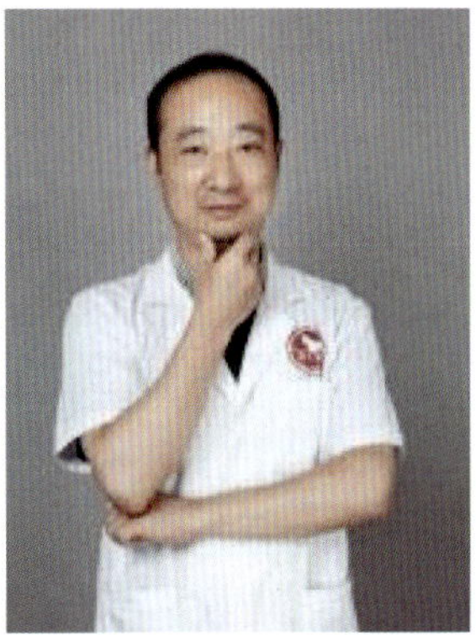

汤宏勇

汤宏勇：派名，汤宏常勇，男。世界中医药学会联合会亚健康分会理事，中华中医药学会治未病分会常务理事，《国医年鉴》益阳工作站站长，北京中和亚健康科学研究院高级研究员，湖南省中医药和中西医结合学会国际合作专业委员会常务委员，《二十一世纪人才库》第一卷和《世界医学名人录》入选者。出生于中医世家，1978年随父学习中医中药，师承益阳市名老中医胡国良、汤宗德，1985年参加光明中医函授大学湖南分校学习，为国医大师熊继柏、孙光荣的学生。

从事医疗工作三十余年，积累了丰富的临床实践经验，尤其擅长对中医内科、妇科、皮肤科等疑难杂病的治疗，创立“温和调理，和谐轻松”的自然疗法和自然康复新理念，首创“气息疗法”增强人体气机功能，达到强身健体，祛病延年的目的。发表多篇学术论文，入选《中国当代效验方药荟萃》《香港国际名医宝典》等书籍，获得过“国际医学交流优秀成果金杯奖”和“发展中国民间中医药学术贡献奖”等多个奖项，并获医疗器械国家发明和实用新型专利十余项。

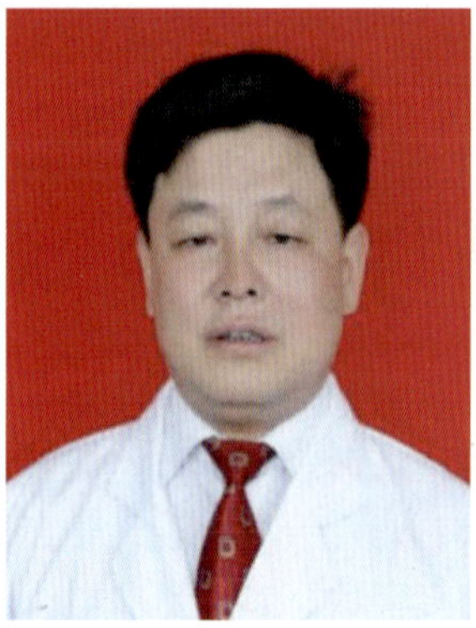

夏建文

夏建文：派名，夏建常文，男。中医内科副主任医师，毕业于湖南省中医学院。湖南省中医药和中西医结合学会第三届治未病与亚健康专业委员会委员，曾任南县妇幼保健院副院长。具有较好的专业理论基础和临床实践经验。于1997年拜汤宗德名老中医为师，深得临证心得，在其医德的熏陶下，博学众长，善于总结，对呼吸系统、消化系统、心脑血管系统的常见病、多发病、疑难杂症有丰富临床经验。

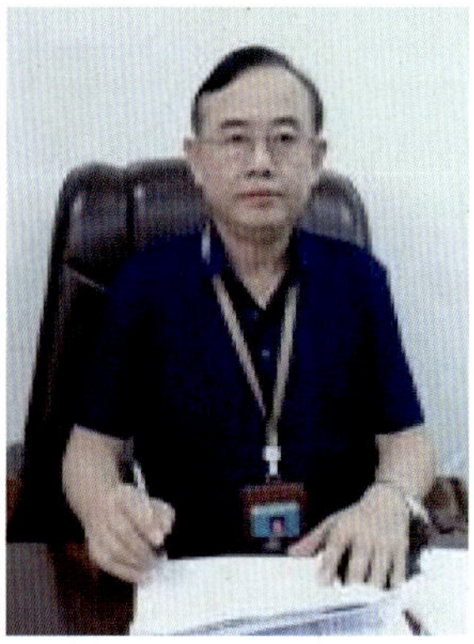

邬诗政

邬诗政：派名，邬诗常政，男。湖南省中医药和中西医结合学会第三届治未病与亚健康专业委员会委员，曾任南县人民医院副院长。1997年拜汤宗德名老中医为师，积累了丰富的临床经验，对常见病、多发病的处理得心应手。

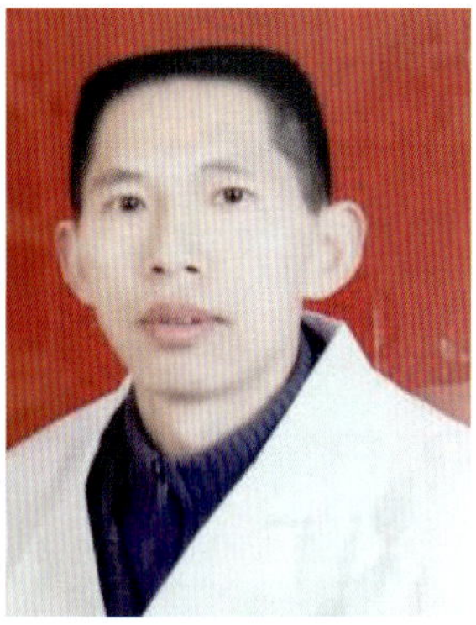

傅武男

傅武男：派名，傅武常男，男。汤氏医派汤宗德老先生弟子，擅长于骨伤、疼痛疾患。湖南省国医堂馆与基层医疗联盟常务理事，湖南省中医药和中西医结合疼痛专业委员会委员，湖南省健康服务业协会第一届中医骨伤健康服务分会理事。

傅氏正骨，源于民国时期南少林第十九代弟子被号称义侠的彭紫臣大师，其祖父傅克和师承彭紫臣大侠，医能正骨，武可登檐。傅武男自幼跟祖父及父亲辨识草药，受医学世家之熏陶，从小对家传医技耳濡目染，益阳医专中医班毕业后即招入桃江县伤科医院随父从事正骨医术，并先后在湖南省中医学院附属第一医院、长沙市骨伤科医院进修深造。于2007年晋升中医骨伤科主治医师，现正在晋升副教授。多年来担任桃江县伤科医院骨伤科主任至今。他热衷于学术交流和医技提升，博取众家之长，并于2019年11月专程赴河南，到具有二百多年正骨历史闻名于世的洛阳正骨医院取经研习，在正骨手法、骨折微创治疗、颈肩腰腿痛等方面得到了进一步的提升和创新，已从事临床工作三十多年。

在医疗实践中，根据祖传经方、验方，结合临床予以发挥，研制了系列内服、外用等制剂，其研制的湿敷膏药对外伤骨折、疮疡（未发脓）等的红、肿、热、痛可以代替静脉输液，硬膏药对骨伤、风湿腰腿痛等方面疗效显著，以上两种膏药在1997年已获桃江县科技进步奖，并允许在当地医院调剂使用，现将进一步打造升级，以更好地造福广大患者，尤对骨折手法复位及风湿腰腿痛等具有丰富的临床经验及独特的疗效。

为了更好地发扬傅氏正骨技术，于2020年拜汤氏医派学习气味气机疗法，使骨伤科及疼痛的患者能得益于气机之理念，气畅则血通，“通则不痛”及加速骨病的愈合。

所以二者强强联手，融会贯通，无论是内科诸病，还是正骨疼痛，都能在创高创新的基础上更上一个新台阶，从而更好地服务于广大人民群众。

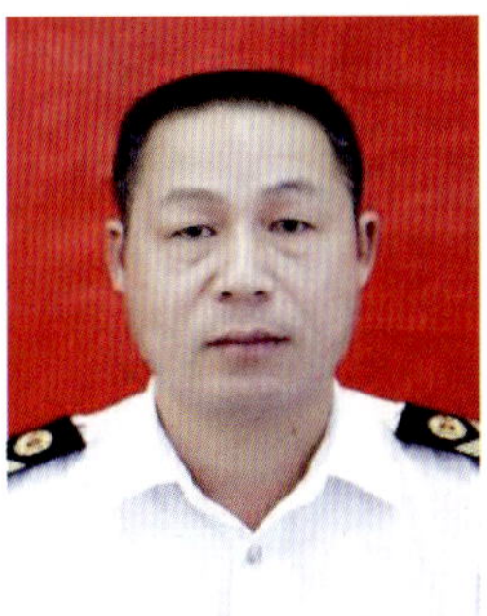

吴政球：派名，吴政常球，男。毕业于益阳卫校，曾担任南县中鱼口医院院长、医师，从医三十余年，有较丰富的中医临床多种疾病处置经验，2020年拜名老中医汤宗德为师。

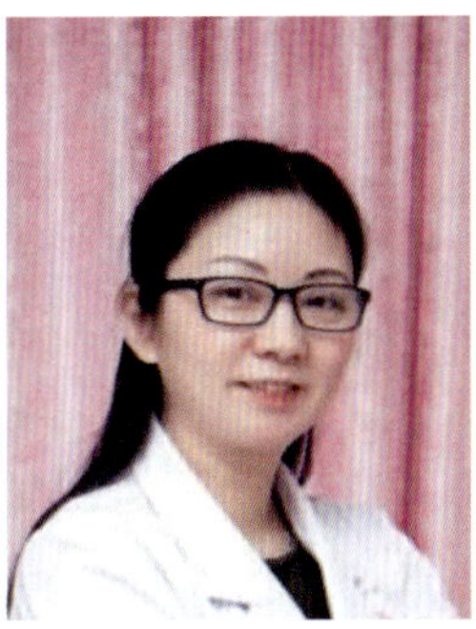

胡红霞：派名，胡红常霞，女。毕业于益阳卫校，曾任沅江市草尾医院医师，从医三十余年，擅治妇科、内科疾病，有较丰富的中医临床工作经验，2020年拜名老中医汤宗德为师。

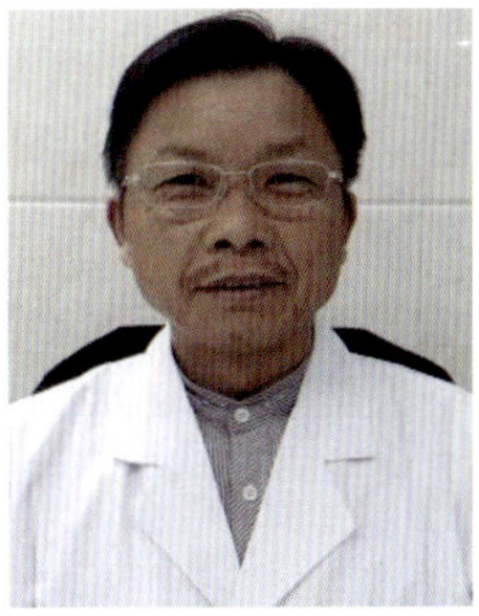

黄习和：派名，黄习常和，男。毕业于光明中医函授大学，从事中医临床工作四十多年，曾担任南县三仙湖医院中医科医师，有较丰富的中医临床经验，擅治多种疑难疾病，2020年拜名老中医汤宗德为师。

罗晓峰：派名，罗晓常峰，男。毕业于湖南中医药大学，从事中医临床工作四十余年，擅治骨科疾病，现任南县南洲医院副院长、全科医师，能熟练处理各种常见、多发疾病。

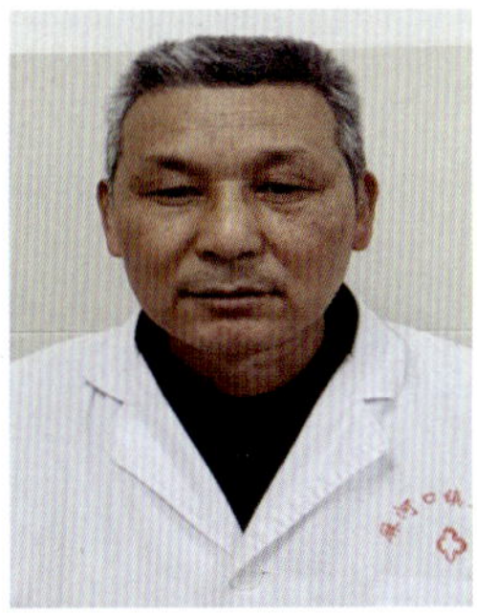

阳国安：派名，阳国常安，男。毕业于光明中医函授大学，从事中医临床工作三十多年，现任南县麻河口医院中医科医师，对临床常见病、多发病有丰富的临床经验。

龚平：派名，龚常平，男。毕业于益阳卫校，曾担任益阳安化中医院医师，有较丰富的中医临床多种疾病处置经验，2020年拜名老中医汤宗德为师。

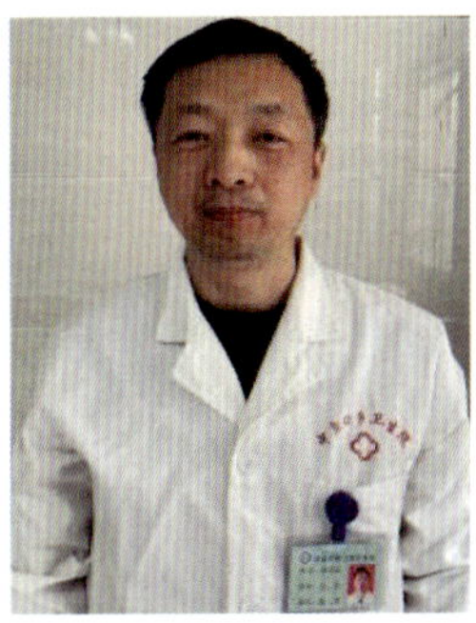

汤宏武：派名，汤宏常武，男。1989年毕业于益阳卫校，同年分配南县中鱼口医院工作，并随父汤宗德学习中医中药。从事中西医临床三十余年，能熟练处理临床常见病、多发病，现对风湿、颈腰腿痛的治疗有特色疗效，深受群众好评。

汤世球：派名，汤世常球，男。1987年从师汤宗德名老中医，学习中医中药三年。勤奋好学，技术求精。在当地小有名声，深得患者喜爱。

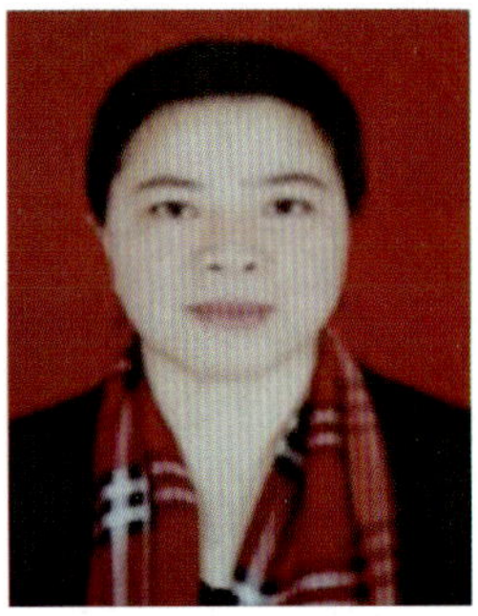

刘芳：派名，刘芳常，女。1989年高中毕业后，拜名老中医师汤宗德老先生为师，在南县中鱼口卫生院学习中医，历程五年。于1995年开始自营个体卫生室，于1997年通过乡村医生考核，获得乡村医生执业证书，并开始从事乡村医生工作二十余年，对多发性常见病有较熟练的处理经验。

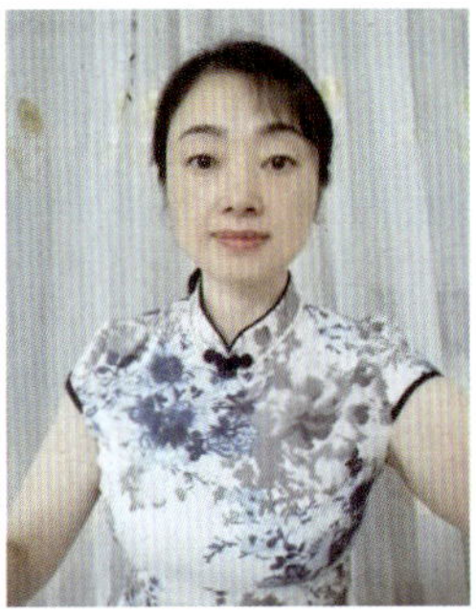

汤红辉：派名，汤红常辉，女。本科学历，1995年毕业于益阳卫校，同年随父汤宗德学习中医中药，1996年南县妇幼保健院进修，后回中鱼口医院工作，2005年随军安置空军医院老干科工作。

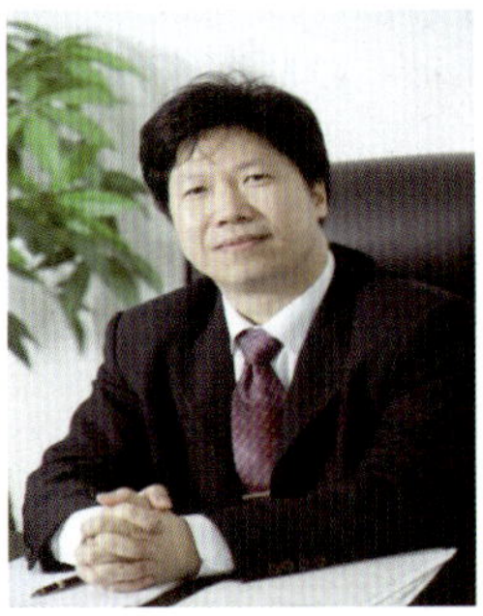

李鹄鸣：派名，李鹄常鸣，男，教授。1983年7月湖南师范大学生物系毕业，理学学士；1987年12月 北京大学生物系毕业，理学硕士；2002 年6月中南林学院与德国Bielefeld大学联合培养，理学博士。在数理生态学领域、葛仙米和北虫草的研究与开发取得重大突破；创立治水养生学。共取得发明专利技术及重大技术三十余项。共完成国家自然科学基金、科技部创业基金、省重大课题、省教育厅重点项目25项；共发表论文八十余篇；出版专著（中国林业出版社）一部。荣誉和奖励：①1994年获湖南省科委优秀论文二等奖（第1名）；②1995年获湖南省教委科技进步一等奖（第1名）；③1996年获国务院政府特殊津贴；④1996年为湖南省跨世纪学术带头人；⑤1998、1999年两次获得湖南省教委科技进步二等奖（第1名）；⑥1999－2000年获德国国际学术交流中心DAAD奖学金；⑦2001年获张家界市科技进步一等奖；⑧2005年获长沙市科技进步一等奖（第1名）；⑨2010年获湖南省科技进步二等奖（第1名）。师从湖南著名的汤氏气和医派四代传人汤宗德老先生。

第六代　存字辈

李利权：派名，李利存权，男。1997年2月承师于当地名老中医汤宗德老先生及汤宏常勇门下学医。在工作中谨遵师傅医训，在学术上秉承师派“重脾胃后天之本，和肾气先天之本，调脏腑之阴阳平衡”的观点，在当地深得百姓认可和信赖！

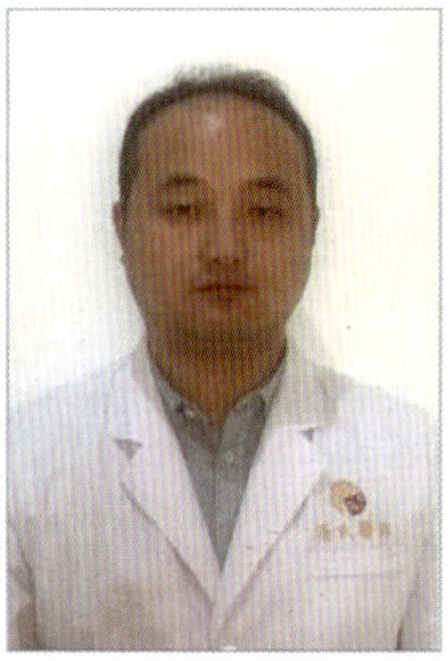

汤鉴：派名，汤存鉴，男。师承祖父汤宗德及父亲汤宏常勇及湖南中医药大学杨志波教授，2008年就读于湖南中医药大学。现继续跟随中华中医药学会皮肤科分会杨志波教授深造学习，不断夯实中医理论基础及临床实践经验。

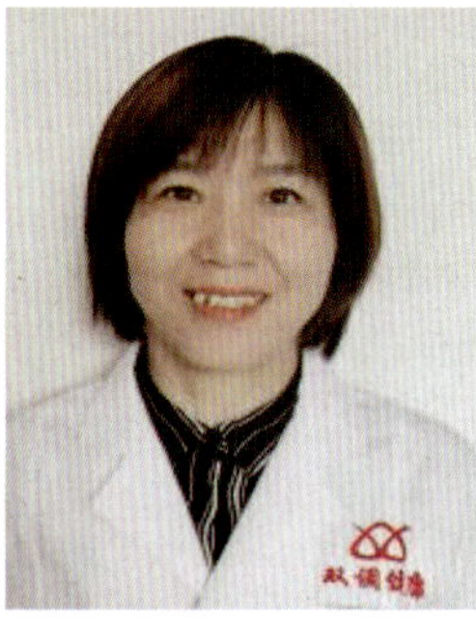

孙凤梅：派名，孙凤存梅，女。金牌特许家族健康管理师资格证，从事药膳食疗八年，双调技术六年，精通舌诊辨证，擅长调理亚健康症状及各种痛症，对肩颈调理、手臂麻木调理、腰酸背痛调理、月经不调、失眠调理、膝关节疼痛调理、脾胃不适的调理效果甚佳。2020年12月拜师于汤氏气和医派第五代掌门人汤宏常勇为师学习中医中药。

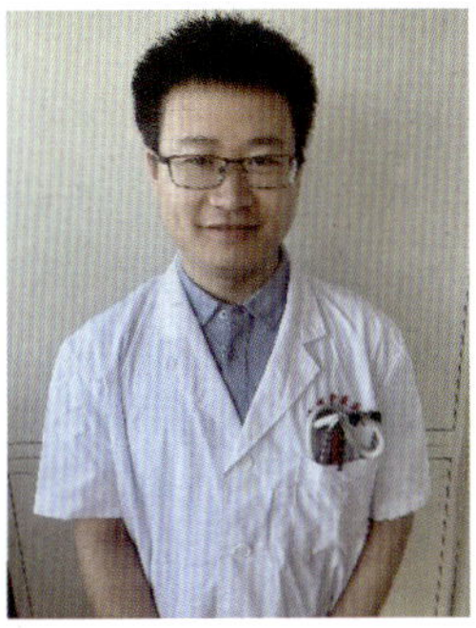

马煜杰：派名，马煜存杰，男。毕业于河北医科大学，执业医师，持有国家级三级健康管理师资格证，现工作于社区卫生服务中心，从事临床工作六年多，因在临床工作中，耳濡目染中医药的神奇疗效，促使他对学习中医的热情，于2020年12月拜汤氏气和医派第五代掌门人汤宏常勇为师学习中医中药。

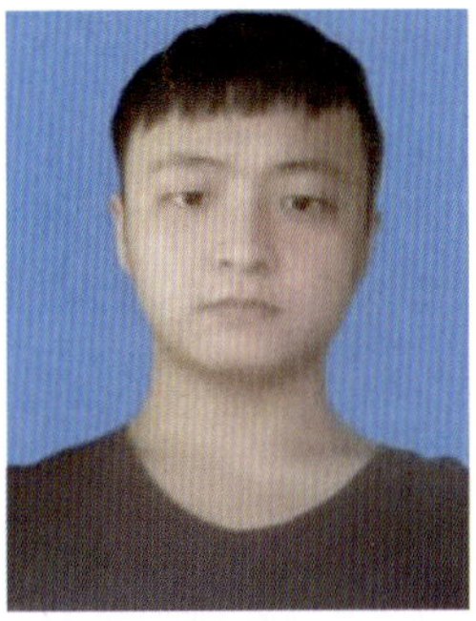

潘志峰：派名，潘志存峰，男。毕业于长沙医学院药学院专科药学专业，耳濡目染中医抗疫的魅力，立志努力学习中医中药，遂于2020年10月拜汤氏气医派第五代掌门人汤宏常勇为师。

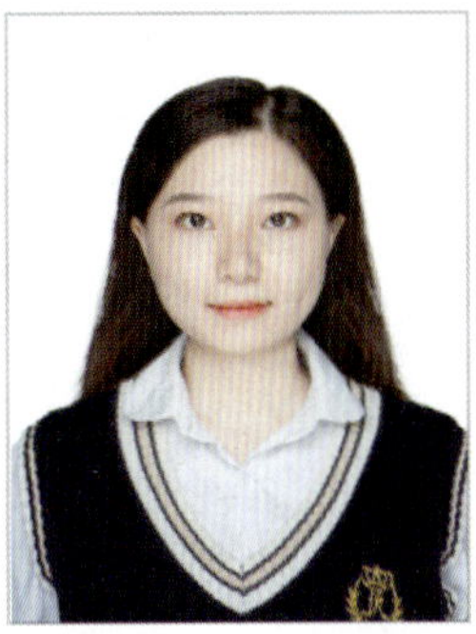

张紫娟：派名，张紫存娟，女。中医学（5+3）一体化硕士在读，在学生自我管理委员会的领导下，负责学院院刊的编辑与出版，组织挑战赛项目组成员撰写活动方案，并在校内BBS制造话题，吸引全校超过300人参加初赛，协调校团委各部门工作，协助校团委文体部、组织部，组织大型赛事活动。2020年6月跟师北京同仁堂中医诊所，整理记录名医病案，学习名老中医经验，公众号推文编辑工作，同年拜汤氏气和医派汤宏勇为师。2021年进入湖南中医大学附一院临床实习。

三、学术思想与贡献

“汤氏气和医派气机理论”源于《黄帝内经》“余知百病生于气也，怒则气上……气和而生，津液相乘，神乃自生”。朱丹溪：“气血冲和，万病不生，一有怫郁，诸病生焉。故人身诸病，皆生于郁”之理论。强调温和调理，和谐轻松，以自然之道，养自然之身的惜生理念。

汤氏气和医派·传承谱系

承医道，德常存，动机纯，为人民，气和顺，都福康，怀壮志，方圆梦。

汤氏气和医派•医训

身着白衣不沾尘，动机纯朴为人民；
举止安和宜醇谨，学习经典要求精。
虚心好学除骄气，忌心勿起树医风；
出诊毋俱风和雨，扶危莫道富贵贫。
世人气和都福康，医者辛劳苦也值；
虽云语沸行宜稳，壮志常怀圆好梦。

汤氏气和医派•核心技术

气机检测、气味、气机疗法，病从气论治，养生起沉疴。

学术贡献

1. 第二代陈景医云治疗已数月未愈的手足麻木，用灵仙、苍术、北风、生芪、桂枝、白芍、茯苓、半夏、青皮、陈皮、粉草、薏苡仁、木瓜、生姜、红枣组成的风痹方治疗，只用二十多剂，方中注重理气祛湿能取得较好疗效。

2. 第四代汤宗德在继承陈景医云的学术经验基础之上用麦门冬粥治疗痿证，并在湖南中医杂志1991年第三期发表。

3. 第五代汤宏常勇根据家传秘方，结合十多年的临床经验，自创外用“万应散”，对复发性口腔炎、舌炎、齿龈炎、皮肤溃疡、金疮、烧烫伤等疗效甚佳，刊载《特效方药荟萃》一书中。该方选用苦寒入心、脾、胃经的大黄、地榆，佐以血竭、枯矾配制而成，大黄半生半熟，地榆生用，四药共碾细末。

4. 第五代汤宏常勇，用定喘汤加减及肺俞穴注射敷贴、气和疗法等汤氏三联疗法，治疗哮喘5～15天能止咳平喘，缓解期坚持3～6个月调理，恢复期并坚持练习气和疗法，复发率极低，创导保值治疗新概念，达到治疗不伤身，养生体自健，从而使病不再复，保护了消费者健康和经济利益。

5. 第五代汤宏常勇，独创了“汤氏气和医派中医气味气机中医治未病特色诊疗技术”，2021年2月“气味疗法”仪器获全国第一张创新中医医疗器械证书。

柔嘉医派

一、传承

艾灸是中医针灸疗法中的灸法，是用艾叶制成的艾灸材料产生艾热，刺激体表穴位或特定部位，通过激发经气的活动，来调整紊乱的人体功能，从而达到防病治病目的的一种治疗方法。艾灸产生于中国远古石器时代，可分为直接灸和间接灸等。随着传承医药的发展，艾灸也有不同的分类，如：电子艾灸、瘢痕灸、隔盐灸等等。艾灸在中国已有二千多年的历史，其治疗效果已为无数临床实践所证实。相传清朝乾隆年间，乾清晋淑仪女医官采芝，收集历代秘制配方撰集成书，被乾隆赐御书名为《安康要略》，其诊疗养生秘法，被乾隆皇帝赐封为《内宫神灸》，晚清时流入民间。2003年柔嘉企业沈敬国先生在一次医学交流会上进行交流探讨，谈及古书《安康要略》及《内宫神灸》，知其重要可惠及民生。同年，与广州中医学院组成专家小组，研究《安康要略》及《内宫神灸》，结合现代科学研究方法，推出了柔嘉红外旋磁罐灸法养生保健服务项目。沈敬国先生并在同年成立柔嘉企业，全力将其打造为集科研、生产、销售、投资、教育培训、营销咨询、网络科技为一体的多元化、现代化，以为人类健康为发展目标的综合性集团公司。集团整体项目发展以传承国医荟萃，发展千年医药为主导思想；重点发挥中医“治未病”优势，研究“以艾灸为主的调理效果明显、技术适宜、形式多样、服务规范”的预防保健服务项目。真正把中医养生做到千家万户，走进社区，走进百姓生活。

随着全面推进健康中国的发展，人们对健康的需求及目前中国“亚健康”人群所占比例，提高全民健康至关重要。因此，柔嘉企业与中和亚健康服务中心合作达成共识，从规范服务，推广专业的亚健康调理技术和产品，提高柔嘉红外旋磁罐灸法养生保健服务水平及运营管理模式上进行合作，取得的显著的成绩。

为了更好推广行之有效的灸疗技术又先后与北京市中和亚健康科学研究院建立了灸疗研究所，为柔嘉红外旋磁罐灸法养生保健服务提供科研技术支撑。

柔嘉艾灸十余年坚持不懈，目前发展服务机构有三千多家，覆盖了全国地级市以上的80%，与河南，广州、北京、安徽等中医药院校建立人才培养基地为各地服务机构建立人才输出，并做好专业化服务，品牌化建设，为了进一步推进医养结合，把专业的医疗服务体系运用到百姓生活，创立了柔嘉医派，作为柔嘉医派的创始人沈敬国先生，在医养结合一体化发展中迈上了新台阶。

二、医派标志

柔嘉医派®
ROUJIAYIPAI

三、核心思想

怀柔百家融绝技于一道
永嘉惟善为医者立万堂

四、柔嘉医派代表人物

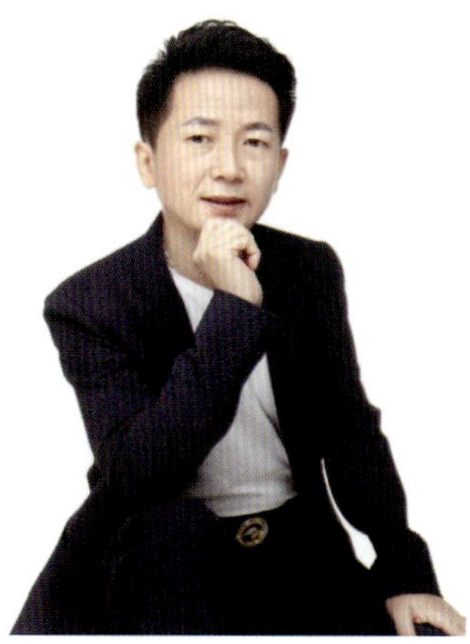

柔嘉医派牵头人：
沈敬国

沈敬国先生，柔嘉红外旋磁罐灸法的创始人和专利人，负责柔嘉医派红外旋磁罐灸法的应用与延伸发展。

沈敬国先生，柔嘉企业董事长。2003年成立柔嘉企业，是一家集科研、生产、销售、投资、教育培训、营销咨询、专业会展、网络科技为一体的多元化、现代化、集团性公司。综合型中医健康美容养生服务产业。2006年3月，公司董事长沈敬国先生与广州中医大学及中国天地养生协会合作，在广州创建了艾灸专业生产基地，拥有强大的运作和精英团队。历经十几年时间，将中国千年艾灸做精，做强。把艾灸带入百姓生活，走进千家万户，力求普及全民艾灸养生。他还负责承办“万人艾灸挑战世界纪录”大型中医药科普宣传活动，宣传中医“治未病”的理念和方法，使广大人民群众了解中医、了解亚健康、掌握艾灸养生知识，让中医药惠及百姓，为大健康的发展服务。进一步把中国艾灸养生推向世界，迅速跻身国内养生行业前茅，走在大健康产业的最前列。

在2018年开拓创新，根据国家大健康产业的发展，健康市场的需求，创立柔嘉医派，标志着柔嘉企业健康养生向医疗领域挺进。目前，柔嘉企业与全国各家中医药大学、医院的专家、学者深度合作，开创柔嘉医派的最新道路。现广州柔嘉医派中医诊所（连锁），正在践行中。由医疗领域的专家名医坐诊，同时开通线上问诊平台，做到问诊咨询与名医国医零距离，及时解决身体的疑难问题，开启治病就医的绿色通道。沈敬国先生说：“我们要把艾灸做成世界品牌！”

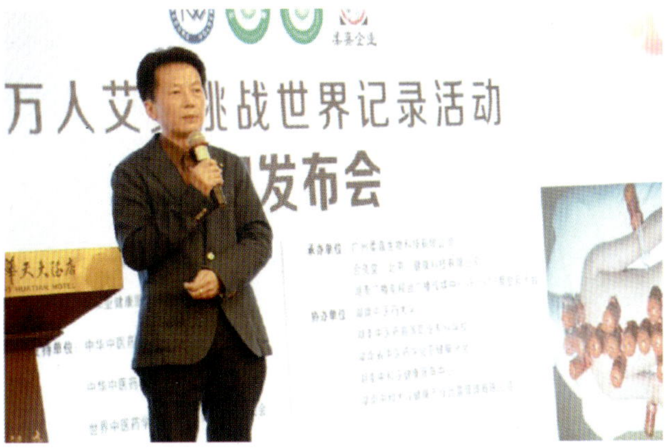

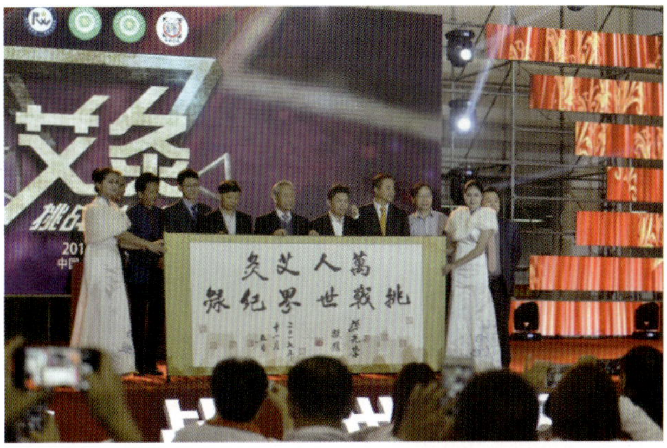

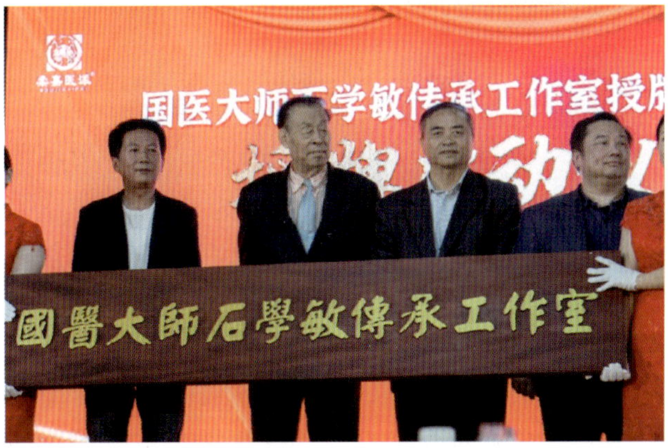

柔嘉医派国医大师石学敏传承工作室介绍

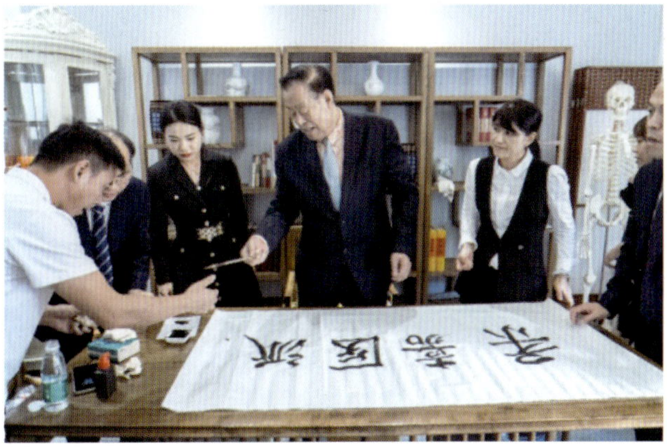

国医大师石学敏为柔嘉医派题词

柔嘉医派创建人：黄金花

黄金花女士，柔嘉企业总经理，柔嘉医派中医诊所创建人。其师承国医大师石学敏。2018年柔嘉企业向医疗领域挺进，黄金花创建了第一家柔嘉医派中医诊所，用短短的半年时间，将中医诊所步入正轨。她为柔嘉医派中医诊所连锁总策划，并制

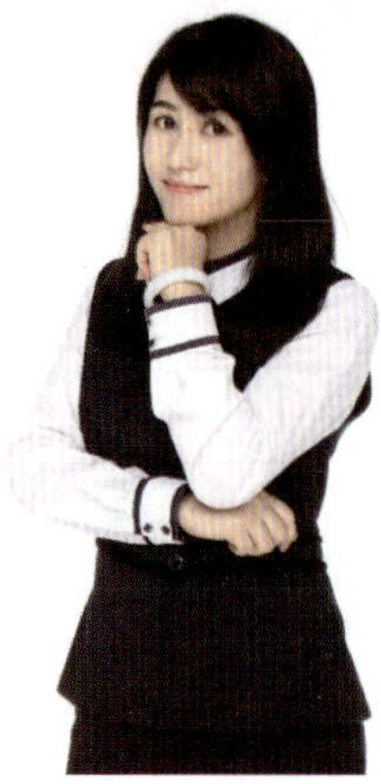

定了柔嘉医派中医诊所系统管理手册、柔嘉医派中医诊所连锁管理手册。为柔嘉医派中医诊所快速发展复制奠定了基础。现全国柔嘉医派中医诊所，以广州柔嘉医派中医诊所为模板，迅速遍及开来。

柔嘉医派掌门人：周俊亮

周俊亮博士，负责柔嘉医派针灸、中医妇科、中医儿科等传统中医医疗技术及应用。

他为南海区妇幼保健院中医科主任、主任中医师、中医博士；广州中医药大学教授、硕士研究生导师；中国中医药研究促进会治未病与亚健康分会副会长；广东省妇幼保健协会中医保健专业委员会主任委员；广东省临床医学学会岭南飞针专业委员会副主任委员；中国妇幼保健协会中医药分会理事；广东省特色专科——预防保健专科负责人；佛山市高水平重点专科学术带头人；南海区高水平重点专科学术带头人；佛山市特色专科学术带头人；国医大师王世民教授入室弟子；全国名老中医徐荣谦教授入室弟子“臣子门派”第七代传人；岭南名医；佛山好医生；广东省中医师承老师；南海区二类人才；南海区名医生学科带头人；南海区中医师承老师。

经过近三十年的医学学习和临床工作，掌握了中医儿科、妇科常见病、多发病及儿童保健、孕前保健的诊疗技术，以及儿童保健中医传统疗法技术。尤其对针灸有较深研究。擅长艾灸、古针法、腹针、陈氏飞针、调周针法、儿童针法、火针、穴位埋线、穴位贴敷、耳穴压豆、天灸、小儿推拿、小儿捏脊、儿童药浴、中医药膳保健、中医体质辨识、亚健康保健等技术，每年诊治患者超过两万多人次。编撰书籍七部，发表论文十多篇。现为柔嘉医派妇儿保健调理技术核心人员。

柔嘉医派核心代表人：闵加亮

闵家亮医师负责柔嘉医派中医内科、预防保健科的医疗技术及应用。

闵加亮：中医世家传人，毕业于湖南中医药大学；为中华中医药学会亚健康分会委员，世界中医药学会联合会亚健康专业委员会委员，拜王世民、石学敏两位国医大师为师。

柔嘉医派推动者：王莲

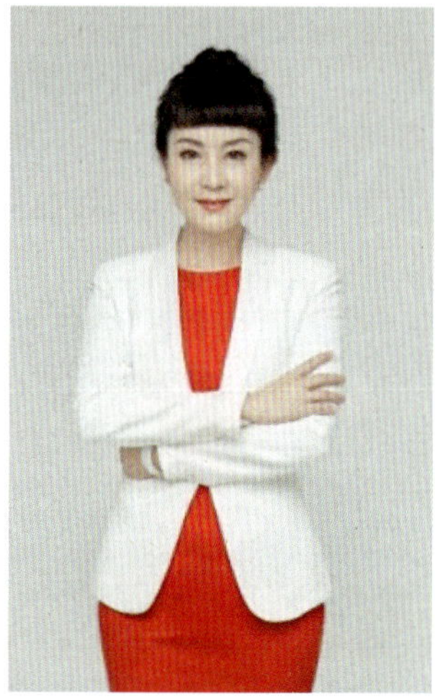

从事中医养生和艾灸调理二十多年，现任柔嘉企业百家灸生物科技有限公司总经理。王莲女士多年来，勤勤恳恳一直战斗在一线，以传播柔嘉艾灸为己任，带领团队，服务市场。力求让柔嘉艾灸为千千万万的人们带来健康与快乐。她不断地探索中医养生保健技术，不忘初心，要让艾灸文化走出国门，造福全世界。在柔嘉医派创建和发展中，王莲作为公司的总经理首先担起柔嘉医派的推动重任。负责运营柔嘉医派全国性发展工作。一年左右时间成功转型二十余家机构。王莲女士把柔嘉医派的理念、优势、特色不断地传播给合作者。

雷紫逸

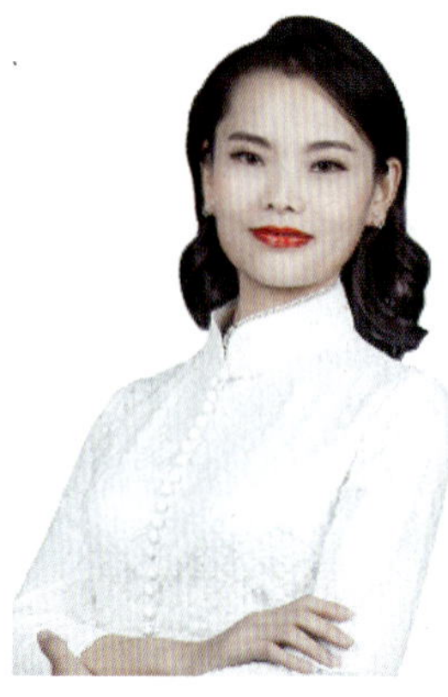

现任柔嘉企业广州柔嘉生物科技有限公司总经理。擅长中医经络刺疗保健养生、中医保健颜面视诊，店务管理实战培训讲师，从事一线服务中医调理、中医技术的培训工作。尤其在非药物、非介入性疗法调理上有自己的独到手法。她以轻、慢、柔手法为主达到立竿见影的效果。尤其在2020年疫情期间总结出家居养生法：“轻松养生，天天艾灸”。以简、便、效、廉的特点，普惠大众。她在柔嘉医派推动和发展中担任运营总监，按照柔嘉企业的部署，积极开拓，讲解：柔嘉医派的理念、特色、优势。在雷紫逸的推动下三十余家机构紧跟柔嘉医派发展步伐同步进行。

邓淑蔓

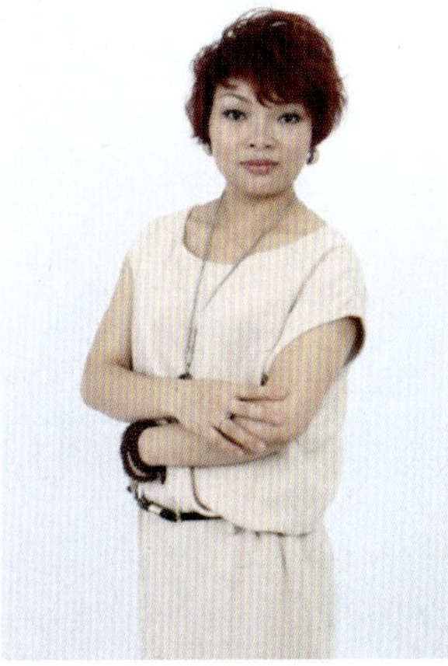

邓淑蔓，热爱中医养生，有着十几年美容养生行业从业经验，立志此生将健康与美丽在祖国大地传播，让艾灸等中医文化造福神州，传扬海内外。

现任柔嘉企业本韵生物科技有限公司总经理。多年来，带领团队奋战在市场第一线，为传播柔嘉艾灸付出了自己的青春和力量，使朝气蓬勃的团队奋力向上。

在柔嘉医派发展中，邓淑蔓作为公司总经理，首先担当起柔嘉医派的推广任务。在柔嘉医派中医诊所门店选址、门店设计、团队组建、制度修订等过程中，做了大量工作。

五、核心技术

1. 特色艾灸技术

（1）红外旋磁灸罐：设计特点：国家设计专利；融国医传统精华包含阴阳、五行、易经八卦、四象、十二经络中医药文化于一体；材质具有耐高温、低温，无污染、无公害、无辐射的绿色环保健康原料。采用远红外保健磁片具有磁性保健养生功效。

（2）柔嘉远红外旋磁罐灸：以柔嘉远红外旋磁灸罐为主，点燃配置柔嘉艾柱，放置在腧穴或病变部位，进行烧灼和温熨，借其温热刺激和药物渗透作用，温通气血，扶正祛邪，以防治疾病的一种中医外治养疗法。机理作用：艾柱放置柔嘉远红外旋磁灸罐内，以阵法加选穴进行罐灸

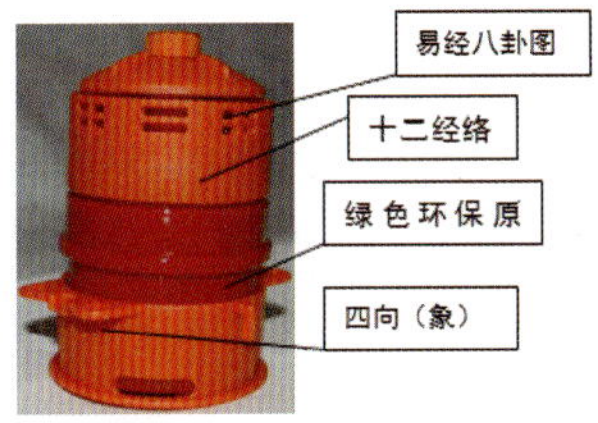

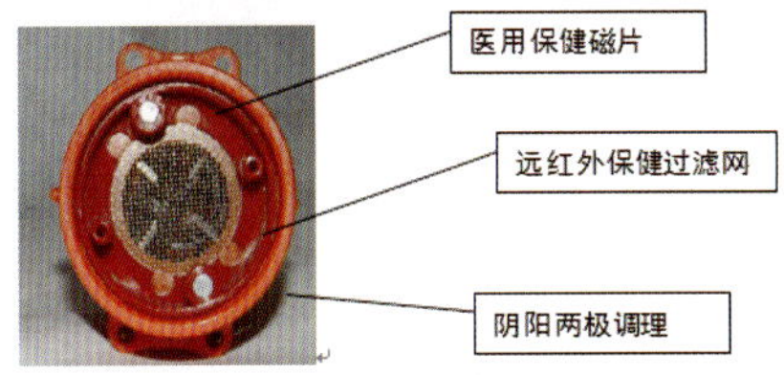

理疗。功能属性：柔嘉远红外旋磁罐灸，属于温灸和悬灸，不会出现烫伤皮肤的现象。但是会起水泡，这是中医称之为灸花（灸花：是施灸过程中，艾灸的正气传到体内，将体内风、寒、暑、湿、燥邪气排出体外的表现）。

（3）柔嘉红外旋磁罐灸阵法：丁字灸、生理康复灸、双龙戏珠灸、乾坤灸、腰椎调理灸、三阳开泰灸、工字灸、北斗七星肠胃调理灸、明目美眼灸、除烦滋阴灸、五行肺气灸（除寒）、天王灸、肩颈飞行灸、面部淋巴灸、女性生理调理灸、一字长龙灸、双龙带脉灸。

（4）适宜亚健康调理技术：柔嘉本韵益肾理疗泥灸亚健康调理技术；柔嘉艾眼灸亚健康调理技术；柔嘉肩颈无忧亚健康调理技术；柔嘉经络养生亚健康中医调理技术；柔嘉玉石艾灸法皮肤亚健康调理技术；柔嘉艾灸养生亚健康调理技术；柔嘉女性乳腺亚健康调理技术；柔嘉清肺驱霾亚健康调理技术；柔嘉养脊通督亚健康调理技术；柔嘉女性生殖亚健康调理技术；柔嘉六和调理养生疗法；柔嘉七窍养生亚健康调理技术；柔嘉远红外旋磁灸“艾灸蒸骨肝胆调养”亚健康调理技术；柔嘉远红外旋磁灸“二十四节气养生灸”亚健康调理技术；柔嘉远红外旋磁灸（清淋巴、调免疫）亚健康调理技术；柔嘉通经健脑亚健康调理技术；柔嘉脾胃亚健康调理技术。

2. 古针法和新派针法

传承古典针灸，重视调神、导气、气至病所，各种古典针刺手法的应用。并在古针法的基础上，结合柔嘉医派理念，创新新针法——调周

针法、妇孺柔针，扩大了针法应用的范围。

3. 中医儿科

引进传承两百多年历史臣字门学术流派的儿童亚健康特色调理技术，注重儿童体质调理，强调徐氏小儿按摩经手法的应用，创新发展了儿童艾灸保健和理念。

4. 中医妇科

应用中药调周法，结合调周针法，重视艾灸在妇女体质调理和疾病治疗方面的应用。

六、生产基地

生产基地：广州百家灸生物科技有限公司，国际化生产基地，包装设计、产品研发、品牌策划、生产销售为一体的综合性高科技企业。公司占地面积两万多平方米，坐落于风景秀丽的“羊城八景之首”白云山麓。经过多年的努力，公司聚集了一批高新技术开发人才，致力于各种产品的研发与生产；拥有先进的设计和生产检测设备，确保产品品质的可靠；专业的管理层队伍，不断满足或超越市场、客户的需求。

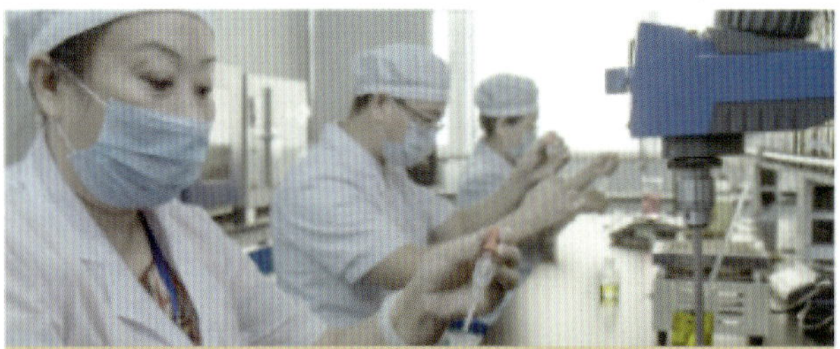

【高新技术研发】

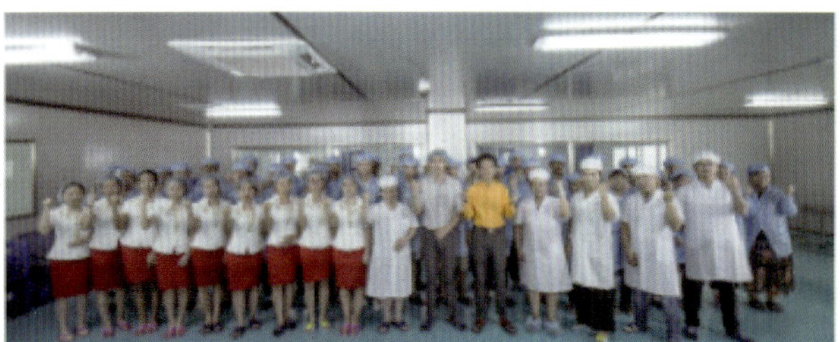

【强大的技术力量】

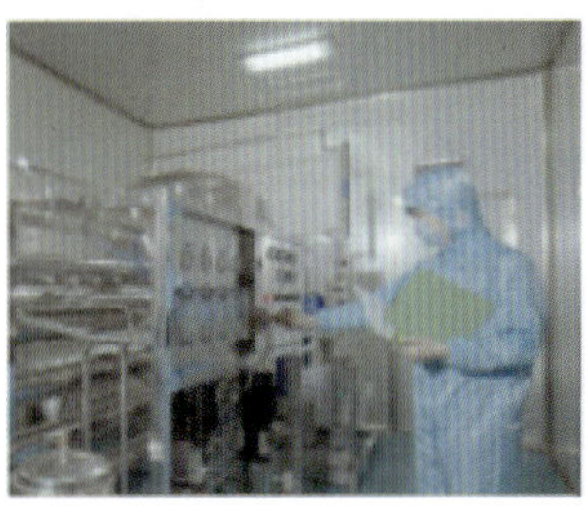

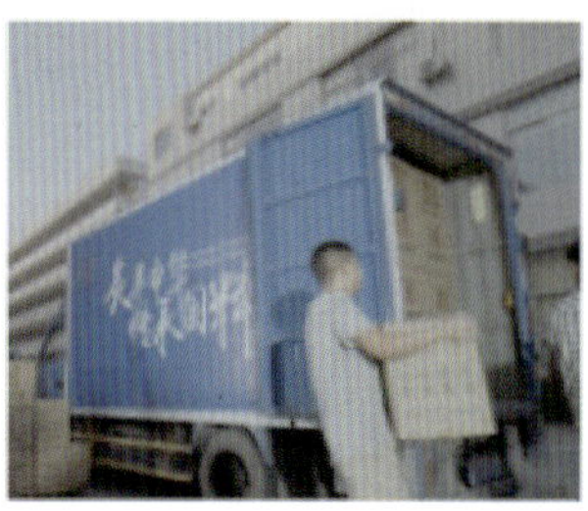

七、柔嘉医派中医诊所

柔嘉医派中医诊所，是一家集中医治疗、中医特色养生、中医研究、中医药知识普及和健康管理为一体的大型连锁医疗机构。中医文化氛围浓厚，汇聚了众多国内名老中医，设以中医内科、妇科、儿科、康复理疗等科室为主，可开展中药饮片调剂、针刺、拔罐、艾灸、推拿、刮痧、穴位贴敷、三伏灸、三九灸、二十四节气灸、采耳治疗与亚健康干预。采用医养结合，医疗、养生保健一体化，治疗、预防、保养全方位的服务模式。中老名医坐诊，中医药有效治疗调理慢性病及疑难问题。柔嘉专利专业红外旋磁艾灸辅助治疗慢性病及康复调理。亚健康干预调理技术，解决亚健康问题，强化免疫，增强体质，预防疾病。为老人、儿童、成人设计各具特色的治疗、调理、保养方案，其针对性强，效果显著、持久。

柔嘉医派广州中医诊所

简介：柔嘉医派中医诊所，是一家集中医治疗、中医特色养生、中医研究、中医药知识普及和健康管理为一体的大型连锁医疗机构。中医文化氛围浓厚，汇聚了众多国内名老中医，设中医内科、妇科、儿科、康复理疗等科室，可开展中药饮片调剂、针刺、拔罐、艾灸、推拿、刮痧、穴位贴敷、三伏灸、三九灸、二十四节气灸、采耳治疗与亚健康干预。努力让患者花最少的钱做最好的治疗，减轻患者的痛苦。同时，把中医治疗、养生、保健融入百姓生活，把健康带到千家万户。

诊所特色：①中老名医坐诊，中医药有效治疗调理慢性病及疑难问题；②柔嘉专利专业红外旋磁艾灸辅助治疗慢性病及康复调理；③亚健康干预调理技术，解决亚健康问题，强化免疫，增强体质，预防疾病；④为老人、儿童、成人设计各具特色的治疗、调理、保养方案，针对性强，效果显著持久。其医养结合，融医疗、养生、保健于一体，全方位治疗、预防、保养。

服务产品：医疗器械红外旋磁灸罐（普通灸、雷火灸、儿童灸）、艾柱（五元素艾柱、十四金艾、雷火艾柱）。产品属性：外敷治疗产品，有能量经络油+十四味中药单品（艾药油、艾药液）局部套、系统套、特色套（胸灸套）、家居套等。

特色治疗调理技术项目推荐：儿童常见脾胃问题，艾灸治疗加以调理改善，患儿消瘦或虚胖、面色发青或黄、易流口水或口水多，舌苔白厚或黄厚（黄为热）、口唇干或裂（多为脾虚有热），易出湿疹（湿疹的病根在于脾胃虚弱，生湿化热），厌食或饮食过多（无节制），腹部胀大或腹胀有气、排气多或放屁臭，腹泻（包括大便次数多）等。

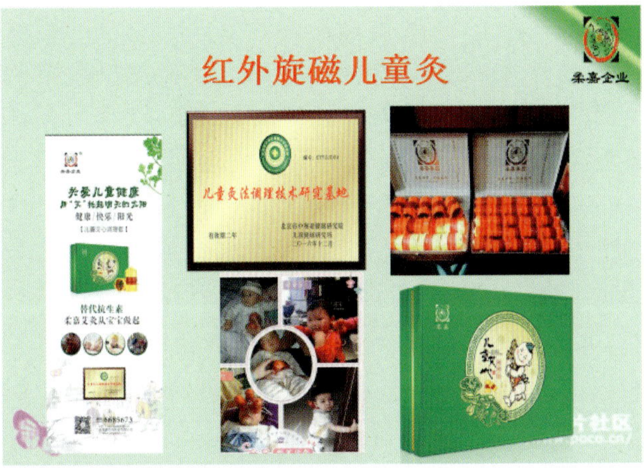

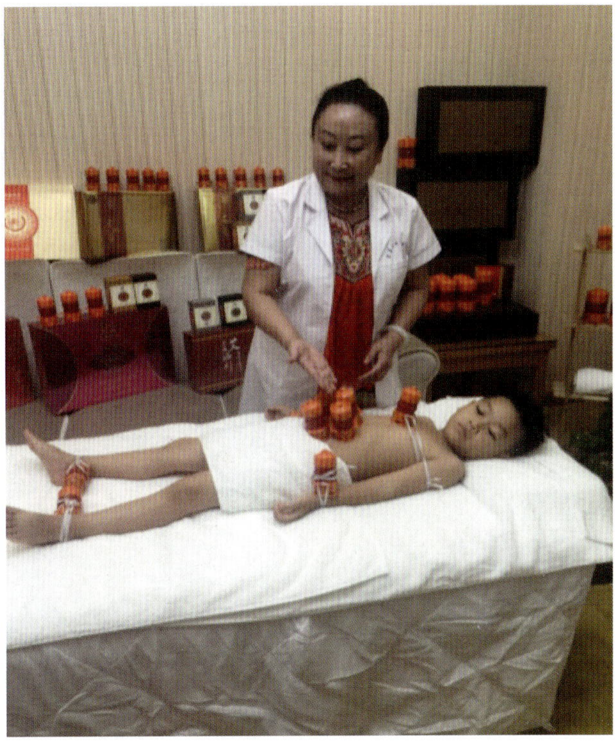

艾灸调理：

1. 脾胃虚弱：①艾灸配穴：大椎、身柱、中脘、神阙、胃俞、脾俞、四缝等穴；②配产品：初艾儿童套+儿童脐贴；③胃腹按揉；④推经络：督脉、脾经、胃经、肾经；⑤配合小儿捏积效果更佳。

2. 风寒泄泻：患儿多由于夜间着凉或过食生冷食物损伤脾胃。症状：寒泻、大便时作、粪便稠稀、消化不良、便味不大、肠鸣腹痛、喜按喜温、肢冷畏寒、小便清长、舌质淡红、舌苔薄白、脉沉迟。①艾灸配穴：中脘、神阙、气海、天枢穴每天一次，神阙和中脘可隔姜灸；②配产品：初艾儿童理+儿童脐贴；③腹部轻按揉；④推经络：督脉、脾经、胃经；⑤六合理疗罐定罐：祛风散寒、行气止痛的功效。穴位为中脘、天枢两穴。

3. 不同症状艾灸穴位介绍：

①积食引起的发热：大椎、中脘、天枢、神阙、身柱、公孙穴；②腹泻：天枢、中脘、关元、上巨虚穴；③便溏：中脘、身柱、神阙穴；④便秘：天枢、关元、大肠俞、支沟、承山穴；⑤湿疹：大椎、肺俞、血海、曲池、合谷、神阙穴；⑥呕吐、腹胀、腹痛：胃俞、天枢、中脘、内关、足三里穴；⑦过敏性鼻炎：百会、迎香、印堂、大椎、肺俞、神阙、身柱穴。

疗程设置：

坚持治疗10天，为一疗程。效果好可转为保健灸：隔天一次或一周2～3次。巩固疗程：20次。长期施灸无副作用，但是孩子健康了，就不用总灸了。

食疗配合：

古人说：要使小儿安，三分饥与寒。也就是说：要想脾胃好，首先不能吃的过饱。儿童养脾胃食疗配合更重要。

调理建议：

1. 山药炒青菜或山药青菜粥

（1）山药炒青菜：做法：①山药去皮，洗

净，切成薄片。②小白菜洗净，胡萝卜洗净、切片。（胡萝卜最好不要去皮，因为皮有丰富的营养）③跟平常炒菜那样的步骤去炒这三种食材。

（2）山药粥：做法：大米洗净，加适量水，加山药。大火烧开，转小火熬煮成烂粥。 加适量的食盐，即可食用。

2. 小米大枣粥：做法：①适量小米（如果没有小米，大米也可以），大枣3～5颗，加入清水。②放在砂锅里煮，先是大火烧开，改为小火熬煮，直到粥烂。即可吃。 注意：小米越新鲜，营养越丰富。大枣要把里面的核儿去掉才不容易上火，而且只有把大枣掰开，里面才会融入粥里。

3. 五谷粥：材料：糙米、黑豆、红豆、黄豆、绿豆、青豆各30克，白糖适量。做法：将糙米、黑豆、红豆、黄豆、绿豆、玉米等洗净，用冷水浸泡2～3小时；锅中加水，放入以上原料，先用旺火烧沸，然后用小火煮45分钟；待粥软烂后，加糖调味，即可食用。功效：五谷粗粮中富含淀粉、膳食纤维以及B族维生素等，每天适当吃点粗粮，有助于增加 宝宝体内的粗纤维。

4. 蛋黄南瓜小米粥：材料：熟蛋黄，南瓜泥、小米粥。做法：小锅煮上小米粥。再煮熟一个鸡蛋。粥快煮好时，将南瓜洗净，去皮切小块，隔水蒸 熟后压成泥，再取一颗蛋黄碾碎。将蛋黄碎、南瓜泥，倒入小米粥中拌匀即可。功效：南瓜和小米都有增补益脾胃的功能。中医认为小米能“和胃温中”，是养胃佳品。

脾胃虚弱在饮食上可以多吃一些温性的食

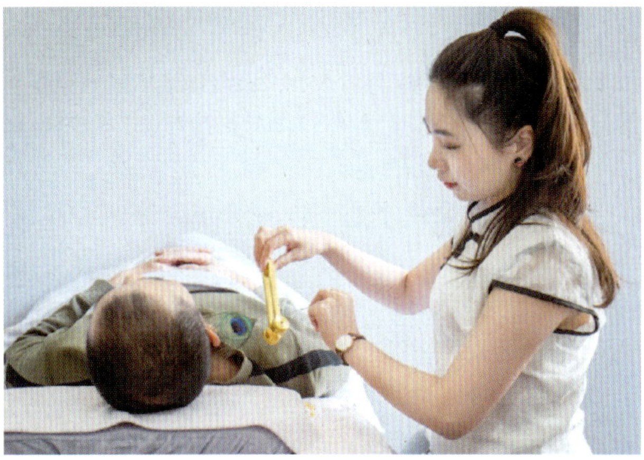

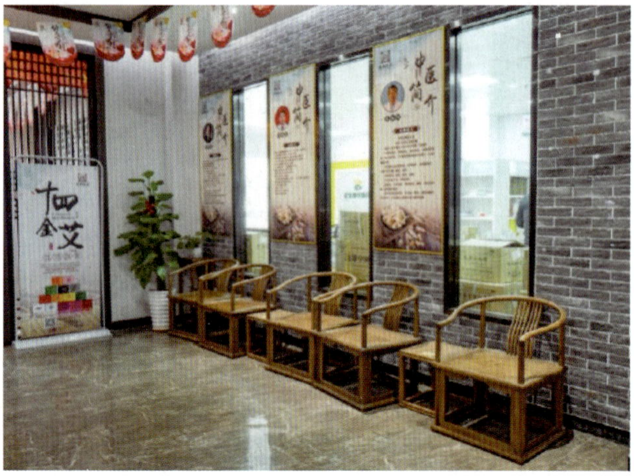

物，避免吃凉性的食物，同时要纠正不良的饮食习惯，不要吃油炸膨化的食品，严格控制食物的一次性摄入量，最好养成定时定量的饮食习惯，饭后适当地到户外做一些简单的运动。

总结：儿童的健康状况直接关系到民族素质和国家的长远发展。生长发育水平不仅反映的是儿童营养和健康状况，也反映出一个国家政治、经济、文化的综合发展水平。为传播儿童生长发育与促进健康知识，提高全社会的重视程度，提高儿童健康知识教育，柔嘉企业“儿童灸法调理技术研究基地”儿童灸法健康调理项目正式立项近三年。现在柔嘉医派中医诊所特设此项目作为重点践行中。更多内容将不断总结宣传。

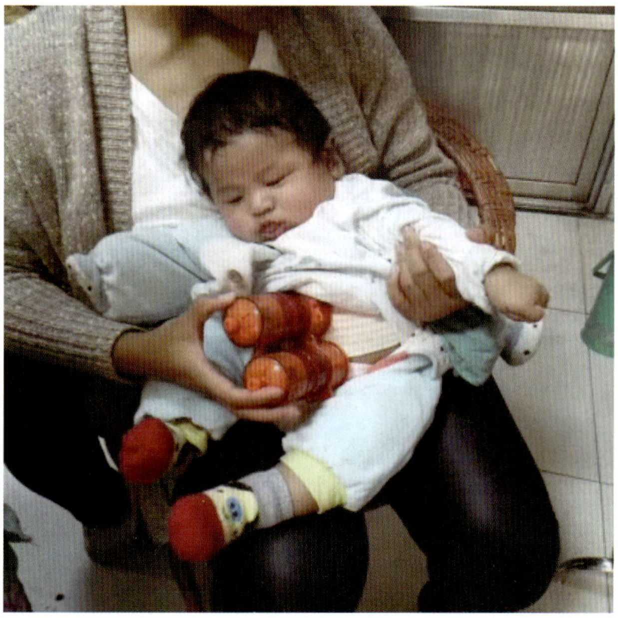

柔嘉医派湖南中医诊所

柔嘉企业继广州柔嘉医派中医诊所建立运营，湖南柔嘉医派中医诊所在2020年在全国抗疫情中成立。为百姓的健康贡献力量。是一家集中医治疗、中医特色养生、中医研究、中医药知识普及和健康管理为一体的大型连锁医疗机构。

特色治疗养生项目推荐介绍：

为了配合抗疫，特推出“养肺健肺特色项目”。其深受群众的喜欢，尤其是慢性病的康复治疗取得了一定成绩。

肺位于上焦，居五脏之高位，并通过口鼻与外界直接相通，可以直接感受外来邪气的侵袭，尤其是风寒、温热邪气，常直接侵及于肺脏，引起肺卫失宣和肺窍不利等病变，初起可见恶寒发热、咳喘、鼻塞等症，故有“肺多表证”之说。肺为“娇藏”，不耐寒热：娇，即娇嫩之意。肺为清虚之体，性喜清润，不耐寒热，不容异物。肺主皮毛，通过口鼻与外界相通，自然界寒、热、燥、湿等邪气，常易侵犯到肺脏。人体内的水饮痰湿也常停积于肺，其他脏腑的病变也常影响到肺脏，由于肺体娇嫩，又易受侵害，所以不管是外感或者内伤，常可见到肺脏的病证。肺气通于秋，在生理上肺为清虚之体，性喜清润，与秋季气候清肃、空气明润相通应。病理上，秋季气候干燥，容易伤害肺津，引起口鼻干燥、干咳少痰、痰少而黏的肺燥证。根据肺的这些生理特点，对症辨证治疗调理保养，以达到事半功倍的效果。

常见症状分类

中医脏腑寒热虚实来分析病机，进行辨证治疗，并从补虚、泻实、温寒、清热几个方面进行肺部症状分类：肺阴虚、肺阳虚、风寒咳嗽、风热咳嗽等。

西医分为：慢性咽炎、慢性气管炎、过敏性鼻炎、支气管哮喘等。

根据中医理论：冬病类的疾病，适合三伏灸治疗。用祛风散寒类中药具有良好的抗炎抗过敏作用，而温阳益气类中药具有明显的调节机体免疫的作用，因此，在发作时可以采用益气祛风、化痰平喘、肺鼻同治的方法治疗。

艾灸调理

1. 养肺的几大重要穴位：天突、膻中、少商、肺俞、定喘、足三里、鱼际、太渊、迎香等主要穴位。

2. 技术操作

（1）经络疏通技术操作

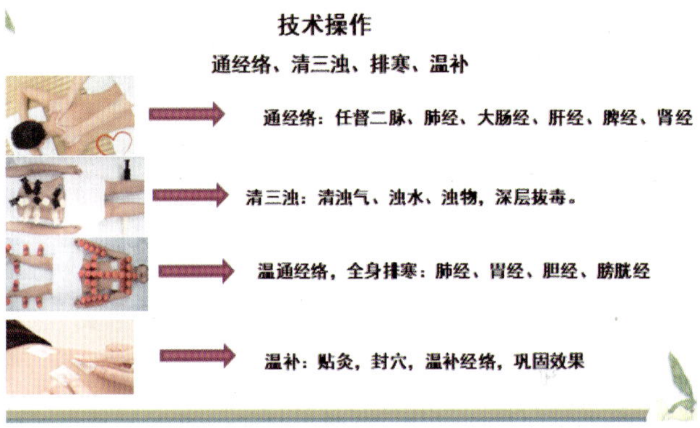

（2）肺排特色项目技术操作

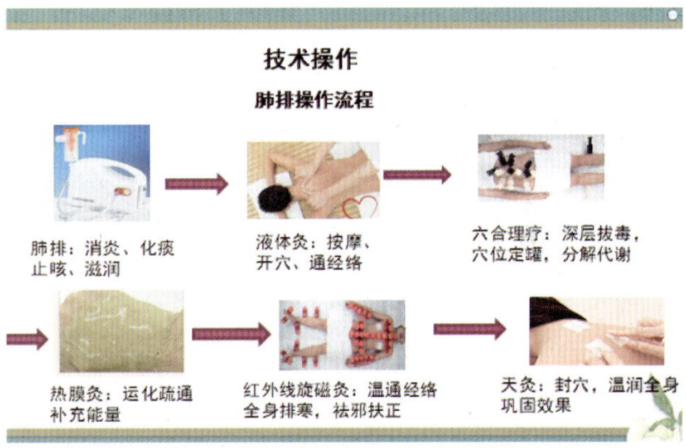

（3）红外旋磁灸配穴加阵法

配穴：大椎、天突、膻中、肺俞、定喘、合谷；①咳嗽：膻中、肺俞、膏肓、曲池、风门、大椎；②慢性咽炎：风门、天突、华盖、肺俞、曲池；③慢性支气管炎：肺俞、膻中、脾俞、膏肓、太渊；④定喘：合谷；⑤过敏性鼻炎：百会、上星、囟会、厉兑、合谷、曲池、风池。

阵法：

热证

旋磁　滋阴除烦灸：此灸法主要针对因青春发育期间和长期上火的患者，有滋阴降火，安神调理的功能，同时对因上火出现的失眠、多梦、烦躁、易怒，都有很好的滋阴调理功能，被称为神奇的降火灸。

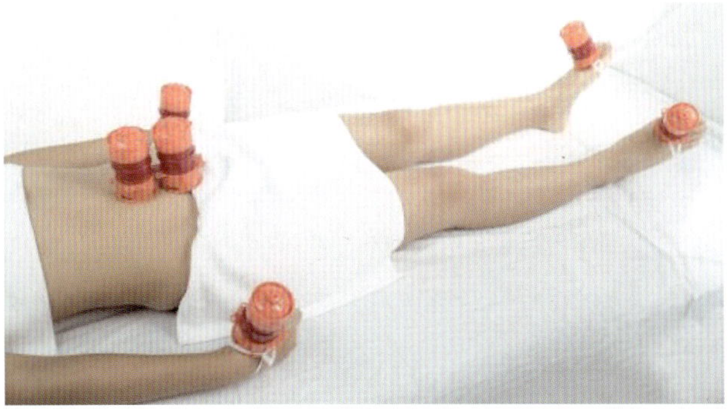

寒证

旋磁 五行肺气灸：对肺部疾病，如咽炎、支气管咽炎、哮喘、肺胸胀痛、咽干、肺炎，因受凉引起的咳嗽，肺气虚弱，有很好的调理温养效果。

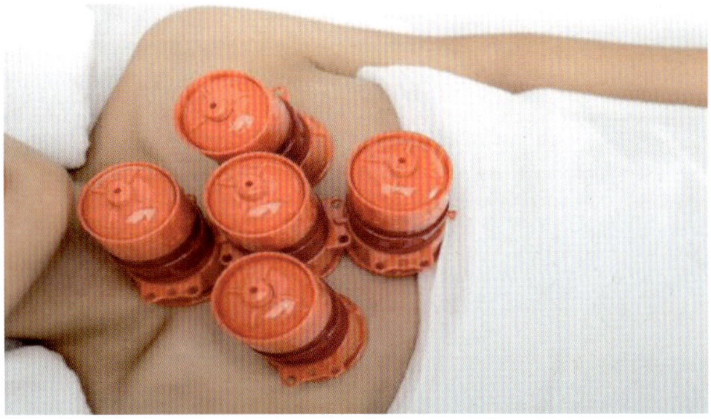

（4）慢性病的康复治疗

肺阴虚：

旋磁 滋阴润肺灸（三九灸引灸）：遵循《黄帝内经》春夏养阳、秋冬养阴的原理，进入冬季之前，做滋阴润肺调理，可强化三九灸的效果。其主要调理：咳嗽少痰、咽干不适、鼻燥口干、手脚心热等症，及容易复发的慢性气管炎、支气管炎、鼻炎均有较好的控制作用。它还对体力、元气不足及情绪波动较大等情况有明显的调理效果。

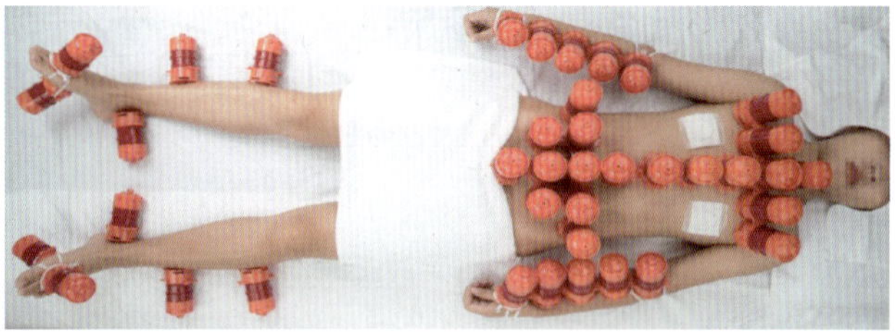

肺阳虚：

旋磁 补气固阳灸：补气养血，疏理气机，升提中气，使气血调和，阴阳调和，以培固人体阳气。

重点调理：①脾肾亏虚，阳气不足者，面色淡白，精神萎靡，懒言懒语，嗜睡喜卧，畏寒肢冷，倦怠乏力，腰酸腿软，小便清长。②阴阳失调，久寒侵体者。如肩周炎、颈椎病、腰椎病等骨关节痛症；以及妇科痛经、宫寒；还有哮喘、慢性胃肠炎等因阴阳失调，久寒侵体引起的症状③肺阳不足容易感冒、气喘、咳嗽，特别是顽固性咳嗽、哮喘久治不愈等。

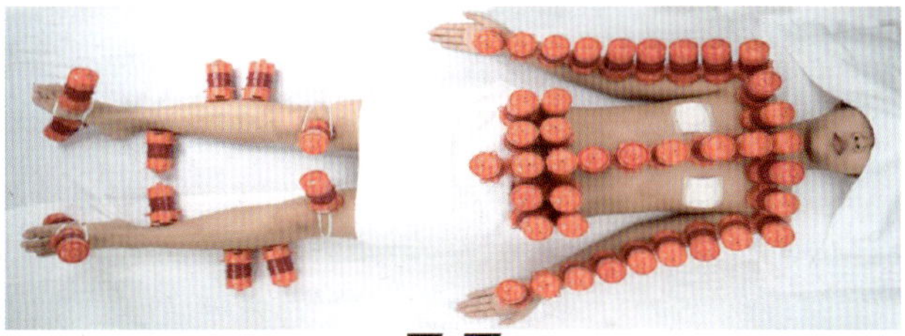

正面

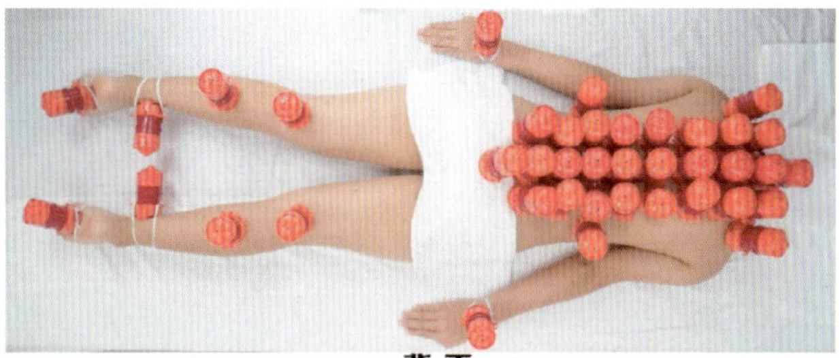

背面

药食同疗

“不治已病治未病”“预防胜于治疗”是中医一直以来对机体调理的准则。中医一向讲究药食同源，具有清肺、润肺作用的食物对肺部健康具有积极的作用，如能秉承饮食调理的理念，把营养滋润的食物融入日常饮食当中，对预防季节变化、环境及生活等方面因素对肺的影响有积极的作用。

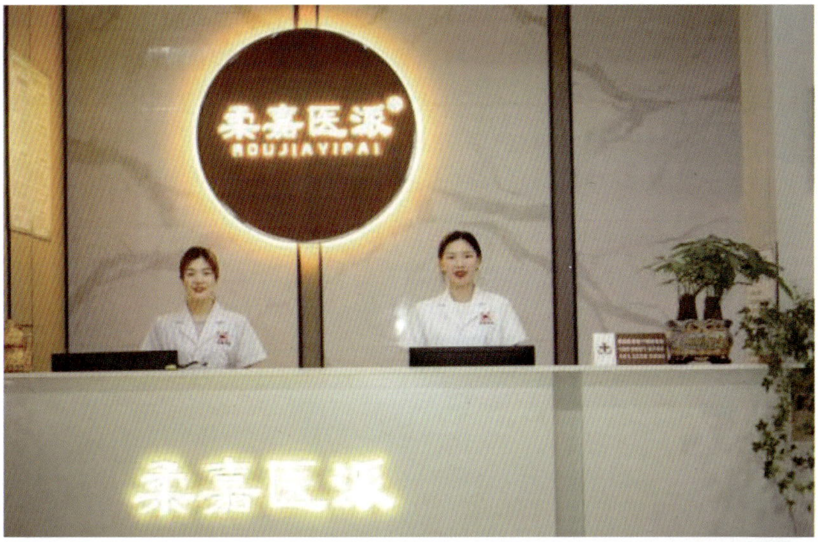

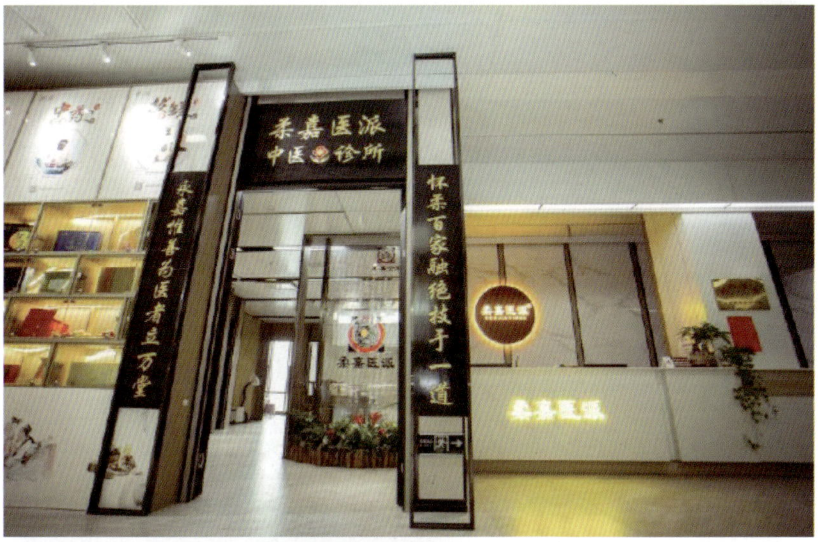

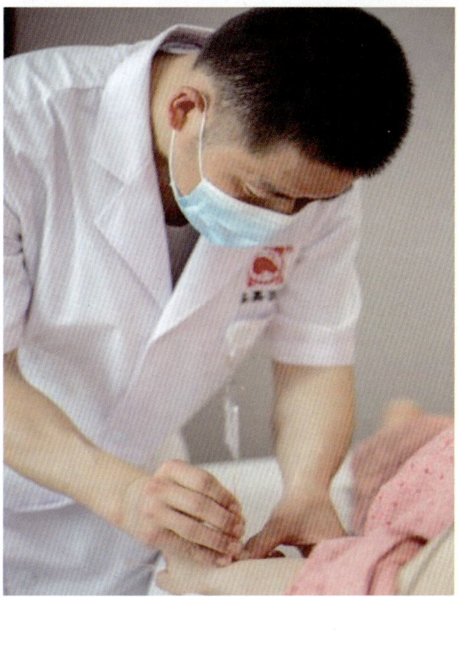

柔嘉医派药食同疗：①金百合清肺滋润茶为名医配方。②食疗方法选用：银耳粥、山药薏苡仁、百合银耳粥、南杏猪肺汤，养肺的水果：大枣、柿子、梨、石榴、葡萄、甘蔗、金橘、荸荠、萝卜、罗汉果、枇杷。

调理建议

①防止外界污染物和香烟的刺激，要戒烟。如果在空气污染的时候一定要戴口罩，要提高自身的免疫力。②通过全身的锻炼和呼吸训练等，全身锻炼包括慢走、跑步、游泳、踏车等提高身体的协调性。通过呼吸训练比如呼吸操、八段锦、六字诀等，可以提高肺功能，以及对疾病的防御能力。③在饮食方面从中医来讲，肺应的是白色，白色的食物可以润肺养肺，比如百合、银耳、枇杷等食材或者药材。来养肺护肺。饮食：少辛辣厚味、宜清淡少盐。饮食勿过寒过热，尤其是过寒凉的食物。④通过平常良好的生活起居调整、保持充足的睡眠，保护肺脏。⑤保持心情愉悦。常言“常笑宣肺”一说。而现代医学研究证明，笑对机体来说的确是一种最好的“运动”，尤其是对呼吸系统来说，大笑能使肺扩张，人在笑中还会不自觉地进行深呼吸，清理呼吸道，使呼吸更通畅。另外，人在开怀大笑时，可使更多的氧气进入身体，随着流畅的血液行遍全身，让身体的每个细胞都能获得充足的氧气。

总结

面对中国肺癌的高发率及高死亡率已经引起人们的重视。而2020年新型冠状病毒肺炎疫情的出现，让人们更加认识到呼吸道的重要性。包括十七年前的SARS病毒同样也是通过呼吸道感染的。因此，保证呼吸道的健康，是抵御外界对人体侵害的第一关卡。平时的保养，会在关键时刻发挥作用。人生有限，生命脆弱。

柔嘉医派江西南昌中医诊所

柔嘉医派南昌中医诊所位于江西省南昌市青山湖区，于2020年7月设立。主要服务对象为已病、未患者群，具有针灸、推拿、正骨、问诊、艾灸、开方、代煎中药等主要服务项目。

南昌柔嘉医派诊所是柔嘉医派旗下的连锁医疗机构，自成立起坚持“传承化中医”，提倡“智慧化中医”，拓展“现代化中医”，吸取中医精华，通过针灸、推拿、正骨、问诊、艾灸、开方、代煎中药等服务项目进行养生调理、未病预防、已病治疗，围绕人体不同的体质，提供一人一方的中医特色调理。

诊所设有中医理疗、中医问诊、中医药房、中药代煎，并将传统中医和现代科技的完美结合，既有古朴的望闻问切，又不乏高科技的智能服务，每一版块都配备专业的中医师，为患者提供专业的医疗保障。在服务患者之外，南昌柔嘉医派中医诊所还免费为员工及其家属提供不定项调理，所涉及的中药材只收取成本，以保证员工及其家人的身心健康，从而更好地服务社会。

服务介绍、特色项目

1. 中医刮痧

刮痧具有调气行血、活血化瘀、舒筋通络、驱邪排毒等功效，已广泛应用于内、外、妇、儿科的多种病症及美容、保健领域。尤其适宜于疼痛性疾病、骨关节退行性疾病的治疗，如颈椎病、肩周炎的康复；对于感冒发热、咳嗽等呼吸系统病证，在临床上，可配合拔罐治疗；对于痤疮、黄褐斑等损容性疾病可配合针灸、刺络放血等疗法；还适用于亚健康、慢性疲劳综合征等疾病的防治与调理。

2. 中医经络理疗

中医经络理疗是中医施疗领域不可或缺的一部分，腰酸背痛，体虚多病的朋友，可以通过推拿的方法调养体质，疏通经络，从而起到养生保健的作用。

3. 中医头疗调节人体五脏

中医药学觉得：头为十二经络的诸阳经聚会活动之处，百脉所通，系一身之修罗神，对控制和调整身体的生命活动起着至关重要的主导作用。人体穴位按摩头皮，能够推动清阳升高，百脉调和，保持清醒大脑，提高记忆力，预防神经衰弱、高血压、面神经麻痹、发烧感冒及神经性头痛等病症。

头疗的十大好处是能调节人体五脏均衡、延缓衰老、改进亚健康状态、排毒养颜、调节免疫能力作用、调节内分泌、调节五脏六腑作用、提高睡眠质量、缓解疲劳、调理发质、推动血液循环系统、经络疏通。

4. 中医推拿

通过采用适当的按摩手法，刺激人体的特定部位，以疏通经络、运行气血，从而达到预防颈椎病或促使患者颈椎康复目的的治疗方法。能迅速消除疲劳、缓解肌肉紧张及疼痛。加速血液循环，增加细胞供氧量，增强细胞活力，使身心倍感轻松。对改善多种慢性疾病，如颈椎炎、肩周炎、腰肌劳损、贫血、神经衰弱、失眠、静脉曲张等作用显著。

机构展示

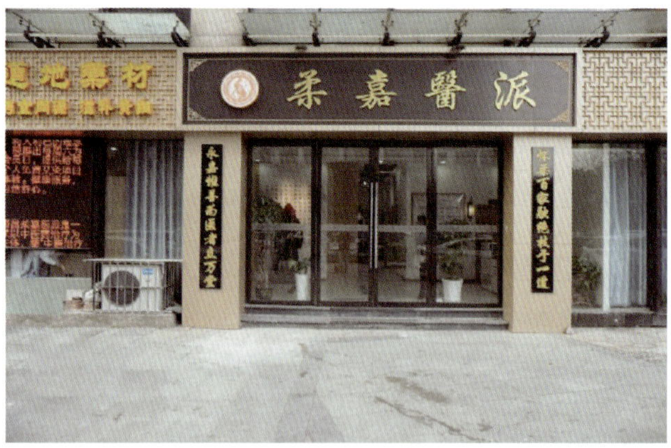

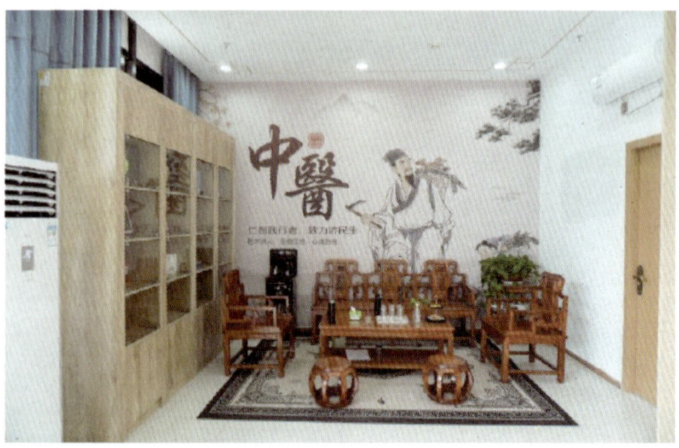

愿景规划

南昌柔嘉医派中医诊所延续千年中医药传承，为大众健康服务，为促进社会和谐尽一份绵薄之力，将中医药文化发扬光大，造福桑梓。

柔嘉医派湖南株洲中医诊所

柔嘉医派株洲中医诊所是一家集医疗、预防、保健、健康咨询于一体的医疗机构，具有特色的中医治疗、预防结合的综合诊所。在治疗的过程中，不打针、不牵引、不手术、见效快，安全、舒适无任何副作用。以“一切为了患者，为了患者的一切”，并为患者健康保驾护航。诊所赢得了良好口碑。每日客流不断。

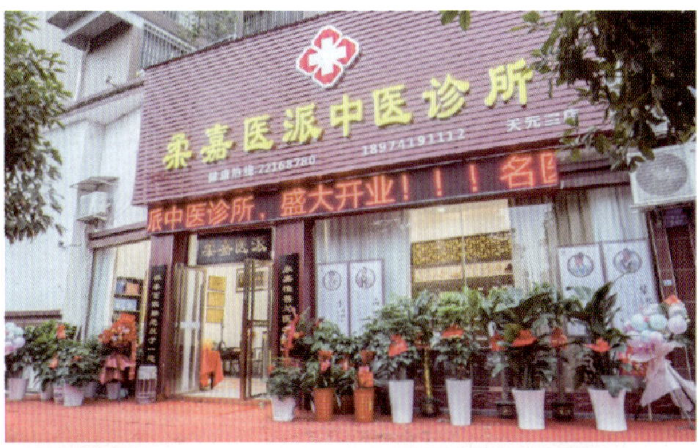

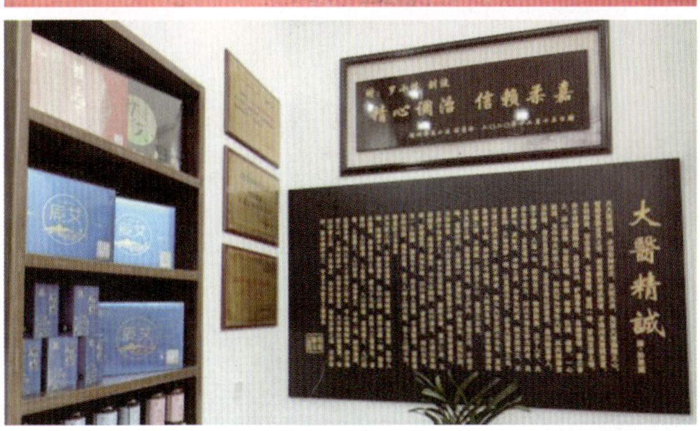

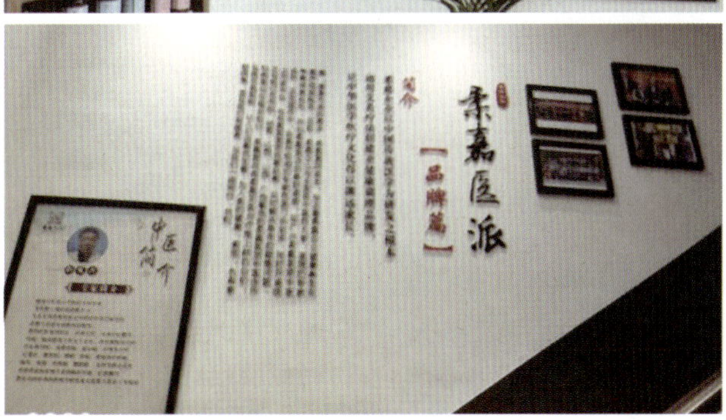

柔嘉医派四川成都市大邑县中医诊所

成立于四川大邑县柔嘉医派中医诊所，努力向医疗领域挺进。在2020年抗疫情中，为百姓提供了医疗及家居养护的全方位服务。诊所赢得了大邑县大众的认可与支持，成为专业医疗养生的佼佼者。

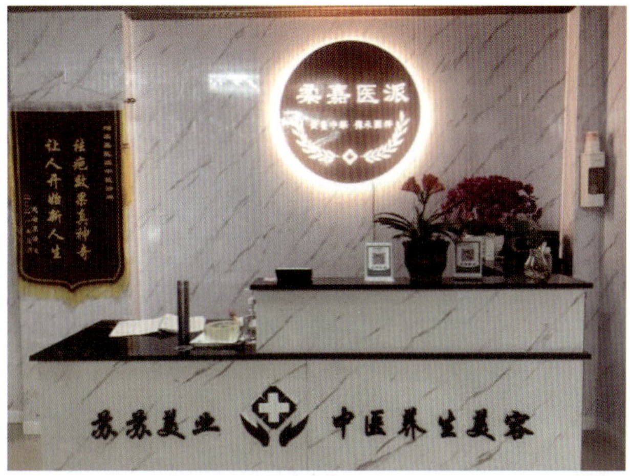

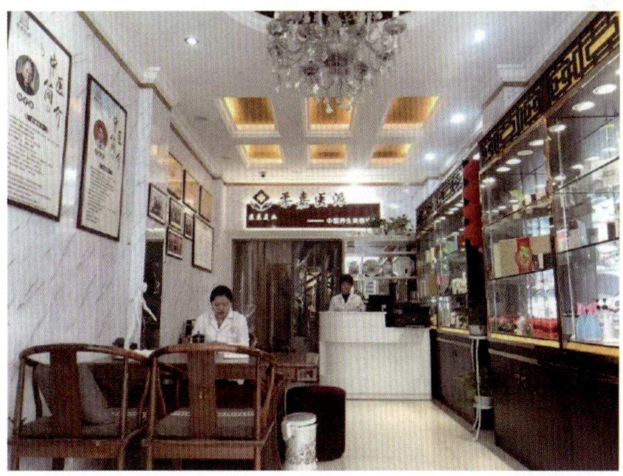

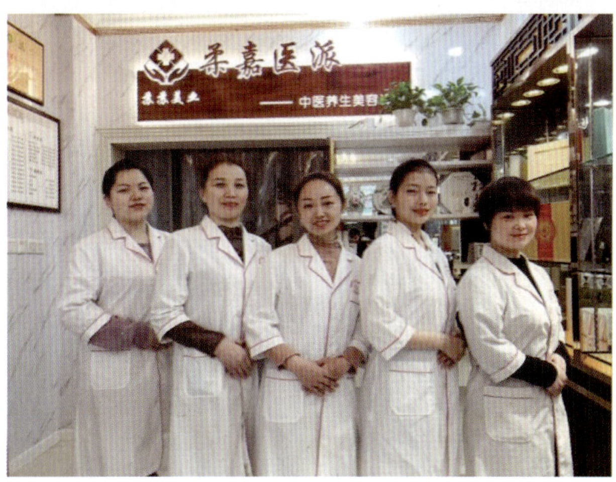

柔嘉医派贵州贵阳观山湖区中医诊所

贵州贵阳观山湖区柔嘉医派中医诊所是一家集中医治疗、中医特色养生、中医研究、中医药知识普及和健康管理为一体的大型连锁医疗机构。其中医文化氛围浓厚，汇聚了众多国内名老中医，设有中医内科、妇科、儿科、康复理疗等科室，可开展中药饮片调剂、针刺、拔罐、艾灸、推拿、刮痧、穴位贴敷、三伏灸、三九灸、二十四节气灸、采耳治疗与亚健康干预。力争使患者花最少的钱，做最好的治疗，以减轻患者的痛苦。同时，把中医治疗、养生、保健送到百姓生活中，把健康带到千家万户。现有幸结缘柔嘉医派，全所同仁愿把诊所做精、做强，尤其是强化艾灸项目，让中国古老的艾灸发扬光大。

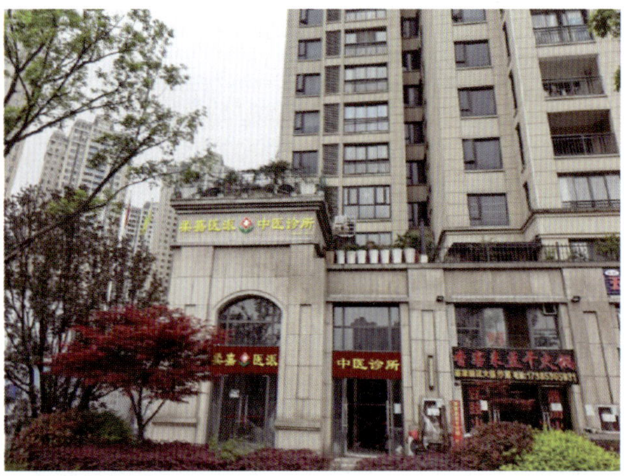

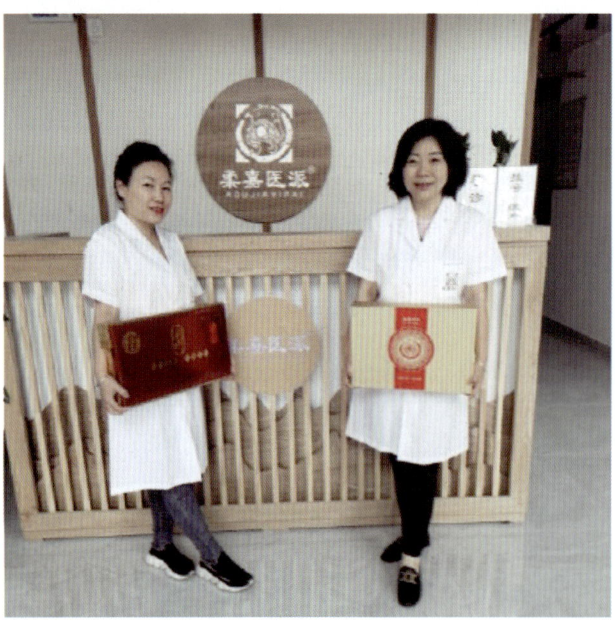

柔嘉医派福建南平建瓯中医诊所

福建南平建瓯柔嘉医派中医诊所定位为用中医的中药、外敷疗法达到治养一体。以艾药油、艾灸、刮痧、拔罐、针灸等多项技术调理亚健康人群，并将预防、保健，治未病作为本所主要工作；并将努力做好慢性病的治疗及调理，更好地服务患者。

服务人群：体内湿寒风邪瘀堵等亚健康人群，慢性病预防保健人群。

在该诊所全体人员的努力下，通过社区义诊、免费施灸，宣传中医养生知识。更多失眠患者用艾浴液泡澡、泡脚，用艾药油通筋络，再用艾灸解决了失眠痛苦。该诊所还获得“送子观音”称号。艾灸对改善宫寒疗效显著，目前有数十位受孕难的女性圆了当妈妈的梦想。

该诊所表示将更加努力把中医文化，特别是艾灸文化传承下去，让爱更多、让害更少。让更多的诊所，养生机构加入我们壮大传播中医艾灸的文化队伍。

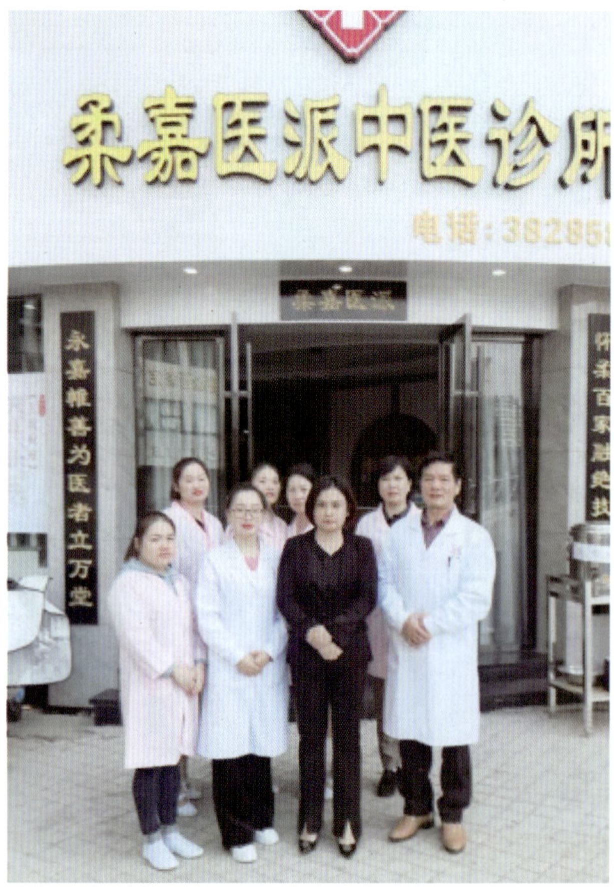

柔嘉医派江苏宜兴中医诊所

2020年成立于江苏宜兴的柔嘉医派中医诊所，服务宗旨：专业治疗、用心服务、贴心呵护、给您不一般的健康享受。定位：医养疗预防保健为一体的综合诊所，把中医治疗养生事业传递给千家万户，让健康走进百姓生活，让更多家庭远离病痛，成为健康幸福之家。

特色项目：调理各类疼痛及妇科、儿科等病痛，采用艾灸、针灸、刮痧、拔罐保健法。

社会影响：该诊所得到相关政府支持、与敬老院、社群、社区建立互动关系，让更多的群众了解养生、保健、预防的健康知识。

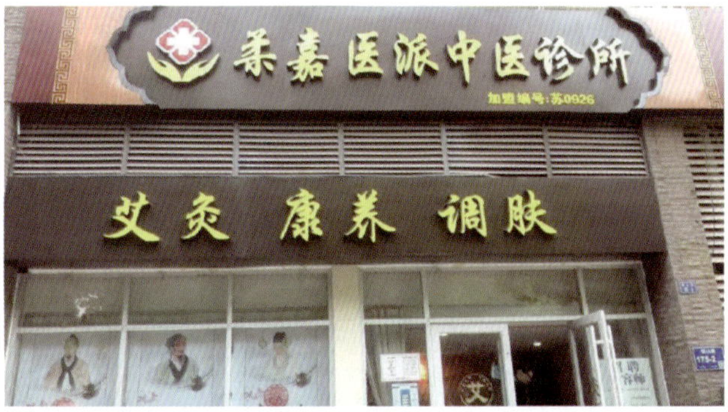

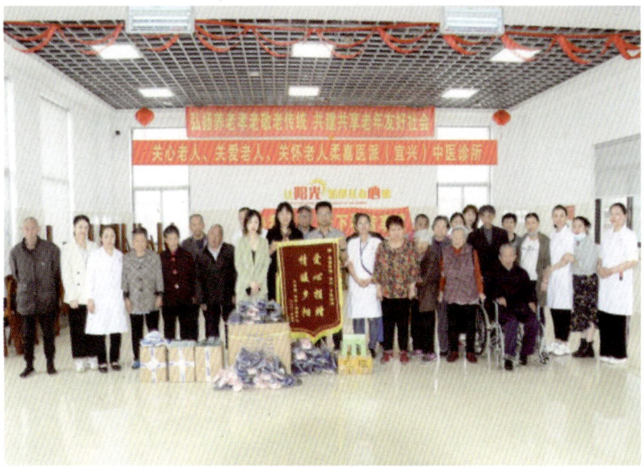

柔嘉医派江苏扬州邗江中医诊所

江苏扬州邗江柔嘉医派中医诊所成立于2020年，位于江苏省扬州市邗江区维扬路街（路）324号，是扬州第一家集中医治疗、中医特色养生、中医研究、中医药知识普及和健康管理为一体的柔嘉医派中医诊所。

经营理念：决心致力于研究亚健康管理。带领团队不断研习，普及所涉及区域人们预防保健知识，调理亚健康人群的亚健康状态问题。致力于将中医文化传承发展，开创特色医疗诊法、特效养生理疗项目，让人人都能实现健康管理。

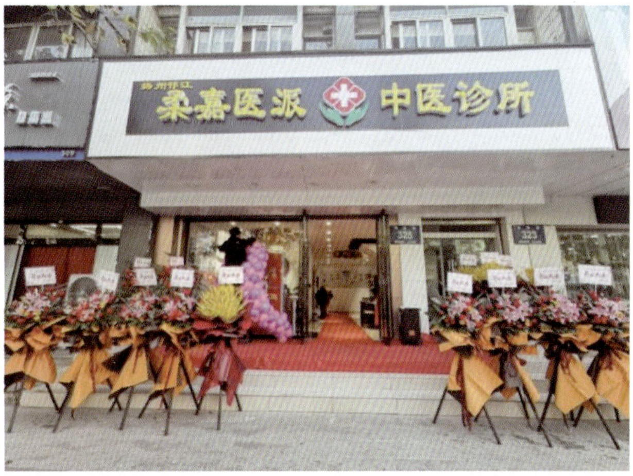

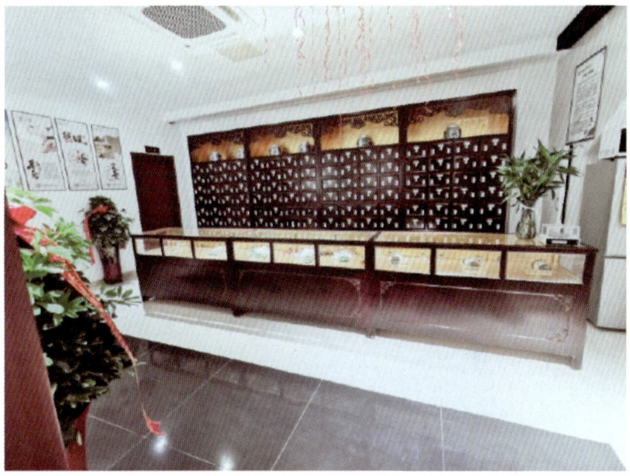

柔嘉医派江苏南京建邺中医诊所

江苏南京建邺柔嘉医派中医诊所成立于2020年，自成立起，将中医艾灸养生向治疗化，专业化迈进了一大步。为适应需求，特派人员专业进修，为给群众带来更专业的技术和服务。

诊所设特色治疗项目和调理项目：艾灸、针灸、拔罐、泡浴。治疗项目：开展各种痛症治疗及儿科、妇科、中医美容、慢性病的辅助治疗及康复调理。

服务宗旨：辨证施治，对症施灸，专业治疗、用心服务、贴心呵护，让中医药走进百姓生活，走进千家万户，把健康带给所有需要的人。

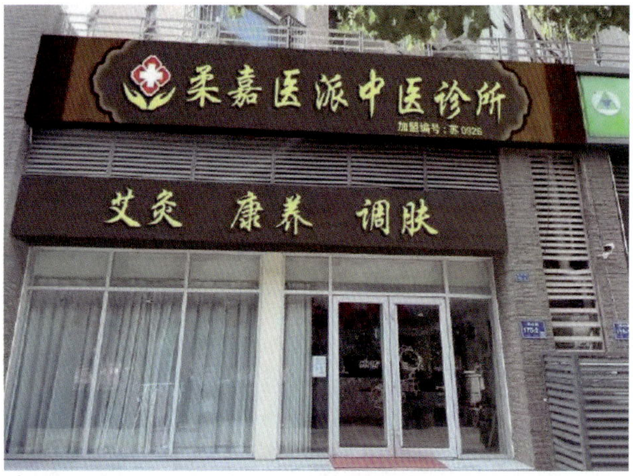

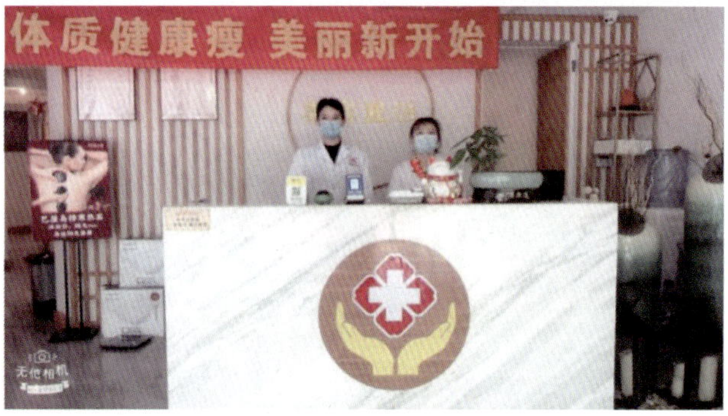

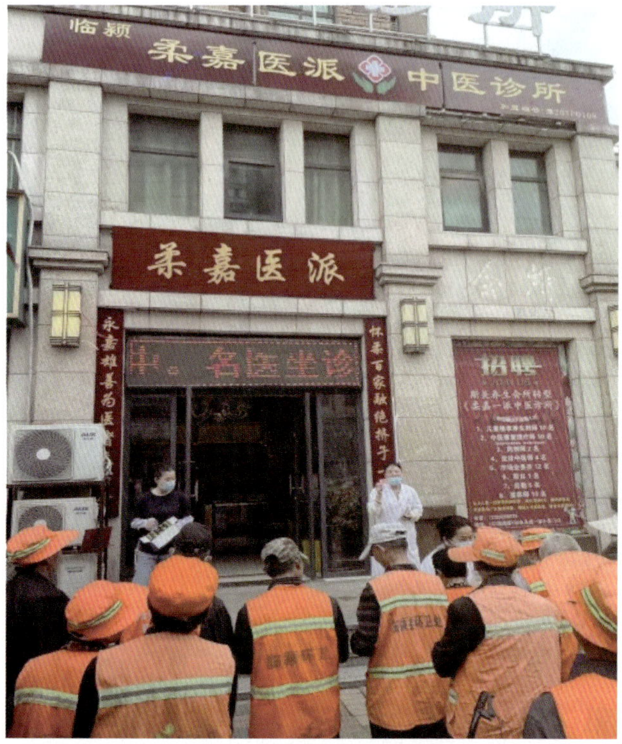

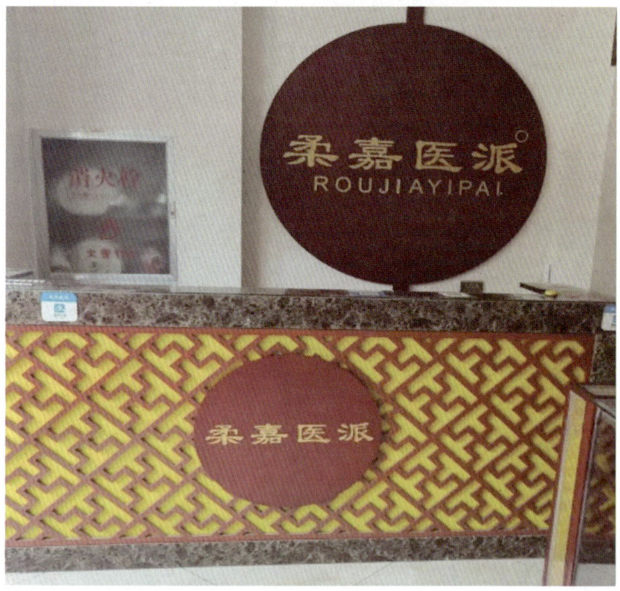

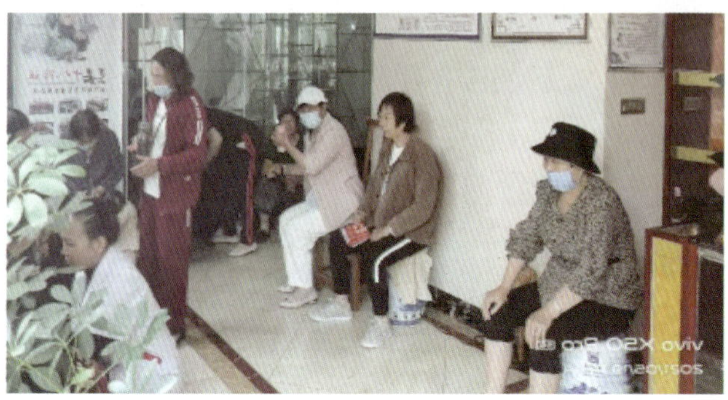

柔嘉医派河南漯河中医诊所

2020年成立了柔嘉医派中医诊所，河南柔嘉医派中医诊所主要从事中医治病，运用中药、理疗、针灸、艾灸对慢性病的辅助治疗及康复调理。努力传承中医药文化，造福百姓健康。

荣誉：2016年9月荣获临颍爱心企业单位；为2017年9月万人艾灸挑战世界纪录活动特邀嘉宾单位；2017年6月被评为品牌最佳合作伙伴；为2018年9月万人艾灸挑战世界纪录活动特邀嘉宾单位；2018年被评为年度全国艾灸养生十大热点人物单位；2019年被评为中俄“一带一路”传承医药与亚健康国际学术大会优秀推动单位。

柔嘉医派湖南邵阳城步县中医诊所

诊所创建于2014年，当时以做催乳回乳产后修复，砭石理疗为主，2015年引进小儿推拿，2017年引进柔嘉艾灸调理项目。2021年顺利转型柔嘉医派中医诊所。该诊所向医疗领域挺进。其所做项目更专业化、正规化，并增设了新的特色治疗项目和康复理疗及养生特色项目，满足各类人群的需求，赢得了很好的口碑。

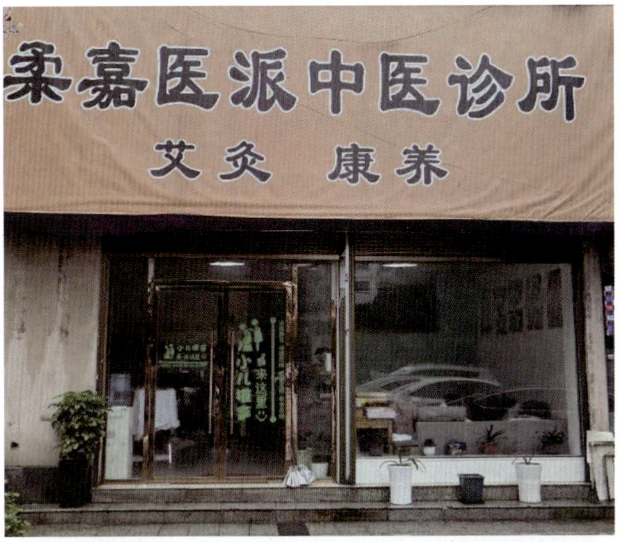

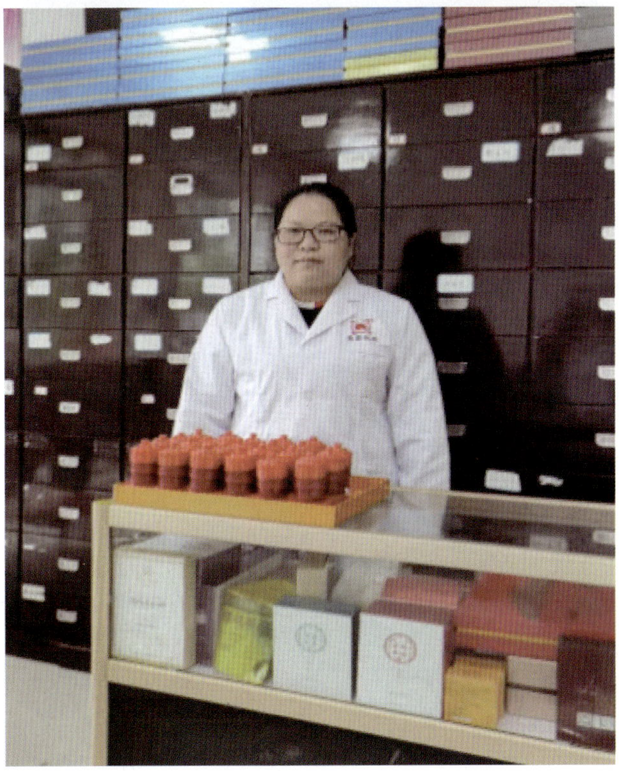

柔嘉医派湖南省常德市武陵区中医诊所

诊所成立2020年，地址位于湖南省常德市建设路教师进修学校对面三楼，以推广艾灸治养相结合，让广大人士远离抗生素为服务宗旨。中医诊所定位为用中医药及外敷疗法达到治养一体。服务人群：体内湿寒风邪瘀堵等亚健康人群。开设项目：中医药调理、正骨推拿、针刺艾灸、康养美颜，古法采耳等。通过社区义诊，免费施灸，宣传中医养生。

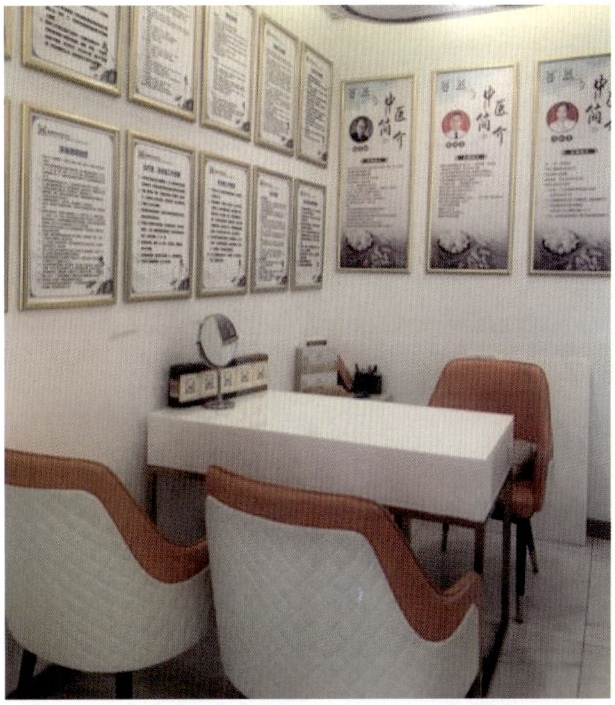

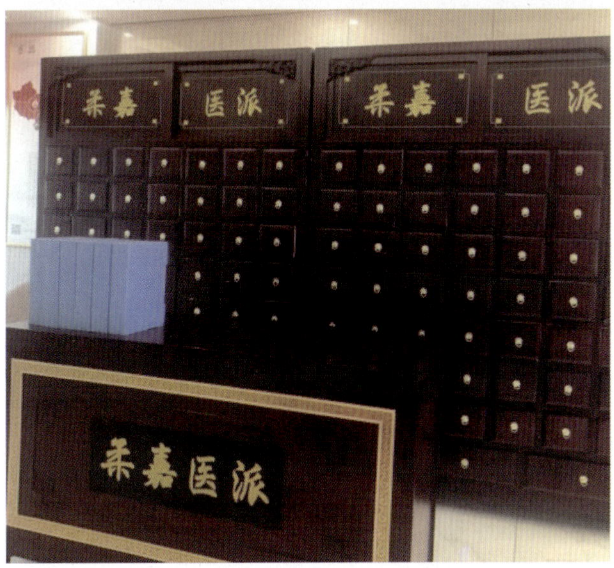

柔嘉医派湖北省大冶市中医诊所

于2020年建立湖北省大冶市柔嘉医派中医诊所。地址位于湖北省大冶市伍家垅巷111号。其经营理念为让中医养生医疗化、专业化、正规化。口碑好，得到大众的认可。

诊所特色以中医中药为主，正骨推拿、针刺、艾灸、刮痧、拔罐等为主要手段调理相关疾病。设有：中医科，妇科、儿科、康复科、中医美容科等。

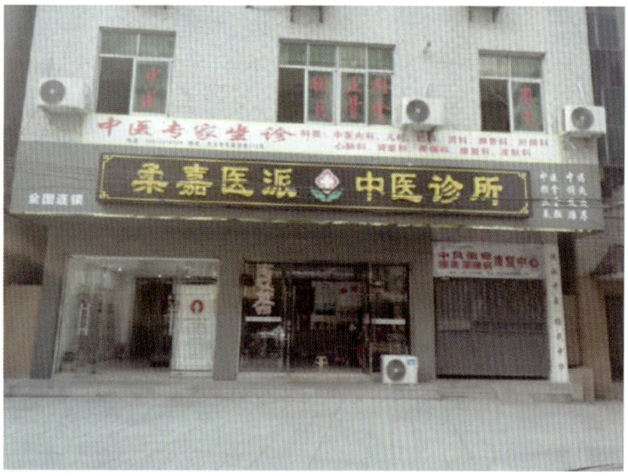

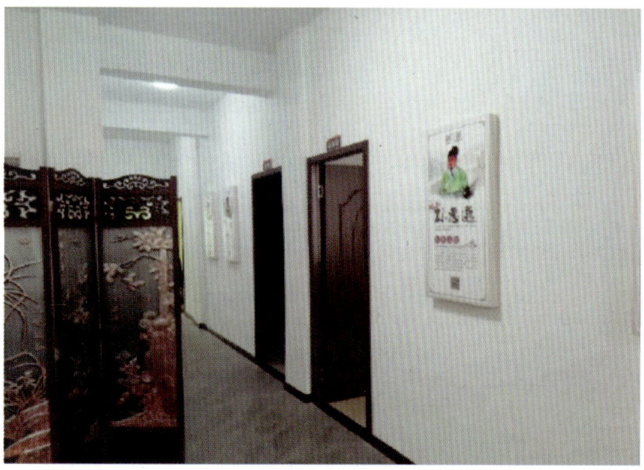

柔嘉医派广东省佛山市南海区中医诊所

广东省佛山市南海区柔嘉医派中医诊所位于广东省佛山市南海区桂城街道佛平四路16号聚元商业中心（海伦堡海汇广场）5座101。

周俊亮柔嘉医派的掌门人与柔嘉医派合作，创立柔嘉医派中医诊所。自开业以来，每天患者爆满，周主任的名医效应，让柔嘉医派中医诊所诊疗效果得到群众的认可和好评。

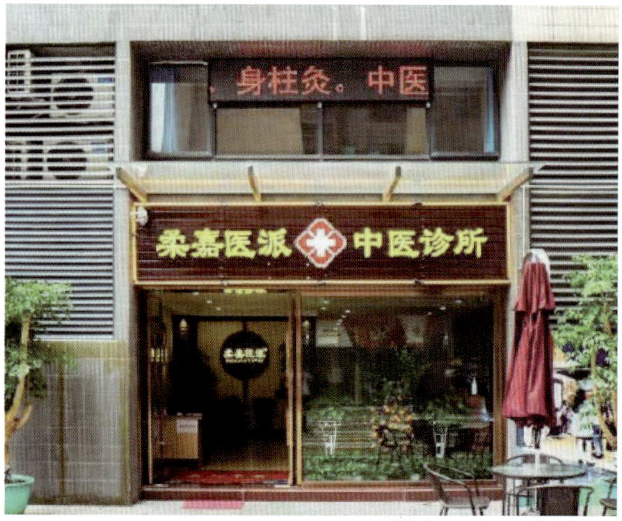

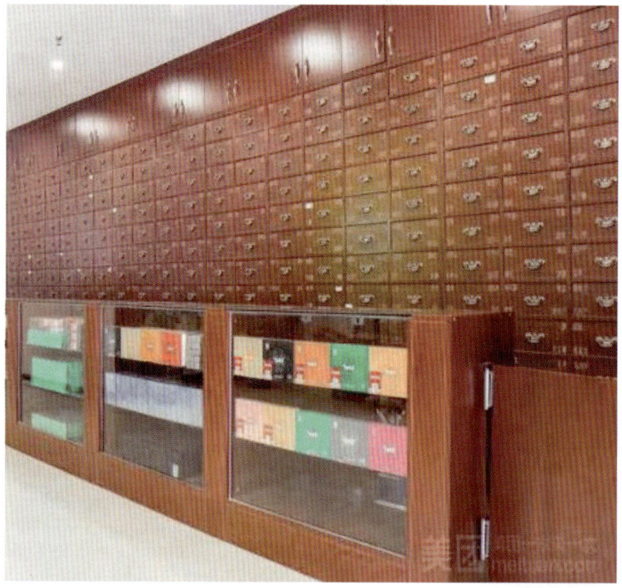

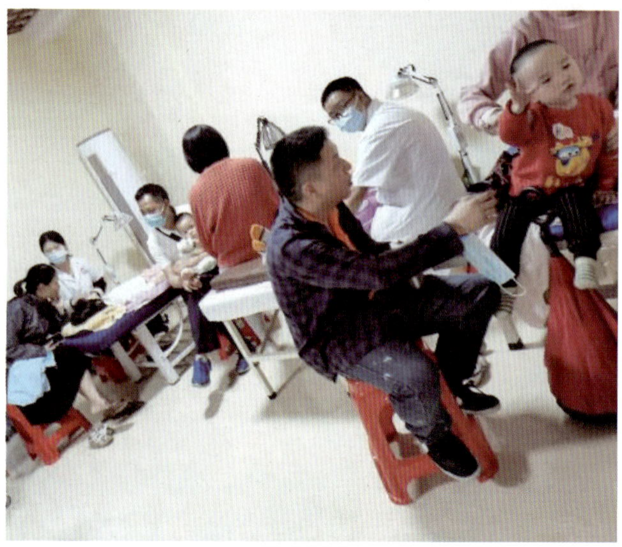

柔嘉医派江苏省镇江市句容市中医诊所

江苏省镇江市句容市柔嘉医派中医诊所成立于2020年，位于江苏省镇江市句容市后白镇五星村10号，负责人许春生认同柔嘉医派的未病先防的服务理念，机构服务宗旨让群众远离病痛，提早预防，自己成为自己身体的主人。他为让每一个家庭都健康快乐的生活而努力。机构服务项目具有特色，服务态度良好，得到百姓的喜爱。

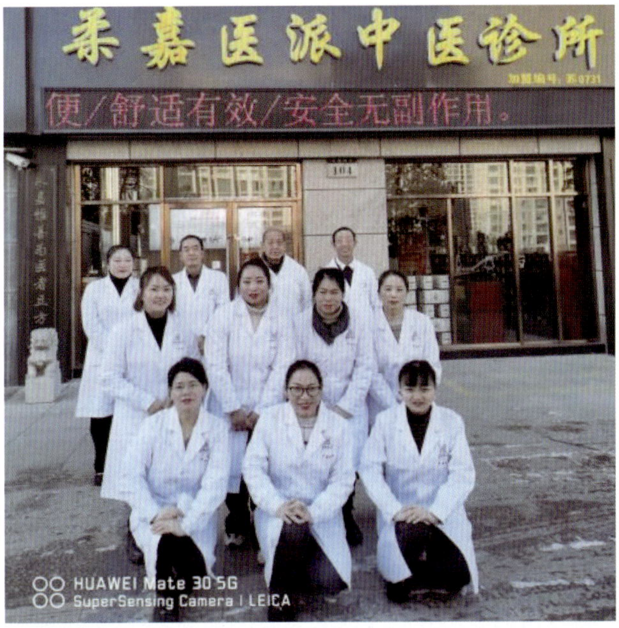

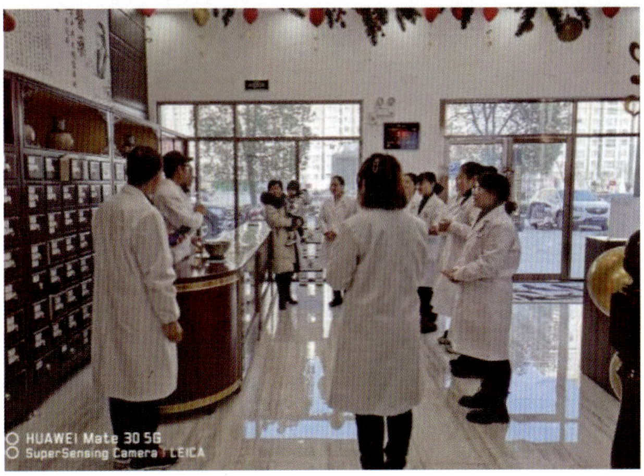

八、学术成果

亚健康专业系列教材《悬磁灸疗罐艾灸法》，由中国中医药出版社于2020年6月出版，周俊亮任主编，沈敬国任副主编。

湿缠身学派

潘年松

摘　要　“湿缠身学派”创始人在系统学医15年的过程中，得到了几位知名老师的指点，加上自身在理论学习与临床实践中不断探索，渐渐总结出了贵州湿缠身区域以及湿缠身学派关于养生、预防、治疗、康复的核心学术观点。并在学术年会上做主题报告时，宣布了湿缠身学派创立。

关键词　湿缠身，区域，学派，养生，预防，治疗，康复。

一、湿缠身学派创立者的师承

湿缠身学派创始人潘年松，男，汉族，祖籍重庆市，1963年11月出生于贵州省凤冈县，无党派人士，供职于遵义医药高等专科学校及其附属医院中医科。

1981年9月－1986年7月在贵阳中医学院中医系读本科，毕业后分配到凤冈县中医院从事中医临床工作至1996年8月，十年间曾在贵阳医学院附院（三甲医院）临床进修一年，曾在凤冈县中医院天桥医疗点从事临床工作一年。

1996年9月－1999年7月，统招到河南中医学院读中医临床硕士，师承袁海波老师“太圣镇心疼”的发明者），三年间曾担任河南中医学院第一附院（三甲医院）心内科“住院总”一年半。

1999年9月－2002年7月，统招到成都中医药大学读中医内科科学博士，师承李明富老师（《中华大典•医药卫生典》主编），三年间按照教学安排在成都中医药大学附院（三甲医院）门诊心内科跟师临床。

2002年7月－2005年5月，遴选到四川大学华西公共卫生学院博士后流动站，师承张立实老师（国务院食品安全专家委员会中西部11省区唯一成员），从事食品毒理与安全性评价及中药复方护肝灵的自由研究近三年。

2005年1月提前出站后作为遵义市委市政府引进人才到遵义市工作，主要从事学校及其附属医院和法医所工作。期间，2005年5月—2008年7月，中医执业地点是遵义市中医院，2008年7月之后学校附院正式成立，中医执业地点改为学校附院，目前每个星期三全天在学校附院（又名遵义市第五人民医院）中医科坐诊。期间，主编包括《中医学》（第4、5、6版）在内的全国通用教材7部；排名第一获得的科技奖主要有国家科技奖励工作办公室审查编号备案的科技奖二等奖两项、三等奖两项。期间，获得“2007全国中医药行业最具影响力人物”“做出了积极贡献的贵州省政协委员”“建国70周年•中医药传承贡献奖”等荣誉称号。期间，先后依次兼职学校副校长（2005年1月—2018年8月）、贵州医科大学研究生导师（2008年9月—）、中国中医药研究促进会治未病与亚健康分会会长（2018年6月—）、“湿缠身学派”掌门人（2021年3月—）。

“湿缠身学派”创始人正是源于前述师承与历练，长期秉承并实践中医“整体观念”“三因制宜”理论，逐渐总结提炼而形成“湿缠身学派”。

2021年3月27日，在中和亚健康服务中心创建主任孙涛教授，湖南医学院何清湖院长，中国中医药研究促进会陈建强副秘书长、康雨桐办公室副主任，以及中国中医药研究促进会治未病与亚健康分会朱嵘、张国豪、杨勇、刘兴烈、鞠宝兆等副会长见证下，在中国中医药研究促进会治未病与亚健康分会2021年度学术年会上，由德瑜推拿医派掌门人王德瑜二级教授主持会议，由创立“湿缠身学派”的潘年松中医生以会议主题报告的形式正式报告了《贵州“湿缠身区域”与“湿缠身学派”的健康观》。

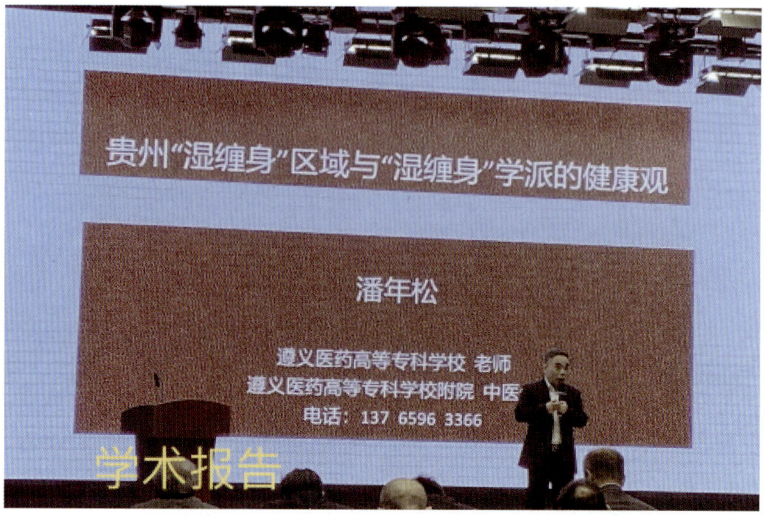

图1 2021年3月27日在学术年会上做主题报告

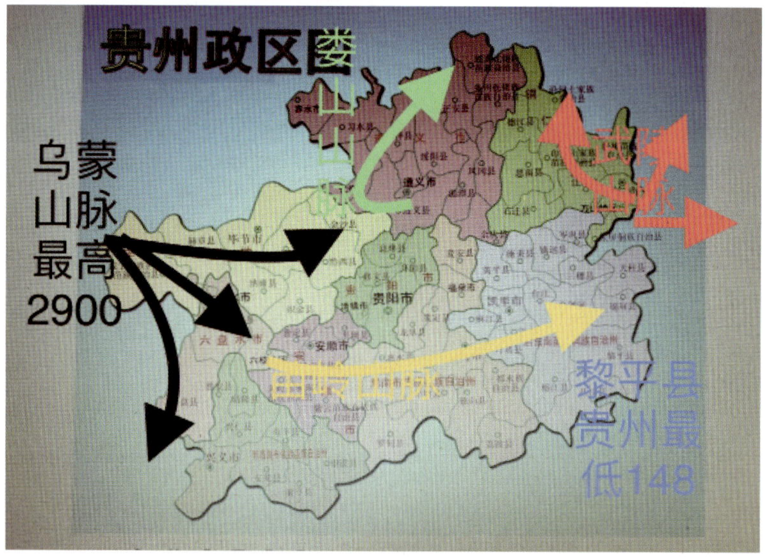

图2 贵州省内的“湿缠身区域”示意图

二、湿缠身学派的主要学术观点

1. 继承和具体运用中医整体观念。人体的健康与否，受到人与自然、人与社会、人与人之间的和谐程度，以及人体自身情绪与机能状态之间的和谐程度的影响。

2. 继承和具体运用中医三因制宜理论。对于具体人体的健康问题，需要因时、因地、因人制宜，即需要个体化、动态地实施养生、预防、治疗、康复的干预。

3. 首次明确提出“湿缠身区域”。在贵州省内存在一个由武陵山脉（主峰在东）、苗岭山脉

（主峰在南）、乌蒙山脉（主峰在西）、娄山山脉（主峰在北）等四条横断山脉围合而成的湿缠身区域。

4. 首次明确提出“湿缠身区域”内的湿邪特点。由于在“湿缠身区域”内，全年平均湿度达70%，超过了人体的正常适应范围，引发天人相应，首先出现外湿过盛而阻遏甚至逐渐耗散人体肺卫之气，让人产生“湿缠身”的濡、闷、困、重、凉等不适感。

5. 首次明确提出“湿缠身区域”内的外界阳特点。在“湿缠身区域”内，全年日照不足150天，助推了“湿缠身”的产生，同时影响人体及时合成维生素D。

6. 首次明确提出“湿缠身区域”内的元素特点。在“湿缠身区域”内，易溶于水的常量元素与微量元素相对容易流失，难溶于水的常量元素与微量元素相对容易沉积，引起当地物产中矿物质含量丰富，除必须密切关注重金属铅、砷、汞、镉、锡、镍、铬等是否超标，还需要密切关注氟、铝等元素是否超标，以防元素蓄积中毒。

7. 首次明确提出“湿缠身区域”内的“湿缠身”存在依据。第一望舌（舌苔厚腻，舌体润、胖大、边见齿痕）。第二是问自身感觉（濡、闷、困、重、凉）。第三是切脉（濡、滑、沉）。第四是处于“湿缠身区域”。第五是检验检测数据异常。具备前述五条中的任意三条，即可确定“湿缠身”存在。

8. 首次明确提出“湿缠身区域”内的人群在养生、预防、治疗、康复等环节的健康干预方法。

（1）“湿缠身区域”的养生。《黄帝内经•灵枢•本神》“故智者之养生也，必顺四时而适寒暑，和喜怒而安居处，节阴阳而调刚柔。如是则僻邪不至，长生久视”。《黄帝内经•素问•上古天真论》“虚邪贼风，避之有时；恬惔虚无，真气从之；精神内守，病安从来”。

首次明确提出养生大体包括规律性的生活习惯和适合性的生活习惯养成两个方面。

规律性的生活习惯有：按时作息，按时吃饭，定时变换体位，定时如厕，定时刷牙，定期洗澡，定期换内衣、内裤，定期翻晒被子、衣物等，定期整理生活用品，定期开门窗通风换气，定期彻底打扫室内卫生，等等都强调规律性。至于这个规律怎么具体化，则是因人而异，不宜一刀切的，别人的规律仅仅供参考。规律性的生活习惯贵在规律。

适合性的生活习惯有：食物摄入适量，饮水适量，饮酒适量，饮茶适量，运动适量，七情六欲宣泄适量等，都是强调一个适合性，也是因人而异，没有定论，以自己认为恰到好处，有舒服感为度。适合性的生活习惯贵在自己觉得适合。

同时，笔者强调宣讲养生观时必须明确说明：养生不是急功近利、立竿见影的调理项目，而是遵循生命规律又结合自身恰好适合的习惯性有益项目，没有明确的针对性，只有天长日久的注意养生，才会在不知不觉中有益于健康。

（2）“湿缠身区域”的预防。《黄帝内经•素问•四气调神大论》中提出了“不治已病治未病，不治已乱治未乱”。

首次明确提出预防是有针对性地防偏纠偏。生活习惯防偏纠偏的有：春不忙减衣秋不忙加衣，食物搭配多样化，生活在空气质量差的区域注意戴口罩，有条件的适当选择候鸟式生活，生活在平原地区注意饮用矿泉水、使用加氟牙膏等，都是强调一个防偏纠偏意识，主要是以生活经验和生活常识为基础，防患于未然。

首次明确提出在“湿缠身区域”，除了上述一般性预防事项外，从衣食住行等方面还应加强防偏纠偏养成下列有益的生活习惯。衣：穿吸湿性良好的内衣、内裤。食：适量增食辛温芳香之品，如“湿缠身”佐料（黄芪40克，党参40克，黄精40克，黑芝麻40克，山楂20克，大蒜20克，茯苓20克，橘皮20克，薏苡仁20克，木瓜20克，白芷20克，葛根20克，香薷10克，藿香10克，丁香10克，八角10克，小茴香10克，佛手10克，花椒10克，干姜10克，生姜10克，山柰10克，荜茇10克，草果10克，黑胡椒10克，莱菔子10，香橼10克，薄荷5克，天麻5克，砂仁5克。按照每1000克食材投放10克的比例，作为佐料）；适量食用以带来欣快感以消减闷、困、重、凉之感：酒、茶，预防外湿耗散卫气阻遏气机引起不适感觉闷、困、重、凉等的

"湿缠身"之品、预防外湿耗散为卫气阻遏气机引起不适感觉濡的"湿缠身"散。住：居住地务求保持干燥：高朗、阳光、通风良好；采用各种祛湿措施，如晒太阳除湿、空调除湿、生火除湿等。行：适量运动，运动项目以不长期接触水湿（例如非直接浸泡在水中的球类运动项目），或能够及时处理水湿为优选（例如往返行走10分钟以上及游泳，或者游泳后再加做别的让微汗出来的配套运动）。

首次明确提出在"湿缠身区域"，还需要注意下列4个方面。阳光照射不充分，人体头皮依靠日照合成维生素D将受到影响，进而影响钙代谢，可能引起钙代谢紊乱，宜多背对太阳晒以防钙代谢紊乱。碘易溶于水而随水流失，食物中容易缺碘，适当补充碘，比如选用含碘丰富的食材或食用加碘食盐。当地水中矿物质含量丰富，不需要补充矿物质，不适宜饮用矿泉水，而适宜饮用煮沸去矿的软水，以防矿物质沉积引起结石。

（3）"湿缠身区域"的治疗。首次明确提出"湿缠身区域"内总体要求不忘顾及"湿缠身"这一病机特点的存在；首次明确提出"湿缠身区域"内的人群，在"湿缠身"存在时，需要审查湿与风邪、寒邪相合，以及阻气、耗气、化热化痰等情况；首次明确提出在辨证论治的前提下单独或联合运用散湿、燥湿、化湿、渗湿、刮湿等具体方法，并推荐运用"湿缠身学派"创立者潘年松中医师设计的相应"药对"：麻葛、苦蛇、砂藿、芪肉、泽楂；"湿缠身"爽身粉（苦参100克，蛇床子50克，藿香25克，麻黄5克。仅外用）；"湿缠身"药饮（白术50克，茯苓25克，苍术25克，山楂25克，薏苡仁15克，藿香15克，泽泻5克，麻黄5克，砂仁5克。内服）。

首次明确提出需要特别注意"湿缠身学派"的健康观，与扶阳学派的病机认识立足于阳虚而直接上附姜，存在病机认识本质上的不同。

（4）"湿缠身区域"的康复。首次明确提出艾灸、矿疗、拔罐等，善于除湿的调理措施更值得提倡。

艾灸对于"湿缠身"有很好的解除作用，适宜在此区域大力提倡。首次明确提出施行艾灸的穴位宜主要选择关元、中脘、命门、足三里、丰隆、解溪等既便于寻找定位和施灸，又对"湿缠身"有很好解除作用的穴位。

矿疗的原理是加热沙石，用被加热的沙石偎贴身体，对于"湿缠身"有很好的解除作用，首次明确提出适宜在此区域大力提倡。

拔罐对于"湿缠身"有一定的解除作用，适宜选择普及百会、大椎、神阙、阴陵泉、涌泉等穴位，普及对这些穴位的拔罐常用调理手法，从而普及拔罐调理技术。

三、湿缠身学派的核心思想

在"湿缠身区域"内从事人体的具体养生、预防、治疗、康复等实操与科普活动，都应该高度重视"湿缠身区域"年均湿度达70%，年均150天以上无太阳这个外环境对人体健康的特殊影响。

四、湿缠身学派的核心师训

感恩，劳动，守法。

五、湿缠身学派的徽标

湿缠身学派™

SHI CHAN SHEN XUE PAI

图3 湿缠身学派徽标

六、湿缠身学派的实践与传播

"湿缠身学派"的实践及传播主要是三条途径。其一是临床实践；其二是学术宣讲；其三是师带徒。

临床运用实例以不断的临床报道方式进行发扬光大并供交流借鉴。学术交流以多种媒体以及学术、科普平台途径实施。至于师带徒，则取向于中医药、食品、艾灸、矿疗、拔罐等方向，采取成熟一个带教一个的原则招收徒弟，通过师带徒的方式，指导在一线工作的年轻技术人员，把握贵州"湿缠身区域"内的湿缠身特点，应该重视祛湿的理念与方法，传授给他们，实施对年轻人的具体培养，进而造福更广泛的人群。

国医年鉴

2021

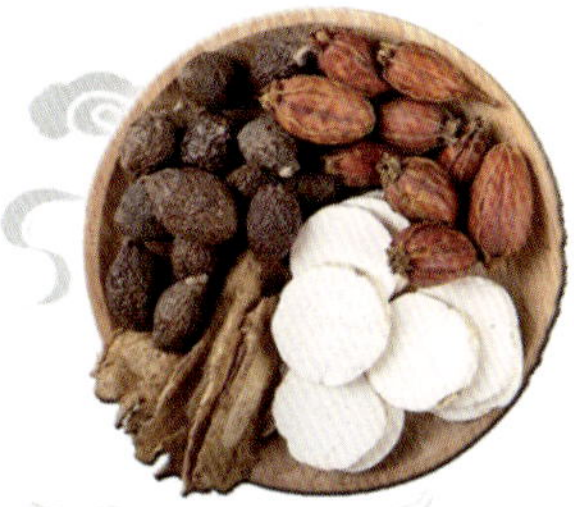

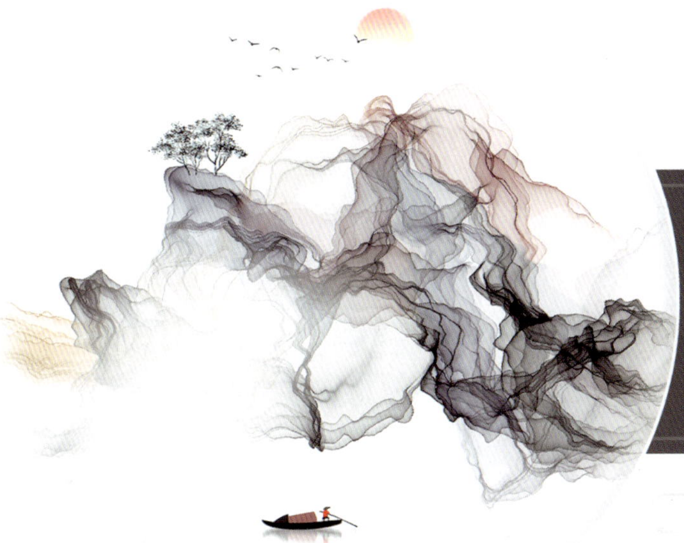

治未病与亚健康

治未病與亞健康

黄十字标识深入人心 亚健康防治方兴未艾

——全国首次“亚健康防治日”大型公益活动报道

亚健康源于中医“治未病”思想，《亚健康学》明确指出亚健康是指人体处于健康和疾病之间的一种低质状态，表现为活力降低、功能和适应能力减退的症状，但不符合现有疾病分类中的疾病诊断标准。2006年，中华中医药学会制定亚健康中医分类标准分为躯体亚健康；心理亚健康；社会交往亚健康。2008年开始亚健康学科体系建设。2012年经中华人民共和国教育部批准，湖南中医药大学设立“中医亚健康学”硕士点与博士点。2015年，国家职业大典新增了“中医亚健康医师”职业。2019年，世界中医药学会联合会制定亚健康分类标准为活动—休息型态亚健康；营养—代谢型态亚健康；排泄型态亚健康；感知型态亚健康；性—生殖型态亚健康；认知—应对—关系型态亚健康。随着医疗服务的改变，医疗机构设立亚健康科、亚健康门诊及治未病中心等。亚健康一词逐渐被老百姓所熟知，预防亚健康状态也成为人们对健康的基础需求。标识着黄十字的亚健康专业调理机构迅速地出现在人们的视野中，成为人们调养缓解身体不适的首选之处。

随着由中和亚健康服务中心面向全国征集“亚健康防治日”日期的结束，正值春末夏初的五月，迎来了第一个全国性的“亚健康防治日”公益活动，此次活动的举行受到健康产业、社会群众的热情关注。进一步也落实践行了《中共中央国务院关于促进中医药传承创新发展的意见》《国务院办公厅印发关于加快中医药特色发展若干政策措施的通知》要求，达到了“实施中医药文化传播行动，把中医药文化贯穿国民教育始终，中小学进一步丰富中医药文化教育，使中医药成为群众促进健康的文化自觉。”的目的。此活动得到了行业相关部门和组织的支持和认可。活动由中和亚健康服务中心主办；世界中医药学会联合会亚健康专业委员会、中国中药协会亚健康药物研究专业委员会、中国中医药研究促进会治未病与亚健康分会作为支持单位；北京市中和亚健康科学研究院、全国儿童健康工程办公室、全国亚健康干预效果测评中心、亚健康专业调理机构服务水平星级评审委员会、特许家族健康管理师技能等级考评中心、《国医年鉴》编委会办公室作为协办单位；中国亚健康产业总部基地运营管理中心和富智中和集团作为主会场的承办单位。主会场、全国50个分会场分布的代表嘉宾阵容庞大，云集一堂。按照活动实施方案的要求自行开展了以主题为：“亚健康防治，从关爱自我健康做起！”的不同体现形式的各类公益活动。初步统计全国各地机构开展了近千场公益活动，500余万人参加了活动。下面通过主会场和部分分会场活动现场报道展现本次大型公益活动的生动画面。

专题报道1：主会场、启动仪式

主会场由中国中药协会亚健康药物研究专

业委员会主任委员、中国亚健康产业总部基地运营管理中心主任朱嵘研究员主持人，在长沙市中国亚健康产业总部基地一楼大会议室举行，同期进行现场直播。首先由中和亚健康服务中心创建主任、亚健康之父孙涛教授和中华中医药学会治未病分会主任委员何清湖教授分别致辞，随后举行了首届“亚健康防治日”全国公益活动和不同主题活动的启动仪式。主题活动分别有：“百城千店万人亚健康防治进社区公益活动”“关注儿童亚健康，中医儿童体质科普知识进社区、进家庭、进校园公益活动”“双调技术进社区亚健康防治公益活动”“特许家族健康管理师（双调）推广工作站颁牌仪式”“关注女性生殖亚健康科普宣传进社区公益活动”“关注家族健康，预防亚健康”公益活动进社区等。

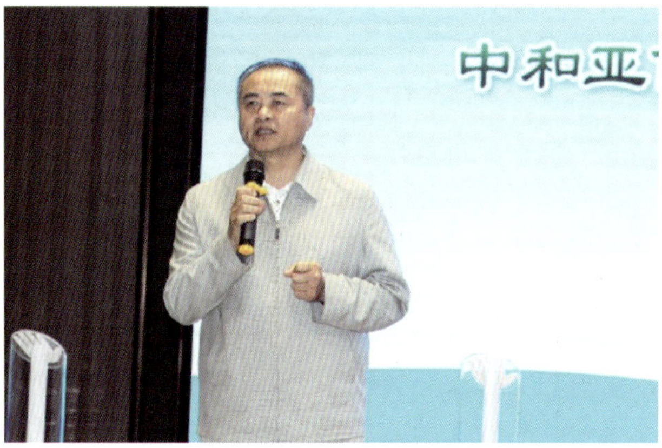

世界中医药学会联合会亚健康专业委员会会长、“亚健康之父”孙涛教授致辞

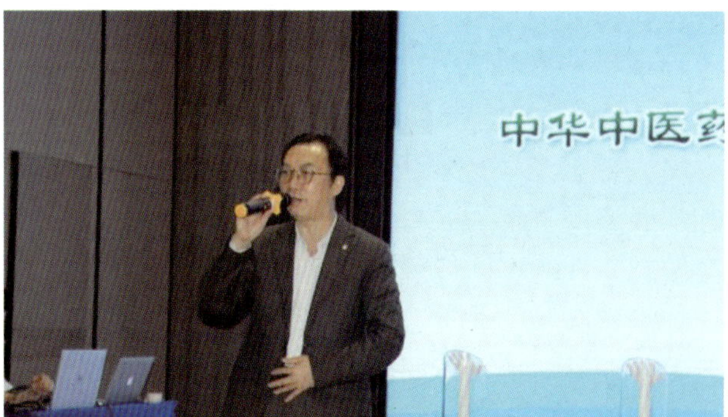

中华中医药学会治未病分会主任委员、湖南医药学院院长何清湖教授致辞

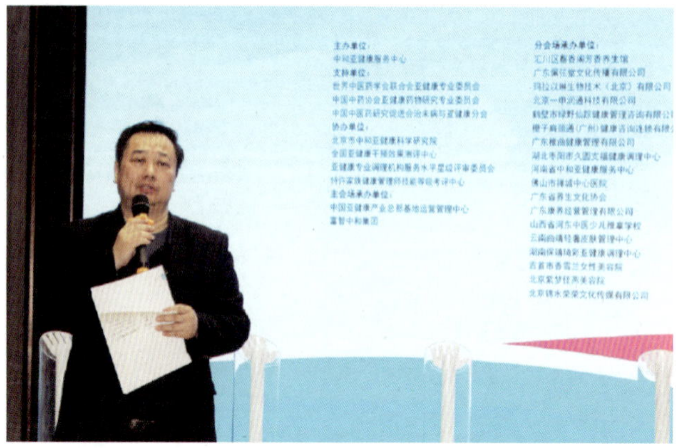

中国中药协会亚健康药物研究专业委员会主任委员、中国亚健康产业总部基地运营管理中心主任朱嵘研究员担任本次会议主持人

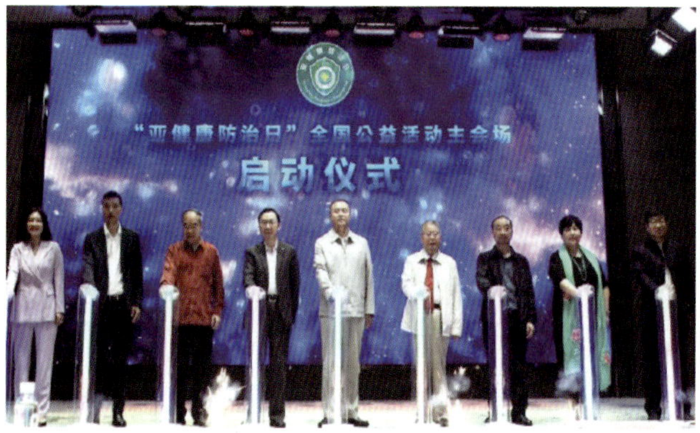

首届“亚健康防治日”全国公益活动启动仪式

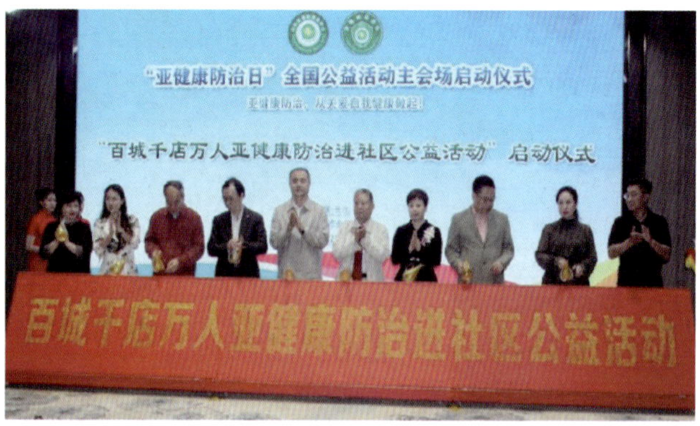

“百城千店万人亚健康防治进社区公益活动”启动仪式

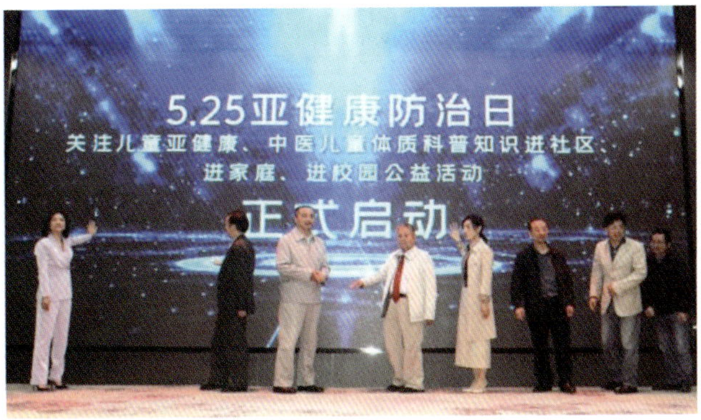

“关注儿童亚健康，中医儿童体质科普知识进社区、进家庭、进校园公益活动”启动仪式

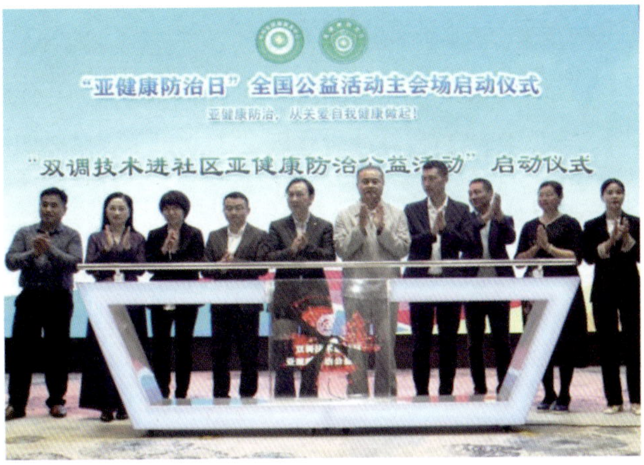

双调技术进社区亚健康防治公益活动启动仪式

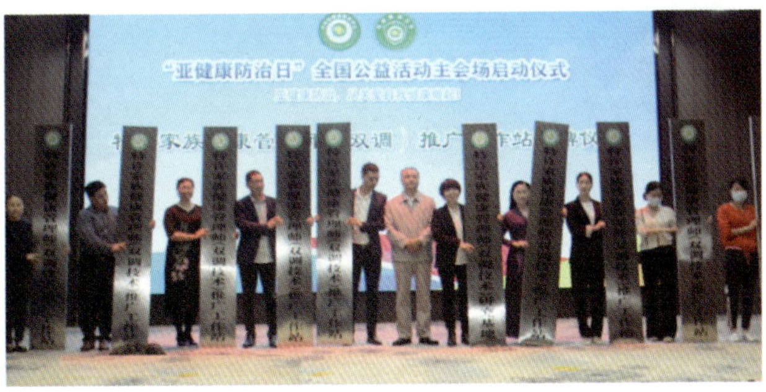

特许家族健康管理师（双调）推广工作站颁牌仪式

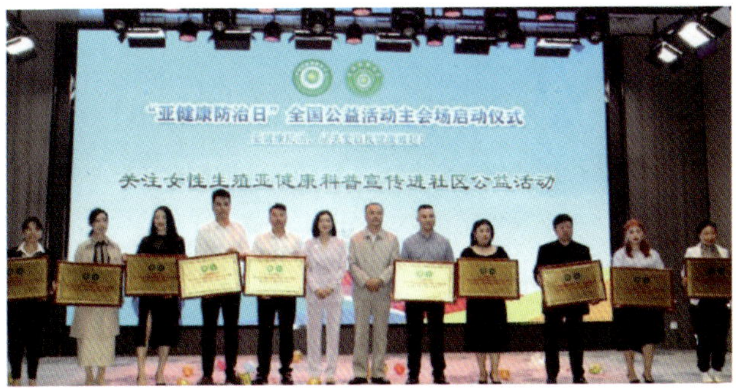

“关注女性生殖亚健康科普宣传进社区公益活动”启动仪式

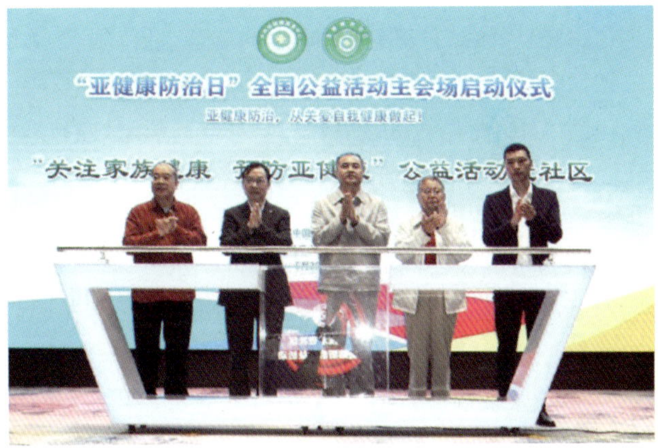

“关注家族健康，预防亚健康”公益活动进社区启动仪式

专题报道2：宣传、推广百项亚健康中医调理技术提升机构调理技能水平

单位名称：健康佰贰岁（广州）健康科技有限公司

活动负责人：黎芙蓉

活动内容：在2021年5月25日“亚健康防治日”公益活动，赵崇祯老师、冯科严老师及黎芙蓉健康巡讲员带领喜愈大健康养团队在各大社区和党群服务中心推广喜愈缘壶特色调理技术；拨筋手法＋6D能量灸等，把亚健康调理及公益活动讲座做到老百姓生活当中，为群众健康科普技术服务。

活动现场：

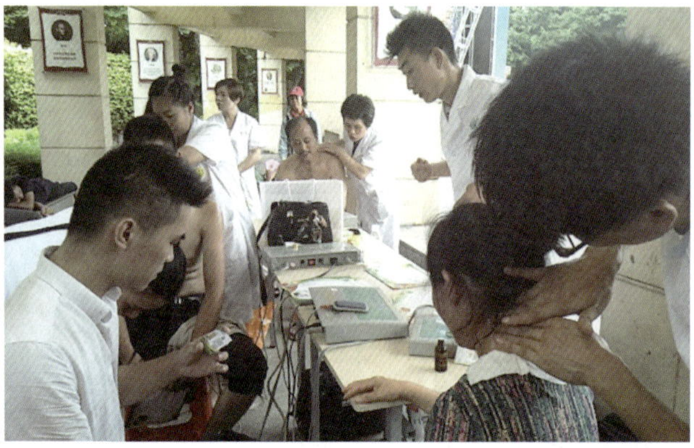

单位名称：广东家安健康科技集团有限公司

活动负责人：刘红妹

活动内容：在2021年5月25日“亚健康防治日”公益活动，家安集团主要围绕以亚健康防治为中心，通过健康讲座的方式进一步提高中医药养生保健技术在亚健康调理上的应用。家安集团作为产品研发生产企业，将努力研制对亚健康状态调理安全有效的产品，严格把控品质，为亚健康人群防治调理应用的产品尽职尽责，助力我国健康产业的良性发展。

活动现场：

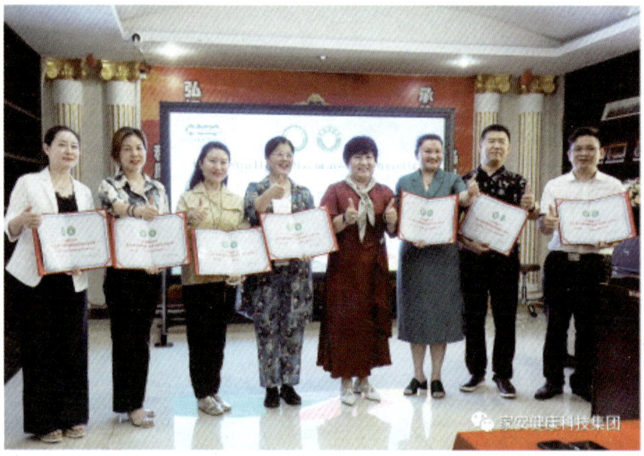

单位名称：江门市观源文化传播有限公司

活动负责人：钟洁君

活动内容：在阳江，钟洁君老师带领311健康服务队在各大社区和服务中心，宣传、推广百项亚健康中医调理技术脉络养元灸，把亚健康公益活动和讲座做到老百姓生活当中，同时启动了江门、广州、惠州、潮州、汕头、湛江、茂名等宣传推广。

活动现场：

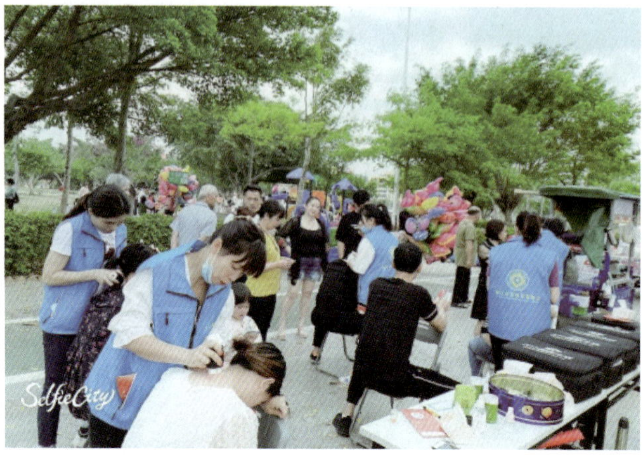

单位名称：科曼德生物科技（北京）有限公司

活动负责人：王健

活动内容：北京市内宣传、推广百项亚健康中医调理技术中医透皮给药，媚尔新娘私密健康养护健康宣传推广，助力健康中国梦，王健老师带领大健康养生团队在各大社区和党群服务中心，把亚健康调理及公益活动和讲座做到老百姓生活当中，为人民服务。

活动现场：

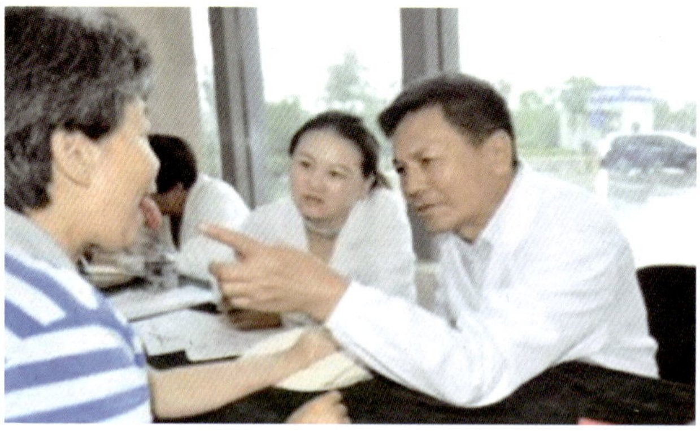

单位名称：石家庄金赋康健康管理咨询有限公司

活动负责人：肖建利

活动内容：2021年5月25日我们迎来了首届“亚健康防治日”，金赋康健康管理公司积极响应并参与其中。公司总部及其所有社区亚健康调理服务站全部投入此次公益行的活动中，让更多的人免费享受到了金赋康温灸罐，让民众对亚健康的防治有了正确的认识。

活动现场：

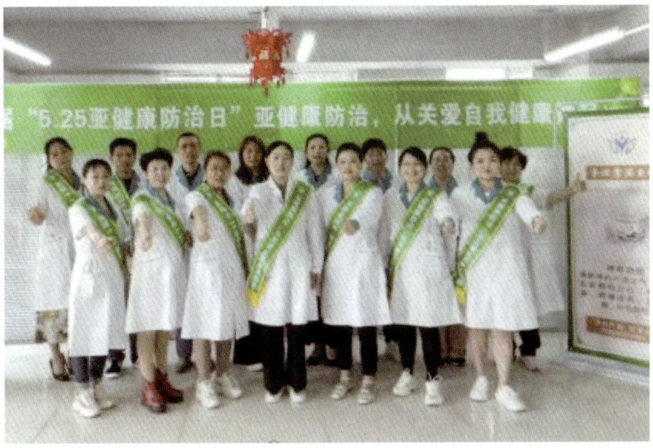
“5.25亚健康防治日”亚健康防治，从关爱自我健康

单位名称：湖北省罗田县恒颜美业

活动负责人：张静

活动内容：现代人的生活习惯导致很多人的濡闷困重凉等亚健康状态比较多，2021年5月25日公益活动，结合三伏灸给客户宣传，做体验，做活动，让客户享受到实惠。

活动现场：

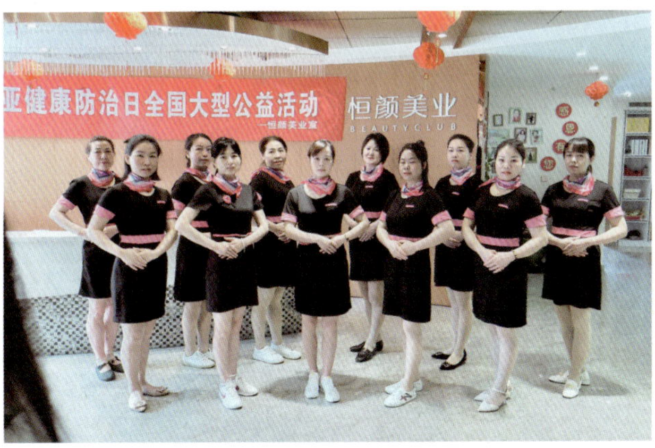
亚健康防治日全国大型公益活动
恒颜美业

单位名称：湖南省龙山县名媛仕佳美容院

活动负责人：舒利平

活动内容：因湖南省龙山县地处于亚热带大陆性湿润气候区，平均湿度为80%，而最多霜冻日数为106天，俗话说“寒湿为万病之源”。在5•25亚健康防治日活动当天，敖氏彭文静老师，专程下店指导，给我们顾客诊断后提出调理建议，活动进行4天时间，泡浴顾客滔滔不绝，对敖氏泡浴效果赞不绝口。

活动现场：

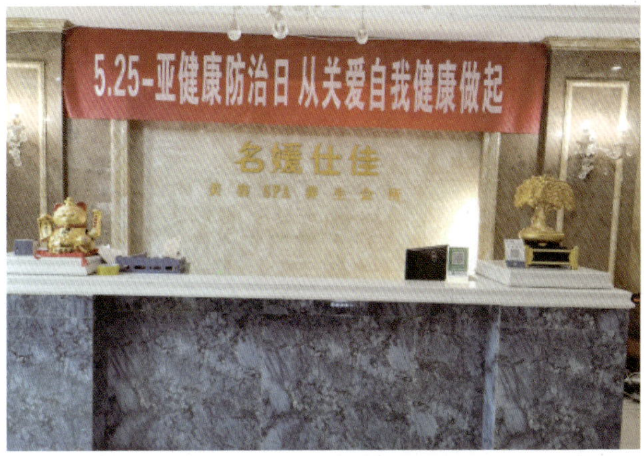
5.25-亚健康防治日 从关爱自我健康做起
名媛仕佳

单位名称：北京梅兰汇友美容美发有限公司

活动负责人：刘在良　高凤娟

活动内容：刘在良老师、高凤娟带领健康养生团队在各大社区和服务中心宣传、推广百项亚健康中医调理技术中医透皮给药，把亚健康调理及公益讲座做到老百姓生活当中，为人民服务。

活动现场：

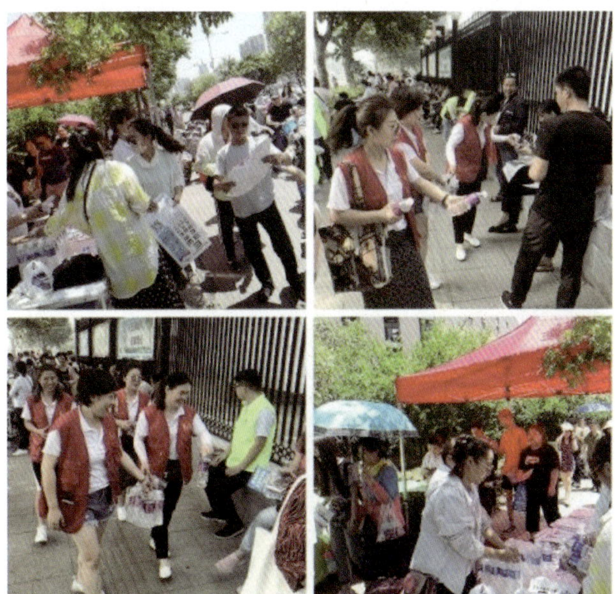

单位名称：碧御轩连锁养生机构

活动负责人：李艳玲

活动内容：在广东、湖南、安徽、河北等省同时宣传、推广，宣传百项亚健康中医调理技术经络疏通+便捷艾灸，提倡新中式养生，传承中医文化，结合现代科技，让国民由内而外散发健康的自然之美。宣扬中华养生文化，实现全民养生风潮，构建幸福美好生活。

活动现场：

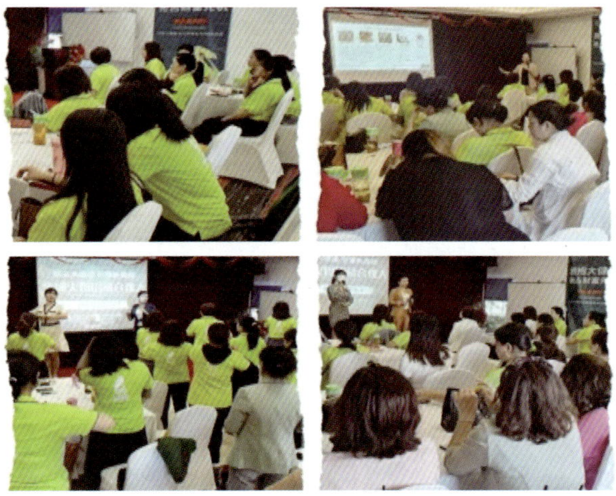

单位名称：北京缘壶健康管理有限公司

活动负责人：雷生腾

活动内容：在北京、广州、上海、江苏、湖南、深圳等省市同时启动、推广、宣传特色诊疗技术缘壶健康管家，助力“中国健康•健康中国人”的梦想，由公司派老师带领5•25健康服务队在各大社区和党群服务中心，把健康公益活动和讲座做到老百姓生活当中，为人民服务。

活动现场：

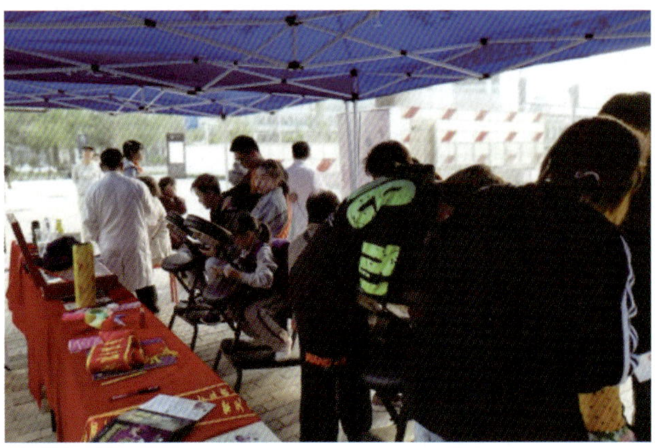

单位名称：内蒙古康养妆缘健康管理有限公司

活动负责人：王云

活动内容：内蒙古自治区内宣传、推广百项亚健康中医调理技术中医透皮给药，缘壶健康管家宣传、推广助力健康中国梦。王云老师带领大健康养生团队在各大社区和党群服务中心，把亚健康调理及公益活动和讲座做到老百姓生活当中。

活动现场：

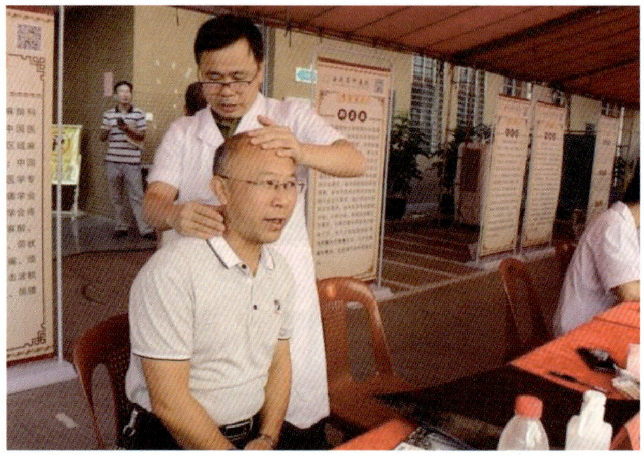

单位名称：紫元堂（河南）健康管理有限公司

活动负责人：刘军岭

活动内容：河南省内宣传、推广百项亚健康中医调理技术，助力健康中国梦。刘军岭老师带领大健康养生团队在各大社区和党群服务中心，把亚健康调理及公益活动与讲座做到老百姓生活当中，为人民服务。

活动现场：

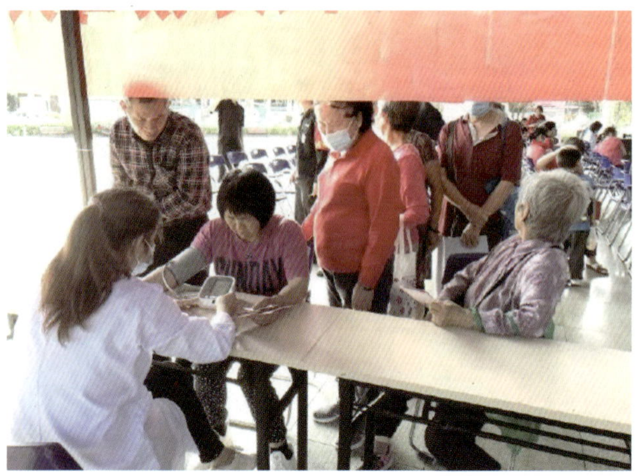

单位名称：恒康丽美（福州）健康科技有限公司

活动负责人：林振群

活动内容：为配合2021年5月25日亚健康防治日，展开为期一周的公益活动，2021年5月31日恒康丽美在福州喜来登酒店召开第一届爱乐烯适用说明暨九项学术报告。会上胡益民博士针对甲状腺疾病的防治做了重要的精彩发言。同时对百项亚健康中医调理技术“爱乐烯”品牌的产品原理和作用做了详细介绍。

活动现场：

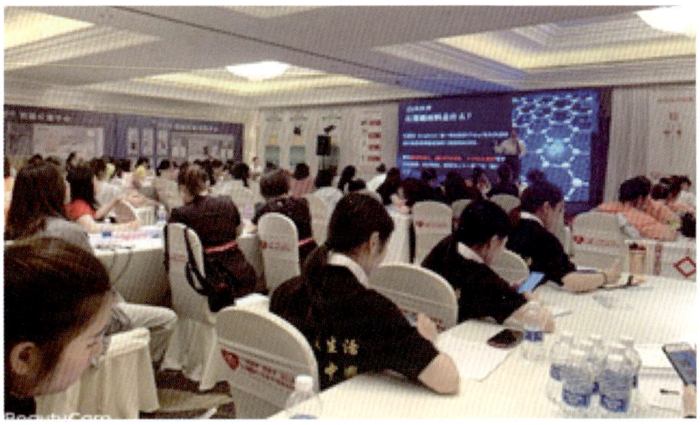

专题报道3：科学测评 精准调养

单位名称：乐山沐川维慈怡声亚健康专业调理机构

活动负责人：罗昭发

活动内容：机构设有体质调理辨识区、中医智能红外检测区、调理区等功能区，2021年5月25日开展咨询测评健康服务，为社区业主带去温暖，走进社区帮助病痛患者远离疼痛，舒展生命。

活动现场：

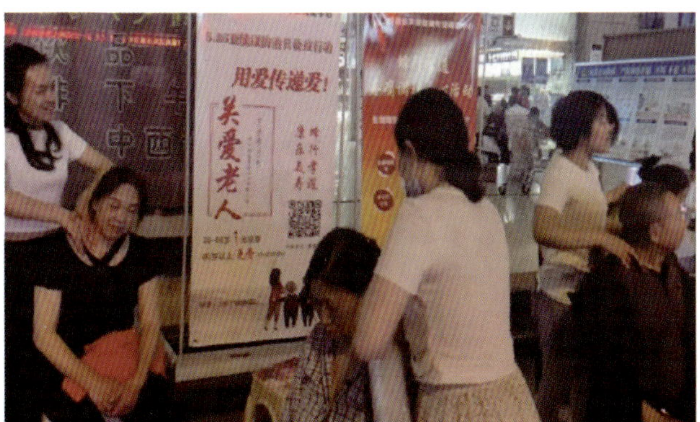

专题报道4：宣传“健康4S”服务理念 树立亚健康专业调理机构专业形象

单位名称：长沙中推堂亚健康调理中心

活动负责人：王明亚

活动内容：2021年5月25日亚健康防治日期间组织了为期4天的亚健康防治讲座，群众参与者可获中推堂亚健康调理师制定的专业、合理的亚健康调理方案。方案中含中医推拿、中医正骨、专家建议、循经艾灸、特种刮痧、药蜂蜡疗、经络拔罐、古法耳疗、眼部保养、中药热敷、中药熏蒸、食疗茶疗、睡眠调理、传统功法（太极拳、八段锦、五禽戏、马王堆导引术）、少儿推拿、白领养生、女性保健等本中推堂的特色调理项目。

活动现场：

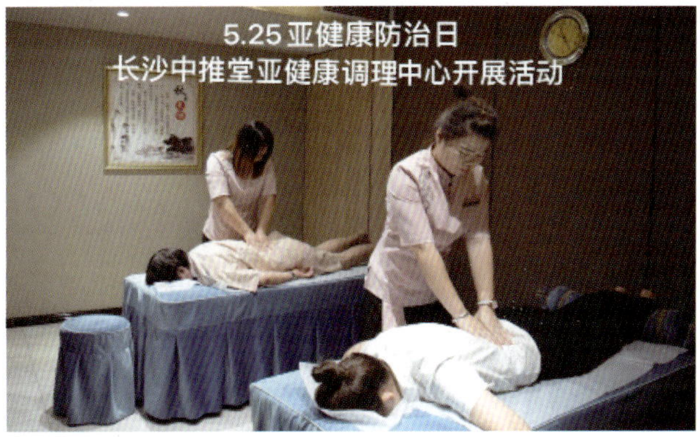

单位名称： 邵武市瑜辰美容美体馆

活动负责人： 何峰

活动内容：瑜辰以经络养生为特色调理亚健康的机构，主张养护要遵循自然规律，让人体恢复自身的平衡，恢复人体自有的自愈力来达到健康养生的目的，远离疾病。预防大于治疗，养生馆坚持以理疗效果为导向，追求专业极致。

活动现场：

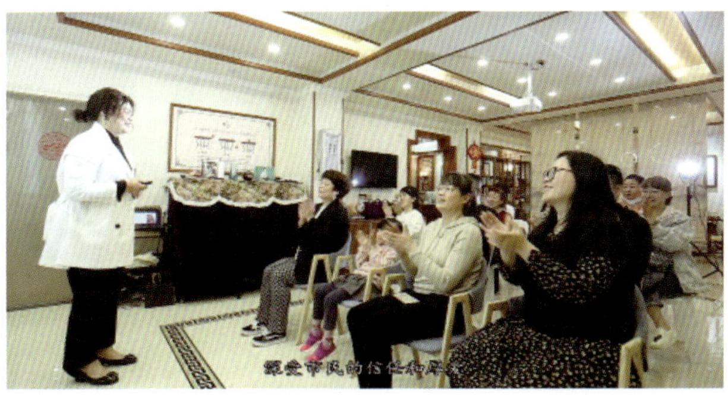

单位名称：广东香山云谷健康产业园、广东香山云谷健康管理有限公司

活动负责人：雷鹏飞

活动内容：香山云谷健康产业园“亚健康防治日”分会场与各省市70余个活动分站点互动，并同步线上直播。雷鹏飞董事长希望通过亚健康调理和健康管理体系的标准化输出，将专业的亚健康防治体系传播到千家万户。

活动现场：

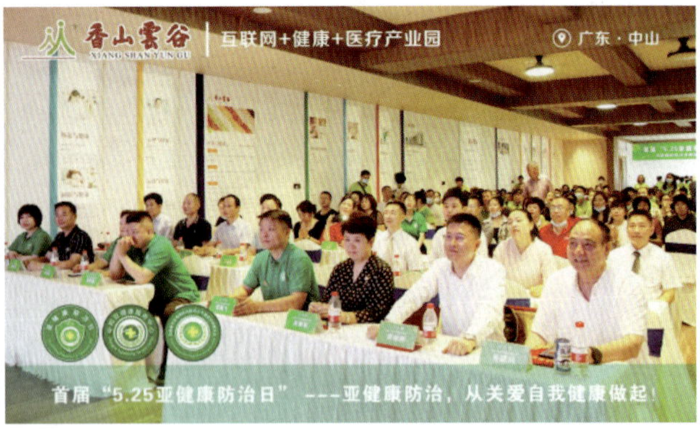

单位名称：北京联核星评健康管理服务中心

活动负责人：秦艳荣

活动内容：按照首次5•25“亚健康防治日”公益活动启动仪式的统一部署，在广东“香山云谷”大健康产业园举办中山会场活动，携手全国70余家分站点与长沙主会场实现视频连线互动。同步还举办“黄十字”标准化建设宣讲、“百项亚健康中医调理技术”项目路演、亚健康防治公益体验等丰富多彩的活动，并且通过在线直播平台与广大网友互动，活动效果显著。

活动现场：

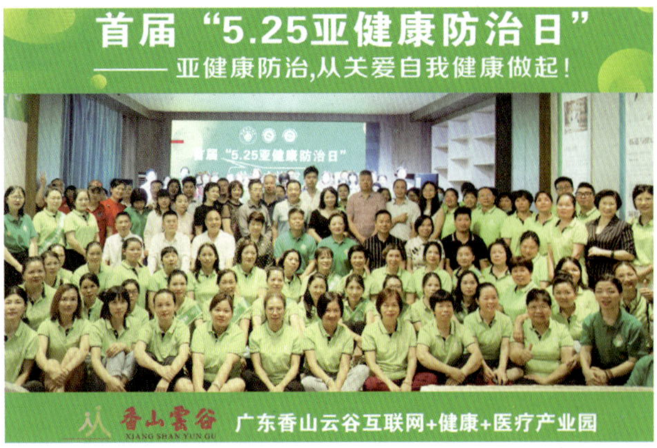

单位名称：枣阳市久圆支福亚健康调理中心

活动负责人：马绿驿

活动内容：亚健康防治日，敖氏521“我爱腰”主题活动同“5•25亚健康防治日”结合进行，当天进行了中医药干预亚健康科普讲座，免费敖氏药浴体验、红外亚健康检测、痛症调制等，全方位为枣阳人民健康保驾护航。

活动现场：

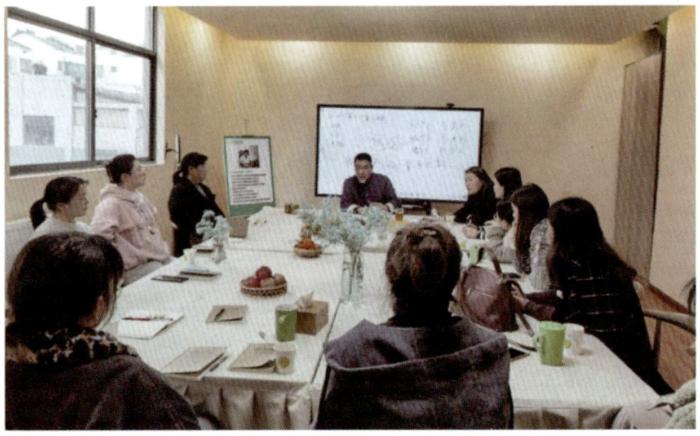

专题报道5：推动特许家族健康管理师培训工作 培养家庭健康管家

单位名称：广东省御懿生物科技发展有限公司

活动负责人：郭敏华

活动内容：亚健康防治日我司特许家族健康管理师培训基地联合广州市武术协会太极推手会主办“璀璨人生书慧”读书分享。本期活动邀请会长崔玉成先生分享书籍《百岁人生》，长寿，需要做好准备；做好心理建设与职业的储备；做好财务规划，培养健康的人际关系。使人们活得更长久。

活动现场：

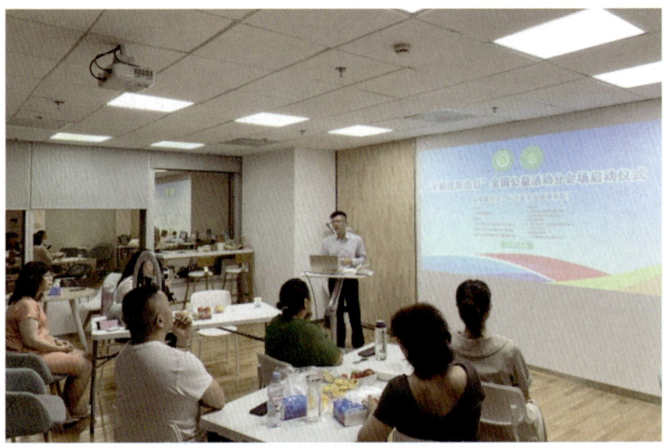

单位名称：北京大国中医科技有限公司

活动负责人：范杰

活动内容：结合“全国5•25亚健康防治日”活动，联合“大国传承”技艺专家，在北京共同开展了“特许家族健康管理师”无痛正骨技术培训，有12个来自全国各地的“个人工作室”参加，并在2021年5月25日当日开展了亚健康调理公益活动。

活动现场：

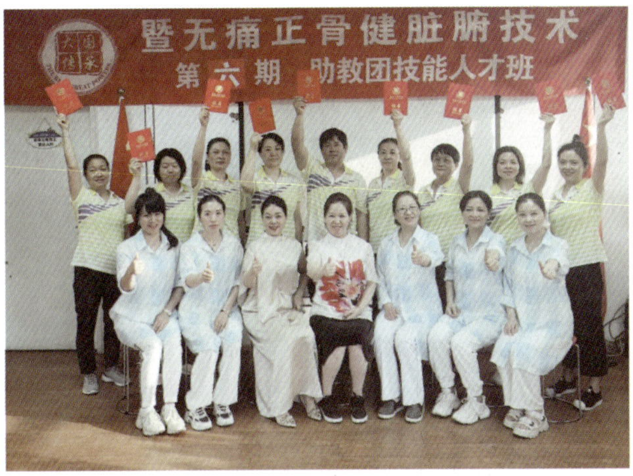

单位名称：温州市鹿城区蒲鞋市高姐健康咨询服务部

活动负责人：高丽

活动内容：特许家族健康管理师“高丽工作室”在温州本店，开展“全国5•25亚健康防治日”公益活动，深受百姓好评，并期望能经常开展亚健康科普与惠民活动。

活动现场：

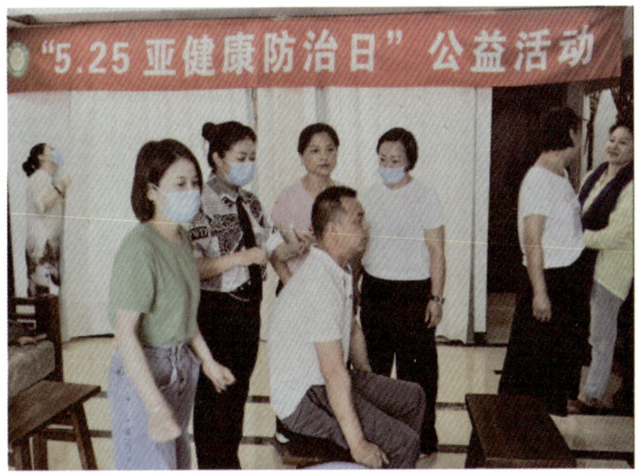

单位名称：玛拉以琳生物技术（北京）有限公司

活动负责人：李艳华

活动内容：2021年5月25日亚健康防治活动，从关爱自己做起，通过特许家族健康管理师培训及辣木素养营养餐，均衡饮食干预调理，配合脊柱亚健康调理床、养生机、打坐仪等调理设备，让参与者获益。

活动现场：

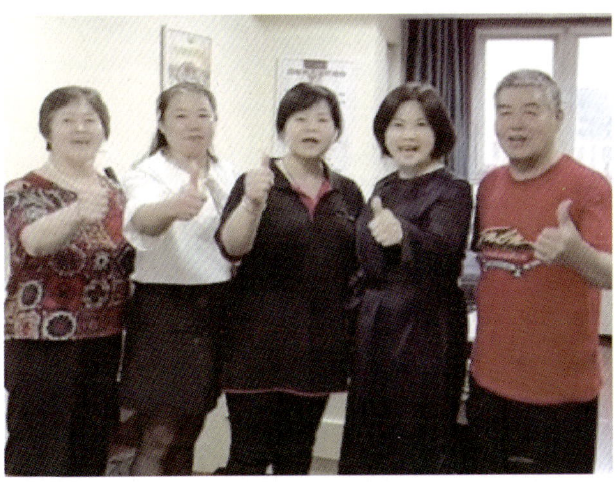

单位名称：杭州芈镧文化咨询有限公司

活动负责人：陈东寅

活动内容：特许家族健康管理师“陈东寅工作室”与杭州芈镧文化咨询有限公司联合，在杭州开展“全国5•25亚健康防治日”公益活动，深受百姓好评，并期望能经常开展亚健康科普与惠民活动。

活动现场：

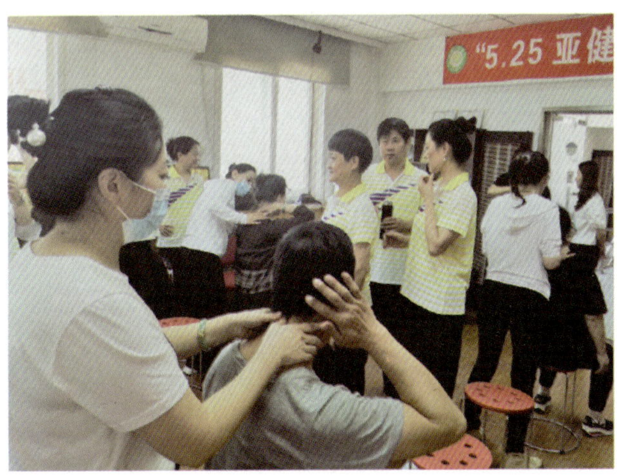

单位名称：瑞安市熙望车业服务有限公司

活动负责人：陈海燕

活动内容：特许家族健康管理师“陈海燕工作室”与瑞安市熙望车业服务有限公司联合，在温州开展“全国5•25亚健康防治日”公益活动，为广大司机与车行工作人员进行亚健调理，感动很多人，也带动很多人了解和认知亚健康。

活动现场：

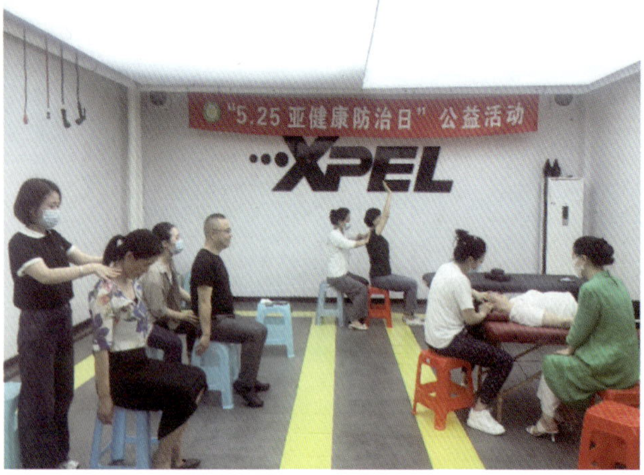

单位名称：瑞安市姿韵美容院

活动负责人：周秀玉

活动内容：特许家族健康管理师“周秀玉工作室”在瑞安本店，开展“全国5•25亚健康防治日”公益活动，大力宣传和推广亚健康知识与技能，并期望能经常开展亚健康科普与惠民活动。

活动现场：

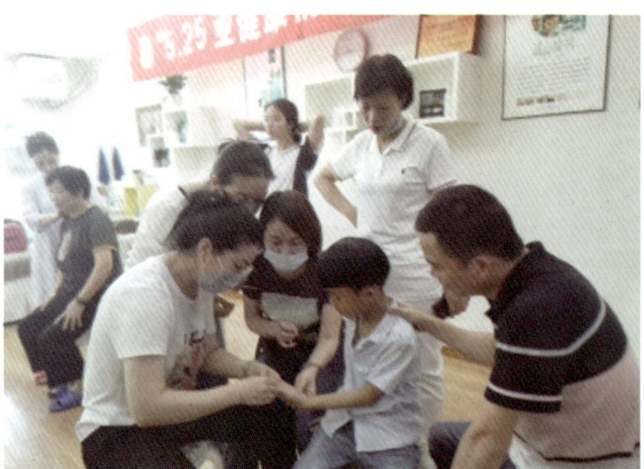

专题报道6：亚健康防治要从娃娃抓起

单位名称：全国中医药儿童健康工程陕西办公室

活动负责人：杨亚萍

活动内容：为响应国家政策，大力推动中医药外治疗法，减少抗生素、输液对孩子的伤害，在全国中医药儿童健康工程陕西办公室的带领下，于5•25首个亚健康防治日在西安泾河工业园马家湾中和康贝，开展亚健康防治要从娃娃抓起之“儿童常见亚健康症状及防治”公益讲座。本次公益活动由西安中和康贝机构负责人杨亚萍总经理及西安市中心医院妇产科孙医生讲解幼儿常见亚健康症状及防治，并带领专业的团队老师对儿童进行义诊，做体质辨证，从医疗、营养、中医保健入手，给予儿童最合理的整体调理方案，全面呵护儿童健康成长。

活动现场：

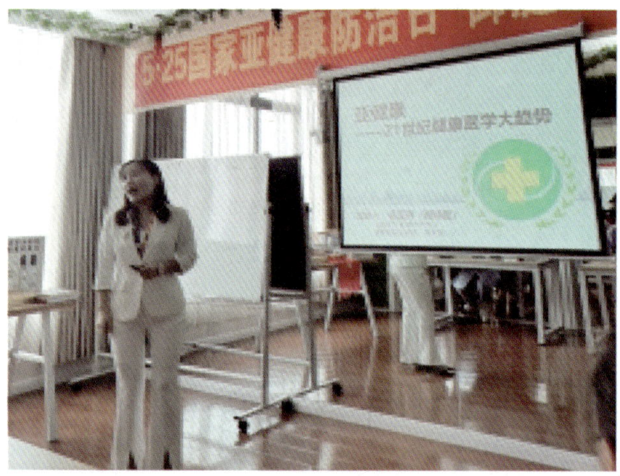

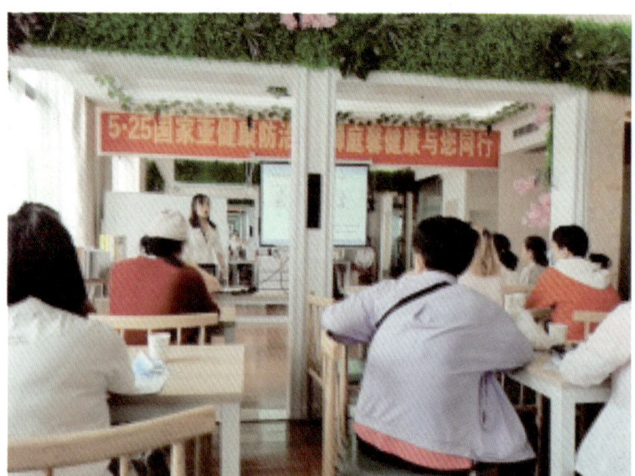

单位名称：成都市本草幼幼健康科技有限公司成都幼幼堂总店

活动负责人：陈芳英

活动内容：结合5•25亚健康防治日展开活动主题：关注儿童亚健康，幼幼堂请您从“小”做起。幼幼堂创始人陈芳英老师为大家普及亚健康知识，以及儿童亚健康问题存在的原因和解决办法。宣导绿色疗法，关注儿童健康。

活动现场：

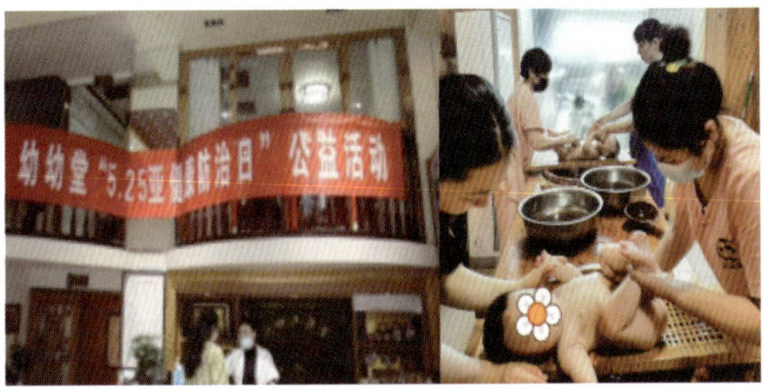

单位名称：艾加分儿童亚健康调理专门店

活动负责人：袁晶婷

活动内容：艾加分，是一个有爱的团队，拥有十年以上行业经验，传播中医药养生文化。本单位根据臣字门特色技术传承，调理儿童亚健康状态，自疫情开始更注重母子同调。此次亚健康防治日也推出了母子同调公益服务，为儿童提供免费的草本浴和小儿推拿服务，为妈妈们提供免费的艾灸服务，深得客户的一致好评。

活动现场：

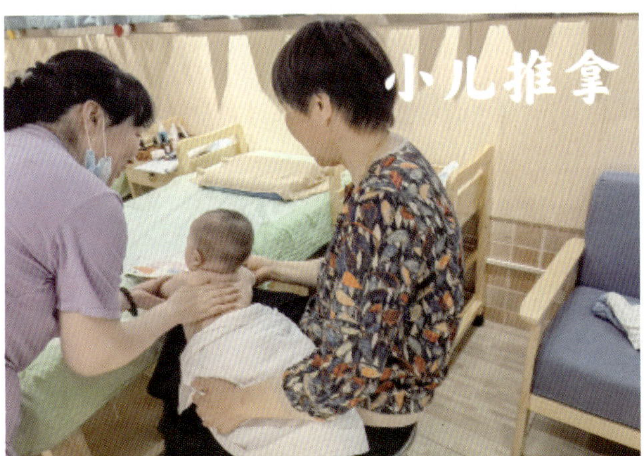

专题报道7：中医治未病与亚健康防治生活化公益讲座

单位名称：贵州省遵义市汇川区馨香阁芳香养生馆

活动负责人：杨敏

活动内容：根据贵州“湿缠身区域”，全年日照天数不足150天，全年空气中的平均湿度达70%。外湿侵犯人体导致人体濡闷困重凉等亚健康状态，邀请湿缠身流派掌门人潘年松教授进行科普讲座及合理化亚健康调理建议。

活动现场：

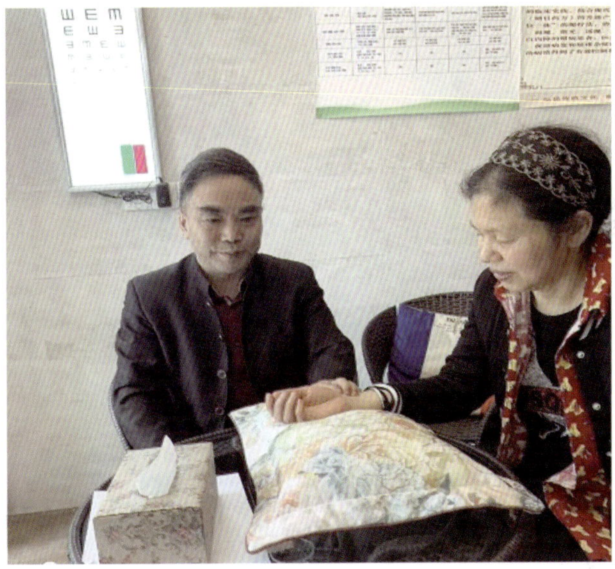

单位名称：北京一申润通科技有限公司

活动负责人：张欣

活动内容：太极疗用医武融合服务助力“亚健康防治日”公益行，走进海淀区农科院社区，为居民举办了“运动健康知识素养讲座”，主讲老师段帅在分享中将中医理论与太极养生相结合，带领大家通过认知提升和掌握科学运动技巧来帮助居民朋友提升亚健康防治知识和技能。当周，太极疗还在多家社区和医院开展相关主题的太极运动处方指导服务，持续传播治病于未的亚健康防治理念。

活动现场：

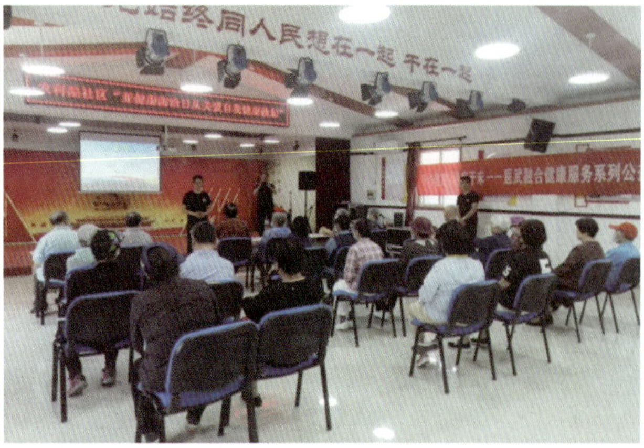

单位名称：鹤壁市绿野仙踪健康管理咨询有限公司

活动负责人：郑海燕

活动内容：亚健康防治日进行眼健康管理的推广和普及，让眼健康走进每个家庭，让人人都会，人人都懂，保护眼睛。

活动现场：

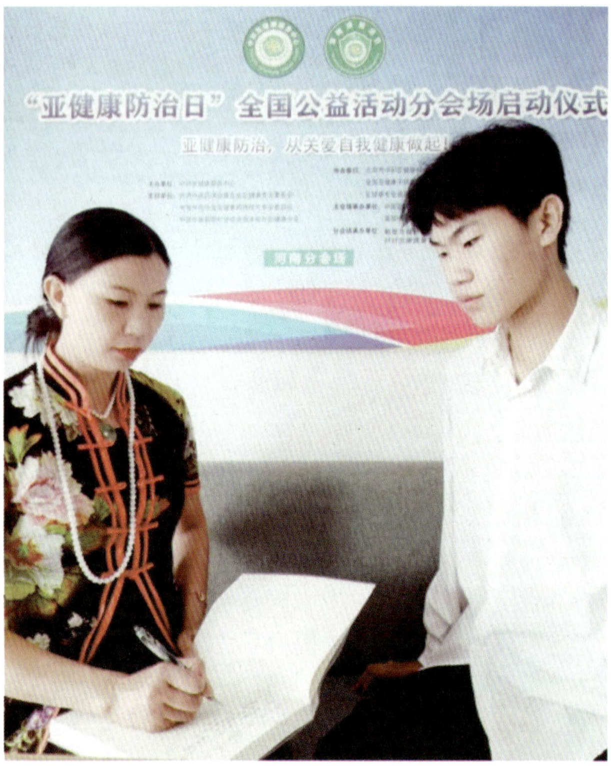

单位名称：河南御莉海霞健康科技有限公司

活动负责人：彭海霞

活动内容：御莉海霞一直秉承专业的品质，精准诊断，精准调理，精准服务的理念，御莉海霞以“中医身心灵亚健康防治”更方便的新型引导方式传播亚健康防治。

活动现场：

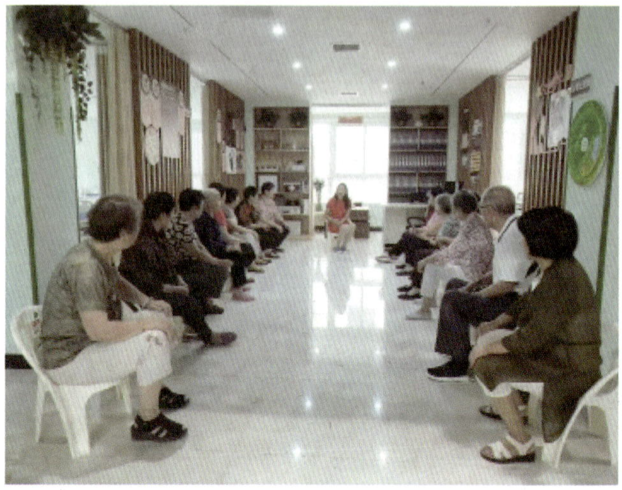

单位名称：呼和浩特市蒙医中医医院治未病中心

活动负责人：朱晓

活动内容：治未病提倡预防保健围绕健康这个中心，健康宣教、动态调整、主动养生、融治未病于自然生活。突出中医特色，创新干预技术，防疾病传变与复发，重视病前状态调养，防病于萌芽，从而达到让人不生病、少生病，健康中国的奋斗目标，体现出“上工治未病”的内涵。

活动现场：

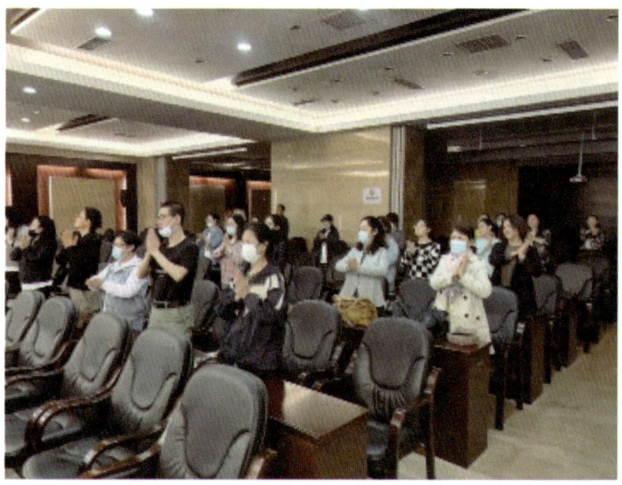

单位名称：湖南众一泰文化传播有限责任公司

活动负责人：周薇

活动内容：身之主宰便是“心”，万病之源也是由心而起，身心健康才是真正意义上的健康。围绕心理健康为主题众一泰在亚健康防治日开展了情绪管理的公益沙龙讲座。今后众一泰将以两大板块为主：一对一、一对多（公司）心理咨询服务及相关心理版块人员的培养；为广大中医机构、个人进行策划、运营以及宣传推广。

活动现场：

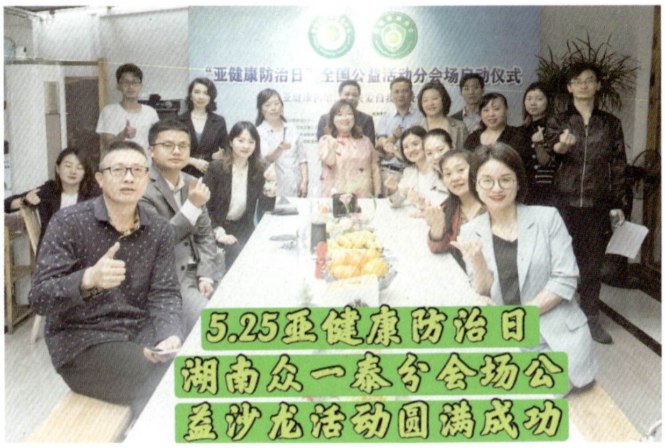

单位名称：沃曼生命科技（浙江）有限公司

活动负责人：简孝通

活动内容：利用沃曼自主核心技术——元能光波分子活性技术，并结合“元能健康操”、健康公益讲座等手段，帮助大家在生活中简单高效地实现自主健康管理，促进气血运行，快速提升组织的功能态，从而达到有效亚健康防治的目的，真正实现“健康来自生活”。

活动现场：

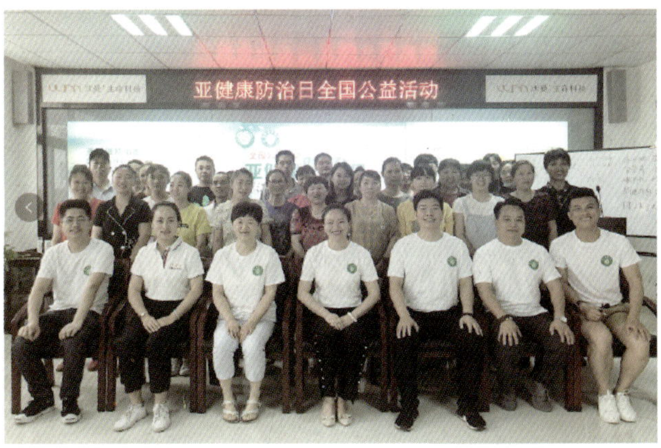

单位名称：四川浩翔护维亚健康咨询服务有限公司

活动负责人：王越

活动内容：5•25亚健康防治日启动会议，特邀部分合作伙伴参加，亚健康防治走进社区，普及养生知识，在社区服务中将中医养生观念渗入到人们生活各方面，让更多人真正感受身心自然舒展后，生命所绽放出的健康美丽。

活动现场：

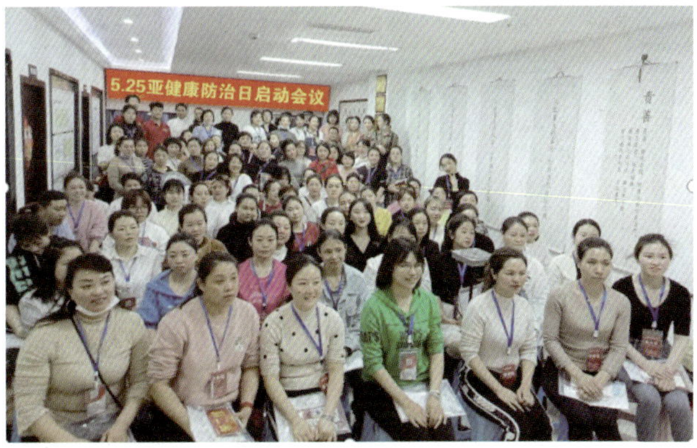

单位名称：湖北和荷健康科技有限公司

活动负责人：黄晓翔 王庆亮

活动内容：立足新英雄城市武汉，公益传播针对心脑血管疾病的预防和调理。产品鲟纳茯精华片是肠溶型口服靶向血栓，其主要成分枯草杆菌溶栓酶在茯苓的精准导航下精准靶向溶栓，通过鲟鱼肽进行排毒代谢。此次公益活动得到了广大与会市民的充分认可，纷纷表示愿意积极参与亚健康防治公益讲座。

活动现场：

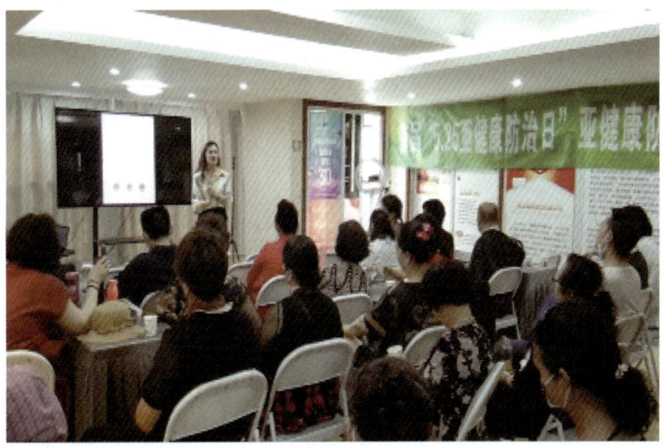

单位名称：通辽市宇民同乐健康管理服务有限公司旗下门店

活动负责人：田宇

活动内容：宣讲推广亚健康专业调理机构服务水平星际评审委员会制定标准化、专业化、规范化、行业标准定义；“黄十字”标示对大健康产业的赋能含义。5•25亚健康防治日设立对大健康产业发展未来具有深远意义。红外调理技术运用于健康产业中会以生活化展现。

活动现场：

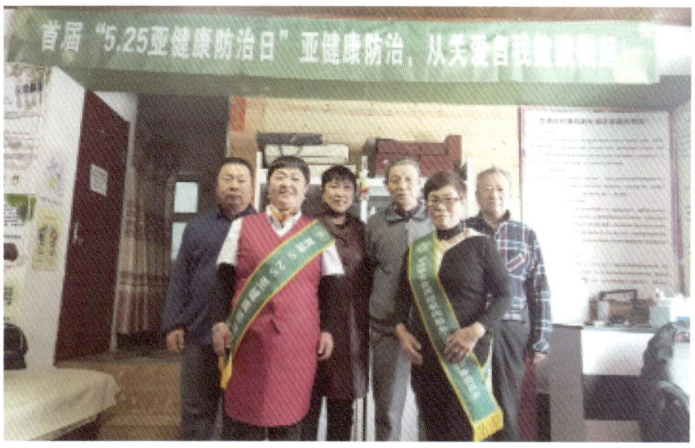

单位名称：克拉玛依区楚灸棠健康调理中心

活动负责人：刘小兰

活动内容：新疆地处西北边疆，冬季严寒天气长达四个多月，最低温度达零下40℃，饮食结构以肉类为主，受外寒及饮食导致人体风湿病、肥胖、心脑血管疾病居多，根据这些亚健康状态克拉玛依楚灸棠进行了“关爱健康”亚健康防治科普讲座及合理化亚健康调理方案。

活动现场：

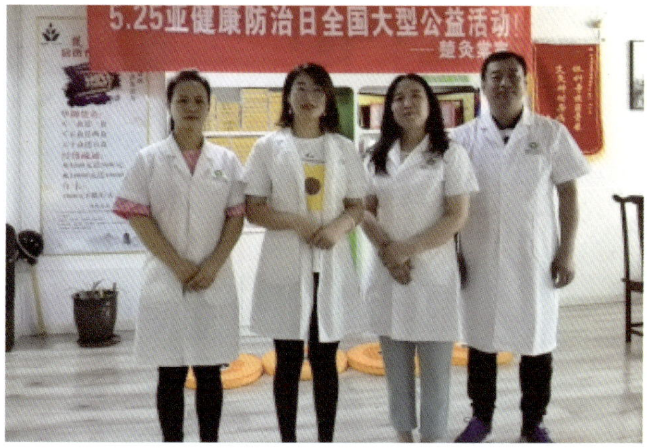

单位名称：湖北省襄阳市艾善居健康管理有限公司

活动负责人：姚冬利

活动内容：本次公益活动由“艾灸疼痛调理”导师姚冬利坐镇，配合本店5名调理老师，亲自给前来咨询的百姓审查身体“疼痛”的情况，并对已经出现的疼痛等亚健康状态的人提出合理化亚健康调理建议。

活动现场：

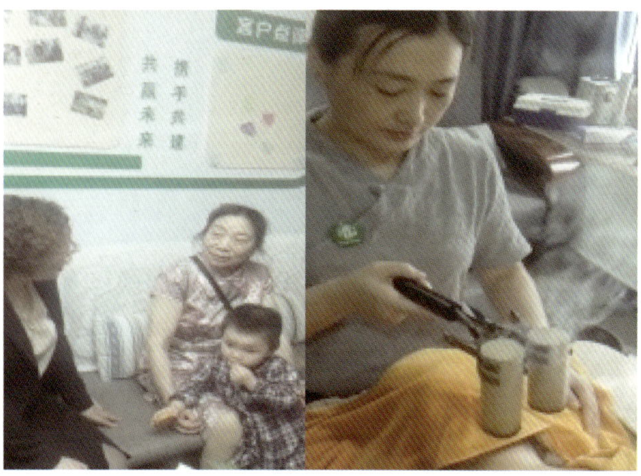

单位名称：湖南省张家界市养之道健康管理有限公司

活动负责人：涂小红

活动内容：因当地居民对日常养生的观念不强烈，亚健康人员越来越多，希望越来越多的人把养生带进生活，影响更多的人的带动更多的家庭全员养生，让身体更健康，家庭更和谐幸福，不要给家人和国家添负担。

活动现场：

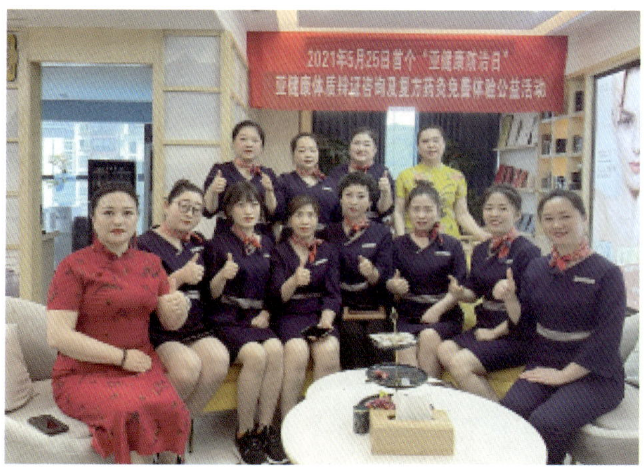

单位名称：广州晨升生物科技有限公司

活动负责人：王珍

活动内容：在首届亚健康防治日大型公益活动上启动了“关注女性生殖亚健康，从关爱自我健康做起”。以“关注女性生殖亚健康，科学普及进社区公益活动”向社会发起“女性生殖健康金丝带公益大使”招募，并遴选出“女性生殖亚健康售后服务中心”为成千上万女性提供健康、抗衰、逆龄一站式解决方案。

活动现场：

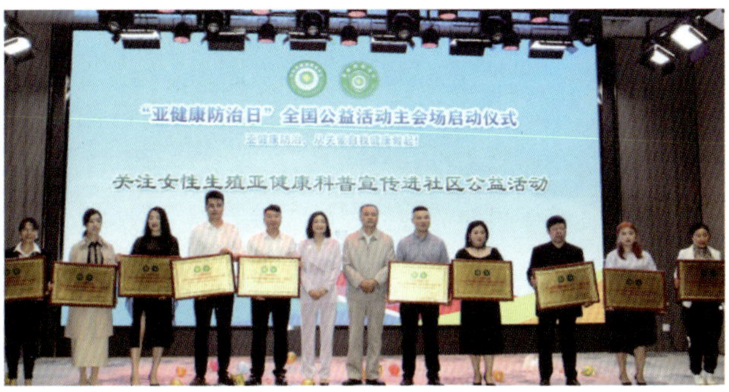

单位名称：湖北华御生物科技有限公司

活动负责人：李淑芹

活动内容：新冠疫情给湖北人民一个光荣的称号“英雄的人民”，让湖北人知道健康的重要性；亚健康防治从我爱我做起；“食饮有节、起居有常”的健康生活方式。亚健康防治日特邀湖北华御生物科技有限公司创始人李淑芹为大家进行科学养生的日常生活知识科普宣讲：未病养生，养生就是防火，治病就是救火，预防大于治疗的中医预防观。

活动现场：

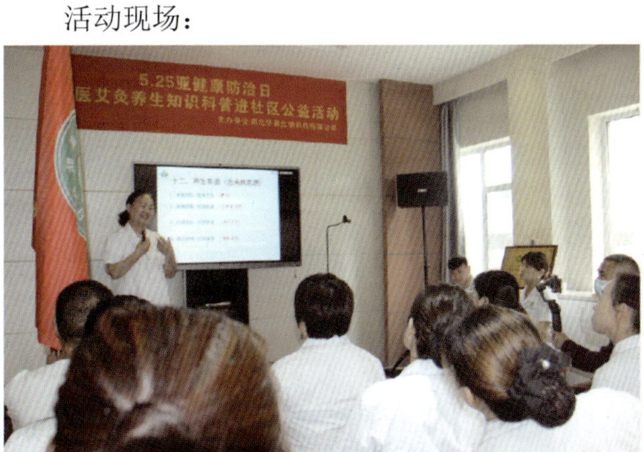

单位名称：广东康养管理有限公司

活动负责人：邵敏菁

活动内容：结合此次“亚健康防治日全国大型公益活动”的主题，特邀苗医传人李霞老师，进行了主题为“手诊面诊及苗药的基础知识普及”活动，现场进行科普并教会大家对于亚健康的自我预防和常用的保健手法，以及简单疾病的自我疗愈常识。

活动现场：

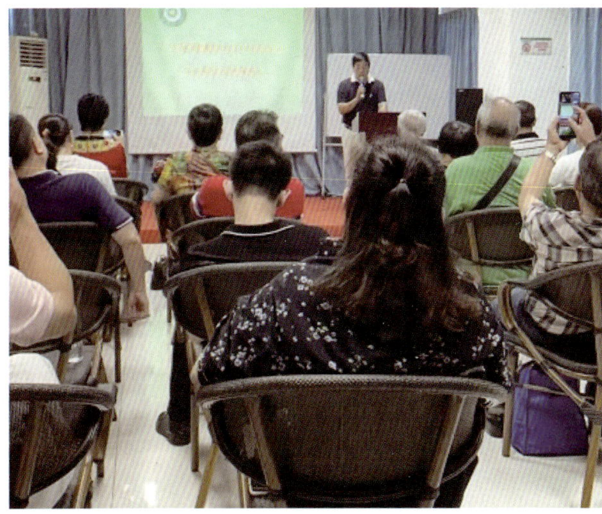

单位名称：山西省河东中医少儿推拿学校

活动负责人：李晓斌

活动内容：亚健康防治日进行功法展示。由700名学生分14个方队，分别展示八段锦、五步拳、太极等功法。中华中医药学会少儿推拿传承发展共同体主席、山西省河东中医少儿推拿学校校长孙德仁对此次大赛的圆满成功表示祝贺，对参与组织此次活动辛勤付出的老师及全体班主任表示衷心的感谢。同时，远在上海的师父金义成教授及学校名誉校长、成都中医药大学廖品东教授也发来了贺电，对此次大赛的举办高度称赞，“推拿不练功，到老一场空”注重功法，内外兼修，坚持推拿基本功训练，不仅有助于增强自身体质，还有助于手法功力的提高。勤练功法，远离亚健康，远离疾病；从关爱自己健康做起，传递健康理念，服务健康事业，让我们每一名推拿学子都能为“健康中国”出力。

活动现场：

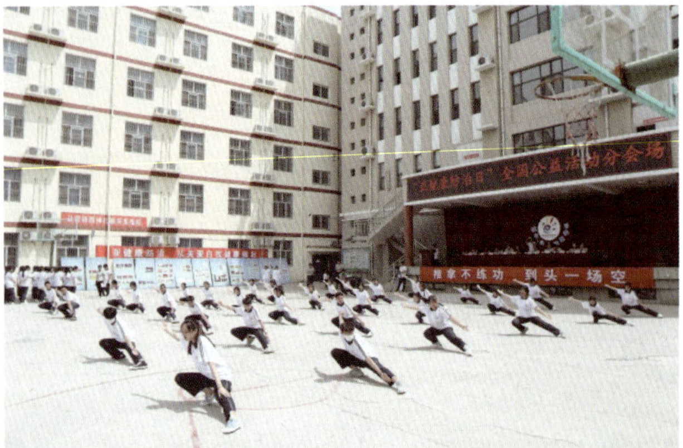

单位名称：湖南省湘西自治州吉首市乾州香雪兰女子美容院

活动负责人：向春艳

活动内容：吉首地处武陵山区腹地，背靠武陵山，气候为典型亚热带季风性湿润气候，雨水特多，“属湿气缠身区域”全年日照时间短，湿气过重，外湿侵犯人体导致人体憋闷困重寒等亚健康状态，特邀敖氏吕老师进行科普讲座及使用敖氏百项亚健康调理技术，为吉首人民健康保驾护航。

活动现场：

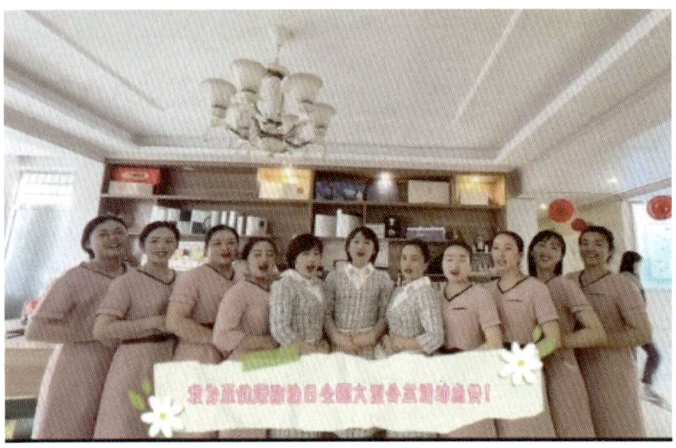

单位名称：云南思筠美容有限公司

活动负责人：刘思吟

活动内容：针对云南“海拔偏高气候干燥”全年日照强，身体容易上火等特点，邀请敖式掌门人冯常锦先生的弟子吕老师，进行乳腺亚健康专项调治及通过视频开展相关科普讲座。

活动现场：

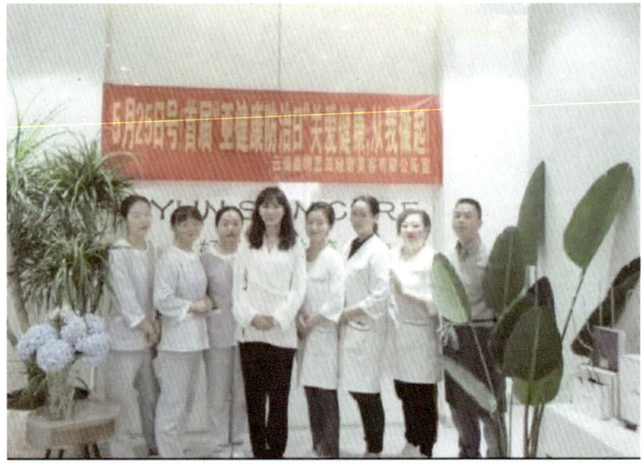

单位名称：江苏省海门市蓝波湾御容尊享会所

活动负责人：张丽华

活动内容：亚健康防治日，敖氏冯教授利用传统方剂结合现代高科技组合成一泡、二敷、三推、四灸、五贴的中医疾病外治疗法，针对海门及周边人群的亚健康问题，开展健康知识科普讲座及合理化建议。

活动现场：

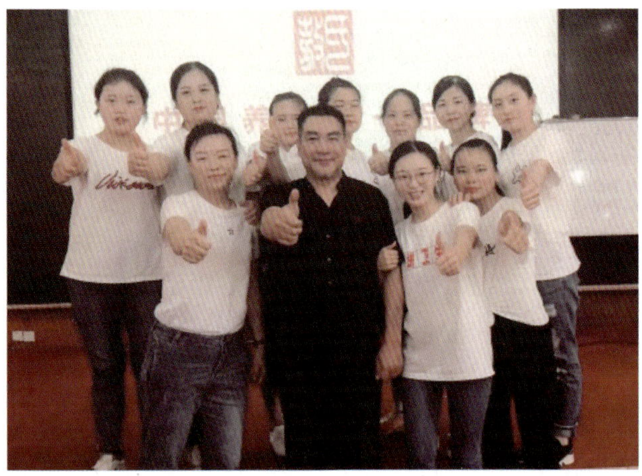

单位名称：银川市兴庆区名族北街骊雅美容养生家和馆

活动负责人：蒋春燕

活动内容：健康中国行，骊雅在行动，庆祝首个亚健康防治日，敖氏亚健康调理技术科普讲座全面启动，活动中进行科普讲座及合理化亚健康调理建议。

活动现场：

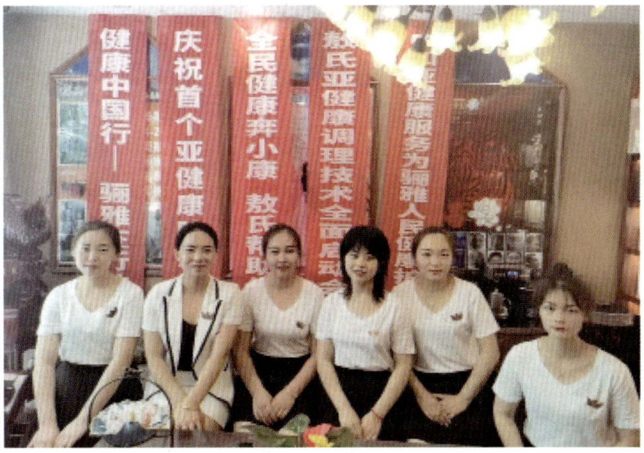

单位名称：湖南省保靖县琦彩亚健康调理中心

活动负责人：彭春珍

活动内容：因湖南省保靖县地处于亚热带大陆性湿润气候区，常年雨水频繁，气候潮湿，俗话说“寒湿为万病之源”，在亚健康防治日活动期间，彭文静老师，专程下店指导，给我们顾客诊断后提出调理建议，活动进行了一个星期，接受调理的顾客络绎不绝，对采用的敖氏调理技术效果赞不绝口。

活动现场：

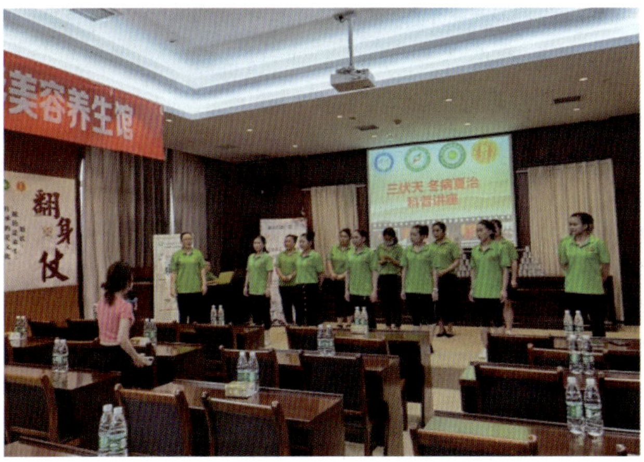
美容养生馆

单位名称：河南省中和亚健康服务中心

活动负责人：贾少谦、徐绍华、贺登科

活动内容：2021年5月25日，在首个全国亚健康防治日公益活动启动仪式上，河南省中和亚健康服务中心积极参与，成功召开了“第二届河南省治未病与亚健康高峰论坛暨全国首个亚健康防治日公益活动”。来自河南省各级医疗机构、养生保健机构、养老机构、中医馆堂店等健康产业领域百余人参加了会议，同时建立了河南省亚健康专家库，并与郑州市金水区红十字会共建“生命安全与养老照护大讲堂”，与金水区杜岭街道办事处共同启动“健康杜岭”项目等系列活动。受到了社会各界的高度关注和一致好评。

活动现场：

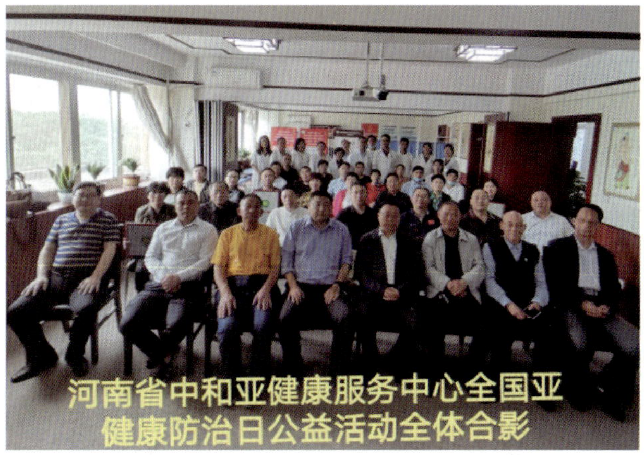
河南省中和亚健康服务中心全国亚健康防治日公益活动全体合影

单位名称：佛山市禅城区中心医院

活动负责人：邬素珍

活动内容：根据现代人多坐不动、运动少、压力大的特点，邀请佩弦武医流派的掌派人李家驹先生在现场进行义诊，给予民众健康指导，并亲自在现场进行熊氏易筋经功法的示教。

活动现场：

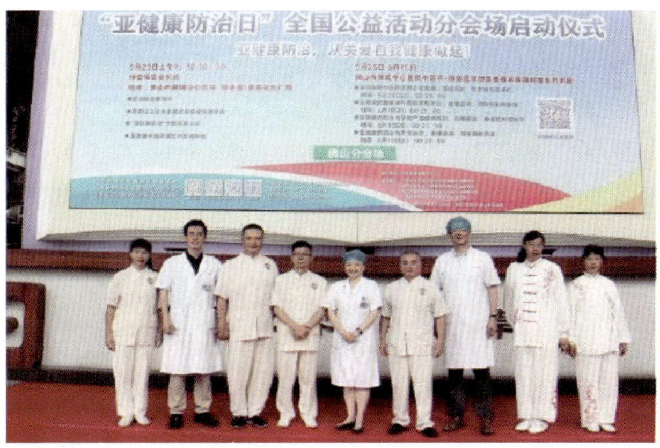
“亚健康防治日”全国公益活动分会场启动仪式

单位名称：广东椎曲健康管理有限公司

活动负责人：李杰

活动内容：亚健康防治，从关爱自己健康做起，我公司按照亚健康防治日组委会要求，联合友倍亲综合医疗（番禺）分院，开展口腔知识讲座、颈椎病健康科普，活动开展收到实际效果，得到客户一致好评。

活动现场：

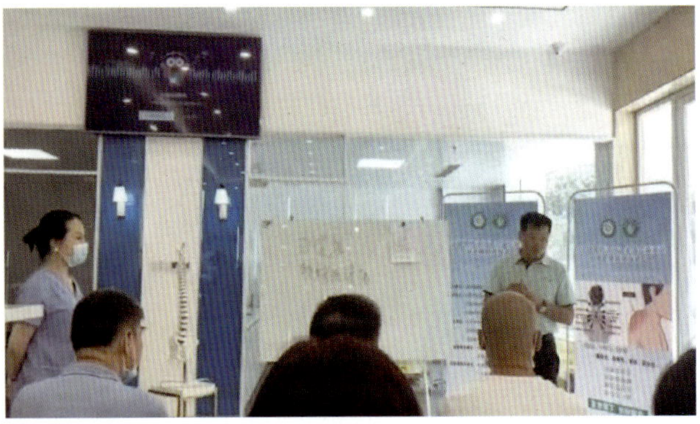

单位名称：君雅美容养生连锁机构

活动负责人：孙雅君

活动内容：君雅美容养生连锁机构创立于1995年，目前已拥有21家连锁门店，以中医理论为指导防治亚健康，结合“未病学”思想，以中医传统外治法为手段，配合自然疗法及现代医学，在防治亚健康状态上有着很好的效果，机构针对亚健康状态的人群进行身体检测、调理，使之恢复健康状态，为广大顾客带回健康、带来美丽。5月25日亚健康防治日，君雅美容养生连锁机构，开展亚健康防治公益活动讲座，守护家族健康，君雅传递、君雅美容养生连锁机构创始人孙雅君开场致辞并分享亚健康防治知识，传递健康生活理念。

活动现场：

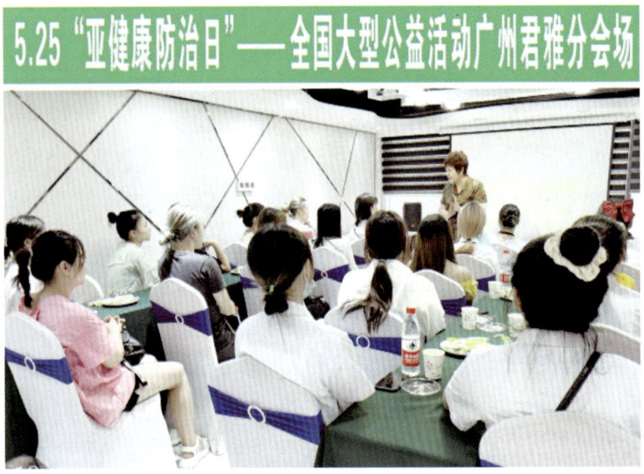
5.25“亚健康防治日”——全国大型公益活动广州君雅分会场

参与“亚健康防治日”公益活动的单位还有：大庆市《林双调》健康馆推广站；延吉市《林双调》健康馆推广站；佳木斯市《林双调》健康馆推广站；哈尔滨市《林双调》健康馆推广站；温州市《林双调》健康馆推广站；上海月恩健康咨询有限公司；广东佩弦堂文化传播有限公司；广东省养生文化协会；太原市第二人民医院；中国健康集团股份有限公司；气化经方专药医派；长治高新区云想芙蓉美容养生会所；合肥市秀瑞斯美容美体桐城南路店；江苏中堂健康管理有限公司；安徽丽人行健康管理咨询有限责任公司；阳江市人民医院；闵东医派掌门人；张家界养生之道健康管理有限公司；陕西康懿扶阳健康管理有限责任公司；南京清沐璞元健康管理咨询有限公司；济宁市兖州区伊莱曼美容店；海南尚美天亚健康调理机构；绵阳市母乐儿安医康养管理中心；巢湖市妈咪地带母婴护理中心；舒悦美容美体养生中心；湖北艾善居健康管理有限公司樊城分公司；湖北枣阳市久圆支福健康调理中心；湖北恒禧颜美业有限公司；湖南龙山县名媛仕佳美容院；温州市丽芳亚健康管理服务有限公司；漯河市中医院；橙子肩颈通（广州）健康咨询连锁有限公司；襄阳足行健等相关单位。

通过该活动达到强化疫情期间中医治未病文化宣传与亚健康防治科普的效果；宣传了安全、有效的百项亚健康中医调理技术；推广了最新的、前沿的亚健康测评技术；普及了亚健康专业调理机构“健康4S”的服务理念，其专业度得到了群众的更多了解；拓展了亚健康产业创客体系。亚健康防治日公益活动组委会通过此次活动的成功举办与产生的社会影响力，计划明年连续举办该活动，让中医治未病与亚健康防治生活化，走入千家万户。

特色调理技术

柔嘉辨别阴阳体质艾灸亚健康调理技术

柔嘉企业艾灸品牌，是一款创新专利艾灸养生产品。其传承五千年中医养生文化，将古代传统灸疗技术发展创新与中草药油调理与现代养生技术相结合，让人体的亚健康状态快速改善，保持生命的自然健康活力。

秉承《黄帝内经》中提到“圣人不治已病，治未病；不治已乱，治未乱……”最终达到不病而治，不治而愈。“上医治未病”的最高养生境界。

《黄帝内经》：“人生有形，不离阴阳。”人体机能的下降和衰老，都是阴阳失去平衡的表现。再复杂的疾病都可以用“阴阳失调”和“阴胜则寒，阳胜则热；阳虚则寒，阴虚则热”的理论来概括。

中医讲究辨证施治，阴虚和阳虚有大不同，如果不辨识到底是哪种虚，而盲目施灸的话，不但对身体无益，反而伤身。

分辨体质的阴阳，这是养生的基础，也是艾灸的第一步。

【原理】

判断身体的体质，要通过中医辨证才准确。其实，阴虚是因为我们的身体血液供应不足、津液不足，导致内部火旺而造成的；阳虚是因为气不足，导致的热量不足，出现手脚冰凉，畏寒的症状。只要及时调理，很快就可以恢复健康。

阴在下，从下面循左边升，升则为清阳；阳在上，从上面循右边降，降则为浊阴。中气衰旺，直接决定着气机升降。如果脾土不升，清阳就下陷；如果胃土不降，浊气就上逆。浊阴上逆和清阳下陷，就是阴虚和阳虚的由来。

阳虚则寒：阳虚是人体的阳气虚损，阳虚不能制约阴，则阴相对的偏盛，而出现寒象，所以称“阳虚则寒”。

（一）阴虚

阴尽管盛于下，其实是生于上的。阳中有阴液，就是阴最初的阴根。心脏外面是有心包的，这个心包和心脏之间是有阴液的，就是阴根。阴的本性就是沉静，亲下的，然后肺金收敛它，往下降，到肾水中收藏，这个阴降，金水收藏，全依赖胃土下降。如果胃土不降了，而上逆，不能金收水藏了，胆气也不降了，也上逆，这样把本来跟这个肺胃下降的心包相火，跟着上逆，火不降，反过来开始烘烤心脏，心液一旦消耗，就像发动机里面的润滑油少了，就会滋生内热，这就是阴虚。

阴虚火旺，是指脏腑阴分亏虚，失于滋养，虚热内生的表现。心、肝、肺、脾、肾，均可出现此种情况，临床以肾阴虚较为常见，症状包括潮热盗汗，心烦、失眠，或男子早泄、遗精，女子经少或经闭，或骨蒸发热、腰膝酸软、耳鸣等。

阴虚在调理中应注意：人们只知道，阴虚生内热，在治疗时用寒凉的方法降火，这如同不撤“薪”，只添“水”是解决不了问题的

（二）阳虚

阳虽然盛于上，但是，是在下面肾水中生的。肾中之气，就是阳根，阳气浮动，阳根一生，天性就是亲上的，阳气上升，才会木生火长。木火生长全赖脾土之升。如果脾土不升，肝木也不升，也化不成心火，木火不升，肾气沦陷，则必然导致肾寒，这就是阳虚。 阳虚，是指阳气虚衰的病理现象。阳气有温暖肢体．脏腑的作用。如阳虚则机体功能减退，容易出现虚寒的征象。如精神疲惫，大便溏薄，小便清长，口淡无味，面色发白，四肢不温，乏力短气，虚汗自出，舌质淡嫩，舌体胖大且有齿痕，苔白滑润， 脉细弱无力等。其中，畏寒怕冷，四肢不温，是阳虚的最主要症状。尤其是背部和腹部特别怕冷，一到冬天就手冷过肘、足冷过膝。女性阳虚者，可见白带偏多，清稀透明，每当受寒或疲劳时，白带就增

多。阳气犹如自然界的太阳，阳气不足，则内环境就会处于一种“寒冷”状态。

阳虚者还会经常腹泻，尤其是清晨起床时最为明显。阳气虚，没有火力，水谷转化不彻底，就会经常拉肚子，而且完谷不化。吃进去的东西，根本没有消化，又出去了，小便又稀又长。在饮食上，喜热饮，恶寒凉，胃得热则舒。阳气不足者，还常表现出情绪不佳，易于悲哀，因此必须加强精神调养。

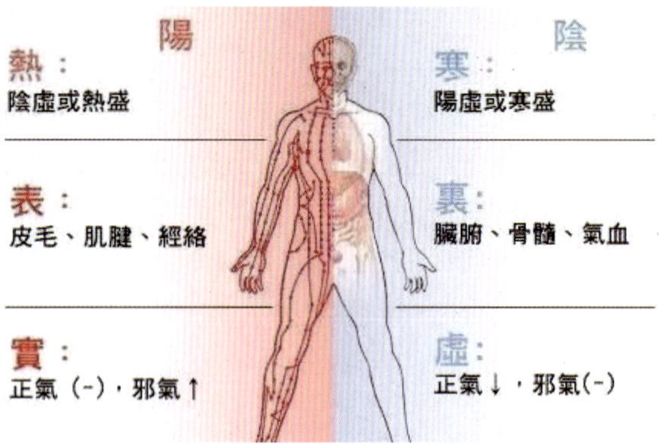

神医华佗曾说过：虚则补之，实则泻之，寒则温之，热则凉之。艾灸即可补又可泄，基本的施灸规则是：实热则多灸四肢，虚寒则多灸腰腹部。柔嘉红外旋磁灸，通过灸法加配穴，对症精准，调理阴阳。同时配合

【适合人群】

亚健康人群中阴虚火旺、阳虚寒凉的对症艾灸调理者首选。

【阴虚体质调理方法】

（一）手法调理

采用柔嘉阴虚体质套后，以能量油5ml+滋阴理气油3ml+养阴培元液3ml调和使用。

背面展油：推通督脉。

腹面展油：

（1）推通任脉。

（2）按摩心肺区，开穴：合谷、内关、风池、天突、膻中。

（3）按摩胃腹部，开穴：上脘、中脘、下脘、水分、神阙、天枢、大横、气海、关元、中极、水道。

（4）推通腿部肾经、肝经、脾经。

（二）艾灸调理

1. 六合理疗罐

肩颈部走罐、定罐（10分钟）（见下图）

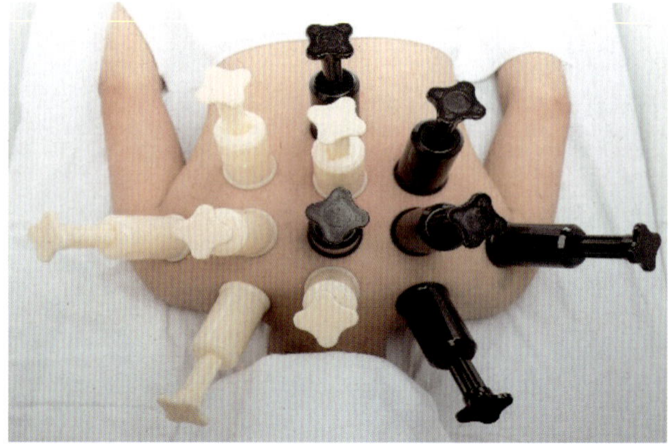

胃腹部走罐，定罐（10分钟）（见下图）

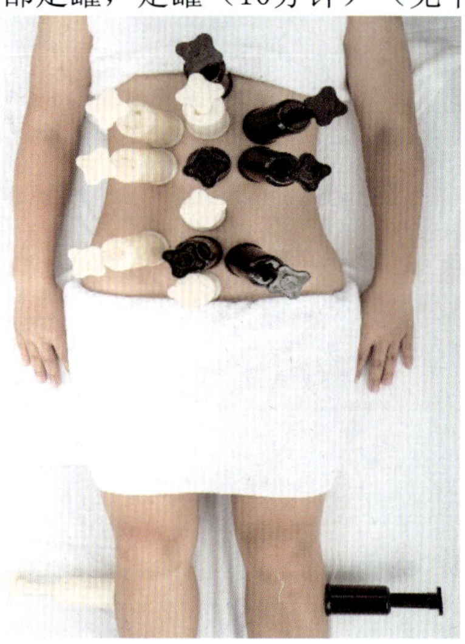

2. 红外线旋磁灸

（1）十八阵法

旋磁 除烦滋阴灸

此灸法主要针对因青春发育期间和长期上火的患者，有滋阴降火，安神调理的功能，同时对因上火出现的失眠、多梦、烦躁、易怒，都有很好的滋阴调理功能，被称为神奇的降火灸。

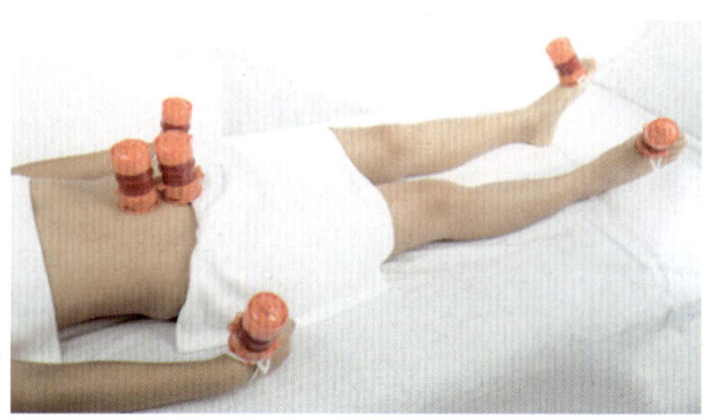

阵法+配穴

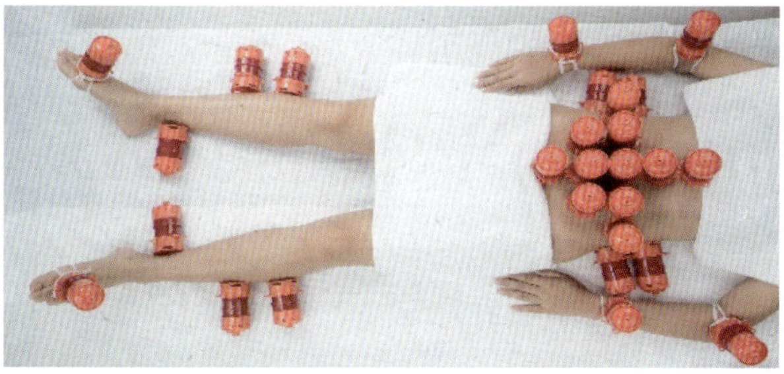

（2）配穴：太溪、三阴交、涌泉、复溜、阴陵泉

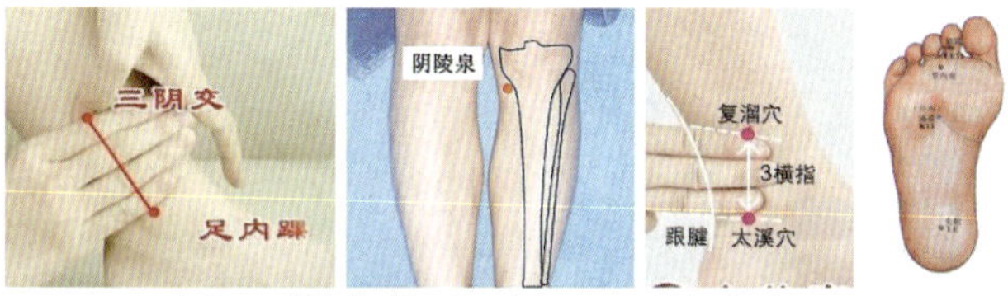

3.天灸：阴虚体质不宜，可贴痛点。

【阳虚体质手法调理】

（一）手法调理

柔嘉阳虚体质套　能量油5ml+调阳理气油3ml+通督正阳液3ml调和使用。

背部展油：

（1）推通督脉。

（2）按摩全背部，开穴：大椎、心俞、脾俞、肝俞、肾俞、腰眼、命门、长强、八髎。

（3）推通腿部膀胱经、胃经、胆经。

（二）艾灸调理

1.六合理疗罐

背部走罐，定罐（见下图）

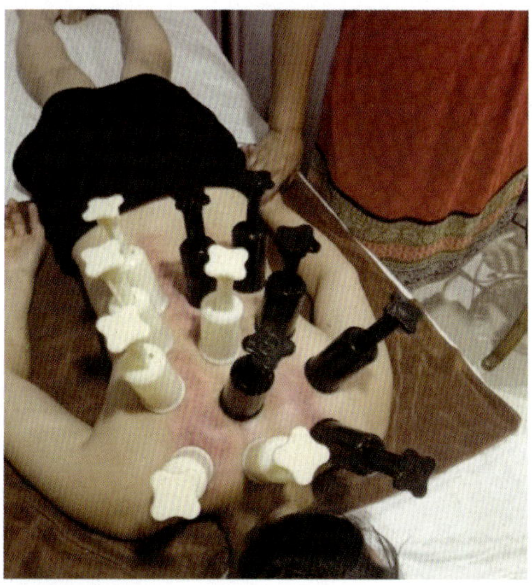

2.红外线旋磁灸

（1）阵法

旋磁　双龙戏珠灸

双龙戏珠灸适合所有人群，其主要特点是提高身体正气（阳气），提高人体免疫力，加强气体循环，尤其对怕冷、怕风、身体发冷、四肢出汗、身体无力、面色暗黄、手脚冰凉、肾气虚弱、气血不足、身体出现无名疼痛、经脉曲张等症状最有很好的调理的效果。

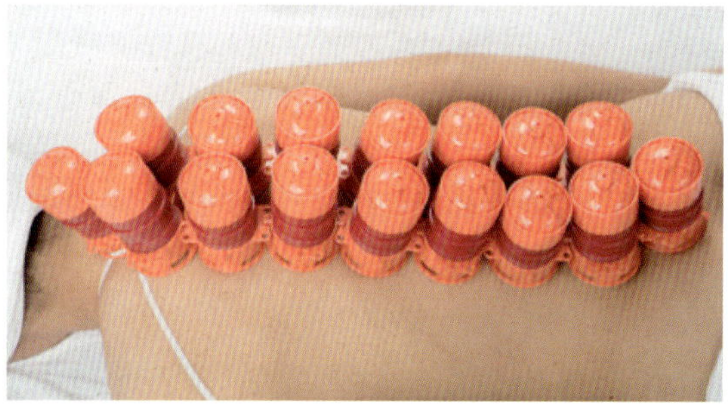

阵法+配穴

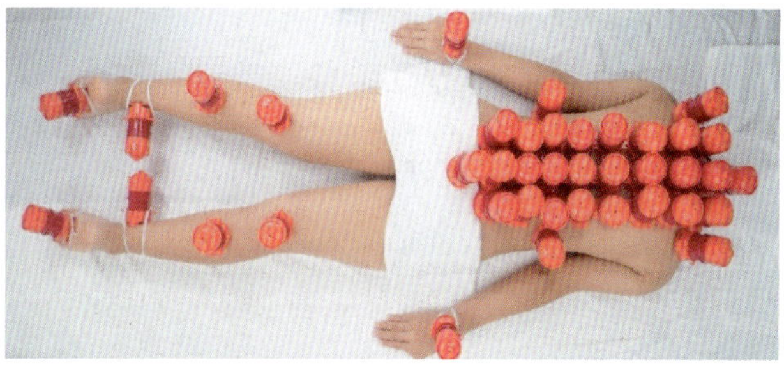

（2）配穴：百会、中脘、足三里、神阙、关元、涌泉

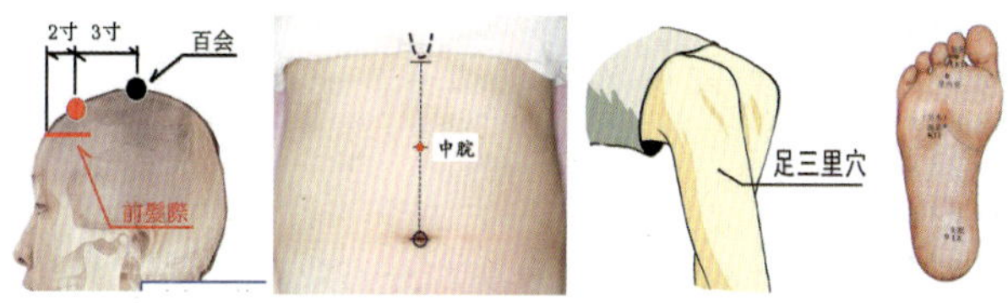

（3）天灸

神阙、大椎、命门、足三里、涌泉、阿是穴

【注意事项】

（一）艾灸前

保持室内温度适宜，不可受风。饭后一小时，方可艾灸。

（二）艾灸中

（1）不过饥或过饱，勿吃食物，保持情绪稳定舒缓放松。

（2）艾灸过程中多喝温热开水，勿喝冷水。

（3）艾灸过程中，注意灸罐的温度调节，保暖，将艾烟盖严全部吸收入体内。

（4）艾灸中皮肤表面出现水气，是体内湿气排出。

（三）艾灸后

灸后两小时内勿沾凉水，不食寒冷食品，勿喝冷水。灸后注意保暖、休息、心情、睡眠。

1. 阴虚体质

（1）艾灸前先辨别体质，对症调理以保证效果。长期坚持方能收到预期效果。

（2）先清泻，再适当温补。

（3）以疏通中下焦，艾灸中下焦为主，引火归元。

（4）先少量灸，根据身体改善情况，可逐渐增加灸量。

（5）灸后多喝温开水。

2. 阳虚体质

（1）艾灸前先辨别体质，对症调理以保证效果。长期坚持方能收到预期效果

（2）灸量循序渐进，开始灸量不可过大，因为虚不受补。

（3）先打通全身经络，促进气血循环，让艾灸成分发挥作用。

（4）注意保暖，减少体力消耗。

【养生建议】

（一）阴虚体质

（1）饮食方面 不吃伤阴的食物，如：温燥的、辛辣的、香浓的食物；油炸煎炒的食物。

（2）注意良好的生活习惯，保证睡眠。安排好工作有条不紊。控制好情绪，不急不躁，应遵循“恬惔虚无”“精神内守”之养神大法。

（3）要尽量避开烈日酷暑，不要汗出太多。

（4）滋阴润肺，要多吃一些清凉滋润的，如沙参、麦冬、玉竹、百合、雪梨，柿子等。

（5）放慢生活节奏，坚持阴虚体质的调理。

（二）阳虚体质

（1）精神调养：阳气不足的人常表现出情绪不佳，如肝阳虚者善恐、心阳虚者善悲。因此，要善于调节自己的感情，消除或减少不良情绪的影响。

（2）注意保暖，防风寒。

（3）加强体育锻炼，因“动则生阳”，故阳虚体质之人，要加强体育锻炼。如散步、慢跑、球类、舞蹈、保健功等。

（4）饮食调养，应多食有壮阳作用的食品，如羊肉、狗肉、鹿肉、鸡肉。根据“春夏养阳”的法则，夏日三伏，每伏可食附子粥或羊肉附子汤一次，配合天地阳旺之时，以壮人体之阳，最为有效。

（5）坚持艾灸调理。

【结束语】

人身上的疾病有成千上万种，但不管疾病有多少种、有多么难治，它们的病理只有一个，那就是阴阳失调。人体的阴阳是相对平衡的，如果阴盛，阳气就会受损，如果阳盛，阴液就会受损，所以，《黄帝内经》说：“阴胜则阳病，阳胜则阴病”。所以养生要懂阴阳，该补阴时补阴，该补阳时补阳，这样才是养生基础之法。掌

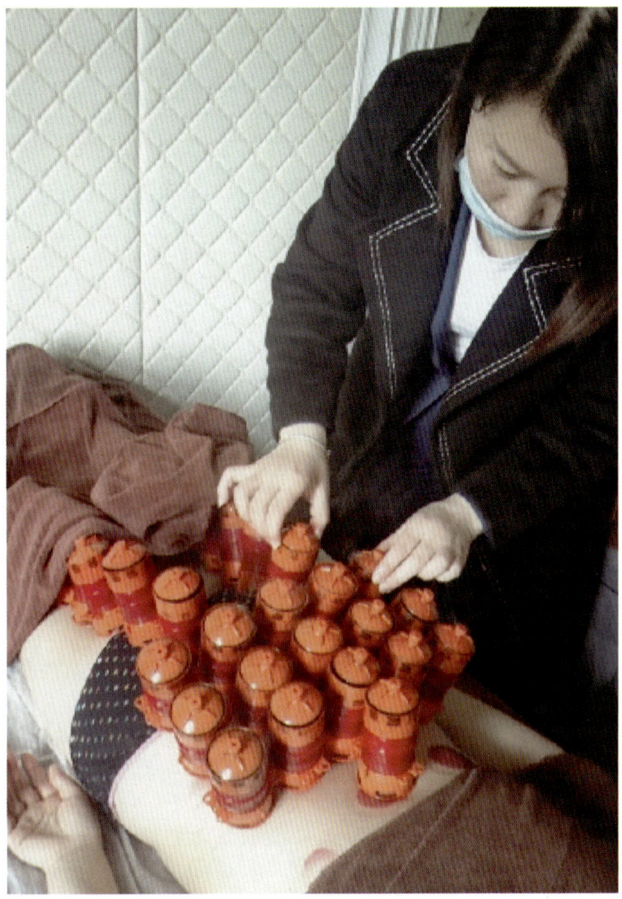

握了这套法则，艾灸起来就能事半功倍！

《黄帝内经》说“生之本，本于阴阳”。生命是一种阴阳平衡的状态，如果这种平衡状态被彻底打破了，生命也就结束了。所以想要获得长期的健康，就必须时刻保持阴阳的平衡！

【临床案例】

安徽合肥丹妮诗美容院，吴姐，36岁。平时口干、口苦、口有异味，五心烦热，有便秘，下肢有寒凉。她来美容院后，填了“阴阳体质检测表”，明显阴虚体质，对症做了“滋阴降火灸”。做完后她感觉很舒服，身体轻松很多。接下来为她定制“体质调理疗程”。调理了三个月，症状明显好转，口气清新了，排便通畅了，心情变好了，肤色提亮了。她说，比吃什么灵丹妙药都管用。她取走了“滇颠崖姜红”艾药膏贴，家居维持巩固效果。

柔嘉艾耳灸亚健康调理技术

柔嘉艾灸，是一款创新专利艾灸养生产品。传承五千年中医养生文化，将古代传统灸疗技术发展创新与中草药油调理，并融合现代养生技术，让身体的亚健康状态快速改善，保持生命的自然健康活力。

秉承《黄帝内经》中提到“圣人不治已病，治未病；不治已乱，治未乱……”最终达到不病而治，不治而愈。“上医治未病”的最高养生境界。

听力敏锐，是人体生命力旺盛的外在体现。当人体处于亚健康或疾病状态下，听觉往往会出现异常。当人体处于疲劳、虚弱、病态、紧张或压力的状态下，会产生听力下降，异常听觉，严重者甚至会出现失聪。随着年龄的增长，人体机能衰退，也会造成听力下降。耳是人体各脏腑器官的缩影，人体各脏器、各部位与耳部皆有集中反映点，脏腑组织有病必然反映于耳，因此，通过耳灸养生，日常保健养耳很重要。

一、耳鸣的五大危害

（一）神经衰弱

当人的情绪忧郁、焦虑不安时，也可出现耳鸣。有神经衰弱的人常出现耳鸣，这种耳鸣音调高低不定多为双侧性，并伴有头痛、头昏、失眠、多梦等症状。另外，身体虚弱时，由于血管张力不足，局部供血不良而引起耳鸣。中医学认为它是肾虚的表现。

（二）噪声损伤

短暂的强噪声或长期反复的噪声（如职业噪声、摇滚乐和迪斯科音乐。强音量立体声耳机等）均可导致听力下降并伴耳鸣和眩晕，严重者还可出现幻听及神经衰弱。

（三）耳部疾病

当耳内异物、炎症肿胀发生阻塞、耳膜充血、内响、穿孔、中耳积液或感染、耳硬化等症，均可发生传导性耳鸣。这种耳鸣的特征是单侧性，即耳鸣发生于病变的一侧，且音调较低，有节律性如“隆隆声”“轰轰声”。

（四）颈部疾患

颈部肿痛或患有其他颈部疾病，压迫了颈动脉时，可引起受压的一侧耳鸣。这种耳鸣的特点是持续性，低音调、耳鸣的程度可随体位的变化而变化。

（五）中毒症状

常用的抗生素如庆大霉素、链霉素、卡那霉素等。对听神经及前庭神经均有毒害作用。其中早期可出现耳鸣，这种耳鸣往往是高音调呈双侧性。若不及时停药，可迅速发展成耳聋，且难以逆转。

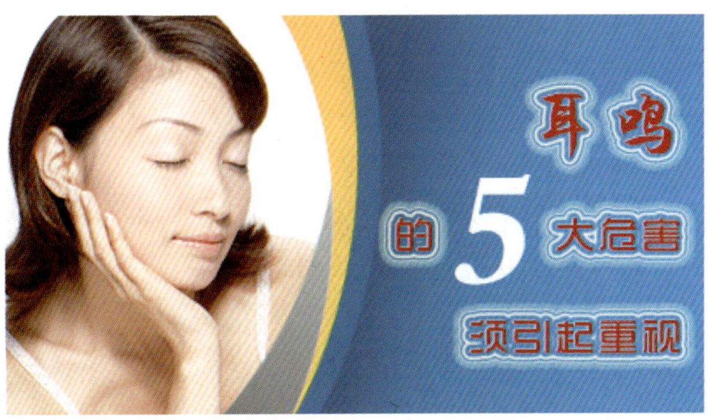

柔嘉“艾耳灸亚健康调理技术”，是针对人体的生理特征及健康养生需求，所做的耳部艾灸调理特色技术。耳部的健康和我们生活质量息息相关，一旦出现问题，会影响全身心的健康。但往往又是被人们所忽视的器官。柔嘉艾耳灸，通过耳部穴位艾灸，及时解决耳部出现的问题，调理身体亚健康问题。

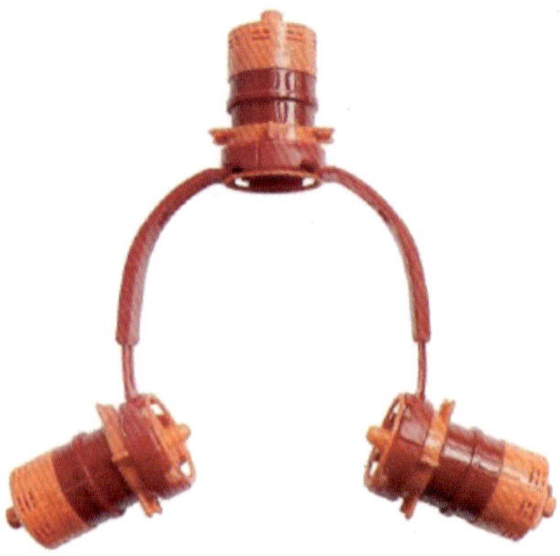

【原理】

中医“生物全息理论”认为人体的“耳、手、脚”等凸出部位都是人的缩影，包含人体的全部生理信息及遗传信息；人身上的所有器官（心、肝、脾、肺、肾、胆、胃、小肠、大肠、膀胱、三焦）在耳朵上都能找到相对应的穴位。它们都在耳、手、脚中有规律的排列，得到全面反映。艾灸此处，等于给全身做一次大保健。

艾灸双耳治疗，能温经散寒、温养五脏、运行气血，尤其适宜虚寒证和痹痛证，长期施灸可延缓衰老，但不适合耳部有炎症或损伤者，如张景岳曾说：“火衰者十居七八，火盛者只有之耳”。

人的耳郭是独立而重要的生物全息场，集中了耳穴约二百个。艾灸双耳不仅可以治疗阳痿还可以进行保健养生及治病，简便实用，易于操作，比起艾灸大椎、神阙、气海、关元、肾俞、足三里等传统保健穴位来说，尽管不能取而代之，却有异曲同工之妙，且能“一石数鸟”，事半功倍。

若能长期坚持艾灸耳窍，不仅可预防听力下降，还可预防治疗调理全身性疾病。如《黄帝内经》讲，心主神明，故艾灸耳穴的“心穴”，会有效调整睡眠的功能。故“心穴”可以用于治疗失眠、神经官能症、癔症等，又如治疗脱发，藏象学说认为“肾其华在发”，故可取耳穴的“肾穴”来治疗脱发，又可治疗皮肤病等等。艾灸耳窍，能醒脑开窍，每次的艾灸“耳窍”后，都会使我们立刻有神清气爽的身心感受，针对头痛、头晕、精神不佳、神疲乏力等，能解除和缓解一天的疲劳。因此，这种行之有效艾灸耳窍法，操作方便，安全，易行，不求医在家就可达到保健康复。

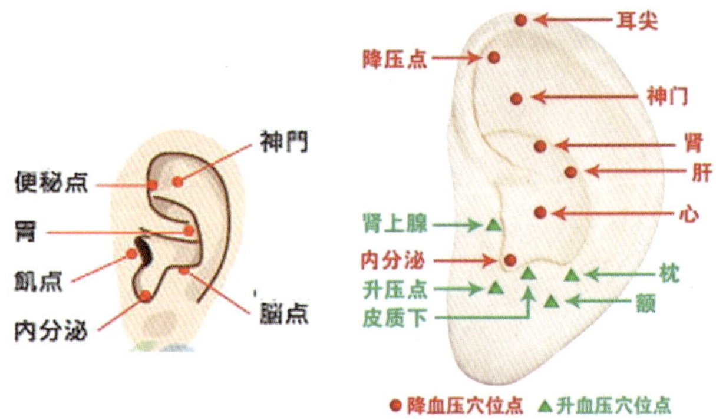

【适合人群】

所有亚健康人群。

【功效】

（1）艾灸双耳温经散寒、温养五脏、运行气血。

（2）快速缓解消除失眠、肝胆火旺、阴虚火旺等影响的耳鸣、内耳痛、流脓等症。

（3）改善耳鸣、中耳炎，耳朵嗡嗡症状。

（4）调气血，祛除身体湿气、寒气。

（5）改善咽喉肿痛，缓解甲亢、甲减症状。

（6）疏通淋巴腺体，预防淋巴癌。

（7）预防老年痴呆，心脑疾病的发生。

（8）长期坚持艾灸耳窍，预防听力下降，还可预防治疗调理全身性疾病。

【调理方法】

（一）手法操作

1. 展油按摩

（1）按揉耳垂：双手的拇指、食指同时按摩耳垂。先将耳垂揉捏、搓热，然后向下拉耳垂

15～20次。使之发热发烫。

（2）摩耳轮：以食指贴耳郭内层，拇指贴耳郭外层，不分凹凸，相对揉捏。如发现痛点或结带不舒服处，适度多揉捏。做2～5分钟。

（3）按耳窝：先按压外耳道开口边的凹陷处，按压15～20次，再按压上边凹陷处，按压15～20次，同样来回摩擦按压15～20次。

（4）推耳后：用两手中指的指面，分别置于两耳后，沿翳风、耳郭后、颅息向下来回各推擦15～20次。

（5）拔双耳：两食指伸直，分别伸入两耳孔，旋转180°，反复3次后，立即拔出，耳中啪啪鸣响，拔3～6次。

（6）按摩全耳：双手掌摩擦发热后，向后按摩耳正面，再向前反折按摩背面，反复按摩5～6次。

2. 开穴

耳和髎、风池、耳门、听宫、听会、神门、翳风。

（二）艾灸温玉疏通

耳前部，耳后部上下疏通。

（三）远红外旋磁艾灸

（1）柔嘉耳灸疗仪

（2）配穴：太冲、侠溪、丘墟、中渚、听宫、劳宫。

实证：加丰隆、偏历

虚证：加肾俞、关元、太溪、足三里、神阙。

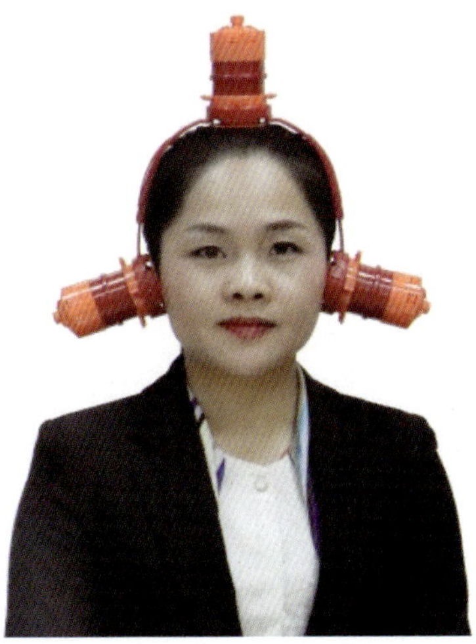

柔嘉专利十八阵法：旋磁滋阴除烦灸。

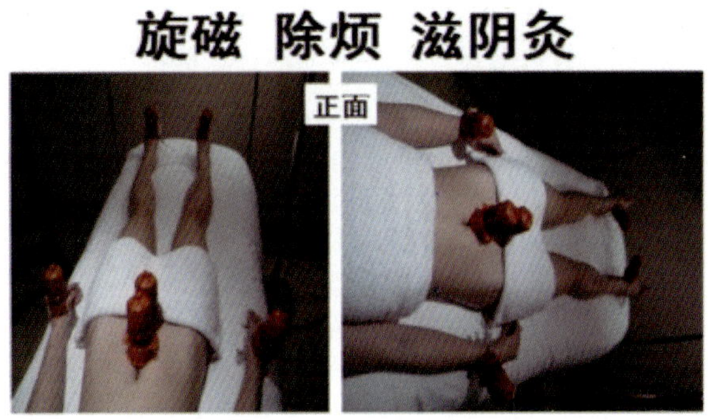

（四）天灸：大椎、肾俞、阳池穴。

【注意事项】

（1）艾灸前，对症找准穴位、部位，以保证效果。长期坚持才能收到预期效果。

（2）艾灸后，不要用湿毛巾擦拭耳朵。

（3）选择质量好的艾柱，以免伤耳。

（4）注意温度适宜，以免烫伤。

（5）耳部有炎症或损伤者忌灸。

（6）严重心脏病和严重贫血者慎灸。

（7）妊娠期禁灸。

【日常保健建议】

（1）减轻压力，保持充足睡眠，避免过度劳累。

（2）远离噪声污染，远离药物伤害。

（3）注意饮食，尽量清淡。实证患者：忌食酸辣等刺激性及煎炸食物；虚证患者：可多吃滋阴的食物，如牡蛎、鸭蛋等。

（4）保持乐观情绪，多参加户外活动，放松心情。

【结束语】

耳部疾病常常被人们忽视，如果出现耳鸣、耳聋等现象，应该及时调理治疗，以免把病情拖严重了，造成全身性疾病。

柔嘉耳灸疗法，通过十二经脉艾灸调理原理，解决耳鸣、耳聋等听觉异常，听力下降的症状。由于耳为宗脉之所聚，十二经脉皆通于耳，所以通过耳灸，减轻五脏六腑功能，安全绿色调理亚健康，预防疾病的发生。

柔嘉艾灸系统调理养生亚健康调理技术

柔嘉企业品牌，是一款创新专利艾灸养生品牌。传承五千年中医养生文化，将古代传统灸疗技术发展创新，且创立了独具特色的柔嘉灸法与中草药油调理，并融合现代养生技术，让身体的亚健康状态快速改善，保持生命的自然健康活力。

秉承《黄帝内经》中提到“圣人不治已病，治未病；不治已乱，治未乱……”最终达到不病而治，不治而愈。“上医治未病”的最高养生境界。

柔嘉系统养生技术，是在把养生调理更整体化、系统化，让身体处于阴阳平衡，五脏和谐，身心统一的健康生命状态，远离亚健康，预防疾病，做到真正意义上的健康长寿！

【原理】

中医养生重在整体性和系统性，目的是预防疾病，治未病。中医理论的著名代表作品是《黄帝内经》。按照“凡治病总宜使邪有出路”的原则，经络是运行气血，联络脏腑肢节，沟通上下内外的通路。清•高士宗《黄帝内经素问直解》即指出；“五脏循行之路，皆从出于经脉之隧道”。经络既可运行气血，作为通道可以成为邪毒由外入内侵袭的途径，反过来，邪毒也完全可以在治疗手段的驱使下由五脏沿经络排出体表。

柔嘉系统养生，遵循的是中西医结合的原理，西医把人体分成八大系统，柔嘉系统养生根据西医的人体系统分配法，将人体按照脏腑五行分配成系统。 强调的是人体是一部完整的 “机器”，一个部件出现问题影响整体，局部出现问题，又是由于整体运行中出现问题。因此，局部症状的解决，应先把整体打通，所在问题局部加强。因此，柔嘉艾灸系统养生调理技术：先系统打通，再局部加强。

五行系统简易图：

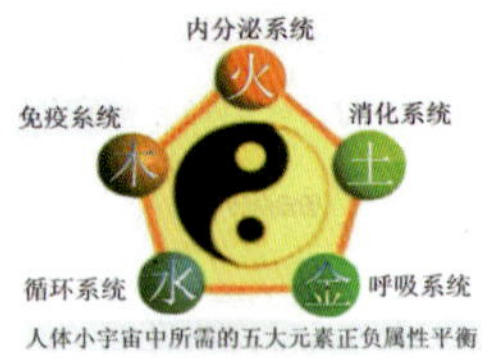
内分泌系统
火
消化系统
土
呼吸系统
金
循环系统
水
免疫系统
木
人体小宇宙中所需的五大元素正负属性平衡

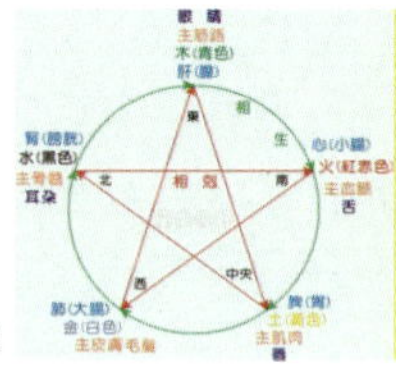

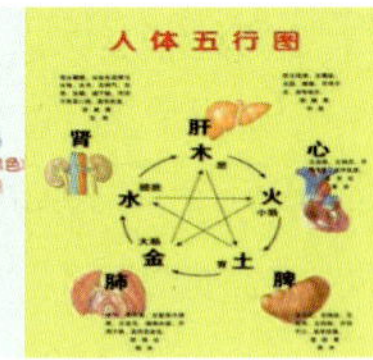

【适合人群】

所有亚健康人群。

【技术解析】

解析柔嘉艾灸系统调理养生技术。

《黄帝内经》载：“经脉者，人之所以生，病之所以成，人之所以治，病之所以起。”而经脉则“伏行分肉之间，深而不见，其浮而常见者，皆络脉也”，并有“决生死，处百病，调虚实，不可不通”的特点。

【技术特点】

头面通经—开三关—通六经—清三浊。

（一）头面通经

疏通头面部九条经络。

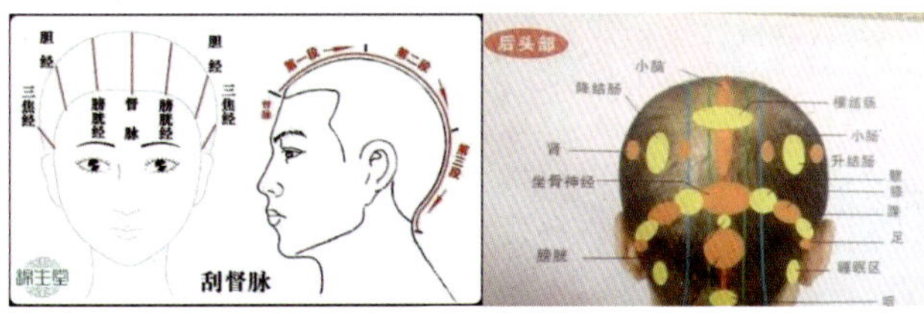

（二）开三关

天一关—（肩颈部）主气息、神志、人体气血运行第一关。

人二关—（胸背部）主生命、消化、人体气血运行第二关。

地三关—（腰肾部）主体力、生殖、人体气血运行第三关。

打通上下肢气血水的重要关口。

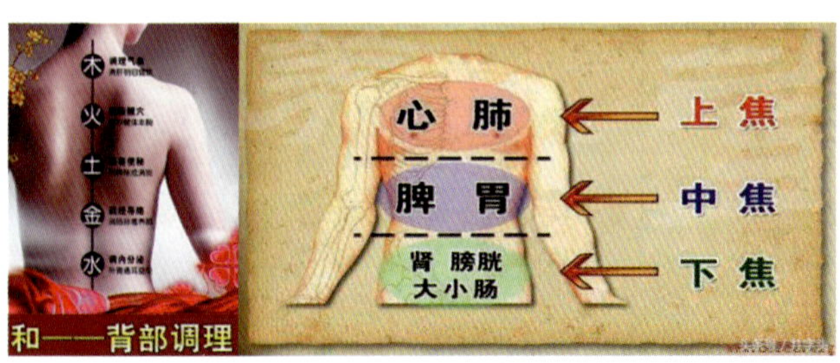

（三）通六经：

（上）手三阴、手三阳、（两上肢）；（下）足三阴、足三阳（两下肢）。

1. 打通（上肢）手三阳经：大肠经、小肠经、三焦经。手三阴经：肺经、心经、心包经。

功能：畅通气血，调节神经、消化、呼吸、排泄、睡眠状况。

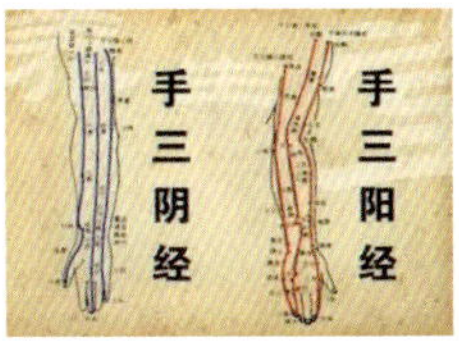

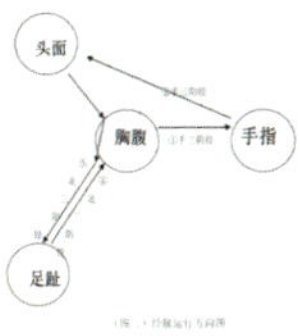

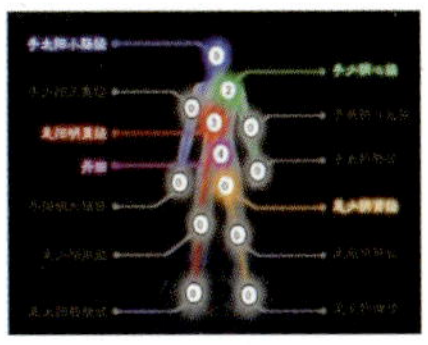

2. 打通（下肢）足三阳经：胆经、胃经、膀胱经。足三阴经：肝经、脾经、肾经。

功能：畅通下肢循环代谢，腿部排寒、引火下行。

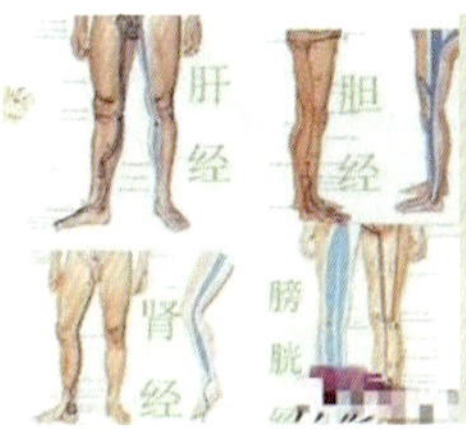

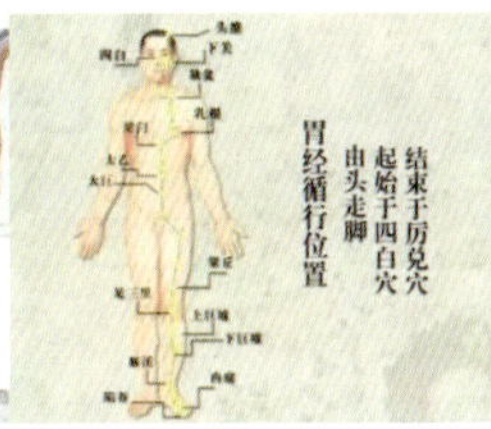

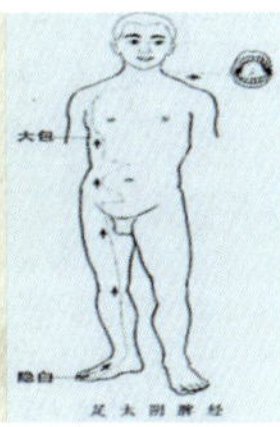

（四）清三浊

排除体内浊气、浊水、浊物，清瘀化毒。

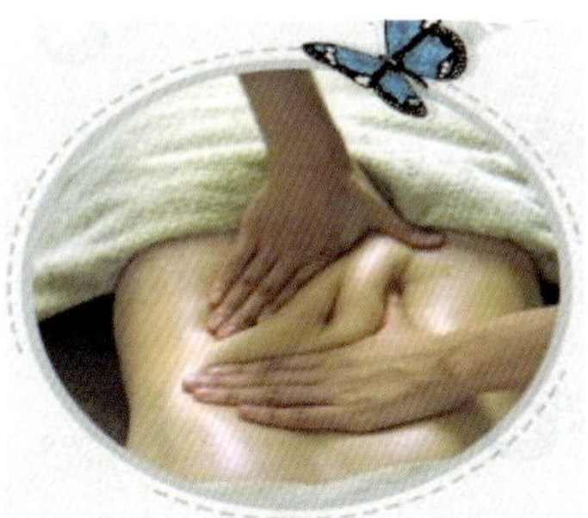

【产品配方】

头部减压套+肩颈套+肾部套+排寒套

【功能】

（1）调理全身经络，循环畅通。养生必须从头做到脚。

（2）疏通头面部经络，安神减压，预防脑血管疾病，预防老年痴呆。

（3）全面排出“三浊”令身体通畅。

（4）排出人体淋巴系统内的各种毒素，增强机体抵抗了，调节强化免疫功能。

（5）去除体内湿毒，调节腹部脂肪，增强肠蠕动功能，清除肠垢。

（6）调理肝气郁结，气滞血瘀的症状。

（7）调节人体阴阳平衡，解决上焦火、下焦寒之症状。

（8）均衡全身气血运行，调节五脏六腑功能。

（9）打通腿部经络，排寒排瘀，预防腿部关节疾病，减轻静脉曲张。

（10）解决身体亚健康状态，预防疾病的发生。

【调理方法】

（一）手法操作

1. 头面部

（1）面部九线通经 推至颈部淋巴自腋下排出，玉石温面刮痧。

（2）头部13线通经推至颈部淋巴自腋下排出，太极磁石通排。

（3）头刷开穴按摩梳理。

（4）手法安抚。

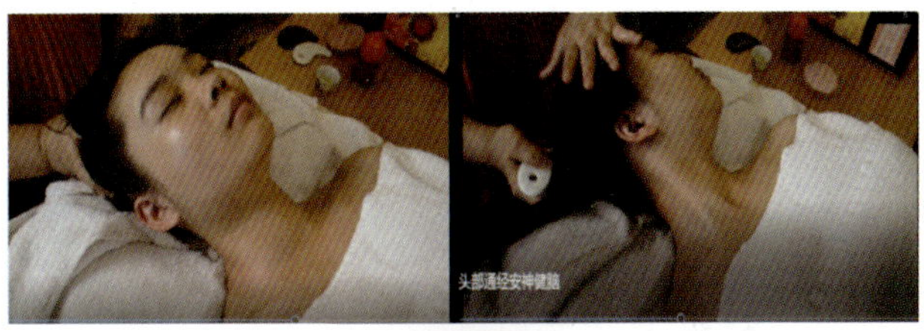

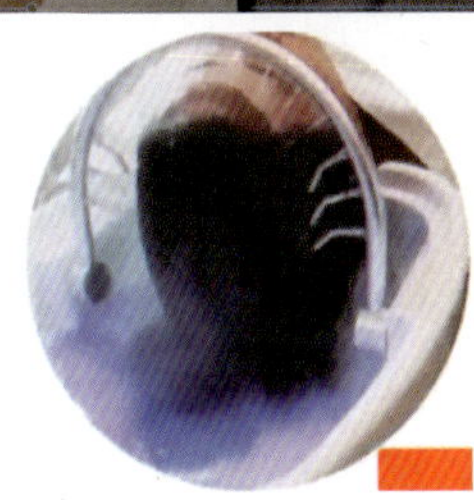

2. 开三关

全背部按摩从大椎——八髎。重点疏通督脉、内外膀胱经、肾经、冲脉。

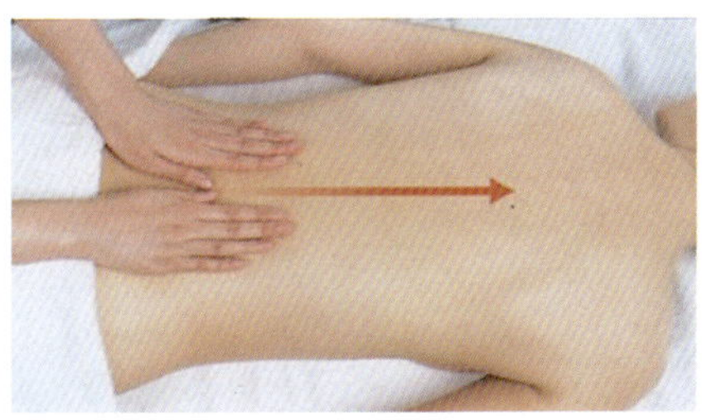

3. 通六经

（上肢）疏通上肢六条经络，手三阳、手三阴。推至掌心，按揉劳宫穴。

（下肢）疏通腿部六条经络，足三阳经、足三阴经。推至脚底，按揉涌泉穴。

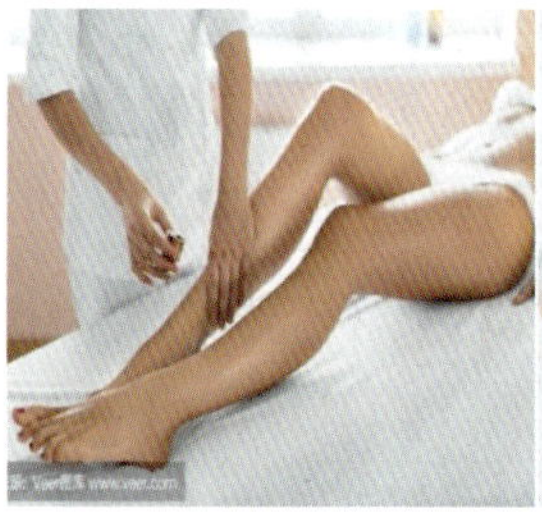
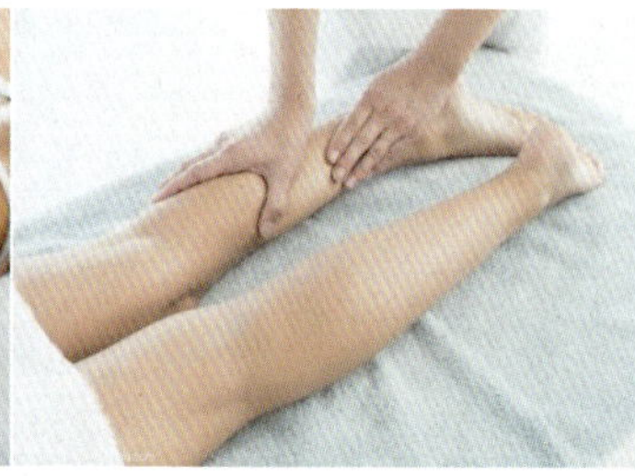

4. 清三浊

方法：推腹，推通胃经、大肠经、用手指，手掌、拳头皆可。第一步从心窝向下推到小腹，7次。第二步从左侧推，7次。第三步从右侧推7次。第四步用手掌在腹部顺时针转圈7圈。这是比较简单的方法，做的时候动作要慢，手要用力，必须是客人能承受范围的，最重要的一点腹部必须放松，不能憋气。

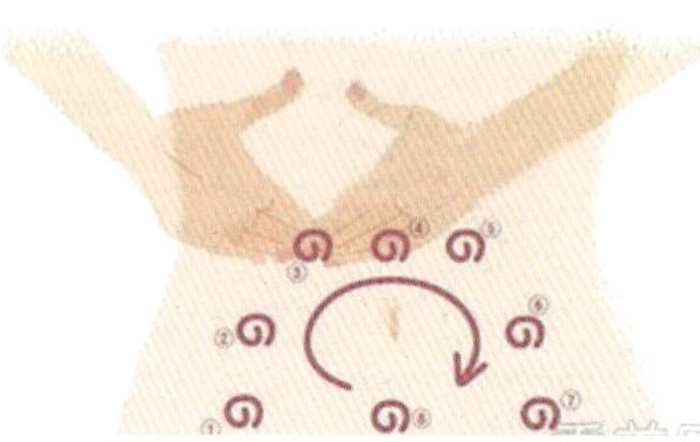
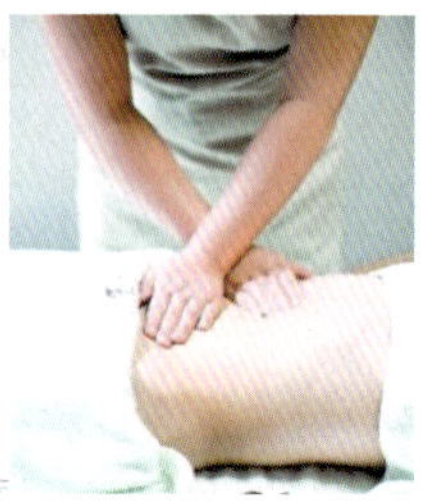

（二）艾灸疗操作

温通经络，行气活血，散瘀清毒，平衡调理五脏六腑的功能。

（1）按照柔嘉专利十八阵法：长龙灸法和旋磁肠胃灸（见下图）

长龙灸法

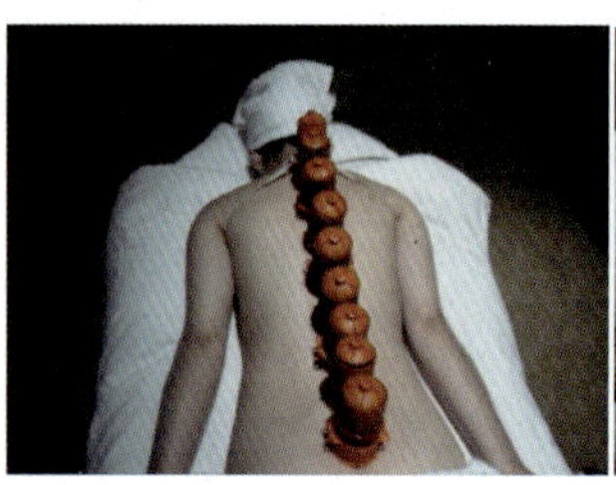

旋磁肠胃灸

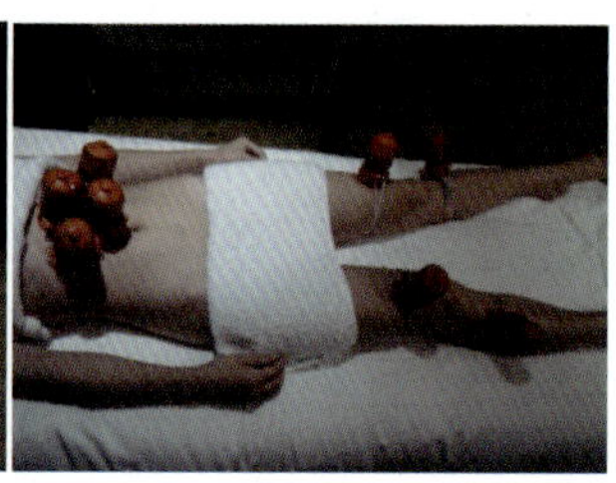

（2）六合理疗艾灸旋磁组合阵法（见下图）

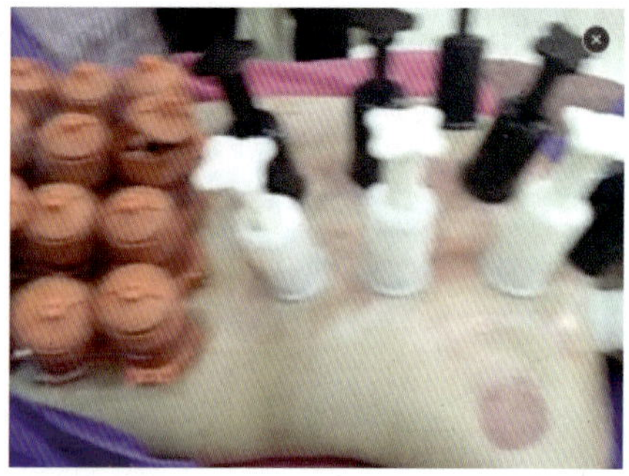

（3）头面调理灸法（见下图）

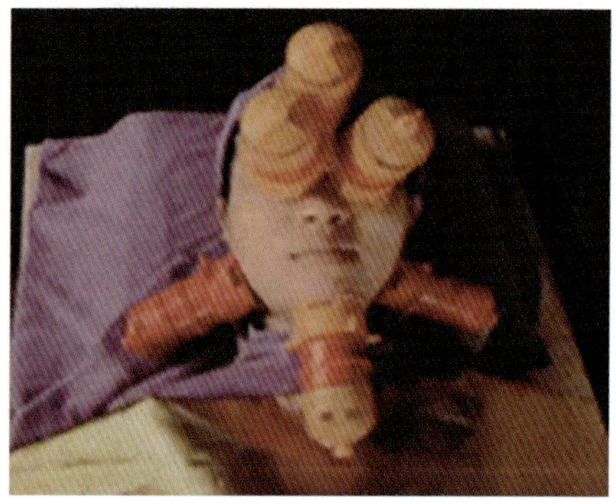

加配穴：肝俞、胆俞、肾俞、期门、太冲、三阴交、阴陵泉、足三里、涌泉。

操作方法：将肾元素艾药点燃，放入艾灸器中，以脊椎为核心，按图排好阵法。

【注意事项】

（1）女性孕期、哺乳期禁做，月经期慎做。

（2）癌症、急慢性炎症等患者不适合。

（3）操作时，动作频率缓慢、一致、有规律、用力轻巧，不可过重；否则，反而阻碍淋巴液的流动。

（4）头、面部手法舒适，力度不易过大。

（5）排三浊注意手法准确，力度适中。

（6）顾客做后有皮肤痛、肌肉酸痛、嗜睡、失眠、口内特干、口苦、眼屎鼻屎增多、小便色泽黄味道重、拉肚子、便秘、腿软乏力等症状，属秘现反应（如人体就像一个从未加过油的车轮，突然加了油，自然会出现反应）。坚持做几次反应就会好转。

（7）反应过大时，可先停灸或减量灸，可配合柔嘉艾浴液泡浴。

【养生建议】

（1）气滞血瘀体质宜选用有行气、活血功能的食物，如：白萝卜、柑橘、大蒜、生姜、茴香、桂皮、丁香、桃仁、韭菜、黄酒、红葡萄酒、洋葱、银杏、玫瑰花茶、茉莉花茶等。

（2）常食下列食物：①具有活血祛瘀作用——桃仁、油菜、黑豆；②具有清除血管壁上的淤积功能——黑木耳；③能扩张血管，改善血液循环——适量的红葡萄酒；④能降低血脂、血黏稠度——山楂或米醋。

（3）气滞血瘀体质宜少吃盐和味精，避免血黏稠度过高，

（4）保持心情愉悦，防止肝气郁结。

（5）随时减压放松，减少身体内部的气血和精力的损耗。

（6）放松心情，精神愉快，适当运动，保持良好睡眠。

【结束语】

人体五脏六腑，气血运行，循环代谢，情绪变化是一个整体，任何部位出现问题，都是与整个系统的运行有关，因此养生必须先调整个系统，从头开始，终于足下，局部问题再加强调理，这才能达到调理亚健康，预防疾病的效果。

养生不是头疼医痛，脚痛医脚。而是全身系统通调，强化五脏六腑功能，疏通全身经络，促进循环代谢，安神助眠，精神愉悦，才为亚健康调理，预防疾病之真谛！

柔嘉艾灸为全人类健康、长寿、美丽奉献终身！

【临床案例】

安徽宿州梅子生活馆案例分享：王某，女，49岁，肾炎多年。2019年7月，来我店里调理身体，8月，我们店有幸请到柔嘉技术研发策划人车总，来到我们店里为客人诊断、搭配了全面的系统调理操作方案，为王某做肢体排寒、清三浊、肾部固阳。通过柔嘉系统调理，三个多月，也就是2019年底之前，王某再次去南京复查身体，指标一切转阴，症状好转了。王某在做调理之前，脸及全身肤色很暗黑、面部浮肿，现在全部回归健康肤色。她以前浑身乏力，无法工作，衣服都洗不动，嗜睡，没精神，现在整个人精气神也好了，都能下地干活了，也不觉得累了。现在把家人都带过来调理身体，非常满意。她还搭配居家产品滚滚乐、滇崖姜红贴，艾浴液，作为日常的自我保养。

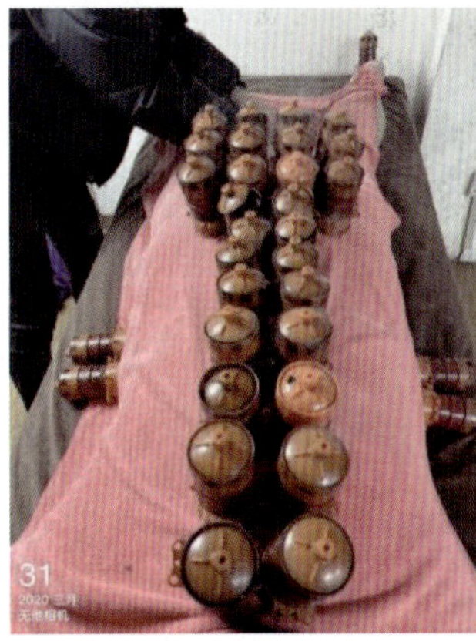

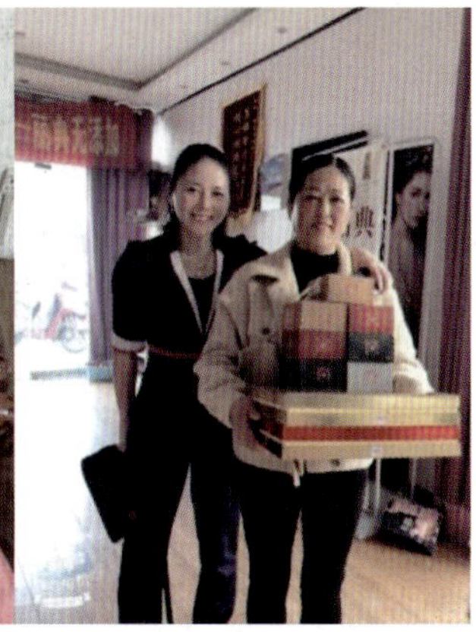

柔嘉家居养生—养气清肺亚健康调理技术

2020年新型冠状病毒疫情的出现，让人们认识到呼吸道保养的重要性.包括十七年前的SARS病毒同样也是通过呼吸道感染的。因此，保证呼吸道的健康，是抵御外界对人体侵害的第一关卡。平时的保养，会在关键时刻发挥作用。人生有限，生命脆弱。疫情发生期，居家隔离，家居的养生防护成为重点。柔嘉艾灸家居养生，成为人们在疫情期居家保养的首选。抗病毒、预防染病、提高人体抵抗力，在这次抗新冠病毒的战役中，发挥了积极的作用。作为中医药疗法抗病毒的有力案例。

柔嘉家居养生珍品—清音畅悦组合，针对呼吸道亚健康及问题，给到每日调理保养的最好方法。临床上千案例，效果明显、持久、作用温和，无不适反应，男女老少皆宜。尤其是对儿童常出现的呼吸道问题效果更佳。其操作简单，家居使用方便。

【原理】

通过艾药油、活络霜、清肺贴，刺激相应的经络和穴位，以激发肺气的宣发肃降作用。陈艾与名贵中草药配方，通过经络穴位直达病灶，消

除炎症，缓解症状，提高呼吸道的抗病能力；促进肺脏呼出浊气并将脾所转输来的津液和部分水谷精微上输头面诸窍、外达于全身皮毛肌腠，以增强机体的抵抗能力。

【主要功效】

清咽利喉、提神醒脑、宣发肺气、肃降污浊，抵御病害。

主调：咳嗽、气喘、咽炎、呼吸道不畅、鼻塞咽堵、胸闷气短等症。对于呼吸不畅引起的头晕脑涨、记忆力减退有很好的缓解作用。

【适合人群】

居家不分男女老少亚健康人群调理皆宜。尤其对老人、儿童的慢性呼吸道问题的调治效果更佳。

【使用方法】

（1）先使用清音调畅艾养液涂抹于咽喉部及病灶部位，轻揉至吸收。

（2）再在相应部位涂抹清音畅悦温养霜，问题较严重可刮痧出痧。

（3）后用纸巾将皮肤擦干净，在相对应的穴位贴敷清音温通贴。

（4）穴位敷贴参考：大椎、天突、膻中、肺俞、定喘、合谷。

（5）咳嗽：膻中，肺俞，膏肓、曲池、风门，大椎。

（6）慢性咽炎：风门、天突、华盖、肺俞、曲池。

（7）慢性支气管炎：肺俞、膻中、脾俞、膏肓、太渊、定喘、合谷。

8.过敏性鼻炎：百会、上星、囟会、厉兑、合谷、曲池、风池。

9.配合柔嘉六合理疗罐定罐：背面（白色）——大椎、肺俞。严重者，可配膏肓

正面（黑色）—— 天突、膻中。

10.配合柔嘉红外旋磁灸，用十四金艾做经络穴位灸。

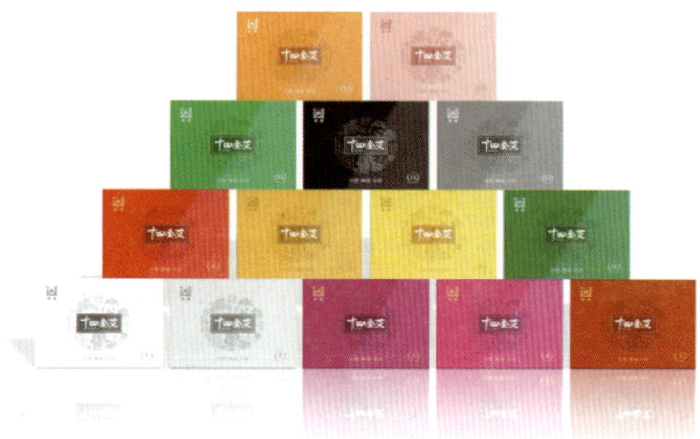

【常用穴位】

肺经1号 ：尺泽、列缺、少商。

大肠经2号：商阳、合谷、曲池、肩髃、迎香。

胃经3号：地仓、颊车、下关、天枢、足三里、丰隆、内庭。

脾经4号：隐白、三阴交、阴陵泉。

心经5号：少海、神门、少冲。

小肠经6号：后溪、听宫。

膀胱经7号：睛明、攒竹、大杼、 肺俞、脾俞、肾俞、委中、次髎、承山、昆仑、志阴。

肾经8号：涌泉、太溪。

心包经9号：曲泽、内关。

三焦经10号：外关、天井、翳风。

胆经11号：风池、环跳、阳陵泉、悬钟。

肝经12号：大敦、太冲。

督脉13号：长强、腰阳关、命门、大椎、百会、水沟（人中）。

任脉14号：关元、气海、承浆。

两条相对应经络已经配好，建议大家每日两条经络灸起来，经络通，路路通，全身通，五脏通，运行通，生命通。

六合理疗
融会贯通灸

主调外感风寒引起的发热，头痛，咳嗽，感冒初起等症。咽炎，慢性气管炎，哮喘，鼻炎调理也有效果。尤其对儿童的调理效果更佳。

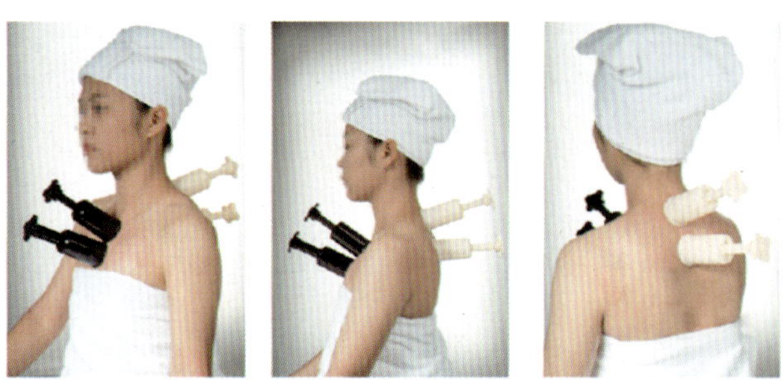

疫情期间保健预防最重要，以上是柔嘉艾灸给到大家宅家期间，简单易行的保健养生方法，“清音畅悦组合”强健您的呼吸道，预防病毒侵袭（直接使用即可）。十四金艾，为你的健康保驾护航，（有条件做艾灸，无条件可熏蒸房间，泡脚），助大家共同安全度过疫情期。艾不离，遇见幸福，柔嘉艾灸守护您，待山河无恙，人间皆安康！

家居调理灸
百会、大椎

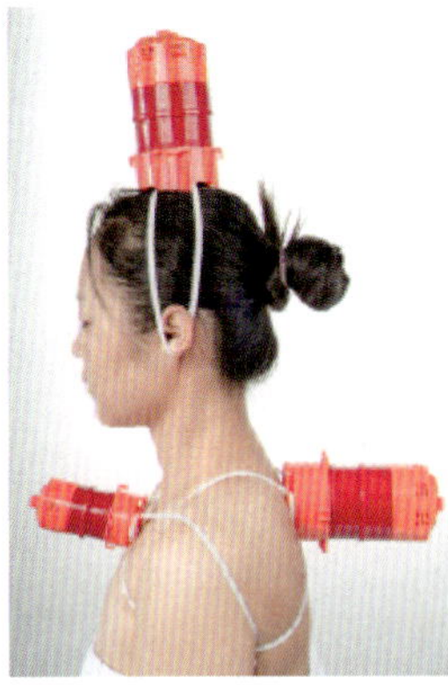

【注意事项】

（1）在病情急性发作期，忌用。

（2）阴虚火旺者，只用家居调理和六合理疗，勿艾灸。

（3）坚持疗程使用，效果更好。

【居家日常保养建议】

（1）保证室内空气清新，清洁卫生。

（2）保持良好的生活习惯，注意睡眠、休息、情绪。

（3）注意个人卫生，勤洗手、勤换衣物、勤洗被褥。

（4）饮食适当多吃新鲜水果、蔬菜等富含维生素C的食物。提高免疫系统抵抗病菌的能力，有助减少呼吸道疾病的发生。

（5）注意保暖，预防感冒，提高抗病能力。

（6）抗过敏，过敏体质者，应尽量少接触易致过敏的花类及致敏物。外出时最好戴上口罩等防护用品。

（7）不吸烟、不喝酒、不吃辛辣厚味食物，以减少对呼吸道的刺激。

（8）适当运动，增强体质，提高抗病能力。

【案例分享】

在这次抗击新型冠状病毒肺炎疫情期间，中医药疗法起到了重要的作用，尤其艾灸，在十七年前抗疫中发挥了神奇作用，在2020年的疫情控制中的作用也是不容小觑！为中国加油，因为我们有中医药，所以我们很幸运。

听，柔嘉艾灸客户的心声：

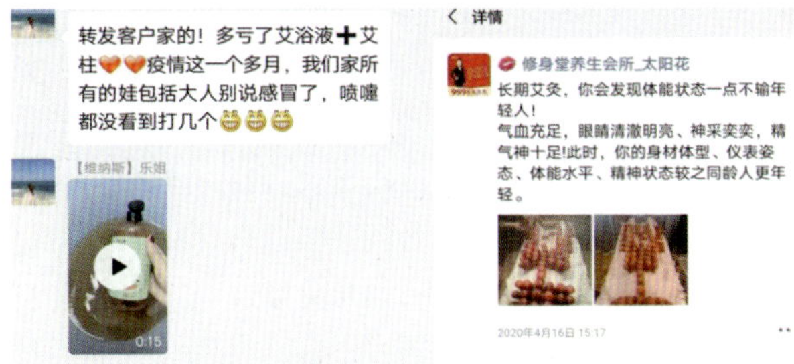
转发客户家的！多亏了艾浴液➕艾柱❤❤疫情这一个多月，我们家所有的娃包括大人别说感冒了，喷嚏都没看到打几个😁😁😁
【维纳斯】乐姐
0:15
< 详情
修身堂养生会所_太阳花
长期艾灸，你会发现体能状态一点不输年轻人！
气血充足，眼睛清澈明亮、神采奕奕，精气神十足!此时，你的身材体型、仪表姿态、体能水平、精神状态较之同龄人更年轻。
2020年4月16日 15:17

安徽合肥维纳斯美容院：

做柔嘉百罐灸，深有体会：

柔嘉唤能百罐灸，大补元阳！15分钟激活全身108个穴位，温通六大经络，力透阴阳！大量出水，每个毛孔都在往外排寒湿，客户大呼：“过瘾”！

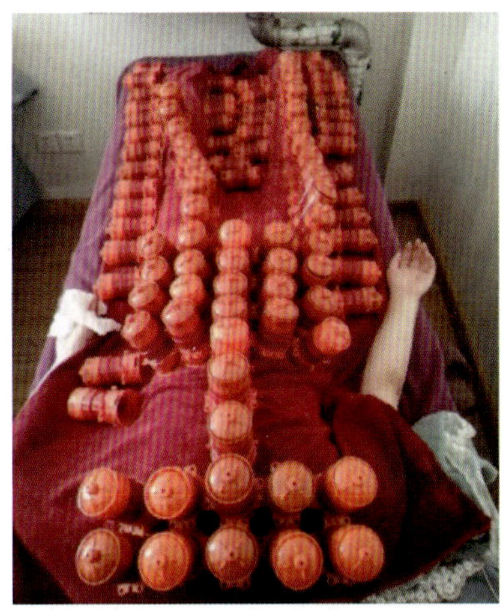

柔嘉清肺驱霾亚健康调理技术

柔嘉清肺驱霾亚健康调理技术，是通过中草药油中医经络气血引导，经络疏通调理法+循经刮痧+胸部火龙疗法+远红外旋磁灸疗，达清肺毒，增肺气，增加活氧量，强化肺功能，协调各脏器功能的正常运转，由外而内全面调理亚健康的专项技术。

【原理】

中医认为肺主金，鼻属肺窍，肺藉鼻而外通

天气，肺在呼吸之间，不断将体内浊气排出，外面的清气吸进，卫气也跟着散布全身。《素问•痿论》曰“肺主身之皮毛”，《素问•六节藏象论》也说“肺者，气之本”。可见肺的外延部分是皮毛，皮肤需要肺经的经气充养，如果肺经经气过盛，皮肤血液循环过程易出现过敏；但是肺气不足，皮肤表面也会缺少卫气的保护，这样一来，也易受到外部刺激而发生过敏现象。

肺主气，司呼吸，主皮毛，是唯一与外界相通的脏器。西医所说的细菌、病毒，中医所说的就是外邪，风、寒、暑、湿、燥、火等首先会进入肺脏，堵塞经络，则肺部功能就会下降，抵抗力下降，出现呼吸系统问题。肺不宣发、不肃降，就不能与脾胃运化的水谷精微结合，则气血生成就不足。肺虚极易出现肠道功能紊乱，形成便秘、便溏，长痘等。所以，调补肺气，匡扶正气，可康复肺部亚健康。

本技术主要调理原理为：

1. 珍贵中草艾药油

采用中医经络气血引导，经络疏通调理法，配合穴位按摩，打通经络，加强肺气的补充。

2. 循经刮痧

清肺除烦，止咳平喘，通利关节的功效，也主治胸中烦闷、肩臂痛、上肢不举等症。

3. 胸部火龙疗法

清理浊气，排出湿寒，吸入清气与脾运化的水谷清微结合，化为元气，维持生命。温经散寒，驱逐“外邪”。

4. 特有的红外旋磁灸疗法

用5年以上陈艾草，配以多种名贵本草植物，制成艾条，配合专用的施灸仪，在相关部位施治，可起到疏通经络、扶正祛邪、温经散寒的功效。

【适合人群】

（1）经常吸烟及吸二手烟、生活和工作环境差者。

（2）易感冒，精力不足，心烦不安者。

（3）胸闷气短，心慌心悸，口渴咽干者。

（4）易出现鼻塞、流涕、畏寒，过敏体质者。

（5）皮肤毛孔粗大，易长粉刺者。

【调理方法】

手法+刮痧+火龙疗法+红外旋磁灸疗法

1. 手法

中医按摩，经络气血疏通调理，推肺经，膀胱经。动作轻柔效果显著。开穴：太渊、经渠、商丘、商阳、少商、天容、列缺、膻中穴，采用按压、揉擦等方法。

2. 循经刮痧

手太阴肺经，足太阳膀胱经。刮到位，痧出透，效果最佳。

3. 火龙疗法

按摩刮痧后，保鲜膜盖上需做的部位，三层湿毛巾盖上，倒上95%酒精，点燃，感觉烫了，熄火，停五分钟继续做。共做3次。

4. 远红外旋磁灸疗法

具有温通经络，行气活血，散瘀清毒，平衡调理五脏六腑的功能。

按照艾安康的健康调理艾灸布阵法：五行肺气灸和除燥滋阴灸配合（见下图）。

五行肺气灸

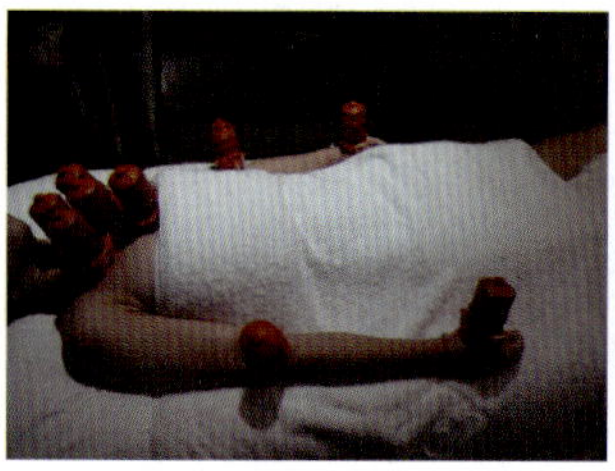

除燥滋阴灸

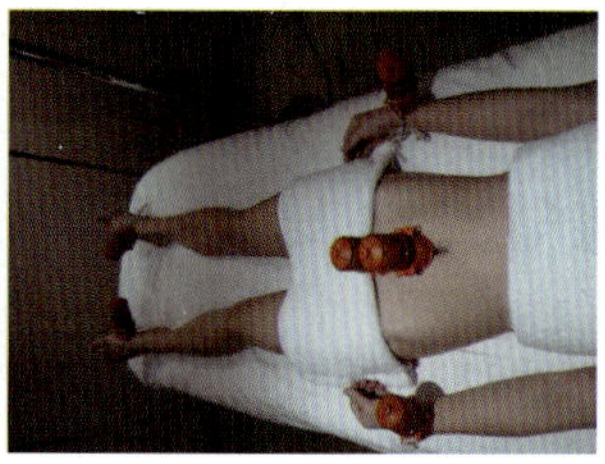

5. 操作方法

将清或肺元素艾药点燃，放入艾灸器中，按图排好阵法。

配穴：大椎、肺俞、膏肓、

【注意事项】

（1）内外科急症，严重高血压、心脏病、癫痫病等禁用。

（2）妇女经期慎用，孕期及哺乳期禁用。

（3）护理结束后应注意保暖，夏天时勿对空调或风扇进行操作。

（4）饮食尽量清淡，少食辛辣油腻及煎炸食物。

（5）调理前后各喝一杯温开水。

【日常保养建议】

（1）要多喝水，以使呼吸道黏膜保持湿润，构筑抵御病菌入侵的第一道屏障。

（2）注意保暖，预防感冒，提高抗病能力。

（3）适当多吃新鲜水果、蔬菜等富含维生素C的食物。提高免疫系统抵抗病菌的能力，有助减少呼吸道疾病的发生。

（4）过敏体质者，应尽量少接触易致过敏的花类及致敏物，外出时最好戴上口罩等防护用品

（5）不吸烟、不喝酒、不吃辛辣厚味食物，以减少对呼吸道的刺激。

（6）注意个人卫生，勤洗手、勤换衣物、勤洗被褥，保证居室内空气流通。

（7）避免过度劳累，增强体质，提高抗病能力。

（8）如出现发热、咳嗽等不适症状，要及时就医，不要自己滥用药物，延误治疗。

（9）哮喘、气管炎等慢性呼吸道疾病患者，积极做好预防，避免旧病复发。

（10）保持良好的生活习惯，注意睡眠，休息、情绪。

柔嘉睡眠艾灸调理亚健康调理技术

柔嘉企业艾灸品牌，是一款创新专利艾灸养生产品。传承五千年中医养生文化，将古代传统灸疗发展创新为中草药油调理技术，并融合现代养生技术，让身体的亚健康状态快速改善，保持生命的自然健康活力。

秉承《黄帝内经》中提到“圣人不治已病，治未病；不治已乱，治未乱……”思想，最终达到“不病而治，不治而愈”“上医治未病”的最高养生境界。

中国睡眠研究会研究数据显示：我国70%以上人群睡眠不足，61%的人半年内出现过睡眠障碍，20%～30%的人患有失眠症，17%的人与失眠长相厮守。健康睡眠忽然之间升华为远离慢病的不二法门。

中医养生学名著之一《养生三要》里说：“安寝乃人生最乐”。在人类生命过程中，大约有1/3的时间与睡眠相伴。中医历来重视睡眠，认为“眠食二者为养生之要务，能眠者，能食，能生长”。因此，睡眠在保健中同样重要。

【睡眠不足对人体的伤害】

1. 眼部疾病

肝开窍于目，过子时不睡，易引起肝虚，出现视力模糊、老花眼、迎风流泪等症状，还会形成青光眼、白内障、眼底动脉硬化、视网膜病变等眼疾。（所以眼睛有问题，一般都是肝有问题而引起的）。

2. 出血症状

肝有藏血、调节血液的功能，过子时不睡，会造成肝血不足，还会引起吐血、流鼻血、皮下出血、牙龈出血、眼底出血、耳出血等出血症状。

3. 肝胆方面疾病

子时胆要更替胆汁，胆经旺时人若不睡，胆汁更替不利，过浓而结晶成石，久之即得胆结石。久之，易形成肝硬化，肝癌。

4. 情志方面的疾病

过子时不睡易耗伤胆气，《黄帝内经》讲“气以壮胆”，胆气一虚人就容易惕惕不安，多疑、胆怯，久之则形成抑郁症、焦虑症等情志方面问题，甚至厌世、自杀。现在青少年患抑郁症、甚至自杀者越来越多，大都是因经常熬夜伤了肝胆气。（所以抑郁症、焦虑症等不能单单寻找心理因素，心理异常往往来自生理失衡）

5. 心血管系统疾病

过子时不睡觉，可引起肝血不足。由于心主一身之血脉，肝的储藏和调节血液的功能受损，会造成心脏供血不足，从而引起心脏病、高血压等心脑血管疾病。

6. 肺脏方面

过子时不睡觉，无法滋阴潜阳，肝阴亏损，引起肝火过盛而灼肺，出现干咳或咳嗽、咳痰血等木火刑金的症状，还易导致牛皮癣等各种皮肤病。

7. 肾脏方面

亥、子、丑时（21点～3点）为一天的冬季。春生夏长秋收冬藏，冬季应肾，肾主藏精，肝肾同源，过子时不睡觉易耗伤肝气、肾气，从而容

易引起骨质疏松、糖尿病、肾衰竭、不孕不育等疾病，严重的还会影响下一代。

8. 习惯性流产

女性习惯性流产，多数是男性的原因。这些男性大部分睡觉时间超过零点，伤肝太重。肝在五行里属木，木性不强，精子如同弱势的种子，扎根力弱，胎儿极容易滑落。

柔嘉“睡眠调整亚健康调理技术”针对睡眠养生，提高睡眠质量，通过充足、高效的睡眠达到调理亚健康，保养性命，补气养精调神，防衰的目的，提高人类生存质量的一项全新的艾灸调理项目。

【原理】

清•李渔《笠翁文集》中云：“养生之诀，当以睡眠居先。睡能还精，睡能养气，睡能健脾益胃，睡能坚骨强筋。”

中医理论认为，人体的生物钟应当顺应大自然的规律。健康的睡眠，不仅有赖于正常的作息时间规律，更应顺应四季变化，适应四季生、长、收、藏的规律。一般来说，春夏季节适宜晚睡早起，每天需要睡5～7小时；秋季适宜早睡早起，每天需要睡7～8小时；冬季则适宜早睡晚起，每天需睡8～9小时。人类应该尽量规律睡眠时间，因为晚上9时到次日凌晨3时，是人体细胞生长最快，也是人类生长荷尔蒙分泌的时间，错过了这段睡眠的“黄金时段”，就会影响细胞的新陈代谢，从而加速衰老。

中医睡眠机制是，阴气盛则寐（入眠），阳气盛则寤（醒来）。所以夜晚应该在子时（21～23点）以前上床。在子时进入最佳睡眠状态。因为按照《黄帝内经》睡眠理论，夜半子时为阴阳大会，水火交泰之际，称为“合阴”，是一天中阴气最重要的时候，阴主静，所以夜半应长眠。

中医认为，午睡是必须的，就是阴阳交换期间，子午线交换，督脉和任脉交换。中午不休息，就会导致阴阳不均，气血不调畅，十二经络都会有障碍，使身体感到难受。

睡眠是平衡人体阴阳的重要手段，更能缓解疲劳，是走出亚健康的养生第一良方。因此保证健康睡眠，要从阴阳调理开始。

【调理睡眠】

1. 养心阴：因为人在睡觉后，心脏仍在辛苦工作，在五脏中，心脏最辛苦，所以适当补益心阴，有益健康。

2. 促进心肾相交：心肾相交意味着水火相济，对阴阳相合有促进作用，阴阳合抱，睡眠才能达到最佳境界。

3. 调理阴虚：清肝火，调肾阴虚。古人云：“肝火上扰神明，而不寐。”

【适合人群】

亚健康人群，工作压力过大，精神紧张，心情烦躁、忧郁者，老年人，更年期，神经衰弱，轻、中度的肺、肝、肾疾病患者。

【调理功效】

1. 改善失眠多梦，减轻压力，振奋精神。解决：头昏脑涨，注意力不集中，记忆力减退，情绪烦躁，抑郁，神经衰弱等症。

2. 改善心脾两虚，心悸、胸闷，脾胃虚弱，倦怠乏力，食欲不振等症。

3. 调整体内阴阳平衡。

4. 减少药物安眠对身体的伤害。

5. 美容养颜，抗衰老。

6. 提高人体免疫力，预防减轻冠心病、高血压、中风、糖尿病、乳腺癌多种疾病的发生。

【调理方法】

（一）手法调理

柔嘉头面通经艾药油

调油：头部舒活按摩精油5毫升+开穴舒缓中药油3毫升+头部气血引导药油1毫升+淋巴畅通药油1毫升，调和备用。

1. 面部

清洁面部：热毛巾敷面，至微红。

面部展油：手法按摩面部，指捋，掌揉，拳指揉，掌安抚。九线淋巴排毒手法，做2～3遍。

面部开穴：印堂、阳白、攒竹、鱼腰、丝竹空、睛明、瞳子髎、承泣、四白、迎香、地仓、承浆、颊车、翳风、太阳穴等。

艾灸玉石温面通经络：额头—眼周—面颊。

2.头部

头部十一经疏通（太极玉石）：从耳前听宫、听会穴向下到颈前淋巴，耳后翳风穴向下到耳后淋巴，紧挨发际线顺势向下至颈淋巴，推到位。一侧五线，正中一线。

头部开穴；梳理（头刷）从前向后顺序按压2～3遍，头皮梳理。通过多个刷齿的按压刺激头部的所有穴位发挥治疗作用，通过梳理头皮，打通头部经络，舒缓情绪，放松神经。

手法按摩：安抚，搓热。

淋巴疏通：第一次最好排透，出痧。五条线：耳后淋巴2条，颈前淋巴2条，颈后淋巴（大椎）。

排寒祛风能量膜15g，30℃温水调，上膜。（包保鲜膜，颈后部和颈前部）

（二）柔嘉远红外旋磁艾灸

1.头部配穴位

百会穴、睛明、印堂、当阳、迎香、通天。

下肢：阴陵泉、足三里、三阴交、涌泉。

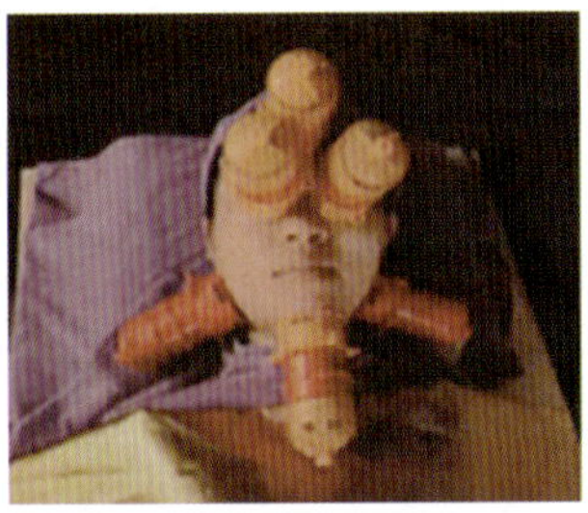

柔嘉专利阵法：常用除烦滋阴灸（正面），肩颈飞行灸（背面），天王灸。（见下图）

旋磁 肩颈 飞行灸

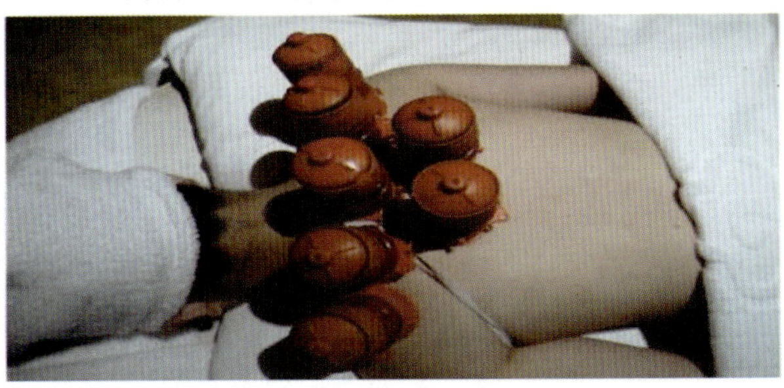

此灸法对肩颈受寒引起的颈椎僵硬，肩周炎、怕冷、怕寒、颈腔炎、肿痛手麻、头晕、头痛、失眠、烦躁等症状有很好的调理效果。

旋磁 除烦 滋阴灸

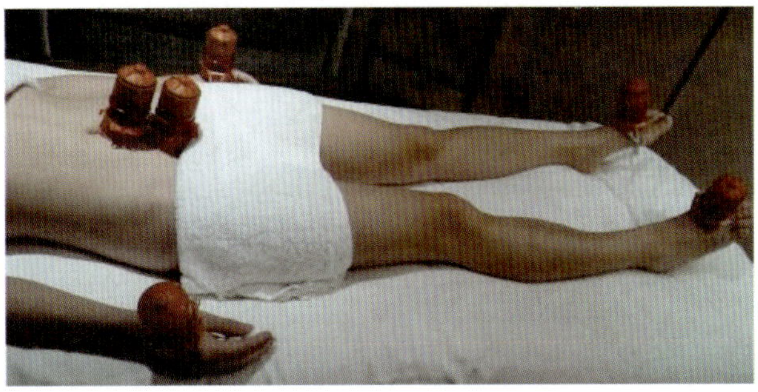

此灸法主要针对因青春发育期间和长期上火的患者，有滋阴降火，安神调理的功能，同时对因上火出现的失眠、多梦、烦躁、易怒，都有很好的滋阴调理功能，被称为神奇的降火灸。

2.根据《黄帝内经》五行五脏，总结出失眠——五脏失和配穴解决方法。

（1）肝瘀气滞型：调通任脉，配穴中脘、天枢、关元、肝俞、期门、足三里，涌泉。

（2）心脾两虚型：百会、神门、三阴交、足三里、脾俞、心俞、涌泉。

（3）阴虚火旺型：百会、印堂、神门、心俞、肾俞、神阙、三阴交、太溪。

（4）心肾不交型：心俞、肝俞、胆俞、肾俞、内关、神门、阳陵泉、期门、太冲、太溪、通里。

（5）胃气不和型：中脘、胃俞、足三里、丰隆、公孙、厉兑。呕吐者：加内关；头晕者：加印堂、合谷。

柔嘉专利阵法灸

旋磁 天王灸

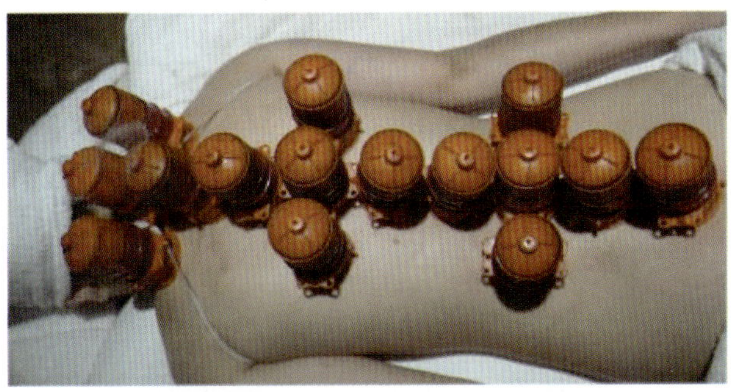

因正气不足内心压抑，无汗，肝胆代谢功能差，口苦，两筋胀痛胀满，眼干涩者，睡眠差多梦，头晕，脑供血不足，有极强的调理效果，效果显著。

（三）天灸调理

心俞、肾俞。

【注意事项】

（1）找到失眠的原因，对症艾灸调理。

（2）艾灸调理需坚持，最好临睡前做艾灸。

（3）保持良好的生活习惯，保持良好的心情。

（4）保持卧室清洁，远离噪音，避开光线刺激，避免睡前喝茶、饮酒等。

（5）注意饮食，勿食刺激性、辛辣厚味、油腻食物。晚间不易过饱饮食。

【养生建议】

调理睡眠的几款食疗方法

（1）酸枣仁：主要是通过调节人体脏腑气血功能来明显改善睡眠状况，搭配桂圆、百合、茯苓、枸杞、小麦，制成桂圆百合枣仁茶。具有养肝、宁心、安神的功效。

（2）莲子：能补益脾胃、养心安神。尤其是莲子芯，具有清心除烦，强心安神，交通心肾功能。

（3）百合：能养阴清肺，清心安神，用于睡眠多梦，精神恍惚。用莲子和百合两者结合起来煮粥，对治疗失眠多梦效果更佳。取莲子心适量水煎，放少许盐睡前服，对眩晕、心悸、失眠多梦者疗效显著。

（4）核桃：每晚睡前吃几粒核桃仁，能安神益智，纳气平喘。

（5）小米：除供食用，入药有清热、清渴、滋阴、补脾肾、和肠胃、利小便、治水泻等功效。其功用在于健脾、和胃、安眠。小米粥有安神之效。

（6）牛奶：睡前一杯热牛奶，催眠效果尤为明显，半小时后即可入睡。

【结束语】

睡眠是人类生命活动中的必须过程，这种规律性的自我保护对人的身心健康有着极其重要的作用。古往今来，善养生者尤其注重睡眠。没有良好的睡眠，就没有健康的人生。在养生学里，睡眠是一个非常关键的问题，也是解决人体亚健康，预防疾病，长寿的重点。柔嘉艾灸调理亚健康从睡眠做起.

柔嘉养脊通督亚健康调理技术

柔嘉养脊通督亚健康调理技术秉承《黄帝内经》“圣人不治已病，治未病；不治已乱，治未乱”的思想，和中医“上医治未病”的要求，对人体的脊柱亚健康进行保健的技术。

人体的脊柱是身体的骨干，人体的第二生命线，位于中医上的督脉附近，两者密切相关，同时位于它两侧的穴位影响着身体80%的健康问题。一个人的脊柱是否健康，关系着人们的生活质量，随着社会、工作、生活压力的增大，人们超负荷劳作，久行、久立、久坐以及不正确坐姿、卧姿等造成大量的脊柱亚健康问题，脊柱的问题同时影响督脉的畅通。

柔嘉养脊通督亚健康调理技术通过药油调理手法+保健活络霜整脊柱调理手法+热石疗+远红外旋磁灸疗，矫正椎体错位，恢复督脉畅通，消除致病隐患，调理脊柱亚健康。

【原理】

早在古代人们就已经重视脊柱和督脉的治疗和调养。在古代文献中有许多相关记载，如《灵枢·经脉》云：“督脉之别……实则脊强”；《素问·骨空论》云：“督脉为病，脊强反折，腰痛不可以转摇。”

本技术通过刺激或调整受术者体表的特定部位，使该部位的肌体状态以及体内的信息通道和能量传递发生变化，以实现调节平衡，完成调理的作用。

根据调理方式又可分为调理手法和热石穴疗及红外旋磁灸疗法三大类。

一、药油调理手法及其作用机理

调理手法是指运用　　　按揉、捏拿、点穴、指压、分筋、理筋等方法，传统医学称之为理筋手法。此方法对脊柱周围组织或肢体软组织进行刺激，使其发挥由外向内的力学和信息学效应，推动壅滞之气血运行，调和营卫，缓急解痉，舒筋通络等，即对机体的物质、能量和信息进行整体的调节，使其达到正常的动态平衡。

二、保健按摩霜整脊柱调理手法的作用机理

1. 调整软组织结构状态

手法治疗可以缓解或消除肌紧张或肌痉挛，改善血液循环，消散气滞或血瘀，增强新陈代谢，以达到肌体恢复活力的目的。

2. 改善有关系统的功能

某一系统功能或能量代谢失调，可导致该系统出现系列亚健康症状。通过对失调的系统功能进行调节，使其恢复正常，就能起到积极的调理作用。如肌肉痉挛性症状，通过手法的调理作用，使肌肉放松、使变形得到恢复，痉挛就可解除，血液也因此通畅，相关系统的功能也随之改善，相关的症状也得到缓解。

三、热石穴位点压，调整机体信息及其网络系统

人体的各个脏器都有特定的生物信息，各脏腑之间及各部位肢体之间，总是通过一定的信息通道来联系沟通，以传达各种生理和病理信号。当脏器发生改变时，有关的生物信息就会发生变化，这种改变可能进一步影响到整个系统甚至全身的内环境稳定和机能平衡。不同强度、频率的热石刺激作用于人体体表的特定部位后，将产生特定的生物信息，这些信息通过信息通道传输到有关脏器后，将对失常的生物信息节律加以调控，从而对病变脏器起到调理作用。例如用热石背部夹脊穴来调理相关内脏的问题，就是利用了这种信息的调节作用。

传统医学将其作用机制归纳为以下几点：

（1）活血散瘀、消肿止痛。

（2）舒筋活络、解除痉挛。

（3）顺理筋络、整复错位。

（4）松解粘连、通利关节。

（5）通经活络，祛风散寒。

四、红外旋磁灸疗法

是用五年以上陈艾草70%，配以多种名贵本草植物30%制成艾条，联合专用的施灸仪，在相关部位施灸，可起到疏通经络、通畅气血的作用，振奋体内正气，对风寒所致经络不通、气血不和所致的肢体麻木、疼痛等症状，可温通经络、祛风散寒、调和气血。同时配合其相关穴位，矫正椎体错位，解除压迫，重塑形体，全面调整亚健康状态。

【适合人群】

（1）慢性颈肩腰背部劳损，不明原因的疼痛者。

（2）失眠健忘、头痛、头晕等。

（3）女性内分泌失调，更年期。

（4）肾功能低下，肾虚者。

（5）身体疲乏，机体抵抗力低下者。

（6）所有由脊柱劳损或损伤引起的诸亚健康症状的调理。

【功效】

（1）有效舒缓脊椎两侧肌肉，平衡韧带扩张。

（2）运用整脊放松的手法，释放关节压力，缓解不适。

（3）有效补充肌肉能量，润滑营养关节，强劲脊椎。

（4）从而改善因脊椎疲劳造成的内脏及美容方面的问题。

（5）使人精力充沛，充满活力。

【调理方法】

手法+工具+热石穴位点压+远红外旋磁灸疗法

一、手法

1. 打油

从尾骨向上沿脊椎两侧上行，再沿肩颈下移。油打满打匀。

2. 按摩

（1）从尾骨向上沿脊椎两侧上推，包肩沿颈下移，腋下淋巴排出。

（2）从肩颈向下按揉至尾骨处。

（3）点穴：脊中、中枢、筋缩、至阳、灵台、神道、身柱、陶道、大椎、巨骨、天宗、至室、腰阳关，命门、悬枢。

（4）劳损点按揉。

（5）滑压督脉（对督脉的良性刺激达到改善体质，强筋健骨的作用）。

（6）轻拍。

3. 整脊

需要整体摸，阳性点重点调理。整脊的首要之目的在于使椎骨合缝。如果椎骨真正合缝，则颈、胸、腰曲都可以调理。

二、工具

玉石滚轮温通疗法

1. 玉石疗法

将玉石滚轮加热后，颈肩腰背部按韵律滚动，顺脊柱经络滚动到位。太极磁石刮痧：从脊椎两侧开始至整个背部。肩颈、肩胛处重点刮。相对应的脏腑如不适，可重点刮。

2. 热石疗法

按摩热石经过特殊加热后，放置在脊柱两侧经络上，因为热石具有温和的能量，作用于身体局部和整体系统，通过深层的热传导方式把热力源源不断地输入体内，再经由反射穴点的传导，对肌肉组织及关节具有调节功能。

3. 远红外旋磁灸疗法

温通经络，行气活血，散瘀清毒，平衡调理五脏六腑的功能。

按照柔嘉的健康调理艾灸布阵法：双龙戏珠灸和丁字调理灸配合。（见下图）

双龙戏珠灸

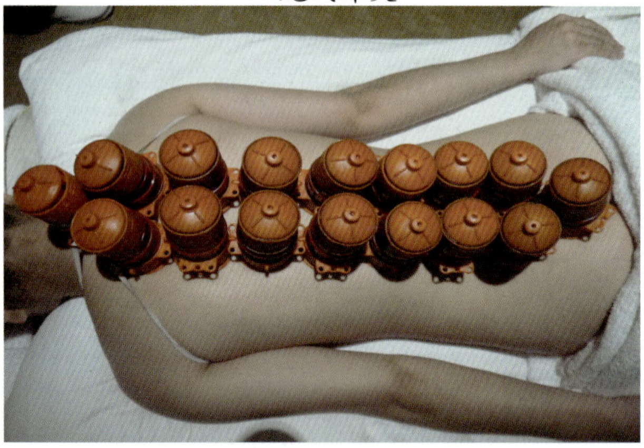

丁字调理灸

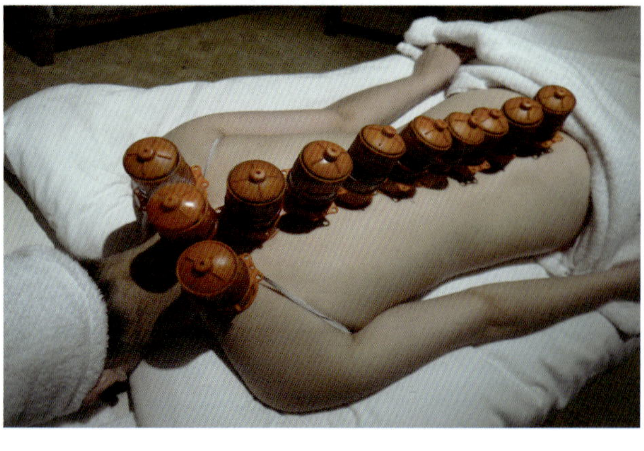

4. 操作方法

将健元素艾药点燃放入艾灸器中，按图排好阵法。

【注意事项】

（1）操作时注意皮肤清洁，第一次做时必须去角质，后热敷至皮肤微红。

（2）操作时脊椎骨处动作要轻柔，有骨刺，椎间盘突出者尽量避开。大椎穴不宜垂直大力点按。刮痧力度适中，不能破皮。

（3）此疗法不能代替药物，使用后症状未改善，一定就医。

（4）请按建议疗程配合。

（5）皮肤敏感和体质敏感者，请先做测试。

（6）做完后最好喝一杯花草茶，坐5～10分钟后再离去。4小时之内不要洗澡。

【专家建议】

（1）要注意颈部、腰部的保暖。因为颈部、腰部的疾病，从中医讲，是外感风寒再加上肝肾亏虚导致的，所以第一步一定要注意保暖。

（2）一定要注意改变平常不好的生活习惯，尽量少用手机，看电脑适可而止。平常要增加一些颈部、肩部、背部、腰部的肌肉锻炼，避免久坐。久坐以后，腰部的负担比较重，就容易诱发腰椎间盘突出。长时间的低头看电脑、看手机增加了颈部的劳损，就容易出现颈部的退变，容易诱发颈椎间盘突出，颈椎管狭窄压迫神经。我们要从以上两方面，日常生活当中要注意预防脊柱的退变。

（3）不要睡过软的床。适当运动，勿过劳。

（4）坚持调理与保养，预防疾病的发生。

柔嘉医派《艾灸蒸骨肝胆调养》亚健康调理技术

柔嘉企业柔嘉医派品牌是一款创新中医治疗养生产品。传承五千年中医药治疗养生预防文化，将古代传统灸疗发展创新为中草药油调理技术，并融合现代养生技术，让身体的亚健康状态快速改善，保持生命的自然健康活力。

秉承《黄帝内经》中提到“圣人不治已病，治未病；不治已乱，治未乱。”最终达到不病而治，不治而愈。“上医治未病”的最高养生境界。

中医学中，肝的主要生理功能为“疏泄”□就是调畅人体的气机，使人体内气血通畅，营养得以濡润，代谢产物得以排出。此项功能下降，则肝气郁滞，经脉不通，气血不畅，面部皮肤得不到气血濡润，新陈代谢缓慢，逐渐枯槁成斑。而郁结之肝气横逆犯脾，使脾之运化功能失常，气血生化乏源。久而久之，可导致相关脏腑功能整体下降。特别是脾对气血的统摄作用和肝对气血的贮藏作用失常，往往直接引起女性月经周期、经量、经色、经质的异常改变，诱发内分泌失调等系列症状出现。

【技术特色】

“艾灸蒸骨肝胆调养”技术，融合了传统蒸骨的特点，是一种综合性的疗法，它包括远红外热疗、药疗、熏蒸、磁疗、灸疗等几种调理方法。综合起来的立体调理疗法，其效果远远大于某种单一的调理方法。将传统疗法创新发展，使用更方便，操作更简单，效果更明显。

深层排邪：从局部蒸皮、蒸肉、蒸骨、养骨，祛除风、寒、湿、毒，一般一次30分钟即可明显见效，缓解疼痛，解除身体不适。

此技术聚焦增强肝胆功能，预防疾病，康复慢性疾病，减轻药物及有害物质对肝胆的侵蚀，效果目标清晰。操作简单，易复制，便于普及。

【技术原理】

原理则是借鉴传统中药浴、熏、蒸，采用现代远红外透皮吸收力强和中药汽化装置，使中医外治的中药粉剂，产生富含中药离子的蒸汽流，利用蒸汽流透蒸作用，舒张肌体毛孔，使毛细血管网放开，中药有效成分渗透关节组织，机体内邪外出，达到疏通经络、化瘀散结，促进邪毒排出，活络关节，强化脏腑机能的良好效果。

再配合柔嘉专利远红外旋磁艾灸疗，平泄温补，达阴阳平衡。同时，保健旋磁疗的作用，加速体内大量难以排出的重金属物质的排出，净化血液，大大减轻肝胆的负担，强化了各脏腑功能。再配合特质足灸拔毒贴，将毒邪从肝胆排出要穴——涌泉穴，顺利排出。

【功效与作用】

（一）功效

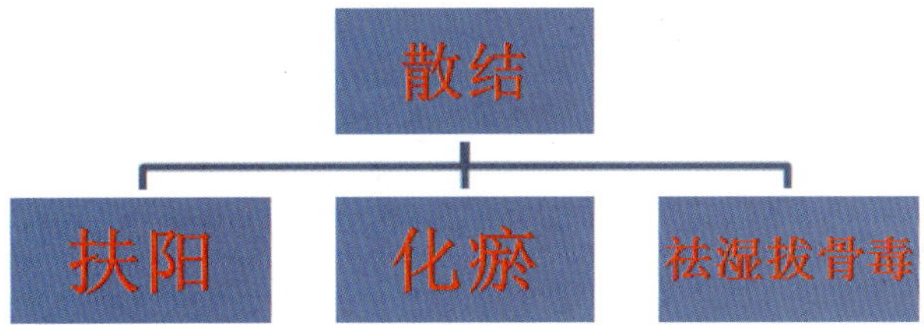

散结——通三焦、淋巴瘀毒、增生结节、筋肉酸痛。

扶阳——舒肝利胆、强肾助阳、平衡线轴、精力充沛。

化瘀——清血毒、排血瘀、通瘀堵。

祛湿拔骨毒——深层祛湿，骨缝拔毒，改善风、湿、热、寒、痛症。

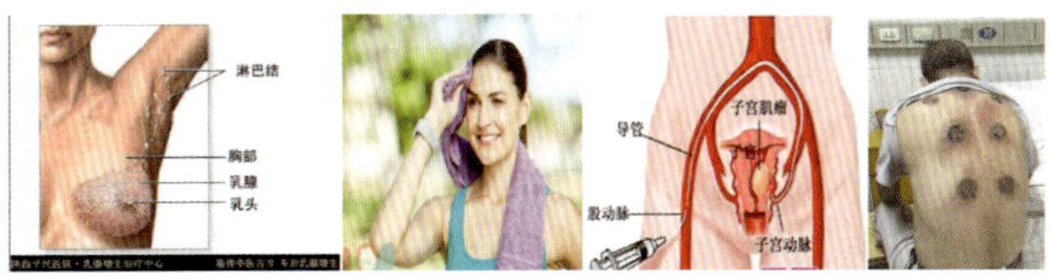

（二）作用

（1）能刺激损坏的肝细胞再生。

（2）增加肝脏的血液循环，保持肝脏气血通畅，调畅人体的气机，使人体内气血通畅，营养得以濡润，代谢产物得以排出，从而达到了保肝解毒的目的。

（3）能有效地防止酒精性脂肪肝的形成。

（4）预防各种肝胆疾病。康复调理各种慢性疾病。

【适合人群】

（1）长期脑力工作者，缺少运动、思想压力大者。

（2）腰酸背痛、颈椎增生、膝关节痛、怕风畏冷、经常性头痛、失眠、心烦者。

（3）脱发、白发，头发越来越干枯、稀疏无光泽、头皮屑过多者。

（4）口臭、口腔溃疡，脸上背上长痘，便秘者。

（5）月经不调，手脚四肢及腹冷，长斑、皮肤干燥脱屑者。

（6）肥胖、腹大，长期减肥无效者。

（7）面色发黄，肝胆不适者。

（8）亚健康人群，早衰人群。

（9）各种慢性疾病，如脂肪肝、胆囊炎、眼睛干涩、近视、记忆力减退、乳腺增生等人群。

【技术介绍】

1. 足浴

艾瑶足浴、泡足。

2. 排邪调养、蒸骨油

（1）开穴

肝胆湿热，丰隆、解溪、太冲、曲泉、肝俞。

（2）肝胆排瘀毒：合谷、内关、足三里、肝俞、三阴交、期门、阴陵泉，推敲肝胆经。

（3）活络霜

双腿部按揉搓热，加强蒸骨油的吸收，加热促舒活代谢。

（4）足灸贴

贴涌泉穴，拔出代谢的邪毒。

（5）腿足蒸骨艾灸桶

根据问题的轻重，会在体内骨病灶处产生80卡“体内骨发热效应”，对病灶进行“蒸、煮”，蒸出骨内的风、湿、寒、邪、毒，并快速溶解附着在骨关节的瘀毒。

艾瑶足浴、泡足

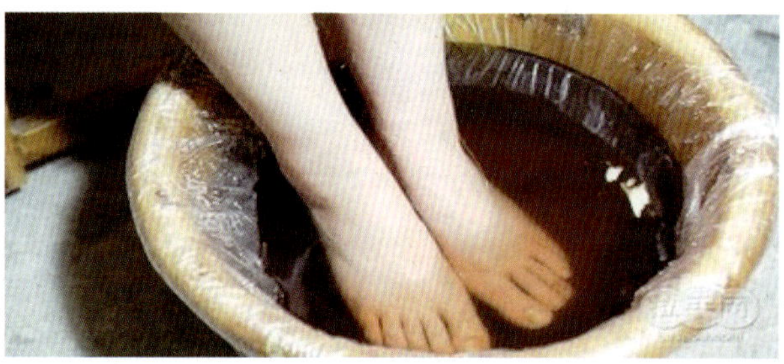

排毒、蒸骨油、开穴、推经络、活络霜加强

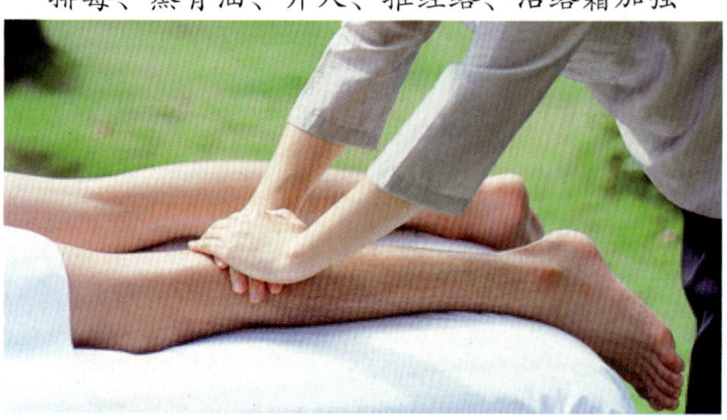

足灸贴拔毒

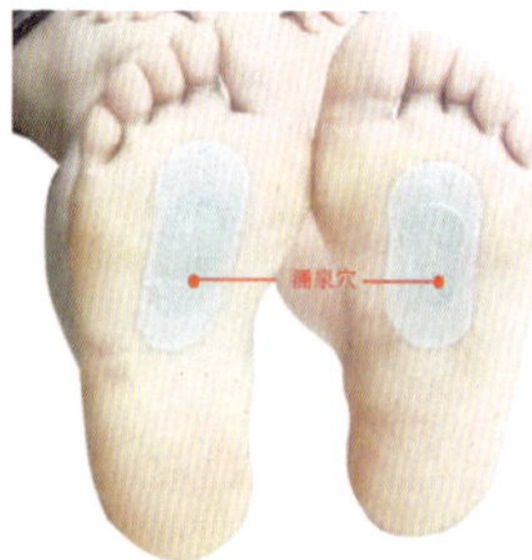

远红外蒸骨桶熏蒸

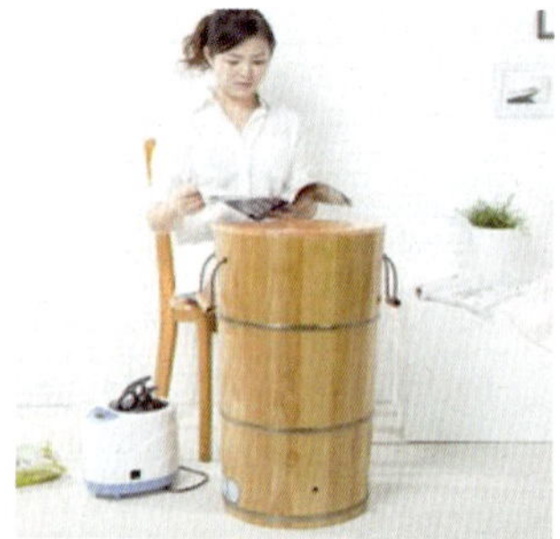

远红外旋磁艾灸疗

旋磁 三阳开泰灸

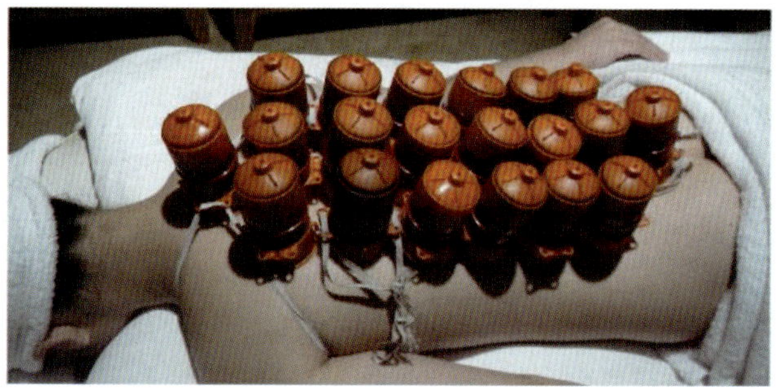

柔嘉远红外旋磁艾灸疗灸法

【配穴】

太冲　阳陵泉　涌泉

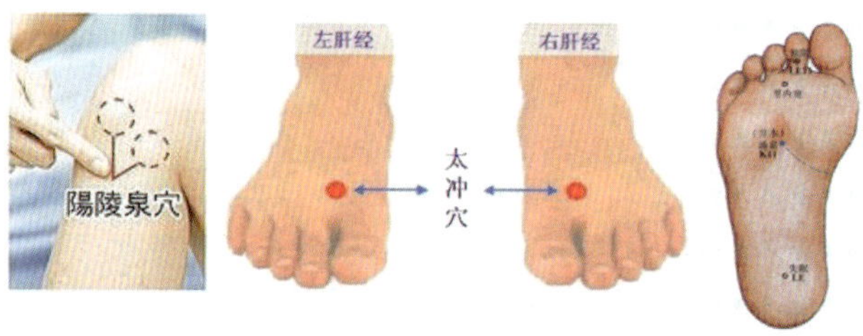

【阵法】

旋磁天王灸和旋磁三阳开泰灸

旋磁 天王灸

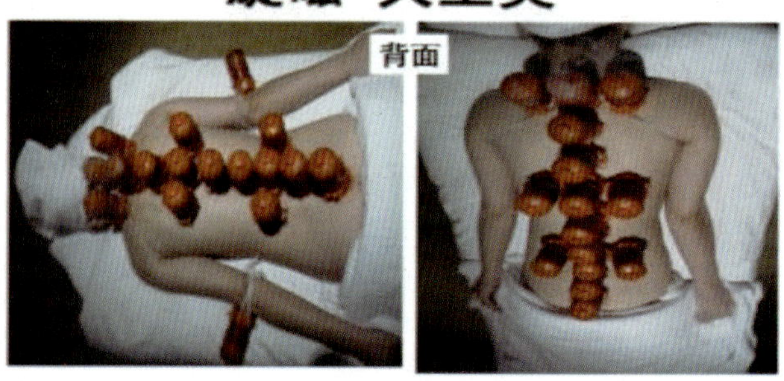

因正气不足内心压抑，无汗，肝胆代谢功能差，口苦，两肋胀痛胀满，眼干涩者，睡眠差多梦，头晕，脑供血不足，有极强的治疗效果，效果显著。

旋磁 三阳开泰灸

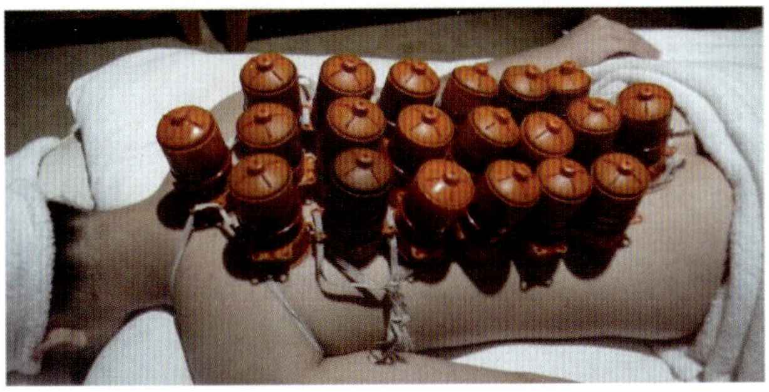

【调养建议】

按疗程设置进行调养

普通调养：10次为一小疗程，30次为一大疗程。第一小疗程，2～3天做一次。第二小疗程，2～5天做一次。第三小疗程，5～7天一次。根据身体调理的情况，以后可以维持7天一次。持之以恒，保持健康少得疾病。

慢性病康复：10次为一小疗程，50次为一大疗程。第一小疗程，可隔天一次。第二小疗程，2～3天一次。第三小疗程，保持3天一次。第四小疗程，根据身体恢复情况可5天一次。第五小疗程，可维持5～7天一次。长期坚持才能有意想不到的惊喜。

注意饮食配合：每日按时合理饮食，勿暴饮暴食，多食。

（1）多吃新鲜蔬菜和水果，如菠菜、白菜、卷心菜、荔枝、葡萄等。

（2）多吃富含蛋白质的食物，如豆腐、大豆、猪肉、动物肝脏。

（3）多吃对肝有益的酸性食物，如乌梅、酸奶、山楂、白芍等。

（4）少食不洁食物，不酗酒，戒烟。

（5）适当加强运动，如走步、慢跑等

（6）减轻压力，放松心情，保持乐观情绪。

（7）保证充足良好睡眠。

（8）配合柔嘉艾灸家居养生的天灸贴、缝隙组合贴、夹脊畅悦组合贴、九窝清青组合，以保持每日对淋巴、关节、脊柱的保养以使经络的畅通，从而减轻肝胆负担，加强五脏六腑的功能。

【总结】

蒸骨疗法，是我国古代人民长期与疾病作斗争的经验结晶。原始社会，祖先们在烘烤食物取暖的过程中发生灼伤，结果使原有病痛减轻或消失，于是主动使用热敷、烤灼以治疗更多的病痛，这便是灸疗的起源。现在最早记载灸疗的医籍，是长沙马王堆二号墓出土的帛书《五十二病方》，其中有《足臂十一脉灸经》《阴阳十一脉灸经》两书，据考其成书年代早于《内经》。

蒸骨疗法，虽然受启发于灸疗和针灸，但它没有灸疗和针疗的痛苦，而且它比灸疗、针疗更完美，操作时让人会有一种从未体验过的舒服感，并且会使被蒸者深深地喜欢上它，因为它不仅运用了灸疗的经络热效应作用原理，又综合了针疗当中的贴敷法，即药气经络穴位渗透作用于全身，同时，贴敷膏药里的药物成分，通过皮肤呼吸系统进入体内，从而达到疏通筋络，增强血管、淋巴、神经组织代谢的作用。中医学外治法、热敷法之精髓，采用局部蒸敷，速打开皮肤毛孔及人体经络，使人体气血畅通、阴阳平衡……

柔嘉艾灸，传承发展了艾灸疗的同时，又发掘古代蒸骨疗法，并加以发展和开创，使之更加完美，综合现代远红外的穿透力和旋磁疗的优势，让其效力发挥到极致。且舒适感更强。并配合远红外旋磁灸，相辅相成，完美配合，调养的同时，舒舒服服让慢性病康复。柔嘉艾灸愿为健康产业再添力量。

柔嘉医派《艾灸唤醒人体自愈力》亚健康调理技术

柔嘉企业柔嘉医派品牌是一款创新中医治疗养生产品。传承五千年中医药治疗养生预防文化，将古代传统灸疗发展创新为中草药油调理技术，并融合现代养生技术，让身体的亚健康状态快速改善，保持生命的自然健康活力。

秉承《黄帝内经》中提到“圣人不治已病，治未病；不治已乱，治未乱。”最终达到不病而治，不治而愈。“上医治未病”的最高养生境界。

一直以来，人们都认为人体抗病防病的能力就是免疫力，免疫力强，就不会得病，这种观点当然有它的道理，但是不完整。免疫力只是自愈力的一个部分，需要与身体的修复系统、排毒系统、神经系统、抗氧化系统、抗压力的应急系统合作，才能够完成保卫健康的任务。

通过激发唤醒人体自愈力，达到自然健康状态。

【原理】

中医认为，人的身体里存在着一个天然而神奇的自愈系统，它是每个人自己的“神医”和“药铺”。中医把这种人体天然的自愈力称之为“真气”“元气”“正气”等，而把破坏人体平衡的力叫“邪气”“阴气”等。“正气充盈、百病不侵”“正气存内、邪不可干”。中医在“扶正培本”的治疗过程中，注重维护人体与生俱来、自发作用的和谐机制，促进人体达到平衡状态，把治病重点放在提高人本身自愈能力上。中医常说“三分病、七分养”，也说明了中医治病不过分依赖药物，重在调动人体的自愈力。

【艾灸唤醒自愈力】

艾草是纯阳之物，是古今公认的补充人体正气最有效的方法。艾灸通过皮肤表面向经络、脏腑渗透能量，其直接作用可驱散寒气，温通经脉，气血瘀阻不通的各种疾病症状得到缓解和消除。

但其本质作用在于艾灸通过刺激穴位，艾热走窜经络，从内部为身体补充阳气，滋补脾肾，健肾助脾，培元固本，提高人体自我修复、防御的自愈力。实际上，艾灸法所起到的是一种激发和催化的作用，效果反映的是人体固有的正常功能，无任何药物的毒副作用出现。广州柔嘉医派中医诊所艾灸中医有言“三分治，七分养”，指的是：在患者康复过程中，医生和药物所起的作用只占百分之三十，身体的恢复更多依赖于自我调节，也就是自愈力的修复过程。

【适应人群】

通过艾灸神奇的能量释放，短期可消除我们能够感知到的病痛，长期可提高、复原、保护我们体内的“自愈力”，使之最大化地发挥作用，让我们少生病、不生病。因此，无论老幼、不分是否患有疾病，均是艾灸的适应人群，所区别的是具体的灸法和穴位处方的不同。

【艾灸调理方法】

艾灸你的脊柱， 它是人体自愈力的金钥匙

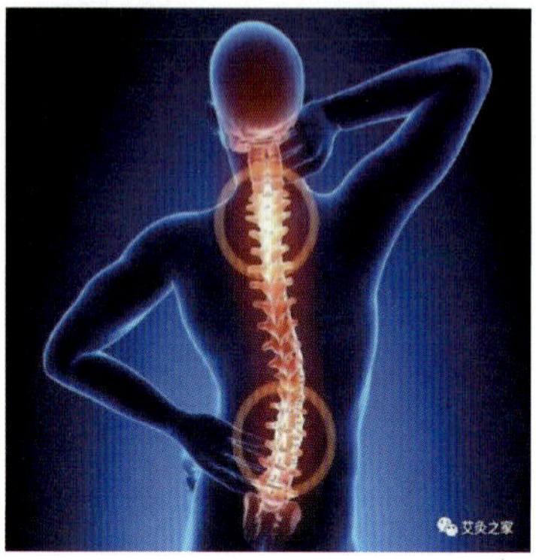

人体自愈力十大经典穴位：安眠、神门、极泉、颊车、少商、 肺俞、腰眼、中脘、攒竹、四神聪。

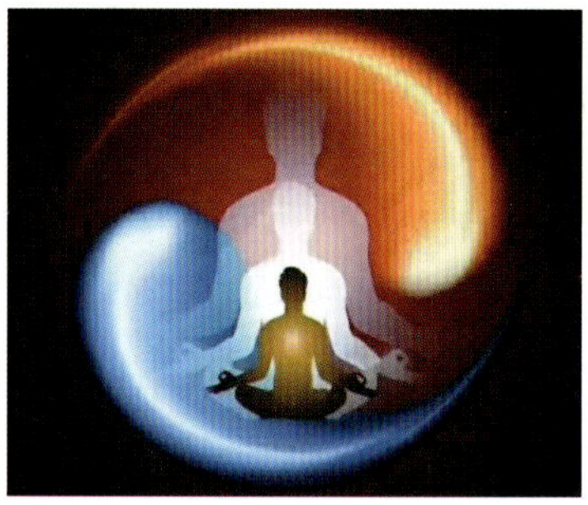

一、手法调理

（1）自愈唤醒液：督脉滚动涂匀。

（2）艾药油：推督脉，开穴：大椎、心俞、脾俞、肝俞、肾俞、腰眼、命门、长强、八髎。

（3）六合理疗罐定罐：10分钟。

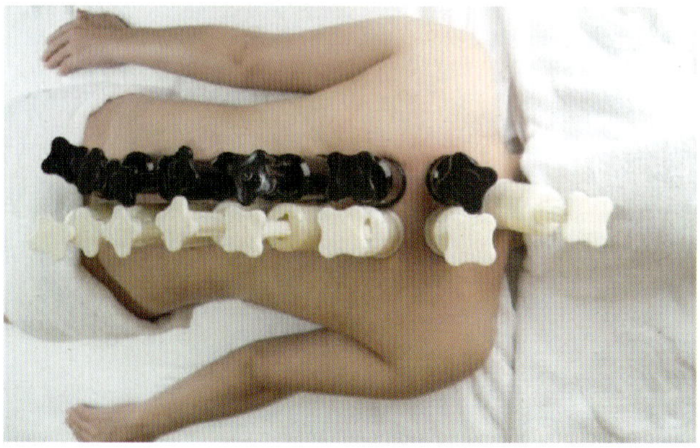

4.红外旋磁灸：

阵法：一字长龙灸。

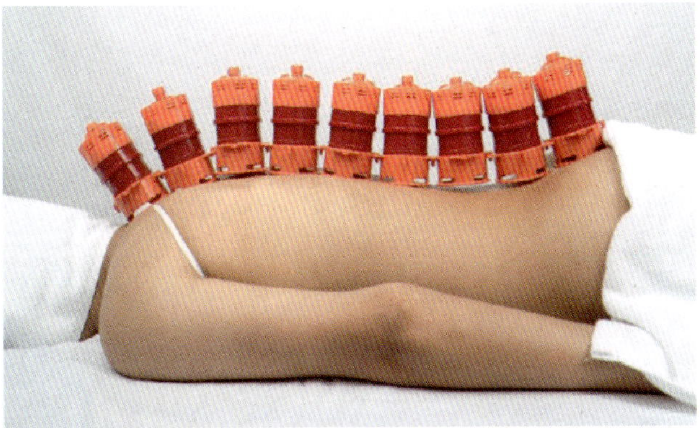

配穴：肺俞穴、腰眼穴、足三里穴、涌泉穴。

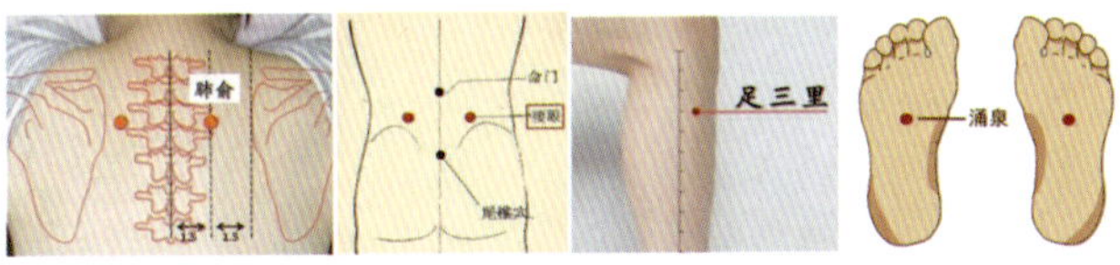

5.天灸贴：中脘、神阙、大椎、命门、八髎，封穴以巩固、维持效果。

【注意事项】

艾灸前：保持室内温度适宜，不可受风。饭后一小时方可艾灸。

艾灸中：不过饥或过饱，勿吃食物，保持情绪稳定舒缓放松。艾灸过程中多喝温热开水。勿喝冷水。艾灸中皮肤表面出现水气，是体内湿气排出。

艾灸后：灸后2小时内勿沾凉水，不食寒冷食品，勿喝冷水。灸后注意保暖、休息。

【其他方法】

自愈力的激发和提高有很多方法

（1）休息：包括充足的休息和规律的生活。

（2）运动：选择适合自己和适的运动。尤其慢性病者。

（3）营养：中医认为：药补不如食补。营养对身体很重要，尤其处于恢复中的人，更为重要。

（4）心态：人是身心灵统一的动物。这也是中医讲的：喜怒哀思悲恐惊对人体的影响。

【总结语】

艾灸是提高自愈力的最佳方法！ 宋朝太医窦材在《扁鹊心书》中明确指出：“夫人之真元乃一身之主宰，真气壮则人强，真气弱则人病，真气脱则人亡，保命之法，艾灼第一”。中医几千年的实践经验告诉我们，唯有艾灸这种方法，确切的具有增强、提高和复原人体自愈力的能力。从古至今艾灸的治疗效果经过无数的医生验证，其治疗效果无疑是显著的，它是自动的，智能的、整体性的治疗。柔嘉医派红外旋磁灸激发唤醒人体自愈力，其本质是一个健康的调治方式，让人类远离药物的伤害，调理“未病”，同时也是疾病初起时的治疗方法！病体痊愈，归根结底靠人体自愈力，而日常保健，能激发自愈力更是锦上添花。

柔嘉医派《固本培元强肾》亚健康调理技术

柔嘉企业柔嘉医派品牌是一款创新中医治疗养生产品。传承五千年中医药治疗养生预防文化，将古代传统灸疗发展创新为中草药油调理技术，并融合现代养生技术，让身体的亚健康状态快速改善，保持生命的自然健康活力。

秉承《黄帝内经》中提到“圣人不治已病，治未病；不治已乱，治未乱。”最终达到不病而治，不治而愈。“上医治未病”的最高养生境界。

中医认为，肾的作用贯穿生命始终，肾是人的先天之本，肾不仅有主水液代谢的作用，还能主骨、生髓，与人的生长发育、生殖有密切的关系。

《内经》有“肾者主蛰，封藏之本”之说。既是肾负责收藏精气，所以适宜推动其收藏，而不宜泄泻；另外肾脏主宰命火（既肾阳又称元阳），亦更应隐藏；肾宿主真阴及元阳（真阴—阴精之聚集，元阳为生命活动原动力）所以养肾护肾应用固藏的手法。

柔嘉医派特色治疗养生养肾护肾项目就是遵循以上原则。

【原理】

肾脏是人体之根，肾强则体强，人所有的劳作都要消耗肾气。肾就像蓄电池，过度放电（劳作），又不注意充电，（休息保养）就会受损。过度就会肾亏。

肾虚的形成原因有很多种，主要由先天不足，情致失调，房劳过度，久病伤肾，年老体衰等引起。可以分为两个方面，第一方面，因先天因素引起的肾虚及遗传基因引起的肾虚。第二方面，由后天因素造成的，后天影响肾虚的因素有很多，巨大的身心压力，身心疲惫，精力减退等，导致失眠食欲减退、乏力、烦躁、脾气暴躁、神经衰弱等肾虚的症状，另外，生活方式包括平时吸烟、饮酒、睡眠不足、生活不规律、过度疲劳等也是导致肾虚的很大原因。

肾虚指肾脏精气阴阳不足。肾虚的种类有很多，其中最常见的是肾阴虚、肾阳虚。 肾虚的症状：肾阳虚的症状为腰酸、四肢发冷、畏寒，甚至还有水肿，为“寒”的症状，性功能不好也会导致肾阳虚；肾阴虚的症状为“热”，主要有腰酸、燥热、盗汗、虚汗、头晕、耳鸣等。现代科学证明，当人发生肾虚时，无论肾阴虚还是肾阳虚，都会导致人体抵抗力降低。肾经呈现不通，气血循环不畅，治疗应以防治结合。

中医讲辨证施治，因此首先要诊断明确是肾阴虚还是肾阳虚，要根据不同的症状做不同的诊治。否则适得其反。

【辨证施治】

一、肾阴虚

肾阴虚指由于肾阴亏损，失于滋养，虚热内生所表现的证候，中医临床称为肾阴虚证。多由久病耗伤，或禀赋不足，或房劳过度，或过服温燥劫阴之品所致。证见腰膝酸痛、头晕耳鸣、失眠多梦、五心烦热、潮热盗汗、遗精早泄、咽干颧红、舌红少津无苔、脉细数等。

治疗原则：滋阴降火

1. 药物治疗

肾阳虚的药物治疗应用滋阴补肾的药物。此类药物既有温和药又有甘寒药，如枸杞子、制首乌、熟地黄、五味子、黄精、墨旱莲、女贞子、龟甲胶、石斛、玉竹、山茱萸、西洋参等。六味地黄丸对肾阴虚有效。需在医生指导下使用。

2. 调理治疗

（1）经络调理：按摩疏通经络：阴虚体质调理油按摩腰肾部；推经络：肾经、膀胱经、肝经、脾经、胆经。

（2）刮痧：背部刮痧，六合理疗定罐。

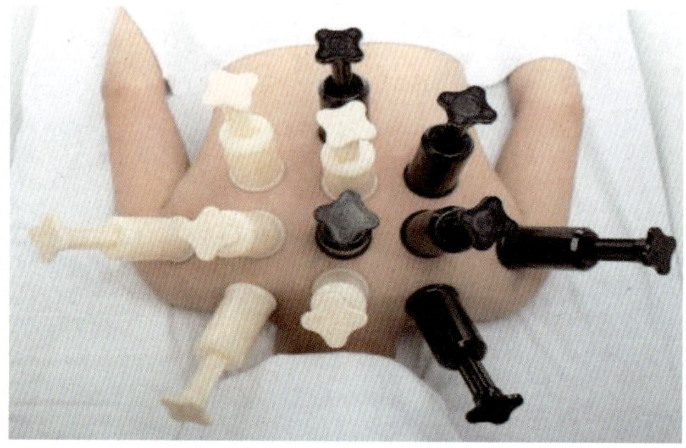

（3）艾灸调理：阵法。（见下图）

旋磁 除烦滋阴灸 正面

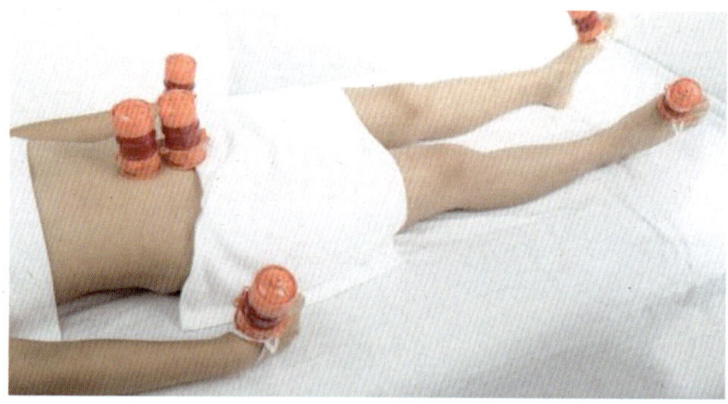

旋磁 生理调理灸 背面

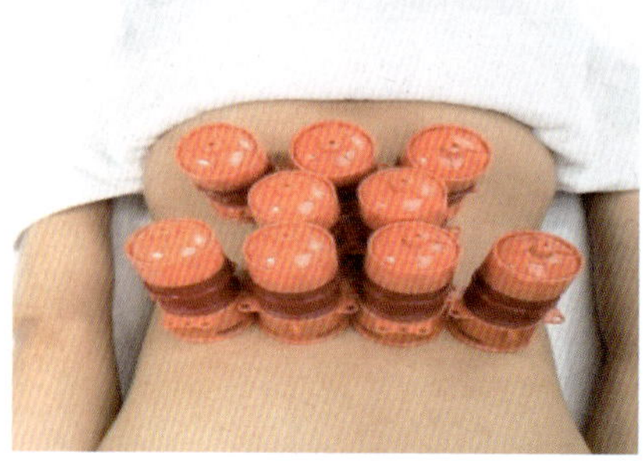

配穴：八髎、阴陵泉、足三里、三阴交，太溪、涌泉穴。

（4）中药膏贴：穴位选择：肾俞、命门、腰眼、八髎、神阙、气海、关元、天枢穴。每次可选1～3穴

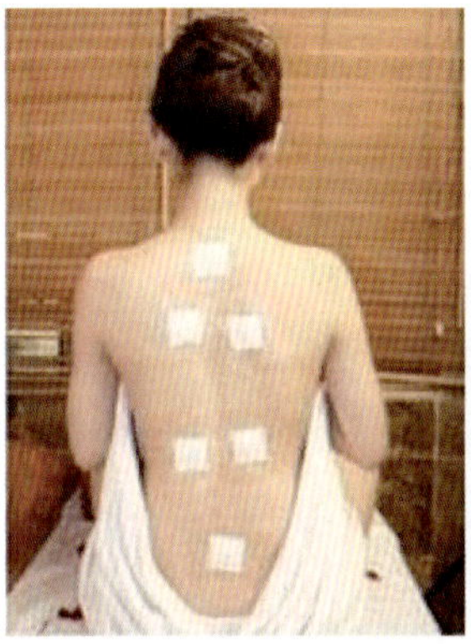

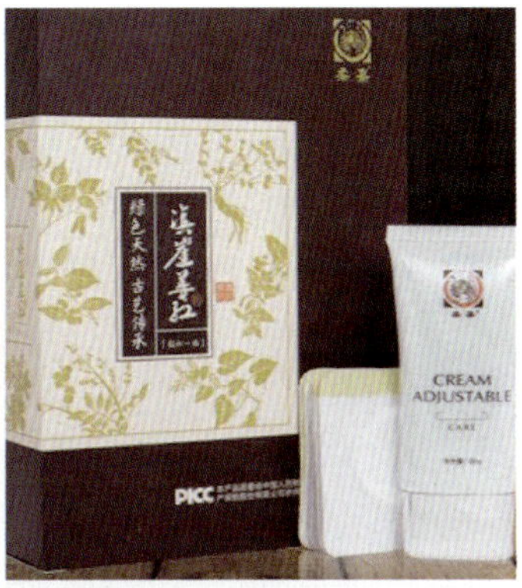

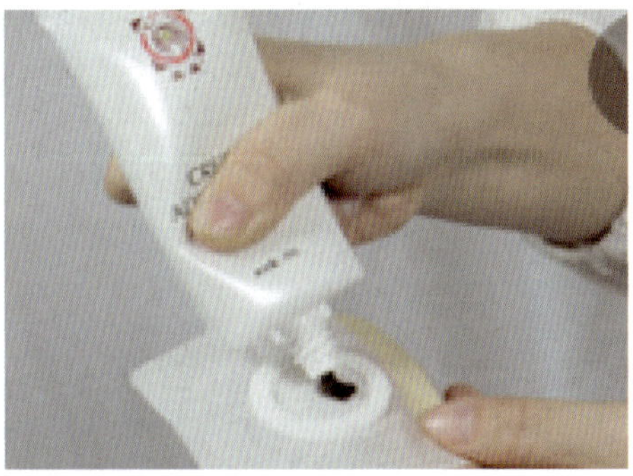

二、肾阳虚

肾阳虚，即肾脏阳气虚衰。多由素体阳虚，或年老肾虚，或久病伤肾，或房劳过度所致。症见腰膝酸软、畏寒肢冷、头目眩晕、精神萎靡、气短而喘、阳痿、面色、皖白或黧黑、舌淡胖苔白、脉沉迟而弱等。

治疗原则：温补肾阳

1.药物治疗

肾阳虚的药物以温补肾阳的药物。如何首乌、人参茶、枸杞、杜仲、鹿茸、菟丝子、淫羊藿等。金匮肾气丸、海狗丸、刺五加片等对肾阳虚有效。需在医生指导下使用。

2.调理治疗

（1）经络调理：阳虚体质涂按摩油按摩腰肾部，推肾经、膀胱经、肝经、脾经、胆经。

（2）艾灸调理：阵法。（见下图）

旋磁 生理康复灸

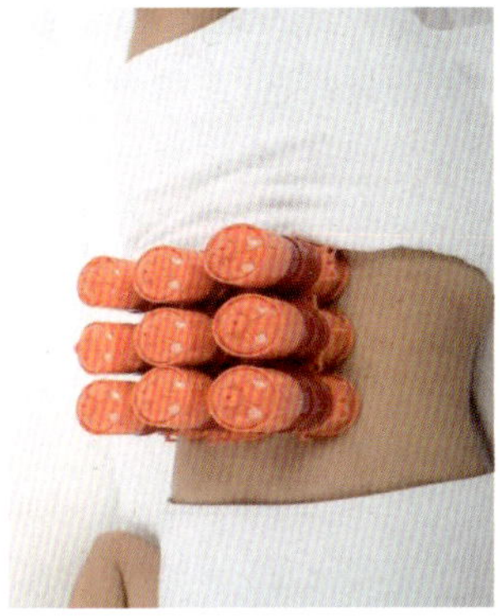

正面

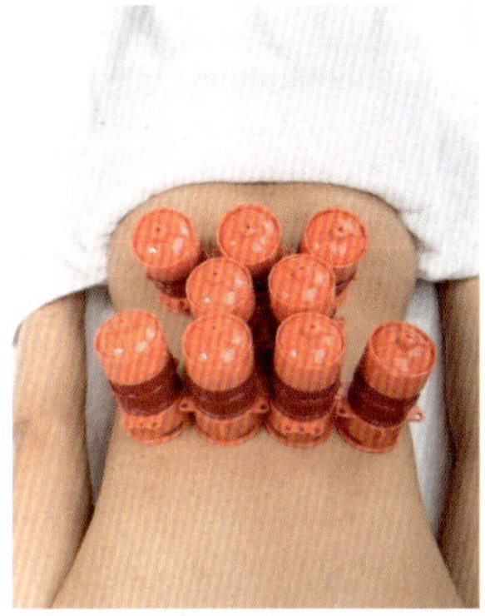

背面

配穴：合谷、足三里、阴陵泉、三阴交、涌泉穴。

（3）中药膏贴：穴位选择：肾俞、命门、腰眼、八髎、神阙、气海、关元、天枢穴。每次可选1～3穴。

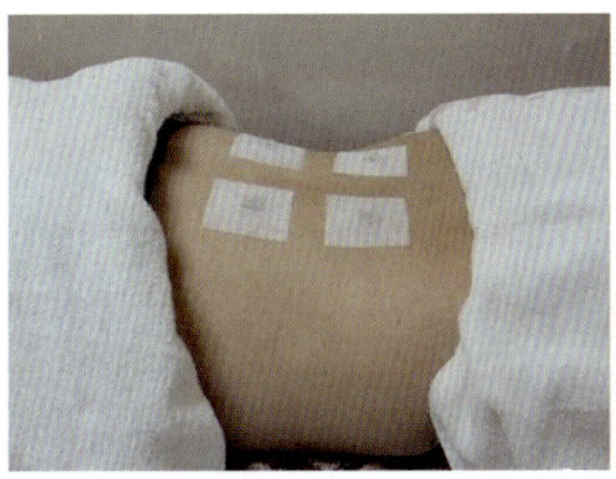

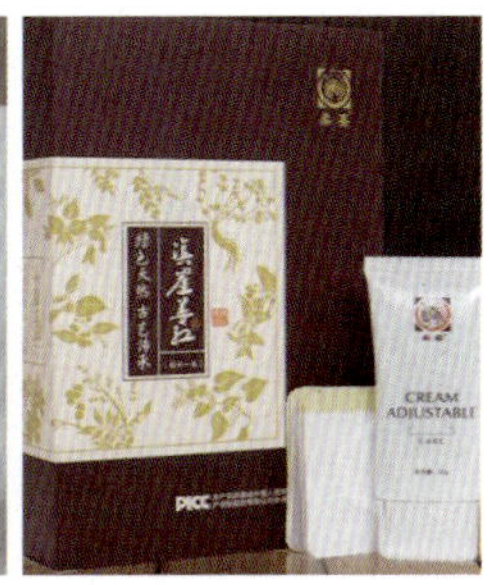

【药食同疗】

肾阴虚要吃滋阴补肾的食物或者药物。能够滋阴补肾的食物有黑芝麻、黑木耳、鸭蛋、鸭肉、山药、黑豆、莲子、大头菜、腰果、核桃、百合等。食药两用可以吃枸杞子、覆盆子。

肾阳虚要吃性质温热，能补益肾阳、温暖脾阳的食物有籼米、狗肉、羊肉、鸡肉、猪肚、淡菜、韭菜、辣椒、刀豆、肉桂等。 阳虚便秘者更宜食既温补又通便的食物，如核桃仁、薤白、海参、海虾等。 阳虚泄泻者更宜食既温补又止泻的食物，如糯米、鲢鱼、河虾、干姜、花椒等；具有收涩止泻的食物，如石榴、乌梅、莲子、芡实等。

【专家建议】

在日常生活中保护肾脏的方式具体如下：

（1）生活饮食要规律，少熬夜，不能过度劳累；

（2）饮食要特别注意，饮食不能大鱼大肉，忌肥辛辣厚味，饮酒过量，这些进入身体产生过多的代谢物质，都要经过肾脏去排泄，给肾脏增加好多的负担。

（3）适量饮水，慎重用药，控制血压。

（4）注意腰部保暖，防止尿路感染。

（5）放松心情，适当运动。

（6）冬病夏治，其实是夏天补肾的非常好的办法，尤其是慢性病患者，三伏天养肾更重要，冬病夏治可通过发散的办法把肾脏的寒邪去掉。

【总结】

肾是人的先天之本，如果一个人的肾有了问题，就会引起一连串的健康问题。最常见的就是未老先衰。我们经常会见到有些人上了年纪，但是体力很好，有的人年纪轻轻的，却显得很老，这就是其中的道理。养肾护肾强肾，固本培元，强身健体，预防疾病，益寿延年。

柔嘉医派《清淋巴强免疫净血液》亚健康调理技术

柔嘉企业柔嘉医派品牌是一款创新中医治疗养生产品。传承五千年中医药治疗养生预防文化，将古代传统灸疗发展创新为中草药油、药液、药酒调理技术，并融合现代养生技术，让身体的亚健康状态快速改善，保持生命的自然健康活力。

秉承《黄帝内经》中提到“圣人不治已病，治未病；不治已乱，治未乱。”最终达到不病而治，不治而愈。“上医治未病”的最高养生境界。中医常讲：三焦经。当中医师告诉你三焦不通的时候，实际上你就应该知道，他在说你的淋巴系统有问题。《难经•六十六难》说：三焦者，元气之别使也，主通行三气，经历五脏六腑。元气根于肾，由命门之火温蒸肾精所化生，通过三焦别入十二经脉而及五脏六腑，这就是元气之别使也。《难经•三十八难》又说：三焦者，元气之别使，主持诸气，有名而无形。那么，三焦不但是元气之别使，更能主持诸气。《素问•灵兰秘典论》说：三焦者，决渎之官，水道出焉。说明三焦为人体水液运行的主要通道。 孙思邈在《千金要方》说：三焦者，有名无形，主五脏六腑，往返神道，周身灌体，可闻不可见。柔嘉医派清淋巴强免疫净血液，提高人体抵抗力，用以亚健康特色治疗调理技术。其作用为：①疏通淋巴系统，人体淋巴系统的运转正常，促进新陈代谢。②排除体内瘀结的各类毒素及代谢物，净化血液，减少血管压力，减轻脏腑负荷，强化脏腑功能。③平衡稳定人体免疫功能，促使慢性病的康复（缓解症状），促进血液循环，增强抵抗力，预防疾病发生。

【原理】

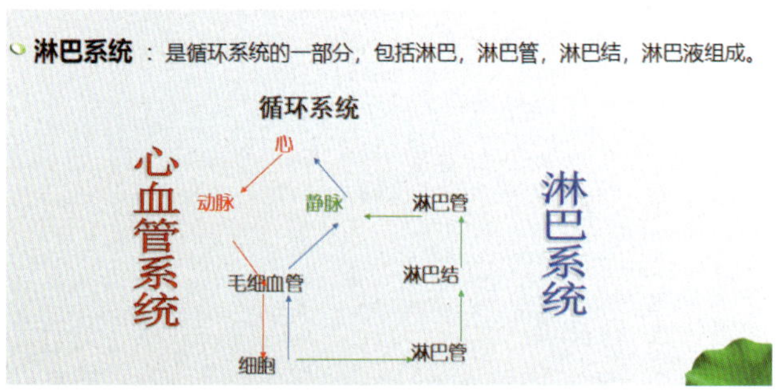

一、淋巴系统的作用

①排毒、排水、排脂，其掌管人体免疫机能。如果体内毒素不能及时代谢，就会导致水液、毒素、废弃物、脂肪（甘油三酯）过于堆积出现体质变酸，抵抗力下降，出现肥胖症、三高症等。②过滤作用：人体的“滤清器”。是过滤人体血液内的垃圾，这些垃圾主要是人体的代谢物质。淋巴系统就好比一张网，对人体的血液进行有效的过滤。

二、淋巴系统与免疫功能

人体的免疫功能或免疫力，来自淋巴器官及淋巴细胞，免疫反应就是人体淋巴细胞发挥作用的临床表现。因此，也称淋巴免疫系统。淋巴细

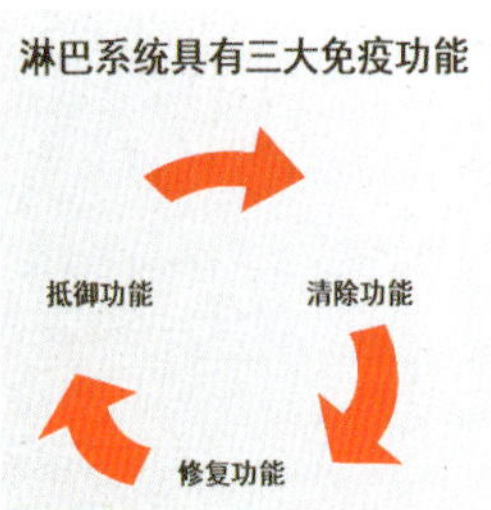

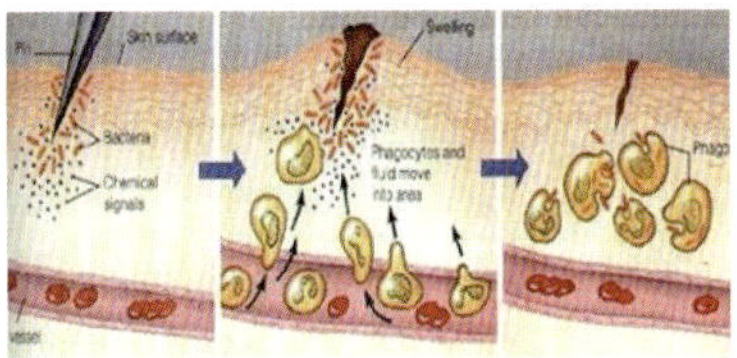
(1)探针带来细菌入侵 (2)吞噬细胞赶赴“现场” (3)消灭入侵，恢复健康

胞的正常与否，决定人体免疫功能是否正常。具体功能包括：①抵御功能：使人体免于病毒、细菌、污染物及疾病的攻击。②清除功能：清除新陈代谢后的废物及淋巴细胞与敌人打仗时遗留下来的双方死伤的“尸体”。③修复功能：淋巴细胞能修补受损的器官功能和组织，使其恢复原来的功能。

三、造成淋巴系统功能失调的原因

原因包括了垃圾食品，其中添加剂的危害最大，还有诸如三聚氰胺之类的东西；空调和寒凉的工作和生活环境，造成体液运行变慢。中医有一个三焦经，有一种提法就是，中医里提到的三焦经，就是现代医学里的淋巴系统。《素问•灵兰秘典论》说：“三焦者，决渎之官，水道出焉。”说明三焦为人体水液运行的主要通道。

人体水液代谢是一个复杂的生理过程，牵涉到肺、脾、肾、肝等脏器的共同协调。比如肺主行水，脾运化水液，肾主水，肝主疏泄，气行则水行。

所以，当中医师告诉你三焦不通的时候，实际上你就应该知道，他在说你的淋巴系统有问题。淋巴系统实际上也是静脉血液系统的一个补充或者起辅助系统的作用。

四、影响淋巴免疫功能的因素

①不均衡的营养；②不规律的作息；③不稳定的情绪；④不适当的运动；⑤淋巴器官的创伤和缺损；⑥先天遗传因素这些因素都可使免疫功能受到影响而产生淋巴组织器官本身乃至其他组织器官的一系列疾病。其中先天遗传因素为最主要。这就是常说的：自身免疫性疾病。例：免疫功能低下、过敏性鼻炎、慢性支气管炎、过敏性哮喘、湿疹、荨麻疹、过敏性紫斑、红斑狼疮等，属免疫变态反应。虽然，淋巴系统属于西医，但是在淋巴癌的治疗上，中医具备优势。

【治疗调理】

柔嘉医派中医治疗调理

（一）三灸一贴红外旋磁灸法

1. 手法按摩

操作部位：淋巴的保养，要做就是全身淋巴同时做，否则没有效果，因为淋巴是全身循环的。从下颌淋巴开始—到颈部淋巴—到腋下淋巴—腹淋巴—腹股沟淋巴—腘窝淋巴—推送至涌泉穴排出。

操作手法见视频。

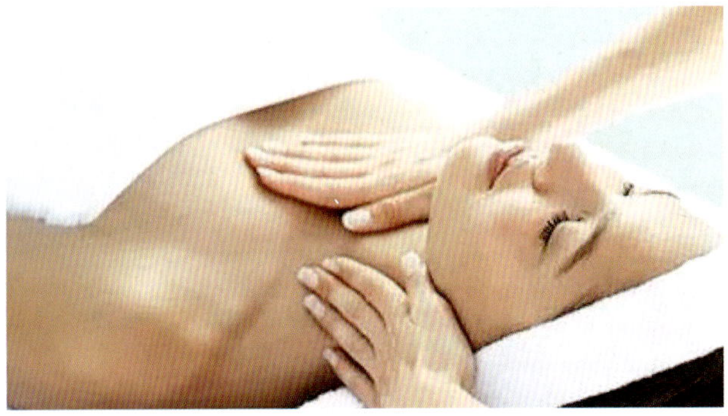

2. 艾灸温润无痛刮痧

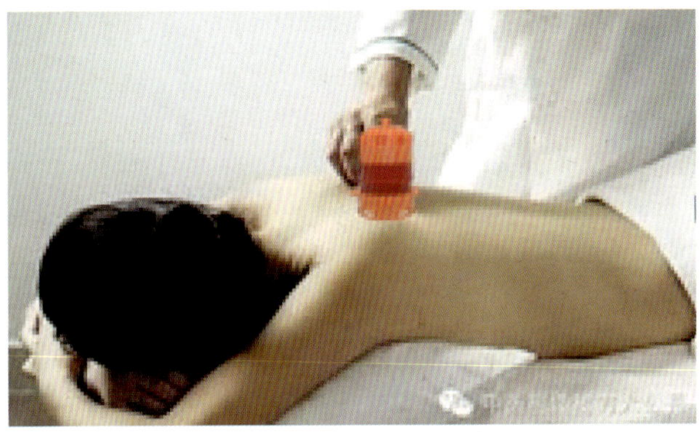

3. 六合理疗全身清排通　阵法定罐10分钟。

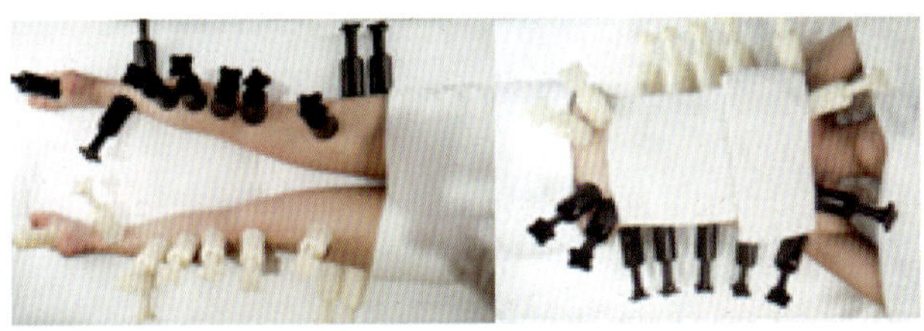

4. 草本能量热膜　补充能量，促进艾药油吸收，大约20～30分钟。

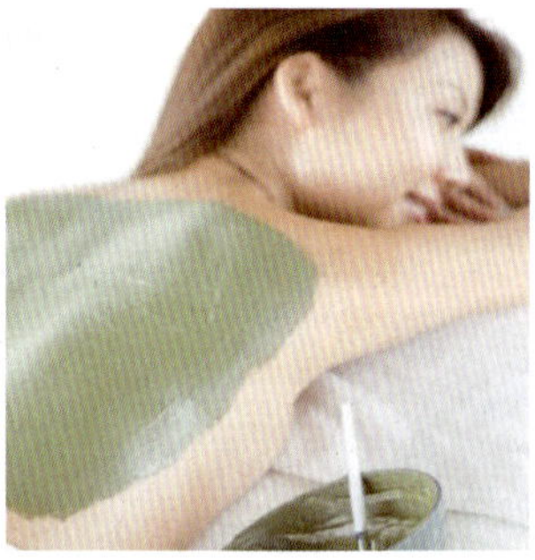

5. 红外旋磁灸温通温补促进淋巴循环

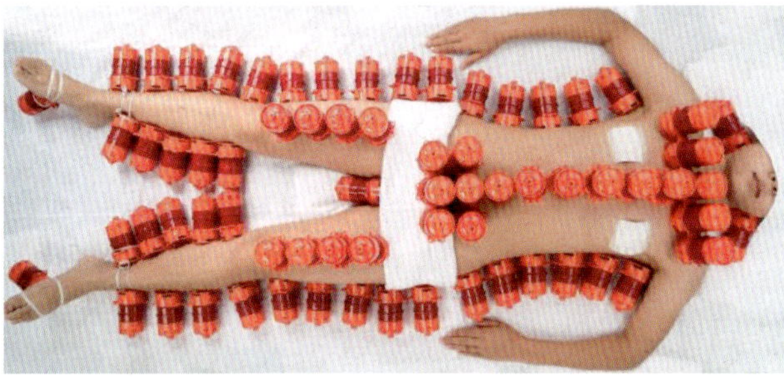

6. 滇崖姜红中药膏贴封穴巩固效果

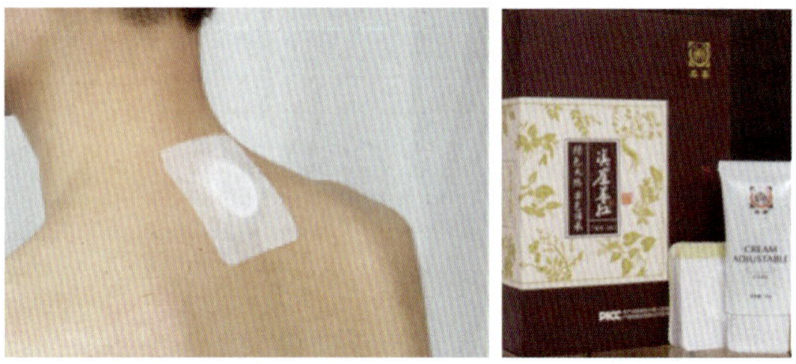

（二）艾药浴

促进淋巴系统的循环，中药酵素温浴能促进血液循环和淋巴系统的循环，由于处于停滞状态的淋巴液恢复了正常的循环，所以能治疗产后风湿病、产后肥胖症、妇科病、手足冰凉症、慢性疲劳症、脂肪肝、高脂血症、高血压、头痛、失眠、关节炎、浮肿等病症。

（三）药食同疗

淋巴结肿大的饮食调理：①宜吃抗菌消炎的食物；②宜吃消肿止痛的食物；③宜吃富含优质蛋白质的食物。

1. 马齿苋菊花绿豆粥

绿豆浸泡半天，马齿苋洗净切碎，菊花焙干研末。绿豆半熟后入马齿苋、粳米，文火煮成粥，加入菊花末梢煮即成，每日2次服食。该方法有清热解毒利湿之药效。

2. 荸荠粥

荸荠去皮切片，与淘洗干净的粳米一同入锅，加水文火煮粥，每日2次服食。功效在于能够清热生津。主治急性淋巴管炎（荸荠素对金黄色葡萄球菌有抑制作用。）

3. 雪羹汤

荸荠、海蜇（浸泡去盐）各50～100克，煎汤分2～3次饮下，此即清代名医王士雄的“雪羹汤”，有清热化痰、消积软坚及降低血压之效，可用于治疗痰热咳嗽、淋巴结核和原发性高血压等症。

4. 瓦楞子蒸鸡肝

瓦楞子6～10克，于火上烧煅，研成细末与鸡肝1～2具拌匀，同蒸熟食用。有消积化痰，补肝肾，养血作用。适用于淋巴结核、肺结核、小儿疳积等症。

5. 芋头粉羹汤

用生芋头3公斤，晒干研末，另用陈海蜇300克（洗去盐）及马蹄300克，两味加水煮烂去渣，配入芋头粉制成丸如绿豆大，用温开水送服，每次6克，一日三次；或用鲜芋头洗净放锅内蒸熟剥去皮，酱油调味，每日当菜吃。治瘰疬、颈淋巴结核、耳后淋巴结炎等症。

临床上，淋巴结肿大的情况是分为淋巴结核、淋巴结炎和淋巴管炎等类型的，而在食疗时，患者根据自己的实际情况选用。

【专家建议】

①淋巴免疫系统是人体的关键系统，每一个人的调理和保养都需从儿童开始，贯彻整个人生，尤其是老年人更需加强，以减轻慢性病的症状，提高身体抗病能力。②清淡饮食，忌辛辣厚味及刺激性食品。有先天免疫功能异常者更要忌口。③良好的生活习惯，充足的睡眠，精神愉悦。④定期保养，适当运动，提高生命质量，预防疾病发生。

【总结】做人体的各脏腑保养，均需调理淋巴免疫系统。只有强化人体的净化、防御、自我修复功能，其他的功能才能健康！

【案例】

案例1：江苏一客人，常年被湿疹折磨，通过柔嘉淋巴系统调理症状好转很多。专门送锦旗，表示感谢！并表示要经常坚持来做。

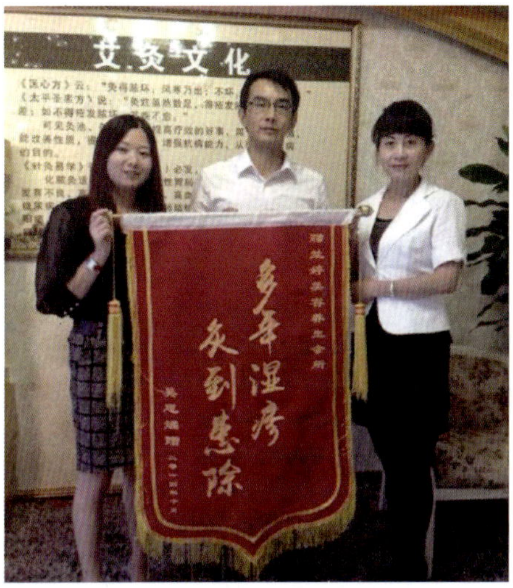

案例2：江西一客人，风湿性关节炎，腿痛的走不了路，我们了解到风湿属于免疫性疾病，给他做了淋巴免疫系统调理，症状明显好转，现在走路自如了。特送锦旗表示感谢。客人一直说，只有对症了才会有效果。

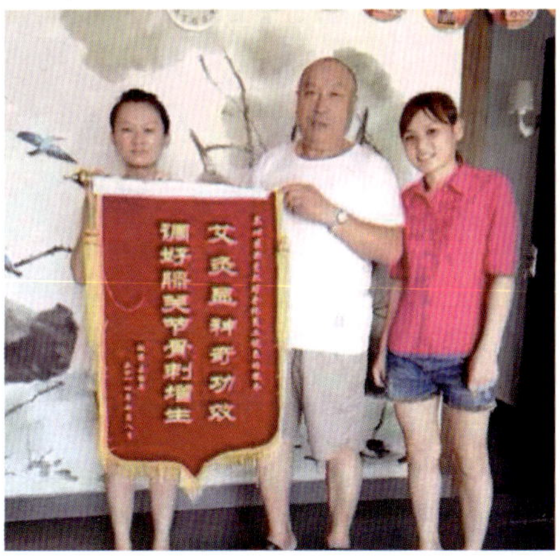

案例3：广东东莞有位八岁的小客人，过敏性鼻炎， 反复发作，平时鼻子堵塞厉害，头痛头晕，张嘴喘气，医院治疗效果不明显。妈妈带来做柔嘉淋巴免疫调理。做的过程中鼻子的分泌物就不断排出，当时觉得通气了很多，妈妈当时就定了一个大疗程，让孩子坚持做调理，现孩子的症状大见好转。感冒的次数也减少了。

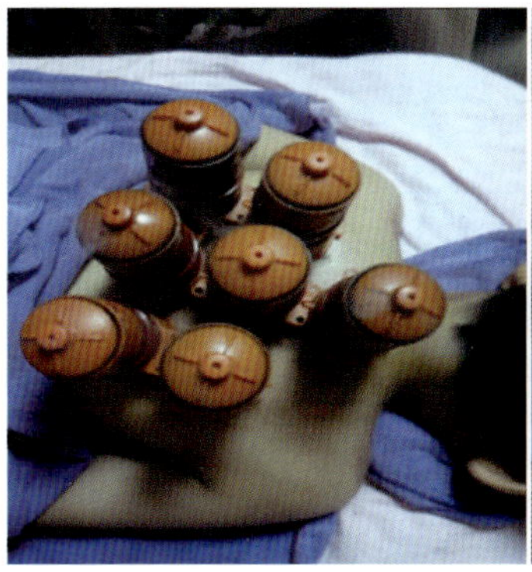

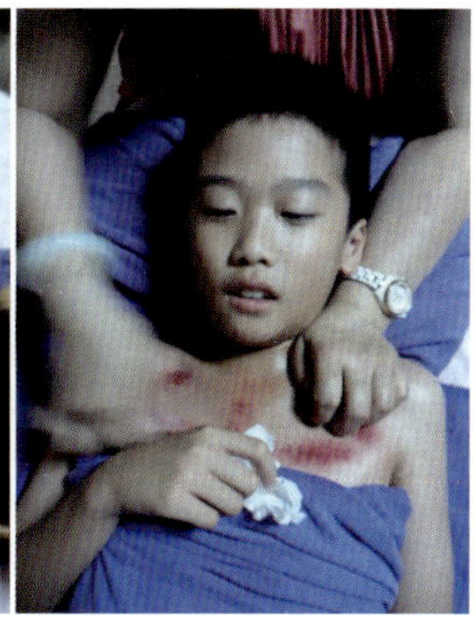

柔嘉医派《六合理疗清排养生法》亚健康调理技术

柔嘉企业柔嘉医派品牌是一款创新中医治疗养生产品。传承五千年中医药治疗养生预防文化，将古代传统灸疗发展创新为中草药油调理技术，并融合现代养生技术，让身体的亚健康状态快速改善，保持生命的自然健康活力。

秉承《黄帝内经》中提到“圣人不治已病，治未病；不治已乱，治未乱。”最终达到不病而治，不治而愈。“上医治未病”的最高养生境界。

老子曰：“六和为贵”。人体的阴阳气血必须六和，始能健康无病。六和疗法就是根据这一理论进行设计研究的，朱丹溪曰：“气血六和，则百病不生。”

本疗法集冲、和、刮、拔、闪、叩六种手法于一体，具有舒筋通络、活血化瘀、行气止痛、散寒除湿、强腰补肾等作用，起效快、疗效高，具有很大的实用性。该疗法操作简单，分为寒、热、郁、虚四大类别，每一类简单总结出几大证，分类对照进行参考。

柔嘉六和理疗养生法的构成

（一）六和神罐：归属医疗器械

柔嘉医派六合神罐，由新型材料制成，光滑耐用，便于携带，易于操作，吸力强，不易滑落，能达到深层疗效。其下缘光滑，易于行罐、走罐、推罐，能起到刮痧、泻泄、清理体内毒素的功能。同时，分成黑白两色罐体，其隐形旋磁有平衡阴阳之功能。它与柔嘉医派红外旋磁艾灸完美配合，达到清、排、调、补、养的完美养生功效，同时减轻了手法按摩的体力，且达深层经络疏通，排毒清瘀的作用。

柔嘉医派六和神罐是集按摩、刮痧、拔罐、针灸四位于一体的医疗器械，与传统中医按摩、刮痧、拔罐、针灸手段相比，六和神罐具有其突出的优势，详见下表对比。

柔嘉医派六和神罐与传统中医疗法对比表

	传统中医	六和神罐
按摩	①劳动强度大，力度小 ②对操作者有较高技术要求	①力度大，劳动强度小 ②操作方法即刻掌握
刮痧	①患者易产生恐惧感 ②损伤皮肤有非常强的疼痛感	①无痛苦，患者无恐惧感 ②损伤皮肤性小，无疼痛感 ③对皮肤无刺激，无损伤
拔罐	静态负压即罐拔在患处	通过提拉走罐产生冲击性和牵引性动态负压，效果更好

柔嘉六和调理养生疗法配合六和神罐使用，操作简便，疗效显著，既能达到有病治病、无病强身的效果，也可以作为一种很好的保健强身养生器械，六和后使人舒畅清爽，肢体倍感轻松。

（二）柔嘉六和理疗法十六字要诀

自上而下、先急后缓、由内而外、先轻后重。

（三）柔嘉六和神罐的使用方法

柔嘉六和神罐使用方法包括：冲、和、刮、拔、闪、叩六种手法。

（1）准备工作：治疗前先将患部用热湿毛巾擦净皮肤，将所用精油或药油均匀涂在为患病设计的部位。

（2）操作手法及要领：①冲罐法：简称“冲法”，将罐口按于患部或穴位上，右手提起手柄活塞，在产生适当负压吸起皮肤的情况下，双手配合在原处固定，反复多次提、拉手柄活塞，加强对穴位的刺激，从而加强治疗效果。作用：产生冲击性负压。用冲击性负压比用静态负压力量大得多（传统拔罐为静态负压）。要领：由轻渐重，力量适度，每处冲和30～60次左右。②和罐法：简称“和法”，涂适量精油和药油于治疗部位，左手按罐口于患部，右手提起活塞，在产生适当负压的情况下，双手拉罐向前或顺、逆时针方向运行。按照治疗部位上的经络走向，拉罐行走要有渗透力，才能起到最佳治疗效果。作用：如同按摩的推、揉、擦等手法，有活血化瘀、疏通经络等作用，同时使毛孔扩张，汗腺开放，药物更容易透入皮肤。要领：力度、速度适中，由轻渐重。起痧为正常反应，每处在10～30次。③刮罐法：简称“刮法”，和罐法完毕，在原来部位用罐口刮之，每处刮20～30次，然后用揉法，使精油或药油全部透入皮下（同刮痧法）。④拔罐法：在患部或选定穴位处拔罐，如同传统拔罐原理，但无须用火，用右手提起手柄即可。作用：祛风、活血、清热、拔毒。要领：在患者耐受前提下，力度较大拔后呈深紫色。⑤闪法：简称“闪法”，在拔罐的同时，迅速提拉罐体，离开患部（似中医闪罐法）。作用：清热、消炎、止痛。要领：闪罐部位要准确，力度适中，主要治疗部位每次闪罐10次左右为宜。⑥叩罐法：在和罐过程中，大部分自然加入叩罐法，即用罐口在患部叩击10次左右。作用：如同按摩的击叩法、打法、和棒击疗法，有疏通经络、调和气血的作用。要领：力量要适度，骨骼处勿叩。

（四）柔嘉六和理疗法辨证方法

辩　证	证　候
寒证	寒：①患部发凉；②喜温怕凉；③手足发凉，身体怕冷
热证	热：①患部或全身发热；②患部发红或舍红、唇红、面红 苦：口苦、口渴、思凉饮食；黄：舌苔黄、小便黄

柔嘉医派六合理疗：辨证对症定罐阵法

1. 六合理疗　富畅自清灸

理胃清肠，排三浊，去除胃腹风、寒、湿、堵，散结化瘀。调节月经带下，宫寒腹痛、胃肠鼓胀、便秘等症。强化脾胃功能。

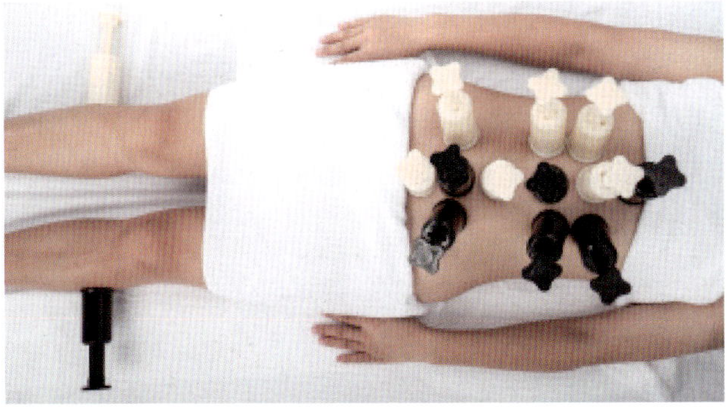

2. 六合理疗　心平气和灸

滋阴养血，补气安神，主降肺火、心火、胃火，平和心气，清心除烦，改善夜不成寐、咽喉肿痛、干咳少痰、面赤口渴、口腔溃疡、牙龈肿痛等症。

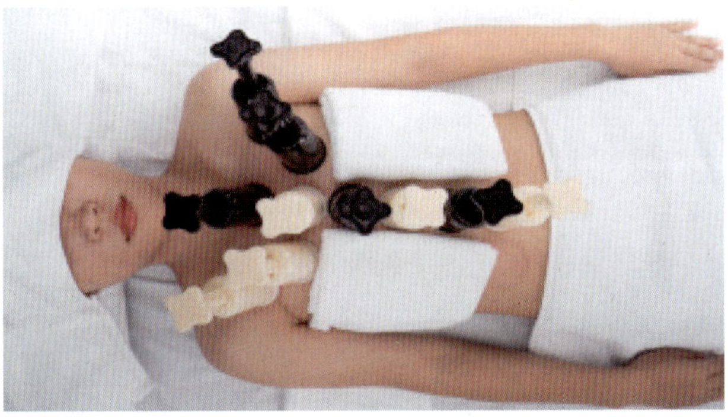

3. 六合理疗　心神有定灸

宁心安神，神清自健，调理睡眠多梦、心慌、心悸、神志不宁、健忘、精力不足等。有效预防乳腺问题。

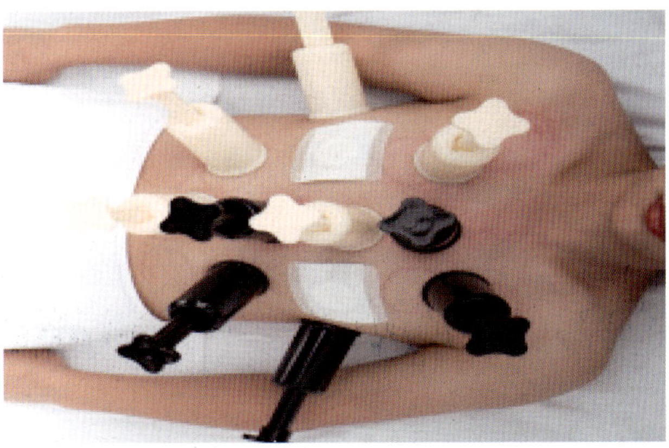

4. 六合理疗　肝胆相照灸

疏肝解郁，行气散结，主调五心烦热、头痛眩晕、胸肋、两乳胀痛、食欲不振、大便异常、月经带下。疏通腋下淋巴，预防乳腺问题的发生。

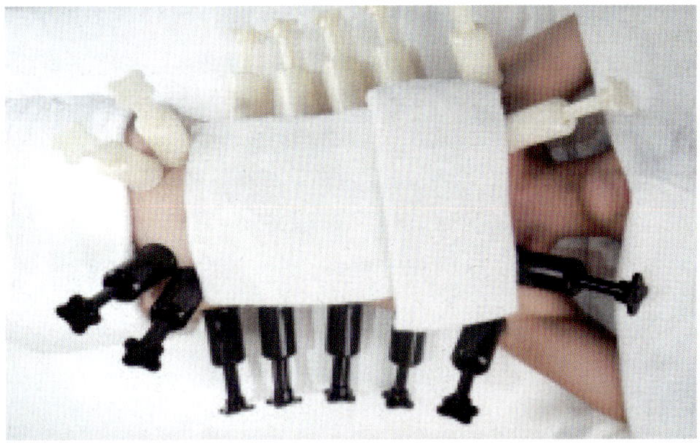

5. 六合理疗　二龙戏珠灸

强壮真元，祛邪扶正，鼓动气血流畅，调节全身阳经经气，平衡阴阳，防病保健，减少顽疾复发的作用。

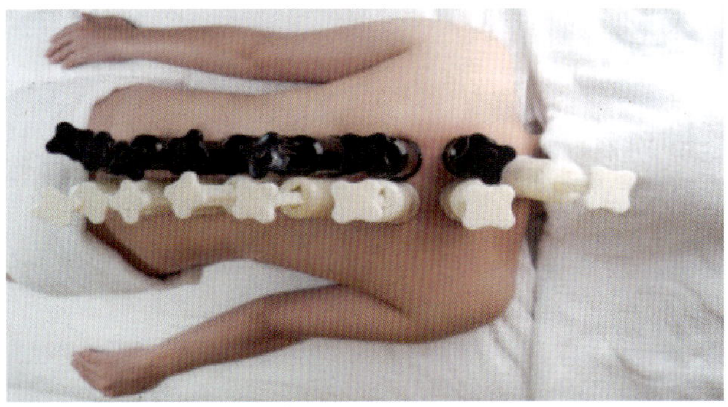

6. 六合理疗　双龙腾飞灸

扶助正气，驱逐肩颈风、寒、痛症。调理肩颈受凉，肩颈僵硬、酸痛等症。固本培元，强化脊柱功能。

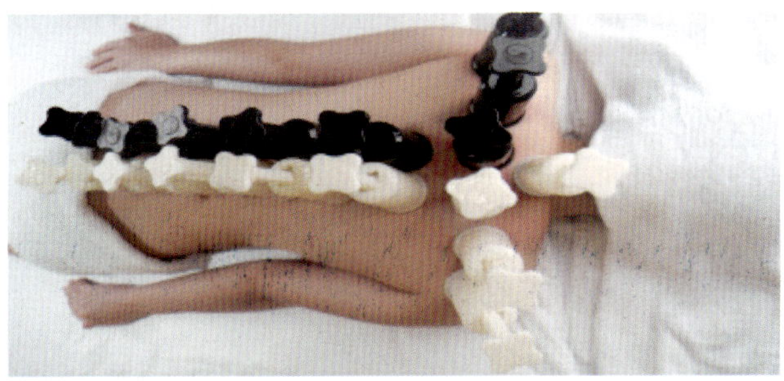

7. 六合理疗　守望相助灸

疏通背部三焦经络，排出人体湿毒，促进营养吸收，活络散结，改善身体的亚健康。消除疲劳，减轻压力，拔出寒气，软化僵硬的肌肉和经络，舒缓背部肌肉酸痛。

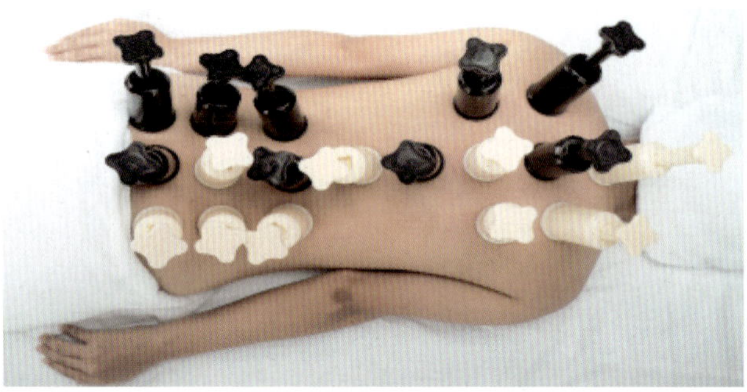

8. 六合理疗　肩颈功夫灸

活血化瘀、祛风散寒、疏通经脉、缓解肩颈僵硬、肌肉疲劳、肩周炎和颈椎病变。还可以改善头晕、头痛、大脑供氧不足、睡眠质量下降、失眠多梦等，还能使您面色红润、精神焕发。

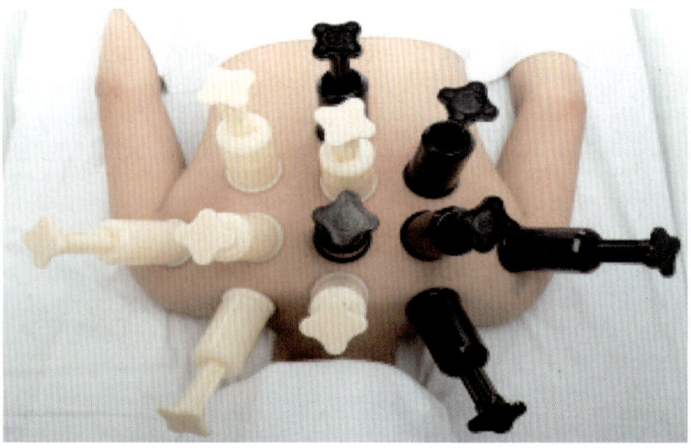

9. 六合理疗　美臀温养灸

促进淋巴循环，预防男科妇科疾病。补足阳气，缓解痛经、 经血不畅等问题。还可以缓解腰部酸痛等不适。散寒止痛，预防和减轻坐骨神经痛、痔疮等的形成。美臀塑形，提高性生活质量，促进怀孕。

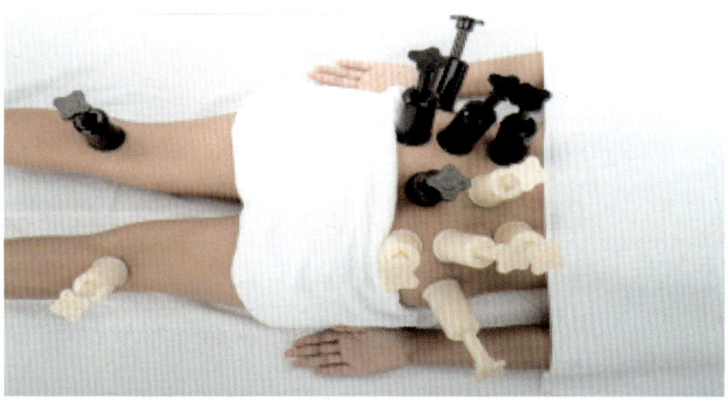

10. 六合理疗　行云流水灸

疏通腿部经络，排出腿部湿寒，减肥瘦腿，调理关节炎，强健筋骨。缓解静脉曲张，消除水肿。预防癌症。

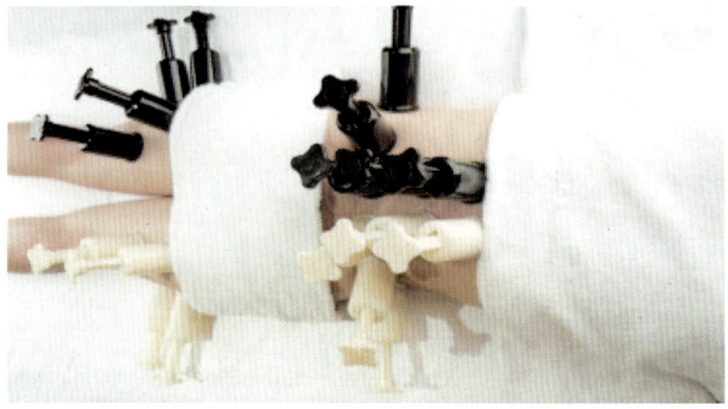

11. 六合理疗　五体安宁灸

强化肾功能，促进气血运行，排出体内湿寒。 调理妇科、男科疾病，泌尿系统病及因受凉引起的痛经、腰酸痛，缓解因气血不通引起的腿痛以致麻木。消减大腿外侧赘肉。

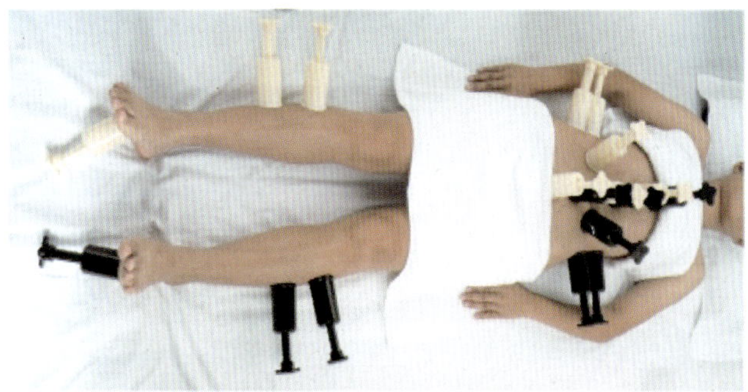

12. 六合理疗　七星望月灸

通过扶正去邪，刺激腧穴，调整经络，加强脾肾功能，扶助正气，又通过经络的疏通作用，达祛除腹部湿寒，促进脂肪代谢，减腹收腰，缓解宫寒及月经不调。

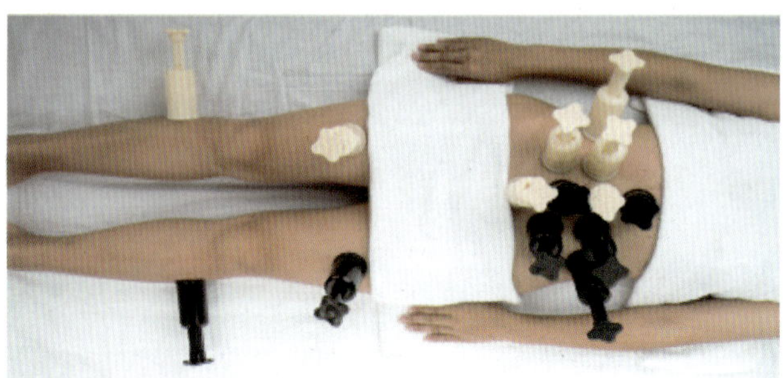

13. 六合理疗　三浊清理灸

改善胃肠功能，促进三浊排出，降心火、胃火、肝火，调理便秘、便溏，缓解胃胀痛。

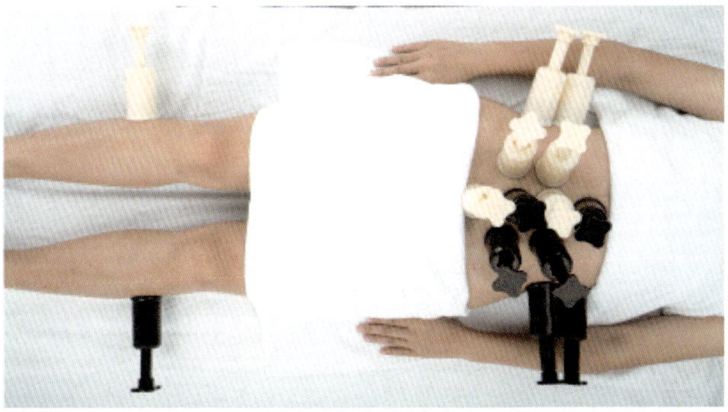

14. 六合理疗　滋阴除烦灸

滋阴润燥，祛热除烦，安神减压。用于口干舌燥、心烦易怒、失眠多梦、头晕眼花、腰膝酸软、手足心发热等症。

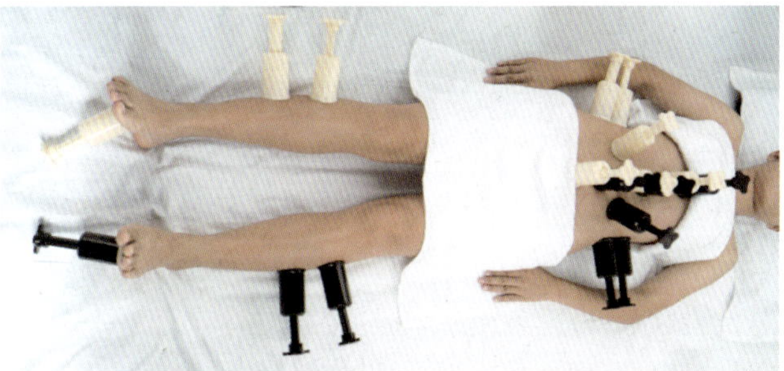

15. 六合理疗　扬眉吐气灸

驱邪扶正，宣肺止咳。适于肺热咳嗽。滋阴润燥，止咳化痰，清音润喉，畅通呼吸道。舒缓咽炎及慢性气管炎。

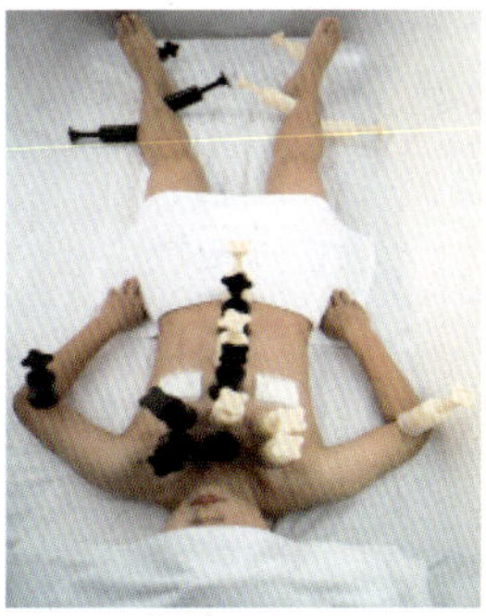

正面

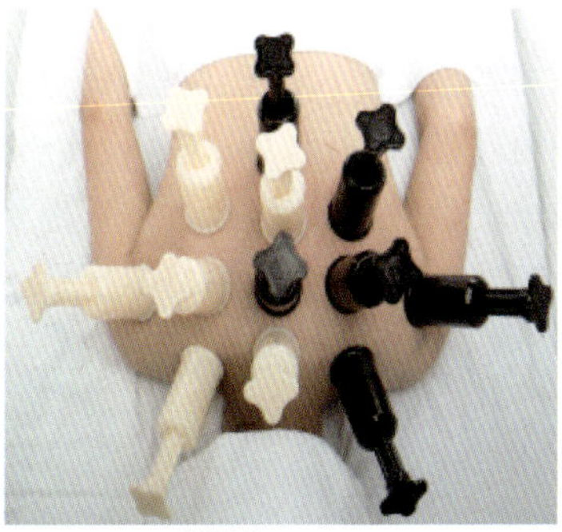

背面

16. 六合理疗　背部乾坤灸

疏通背部经络，行气活血，排出寒湿，拔毒泄热，调节阴阳平衡，缓解疲劳。可缓解颈肩疼痛，腰肌劳损，调理脾胃，改善月经不调。同时通过背部反射区的痧疹，对体内问题做初步诊断。

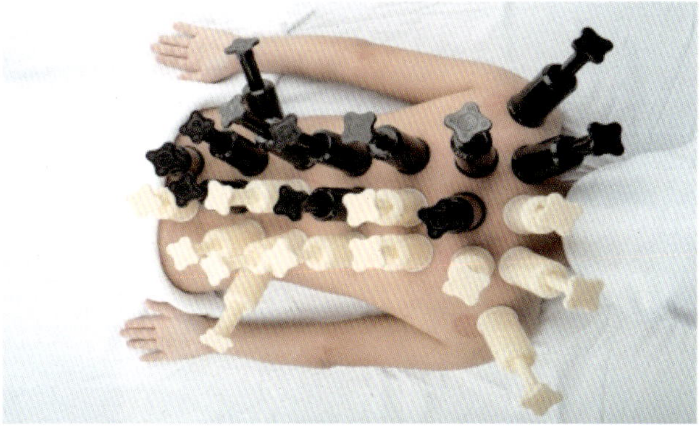

17. 六合理疗　融会贯通灸

主调外感风寒引起的发热、头痛、咳嗽、感冒初起等症。对于咽炎、慢性气管炎、哮喘、鼻炎调理也有效果。尤其对儿童的调理效果更佳。

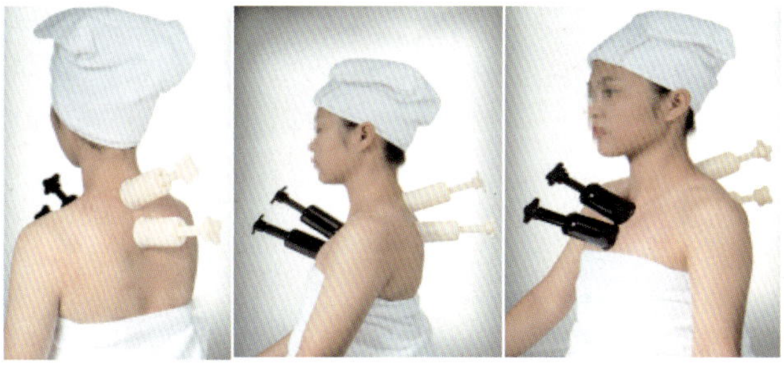

（五）柔嘉医派六和理疗法禁忌证

（1）皮肤病及皮肤损伤者，包括湿疹、脓肿、蜂窝组织炎、溃疡性皮肤病、烫伤、烧伤等。

（2）有感染性疾病者，如骨髓炎、骨结核、化脓性关节炎、丹毒等。

（3）严重心脑血管病、急性十二指肠溃疡、急性腹痛等疾病的急性发作期。

（4）有开放性损伤者、血液病及出血倾向者，如恶性贫血、紫癜病、体内有金属固物等治疗后易引起出血者。

（5）极度疲劳、醉酒、神志不清者，饥饿过度及饭后半小时之内。

（6）经期或孕期的妇女忌做。

（7）身体虚弱者忌做。

（8）定罐时间不宜过长，定罐时间不超过10分钟。

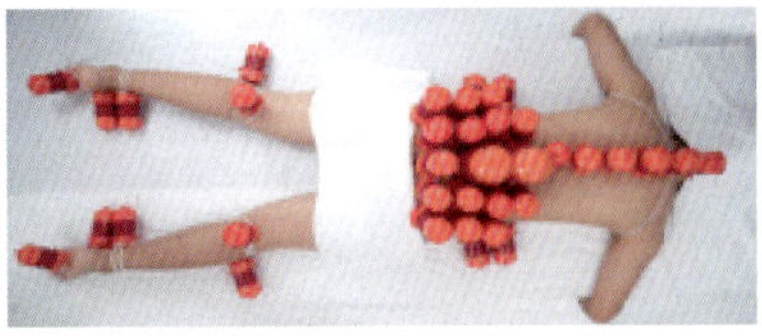

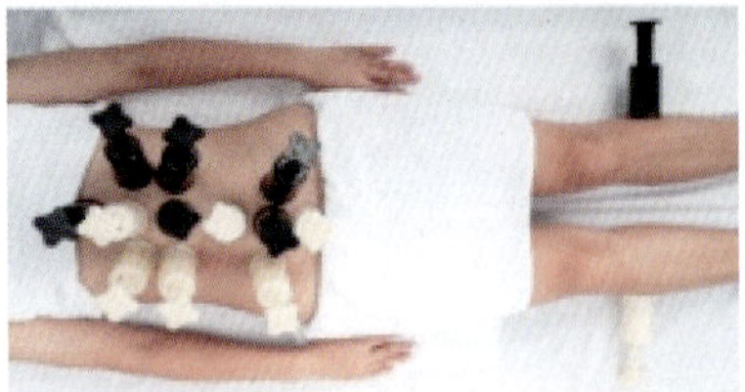

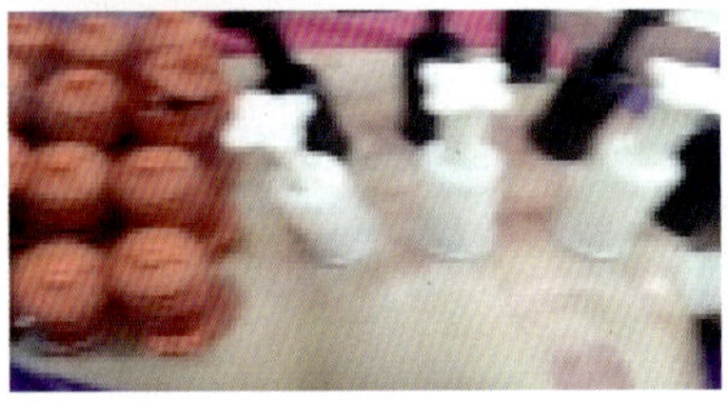

【提示】

柔嘉医派六合理疗法和柔嘉红外旋磁灸法完美配合，效果最佳。清排泄后再适当温补。

【总结语】

柔嘉医派六合理疗清排疗法是在中医拔罐法的基础上发展和创新。新型材质对人体无毒无害，无火操作更安全。它分成黑白两色，有调节阴阳之功能。罐底隐形磁片，还有磁疗的作用。罐柄可调节紧实度，做到无痛操作。其多重功能可解决患者多项问题。操作简单易复制，减轻了理疗师的体力。同时，家居使用也很方便。尤其解决痛症，可立时见效。

广州晨升——艾咪俪·女性生殖亚健康管理系统

前沿

1994年国际人口与发展会议上通过的生殖健康定义为：生殖健康是指与生殖系统及其功能和过程所涉一切事宜，包括身体、精神和社会等方面的健康状态，而不仅仅指没有疾病或虚弱。由于女性生殖器官的特点，女性的生殖系统疾病更为常见，女性生殖健康是女性青春容颜的基石，影响着家庭的幸福度，影响着中国下一代的素质和健康。据世界卫生组织（WHO）资料公布显示，中国女性中40%存在不同程度的生殖道感染等生殖健康问题，已婚妇女的生殖系统患病率则高达70%。也就是说，中国大约有3亿妇女生殖健康存在问题，已超过了感冒的发病率。生殖健康问题已给广大妇女工作和生活造成了很大的困扰和痛苦。

据相关数据报道，已婚女性妇科疾病发病率为96%以上，由此引发的面色晦暗、色斑、皱纹、腰膝酸软、月经失调、内分泌失调、白带增多、身体局部发胖等症状，由此可见生殖系统问题直接会影响到人的皮肤与身体。据悉，在中国有三分之二以上的婚姻破裂是由于性生活不和谐引起的，往往夫妻生活和谐可以度过感情上的危机。关注女性生殖健康刻不容缓。

广州晨升创新研发艾咪俪·女性生殖亚健康管理系统是根据中医“药食同源”原理，采用自然植物和采纳生物高科技的先进萃取方法，生产出的女性生殖外用调理产品。以EGA生物制剂为核心成分，辅以精选蛇床子、苦参、丹参、百部、乳香、藏红花、莪术、苍术、三黄、益母草等几十味中药与现代科技完美融合， 革新的研发出“吸附式下阴排毒法”来化解、吸附私处内部的淤积毒素和腐烂物质，然后利用自身牵引式排出体外。独创的生殖健康管理系统，一站式女性生殖健康解决方案，以24个单品，组成12个品项，4大应用系列（经典系列、爆款系列、家居系列、沙龙系列）健康、保鲜、抗衰、逆龄4大生态系统；针对女性出现的生殖健康相关问题进行调理。

作用机理

①调节生殖系统动态平衡、延缓衰老保持和恢复年轻态。②恢复生殖系统机能、紧致、缩阴、提高性欲。③对于有炎症的女性进行修复，以达到抑制及缓解作用。

适应证

①内分泌失调。②面色暗淡，反复长斑，长痘者。③妇科疾病反复发作，异味难以祛除，分泌物增多。④生殖健康影响夫妻生活及不和谐等。

【技术特色】

艾咪俪·生态系统一：健康·宫腔净化技术

调理效果：①恢复腔内机能，排出阴道陈年瘀毒，改善女性下体异味，预防阴道炎、宫颈炎、宫颈糜烂等常见妇科问题。②消除阴道内有害菌，防止细菌滋生，彻底排除有害毒素。

健康系统6大技术					
序号	项　　目	适合人群	流 程	时 间	功 效
1	净爽健康精致A技术	有炎症	3步骤	30分钟	消炎、祛臭味、改善阴道内环境，平衡酸碱，修复黏膜组织
2	净爽健康精致B技术	无炎症			
3	净爽健康高效A技术	有炎症	6步骤	45分钟	
4	净爽健康高效B技术	无炎症			
5	净爽健康特效A技术	有炎症	9步骤	60分钟	
6	净爽健康特效B技术	无炎症			

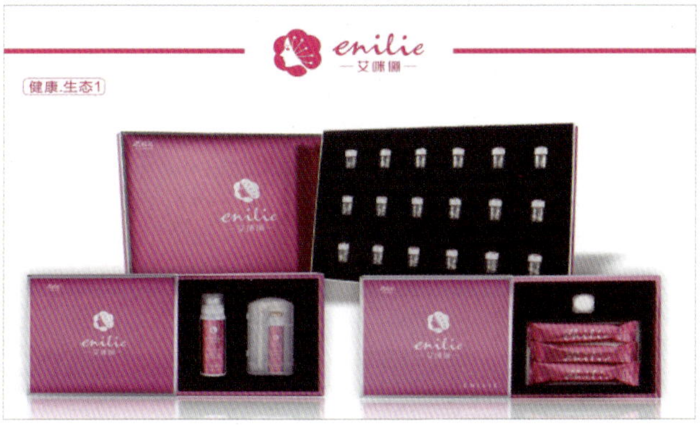

艾咪俪•生态系统二：保鲜•启动GC肌技术

调理效果：①增加敏感度，增加阴道壁的丰满和弹性，提高阴道内敏感度，改善宫颈肥大、子宫脱垂、漏尿、遗尿、盆底肌韧带松弛等产后女性问题。②全方位持续滋润修复阴道，使阴道滋润水嫩。③淡化阴道黑色素沉积，使阴道恢复粉嫩迷人。

保鲜系统6大技术					
序号	项 目	适合人群	流 程	时 间	功 效
1	艾新保鲜精致A技术	外阴想粉嫩、内部想紧致的女性均可使用	3步骤	30分钟	防外阴粗糙、黝、萎缩，保持阴道内膜弹性、润滑等作用
2	艾新保鲜精致B技术				
3	艾新保鲜高效A技术		6步骤	45分钟	
4	艾新保鲜高效B技术				
5	艾新保鲜特效A技术		9步骤	60分钟	
6	艾新保鲜特效B技术				

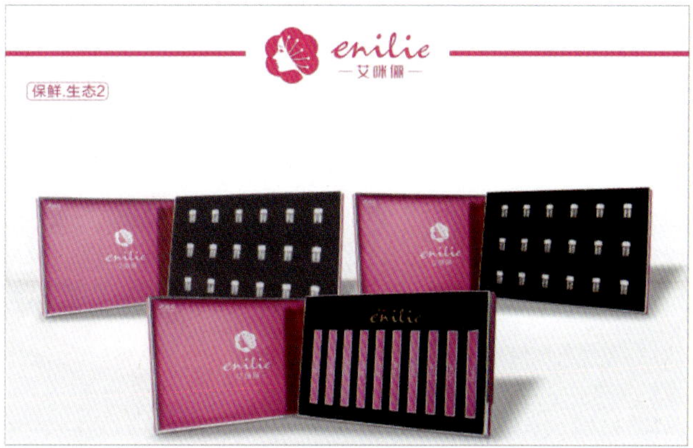

艾咪俪•生态系统三：抗衰•启动爱情肌技术

调理效果：①调节性腺，养护卵巢、平衡雌激素和孕激素的正常分泌，改善阴蒂、阴唇和会阴部的颜色，让亲爱的她恢复当年的光彩；②修复阴道弹性纤维组织，恢复阴道紧握力，消除干涩、性交痛，提高性生活质量。

抗衰系统6大技术					
序号	项　　目	适合人群	流 程	时 间	功 效
1	咪絮抗衰精致A技术	想夫妻恩爱和谐，生活质量提高的女性使用	3步骤	30分钟	激发性欲望，调节费洛蒙，赋予活性腺体机能，改善性生活
2	咪絮抗衰精致B技术				
3	咪絮抗衰高效A技术		6步骤	45分钟	
4	咪絮抗衰高效B技术				
5	咪絮抗衰特效A技术		9步骤	60分钟	
6	咪絮抗衰特效B技术				

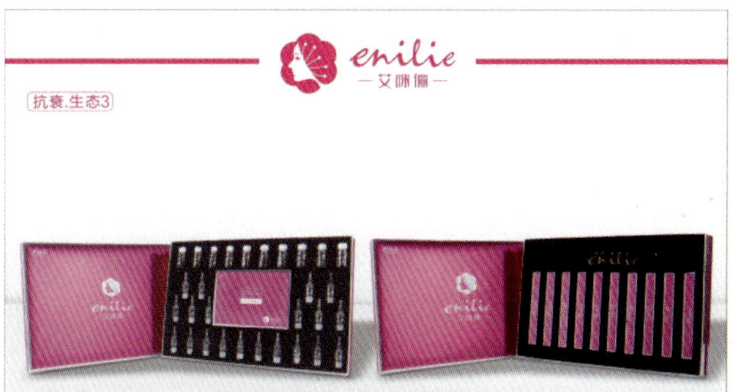

艾咪俪•生态系统四：逆龄•龟息术技术

调理效果：①收紧阴道，让性伴侣再次感受到紧致、润滑，增强性魅力，使阴道如处女般紧致，自如掌控阴道收紧放松的约束力。②调理阴道内环境，加速机体血液和淋巴循环，激活脑垂体，使卵巢、子宫恢复年轻态。③消除暗黄、色斑、粗糙等肌肤问题，令肌肤由内而外焕发女性迷人光彩。

逆龄系统6大技术					
序号	项　　目	适合人群	流　程	时　间	功　效
1	俪蕊逆龄精致A技术	预防卵巢不萎缩，持续有女人魅力，欲增加年轻态的女性均可使用	3步骤	30分钟	提高人体温度调节阴道内环境，上行修复子宫附件及保护卵巢，启动沉睡的性腺体，打开性腺轴
2	俪蕊逆龄精致B技术				
3	俪蕊逆龄高效A技术		6步骤	45分钟	
4	俪蕊逆龄高效B技术				
5	俪蕊逆龄特效A技术		9步骤	60分钟	
6	俪蕊逆龄特效B技术				

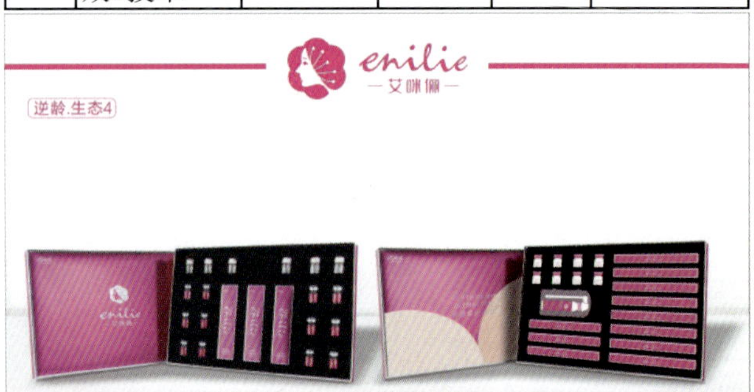

艾咪俪•女性生殖亚健康管理系统稳定女性内部机体环境，调整肤色和肤质，改善黄褐斑和暗疮肌肤，保持青春容颜，延缓衰老；保持女性优雅的体态，柔美的曲线，调整脂肪代谢，缓解中年肥胖。改善女性特征，丰满结实的胸部曲线，令腰腹部具有女性的凹凸轮廓。减缓女性生理代谢，以解决女性内分泌紊乱，出现生理衰老，更年期提前到来以及延长的现象。以保持女性的健康的心理，提振情绪，缓解精神压力，舒缓心理紧张，增强个人自信，让女性精力充沛，信心百倍。预防女性乳腺增生等乳腺问题。可以调节夫妻性生活，有滋阴收阴的效果。

脉络养元灸法

【技法来源】

脉络养元灸法：调和阴阳、无痛揪痧、养血行气、固本回阳，其融合了按摩、刮痧、艾灸三项合一的手法。本技法的特点，是将中华四大瑰宝中的艾灸、刮痧、按摩，与经络调理的特点融合一起。每一套技法循行经络体系的走法，以艾疏通经络，艾灸穴位为主的特点，将以往刮痧的疼痛去掉，快速出痧又无痛，让体验者易于接受调理。同时，利用艾提升阳气的作用又可以固住体验者的阳气。本技法的想法，源自东晋时期葛洪《肘后备急方》中各种艾灸疗法，熏蒸祛毒，熏蒸消疮等。在体验者的整个调理过程都有艾烟熏陶，同时保健师在调理时也可以得到很好的保护。艾烟在帮助体验者排除病气的同时，又可以做到消毒杀菌，净化空气的作用。

【基本原理】

一、艾灸的作用

艾灸，有温通经络，驱寒祛湿，提升脏腑阳气的作用。“人因阳气而生，人因阳灭而亡” 。让脏腑提升阳气，可以激活细胞，提高免疫力。

二、刮痧的作用

1. 出痧和退痧作用

出痧，能促进气血循环，促进新陈代谢，使体内堆积的毒素排出去体外，起到排毒和解毒的作用。退痧，能够起到提高人体自身免疫力的作用。因此刮痧其实就是一种调动人体自然痊愈能力的非药物法，也就是西方医学所指的“自然免疫功能”。

2. 刮痧对皮肤、经络、脏腑的作用

皮肤就是脏腑功能的外在表现，疏通经络，活血化瘀，通过经络的传导和调节作用，能增强脏腑生理功能和预防疾病，调理亚健康，从而对人体也起到由里到外的养生美容作用。

3. 推拿的作用

（略）

【治疗部位以及作用】

1. 头疗

适合调理人群：有睡眠问题，或头晕、头痛者。

2. 面部调理

适合调理人群：面部粉刺、暗沉、色斑、肌肤下垂、皱纹细纹多者。

3. 颈部淋巴通络

适合调理人群：肝胆不好、颈部淋巴结节、颈部皱纹、甲状腺肿大等。

4. 心肺经络调理

适合调理人群：长期抽烟者、乳腺问题、子宫问题、脾胃问题、呼吸系统问题、过敏性鼻炎等。

5. 肝胆经络调理

适合调理人群：皮肤暗沉、肝胆疾病、睡眠不好、游走性疼痛、子宫问题、乳腺问题、痛风症状等。

6. 膀胱通络排毒

适合调理人群：气血不足、下肢无力、肝胆疾病等。

7. 全背脊柱养护

适合调理人群：背部脊椎弯曲变形、气血不足、脏腑不通、容易疲倦者。

8. 肩颈痛症调理

适合调理人群：肩颈劳损、头晕、失眠、低头一族、手臂麻痛者。

9. 腰肾保养

适合调理人群：腰部疼痛、下肢无力、手脚冰凉者。

10. 腹部脾胃调养

适合调理人群：肌肉松弛、消化吸收差、胃寒、肠胃炎等。

11. 带脉调理（女士专项保养、男士专项保养）

适合调理人群：男士功能性下降、前列腺问题、肾虚、腰痛、附件炎、盆腔炎、宫颈糜烂、子宫肌瘤、月子病、痛经等。

【禁忌证】

（1）有严重心脑血管疾病（尤其带有心脏起搏器患者）。

（2）孕妇的腹部、腰骶部，以及月经正常的妇女月经期间。

（3）有传染性皮肤病或皮肤有破损者。

（4）血小板减少性紫癜、血友病等出血性疾病及有出血倾向者。

（5）急性外伤性骨折，严重水肿者。

（6）精神紧张，过饥过饱及饮酒后者。

疼痛开关通络贴敷调理技术

【原　理】

疼痛开关通络贴敷调理技术主要是利用外力作用于病灶及特定的穴位，所产生的酸、麻、胀痛、热跳等气感，激活自身的免疫功能，以使自身调节，增强自身的修复能力，使肌体恢复正常状态。此方法安全有效，对调理各类亚健康人群及各类疾病或难以确定病变部位疑难病症，有远期的效果，此法的特点是直达病灶、效力专注、整体调理、不易复发、安全有效、无毒副作用，起到祛病健身之效果。

【适 宜 症】

主要调理的有颈椎病、腰椎间盘突出、肩周炎、骨质增生、股骨头坏死、强直性脊柱炎、风湿病、偏瘫、哮喘、咳嗽、气管炎、肠胃炎、高血压、糖尿病、乳腺增生、前列腺增生、前列腺炎等脏腑疾病。

【功　效】

主要是激活自身的免疫功能，发挥自身调节作用，增强自身修复能力，使肌体恢复正常状态。还可激发机体活力，调气血、平阴阳、增强抵抗力。

【调理方法】

一、　手法调理

以肩周炎举例：初期（急性期）为炎症期，肩周疼痛较甚，以肩功能障碍为主，活动受限。调理应以活血止痛为主，施手法作用于疼痛点及肩内陵、肩髃、秉风、肩贞等穴及三角肌等。轻柔缓和的一指禅推，按揉点穴等手法。贴敷中华灸可以舒筋通络，散瘀止痛，改善局部血液循环。

中期为粘连期，肩关节功能活动障碍是主动活动和被动活动均明显，用较重的手法如扳、摇、拔伸、抖等可以松解粘连，滑利关节，促使关节功能恢复。

后期为肌肉萎缩期，肩周出现废用性萎缩，根据肌肉的萎缩程度和肩周炎受限情况，可用主动和被动拉筋促进功能恢复。

【注意事项】

（1）施术者双手要保持清洁，勤修指甲，手法适度；

（2）调理环境安静，室温适宜.

（3）调理一般在饭前进行，调理完后避风寒；

（4）调理体位：选择体位以便于手法操作和使少儿舒适为原则。施术者端坐，受术者，根据选穴不同，分别采用坐位、仰卧位和俯卧位.

（5） 疗程和时间：10天为一疗程，每次推拿30分钟。一疗程结束后可休息2～3天，观察并评价其疗效。

此法可激发机体活力，调气血、平阴阳、增强抵抗力，使人精力充沛、健康长寿。（黄启程）

鲟纳茯精华片亚健康调理技术产品

【品名】

鲟纳茯精华片

【类别】

压果糖片

【原理】

鲟纳茯精华片，是一款基于药食同源循证医学研究的靶向溶解血栓及修复血管壁的生物科技功能性肠溶食品。主要成分纳豆粉（枯草杆菌溶栓酶），通过发酵、基因表达和重组，纯化后活性可达1000万国际单位。溶栓机理，是通过主要成分中的茯苓精准导航，纳豆粉（枯草杆菌溶栓酶）精准靶向溶栓，鲟鱼肽排毒代谢。

【优势】

产品溶栓8～16小时体内超长半衰期；完全自主知识产权，具有高产、高活性的基因改造和重组枯草杆菌菌株；口服肠溶片，安全、无毒副作用，填补我国口服溶栓产品市场空白。在武汉大学人民医院（湖北省人民医院）、中南医院、华中科技大学协和医院、同济医院进行相关双盲试验，溶栓有效率高达91.7%；国家卫健委2015年组织两院院士及行业权威专家教授进行鉴定，一致认为要大力推广该项产品技术。本产品也是科技部“十三五”重点课题研究成果。

【主要成分】

鲟鱼蛋白肽、纳豆粉、茯苓、火麻仁提取物，郁李仁提取物。木糖醇，麦芽糊精，微晶纤维素，硬脂酸镁，聚乙二醇。

【适宜人群】

26周岁及以上成人均可服用。主要用于心脑血管栓塞、动脉硬化、高血脂、高血压、高血糖、冠心病、心绞痛、脑中风、偏瘫、脑梗死、脑供血不中、头晕、四肢麻木、亚健康、痛经、更年期综合征、肠胃不适、血液黏稠度高等人群的预防和调理。

【净含量】

30克（0.5克/片*30片*2瓶）

【功效】

心脑血管疾病的预防及调理。

【调理方法】

每天早晚各1次，每次1～2片。温水吞服，不可嚼碎；60天一个疗程。

【执行标准】

GB/17399

【生产许可】

SC11342070500011

【研发企业】

嫦娥创新（武汉）生物科技有限公司（嫦娥创新生物联盟龙头企业）

【运营商】

湖北和荷健康科技有限公司

【注意事项】

（1）癌症重症患者需医师指导下服用。

（2）服用后瞑眩、皮肤发痒等是正常调理反应，可及时咨询专业人士或客服人员。

（3）孕妇、术后一个月内忌用。

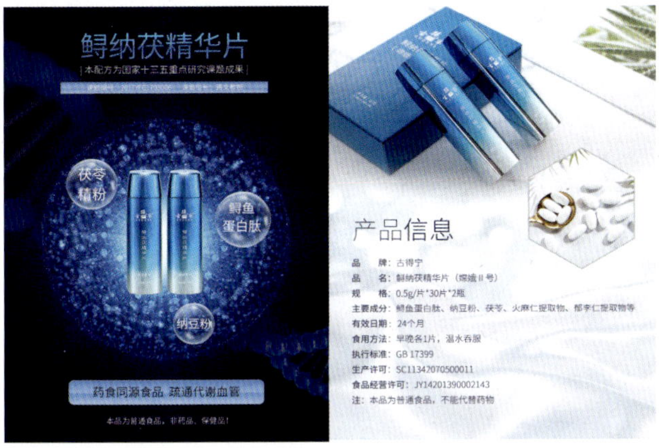

张纯财医用冷敷贴祖传技艺

张纯财医用冷敷贴的前身叫作张氏膏药，起源于雍正年间，距今已有二百七十多年的历史，当时在山东省登州府文登县一带远近闻名。张纯财曾祖父为了生计在清朝末期闯关东来到了黑龙江，熬制膏药为当地百姓解除疾病之苦。张纯财在家传秘方的基础上，结合现代中医药学的理论，重新整理配伍，使方药治疗风湿骨病更加具有见效快，标本兼治，疗效确切，治愈率高等特点。张纯财医用冷敷贴不含透皮剂、不含止痛粉、不含激素，是由57味纯中药经过精细加工制作而成的膏贴。贴到患处无辣感、不发热、无异味、无任何不适症状。它是张氏家族五代中医人的坚持和不懈努力奋斗的成果。

使用方法：通过皮肤贴用直达疼痛部位，使各种风湿骨病能在12～24小时之内减轻疼痛，按疗程贴用能解除各种疼痛肿胀，15贴为一个疗程，48小时换药。

成分：藏红花、血竭、桂枝、威灵仙、甘草、续断等。

功效：活血化瘀、除风去湿、消肿止痛、促进组织再生。

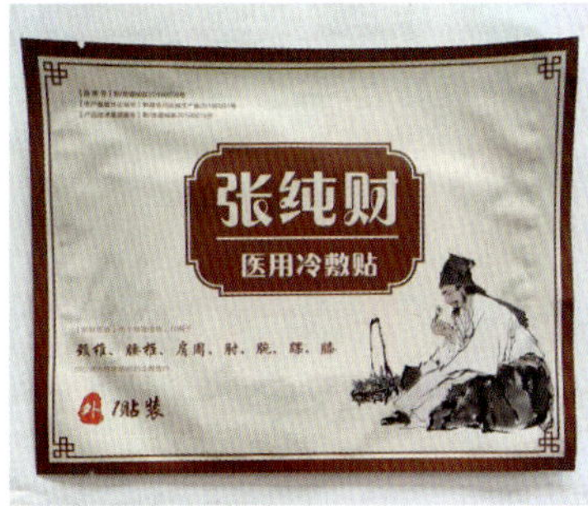

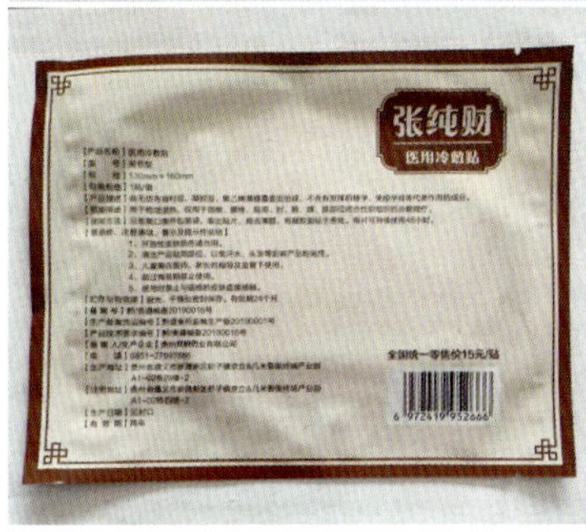

适宜人群：腰腿疼、筋骨疼、膝盖疼、关节疼、关节肿胀、风湿病、颈椎病、腰椎间盘突出、肩周炎、滑膜炎、腱鞘炎、崴伤、扭伤、创伤、拉伤、损伤、挫伤、摔伤、砸伤、磕伤、闪腰、落枕、疖子、带状疱疹、骨裂、骨伤迟缓愈合、乳小叶增生、淋巴结肿大、腰肌劳损、坐骨神经痛等风湿骨科疾病。

注意事项：①开放性皮肤损伤请勿用；②过敏体质者请慎用；③使用时禁止与破损的皮肤直接接触；④糖尿病患者禁用；⑤药贴超过有效期禁止使用。

规格：外径：130mm×160mm，内径80mm×120mm。

贮存与有效期：避光、干燥处密封保存，有效期24个月。

中医贴扎疗法

技术来源

中医贴扎疗法由韩士兵所发明。《黄帝内经》五体论，将人体分为皮、肉、筋、脉、骨五部分，那么从整体上来讲，根据病症的深浅或病位不同，可以归类为皮肉病，筋骨病，经络病和脏腑病，在中医理论体系内，根据各种病症与病因或证由的不同，分别施以不同的治疗方法，但不管医术种类有多少，均不外乎砭、针、灸、药、按跷、导引这传统六大医术之范畴。这六种医术，其实也点明了中医治疗的六大法则，分别是，砭主疏，针主泻，灸主补，药主平，按跷主动静，导引主调气。

《黄帝内经》认为，常见的肌肉疼痛类表证属于邪在络，而经络可以内联脏腑外联肌节，因此，通过对经络的调整，可以有效地实现对身体的调理或阴阳的纠偏。中医贴扎疗法，主要是通过对“络”的气血调整实现对表层疼痛的处理，以及对“经”的气血调整，实现对深层疼痛或脏腑的调理。

既然传统医具中的砭、针、灸、药可以实现对气血的调整，那么，借助于现代技术而产生的新型医具如果合适，当然也可以实现上述功能。

本技术理论上是建立于传统中医理论基础之上，但具体应用的医具却是现代技术的结晶，由韩士兵所发明，也即中医仿生贴。该中医仿生贴与中医理论相结合，并配合适当的手法和顺序可以实现疏、补、泻的功能。

本技术来源，也是一个渐进演化的过程，在此前面，已经经历过两个过程，历时十一年，最初仅处理简单的物理损伤，以运动学为研究和应用领域，然后衍化为常见疼痛的物理治疗，以现代解剖学为基础，并适当应用中医理论，再进化为目前以中医理论为基础，融合现代生理医学的有关内容作为补充的模式。

基本原理

基础原理分为两部分，分别是理论上的原理和医具作用的原理。

一、理论上的原理构成

1. 中医部分

人体的各种变化，归根结底是“气”的不同状态，也可分解为 “阴阳”的相互关系变化，因此，如果能够对人体的“气”或“阴阳”施以不同的作用，也即可调整人体的状态，这是最基本的原理。

从上述原理延伸到应用层次，那就是阴阳五行理论、经络理论、气血津液理论、藏相理论、以及基础的脏腑功能。因此，本技术的核心是中医辨证以及历代医师对人体各种状态的总结与归纳。例如，寒能致痛，湿性滞重等等，而本医术只是实现中医传统理论的一个方法，在应用中，水平的高低，效果的好坏，会在一定程度上受实施者中医理论与应用水平高低的影响。

2. 现代医学部分

无菌性炎症是致痛的一个重要原因，也是本技术的适应证。无菌性炎症可以进一步分解为：风、寒、湿三邪致痛（热火也有，但非主流）；瘀堵（即不通则痛，对应现代医学的粘连）；循环障碍（包括：血液循环、淋巴循环、筋膜循环以及中医的气血循环）；物理损伤；深层老伤五类。风、寒、湿和气血循环障碍属于中医范畴，但其他几类虽在中医理论中也有对应，但从操作的直接性上，现代医学部分更为适用方便，例如粘连（瘀堵）只需疏通或分离即可；循环障碍病症，促进循环或疏通循环即可，等等。

二、医具部分

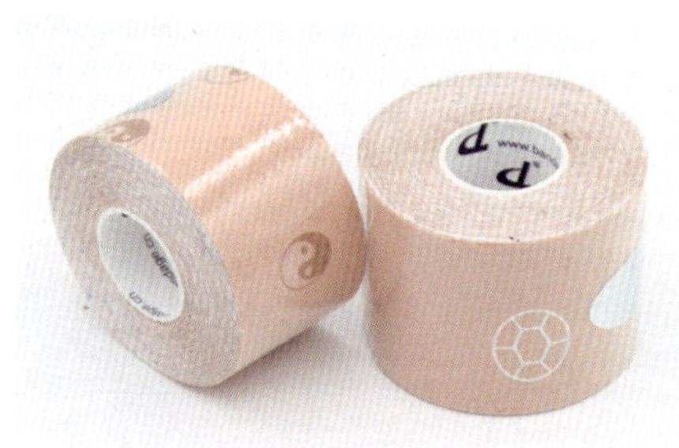

中医仿生贴是一种胶布，不含任何药用成分，但是它有以下几个特点：

（1）它具有和皮肤接近的厚度，也即仿皮肤的厚度。

（2）它具有和皮肤下筋膜组织接近特点的胶水，也即仿筋膜组织（半液态）。

（3）它具有和皮肤接近的弹力，标准弹力为1:1.6，也即仿皮肤的弹力。

（4）它具备和皮肤一样的防水性，也即三级防水。

（5）它具备和皮肤接近的表面绒毛体系。

（6）胶水涂于弹力布上的方式，是以水波纹形制，也即胶条是一条空，一条实的间隔排列，直接形成阴阳虚实。

根据中医“同气相求”原则，此医具仿皮肤及人体组织，因此，可以感应人体气血，如果合适应用，即可实现对气血的调整。

除了上述的仿生，为使气血流动，应用中还仿了人体静脉瓣的单向导流功能：

当胶带贴于人体后，固定一边，然后向一边拉伸贴合，被拉伸边在弹力的作用下，会向固定点回弹，由于胶面呈阴阳虚实状态，实面就会压进皮肤，而虚面浮上，和弹力相配后，就会带动皮肤形成微小的褶皱，从而形成方向性，和前面感应的气血相合，就带动了气血按要求的方向流注。

操作手法

（1）导流手法：边拉边贴，中间不停止。

（2）肌肉手法：先贴一端，再贴另一端，然后贴中间，迫使导流功能停止。

（3）经络手法：先贴中医仿生贴中间一条线，两后两边抚平，不形成导流，但可以形成贴敷部位感应与刺激。

（4）池穴手法：主要针对点状疼痛，方法是让中医仿生贴的中间粘贴面与四周产生压力差。

（5）截断手法：中间全拉开，然后贴两边，迫使组织液循环停止或向下压向体内。

（6）补泻手法：顺经贴为泻，逆经贴为补；脏常补，腑常泄。

（7）手法应用规则：①肌肉处理酸加强，痛放松。②血液循环向心脏，淋巴循环向关节，筋膜循环自外向内（松解）或自上向下。③气血循环随气血流注。④神经性疼痛或急性疼痛用截断手法。⑤经络病虚补实泻或做疏通；⑥脏腑病用五行藏相理论，即虚者补其母，实者泻其子，或虚补实泻本经本脏，或除强扶弱。

应用功效

（1）导流功能，如前面所述，可以直接带动气血按要求的方向流注。

（2）循环功能，多层次的导流交叉，即可实现循环功能。

（3）池穴功能，应用中医仿生贴的形状与拉力，可以形成类似中医穴位的功能。

（4）加强与放松功能，配合肌肉的起止点方向性，给予支持或抑制，可以改变肌肉的力量或感觉。

（5）筋膜重组功能，也即将散乱无序的筋膜组织液重新排列。

（6）门阀功能，通过对表层皮肤的刺激，增加触感输入，降低痛感的输入。

（7）矫正功能，只要存在力的不均匀性，就会产生矫正。

（8）提升功能，只要存在力量前后差，就能够使粘贴面的皮肤抬高。

以上功能，主要处理的是皮肉筋骨痛，当涉及经络脏腑病时，则应在中医经络理论、五行理论、藏相理论指导下选择施术部位和手法。

适应证

本疗法适应证有3点：

（1）各种无菌性疼痛，例如常见颈肩腰腿痛，但不适合治疗有菌性疼痛，例如菌炎脓疮；

（2）循经贴扎时，可处理各种循经痛，例如胃火上炎之牙痛，胆经火上炎之偏头痛等等；

（3）与中医相配合时，作为引经药的支持与加强，先行疏通经络，促使某经某脏的气血流注加速或功能增强。

注意事项

（1）糖尿病患者，要慎用，使用时拉力要轻。

（2）癌痛禁用。

（3）婴幼儿需用指定产品，且贴合时间要短。

（4）注意防止交叉感染。

（5）防止特禀体质者对本产品过敏。

（6）破损皮肤禁用。

（7）如有不适，立即剥离身体，但如果阳虚或血虚者，在首次贴时，会有轻微痒感，属于正常情况，可以缩短时间，增加频次。

掌乾坤透骨液中医亚健康调理技术

掌乾坤透骨液是由广东惠州梁氏掌纹中医传统医学研究有限公司自主研发的一项具有独特创新的专利性高技术产品。

原 理

掌乾坤透骨液是以家传中医古方技术、治标固本为核心，温和不刺激、以温通经络、扶阳、助阳的理疗产品，用掌乾坤透骨液进行理疗，补而不过，扶正祛邪，具有通经活络、祛风、散寒、散瘀、祛湿邪、舒缓肌肉酸痛、舒筋活络健骨、消炎、消肿、止痛，软坚化结，扶阳固脱，升阳举陷，调和气血，调节身体机能，促进健康，平衡阴阳作用。疼痛不在，轻松自由。

从现代医学角度来看，药物可以通过皮肤毛孔渗透而直达病灶，活血化瘀、软化占位组织逐步恢复纤维组织的弹性和机能，修复受压神经根和硬膜囊，从而有效消除身体上各种症状。它具有透皮吸收、快速渗透、直达组织、修复肌肉组织的活力，活化细胞，抗菌消炎镇痛、舒缓疼痛、舒张血管、软化血管、缓解压迫、根除劳损，改善血液微循环，抑制血小板及消除淤积组织液，促进循环改善组织营养状态，促进新陈代谢、平衡内分泌、快速将阻滞在人体内的病理代谢产物通过皮肤和血液循环排出体外，达到消除疲劳，改善体质，从而最终增强和改善机体免疫系统功能。

适宜人群

对风寒湿邪、经络瘀阻引起各种痛症、富贵包、痛风、颈椎不适劳损或增生、肩周劳损、不适或炎症、腰椎间盘突出、腰椎劳损或增生、腰痛、风湿性关节炎、足跟痛、腱鞘炎、滑膜炎、手脚麻木、各种身体上的劳损、虚损、结节性（乳腺、甲状腺、颈动脉斑块、淋巴性结节等），身体上各种情况及不明原因引发的疼痛引起的不适、挫伤、拉伤及跌打损伤引起局部疼痛的亚健康人群.

功 效

消炎消肿止痛、祛风、散寒、散瘀、祛湿邪、通经活络、软坚化结、舒筋健骨、调节身体机能，促进健康。

使用方法

①用滚珠面直接涂抹在疼痛位置处或相应穴位，盖上护膜，两小时后撕掉即可。也可以直接用滚珠面直接涂抹在不适的患处，按摩1～3分钟，让其自行吸收，产生功效即可；②药油可以根据身体上不同病症需要调理选择如下几个穴位（百会，双侧风池，大椎，肩井，命门，双侧肾俞，关元，三阴交，涌泉、胃俞、三焦俞、双侧风池、风府、大椎、肩井穴、颈百劳、肩井、肩髃，天宗，长强、腰俞、命门、至阳、大椎、肾俞、志室、腰眼、委中、承山、环跳、外关、曲池）等，进行按摩1～3分钟让其自行吸收，产生功效即可。

注意事项

①外用产品，严禁内服；②如使用过程中出现皮疹等过敏反应，应立即停用；③皮肤破损、孕妇、哺乳期妇女及3岁以下婴幼儿禁用；④请勿置儿童易触及的地方，以免误食；⑤避光保存。⑥本品为保健调理品；⑦对本品过敏、妊娠妇女、哺乳期妇女、3岁以下婴幼儿忌用。

产品说明

本品以田七、人参、丹参、天麻、防风、黄芪、枸杞子、红花、白芍、杜仲、桂枝等中药材组成，乙醇为原料，经加工而成。规格：50ml。保质期：两年（请于标注日期前使用）。

贮存方式：

室温下存放或置阴凉干燥处，避免孩童接触。

汉方食疗肠道亚健康调理技术

技术来源

汉方食疗肠道亚健康调理技术是一套特殊的“药食同源”膳食食疗技术，它通过生物科技技术配方与中医食疗相结合，打造“清调补养”一体化养生概念，改善肠道菌群，具有双向调节肠道亚健康等功效

基本原理

“常净饮”富含多种具有代谢活性的酶类，可有效抑制肠道腐败产物的生成，并促进肠道蠕动而促进排便。通过降低肠道pH值，调整菌群，改善便秘，有效清除肠毒。

“常净饮”中的益生元具备乳化作用，分解过高的血脂和过高的胆固醇，使血管循环顺畅，有血管清道夫作用。还可以使中性脂肪和血管中积压的胆固醇乳化为对人体无害的微分子状态，并溶解于水中排出体外，达到缓解心脑血管的压力，预防心血管疾病的发生。

主要生理功能

1. 血脂调节剂

通过乳化作用，分解过高的血脂和过高的胆固醇，清扫清管，使血管循环顺畅，有血管清道夫作用。还可以使中性脂肪和血管中积压的胆固醇乳化为对人体无害的微分子状态，并溶解于水中排出体外，同时阻止多余脂肪在血管壁沉积，缓解心脑血管的压力。改善血液循环，对脂肪有亲和力，可以预防脂肪肝形成，促进肝功能的恢复，促进大脑发育，增强记忆力，延缓脑力衰退，调节血脂，改善血液循环，防止动脉硬化，预防心血管疾病的发生。

2. 细胞营养餐

多样果品营养萃取，结合燕窝蛋白珍萃精华，维持细胞新陈代谢，增加细胞营养，保持细胞活力，改善机体细胞状态，保持皮肤有充分的水分和氧气供应，保护皮肤光滑、细嫩、柔润。

3. 降低肠道pH值，

可有效抑制肠道腐败产物的生成，并促进肠道蠕动而促进排便。在低pH由一级胆酸转变成具有致癌性的次级胆酸的反应受到抑制。短链脂肪酸对大肠上皮细胞有营养作用，特别是丁酸不仅是结肠细胞的主要能源基质，有助于免疫细胞的育成，而且具有很强的抗细胞增生、分化的能力。由于肠道菌群平衡改善，肠道免疫功能增强，由菌群失调引起的腹泻可得到改善。随着肠道功能改善，肝脏功能也得以改善．一般乳酸菌发酵生成的有机酸只有乳酸，而双歧杆菌的产酸以醋酸居多，与乳酸之比达15:1，不解离的醋酸对有害菌的抑制力比乳酸更强。

4. 清理肠道毒素

人体肠道约6～10米长，皱褶展开面积达200平方米，是身体毒素的主要源头，过多的肠毒不仅直接损伤肝功能，而且可以通过血液，破坏全身各系统，危害每一个细胞的健康。大肠与肾脏、肺脏、皮肤为人体的四大排泄器官，同时与解毒器官——肝脏，有着千丝万缕的联系。大量的细菌及其分解代谢产物以及大量的有害物质存在于粪便中，如不能按时排出，则部分可以通过结肠黏膜吸收，通过静脉系统进入肝脏加重了肝脏的负担，耗竭肝脏的解毒酶系统，损害肝脏功能。有害气体进入肝脏影响肺功能并产生口臭，同时也会加重肾脏和皮肤的排泄负担。因此，肠毒是万病之源，肠毒在肠道的积蓄会导致体重增加、长出小肚腩、肌肤发暗粗糙等诸多问题。富含多种具有代谢活性的酶类可调整菌群，改善便秘，有效清除肠毒。

适宜人群

有便秘症状或有胃肠道过往病史及亚健康状况的人群。

用法

直接口服或温水冲调后饮用。

禁忌证

急慢性腹泻患者、肾病、急腹症、器官移植者及其他医学临床病症患者，孕妇、哺乳、发育期儿童，酒精中毒、尿毒症等。

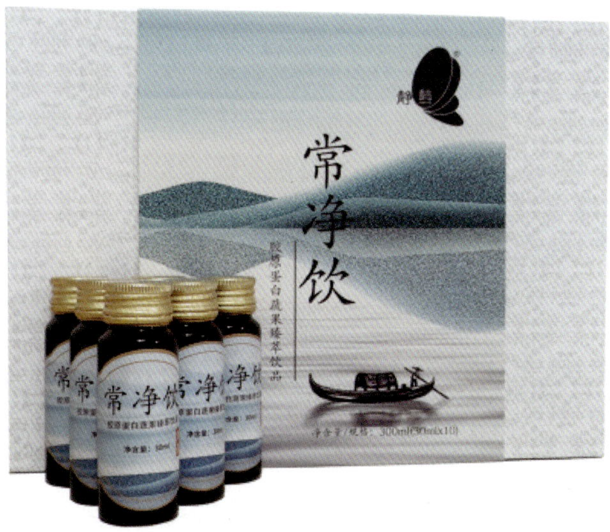
常净饮

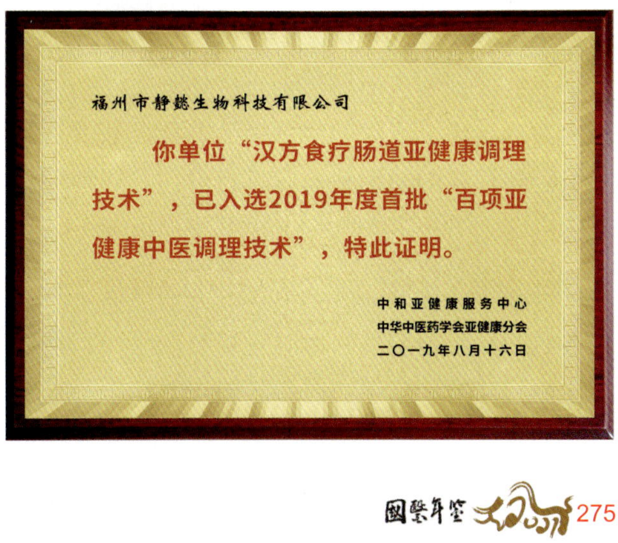
福州市静懿生物科技有限公司
你单位“汉方食疗肠道亚健康调理技术”，已入选2019年度首批“百项亚健康中医调理技术”，特此证明。
中和亚健康服务中心
中华中医药学会亚健康分会
二〇一九年八月十六日

汉方食疗代谢综合亚健康调理技术

技术原理

汉方食疗代谢综合亚健康调理技术，是利用人体本身固有的反馈、适应、记忆和可逆转性能，结合中医经络学说、子午流注等原理，根据不同食材性味、功效、归经，以药食同源的食物为主辅食，以特殊营养素为载体，根据代谢综合征人群健康危险因子及个体的体质特征制定个性化食谱，以食疗的形式补充给代谢紊乱的亚健康人群。

利用药食同源的中草药的活性酶和特殊营养素在体内吸收、代谢、排泄和生物效应，影响机体的基因变异，纠正基因表达，从而达到预防疾病，降低患病的风险，促进健康的目的。

通过定时、定量、定作息，反复多次而连续良性刺激，达到激活内原代谢酶，从而诱导启动脂肪的代谢（作为热能消耗），实现大脑控制中枢回归原始态，减少脂肪储存、减重塑身，并同时提高基础代谢、重塑体重标准、重设饱感阈值，维持内分泌和代谢平衡。

适宜人群

超重、肥胖人士，有糖能量异常、血压异常、血脂异常、鼾症等症状的亚健康人群。

作用原理介绍

1. 汉方食疗调节血压、调节血黏度

最新分子医学表明：血压异常等心脑血管疾病根源在于血液中的“血瘀”，即被氧化了的LDL斑块、坏死细胞、代谢废物和长期吃西药残留的药物大分子混合形成的“血瘀”，使血液变得污浊、黏稠、流动性减弱、血流阻力加大，最终导致高血压，同时形成血栓。

在自由基的攻击下，血栓黏附在血管壁，使管腔变窄、血管细胞加速老化，血液流通受阻，使心肌营养大量流失，心脏血管负荷增大，造成血管瞬间堵塞、迸裂。而西药的主要作用是扩张血管、抑制神经或受体，没有解除自由基的危害、没有软化血管，未能从根本上解决血压异常的原因。

汉方食疗就是用药食同源的中草药的活性酶和特殊营养素改善心力，清除血液垃圾（脂质斑块、坏死细胞、代谢废物和长期吃西药残留的毒素），调节血黏度，提高血管弹性，靶向修复受损机体，并彻底改善脂肪代谢、糖代谢、蛋白代谢、核酸代谢等，从根本上（分子水平）改善血压异常，清除心脑血管危险因子。

2. 汉方食疗调节血脂、改善脂肪肝

激活内源脂肪酶同时提供外源活性酶、异黄酮多种维生素，启动脂肪代谢，改善血清脂质，降低血液黏稠度，改善血液供应，延长红细胞寿命并增强造血功能。使血液中胆固醇及中性脂肪含量降低，减少过氧化脂质在血管内壁是沉积，促进动脉粥样硬化斑的消散，预防有胆固醇引起的血管内膜损伤。

药食同源的中草药的活性酶和特殊营养素可保护肝脏，改善脂肪肝并预防脂肪肝的发生。帮助肝脏吸收维生素B和A，有效修复受损肝细胞，帮助恢复肝功能。最终达到清除自由基、修复受损细胞和基因团组，改善微循环，矫正脂肪代谢的目的。

3. 汉方食疗改善糖耐量异常

对于血糖异常问题，临床医学多数认为（1990前）是胰岛素分泌细胞（beta-细胞）有问题，不能产生足够的胰岛素而导致血糖增加；所以开始注射外源胰岛素；后来发现胰岛素在口服糖后有增加，所以有人认为是胰岛素不起作用，称为胰岛素拮抗（IR）；这时又生产了胰岛素增敏剂，但还是不能解决问题；最近发现，是细胞受体问题，不能认识胰岛素分子，无法有效利用血糖。

正确的解决方法是让人体细胞身体重新认识自己的胰岛素，利用药食同源的中草药的活性酶和特殊营养素，更新细胞表面受体，从而实现改善血糖、改善糖耐量异常现象。

4. 汉方食疗减重塑身

汉方食疗是从分子水平定制个性化的调理方案，为细胞补充最适当的源自药食同源的中草药的活性酶和特殊营养素，矫正脂肪、糖和蛋白代谢紊乱，彻底解除脂肪酸分子的免疫补偿功能，即彻底深度排毒、切断减肥反弹的根源，使内分泌及调控中枢正常，使您减重塑身、精力充沛、恢复健康。

5. 汉方食疗改善血尿酸异常

痛风是人体内嘌呤的物质的新陈代谢发生紊乱，尿酸的合成增加或排出减少，造成尿酸异常，血尿酸浓度过高时，尿酸以钠盐的形式沉积在关节、软骨和肾脏中，引起组织异物炎性反应，即痛风。

嘌呤在代谢过程中，至少需要腺苷脱氨酶、肌苷酶、黄嘌呤氧化酶、尿酸氧化酶、尿囊酸酶和尿囊素酶等一系列酶的参与，这些酶由蛋白代谢而来，这些酶的缺乏或失活，导致嘌呤代谢的紊乱。

汉方食疗通过补充药食同源的中草药的活性酶和特殊营养素，矫正蛋白代谢，从源头补充参与嘌呤代谢的各种酶，同时激活内源嘌呤代谢酶，并在调理期间管住嘴，减少产生高嘌呤食物的摄入，截断外源性嘌呤的产生。调理期间，引导调理对象休养生息，降低机体的负担，补充天然活性因子，逐渐恢复肾的排泄功能，多饮用弱碱性的天然食品，恢复人体排酸功能，把多余的尿酸排出体外。

调理方法

第一步：首先，详细了解代谢综合征调理者的生活习惯、亚健康特征。

第二步：找出个体问题主因，确定证候分型，详细计算个体能量需求及缺乏的营养素。

第三步：制定汉方食疗基因营养食谱，并指导监督实施。

基因营养食谱一般根据不同人群的情况来制定。例如：代谢综合征人群在膳食平衡的基础上，制度个性化基因营养食谱，偏重于对基因的防护，固定化的活性酶与特殊营养素都是以矫正脂肪酸代谢、糖代谢紊乱及解除体内化学物毒素为主目标，多食用富含各种不同的抗氧化活性成分的食物，蔬菜主要有：油菜、上海青菜、番茄、西兰花、白萝卜、黄瓜、胡萝卜、卷心菜、紫甘蓝、莴苣叶、芦笋、大蒜、洋葱、大葱、细香葱、芫荽等；水果：山楂、草莓、杨桃、西柚、桃子、橙、红香蕉、苹果及菠萝等。

药食同源食物如：小蓟、山药、牡丹皮、马齿苋、乌梅、木瓜、玉米须、火麻仁、代代花、玫瑰茄、玉竹、甘草、决明子、荷叶、百合、肉桂、余甘子、佛手、沙棘、芡实、赤小豆、麦芽、金银花、干姜、地骨皮、枸杞子、荷叶、莱菔子、越橘、菊苣、葛根、黑芝麻、橘皮、薏苡仁、北虫草等。

禁忌证

精神病、肾病、急性胃炎及阑尾炎、狭心症等心脏病、器官移植者及其他医学临床病症患者；孕妇、哺乳、发育期儿童；酒精中毒、尿毒症等。

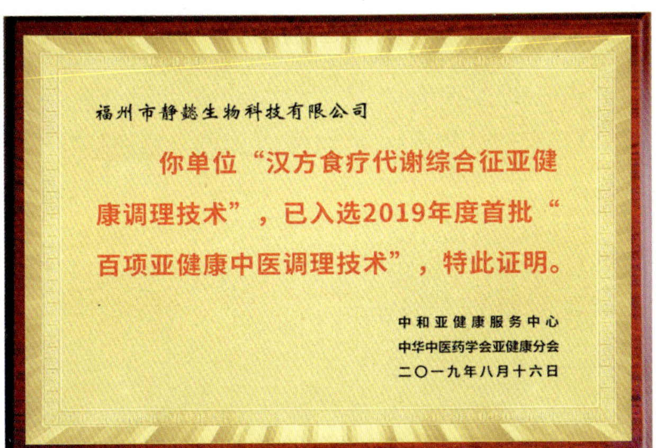

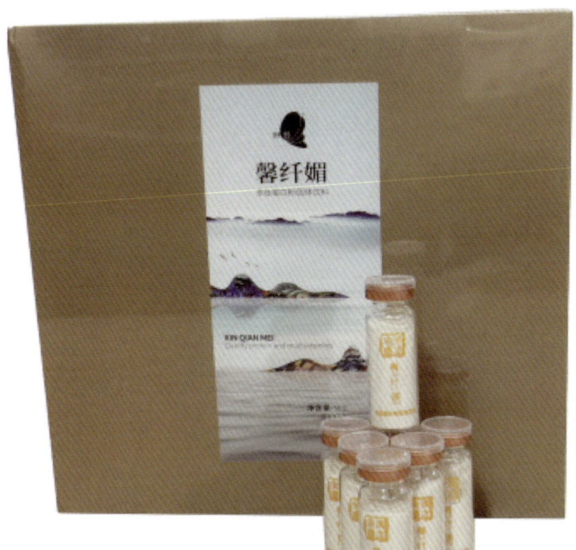

石墨烯颈部温热疗法亚健康中医调理技术

技术原理

石墨烯全身温热疗法亚健康中医调理技术主要是运用纯石墨烯透明发热膜所发射的红外线特性，可以渗透到人体内6cm，能够有效化解人体颈部经络中的堵塞，强化人体气血运行，消除上火炎症，从而达到恢复颈部功能，增强免疫，强化体魄的目的。

适宜人群

甲状腺功能异常，颈椎慢性病变，咽喉炎等人群。

作用功效

化解颈部经络瘀堵，畅通经络气血运行。

调理方法

（1）日常养护使用：每天使用2次，早、晚各一次，每次30～40分钟（使用过程需要喝温热水300～500ml，分次，多次饮用）。

（2）颈部症状调理（甲状腺、扁桃体、富贵包、颈椎问题、咽喉炎）：每天使用3次，早、中、晚各一次，每次使用40分钟（使用过程需要喝温热水300～500ml，分次，多次饮用），连续使用10天后休息一天再使用，让身体有一个转变的时间。

（3）青少年使用：每天使用2次，早上、中午各一次，每次30分钟（使用过程需要喝温热水300-500ml，分次多次饮用），可以在做家庭作业或者其他脑力运作时增加在颈椎部位使用，可以增强脑部血液循环，强化记忆力，提高专注度。

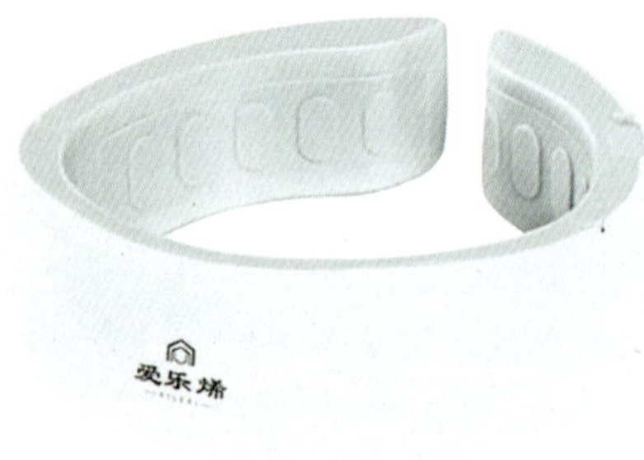

注意事项

（1）颈部养护仪的温度设定为两档：低温38℃（绿灯），高温：42℃（蓝灯）。

（2）颈部养护仪满电状态下低温使用时长约为120分钟，高温使用时长约为80分钟，使用快充充电100%约40分钟。

（3）颈部养护仪智能设定使用40分钟时间会发出“滴”声提示，然后自动关闭，防止使用过长时间引起身体过度反应。

（4）使用过程中必须配合喝水（喝温热水可以更好地促进我们身体吸收远红外线，并且加速人体的新陈代谢）。

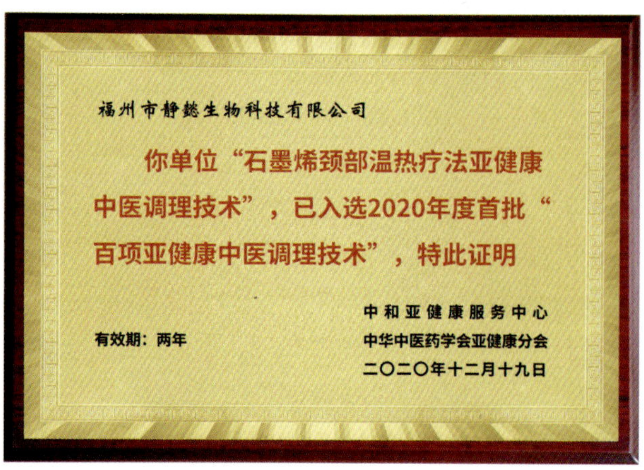

福州市静懿生物科技有限公司

你单位“石墨烯颈部温热疗法亚健康中医调理技术”，已入选2020年度首批“百项亚健康中医调理技术”，特此证明

有效期：两年

中和亚健康服务中心
中华中医药学会亚健康分会
二〇二〇年十二月十九日

石墨烯全身温热疗法亚健康中医调理技术

技术原理

石墨烯全身温热疗法亚健康中医调理技术主要是运用纯石墨烯透明发热膜所发射的红外线特性，可以渗透到人体皮下发热，并且适合人体细胞、皮肤、肌肉、内脏组织以及骨骼组织吸收，从而产生对人体有促进作用的能量，纾解肌体疲劳，修复肌体劳损，达到强健体魄，调和阴阳，改善体质的目的。

作用功效：

升阳补气，养阴益血，调和阴阳，强身健体。

调理方法

1.宁心安神五音疗愈

根据中医养生五音疗法，对不同人群及体质搭配不同的音乐疗愈，可以激发人体脑电波中可

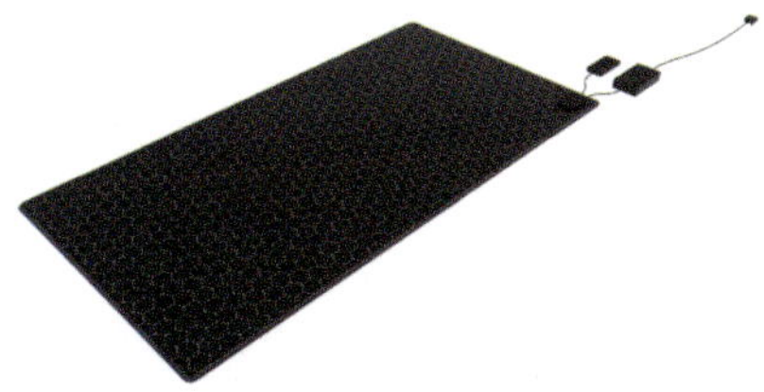

以调节情绪、舒缓压力的α波及活跃精神、活化脑细胞的β波，每天60分钟的音乐疗愈，可以放松脑部神经，舒缓压力，调整睡眠状态，达到宁心安神，心静神和的效果。

使用方法：每天晚上睡眠时同步播放五音疗法音乐60分钟。

2. 养阳升阳疗法

通过对人体背部督脉、膀胱经1小时的远红外线的渗透和引发细胞共振的作用，补充人体损耗的阳气，促进经络气血运行，加强修复身体劳损。同时促进脊椎骨髓造血功能，养血补血，增加人体血液生成量！可以有效缓解对身体亚健康引起各种不适，活化全身细胞，消除体内潜在火气引起的炎症，改善亚健康症状和调理慢性病。

使用方法：晚上睡觉前喝200～300ml温热水（偏热的水效果更佳），平躺在魔毯上自然睡眠，配合魔毯低温档使用6～10小时。

3. 养阴强身疗法

利用石墨烯发射的远红外线与人体的同频效应，其红外线能够深入渗透人体6CM以及符合人体细胞吸收的效果，增强人体任脉以及五脏六腑的气血运行，增强人体心、肝、脾、肺、肾对气血的吸收和运用，修复脏腑劳损，提高五脏六腑的生理功能，对于现代人的月经不调、卵巢早衰、慢性胃炎、心肌缺血、胸闷、气短、性功能障碍等脏腑功能下降引起的各种问题有很好的疗效。

使用方法：晚上睡觉前喝200～300ml温热水（偏热的水效果更佳），把魔毯盖在身上自然睡眠，配合魔毯低温使用6～10小时。

4. 阴阳调和疗法

通过对人体正面和背面的阴阳同调，让人体处于一个阴阳对流的状态中，能够化解体内深层的寒、湿、瘀、堵，消除瘀堵，疏通全身经络，增强气血运行；同时通过对人体任、督二脉的养

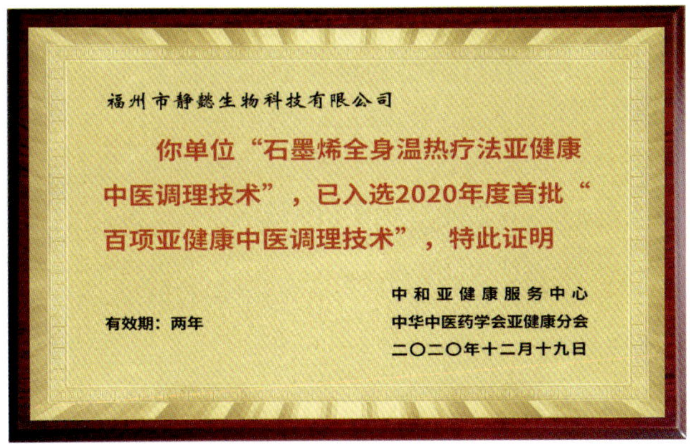

福州市静懿生物科技有限公司

你单位“石墨烯全身温热疗法亚健康中医调理技术”，已入选2020年度首批“百项亚健康中医调理技术”，特此证明

有效期：两年

中和亚健康服务中心

中华中医药学会亚健康分会

二〇二〇年十二月十九日

护，调节人体阴阳平衡，养护健康体质，让人能够保持长久的健康！

使用方法：（1）白天使用高温一小时（中午使用效果最佳），使用过程配合喝500～800ml温热水（使用温度可以调节到中档或高档），平躺在魔毯上，身上盖上魔毯，身下的魔毯调节在低温或中温，身上盖着的魔毯调节在中温或高温使用（全程调节到自身承受的温度）。

（2）晚上睡觉前喝200～300ml温热水，上下魔毯低温使用6～10小时。

注意事项

（1）魔毯的三挡温度设定为：低温45℃，中温50℃，高温60℃。可分段上下单独控制温度，使用时可根据专业建议或自身承受程度进行调节。

（2）魔毯使用前和使用过程中必须配合喝水（喝温热水可以更好地促进身体吸收远红外线，并且加速人体的新陈代谢）。

石墨烯胸部温热疗法亚健康中医调理技术

技术原理

石墨烯发射的远红外线对人体良好发热、透热、导热的作用，能够起到温散、温化、温通、温补的作用，与中医传统的艾灸、热敷等温热疗法效果相似，具有调和阴阳、扶正祛邪、疏通经

络的作用。石墨烯胸部温热疗法亚健康中医调理技术正是运用石墨烯远红外线的特性，结合胸部重点保养穴位——乳根穴的刺激与疏通，能够疏通胸部如乳腺组织、肌肉组织、腋下淋巴等，从而达到养护胸部器官组织的功效。

适宜人群

生理周期当中乳房有胀、痛等症状女性；哺乳期及哺乳结束身体恢复的女性

作用功效

行气活血、消瘀散结、舒经活络。

调理方法

（1）日常护理使用方法：每天高温使用1小时，使用时配合喝300～500ml的温热水，促进身体新陈代谢。

（2）症状调理使用方法（乳房胀、痛，乳腺增生，乳腺纤维瘤等乳房问题）：每天使用3次，每次一小时，温度从低温开始，身体适应后温度调高。使用过程中会出现皮肤痒、起水泡的情况，是身体寒湿重，乳腺有堵塞的表现，坚持使用就能缓解。

注意事项

（1）运动文胸的温度设定分为3档：低温38℃（蓝灯），中温40℃（黄灯），高温45℃（红灯）。

（2）初期使用先从低温开始连续使用3～5天后，以自身能接受的程度再调节不同的温度使用。

（3）使用过程中配合喝水效果更佳（喝温热水可以更好地促进我们身体吸收远红外线，并且加速人体的新陈代谢）。

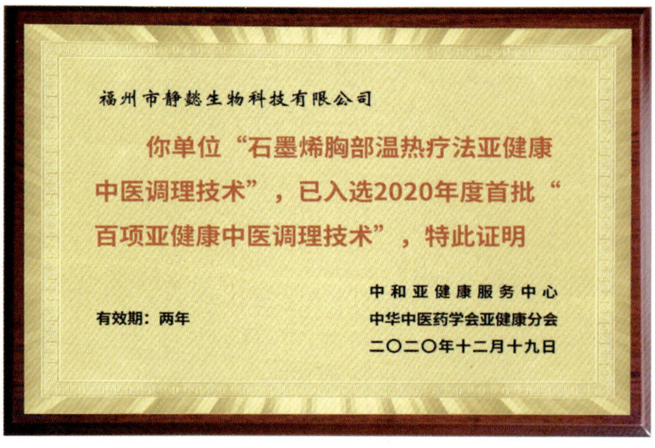

体质能量调养亚健康调理技术

技术原理

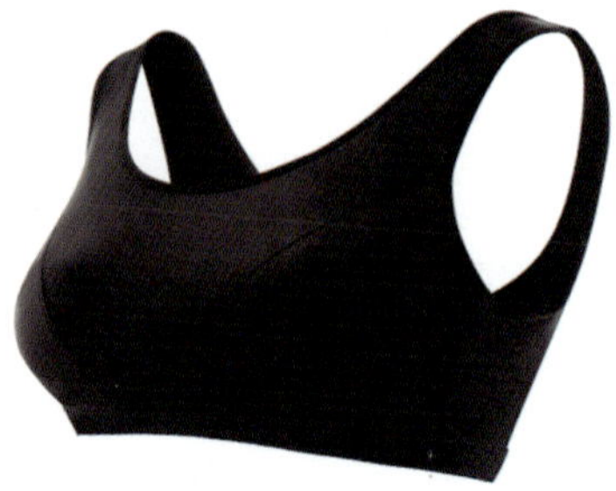

体质偏颇是现在最常见的一种亚健康状态。因不同原因又分为九种体质。发生原因多为先天不足，后天失养或病后气血亏虚，体质虚弱，阳气不足，抵抗力降低等，引发寒、湿、瘀、堵、痰等症状。体质能量调养内含十三大科技：光子光波、光疗软罩、透气网丝、电气石矿、远红外线、氧负离子、碳纤温热、弹力茧棉、电负离子、五行电气石、负电位、银离子导电布、硬质棉。具有促进血液循环，增加组织自愈力，调节细胞生物电活性，补充、平衡人体生物电，端正骨架，帮助骨骼发育及保护脏器，净化血液，强化免疫力，抵御真菌腐蚀，杀菌止痒，除湿除臭，镇痛，祛痘，调整自律神经等功效，达到细胞、筋骨、血管、血液等全方位的修复调理作用。

适宜人群

素体偏虚，易感，身体疲劳的人群。

作用功效

升阳固本，提高代谢能力，增强人体免疫力。

调理方法

平躺在能量毯上分高温和恒温两种调理方法。

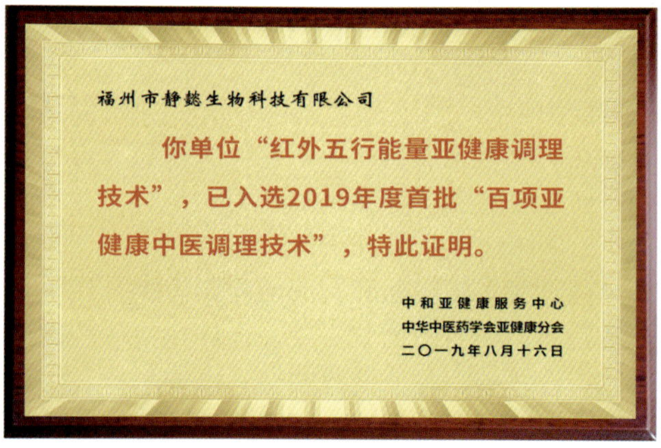

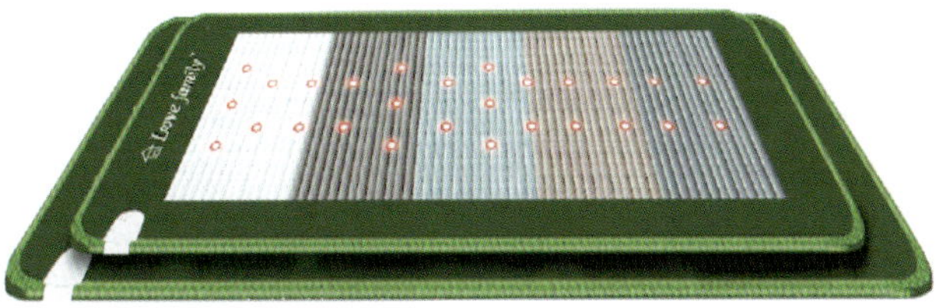

高温排堵代谢：白天55℃以上，每天1～3小时。

恒温养血修复：夜晚35～40℃，每天8～12小时。

注意事项

（1）请不要频繁移动。

（2）请不要频繁折叠。

（3）请放在平的按摩床上使用。

（4）光疗软罩请不要扣撬、划压，避免脱落。

（5）请不要将精油洒落床上。

（6）请远离火源、刀具。

（7）电源线请不要随意拉扯，扭曲折叠，应保持干燥。

（8）请不要随意拆装床。

（9）请不要将控制器随意磕碰。

（10）请不要在加热过程中用包装袋。

（11）请不要用风筒吹干。

（12）插线头未连接床时，电源插头禁止连接电源。

（13）请不要在未关闭控制器的情况下拔掉电源。

（14）存放在干燥的位置上，请不要长时间暴晒，踩压。

养心护肝调养亚健康调理技术

技术原理

肝气郁结、肝火旺、肝阳上亢、肝火扰心等问题是现代人常见的证型，临床以各种肝问题、月经紊乱、头晕头痛、情绪波动大等症状为表现。发生原因多为气血亏虚，生活压力过大，不良饮食、生活、情绪等。养肝护心调养亚健康调理技术是一套特殊的“药食同源”膳食食疗技术，它通过中医治未病理论与中医食疗相结合，达到疏肝理气、养肝护心、滋养肝血的作用。同时可预防人体肝脏出现重大的问题。

主要成分

本品由金银花、桂圆、橘红、胖大海、甘草、枳椇子、枸杞、茯苓、鱼腥草等九味中药组成。

作用功效

疏肝理气、养肝血、清热解酒、养心护肝。

适宜人群

应酬，月经紊乱，情绪波动大，眼睛干涩、红血丝，口臭、口气，头晕、头痛、偏头痛等症状人群。

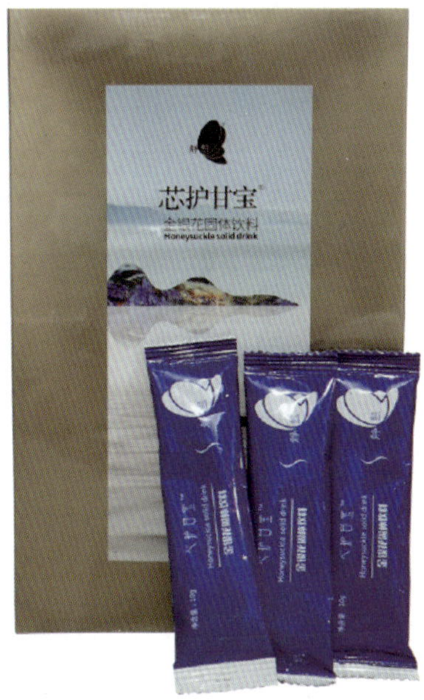

调理方法

每天早晚各1次，每次1～2包。热水冲服；60天一个疗程。

注意事项

肝病重症需在医师指导下服用；服用后瞑眩反应及时与专业人士咨询；肝癌患者忌用；孕妇忌用。

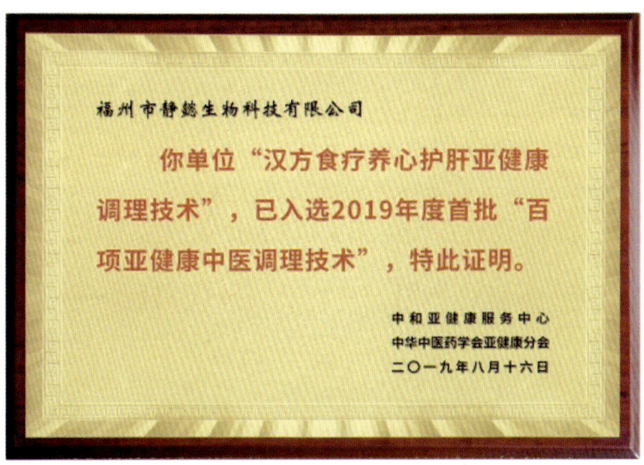
福州市静懿生物科技有限公司

你单位“汉方食疗养心护肝亚健康调理技术”，已入选2019年度首批“百项亚健康中医调理技术”，特此证明。

中和亚健康服务中心
中华中医药学会亚健康分会
二〇一九年八月十六日

2020年度亚健康事业开拓者

王　珍

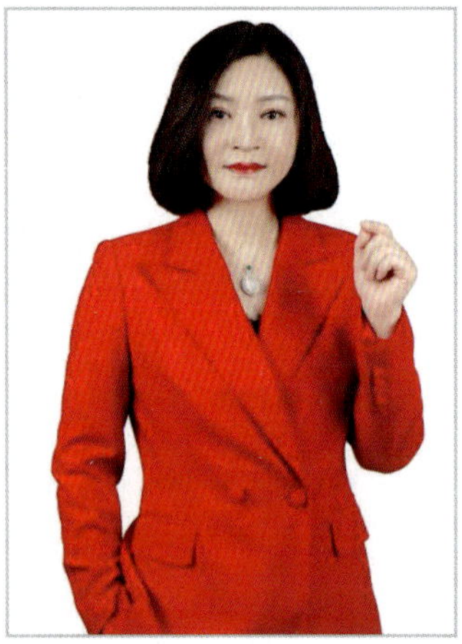

推荐理由

王珍女士，从事健康产业二十余年，臣字门学术流派第七代传人，北京市中和亚健康科学研究院产后修复研究所执行所长，广州晨升生物科技有限公司执行董事，关爱女性生殖健康金丝带公益形象大使发起人，中国民族医药学会养生保健分会理事，中国中医药学会少儿推拿传承发展共同体委员，中国中药协会亚健康药物研究专业委员会副秘书长，中国中医药研究促进会中医儿科医师合作共同体工作委员会理事，艾咪俪•女性生殖亚健康管理系统品牌创建人。

王珍女士，一年365天，其中两百多天几乎都在出差的路上，讲课、培训、分享、辅导成为我的日常，二十多年的行业经验及八年的国外深造，全身心投入于女性健康领域。在女性健康领域，王珍女士称得上是这方面的专业人士，在工作她上富有激情，最大的理想就是让成千上万的女性、儿童健康生活，看到千万位女性产后到修复中心引用艾咪俪•女性生殖亚健康管理系统重拾自信，幸福生活。王珍女士把关爱女性生殖健康、儿童健康作为毕生的事业，为天下女人健康、美丽、幸福守护家庭美好而奋斗一生。

王战勇

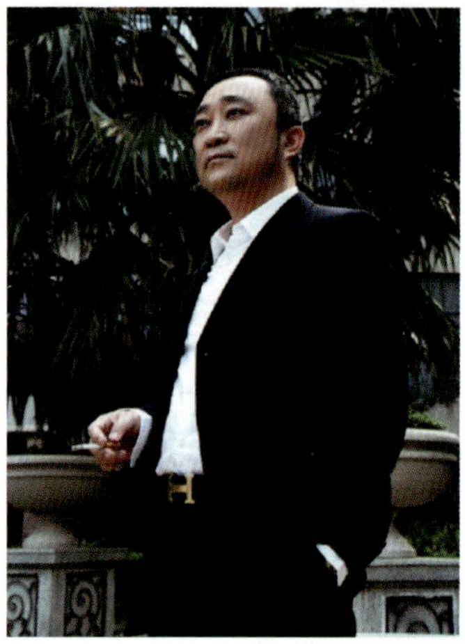

推荐理由

王战勇先生致力健康管理研究长达20年之久，有着超前的战略眼光，他于2001年公司成立，将公司发展方向定位于亚健康产业。他于2003年成立福建泉州兴鑫美容学校。在2013年获评为全国首批五星级美容亚健调理机构。

他积极宣传亚健康产业服务体系，推进亚健康专业调理机构建设，普及亚健康知识，先后投入数百万，在全国承办多场“健康中国行”大型公益活动。2017年、2018年积极参与柔嘉万人艾灸挑战世界纪录大会。开始举办千人大型养生文化活动，弘扬中医养生文化及推广亚健康中医体质调理技术。

他积极支持和参与亚健康学科体系建设和人才培养，参与编写亚健康专业系列教材《亚健康中医体质辨识与调理》及《亚健康服务规范•体质调理》的制定；开展“亚健康体质调理师”培训，累计培养从业人员数千人。

在推动亚健康产业的发展贡献巨大，是当之无愧的亚健康产业开拓者。

自2001年9月成立公司至今，一直秉承一个原则：诚信经营，注重人才，不断进取，加强员工业务能力。他严格考核厂家背景、实力、生产力，保证做到所有代理品牌都达到食品、药品的等级认证，品质达标，安全可靠，给到客户最好质量产品和服务。多年来，他拥有全省数千加盟店。自与柔嘉艾灸牵手合作，他把中医药艾灸疗法普及到广大客户，把健康和艾带给所有需要的人，效果非凡，解决了许多客人的疑难问题，得到了人们的极大认可与信任。在2020年疫情中，作为保健养生行业，更能发挥柔嘉艾灸的优势功能，他把艾灸、艾药浴、家居艾灸养生产品组合成居家养生抗疫情的健康组合产品，使其进入到千家万户，让其真正走进百姓生活，在抗疫情中取得了可喜的成绩，使客户平安度过危险时期。

他表示：今后会更加努力地发展中医药疗法，为更多人的健康、美丽、长寿贡献力量。在大健康产业的道路上一路前行。

人物介绍

2001年福建泉州兴鑫企业董事长。2003年度福建泉州兴鑫美容学校校长。2014年度赛莱拉理事会副理事长兼常务理事。2021年度福建省泉州市东方宝贝时匠整形医院总经理。2003年度被评为中华全国工商联美容化妆品业商会杰出经理人。2006年度评为《中国生物医药协会生物医学美容专业委员会》会员。2014年度被聘为赛莱拉理事会副理事长兼常务理事。2017-2018年度中国美容化妆品最具影响力代理商。

冯诗然

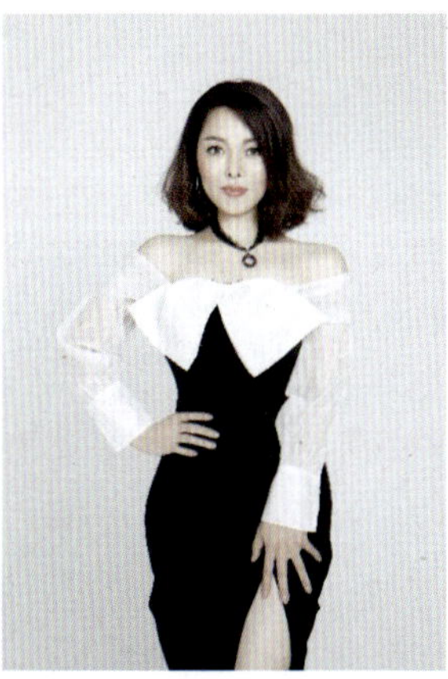

推荐理由

冯诗然女士，2005年开始进入中医亚健康调理领域，能够准确判断亚健康问题，并给予正确的调理，得到大家的一致认可。2017年与柔嘉艾灸结缘，并积极参加了2017年、2018年两届柔嘉万人艾灸挑战世界纪录大会，亲眼见证了中国艾灸的巨大力量，坚定了做好柔嘉艾灸的决心。2019年参加了中俄一带一路莫斯科大会，在大会中与世界各国的专家学者交流，让柔嘉艾灸走出了国门，走向了世界。

人物介绍

2003年毕业于黑龙江中医药大学，2004年进入哈尔滨美佳娜专修学院深造。2005～2016年进军健康产业，担任华东区域最大健康管理公司操盘手、股东。2017年就读于上海同泰专修管理学院，以优异的成绩毕业后，华丽转身开创明熙涵健康管理公司。她从事中医养生近20年，对人体亚健康以及对脏腑功能失调，气血问题，妇产类常见病、多发病的诊治调理积累了丰富的临床经验。在与柔嘉艾灸牵手的几年中，用丰富的专业知识和临床经验，带给无数客户健康与快乐，受到大家一致认可与好评。

服务宗旨

她的调理机构，以让大众都做得起养生为宗旨，真诚的服务每一位顾客，对75岁以上的老人提供免费艾灸。与此同时她还开设中医培训课程，免费培训初入从事健康调理的学员，为她们的日后工作打下扎实的基础。她先后创立服务加盟商和终端客户调理机构，使之更专业地服务于顾客。她经常说，人生在世，活着就要创造更大的价值，回馈家人，回馈社会。

成就荣誉

冯诗然是养生保健师，中医刺络传承人，健康体质管理专家，台湾有机生活发展协会顾问，台湾健康食品协会营养老师，国内著名健康管理咨询老师，台湾断食方法指导师，著名亚健康营养管理培训老师。2017年、2018年两届万人艾灸挑战世界纪录优秀参与者；2018年、2019年被柔嘉企业评选为年度十佳艾灸人物；2019年获俄罗斯一带一路传统医药与亚健康国际学术交流会贡献奖。

李淑芹

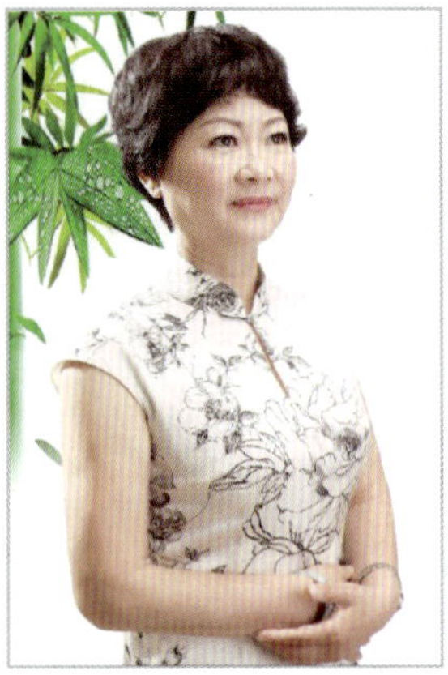

推荐理由

李淑芹自主研发艾灸特色调理专用工具，获得知识产权外观专利，华御楚灸七项经络调理技术荣获由中和亚健康服务中心授予的“百项亚健康中医调理技术”荣誉。2015年“首届亚健康文化节”，中和亚健康服务中心为湖北华御生物科技有限公司颁发“振兴亚健康突出贡献奖”。2016年与湖北中医药高等专科学校校企合作，校企直通车被邀请坐客湖北“陇上频道”。2017年被中和亚健康服务中心授予“襄阳市级亚健康干预效果测评服务中心”。2018年被中和亚健康服务中心授予“亚健康执业技能水平培训基地”；被襄阳市工商行政管理局授予“襄阳市重合同守信用企业”（2016－2017年度）。2019年被《国医年鉴》编辑委员会办公室、中国国际医疗健康产业高峰论坛组委会授予“建国70周年•中医药传承贡献奖”。2020年被襄阳市委精神文明建设指导委员会、襄阳市市场监督管理局、襄阳市个体劳动者私营企业协会授予“十星级文明诚信企业”。2021年被新时代中医药职业教育创新工程共同体、特许家族健康管理师技能等级考评中心授予“特许家族健康管理师培训基地”。2020年被《国医年鉴》编辑委员会办公室授权予《国医年鉴》工作站。2021年成立了国医大师石学敏院士在襄阳的首家石学敏院士传承工作室。石学敏院士寄语弟子们遵循中医药发展规律，传承精华、守正创新，把中华民族深厚的文化医学遗产和现代的科学技术相结合，为构建有中医药特色的预防保健服务体系做出更大贡献。国医大师将通过坐诊、带教、讲学指导等方式，传授“醒脑开窍法”及“石氏中风单元疗法”等学术思想及临床技能经验，着力于培养中医药科技人才，推动中医师承及技术创新。

人物介绍

李淑芹，女，1964年生，汉族。 李淑芹女士自幼热爱中医事业，幼时的理想是做一名白衣天使，让天下被病魔折磨的人脱离苦海。长大后潜心学习中医。1997年曾开设中西医门诊。2012年从医疗行业走进养生保健，开设美容养生店铺，运用中医药养生文化解决客户亚健康问题。2014年应市场需求成立湖北华御生物科技有限公司，是一家集研发、生产、销售、培训教育于一体的企业，面向全国推广合作连锁；任公司执行总裁。2015年任世界联合会亚健康专业委员会副秘书长、中华中医药学会亚健康专业委员会委员。2015年任湖北中和亚健康服务中心主任。2019年在尚养中医职业技能培训学校校长。2020年任亚健康药物研究会常务副主任委员。2020年任湖北华御生物科技有限公司企业科协主席。2020年创办“襄阳市中医药养生健康产业创新联盟”当选理事长。2021年拜师国医大师石学敏院士，成立“国医大师石学敏院士传承工作室”。

李雁玲

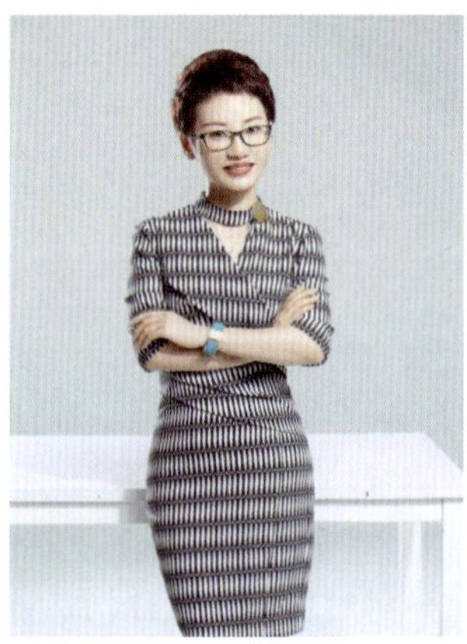

推荐理由

她是一位优秀的80后女企业家，万人团队领袖，公益爱心人士，中华中医健康文化传承者，中国艾草协会广东分会会长，碧御轩品牌连锁创始人。她积极响应国家号召，打造健康中国人人行动人人有责的文化氛围，帮助1亿家庭科学便捷养生，使之知健康、懂健康、会健康。她立志将碧御轩打造为国民艾养生民族品牌，将艾的种子播撒到世界，让爱带入千家万户。

人物介绍

李雁玲，出生于湖南省常德市。她铁心柔情战南北，美丽端庄号令发，商海创业志难摧，文武兼备闯天涯，香肩敢挑万钧担，与时俱进弄潮头，运筹帷幄胜须眉。

她几经商海浮沉，在健康行业扎根二十余年，从一家小门店开始到全国连锁。安全健康、重视研发和极致服务，是李雁玲最关心的环节，她一直将客户至上，所有的养生指导和服务都是从客户角度出发，为客户解决问题。

在朋友眼里，李雁玲是极有奋斗精神和个人魅力的人，她感召了众多顶尖人士，与她一起同心同德，共创伟业。她一心立足于大健康行业，出于对中医学和艾草养生的热爱创立了碧御轩，让更多人获得健康，分享健康，经营健康。她创立的碧御轩连锁养生机构涵盖美容养生SPA，为独有的新式养生，以会所连锁经营；其为双碧品牌产品总代理，特许加盟；还有经营管理咨询及教育培训等多项业务。

杨德金

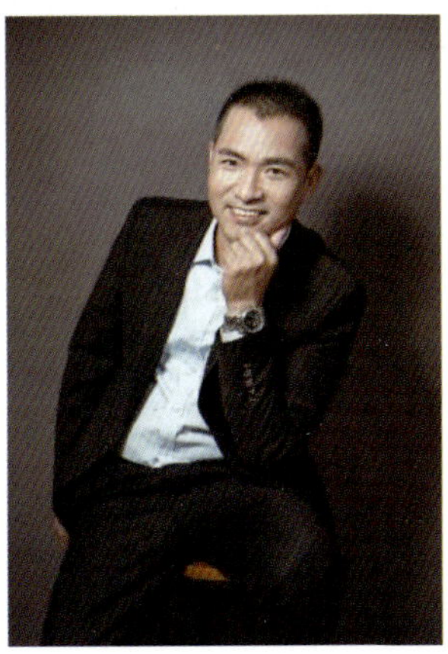

推荐理由

杨德金先生致力健康管理研究长达22年之久，有着超前的战略眼光，于2004年将公司发展方向定位于亚健康产业。他积极宣传亚健康产业服务体系，推进亚健康专业调理机构建设，普及亚健康知识，先后投入数百万，在福建承办100多场“健康中国行”公益活动。他在2008年开始举办千人大型养生文化之旅活动，弘扬中医养生文化及推广亚健康中医体质调理技术。

他积极支持和参与亚健康学科体系建设和人才培养，参与编写亚健康专业系列教材《亚健康中医体质辨识与调理》及《亚健康服务规范•体质调理》的制定；开展“亚健康体质调理师”培训，累计培养从业人员数千人。他积极推广柔嘉艾灸养生，带领团队遍布福建各地，深耕细作柔嘉艾灸，让其专业的技术，高品质的产品能够造福众人。他带着柔嘉艾灸的满满收获，在中国大健康产业中一路前行。

杨德金先生为推动亚健康产业的发展贡献巨大，是当之无愧的亚健康产业开拓者。

人物介绍

丰意德美业是专业从事美丽健康事业的高品位、专业化的美容美体连锁加盟公司，杨德金是丰意德美业的总经理。丰意德美业有一支专业齐备的专家队伍为美容院提供全面一流的专业服务，充分发挥每个人的才能是丰意德的用人之道。精诚团结、诚信创新，以“先进技术打造产品，以最优质、最安全的产品赢得客户”作为企业文化，贯穿于丰意德美业的每一项业务中。丰意德美业带着昨日的辉煌，肩负着明天的希望，在美容事业的前沿阵地，不辞艰苦、勇于创新，塑造着“丰意德美业”的品牌形象，以今天的进步创造着明天的辉煌。

2004年，一群满怀筹志的年轻人，用睿智的思维，勤劳的双手筑建起“丰意德”。企业自始至终大力推广柔嘉艾灸养生专业知识和理念，让合作的养生美容院提升了档次，获得终端顾客的认可。

企业文化与企业精神：用感恩的心，做快乐的事；经营理念：共赢、健康、快乐；企业宗旨：做比二大的企业；服务宗旨：至诚至信、至细至微。

荣誉

他在2006年获福州市美业协会优秀奖；2008年获福州市美容美发协会优秀企业家；2014年获福州市台江区诚信经营奖；2018年为福州市美容美发协会理事；2019年获福州市台江区守信用企业奖；2020年获福州市台江区公益事业单位奖；2018年、2019年为柔嘉年度十佳代理商。

汪国忠

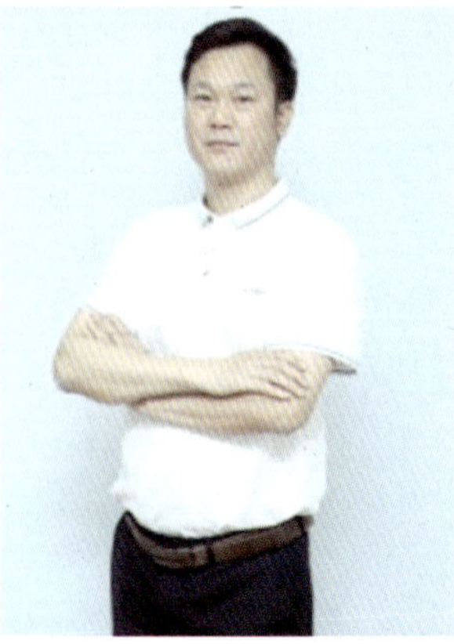

推荐理由

汪国忠牵手柔嘉健康，管理、运营长达20年之久，具有丰富的市场实战运作战略经验。他将2001年成立的长沙神韵美业公司发展为亚健康管理调理中心，并于2016年成立养生美容院，后成为艾安康品牌的首家省代理商，2018年荣获百项亚健康调理示范单位。

汪国忠以弘扬中华艾灸养生文化为己任，专注教育、专业宣传、专注技术、专注服务、专注质量，努力办好调理中心。从2017年到2018年，他带领中心员工参加了柔嘉艾灸举办的艾灸挑战世界纪录大会，并将加盟店扩大到300家。他在对三伏灸和三九灸知识理解的基础上加强宣传，扩大推广范围，让顾客亲身体验，以良好的口碑取得了更多顾客的信任，创造了一次推广就引来了665位客人进入调理中心的记录，并开创了量身定制、终身健康管理的服务。2019年他参加了一带一路俄罗斯之行，传播中华养生文化，并努力普及全民健康养生理念，弘扬了中医养生文化，推广了亚健康调理体质技术。

人物介绍

汪国忠从部队退役后，找了一份与市场销售有关的工作。他的韧劲十足，态度积极向上，以高压打不倒的兵哥精神力，取得了美业加盟店院长的认可，于是走上了弘扬中华艾灸养生之路。2016年底凭着对养生行业发展趋势的深入理解，他在该领域中创造了不俗的业绩。

湖南长沙是一个网红城市，经过市场调查，汪国忠发现市场具有巨大的潜力。他意识到养生的重要性，于是结合自己对养生行业的市场运作经验，对自己提出了又一次挑战。汪国忠经常参加各种会议，了解战略合作发展信息，明确了事业发展规划，努力提升自己专业知识。

一直以来，汪国忠凭借坚韧不拔的精神，以市场为平台，传导“一泡二通三灸四贴五家居”的艾灸文化理念。项目以艾灸三大特色引流，提高顾客到达率，积极开展艾灸公益行。他带领团队充分开展合作，在市场上创造了三伏灸、三九灸、金九银十等终端沙龙会讲座，确立了品牌价值，提高了品牌认可度，也加强了加盟商对养生品牌的信任，解决了加盟店里的顾客到店率问题。凭借调理亚健康问题的出色效果，获得了终端顾客的好评，也赢得了口碑。

在2020年疫情期间，汪国忠结合线上微课堂进行专业养生知识宣传，并在线下组织活动，为顾客送艾到家。同时响应国家号召，大力推广健康养生调理，使广大群众的健康意识明显提高，让大家知道了养生应当从自我做起，影响身边人。他宣传中医养生文化，日复一日，年复一年，真诚希望更多的加盟店院长、员工、顾客及家人有所收获，做一份有福报的事业，成就幸福人生，将一个有爱心的企业传承下去，发扬光大。

2018年荣获柔嘉企业十佳代理商；2018年第二届万人艾灸挑战世界纪录优秀推动者；2019年荣获俄罗斯一带一路柔嘉艾灸海外推动使者。

张　鹏

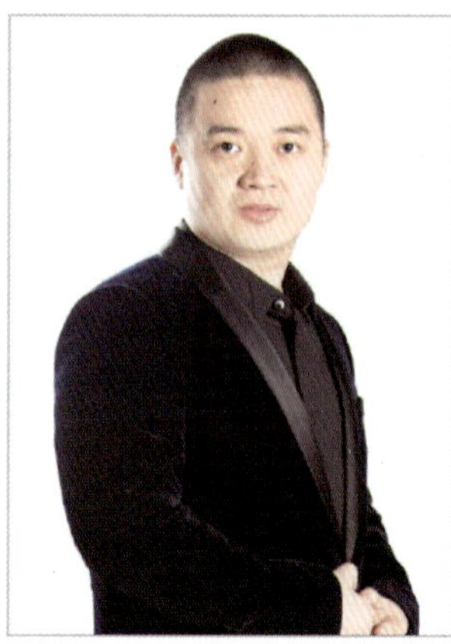

推荐理由

张鹏先生致力大健康产业长达15年之久，有着超前的战略眼光，2014年将公司发展方向定位为大健康产业。他荣获第二届全国亚健康产业“振兴亚健康事业突出贡献奖”；荣获“2016年度第三届全国亚健康产业十佳年度人物奖”称号。

他坚持秉承唤醒世人对生命的尊重，以守护家族健康为使命，以打造国际知名绿色健康民族领导品牌为目标；立志要把全世界最好的原料、最先进的技术带到中国，用最科学的方法更好地改善国人亚健康状态，传播健康的生活方式，打造国人精致健康生活。

他积极宣传亚健康产业服务体系，推进亚健康专业调理产品体系，普及亚健康知识，先后投入数千万，在全国承办近千场“绿手环健康中国行”大型公益活动。

他积极支持和参与亚健康学科体系建设和人才培养，参与编写亚健康本科教辅《营养代餐与减脂》及《阳气决定生老病死》书籍；开展“亚健康体质调理师”培训，累计培养从业人员数千人。

人物介绍

纵贤大健康产业联盟联合创始人；纵贤国际贸易有限公司董事长；轻苗康美品牌联合创始人；世界中医药联合会亚健康专业委员会理事；中国中医药学会亚健康分会营养代餐与减脂学科组副组长；为亚健康本科教辅《营养代餐与减脂》副主编；荣获第二届全国亚健康产业“振兴亚健康事业突出贡献奖”；获“2016年度第三届全国亚健康产业十佳年度人物奖”称号；2018年度荣获促进中俄一带一路传统医药与亚健康国际学术交流贡献奖。

他担任2020年出版的畅销书籍《阳气决定生老病死》副主编辑；2020年度荣获中国质量万里行促进会诚信品牌建设委员会颁发的“中央电视台新春贺岁活动诚信人物”；公司在2020年纵贤大健康荣获中国质量万里行促进会诚信品牌建设委员会颁发的“品牌315质量保真承诺单位”及“全国重质量守信用联盟单位”。

十几年亚健康产业的从业历程中，他坚持秉承唤醒世人对生命的尊重，守护家族健康，做家族健康守护神为使命，以打造国际知名绿色健康民族领导品牌为目标，立志要把全世界最好的原料、最先进的技术带到中国，用最科学的方法更好地改善国人亚健康状态，传播健康的生活方式，打造国人精致健康生活。

他不忘初心，踏梦前行，愿做大健康产业的一员，为共筑中国梦，健康梦的愿景而努力。在他的带领下，纵贤大健康管理受到业内一致好评，更是得到国家主流媒体（新华社和央视发现之旅）专题报道推荐，由全国30多家媒体争相转载报道，获得国家权威亚健康机构，中华中医药学会亚健康分会，营养代餐与减脂学科组唯一推荐品牌，及世界中医药学会联合会亚健康专业委员会“营养代餐学科组”等荣誉。

卓越品质，健康为本；不辱使命，提出科学营养；合理运动，健康睡眠；三大健康标准，并引进台湾原创专利光子床和谷物粉系列产品，真正完善健康体系。在他的带领下，纵贤大健康产业成功引领整个行业朝一个健康、规范、良性的方向发展，成为美业大健康的引擎。他努力在大健康产业推动做出了卓越贡献，为中国梦，健康梦，践行自己的一份力量。

主要出版著作

[1]《走出亚健康》，中国中医药出版社 2011-6。

[2]《阳气决定生老病死》，中国中医药出版社 2020-9。

张道玲

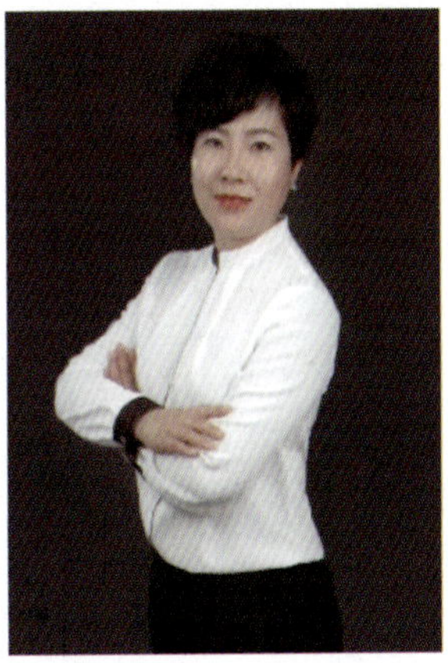

推荐理由

张道玲女士从2008年以来一直从事中医亚健康调理领域，结合西医临床和中医基础准确的判断亚健康问题，给予正确的调理，得到大家的一致认可。同时她又积极参与各种公益亚健康宣传活动，倡导健康的身体从平时生活做起，预防为主，同时教授人们一些生活保健方法，让大家在生活中养生，养生中生活，把养生当作习惯，而不是远离大众的高消费。与此同时她还开中医培训课程，免费培训刚刚从事健康调理的学员，为她们的日后工作打下扎实的基础。她先后创立服务加盟商和终端客户调理机构，让她们更专业服务于顾客。

她的调理机构以让大众都做得起的养生为宗旨，真诚的服务每一位顾客，对75岁以上的老人提供免费艾灸，有利于身体健康，提高他们的生活品质，有一个美好的晚年。从2012年开始做柔嘉艾灸至今，她执着坚持，把柔嘉艾灸做到百姓生活中，做到千家万户，把健康带给大家。作为柔嘉艾灸的忠实传承者，她将一如既往地把柔嘉艾灸做得更好，在大健康产业的道路上一路前行！

人物介绍

张道玲女士是艾佳森淼公司创始人，头之道亚健康中心创始人，高级培训讲师，柔嘉艾灸倡导者。2005－2008年在天津医学高等专科学校学习医疗美容专业。2007－2008年分别取得中级和高级美疗师证书。2012年考取亚健康灸疗师证。2012－2015年担任天津柔嘉艾灸品牌市场经理，2016年担任天津艾佳森淼化妆品商行总经理。2018年被柔嘉企业评选为年度十佳艾灸人物。2019年考取了天津中医专长证书。2021年创立头之道亚健康理疗中心。

林丽丹

推荐理由

2016年柔嘉艾灸合作，成立河北省首家代理养生美容院—“富颜灸”品牌省代理，同年荣获百项亚健康调理推广单位。她以弘扬祖国文化为理念，以灸养中华、传承国粹的艾灸文化理念为己任。专注教育平台，宣传行业实战经验。她在2017年参加了在长沙柔嘉单位举办的万人灸创世纪记录活动，在她带领下河北省代理发展到200家加盟店，活动在行业领域创造了最高业绩。2018年参加了在郑州举办的柔嘉万人艾灸创造奇迹活动。2019年参加了一带一路俄罗斯之行，并响应国家政府号召，努力普及全民健康养生理念文化，弘扬中医养生文化和推广亚健康调理体质技术。

人物介绍

林丽丹，1973年生，女，汉族 。2011年，成立时尚女人美容养生有限公司，任董事长；2012年创立“菲嫚姿”护肤养生品牌；2013年，创办“春雨冬妆”“细腰坊”等品牌。经过三年的发展，结识柔嘉并代理其名下富颜灸品牌。2017年，参加首届柔嘉万人艾灸挑战世界纪录盛会，获得牌匾一块。

2018年随着品牌的增多和队伍的不断壮大，时尚女人以最优秀的服务占领市场，让美容养生项目家喻户晓，推动了亚健康事业的发展。时尚女人还参加了“柔嘉第二届万人艾灸挑战世界纪录盛会”，响应了中医之国粹，药之不及，针之不到，必须灸之的中医之道。

在一带一路让中医事业走向世界的道路上，菲嫚姿公司和柔嘉科技有限公司也带领时尚女人走出国门，走向世界、通往迪拜、迈向俄罗斯，让异国人民领略时尚女人的风采，将艾灸养生推向世界做贡献。

2016年其荣获中和亚健康服务中心“亚健康百项推广示范基地”。2017年获柔嘉全国十佳代理商称号。2017年、2018年荣获万人艾灸挑战世界纪录活动执行单位及优秀参与者。2019年获中俄一带一路传统医药与亚健康国际学术交流会贡献奖； 2019年荣获“诚信企业”等荣誉牌匾。2020年成为专业美容行业亚健康推广单位及培训基地。林丽丹表示，公司自成立之日起，始终秉承“客户至上”的原则，致力于为客户提供高品质的产品以及最优质的服务，服务让您看得见，共同坚守一个宗旨那就是努力为客户打造更给力明天，凝聚我们的力量，收获明日的辉煌！我和我的团队将在大健康产业的道路上，一路前行。

罗小伟

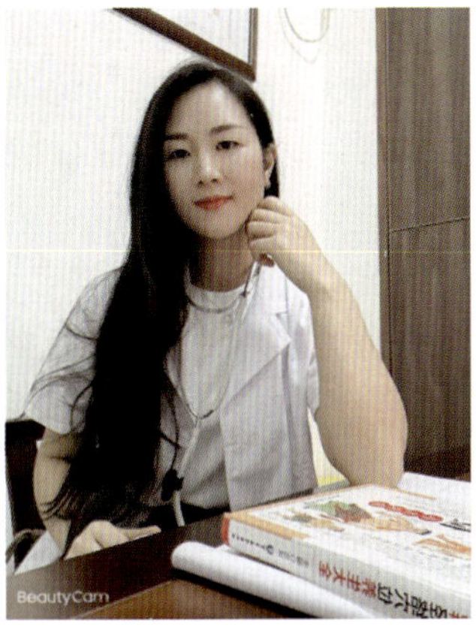

推荐理由

18岁开始投身健康管理工作，至今有十几年的时间。她在2016年成立株洲柔嘉艾灸养生中心，定位于柔嘉红外线旋磁罐灸法调理亚健康的研究与应用。几年来调理好众多亚健康人士，深得客户的好评。

每年举办大型三伏灸、三九灸科普宣传活动，平时在社区做公益艾灸，办沙龙普及亚健康知识等，她愿把健康带进百姓生活，让艾灸健康走进千家万户做努力！她平时注重员工的培训，力求提升素养、提高技能，更好地为客户服务。

人物介绍

2008年进入湖南名瑞公司从事市场营销工作。2010年成立第一家门店，成为新概念养生创始人。2012－2015年她在美容行业推广健康养生服务，让更多人了解和注重健康。2016－2019年创办株洲柔嘉养生会所，为顾客提供健康养生场所和服务，改善亚健康问题。2020年，开展特色艾灸养生、经络养生项目，儿科、妇科养生项目，以专业技能服务广大客户。

2008年她进入湖南名瑞公司做市场营销，积累了丰富的市场销售经验，为以后的创业打下了坚实基础。2010年她开了第一家门店，成为新概念养生创始人，以中医经络养生为主导。2012－2015年推广中医健康养生服务，提倡养生保健、预防疾病的健康理念，帮助了多家美容院持续发展。2016－2019年她又创办株洲柔嘉养生会所，并与柔嘉艾灸牵手，应用红外旋磁罐灸法、三灸一贴法，为上千客户提供专业技术服务，舒适的健康养生场所，优质的星级服务，让健康养生更上一层楼。2017－2018年她参与两届柔嘉万人艾灸挑战世界纪录盛会，是优秀参与者和推动单位，2020年适应疫情期间形势，发挥了柔嘉艾灸家居养生项目的极大作用。

郑存书

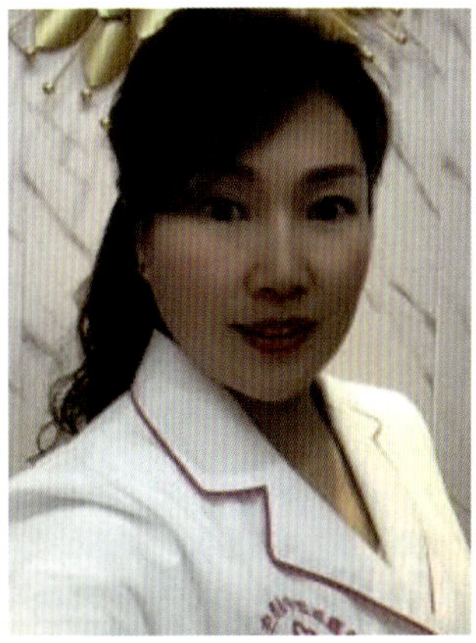

推荐理由

苏苏美容创建于1992年，至今经营，已有29年。她凭借专业统一的管理与精湛的技术成了一家集美容、美发、健康管理、美容抗衰老、柔嘉艾灸养生为一体生命养护咨询企业。

苏苏美容自成立以来，一直以改善女性面部及身体亚健康问题为核心宗旨，运用中医经络和穴位疗法改善各种身体的痛症及柔嘉艾灸调理亚健康问题，通过内调外养，以人体系统为调理原则，为广大爱美女性诠释美丽、重获自信、幸福生活。苏苏美容一直不断引进新技术、新理念、新项目、新仪器，以确保品质性能安全、稳定、有效，并将健康养生先进的技术借鉴到美容院中，为广大爱美人士保驾护航。苏苏美容创建多年，在问题性肌肤、细胞抗衰、亚健康柔嘉艾灸调理等方面得到了越来越多爱美人士的青睐与好评，在特色养生项目上更是给广大女性朋友带来福音，让她们远离疾病的烦恼，赢得了大邑众多青、中、老年朋友认可。

对服务品质的追求与真诚高效的执行力，让苏苏美容赢来了无数名尊贵会员，发展成为大邑大型专业美容、皮肤管理、抗衰等亚健康调理为一体的美容养生机构，经过多年的快速稳健发展，在不断的进取和探索中成为大邑美业的佼佼者，成为专业美容、抗衰老等亚健康调理养生第一品牌。郑存书女士为推动大邑亚健康产业的发展贡献巨大，是当之无愧的亚健康产业开拓者。她积极宣传亚健康产业服务体系，推进柔嘉艾灸亚健康专业机构建设，普及亚健康知识。

人物介绍

郑存书，苏苏美容皮肤管理亚健康调理中心创始人，雅尚伊人皮肤管理中心创始人，高级亚健康调理专家，大邑县美容美发协会副会长。1999年参加全国中医美容特训班学习，2002年荣获中医结业证书；2002年受中国美容美发协会邀请参加了全国21世纪晚妆发型化妆大赛，荣获第三名季军荣誉奖；2006－2007年分别考核芳香美疗师，藏密七轮高级调理师证书；2009年，参加了中和亚健康协会在北京人民大会堂举办的亚健康学术研讨培训会；2011年所在中心获得的首批全国百强亚健康芳香养生示范单位称号；2012年被评为优秀女企业家称号，并授权为全国女性生殖健康防治中心、深圳南大检测中心大邑工作站；2014年就读云南女子商务学院，2015年毕业，获得了高级讲师资格；2018年考取了康复理疗师。

赵　静

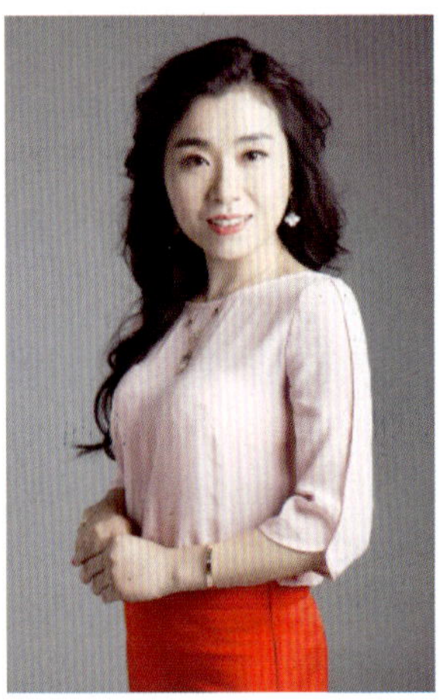

推荐理由

赵静2017年以来自主研发产品，严苛把控每个产品，从选料、质检、供应链到包装设计材料，力求把最安全的产品，最有效的养生方式带给大众，真正为顾客提供科学有效的养生服务。她得到客户的一致好评。

人物介绍

赵静，医学类护理专业，曾任世界中医药学会联合会慢病管理专业委员会第一届理事，世界中医药学会联合会亚健康专业委员会常务理事，康美健康科技有限公司总经理，福建省中和亚健康服务中心副主任，福建省智源儿童健康发展中心副主任，高级健康管理师，资深中医养生专家。2003年赵静女士选择进入中医健康养生的事业中，因为本身出自医科专业，让她具备了对人体细致的认知以及对健康更深层的了解，她认为，结合生活衣食住行的养护，才能达到最佳的健康状态。组建了“恒康丽美”智能科技养生团队，努力为客户打造全方位的家庭养生环境。她在2019年响应国家号召，与“健康中国2030规划”接轨，许下“为中国10万家庭实现健康梦助力”的承诺。2011年度获福建省“养生事业贡献奖”“养生行业推动奖”。2019年被中国美发美容协会健康养生专业委员会第一届理事会聘为“福建省会长”。

胡木明

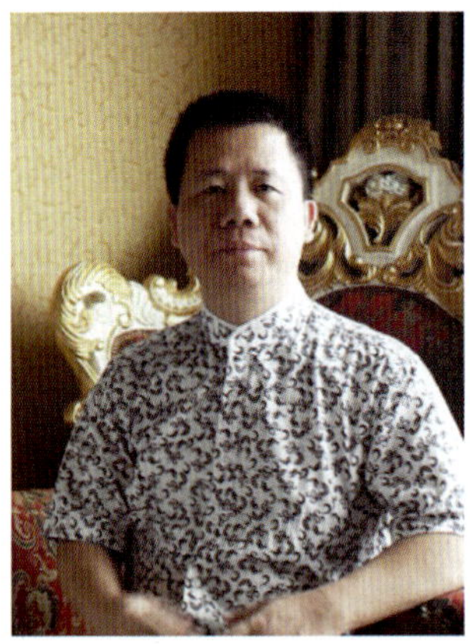

推荐理由

胡木明先生根据中医“内病外治”和近代中医扶阳学说理论，借鉴了现代科学技术而发明、研制的一种具有热能、磁场以及红光技术为一体，对人体经脉、腧穴进行理疗的医疗器械——扶阳罐，被国家批准为二类医疗器械。它包含温灸、磁疗、红光罐和温灸磁疗罐等类型。

在2020年的抗疫过程中，胡木明先生共向湖南省针灸学会、武汉江夏方舱医院湖南中医医疗队等捐赠扶阳罐162个，受到了广大患者和医务人员的好评。

扶阳罐温刮温推疗法入选了湖南省针灸学会《针灸防治新型冠状病毒肺炎指导意见（第二版）》，入编《抗疫后防线——新型冠状病毒肺炎中医药适宜技术指导手册》，该指导手册荣获了第九届湖南省优秀科普作品二等奖。

目前有20项“扶阳罐亚健康调理技术”已入选中和亚健康服务中心“百项亚健康中医调理技术”项目。

由胡木明主持编写的亚健康专业系列教材配套用书《扶阳调理与扶阳罐》《亚健康灸疗调理》已由中国中医药出版社出版。

“扶阳罐温刮温推疗法”是经湖南省卫生和计划生育委员会、湖南省中医药管理局（2017年1月）评估确认的第二批“湖南省中医药专长绝技项目”。

人物介绍

胡木明，扶阳罐发明人，株洲扶阳医疗器械有限公司董事长；株洲日新生物科技实业有限公司董事长；北京市中和亚健康科学研究院扶阳外治研究所所长。曾担任世界中医药学会联合会亚健康专业委员会副秘书长；中和亚健康服务中心理事；中和亚健康服务中心亚健康中医扶阳罐调理技术推广办公室主任；湖南省针灸学会扶阳外治专业委员会主任委员；株洲市对外友好协会副会长。

主要出版著作

[1]胡木明、朱嵘主编.扶阳调理与扶阳罐[M].中国中医药出版社，2011-01。

[2]周运峰、胡木明主编，亚健康灸疗调理.中国中医药出版社，2016-03。

[3]王启才、胡木明主编.扶阳外治与扶阳罐保健.人民军医出版社，2017-02。

钟洁君

推荐理由

钟洁君，致力健康养生保健行业长达二十年余年，有着匠人的恒心，不断总结自己的临床经验，不断优化技术，创建了《脉络养元灸》整套教学体系及调理路径等，根据不同的体质来帮

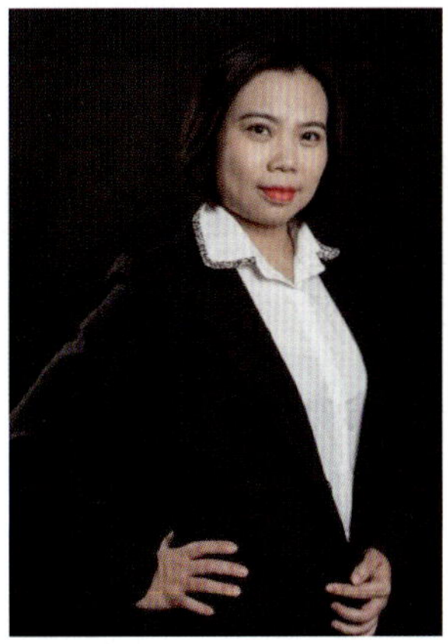

助不同的人群调理，技术简单、易学，为大众创业提供了很好的学习机会，同时也开启了居家养生的新纪元，将中华养生文化从传承、改革、创新、发扬到落地执行，让中医养生回归到老百姓生活当中。其技术在2020年荣获了百项亚健康中医调理技术。

2002年她将公司发展方向定为亚健康产业。2016年成立了江门市观源文化传播有限公司，并建立了311大健康服务平台，六大服务体系，主要有全程免费教学、推荐就业上岗、帮扶人员创业、帮扶店铺生存与发展。她还为亚健康人群提供就近服务，为大健康产业提供的平台。

她在从事养生保健多年的时间里，秉承公司使命弘扬祖国传统中医文化，为每一个家庭培养一位养生保健师；助力健康中国梦，义务向社会普及养生保健课堂1000多场次，携手社区普及公益健康课堂，带着311义工服务队为社区的老百姓服务，2020年荣获江门市五邑义工联合会授予的感谢奖。她积极支持和参与亚健康学科体系建设和人才培养，开展“亚健康体质调理师”培训，累计培养从业人员数千人，在各个领域服务亚健康人群数万人。钟洁君为推动亚健康产业的发展贡献巨大，是默默奉献在一线的亚健康产业开拓者。

人物介绍

钟洁君，从2002年创立东青健康中心，一直从事培训保健养生工作。2008年创建了中医特色调理技术，2012年创建了五行养生知识培训体系，2015年担任江门市养生保健协会秘书长，2016年成立了江门市观源文化传播有限公司，2018年创立了311健康生活服务体系，2020年成立了江门市三一一健康管理有限公司，至今从事养生保健行业已有二十个年头，培养了将近8000名养生保健从业人员，解决了5000多名困难家庭的就业问题，帮助过将近30000个家庭调理亚健康问题。

突出成绩

①脉络养元灸：在2020年获得了首批“百项亚健康中医调理技术”。②为提高人们健康意识，义务向社会普及养生保健课堂1000多场次。③培养预防保健人员基础知识与技能，促进学习人员就业。④打造店铺转型升级，教会店铺打造共享店铺，教会店铺系统运作。

“不忘初心，牢记使命”，大力发展和弘扬祖国传统的中医文化，把医和养结合起来，服务于老百姓的健康，同时让更多的人认识祖国中医文化的博大精深，让中医回到老百姓的生活当中，帮扶老百姓开启居家保健模式，少吃药，少打针，减轻医疗负担。

郭少彬

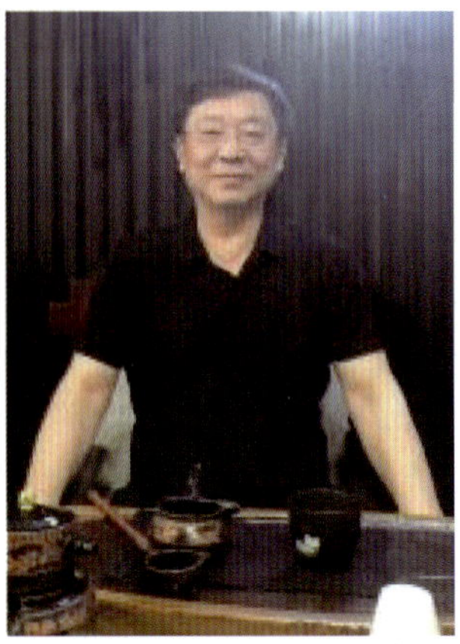

推荐理由

郭少彬先生致力健康管理研究长达15年之久，有着超前的战略眼光。2019年，将公司发展方向定位于亚健康产业。2019年，成立全国首家体检+调理+排毒三位一体的贵宗堂（天津）健康科技有限公司，贵宗堂（天津）生物科技有限公司。

他积极宣传亚健康产业服务体系，推进亚健康专业调理机构建设，普及亚健康知识，于2021年成立了贵宗堂普惠健康科技（天津）有限公司。

郭少彬先生为推动亚健康产业的发展贡献巨大，是当之无愧的亚健康产业开拓者。

人物介绍

郭少彬，男，汉族，1956年11月5日出生，中共党员。1975年，入伍于沈阳通信总站；1980年退伍进财贸学院学习；1981年在中国银行工作；1989年在亚运会组委会基金会工作；1990年在长城工业公司工作；1991年在香港久盛科技发展有限公司任董事长至今；1991年负责湛江炼油厂的建设；1993年在北京大观园外方财务处任总裁；1993年在贵人纺织品有限公司15年的工作；2006年任北京鼎力医疗设备有限公司外方总裁；2017年任中视家赫董事长；2019年任贵宗堂（天津）生物科技有限公司、贵宗堂（天津）健康科技有限公司董事长；2021年任贵宗堂普惠健康科技（天津）有限公司董事长。

蒋惠玲

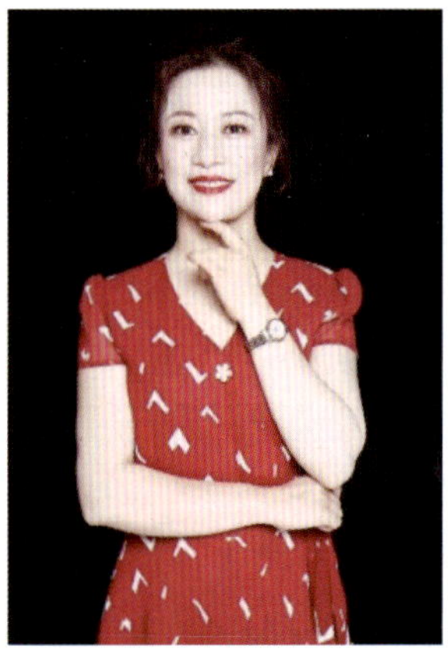

推荐理由

自2003年蒋惠玲从事健康管理运营研究长达近20年之久，她运作市场战略经验丰富。2010年成立云南惠之琳商贸有限公司，2010年将公司发展为亚健康管理调理中心。于2018年牵手柔嘉艾安康品牌，为省代理，并参与了2018年柔嘉第二届万人艾灸挑战世界纪录盛会，并在同年荣获百项亚健康调理示范单位。

她弘扬养生发展，以灸养中华、传承国粹的艾灸文化理念为己任，并专注教育平台宣传行业实战经验。她响应国家政府号召，普及全民健康养生理念文化，弘扬中医养生文化和推广亚健康调理体质技术。在三伏灸来临之际，将迎来柔嘉艾灸的新高潮，创造高业绩。

人物介绍

2003年进入美业期间创建了两家美容院。2010年创立云南惠之琳商贸有限公司。2018年开始与柔嘉艾安康品牌合作，第二届万人艾灸挑战世界纪录参与者。2018年荣获百项亚健康调理示范单位。2019年获柔嘉年度十佳代理商称号。

自2003年创建两家美容院，以中医护肤调理为主要经营项目。2010年成立云南惠之琳商贸有限公司，并发展为亚健康管理调理中心。2018年牵手柔嘉艾灸，努力传播中医艾灸文化，应用柔嘉艾灸调理技术服务大众，得到一致好评。并多次在社区举办大型义诊活动，为艾灸走进千家万户，走进百姓生活做贡献。同时到养老院，为老人服务。

一直以来，他以市场传导艾灸文化理念：一泡、二通、三灸、四贴、五家居；以艾灸三大特色做引流顾客到达率、艾灸公益行等。她带领团队精诚合作，创造了三伏灸、三九灸、金九银十终端沙龙会讲座，认可度提高。加盟后养生品牌信任度提高，加盟店不断增加。其调理亚健康问题，获得了终端顾客的好评，赢得了口碑号召力量。2020年疫情暴发之后，柔嘉家居养生打包，给顾客送艾到家，取得了一定成绩。

喻尧仙

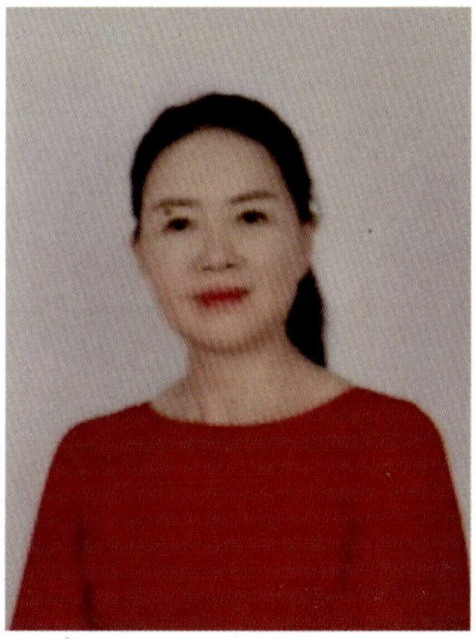

推荐理由

喻尧仙女士积极宣传亚健康产业服务体系，推进亚健康专业调理机构建设，普及亚健康知识，先后投入数千万，在全国承办多场“健康中国行”大型公益活动。她于2008年开始举办千人大型养生文化之旅活动，弘扬中医养生文化及推广亚健康中医体质调理技术。

人物介绍

喻尧仙女士曾是一名体育教师，从教期间便对健康管理有着浓厚的兴趣。2004年决定全身心投入到健康管理行业，并于当年辞职在云南芒市成立了悦尔养生保健中心。近20年来，她一直致力于健康观念的传播与研究，始终坚持“预防大于治疗，用心传播养生”的理念，取得了一定的成绩，在当地广受好评。

期间，她还积极探索各种科学的养生方法，经常外出学习，学习归来后她又及时将自己所学到的技术和知识传达给员工，积极提高自身和员工的技能水平，她还要求员工要时刻保持学习心态，积极提高业务水平，真心实意为顾客着想，像对待家人一样服务好每一位顾客。

悦尔养生保健中心，始终坚持以提高技术为根，用心做事为本，不断学习创新，全心全意为顾客服务。经过多年的探索和积累，悦尔养生保健中心摸索并总结出了一套独特的技术手法，让顾客感受到明显的调理效果，加快了顾客的康复速度，解决了顾客常年的痛苦，也赢得了广大亚健康人群的好评。

悦尔养生保健中心擅长经络舒通、药浴、熏蒸、艾灸、推拿按摩等，并将手法与先进的养生仪结合，进行360度的体质调理。中心能够针对不同顾客的体质，为顾客量身制定不同的调理方案。柔嘉系列产品是目前店内最为畅销和口碑最好的产品，尤其是柔嘉艾灸，受到广大顾客的一致认可，通过柔嘉艾灸的调理，为顾客解决了手脚冰凉、脂肪瘤、手臂酸麻、湿气过重等问题，调理效果上佳。

在疫情暴发之下，喻尧仙本着帮助更多的人摆脱亚健康的想法说：“养生从养心开始，从生活习惯入手”。她对推广亚健康产业的热爱如泉涌一般，孜孜不倦。

十佳亚健康专业调理机构

一品国际克丽缇娜亚健康调理中心

推荐理由

一品国际克丽缇娜亚健康调理中心成立于2016年9月。从事专业艾灸养生特色项目，致力于打造淮安地区高端专业的亚健康调理连锁品牌，目前已发展为四家专业连锁，位于淮安主要城区，最好地段。

在2020年，抗疫情中，连锁店用柔嘉艾灸家居养生套组，送艾到家，在连锁店全面分享艾灸抗疫理念，形成一人得益，全家养生的局面全体员工表示，帮助众多客人及家人平安渡过危险期，客户纷纷感谢。很荣幸为抗疫情出了自己一份力量！一直以来该连锁店都用柔嘉艾灸为客户调理身体，解决了许多困扰人们的疑难问题，得到了客人很高的评价！

机构简介

一品国际克丽缇娜亚健康调理中心的柔嘉养生艾灸项目深得顾客认可和喜爱，团队发展壮大的过程中一直秉承客户第一，服务至上的原则。在淮安地区口碑相传。五年来一直致力于成为淮安美容行业的标杆企业，让客户在店内都能享受到最专业的护肤和艾灸养生项目。店内的面部温玉刮痧、经络疏通调理、艾灸养生，不仅能享受到养生品质，更让顾客在舒服享受的同时，调理好身体的问题。

特色项目

（1）面部温玉：艾灸脸部可促进局部血循环，增强皮肤新陈代谢；还可以去除脸上的斑点、皱纹等。 同时使皮肤更加白嫩细腻、毛孔缩小。搭配柔嘉的远红外悬磁灸疗罐和玉板，不会烫伤皮肤；搭配护肤品，能更好地吸收，还可以促进面部水肿的吸收。

（2）经络疏通：通过柔嘉的艾药油加上柔嘉的专业是按摩手法，可疏通经络，艾药油三秒钟吸收，三分钟渗透，加上本草能量膜，排出皮肤深层的毒素和垃圾，活血化瘀，通经活络。再配合远红外悬磁灸罐艾灸刮痧效果非常好，顾客都非常喜欢。

（3）柔嘉艾灸：柔嘉红外旋磁罐灸法，有很强的穿透力，具有活血化瘀，疏通经络，排毒驱邪好效果。辨证施灸，对症调理，搭配柔嘉的艾灸阵法加穴位艾灸，让艾灸的效果事半功倍。

机构展示

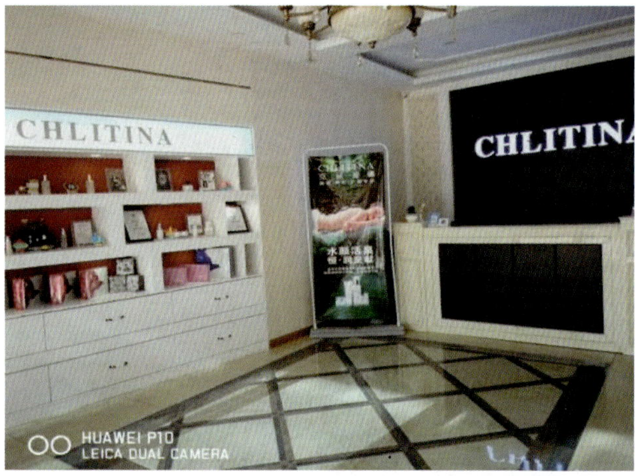

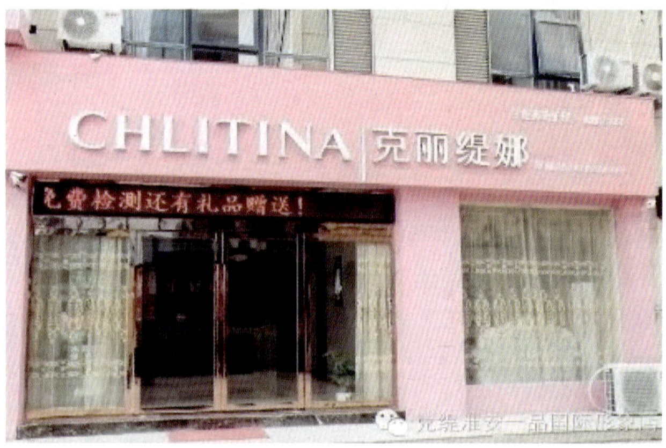

愿景规划

在当地开更多的分店，更好地去做项目做服务，将柔嘉艾灸一系列的项目做得更好，更专业，让每一位体验过的客户都艾上它，只做品牌品质好的艾，实现健康与美丽共享；为顾客带来健康舒适的生活；为传播艾灸文化，传播中医治未病的理念，加油。

艾尚灸美业调理机构

推荐理由

云南艾尚灸美业调理机构，二十几年的时间从中医皮肤美容到普通身体养生到柔嘉艾灸养生，一步一步走到今天，全方位为人体健康保驾护航。一直秉持着帮助他人就是成就自己、全心全意服务于广大客户，以顾客认可为目标的宗旨，以专业的技术和优质的服务，深得顾客的喜爱与信赖，不断地探索，不断地提高，为客人解决了许多皮肤和身体的疑难问题。尤其是参加了柔嘉万人艾灸挑战世界纪录大会，受到极大鼓舞，把柔嘉艾灸越做越精。几年来，众多百姓在这里收获满满，好口碑成就柔嘉艾灸的好品质，好品质带给人们无限的健康和快乐。

艾尚灸美业亚健康调理机构，在各行各业的关怀中形成了“有爱相随、大道无疆”的企业文化，并着力于所有女性的美丽、健康、幸福的经营宗旨，为打造美容行业百年企业做出了很大贡献。

机构简介

云南艾尚灸美业亚健康调理中心与柔嘉企业携手合作三年，主要经营项目有经络疏通、艾灸、通证调理、采耳等，解决了顾客自身的亚健康问题，取得了顾客的认可和信任。紧跟柔嘉艾灸的步伐，把传统中医和现代科技的完美结合，把柔嘉艾灸做深、做精、做强。用精湛的技术、贴心的服务，完美的效果，带给百姓健康快乐，家庭和谐幸福。其定期举办大型健康艾灸公益活动、社区健康知识科普讲座、健康调理项目体验活动、尊老爱幼献爱心活动，为服务社会贡献力量。在服务患者之外，还免费为员工及其家属提供不定项调理，以保证员工及其家人的身心健康，从而更好地服务社会。

特色项目

（1）柔嘉红外旋磁罐灸法：艾灸具有调气行血、活血化瘀、舒筋通络、驱邪排毒等功效，已广泛应用于内、外、妇、儿科的多种病症，以及美容、保健领域。尤其适宜于疼痛、骨关节退行性疾病。如颈椎病、肩周炎的康复。对于感冒发热、咳嗽等呼吸系统病证，临床可配合拔罐应用。还适用于亚健康、慢性疲劳综合征等疾病的防治。柔嘉红外旋磁罐灸法，对于阳虚体质，寒性体质有特殊的效果。

（2）中医经络理疗：中医经络理疗，是中医施疗领域上不可或缺的一部分。腰酸背痛、体虚多病的朋友，可以通过推拿按摩的方法，调养体质，疏通经络，从而起到养生保健的作用。

（3）采耳：是中国古老的民间技艺的传承与发展。除了舒服享受外，还可做耳部保养及问题理疗。配合柔嘉艾耳灸疗法，解决耳部的多项问题，及增强身体的抵抗力。

机构展示

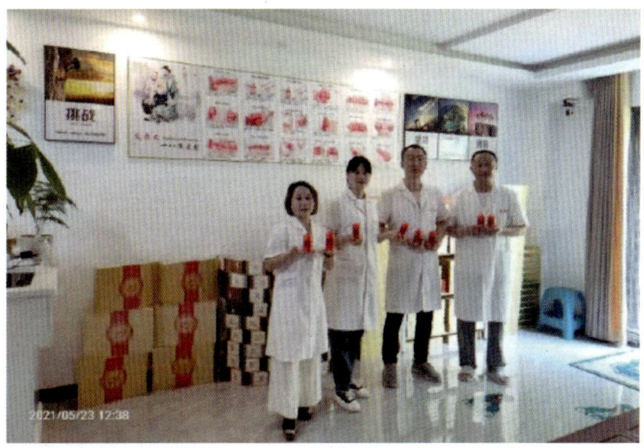

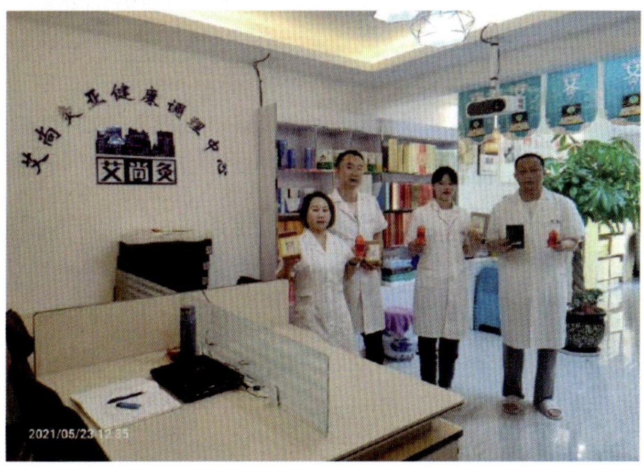

愿景规划

紧跟柔嘉艾灸的步伐，把柔嘉艾灸做深、做精、做强。为向医疗领域迈进，为做柔嘉医派转型做准备。做到医养结合、价格平民化，为老百姓健康保驾护航、为国家大健康产业贡献力量。

北京缘壶亚健康专业调理机构

推荐理由

北京缘壶亚健康专业调理机构位于北京市朝阳区常惠6号，2021年被誉为“亚健康专业调理机构”。本机构配有中医红外检测和国内领先缘壶健康管家理疗仪，并有全国著名权威中医养生专家为顾客量身定制调理方案。主要采用药浴、熏蒸、通络、温阳、排毒、食疗等调理方法，为广大亚健康人群解决各类亚健康困扰。

机构简介

北京缘壶健康管理有限公司，是在中国健康集团股份有限公司业务指导下设立的全国性健康管理机构。本机构配备有专业亚健康咨询师、亚健康调理师以及红外线检测师，均已通过国家亚健康职业资格系列认证，持证上岗，并严格按照星级专业调理机构人数配备，为顾客提供专业保障。

服务介绍

一、特色项目

“筋骨养疗中药液亚健康调理技术”“平衡生殖养护中药液亚健康调理技术”“女性经期养护中药液亚健康调理技术”“驱寒祛湿体虚中药液亚健康调理技术”等中药液亚健康调理技术，均已成功入选“全国百项亚健康专业调理技术”。

二、专业体质调理项目

专业体质调理项目，针对不同体质提供不同的特色调理，为顾客量身定制终身健康管理的服务方案。

三、智能调理

结合中医养生原理，同时运用国际最先进的多项智能检查设备及电磁科技调理产品，为顾客提供正确养生指导，真正做到智能咨询——智能检测——智能养生。

理常规亚健康项目

一、头部养护专家（天宝调理液）

【调理原则】

活血化瘀，改善大脑供血不足。

【适应人群】

肩颈综合征、头痛头晕、失眠、睡眠质量下降，夜间易惊醒等人群。

二、肩部疏通（气血通调理液）

【调理原则】

活血通络，强筋健骨，散寒除湿，清热凉血，滋阴生津。

【适应人群】

肩颈综合征、肩周炎、颈椎病、腰椎病、关节疼痛等人群。

三、腰肾（五脏舒调理液）

【调理原则】

固本培元，提高脏腑功能，延缓衰老速度，加快气血运行。

【适应人群】

五脏功能降低引起的各种不适症状，如心脏供血不足导致的心前区疼痛等人群。

四、腹部（三排调理液）

【调理原则】

温经散寒，祛风除湿，健脾和胃，清热解毒，润肠通便。

【适应人群】

不良习惯导致的肩颈，关节寒湿瘀阻，大肠失司导致的长期便秘，或者内分泌失调导致长斑，早衰，更年期提前等人群。

五、胸部（三宝调理液）

【调理原则】

活血化瘀，消肿止痛，补血调经。

【适应人群】

乳腺增生、肿胀、腋下淋巴不通、有副乳等人群。

六、臀部（三排药液）

【调理原则】

温经散寒，祛风除湿，清热解毒等。

【适应人群】

坐骨神经痛、月经不调、宫寒、湿疹、痔疮、前列腺炎等人群。

七、四肢（气血通调理液）

【调理原则】

补血通络，活血化瘀，散寒除湿。

【适应人群】

手脚麻木抽筋、手臂腿放射性疼痛、静脉曲张、关节疼痛等人群。

机构展示

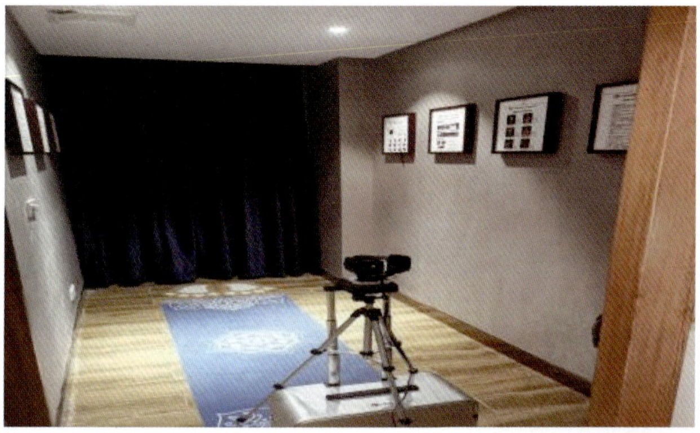

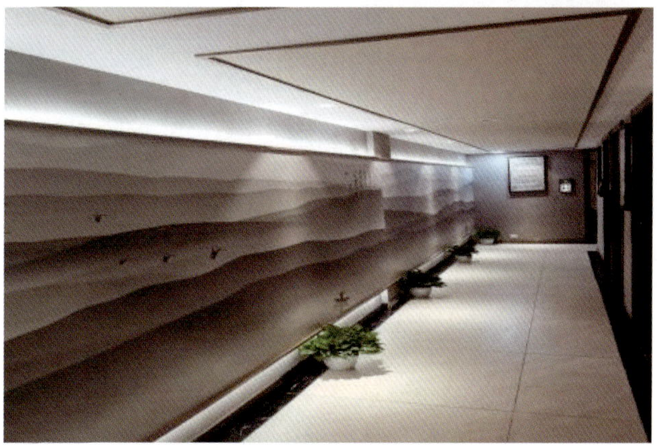

愿景规划

未来的北京缘壶亚健康专业调理机构，将继续顺应时代，紧跟国家政策，发挥其天人合一的中医养生理念及权威专业的技术支持优势，普及健康养生知识，在社区服务中将中医养生观念渗入到人们生活各方面，让更多人真正感受身心自然舒展后，生命所绽放出的健康美丽，一步一步朝着“健康中国•健康中国人”的梦想迈进！

先姿利人美容养生调理馆

推荐理由

先姿利人美容养生调理馆，自2000年6月组建以来，通过二十多年来的自身积累和耕耘，现已扩大到一百二十余家加盟店，服务范围覆盖整个山西省。其优良的品质加优质的服务是先姿利人美容养生调理馆的立身之本；其主要服务对象为亚健康女性人群。自2016年与柔嘉艾灸牵手，通过柔嘉红外旋磁艾灸法、三灸一贴技术，配合项目理疗为数万女性同胞解决了多种亚健康困扰，得到客人的极大认可与赞誉。尤其在2020年抗疫情中，应用柔嘉艾灸家居养生法，帮助到数千客人和家人安全度过危险期，为抗疫情柔嘉艾灸贡献了力量！

机构简介

先姿利人美容养生调理馆，创建于2000年6月，多年来以优雅的环境，精湛的技术高品质的服务，赢得了客户的一致好评。也成为连锁店的标杆示范单位。同时，也为市场培养出一大批优秀人才。

先姿利人美容养生调理馆内设：艾灸通络、臀部药浴排毒、中医按摩舒筋、养生食疗四大服务项目，意在为不同体质的人提供不同的调理项目而解决女性亚健康的状态。先姿利人美容养生调理馆共有中医诊室、艾灸通络区、臀部药浴排毒区、中医按摩舒筋区、养生食疗综合区五大区，每一区均配备有专业亚健康咨询师为顾客提供专业服务保障。

特色项目

（1）艾灸通络：艾灸能够温经通络，行气活血，祛湿逐寒、补虚助阳。

适应人群：手脚冰凉、怕冷、容易感冒、腹泻、精神不振、肩颈酸痛、膝关节疼痛、失眠多梦、肾虚等阳气不足症状者。

（2）臀部药浴排毒：从中医角度来看，人的身体和精神产生不良作用的物质都可称为

“毒”，如瘀血、痰湿、寒气、食积、气郁、上火等。

适应人群：气虚质、阳虚质、阴虚质、痰湿质、气郁质、血瘀质、湿热质、过敏质等亚健康体质者。

（3）中医按摩舒筋：秉承“通则不痛、痛则不通”的中医原理，通过经络按摩刺激穴位，加速血液循环，打通经络瘀节和筋脉结节，达到舒经理气的作用。

适应人群：身体气血瘀滞阻塞形成的各种酸、麻、肿、胀、硬、痛及女性宫寒血瘀导致的痛经、血块，月经不畅等亚健康症状者。

4.养生食疗：结合中医养生食补平衡的原理，利用中医诊断，根据不同体质及不同病灶，调节饮食方案，调整五脏六腑，减轻五脏六腑的压力，改善体质。

适应人群：脾虚痰湿引起的身材肿胀及湿热内蕴引起的面垢油光、痤疮、口苦、口干、便秘、大便黏腻不畅、小便短黄、女性带下增多、肾气不足导致腰膝酸软等亚健康症状者。

机构展示

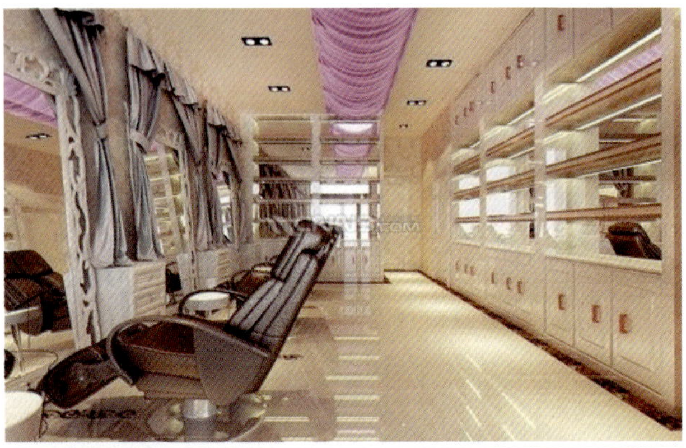

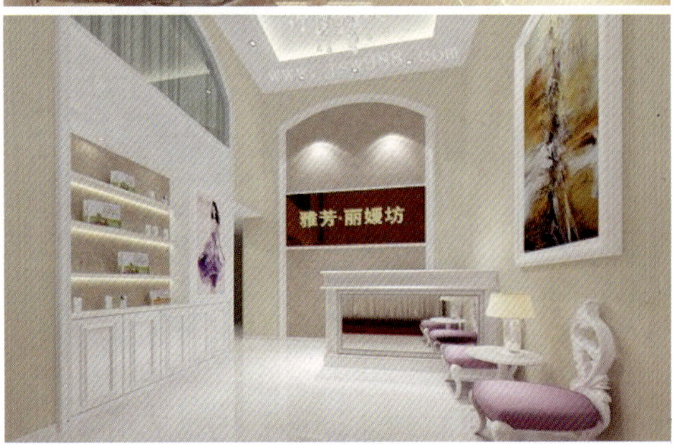

愿景规划

先姿利人美容养生调理馆自2000年6月成立以来，服务顾客数以万计，解决了众多女性亚健康者的困扰，帮助顾客实现了健康梦想。未来先姿利人美容养生调理馆将会继续秉持公司理念，竭诚为客户提供最好的理疗方案进行调理，达到客户最满意的效果；让更多的人感受到中医养生的本质理念，防病于未然，让人们身心更加健康美丽。

米洛皮肤管理健康调理机构

推荐理由

米洛皮肤管理健康调理机构位于江西省南昌市进贤县康盛阳光二期B区，于2015年1月成立。主要服务对象为亚健康人群。

机构自2018年牵手柔嘉艾灸，历经深入研究探索，掌握了柔嘉艾灸的技术精髓，临床应用，取得了良好的效果。其中包括柔嘉红外旋磁罐灸法、三灸一贴技术、艾药浴泡浴、艾泥灸等。中医辨证诊疗，一人一方私人定制配方法。同时专业技术水平有了极大提高，为已病患者和包括广大未患者群解决了各类病痛困扰和预防疾病的发生。尤其在2020年抗疫情期间，柔嘉艾灸家居养生发挥了极大作用，帮助客人及家人安全度过危险期，健康平安。

机构简介

该机构自成立起就坚持“传承华中医”，提倡“智慧化中医”，拓展“现代化中医”。其吸取中医精华，通过艾灸、泡浴、推拿等服务项目进行养生调理，未病预防，已病调理，围绕人体不同的体质提供“一人一方”的中医特色服务。

传承中医和现代科技完美结合，为患者提供专业医疗保障，自2018年牵手柔嘉艾灸，专注艾灸养生，全力推广柔嘉艾灸，造福大众。在服务患者之外，还免费为员工提供不定向的调理。每月还会设立公益艾灸日，为员工及家人体验艾灸，以保证员工的身心健康，家庭稳定，从而更好地服务社会。

特色项目

（1）米洛皮肤管理专业调理技术：米洛皮肤管理阳虚体质调理技术已成功入选“全国百项亚健康专业调理技术”及“全国十佳亚健康中医调理技术”，主要是通过内外通调、五行相生相克、本草归经的方法，达到温煦经脉、散寒祛瘀、温通升阳、升阳固阳的目的，改善阳虚引起的怕冷、手脚冰凉、精神不振、嗜睡等症状。

适应人群：手脚冰凉、怕冷、容易感冒、腹泻、精神不振、肩颈酸痛、膝关节疼痛、失眠多梦、肾虚等阳气不足症状者。

调理效果：能较快改善或消除症状，增强体质，提高抗病能力。

（2）专业体质调理项目：中医讲究辨证论治，而每个人的体质不同，也需要不同的方法来进行调养。专业体质调理项目汲取中医养生理论精华，通过药浴、熏蒸、通络、温阳、排毒、五大主营项目方式进行360度体质养生调理，针对不同体质，提供不同的特色调理，为顾客量身定制终身健康管理的服务方案。

适应人群：气虚质、阳虚质、阴虚质、痰湿质、气郁质、血瘀质、湿热质、过敏质等亚健康体质者。

（3）智能调理：结合中医养生原理，进行专项智能养生仪器研发运用，同时运用国际最先进的多项智能检查设备及智能光子调理产品，输出权威检测结果，为顾客提供正确养生指导，开发智能养生项目，真正做到智能咨询——智能检测——智能养生，有效提供快速、准确、安全、有效的检测支持，为顾客找出最精准的亚健康症结，对症调养。

（4）智能红外测评仪：权威中医可视化检测，能预测未来5年重大疾病隐患，早期预警癌症，科学辨识体质。

机构展示

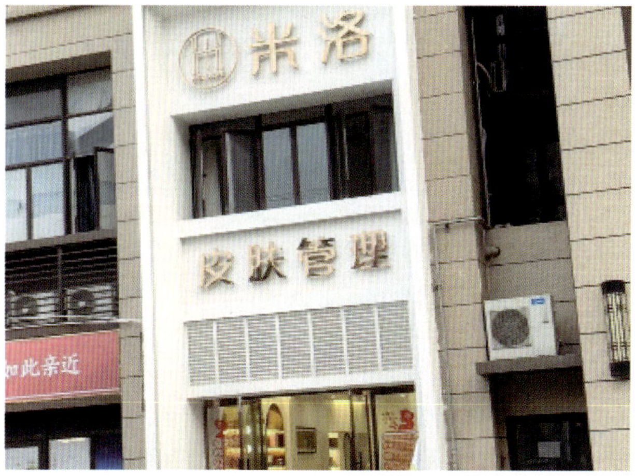

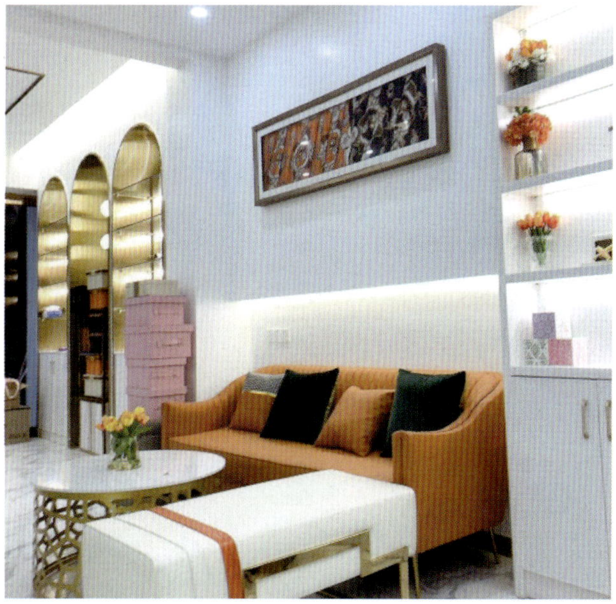

愿景规划

米洛皮肤管理机构成立于2015年1月，多年来服务社区、预防保健、健康美学管理，承载着众多的期盼与希冀，在亚健康调理道路上播种耕耘，帮助顾客实现了健康梦想。未来的“米洛”，将继续顺应时代，紧跟国家政策，发挥其天人合一的中医养生理念及柔嘉艾灸权威专业的技术支持优势，普及养生知识，在社区服务中将中医养生观念渗入到人们生活各方面，让更多人真正感受身心自然舒展后，生命所绽放出的健康美丽，一步一步朝着 “让全天下人健康美丽”的梦想迈进。

兴鑫美容养生调理机构

推荐理由

兴鑫美容养生调理机构，2003年成立后一直专注中医药养生的研究与发展。从美容养生到身体经络养生，发展至柔嘉艾灸养生，为人们的美丽健康做着不懈的努力。做出了一定成绩，机构以“勤劳、智慧、认真、坚持”的精神教导每一位员工，做成行业的标杆单位，在大健康产业的路上，奋力向前。

机构简介

福建泉州兴鑫美容养生调理机构创建于2003年3月10日。从美容做起，延伸到中医养生。2016年牵手柔嘉艾灸，专注于柔嘉艾灸的专业技术研究与应用。在卿冬玲总经理的带领下，迅速惠及福建泉州的众多客户。良好的口碑，遍及福建各地，现兴鑫美容养生调理机构已在福建有100多家连锁机构。

服务宗旨：专业专注、贴心服务、诚信待人、客户为重。

服务定位：预防保健、防病调养、康复理疗、健康益寿。

服务人群：亚健康人群　女性生殖健康　慢性病康复人群。

特色项目：柔嘉艾灸、女性盆腔养护、经络养生、艾浴泡浴。

社会影响：积极参与艾灸大型公益活动、健康知识科普讲座、健康调理体验周、三伏灸、三九灸宣传日、养老院送艾活动等。

服务介绍

特色项目

（1）柔嘉艾灸：柔嘉红外旋磁罐灸法 通过阵法加配穴 ，准确调理各种病症。并通过阴虚、阳虚体质辨证施灸。

适应人群：气虚质、阳虚质、阴虚质、痰湿质、气郁质、血瘀质、湿热质、过敏质等亚健康体质者。

（2）艾药浴：独家秘方配制的艾浴液，泡浴、泡足、排毒、化瘀，促进气血循环，使用便捷，效果好。

适应人群：亚健康人群，疲劳压力过大、肥胖、寒湿过重、风湿关节痛、皮肤病瘙痒、炎症等者。

（3）女性生殖健康（盆腔修复）：泡浴+艾灸（特色六灸法：上灸、下灸、内灸、外灸、前灸、后灸）。

适合人群：月经不调，痛经，产前备孕，产后修复、延缓更年期、子宫肌瘤、卵巢囊肿的病情控制等者。

（4）采耳：除传承古老技艺外，客户舒服享受，同时，有治疗调理耳部疾患的效果。配合柔嘉耳灸疗，达到身心调整的效果。

常规亚健康项目

（1）五行通络：针对身体气血瘀滞阻塞形成的各种酸、麻、肿、胀、硬、痛等症状。

（2）五官按跷：针对皮肤松弛下垂、肤色晦暗、眼睛干涩、黑眼圈、眼袋、斑痘疹、鼻塞、鼻炎、视力下降、耳鸣等症状。

（3）清肠泻火：针对湿热内蕴引起的面垢油光，痤疮、口苦、口干、便秘、大便黏腻不畅，小便短黄，男性阴囊潮湿，女性带下增多等妇科炎症。

（4）益肾固本：适应宫寒血瘀导致的痛经、血块，月经不畅、月经提前、推后、白带异常等妇科炎症的女性以及肾气不足导致腰膝酸软、性功能下降、尿频尿急、疲劳乏力等。

（5）滋阴养血：针对血瘀导致的月经不调，宫寒痛经、血块、妇科炎症，疲劳乏力等问题。

机构展示

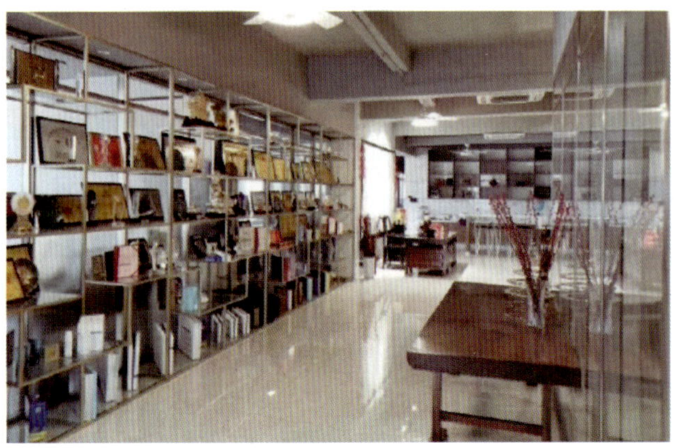

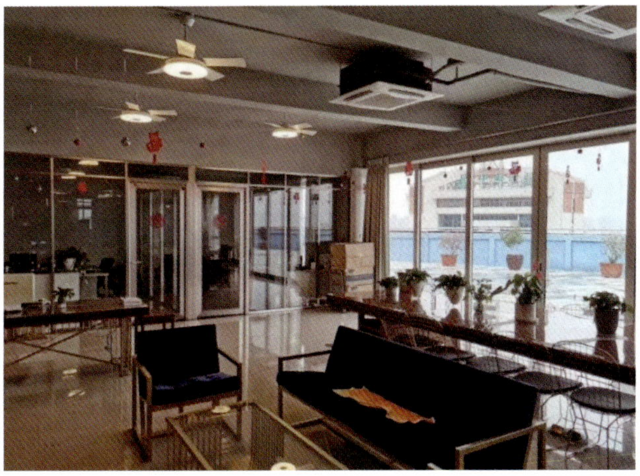

愿景规划

作为柔嘉艾灸养生的标杆企业，愿努力将艾灸做精、做强，为艾灸走向世界，为人类健康做贡献。愿推广延续千年的中医药文化，为大众健康服务，为促进社会和谐尽一份绵薄之力，将中医药文化发扬光大，造福桑梓。

克丽缇娜美容健康专业调理机构

推荐理由

该机构在2020年抗疫情中，用柔嘉艾灸家居养生组合，帮客人全家安全度过危险期，客人非常感谢。2021年，不断提高专业技能，加大服务力度，更好地为广大客户的健康努力。

机构简介

当涂县克丽娜美容健康专业调理机构成立于2018年，是一家集生活美容、美体、养生为一体的美容美体会所，历经几年的发展，其秉承的诚信服务，专业进取，积极向上的学习态度，以专业为理念，致力于为众多爱美女性带来健康与美丽，并赢得广大女性朋友的一致好评。

自当涂县克丽娜美容健康专业调理机构成立起即推崇“身心同养、泰定生命”的中医养生理念，吸取中医养生理论精华，通过柔嘉红外旋磁罐灸法、艾药浴、熏蒸、家居养生四个方法，围绕人体不同的体质，提供不同的特色调理，为顾客量身定制终身健康管理的服务方案。其效果明显，尤其是在慢性病康复调理上，取得了一定的成绩。

服务项目

特色项目

（1）调整阳虚体质：柔嘉艾灸纯阳之物，对阳虚体质的调理效果最佳。通过三灸一贴法，打通经络，温肾升阳，改善改善阳虚引起的怕冷、手脚冰凉、精神不振、嗜睡等症状。

适应人群：手脚冰凉、怕冷、容易感冒、腹泻、精神不振、肩颈酸痛、膝关节疼痛、失眠多梦、肾虚等阳气不足症状者。

（2）私人定制健康方案：辨证配方，疗程治疗，效果明显。

适应人群：亚健康人群，慢性病康复调理者。

（3）柔嘉系统调理法：活血通络，强筋健骨，散寒除湿，清热凉血，滋阴生津。

适应人群：做身体保养者（必先做系统调理）。

日常项目

（1）泡浴法：柔嘉艾浴液泡澡、泡脚。

（2）经络疏通法：艾药油经络按摩，疏通。

（3）红外旋磁罐灸法，客人的日常调理。

（4）家居养生：家居产品带回家使用。巩固美容院养生成果，使全家人的问题共同解决。其使用方便、快捷。

案例分享

李女士，38岁，网电工作，低头族。2019年10月进店咨询，来例假肚子胀痛，胸部一摸有点疼，曾去过很多地方调理也未见得效果，来到店

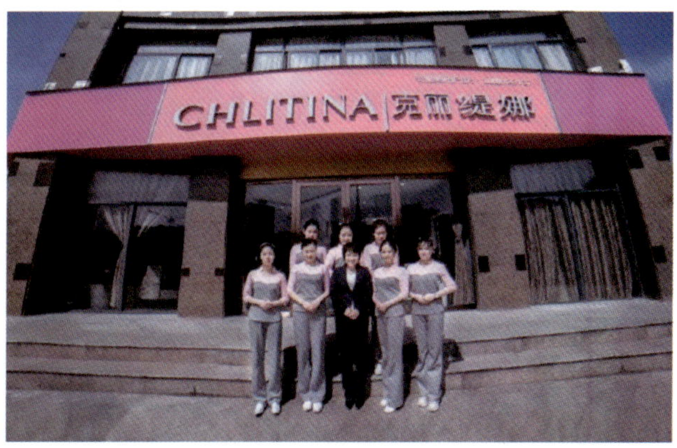

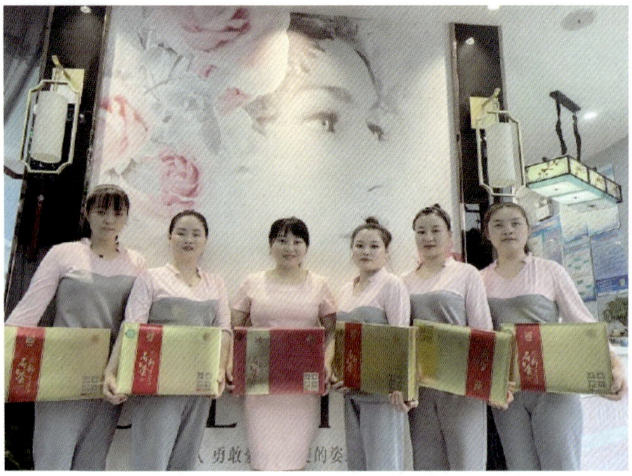

内后，经咨询导师推荐运用了柔嘉中和艾安康乳腺特色调理技术，配合中和艾安康胸灸套和淋巴排毒套盒，经过两个月的细心调理后，发现来例假乳房不胀痛了，肚子也不疼了，单位体检的时候检查胸部小叶增生也没有了，胸部松软，挤压无痛感，客人特别感恩我们。

愿景规划

克丽缇娜美容健康专业调理机构，在亚健康调理道路上加倍播种耕耘，帮助顾客实现了健康梦想。未来将继续顺应时代，紧跟国家政策，发挥其天人合一的中医养生理念及权威专业的技术支持优势，普及养生知识，在社区服务中将中医养生观念渗入到人们生活各方面，让更多人真正感受身心自然舒展后，生命所绽放出的健康美丽，一步一步朝着 “让全天下人健康美丽”的梦想迈进。

丽人行亚健康调理机构

机构介绍

丽人行亚健康调理机构创立于2001年，位于安徽历史悠久的铜之发源地——安徽铜陵。十四年专注于中医亚健康调理形成以健康咨询、慢性病调理、妇科疾病调理、术后康复调理、老年保健工程、少儿健康工程、中医红外健康仪器检测系统于一体的综合性调理中心。

服务宗旨：以客户为本，真诚服务，致力于为所有人提供高品质的综合性调理干预方案。

服务定位：亚健康干预调理；服务人群：30～60岁亚健康人群。

特色项目

以《黄帝内经》为基准，以高科技红外仪器检测系统为中医脉法突破口，结合望、闻、问、切四诊辨证调养，更科学、直观地解决身体失衡状态，为百姓做到更精准地调理和预防健康问题。

社会影响

丽人行是安徽省首批“黄十字”4S亚健康调理机构。在创建人高海燕女士及带领团队的辛勤耕耘下，丽人行亚健康调理机构取得了辉煌成就。2014年先后被评为“中医药干预亚健康技术推广单位”“全国亚健康调理及服务单位”“专业亚健康调理中心”。

前景规划

将丽人行打造成健康咨询、慢性病调理、妇科疾病调理、术后康复调理、老年保健工程、少儿健康工程、中医红外健康仪器检测系统为一体的综合性调理中心，将中医与高科技完美结合，开创全方位智能化养生，数据化养生。

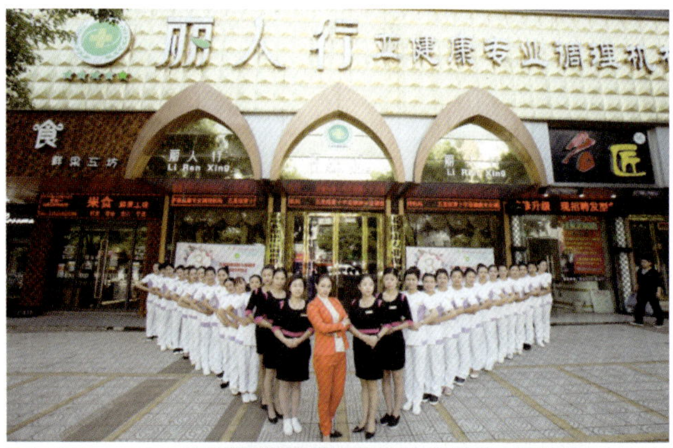

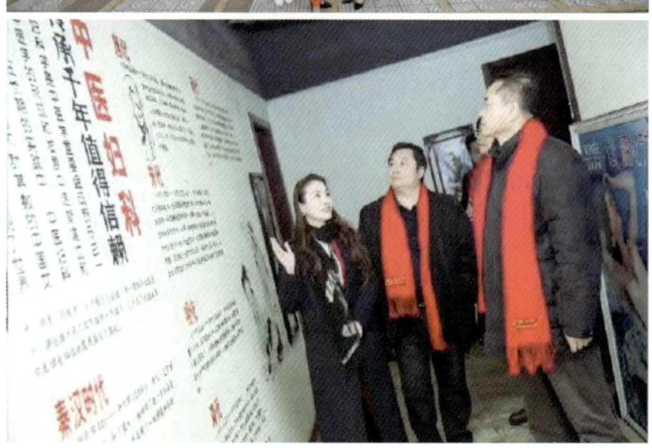

君雅美容养生连锁机构

推荐理由

君雅美容养生连锁机构（以下简称君雅），总部位于广东省广州市，创立于1995年。目前已拥有21家连锁门店，服务团队成员180人，为两万余人提供了优质的服务。服务对象为亚健康人群和广大爱美与爱健康人士。调理手段主要有芳香调理、通络调理、温阳调理、排毒调理、艾灸调理、光子养生能量床亚健康调理及轻苗康美营养代餐亚健康调理等。

君雅始终以品质为导向，以服务为核心，以最先进的美容养生技术与科技创新产品为坚实后盾，形成了一整套科学严谨的管理方法和服务体系。成立至今，屡获“亚健康芳香调理养生示范单位”“亚健康芳香调理养生标杆单位”等殊荣；同时多次被行业权威部门（单位）选为“百项亚健康中医调理技术”推广基地、“抗癌联盟合作”检测基地及“五星社区服务站”等。

目前，君雅亚健康调理师有180人，每个门店平均配有8人。在调理师的培养上，专注于提高调理师的素质与技能的培训。每个调理师上岗前必须接受至少三个月的亚健康基本知识与技能训练，并在通过严格的考核之后才能上岗。

服务介绍

一、特色项目

1. 光子养身能量床亚健康调理技术

以光子养生能量床为养护平台，通过光子光波、航肽热丝、纳米碳丝、电负离子、负氧离子、电气石矿、碳纤温热等15项核心科技对人体产生“静养运动”，以升温补阳、驱寒祛湿，从而高温排堵，恒温养护。

【适应人群】

不限体质，不限人群，男女老少都适用。

【功效】

解毒、排毒、排瘀、清血，睡眠中修复养身，提高免疫力和代谢力。

2. 轻苗康美营养代餐亚健康调理技术

轻苗康美减脂技术，实现了内脏减脂、四高调理、健康瘦身和体质调理，能有效解决肥胖及营养代谢失衡引起的亚健康问题。

【适应人群】

肥胖人群、三高人群、亚健康人群。

【功效】

科学减脂、干预四高、打造有机体。

二、常规亚健康项目

1. 通络调理　针对气血瘀滞引起的酸、麻、胀、痛等。

2. 五官按跷

针对皮肤松弛、颜色晦暗、鼻塞鼻炎、视力下降、耳鸣等。

3. 清肠泻火

针对湿热内蕴引起的面垢油光，痤疮、口苦口干，便秘不畅，小便短黄，阴囊潮湿，带下增多等。

4. 益肾固本

针对宫寒血瘀导致的痛经、月经不调、白带异常，以及肾气不足导致腰膝酸软、尿频尿急、疲劳乏力等。

5. 滋阴养血

针对血瘀导致的月经不调，痛经、妇科炎症，疲劳乏力等问题。

6. 健脾和胃

针对脾虚痰湿引起的身材肿胀、四肢沉重、大便不成形、困倦乏力、分泌物增多、痰多等症状。

机构展示

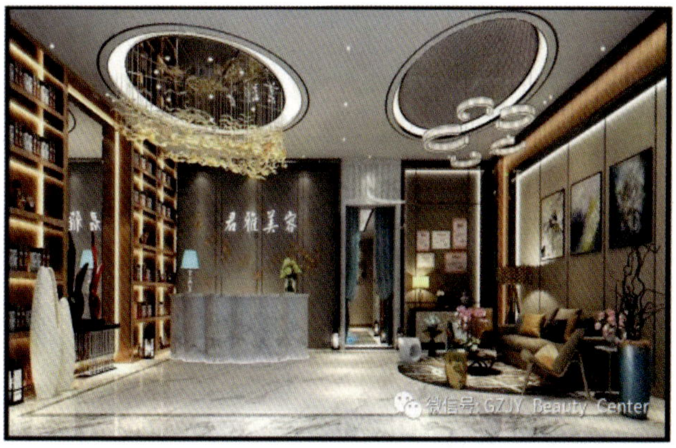

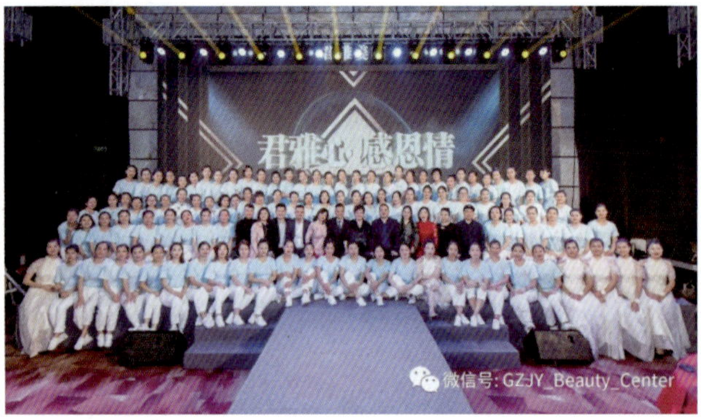

愿景规划

未来的君雅，将继续秉承“让天下女人健康起来、漂亮起来！”的企业使命，布局全国，搭建更多的一站式健康服务管理平台，继续打造、带领专业的健康管理团队，为广大女性带来更加优质的综合式健康调理服务。

尚真伊苑美业调理机构

推荐理由

该机构在2020年抗疫情中，用柔嘉艾灸家居养生套组，送养生到家门，形成了全家养生的新局面，并取得了一定成绩。客户纷纷感谢。为抗疫情做出了贡献。

其专业、技术、服务完美地结合在一起，让尚真伊苑美业调理中心不断发展壮大。如今，尚真伊苑在各行各业的关怀中形成了“有爱相随大道无疆”的企业文化，并着力于所有老百姓的美丽、健康、幸福，长寿的经营宗旨，为打造美业百年企业不懈努力。

机构简介

尚真伊苑美业公司亚健康调理中心成立于1996年，从皮肤健康到全身心健康养护，脚踏实地走的今天。为众多客户的健康做了大量贡献。深得百姓的人心。成为他们的健康安全驿站。

自与柔嘉企业携手合作后，主要经营项目有柔嘉艾灸养生、经络疏通、痛症调理、采耳及儿童保健等特色项目，解决了顾客自身的亚健康问题，取得了顾客的认可和信任。目前，我们紧跟柔嘉企业的步伐，向柔嘉医派转型做准备，挺进医疗领域，做到医养结合、价格平民化，为老百姓健康保驾护航，根据国家大健康产业的需求，努力前行。

特色项目

（1）柔嘉中医艾灸：艾灸通过使用柔嘉五元素艾柱艾灸具有调气行血、活血化瘀、舒筋通络、驱邪排毒等功效，已广泛应用于内、外、妇、儿科的多种病症及美容、保健领域。尤其适宜于疼痛性疾病、骨关节退行性疾病，如颈椎病、肩周炎的康复；对于感冒发热、咳嗽等呼吸系统病证在临床中可配合拔罐应用；对于痤疮、黄褐斑等损容性疾病可配合针灸、刺络放血等疗法；还适用于亚健康、慢性疲劳综合征等疾病的防治。

（2）中医经络理疗：中医经络理疗是中医施疗领域上不可或缺的一部分，腰酸背痛、体虚多病的朋友，可以通过推拿的方法调养体质，疏通经络，从而起到养生保健的作用。

（3）儿童保健：儿童保健以柔嘉艾灸儿童灸与小儿推拿结合治疗调理，儿童在生长发育期，常见的问题：如感冒、发烧、咳嗽，消化不良、脾胃不和等。促进儿童生长发育的调理，大脑增智的调理。为儿童健康成长保驾护航，深得客户家长的喜爱。

（4）采耳：传承古老技艺，让人们舒服享受，减压放松，缓解疲劳的同时配合柔嘉耳灸技术，解决耳部出现的病症和问题。其精湛的技术得到客户的赞扬，成为客户享受的必选项目。

机构展示

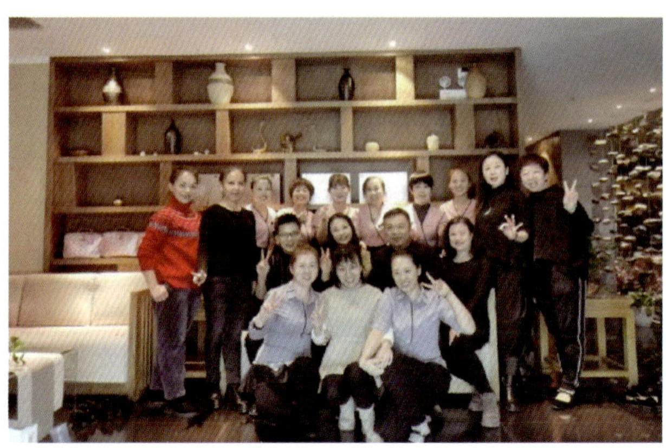

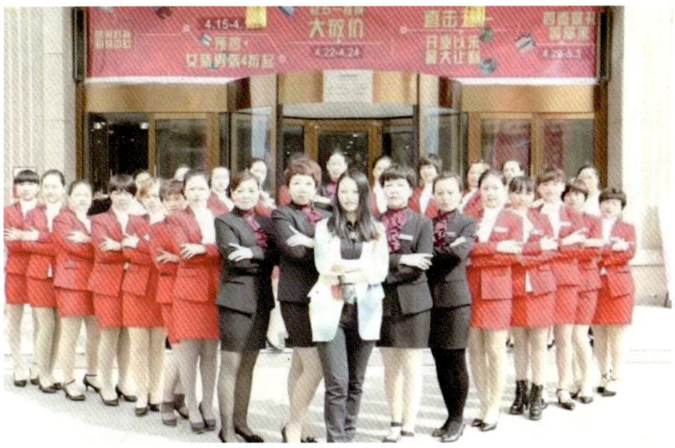

愿景规划

帮助他人就是成就自己，全心全意服务于广大客户，以顾客的认可为目标宗旨，其柔嘉艾灸专业的技术和优秀的服务，深得顾客的喜爱与信赖。如今，尚真伊苑在各行各业的关怀中形成了“有爱相随大道无疆”的企业文化，并着力于老百姓的美丽、健康、幸福、长寿的经营宗旨，以打造美业百年企业。

叁一一健康管理亚健康专业调理机构

推荐理由

江门市三一一健康管理亚健康专业调理机构隶属江门市三一一健康管理有限公司，位于广东省江门市蓬江区，于2020年被誉为“亚健康专业调理机构”，主要推出311大健康服务平台的六大服务板块：一是免费教学，二是推荐就业，三是扶持创业，四是帮扶店铺生存和发展，五是提供亚健康人群就近服务，六是为大健康产业提供产品展示平台。

机构简介

江门市叁一一健康管理有限公司，公司创立于2020年，公司致力打造健康行业标杆，创建了健康服务品牌“311健康生活”和“东青健康中心”，建立了一支专业、敬业、极具职业道德的养生保健师团队，“311健康生活服务队”和义务推广中医文化的爱心团队，“311健康生活义工团”。以弘扬祖国传统中医文化为使命，为每一个家庭培养一位养生保健师。以爱行天下、健康千万家为目标，为社会各界人士提供一个健康服务和发展事业的大健康服务平台。以推动中华中医养生文化为使命，促进养生保健行业健康发展。

公司钟洁君老师创建的《脉络养元灸》，在2020年获批为首批百项亚健康中医调理技术。钟洁君老师致力健康养生保健长达二十年之久，有着匠人的恒心，不断总结自己的临床经验，不断优化技术，创建了《脉络养元灸》整套教学体系，归纳了调理反应等，根据不同的体质来帮助不同的人群调理。其技术简单、易学，为大众创业提供了很好的学习机会，同时也开启了居家养生的新纪元。将中华养生文化做到了传承、改革、创新、发扬，并根植在老百姓当中。

机构成立至今，秉承公司使命，弘扬祖国传统中医文化，为每一个家庭培养一位养生保健师。助力健康中国梦，义务向社会普及养生保健课堂1000多场次，携手社区普及公益健康课堂，带着311义工服务队为社区的老百姓服务。2020年被江门市五邑义工联合会授予“感谢奖”。机构积极支持和参与亚健康学科体系建设和人才培养，开展“亚健康体质调理师”培训，累计培养从业人员数千人，在各个机构服务亚健康人群数万人。

星沙靓丽美容生活馆

推荐理由

星沙靓丽美容生活馆成立于2017年，是一家集生活美容美体、柔嘉艾灸养生为一体的美容美会所。2020年抗疫情期间，用柔嘉艾灸家居养生法，帮助了众多客户与家人，深得客户的赞扬。

机构简介

星沙靓丽美容养生馆秉承诚信服务，锐意进取的工作态度，以专业的中医艾灸养生为理念，致力于为女性健康与美丽服务，并赢得一致好评。其经营项目主要有柔嘉红外旋磁罐灸法、经络养生、体质调理、系统调理、女性生殖健康养护等。其专业技术和贴心服务，为客人解决了多项疑难问题，赢得大众赞誉，口口相传，客人盈门，成为百姓健康的安全驿站。

服务介绍

特色项目

（1）阳虚体质调理技术：主要通过内外通调、五行相生相克、本草归经的方法，达到温煦经脉、散寒祛瘀、温通升阳、升阳固阳的目的，改善阳虚引起的怕冷、手脚冰凉、精神不振、嗜睡等症状。对于手脚冰凉、畏寒怕冷、容易感冒、腹泻、精神不振、肩颈酸痛、膝关节疼痛、失眠多梦、肾虚等阳气不足症状者，能较快改善或消除症状。

（2）专业系统调理项目：遵循中医理论的整体观，给人体做系统调理。头部通经减压、开三关、通六经、清三浊，系统打通后，局部问题再局部调理。在艾灸时严格按照不同体质施灸。根据不同体质提供不同的特色调理，为顾客量身定制终身健康管理的服务方案。最终达到经络畅通，气血充足，阴阳和谐。

机构展示

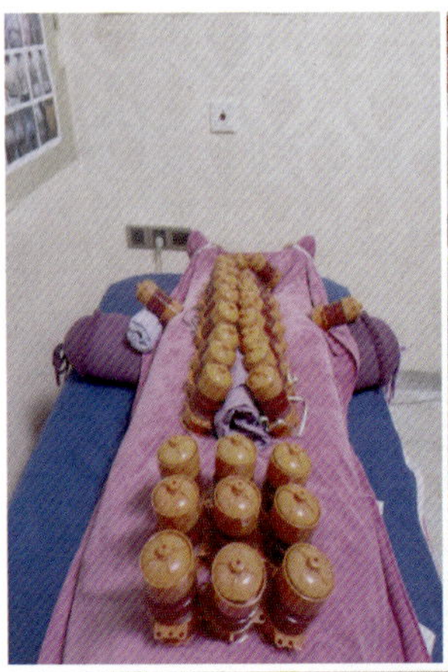

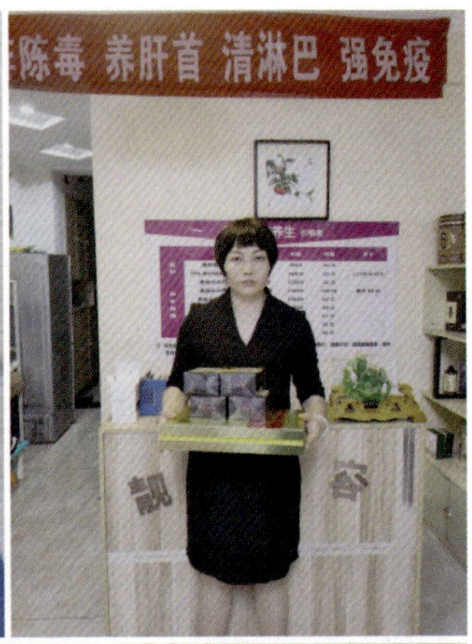

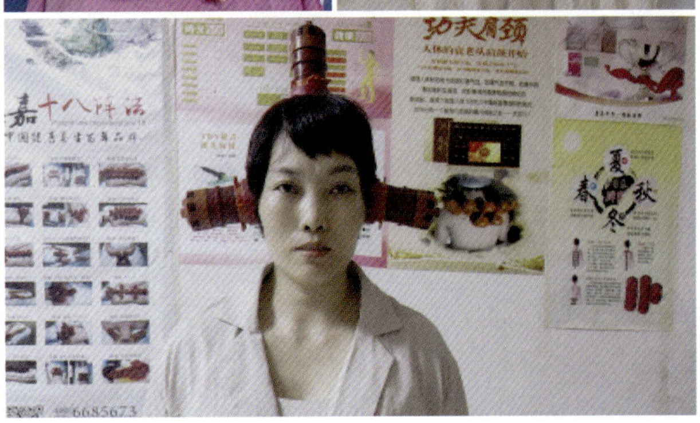

愿景规划

未来的星沙靓丽美容生活馆健康专业调理机构，将继续顺应时代，紧跟国家政策，发挥其天人合一的中医养生理念及权威专业的技术支持优势，普及养生知识，在社区服务中将中医养生观念渗入到人们生活各方面，让养生走进百姓生活，把健康带进千家万户。“让全天下人向健康美丽”的梦想迈进！

钰翎养生美容体验馆

推荐理由

自2017年引入柔嘉艾灸服务项目后，掌握应用柔嘉艾灸的精髓技术，调理好众多客人，得到客人的一致赞扬。尤其在2020年抗疫过程中，应用柔嘉艾灸家居艾灸养生法，帮助辖区客户平安度过危险期，努力为社会做出更大贡献。

机构简介

钰翎养生美容体验馆于2015年10月设立，是一家从事中医养生美容服务的机构。几年来不断探索中医养生的秘诀，通过艾灸、推拿、经络理疗等服务项目进行亚健康调理，未病预防，根据人体不同体质提供“私人订制”的中医特色调理。自2017与柔嘉艾灸牵手后，应用柔嘉艾灸的精髓技术，调理好众多客户，得到客户一致赞扬。

服务项目

特色项目

（1）阳虚体质调理技术：主要通过柔嘉红外旋磁罐灸法，内外通调、五行相生相克、本草归经的方法，达到温煦经脉、散寒祛瘀、温通升阳、升阳固阳的目的。

适应人群：手脚冰凉、怕冷、容易感冒、腹泻、精神不振、肩颈酸痛、膝关节疼痛、失眠多梦、肾虚等阳气不足症状者。

（2）专业系统调理项目：系统调理，头面通经为开三关，通六经，清三浊。

辨证施灸：阵法加配穴。

适应人群：为亚健康调理人群首选的调理项目。

（3）智能调理：根据中医“经络气血理论”采用国际先进的微晶磁振技术，产生微晶磁振能量，通过脚底电极板将能量传至全身，在人体细胞中产生极热化现象，促使人体深部热循环，达到温通气血，促进循环，达到升阳、清热、表汗、促进气血旺盛，提升机体免疫力。

适用范围：亚健康干预、慢性病调理、疾病康复、后遗症恢复。

常规亚健康项目

（1）五行通络：针对身体气血瘀滞阻塞形成的各种酸、麻、肿、胀、硬、痛等症状。

（2）五官按跷：针对皮肤松弛下垂、肤色晦暗、眼睛干涩、黑眼圈、眼袋、斑痘疹、鼻塞、鼻炎、视力下降、耳鸣等症状。

（3）清肠泻火：针对湿热内蕴引起的面垢油光，痤疮，口苦、口干，便秘不畅、小便短黄，男性阴囊潮湿，女性带下增多等。

（4）益肾固本：适应宫寒血瘀导致的痛经、月经不畅、月经不调、白带异常，以及肾气不足导致腰膝酸软、性功能下降、尿频尿急、疲劳乏力等。

（5）滋阴养血：针对血瘀导致的月经不调、宫寒痛经、血块、妇科炎症，疲劳乏力等问题。

（6）健脾和胃：针对脾虚痰湿引起的身材肿胀、有赘肉、四肢沉重、大便不成形、困倦乏力、身体的分泌物增多、痰多等症状。

（7）养生泡浴：通过软化角质，促进皮肤代谢，四肢循环，加快气血运行，改善体质，适合各类亚健康体质人群。

机构展示

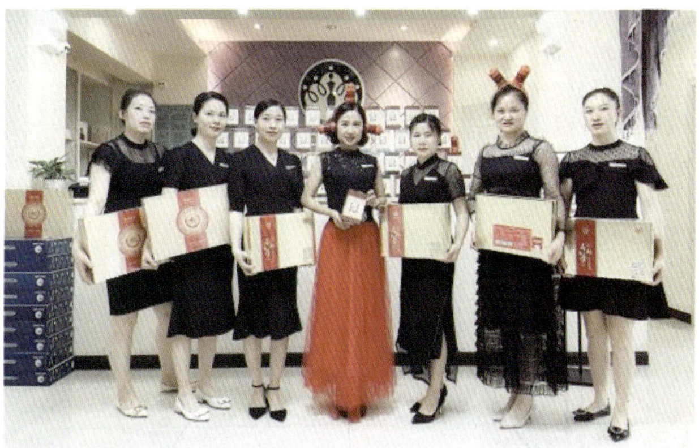

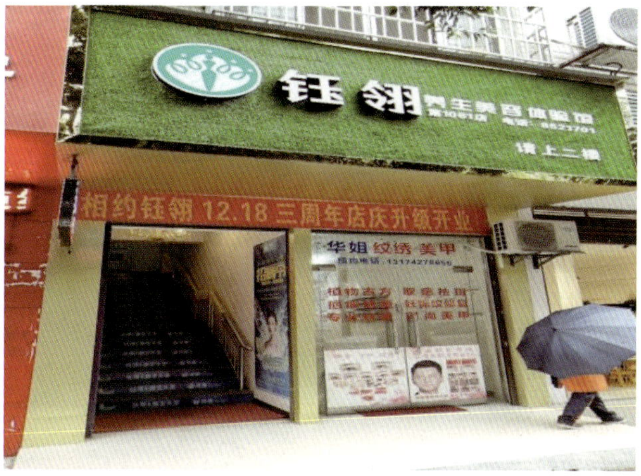
钰翎
相约钰翎 12.18 三周年店庆升级开业
华姐 纹绣美甲

愿景规划

钰翎养生美容体验馆自成立以来，服务调理好了很多亚健康人群。未来的钰翎养生美容体验馆，将继续顺应时代，紧跟国家政策，传播中医养生理念，普及养生知识，在社区服务中将中医养生观念渗入到人们生活各方面，让更多人真正感受身心自然舒展后，生命所绽放出的健康美丽，一步一步朝着“让全天下人健康美丽”的梦想迈进。

珺弦·克丽缇娜亚健康调理中心

推荐理由

珺弦·克丽缇娜亚健康调理中心创办于2008年，在十三年的时间里，通过良好的服务，优质的专业，品质好的产品，为每位客人的健康努力工作。自从引进柔嘉艾灸项目，获得了很多的顾客的喜欢与信任，都纷纷送来了锦旗，像女性的乳腺调理、臀疗调理，解决难言之隐有非常好的效果，用过的都说好。该中心表示，客人的肯定是对我们的鼓舞，我们更有信心把它越做越好。几年来，用柔嘉艾灸易懂的理论、精湛技术、高品质的产品，精心地为客户服务，受到客户认可与好评。口口相传，大大提高了该中心在当地知名度。他们将一如既往地把柔嘉艾灸做精、做强。

机构简介

珺弦·克丽缇娜亚健康调理中心以每一位顾客

为中心，以其保持健康、美丽作为使命和责任。自加盟柔嘉艾灸后，运用专业知识和技术，去为顾客服务，得到了顾客的一致认可与好评。口口相传，大大提高了在当地的知名度。该中心还表示客人的鼓励，更增强了我们的自信心，我们要不断地前进、发展，我们紧跟柔嘉的部署，为转型柔嘉医派中医诊所，做积极准备。

服务介绍

特色项目

（1）柔嘉艾灸：艾灸具有调气行血、活血化瘀、舒筋通络、驱邪排毒，祛湿排寒等功效，搭配阵法和对应穴位去艾灸，运用柔嘉十八艾灸阵法调理，搭配穴位艾灸调理效果事半功倍。柔嘉红外旋磁罐灸法，穿透力强，将艾灸的功效提升了3～5倍。

适应证：对阳虚体质、寒性体质有特殊的效果。

（2）经络疏通：通过柔嘉的艾药油加上柔嘉的专业是按摩手法，疏通经络，艾药油三秒钟吸收，三分钟渗透；加上本草能量膜，排出皮肤深层的毒素和垃圾，活血化瘀，通经活络；在配合远红外悬磁灸罐艾灸刮痧效果非常好，顾客非常认可柔嘉的艾药油的效果。通经络、镇痛立见效果。

适合：对症调理者。

（3）乳腺调理：乳房是女人的第二张脸。脸部有问题，影响的是女人外在的美丽，而胸部有问题，不仅是美丽，同时威胁女人生命。胸围是三围中的第一围。关乎着人们美丽、健康和幸福。

柔嘉的三灸疗法。（略）

机构展示

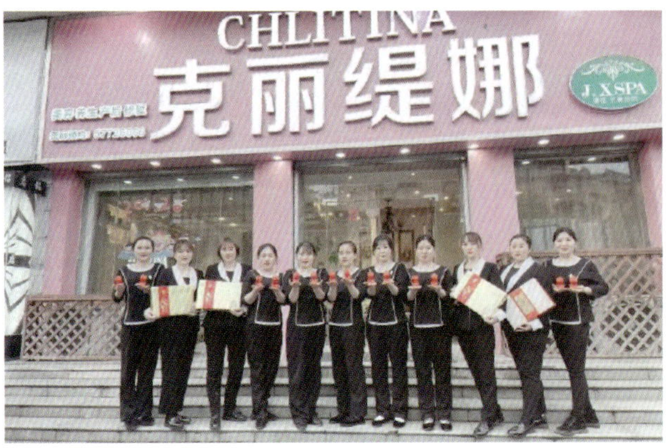

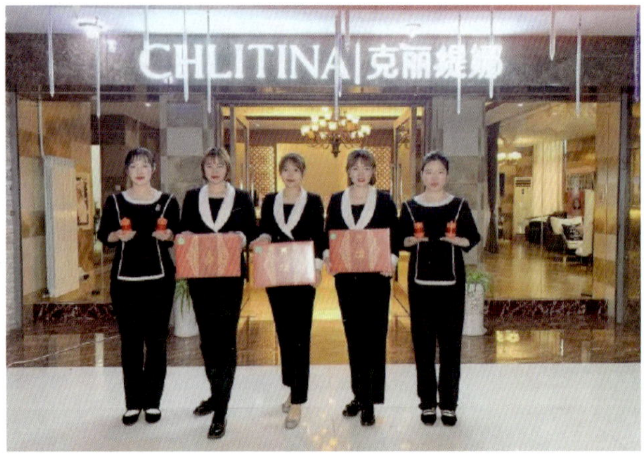

愿景规划

该中心相信今后在柔嘉的带领下，将推广柔嘉艾灸做为主打项目，不断提升专业知识和技能，用好的品牌、好的品质、好的技术、好的发展、好的口碑，吸引更多的客人，用好的服务留住客人。学习中医养生和艾灸专业知识，同时更好地去为广大的客人服务，为尽快转型为柔嘉医派中医诊所做准备。

梅子生活馆

推荐理由

安徽宿州梅子生活馆，于2017年被誉为“亚健康专业调理机构”，主要服务对象为亚健康人群，主要服务项目有药浴、通络、温阳、排毒、皮肤美容养生等。尤其是应用柔嘉系统调理技术，解决了众多客户病痛的困扰，恢复了健康状态，深得客人赞扬，口口相传，收获满满。尤其在2020年抗疫情期间，用柔嘉艾灸家居养生法，帮助了众多客户与家人，顺利度过危险期，为抗疫情贡献力量。

机构简介

安徽宿州梅子生活馆，自成立起即推崇“身心同养、泰定生命”的中医养生理念，吸取中医养生理论精华，通过药浴、通络、温阳、排毒、皮肤美容五大主营项目，帮助很多客户解决了亚健康问题。自2018年与柔嘉艾灸牵手，专注努力做柔嘉艾灸。360度体质养生调理，围绕人体不同的体质，提供不同的特色调理，为顾客量身定制终身健康管理的服务方案。深得客人的认可。

服务项目

特色项目

（1）阳虚阴虚体质调理技术：能够准确判断阴虚还是阳虚，辨证调理，提高调养的准确率。调理效果：能较快改善或消除症状，增强体质，提高抗病能力。

（2）专业系统调理项目：汲取中医养生理论精华，针对不同体质，提供不同的特色调理，为顾客量身定制终身健康管理的服务方案。适应人群：气虚质、阳虚质、阴虚质、痰湿质、气郁质、血瘀质、湿热质、过敏质等亚健康体质者。

（3）智能调理：结合中医养生原理，进行专项智能养生仪器研发运用，为顾客提供正确养生指导，开发智能养生项目，真正做到智能咨询——智能检测——智能养生，有效提供快速、准确、安全、有效的检测支持，为顾客找出最精准的亚健康症结，对症调养。

常规亚健康项目

五行通络、五官按跷、清肠泻火、益肾固本、滋阴养血、健脾和胃、养生泡浴。

机构展示

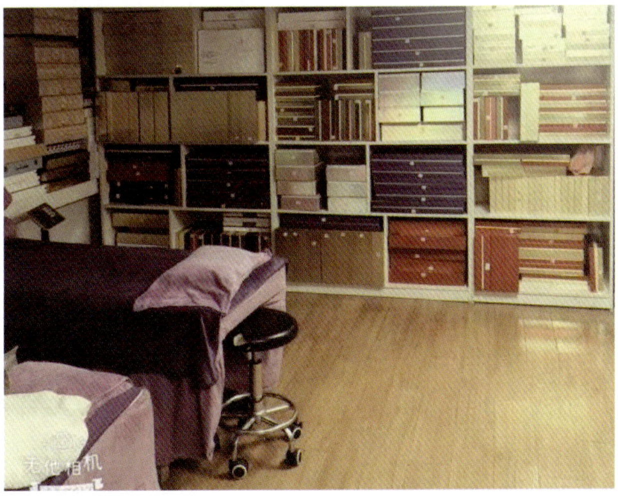

愿景规划

安徽宿州梅子生活馆成立于2016年6月，几年来，在亚健康调理道路上播种耕耘，帮助顾客实现了健康梦想。未来，将继续顺应时代，紧跟国家政策，发挥其天人合一的中医养生理念及权威专业的技术支持优势，普及养生知识，在社区服务中将中医养生观念渗入到人们生活各方面，让更多人真正感受身心自然舒展后，生命所绽放出的健康美丽，一步一步朝着 “让全天下人健康美丽”的梦想迈进。

维慈怡声亚健康专业调理中心

推荐理由

维慈怡声亚健康专业调理中心位于四川省乐山市沐川县，于2019年被誉为“三星级亚健康专业调理机构”，主要服务对象为亚健康人群，包括蜂灸、药浴、熏蒸、通络、温阳、排毒、音乐、食疗共七大主要服务项目。该机构配有中医红外检测和国际最先进的多款智能养生设备。由全国著名权威中医养生专家为顾客量身定制调理方案，采用蜂灸、药浴、熏蒸、通络、温阳、排毒、音乐、食疗等调理方法为广大亚健康人群解决各类亚健康困扰。

机构简介

乐山沐川维慈怡声亚健康专业调理机构成立于2013年，自成立起即推崇“美颜美身美心”的中医养生理念，吸取中医养生理论精华，通过药浴、熏蒸、通络、温阳、排毒、音乐、食疗七大主营项目方式进行360度体质养生调理，围绕人体不同的体质，提供不同的特色调理，为顾客量身定制终身健康管理的服务方案。

机构设有体质调理辨识区、私房药膳区、中医智能检测室、红外检测室、调理区等功能区。私房药膳区为VIP增值服务，私房药膳辅助养生，辅助顾客建立正确的养生习惯；中医智能检测室，是传统中医和现代科技的完美结合，既有古朴的望闻问切，又不乏高科技的智能诊断，配备为顾客健康保驾护航的处方签，利用音乐疗法调理情志……让顾客更准确地了解自身的情况。每一区间均配备有专业亚健康咨询师、亚健康调理师以及红外线检测师，均已通过亚健康职业资格（中医养生保健行业最权威资质）系列认证，持证上岗，并严格按照三星级专业调理机构人数配备，为顾客提供专业保障。将每月的25日定为维慈怡声公益日，走进福利院为老人带去温暖，走进社区帮助经济困难的病痛患者带去服务，让他们活得有幸福感和有尊严。

特色项目

1. 阳虚体质调理技术

阳虚体质调理技术已入选“全国百项亚健康专业调理技术”及“全国十佳亚健康中医调理技术”，主要是通过内外通调、五行相生相克、本草归经的方法，达到温煦经脉、散寒祛瘀、温通升阳、升阳固阳的目的，改善阳虚引起的怕冷、手脚冰凉、精神不振、嗜睡等症状。

适应人群：手脚冰凉、怕冷、容易感冒、腹泻、精神不振、肩颈酸痛、膝关节疼痛、失眠多梦、肾虚等阳气不足症状者。

调理效果：能较快改善或消除症状，增强体质，提高抗病能力。

2. 专业体质调理项目

中医讲究辨证论治，而每个人的体质不同，也需要不同的方法来进行调养。专业体质调理项目汲取中医养生理论精华，通过蜂灸、药浴、熏蒸、通络、温阳、排毒、音乐、食疗七大主营项目方式进行360度体质养生调理，针对不同体质，提供不同的特色调理，为顾客量身定制终身健康管理的服务方案。

适应人群：气虚质、阳虚质、阴虚质、痰湿质、气郁质、血瘀质、湿热质、过敏质等亚健康体质。

3. 智能调理

结合中医养生原理，进行专项智能养生仪器研发运用，同时运用国际最先进的多项智能检查设备及智能光子调理产品，输出权威检测结果，为顾客提供正确养生指导，开发智能养生项目，真正做到智能咨询——智能检测——智能养生，有效提供快速、准确、安全、有效的检测支持，为顾客找出最精准的亚健康症结，对症调养。

智能红外测评仪：权威中医可视化检测，能预测未来五年重大疾病隐患，早期预警癌症，科学辨识体质。

智能光波床系列：将中医精髓完美融入智能光子技术，遵循“阳气足，百病除”原理，利用光波与脏腑的同频共振来修复神经细胞，运用光子能量排瘀排毒，在睡眠中持续唤醒人体自愈力，链接宇宙自然能量场，最终达到阴阳和谐之美！

常规亚健康项目

（1）五行通络：针对身体气血瘀滞阻塞形成的各种酸、麻、肿、胀、硬、痛等症状。

（2）五官按跷：针对皮肤松弛下垂、肤色晦暗、眼睛干涩、黑眼圈、眼袋、斑痘疹、鼻塞、鼻炎、视力下降、耳鸣等症状。

（3）清肠泻火：针对湿热内蕴引起的面垢油光，痤疮，口苦、口干，便秘、大便黏腻不畅、小便短黄，男性阴囊潮湿，女性带下增多等妇科炎症。

（4）益肾固本：适应宫寒血瘀导致的痛经、血块、月经不畅、月经提前推后、白带异常等妇科炎症的女性以及肾气不足导致腰膝酸软、性功能下降、尿频尿急、疲劳乏力等。

（5）滋阴养血：针对血瘀导致的月经不调、宫寒痛经、血块、妇科炎症，疲劳乏力等问题。

（6）健脾和胃：针对脾虚痰湿引起的身材肿胀、有赘肉、四肢沉重、大便不成形、困倦乏力、身体的分泌物增多、痰多等症状。

（7）养生泡浴：通过软化角质，促进皮肤代谢，四肢循环，加快气血运行，改善体质，适合各类亚健康体质人群。

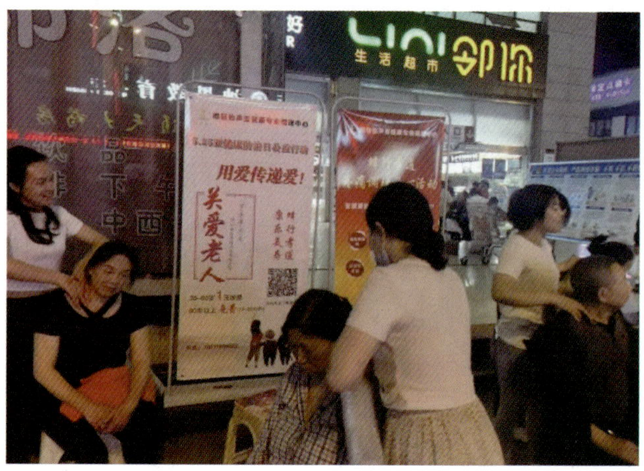

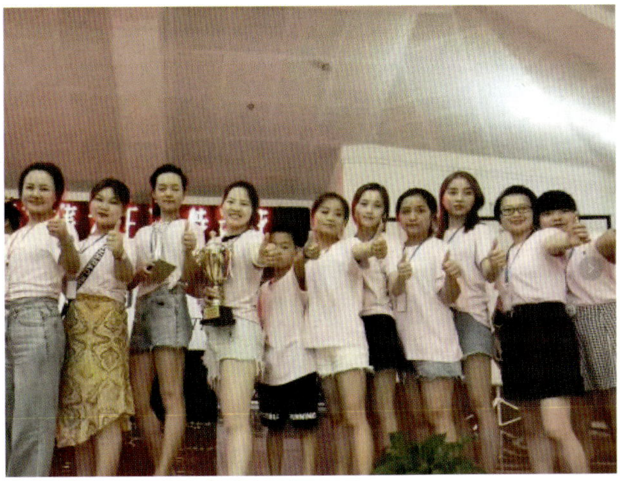

愿景规划

维慈怡声亚健康专业调理中心成立于2013年，多年来，服务社区、预防保健、健康美学管理，承载着众多的期盼与希冀，在亚健康调理道路上播种耕耘，帮助顾客实现了身心的健康梦想。未来的维慈怡声亚健康专业调理机构，将继续顺应时代，紧跟国家政策，发挥其美颜美身美心的中医养生理念及权威专业的服务。

楚灸棠亚健康专业调理机机构

楚灸棠成立于2012年，以亚健康调理为基础，2014年被中和亚健康服务中心中华中医药学会亚健康分会联合评定湖北省襄阳市首家“三星级亚健康专业调理机构”。楚灸棠亚健康专业调理机构是基于中医“治未病”及亚健康学科体系等理论基础，通过专业的亚健康检测和干预的设备、技术和方法，由专业人员对亚健康人群进行辨识、分类、评估、调理、咨询和管理的专业化亚健康调理机构。楚灸棠亚健康专业调理机构与湖北荆州中医药高等专科学校、安徽中医药高等专科学校等权威机构紧密合作，不断加强专业人才的引进与培养，并在国家中医药行业重大课题的支持下，购置了具有国际领先水平的亚健康红外功能影像检查设备。

服务介绍

楚灸棠亚健康专业调理机构面积约280平方米，环境优雅，并根据市民需求开设了亚健康咨询、亚健康红外测评、亚健康经络调理、亚健康体质调理、亚健康脏腑调理等专业性技术部门。调理方法：经络疏通、药油、药浴、推拿、按摩、拔罐、刮痧、艾灸等传统中医养生方法。中心工作人员由10余名专业人员组成，常年面向社会开展亚健康体检评估，提供亚健康专业性干预调理解决方案、干预调理服务、亚健康科普教育服务等。

机构展示

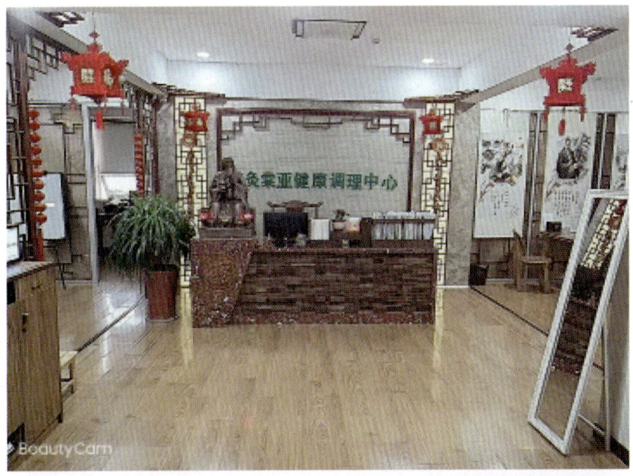

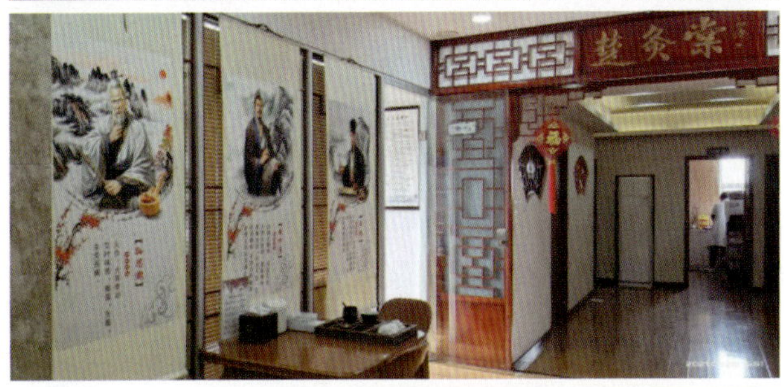

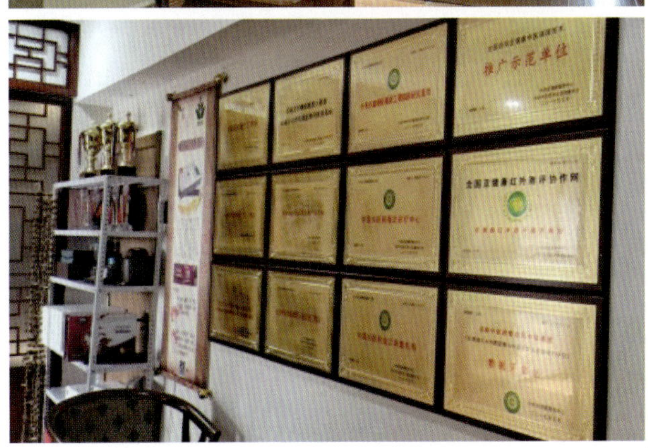

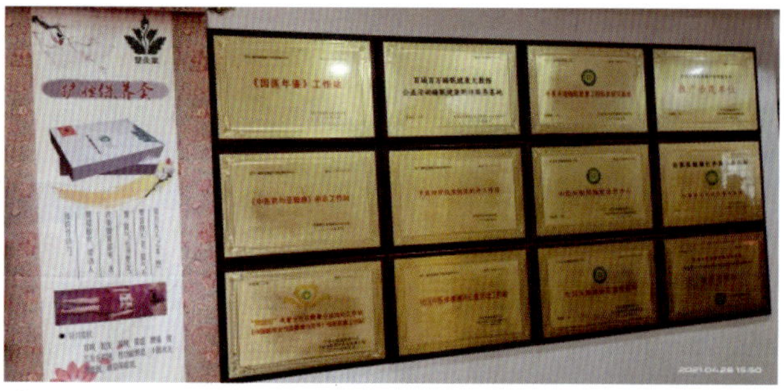

愿景规划

中心自成立以来，依照国家法律法规，在健康服务领域面向社会提供服务，并在中和亚健康服务中心指导下承担了国家中医药管理局中医可视化红外专项课题的科研采集工作。中心在亚健康干预效果评估、技术创新、社会服务方面的工作，先后得到了有关部门和社会的充分肯定和一致好评。我们将以优美的内外部环境，便捷的服务流程，一站式的优质服务，为您的身体健康保驾护航。

蔓悦美亚健康调理中心

推荐理由

江苏南京蔓悦美亚健康调理中心，从2008年成立到现在，一直都秉承着，“以诚为基，以真为本”的服务理念，坚持要质不要量的服务宗旨，以感恩的心回报顾客、回报社会。自与柔嘉艾灸结缘以来，专业专注做柔嘉艾灸，调理好上千客人，得到客人的一致好评，取得了一定成绩。尤其在2020年疫情期间，将柔嘉家居养生综合礼包送到众多客人家门口，让众多客人和家人足不出户，就享受到柔嘉艾灸带给他们的效果，助大家安全度过危险期，得到了客人的赞誉与感谢。疫情期间，江苏南京蔓悦美亚健康调理中心也为抗疫情做了贡献。看到柔嘉艾条项目后的成绩，中心对柔嘉艾灸更是信心满满，要继续紧跟柔嘉的步伐，一路前进！

机构简介

江苏南京蔓悦美亚健康调理中心，成立于2008年，是一家集养生、美容、亚健康调理为一体的机构，装修独特环境优雅，贴心的服务，让人们在调理身体的同时得到身心的享受。

特色项目：为满足人们的不同需求，中心力求以高品质的产品，扎实的专业知识，精湛的调理技术，星级的服务面对客人。多年来赢得了广大客人的信赖与好评！良好的口碑成就了蔓悦美亚健康调理中心。

特色项目

（1）柔嘉艾灸：艾灸具有调气行血、活血化瘀、舒筋通络、驱邪排毒等功效，已广泛应用于内、外、妇、儿科的多种病症及美容、保健领域。它还适用于亚健康、慢性疲劳综合征等疾病的防治。柔嘉红外旋磁罐灸法，极强的穿透力，将艾灸的效果提升3～5倍。

适合人群：对于阳虚体质，寒性体质有特殊的效果。

（2）经络养生疏通：中医经络理疗是中医治疗领域中不可或缺的一部分，腰酸背痛、体虚多病的朋友，通过柔嘉专业的推拿按摩的手法调养体质，疏通经络，从而起到养生保健的作用。

（3）柔嘉系统养生调理：遵循中医理论的整体观，给人体做系统调理。头部通经减压，开三关、通六经、清三浊，体现了养生必须从头做到脚，系统打通后，局部问题再局部解决！中医讲辨证，因此在调理前首先诊断好是阴虚还是阳虚。在艾灸时严格按照不同体质施灸。根据不同体质提供不同的特色调理，为顾客量身定制终身健康管理的服务方案。最终达到经络畅通，气血充足，阴阳和谐之大美。

（4）淋巴系统调理：淋巴系统是人体的关键系统。掌管着人们的免疫功能。每一个人都需要从小到老一直不断地保养和调理淋巴，强化免疫力，提高人体抵抗力。尤其对自身患有免疫性疾病（慢性病的康复治疗）的客人有很好的减缓症状的效果。

（5）采耳与耳灸：传承中国古老采耳技艺，让人们充分享受放松减压，舒服而愉悦。同时配合柔嘉艾耳灸技术，可以解决耳部出现的多种问题。

适合人群：身体、精神压力过大者，过度疲劳者。

机构展示

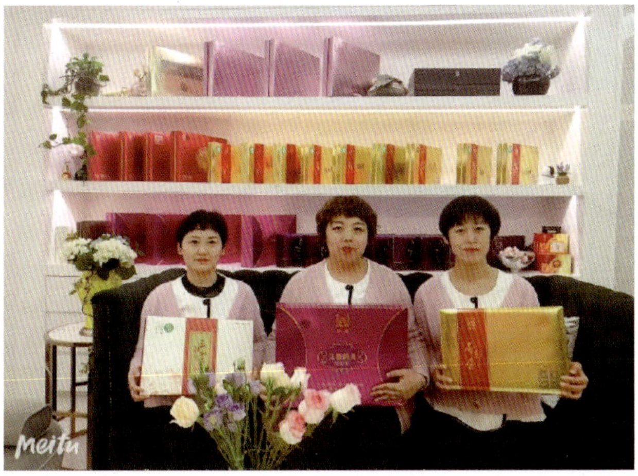

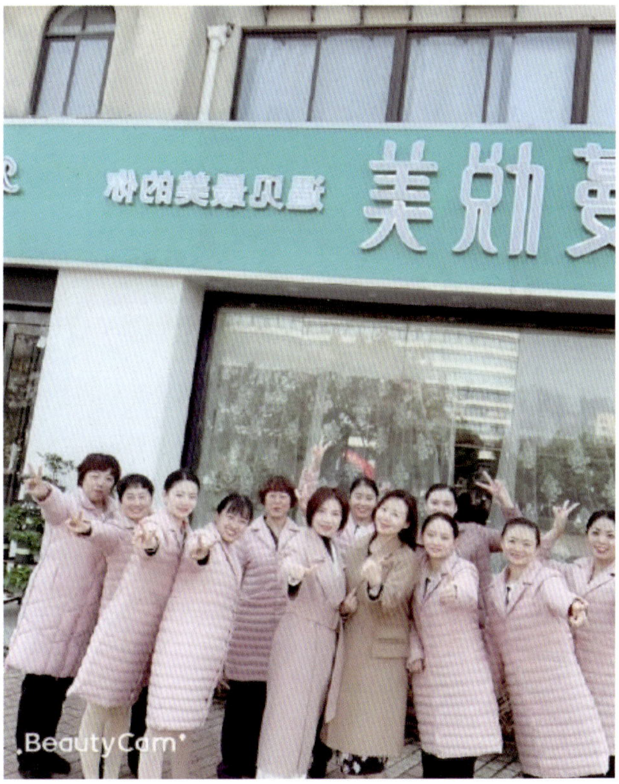

魅力女人亚健康专业调理机构

推荐理由

魅力女人亚健康调理机构成立于2018年6月，自成立以来与柔嘉艾灸牵手，用柔嘉艾灸的专业技术和优质的产品，调理好上千人的病痛困扰，得到客人的一致好评。自2018年参加第二届万人艾灸挑战世界纪录大会后，深受鼓舞，决心把柔嘉艾灸做好。

机构简介

魅力女人亚健康调理机构，始终坚持“传承中华中医”，提倡“智慧化中医”，拓展“现代化中医”，通过艾灸、泡浴、推拿等服务项目进行养生调理，围绕人体不同的体质提供“一人一方”的中医特色调理方案。机构以传承中医和现代科技的完美结合，在为客人提供专业健康保障的同时，还免费为员工提供不定向的调理，每月还会设立亲情艾灸日，以保证员工的身心健康，从而更好地服务社会。

服务项目

特色项目

（1）柔嘉艾灸红外旋磁艾灸技术：柔嘉红外旋磁艾灸技术，是通过内外通调、五行相生相克、本草归经的方法，达到温煦经脉、散寒祛瘀、温通升阳、升阳固阳的目的，改善阳虚引起的怕冷、手脚冰凉、精神不振、嗜睡等症状。

适应人群：手脚冰凉、怕冷、容易感冒、腹泻、精神不振、肩颈酸痛、膝关节疼痛、失眠多梦、肾虚等阳气不足症状者。

（2）柔嘉系统调理技术：根据人体的生理特点，先打通全身经络，促进气血畅通，再针对不同体质，提供不同的艾灸特色调理。

适应人群：亚健康人群，慢性病康复调理人群，疲劳压力过大者，气滞血瘀者。

（3）智能调理：结合中医养生原理，同时运用多项智能检查设备及智能光子调理产品，输出权威检测结果，为顾客提供正确养生指导，开

愿景规划

江苏南京蔓悦美亚健康调理中心，致力于优化匠心服务 打造江苏美业驰名商标，树立美业人新标杆的理念为广大顾客解决了皮肤管理问题，身体亚健康调理问题。其着重发展亚健康调理，将柔嘉艾灸养生事业深耕细作，力求达到更完美的效果，造福每位客人。愿努力建成一个健康、美丽、专业、贴心的中心，提高每一位顾客幸福指数。

发智能养生项目，以准确、安全、有效的检测为支持，为顾客找出最精准的亚健康症结，对症调养。

常规亚健康项目

五行通络、五官按跷、清肠泻火、健脾和胃、养生泡浴。

愿景规划

未来的魅力女人亚健康专业调理机构，将继续顺应时代，紧跟国家政策，发挥其天人合一的中医养生理念及权威专业的技术支持优势，普及养生知识，在社区服务中将中医养生观念渗入到人们生活各方面，让更多人真正感受身心自然舒展后，生命所绽放出的健康美丽，一步一步朝着“让全天下人健康美丽”的梦想迈进。

国医年鉴

2021

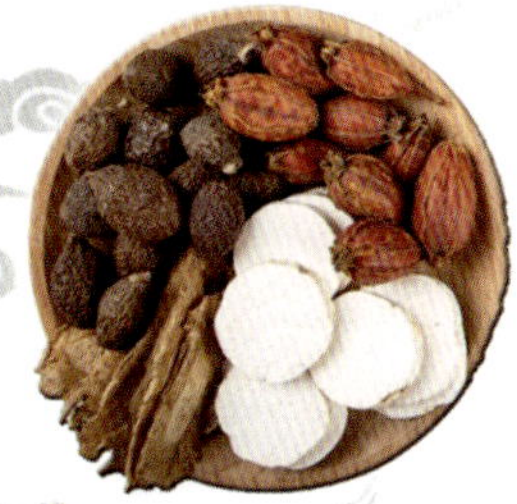

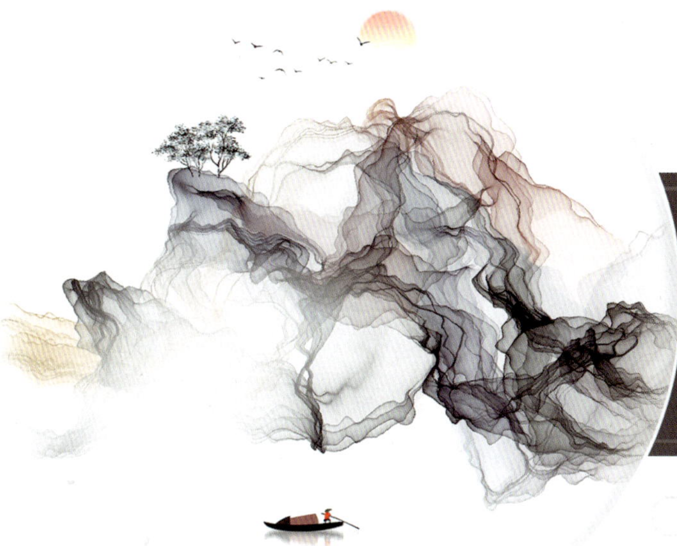

传统医药非物质文化遗产

傳統醫藥非物質文化遺產

春德堂通络散制备工艺

级别：县、市两级非物质文化遗产

类别：汝阳县第二批传统医药类非物质文化遗产

　　　洛阳市第五批传统医药类非物质文化遗产

公布单位：汝阳县人民政府

　　　　　洛阳市人民政府

颁布单位：汝阳县文化广电和旅游局

　　　　　洛阳市文化广电和旅游局

公布时间：2012年10月

　　　　　2020年8月

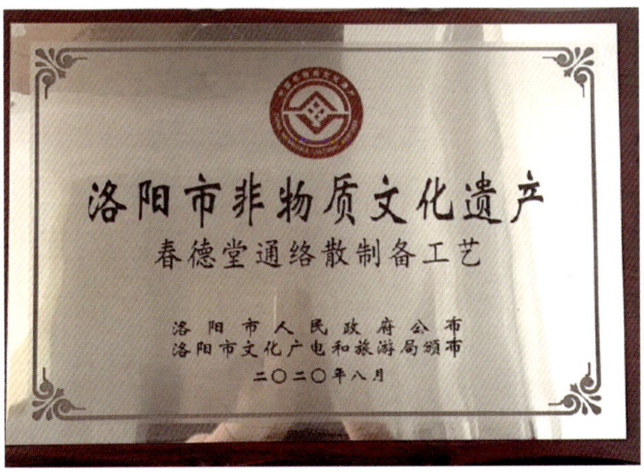

项目简介

春德堂的历史最早可追溯至距今780多年前的元朝初期。

1237年，时年35岁的马智先在杭州创立春德堂。彼时的杭州相当于现在的上海，东西方海路交通空前发达，“旧大陆”之间的联系达到前所未有的高度。一方面，杭州是与广州、泉州和庆元并列的重要港口城市；另一方面，杭州作为江浙行省首府和运河南端，又是这些贸易线路通向元朝首都和腹地的重要接入点，是中外文化交流和民族融合史上最为瑰丽的一幕，这一幕即发生在元代杭州。元代时的杭州，很大程度上成为西方大航海的最初动力之一，春德堂创立之后主要接待海内外络绎不绝的经商者，当时名扬海内外。

宪宗元年（公元1251年），忽必烈受命总领漠南汉地军国庶士。早在藩王时期就思“大有为于天下”，并热心学习汉文化。其先后任用汉人儒士整饬邢州吏治，立经略司于汴梁。1255年，先祖“马智先”在僧子聪（刘秉忠）的推荐下，经薛释皇帝允许（第五代蒙古大汗，1260－1294年在位），进宫成为马家历史上第一代御医，历时21年，74岁去世。第二代马智先之子“马文谦”在1276年父亲去世前直接入宫。1276年，伯颜大举伐宋，下临安，1279年消灭了流亡在崖山的南宋残余势力，完成了全国的大一统。

全国统一后，忽必烈重用回人阿合马。阿合马便主管中央财政，权势日重。后阿合马独揽朝政19年，大都发生了王著、高和尚刺杀阿合马事件。第三代御医“马廉政”入宫专门负责治疗红伤。忽必烈在长期备战之后，于1281年6月派出更大的船队进攻日本，组建一支由45000蒙古人和120000中国高丽人组成的军队，马廉政随军出征，他们分别在九州博多湾（吕崎）及肥前省的广岛和平虞登陆。但是，这一次蒙古军（完全离开了他们熟悉的环境）和中国高丽军（几乎没有军事价值）未能抵挡住日本人。尤其是1281年8月

15日的一场可怕的飓风驱散并摧毁了蒙古舰队，蒙古部队彻底失去了根基，溃不成军，马廉政被杀。

1296年，忽必烈的继承者铁木尔派遣使者到柬埔寨，使团成员周达观留下了关于这一次旅行的一部分游记。从1294年起，清迈和速古泰两个泰族王国都成了蒙古的属国。第四代御医“马建成”入宫。1321年第五代御医“马清源”入宫。自第五代御医之后，马家逐渐退出宫廷，远离朝野纷争，转而向民间发扬医术，悬壶济世。

春德堂传承谱

马智先，公元1255年入宫，为元宪宗蒙哥第一代御医。

马文谦，公元1276年入宫，为元世祖忽必烈第二代御医。

马廉政，公元1282年入宫，为元成宗铁木尔第三代御医。

马建成，公元1294年入宫，为元仁宗第四代御医。

马清源，公元1321年入宫，为泰定帝第五代御医。

马鹏，春德堂第二十七代传承人。

马琴，春德堂第二十八代传承人。

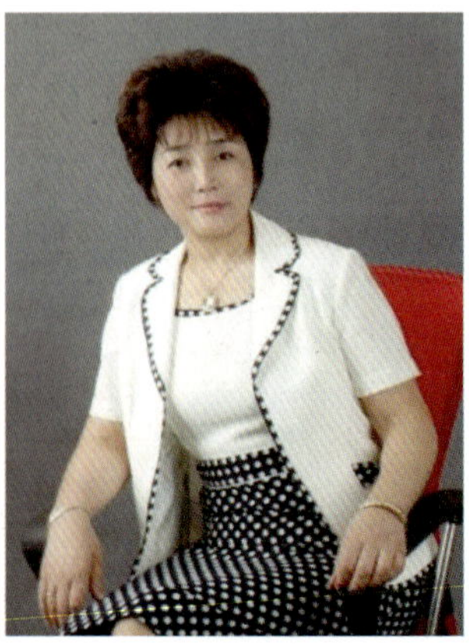

代表传承人

马琴，1955年2月生，汝阳县小店乡小店村人，中共党员。1969年参加工作。春德堂中医世家第28代传人，春德堂非物质文化遗产传承人，从事中医传承工作已40年。春德堂第28代传人马琴（麦莉莎），天资聪颖，曾跟姑妈学习家传技艺，因悟性高而深得姑妈赞许。为了把家传秘方发扬光大，使家传秘方造福人类，多次出国深造，而且在原来秘方的基础之上她又静心研制出通络散六大系列，十二个品种，经过多次试验，治愈率高达95%以上。2009年4月，马琴获国际交流医学院医学博士学位。2017年4月13日，北京春德堂肿瘤医学研究院在北京成立，马琴任院长。2019年5月20，北京春德堂中医院在北京注册成立，马琴任院长。2020年3月，马琴被聘为中国民族卫生协会健康养生分会副会长、中国民族卫生协会健康养生分会首席专家。

传承保护 发展应用

在780多年的传承中，马氏传人始终恪守“助药于贫，医人以德”之祖训，以独到的配方和独创的通络散正源秘方，救治了众多患有疑难杂症的患者。通络散分六个系列十二个品种，是中国春德堂中医世家经过28代中医传人的苦心研究，其疗效神奇可靠。该方剂辨证平和，有透骨穿髓之功效，无副作用，男女老少均可使用。其具有活血、化瘀、消炎、止痛、排毒、驱寒、通经络之功效，对治疗乳腺增生、淋巴结节、肝囊肿、肾囊肿、气血不通、肝郁气滞、骨质增生、风湿性关节炎、风湿性心脏病、痛风、尿毒症、脂肪肝、无名红肿、大脑缺氧、头痛、失眠、气血不和、类风湿疾病等效果极佳。在多年来的临床实践中，治愈率达95%以上。

春德堂秘方纯中药药包系列的特色是不需要内服，完全通过热敷及专业配套附属品及专业、独到的手法，根据不同的症状，在规定的时间内，以数字化计算公式，通过经络的疏通、毛孔的吸收，达到治病的效果。

2018年“春德堂通络散外敷调理技术”被列入国家中医药管理局传统医药国际交流中心高新适宜技术推广项目。

“春德堂”在自身蓬勃发展的同时，积极参与全国各地的公益活动。秉承“为养老服务，为政府分忧”的公益精神，在数十年的中医传承中，马琴谨遵先人“淡泊名利、悬壶济世”家训，多次免费在武汉数千人大会上传授健康营养知识，科学养生办法；在长春市老年大学免费讲述健康营养知识一年之久。2018年2月，马琴作为“春德堂非物质文化遗产第28代传承人”与“中国经济•智慧养老研究院”院长李卿，在首都人民大会堂签署合作协议，从此正式开启了“春德堂”与大型康养机构合作的特色智慧养生养老模式。同年8月18日，“春德堂非物质文化遗产项目”入驻北京通州区三乐康养基地的新闻发布会在首都北京隆重举行，新闻发布会结束之后，“春德堂”便在北京通州区三乐康养基地开展了针对75岁以上老人的免费身体调理活动，公益活动持续两年之久，受益人数达180余人。截至目前，“春德堂”的加盟店遍布全国11个省，68个地市，加盟门店16000余家，正式收徒21人。据不完全统计，“春德堂”受益人数已达百万以上。

黄氏头针

级别：市级非物质文化遗产
类别：南阳市第五批传统医药类非物质文化遗产
发布单位：河南省南阳市人民政府
颁发单位：南阳市文化广电新闻出版局
申报单位：黄氏针灸中医文化传播中心
公布时间：2018年8月

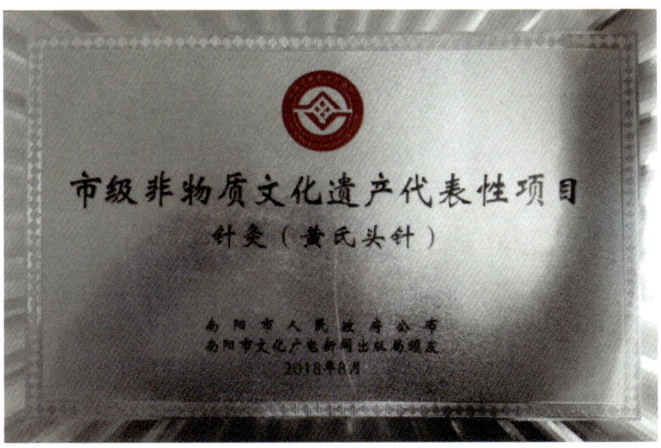
市级非物质文化遗产代表性项目
针灸（黄氏头针）
南阳市人民政府公布
南阳市文化广电新闻出版局颁发
2018年8月

项目简介

黄氏头针是由清朝末期方城人黄永祥先生依据《黄帝内经》理论、脏腑经络学说、阴阳五行学说、道家炁脉学说，天人合一的哲学思想，以传统中医针灸技术为基础，结合道家炁脉学说而创立，独特的针刺技术，是对祖国传统医学与道家医学的有效继承和发展。此种针刺技术作用于炁脉和头部炁穴，通过手法调集、引导先天之炁从而达到治疗全身疾病的效果，尤其对小儿脑瘫有特殊疗效，是一种无痛苦、低风险、见效快的特殊针灸疗法。

黄氏头针创始人黄永祥先生（清光绪年间）在父亲的指导下，自幼研读家藏的《黄帝内经》《甲乙经》《金针赋》《胜玉歌》《席弘赋》等针灸经书，23岁接过父亲行医的接力棒，凭借一副银针走上了“悬壶济世”之路。在日常的刺灸过程中，黄永祥先生发现许多患者受气候、体位的限制，不能施以传统针刺方法，他逐渐摸索总结出一套只在头部施针就能治疗全身疾病的针刺技术，这就是黄氏头针的雏形。后来在黄家后人黄敬恩、黄宝聚、黄金营等几代人的传承和临床实践中，逐步加以完善，终于形成了今天的黄氏头针疗法。

黄氏头针的发源及分布地为“方城县”，位于河南省西南部，医圣张仲景故里南阳市东北50公里处，东部与舞钢市泌阳县相邻，南接社旗县、宛城区，西连南召县、北依鲁山县、叶县，是南阳盆地东北出境之要冲，素有南阳北大门之称，总面积2542平方公里，人口120余万，下辖13个镇、1个乡、3个办事处 ，地势西高东低，气候四季分明。

黄氏头针疗法在清光绪年间至二十世纪八十年代前主要流传于方城县赵河乡，改革开放后经黄宝聚传播至方城县城及其周边城镇，1988年经南阳日报报道后，其影响范围开始辐射到南阳地区及周边省市，进入二十一世纪以后，经黄家几代人的传承发扬，现其影响力已扩大至全国范围。

黄氏头针传承谱系

第一代创始人：黄永祥（1875—1960）
第二代传承人：黄敬恩（1910—1995）
第三代传承人：黄宝聚（1942—　）
第四代传承人：黄金营（1971—　）
黄金山（1974—　）
黄金来（1986—　）

代表传承人

黄氏头针第三代传人黄宝聚教授

黄宝聚，男，79岁，汉族，河南南阳方城县人。张仲景国医大学名誉教授，仲景故里中医名医、非物质文化遗产黄氏头针传承人、黄氏头针

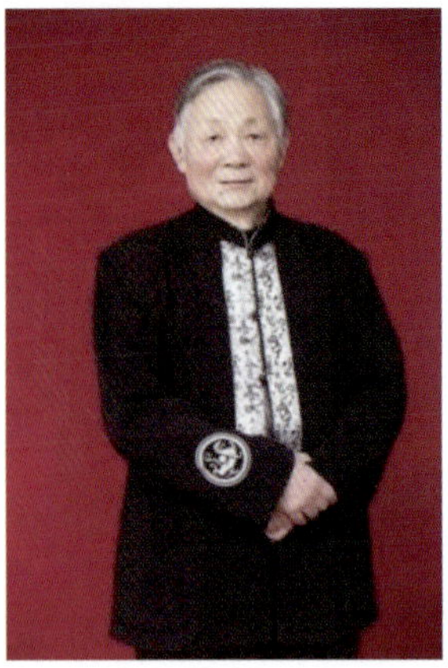

治疗小儿脑瘫特色头针疗法创始人，中国民间中医医药研究开发协会专家委员。

黄宝聚教授自1984年开始探索“中医五行疗法”，1988年用中医针灸“五行疗法”治疗脑中风患者疗效显著，轰动一时，其事迹被南阳日报头版头条刊登报道。1990年应邀参加河南省中医药治疗疑难杂症学术研讨会，并于会上发表了优秀论文。1994年被南阳市科委评定为专家主任医师，并颁发证书。2010年被张仲景传统医学研究会评选为“仲景故里中医名医”。2011年被中国民间中医医药研究开发协会聘任为专家委员，并颁发“学术专家”聘书。2013年完善并创新了“黄氏针灸”疗法，主攻小儿脑瘫、智障和小儿癫痫及其并发症的研究。2016年应邀参加“一带一路”中医使者走进蒙古活动，进行学术交流和中医特色诊疗展示。2017年被河南郑州佰脉通中医研究院聘请为中医教授兼佰脉通黄氏头针研究院院长，2019年被张仲景国医国药学院聘任为名誉教授，同年7月应帕劳共和国卫生部邀请前往帕劳进行义诊。

近年来，黄宝聚教授多次应邀参加国际医学交流，并作为中医使者出使蒙古、泰国、帕劳等国，为中国中医文化传播及中外国际医学交流做出了贡献。黄宝聚教授的弟子现已遍布海内外，现已有美国、加拿大、德国、马里等多国的中医文化从业者及爱好者慕名前来学习。

传统技艺

黄氏头针疗法依据《黄帝内经》理论、脏腑经络学说、阴阳五行学说、道家炁脉学说，以炁的导引为核心，重点在于炁穴的针刺，此种独特的针刺技术作用于炁脉和头部炁穴，通过特殊手法调集、引导先天之炁从而达到治疗全身疾病的效果，尤其对小儿脑瘫有特殊疗效，是一种无痛苦、低风险、见效快的特殊针灸疗法。黄氏头针疗法的针法操作是以传统《黄帝内经》针刺法为基础，常用手法有补法和泄法，也称“抽炁法”和“进炁法”。抽炁法和进炁法是一种复式补泻手法，属提插补泻法的范畴。抽炁法为泻，进炁法为补。其特点在于炁的运用，医者必须用意念将全身的炁汇聚于针手拇、食、中三指指端，以爆发力紧提或重按。用力虽猛，但幅度极小，每次提或按，不能超过1毫距离。黄氏头针疗法的留针与传统针灸疗法不同，留针时长可达2～8小时。

技术方面的价值

黄氏头针是一种特殊的针刺疗法，有效地继承了祖国传统的针灸技术，并对古老的针灸技术做了补充和发扬。黄氏头针疗法依据《黄帝内经》理论、脏腑经络学说、阴阳五行学说，以炁的导引为核心，重点在于炁穴的针刺，施针有效区域不仅仅局限于穴位本身这个点，而是以点为中心向四周发散的圆形炁穴，在该圆形炁穴内施针均可起到引炁治病之效果。在治疗小儿脑瘫、面瘫、脑中风及其后遗症、失眠、颈肩腰腿痛等方面有显著成效。其减轻了无数患者家庭的经济负担，给无数患者带来了希望、送去了欢笑。

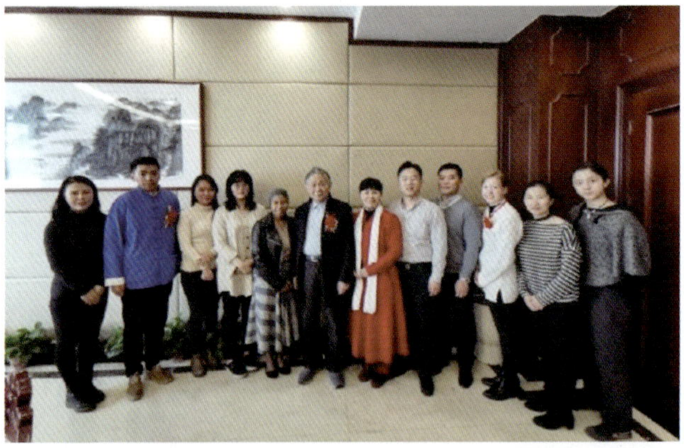

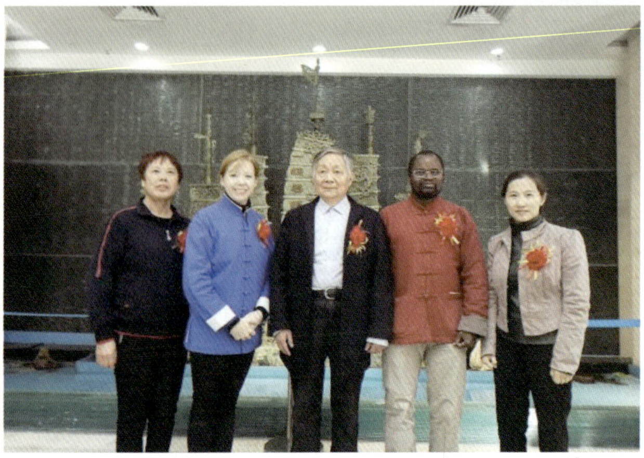

医疗方面的价值

黄氏头针疗法是在中医传统医学的基础上，结合道家的炁脉学说和天人合一的理念对中医针灸的传承、弘扬和创新，其中关键所在就是对炁脉的调理。黄氏头针疗法就是通过调理炁脉，激活患者体内先天之炁，调集先天之炁修复自身，从而达到“存正炁以祛邪”的效果，是从根本上激活人体的潜能，产生自我修复的效果，从而让患者“自愈”。这是一种绿色、高效、无痛苦的疗法。

文化方面的价值

中医医学，是中华民族所创造的伟大医学，尤其是中医针灸更是祖先们智慧的结晶，是一代代医学界伟人、先辈们不断完善、创新所取得的伟大成就。黄氏头针疗法作为非物质文化遗产，既是对中医古籍和道家传统文化的研究和传承，更是中华民族优秀文化中不可或缺的重要组成部分。黄氏头针疗法所蕴含的中医文化和道家养生理论对文化传播有着重要的意义，其文化影响已超越国界。

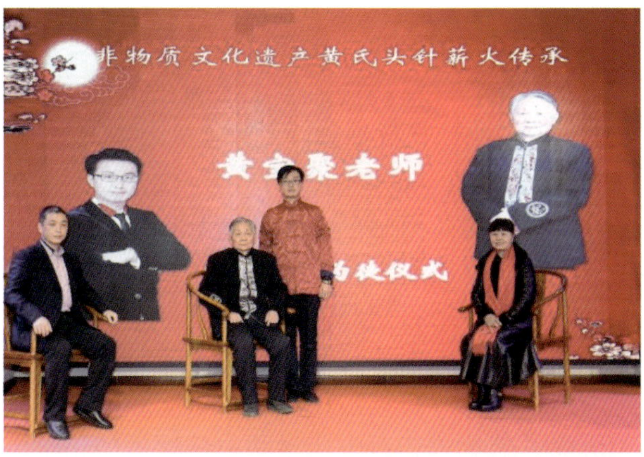

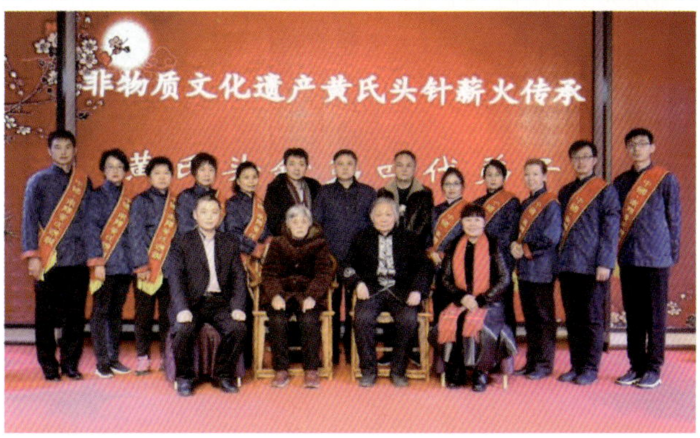

谢氏传统中药炮制技艺

级别：郸城县县级非物质文化遗产
类别：郸城县第八批传统医药类非物质文化遗产
公布单位：郸城县人民政府
颁布单位：郸城县文化广电和旅游局
公布时间：2020年04月02号

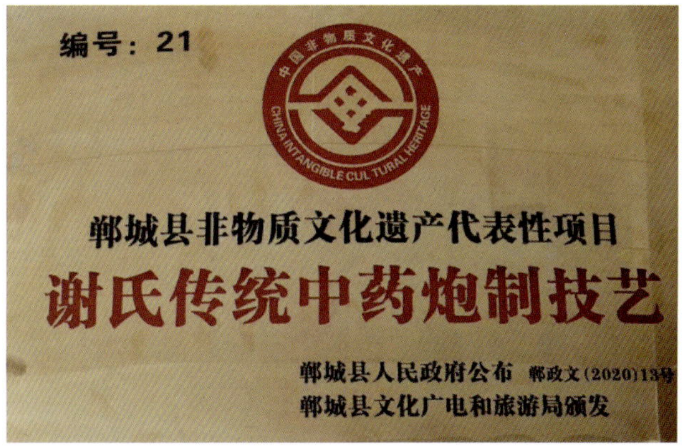

项目简介

谢氏传统中药炮制技艺，始自清朝咸丰年间，至今已有148年的悠久历史，在传承和发展过程中，形成了独特的炮制体系。谢氏传统中药炮制技艺强调八个方面。第一，中药炮制要保证药材炮制之前足够干净，无其他杂质影响，确保炮制后的高质量。第二，炮制的大多数药材切成片状，经过一系列的炮制程序之后，有利于药材规格的计算，在后续药材熬制过程中有利于药材的特殊成分使用。第三，药材经过一系列的炮制后能够较长时间存储，方法有药材强光炮制、风干炮制、烘干炮制和砂锅煎炒炮制。第四，药材经过炮制后，能够祛除本身的一些难闻气味和特殊颜色，有利于患者服用与接受，像一些动物药及具有特殊气味的药物，经过麸炒、酒制、醋制后，可起到矫味和去臭的作用。第五，药材经过炮制后要达到药物毒性减小，确保患者用药安全。第六，经过炮制后的药物关键功能要有明显提高，通过醋料炮制、糖分炮制、发酵炮制等来增强药物某些功效，以利增强疗效。第七，经过炮制后，药物的功能有着更加广泛的应用，如生地黄酒制而成的熟地黄，在药物性能改变的同时扩大了应用范围。第八，引药入经，便于定向用药。有些药物炮制后，可在特定脏腑经络中发挥治疗作用，如“入盐走肾脏、用醋注肝经”等。深化了传统中药炮制技艺的整体观和辨证思想，还对指导临床用药及提高疗效有重大意义。经传统中药炮制技艺多年中药制作，证明这些炮制中药品治疗各种疾病见效快、效果好、安全可靠。

谢氏传统中药炮制技艺的历代传人，不但有着令人刮目相看的精湛医技，且对患者视同亲人，以低收费、热忱周到的服务和对患者高度负责的精神而闻名遐迩，获得了患者的高度好评。

传承谱系

第一代：谢晋（1863年3月－1927年）

第二代：谢孝广（1912年5月－1968年3月）

第三代：谢晋臣（1932年2月－2016年4月7日）

第四代：谢兴玉（1968年12月－ ）

第五代：谢玉辉（1989年3月－ ）

代表传承人

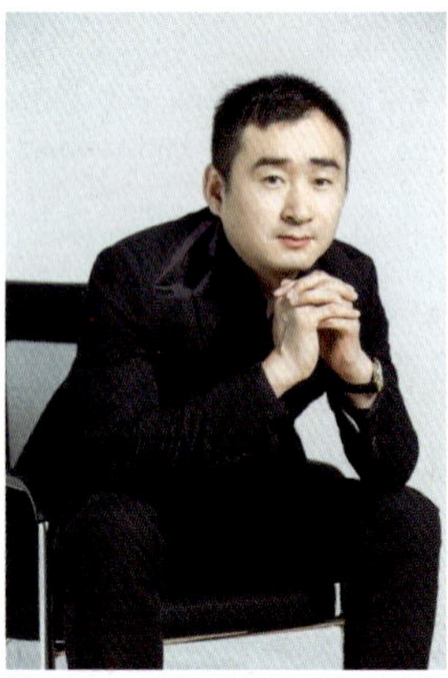

谢玉辉，男，毕业于集美大学、国际华佗中医学院在职研究生中医学博士。自幼在厦门长大，运动员出身，中医确有专长医师，国内著名亚健康调理专家。深圳康栎美健康管理咨询有限公司总经理；郸城县非物质文化遗产“谢氏正骨中医疗法”代表性传承人；“谢氏传统中药炮制技艺”代表性传承人；香港集大成医学研究院院长；郸城县中医疑难病研究院副院长；国家三级健康管理师；国际抗衰形体协会中国区副会长。

2015年6月参加第二届全国脊柱医学高峰论坛暨中医养生交流大会；2015年8月参加世界中医骨伤联盟第二届年会暨全国中医特色疗法学术交流大会，会上被聘为常务理事；2015年10月在上海参加全国徒手塑形专家委员会成立大会并被聘为常务理事；2016年1月被世界中医骨伤联盟聘为执行副秘书长并在华东地区开展脊柱健康公益行活动。2016年4月被国际形体抗衰协会聘为中国区副会长；2016年4月创立深圳康栎美健康管理咨询有限公司。2017年9月参加阿里巴巴商学院举行的互联网创新思维高级研修班；2018年4月份被国际华佗中医学院录取，攻读中医学博士学位。2018年10月立项申请并获得“谢氏正骨 中医疗法”郸城县非物质文化遗产代表性传承人。2019年5月26日被聘请为郸城县中医疑难病研究院副院长。2019年7月10日获得非物质文化遗产“周氏针灸”代表性传承人；2019年12月立项申请获批“谢氏传统中药炮制技艺”郸城县非物质文化遗产代表性传承人。

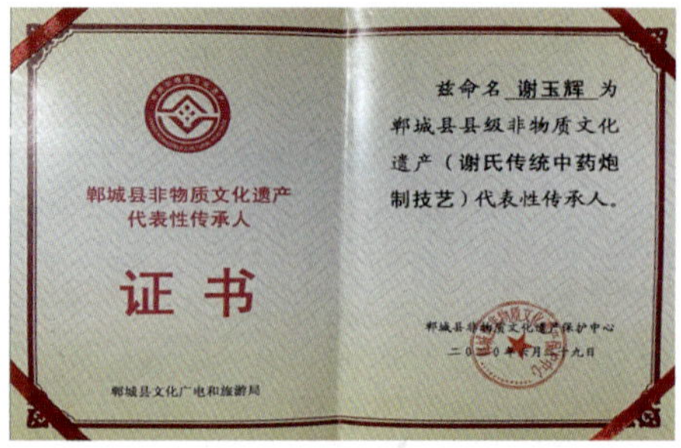
郸城县非物质文化遗产
代表性传承人
证书
郸城县文化广电和旅游局
兹命名 谢玉辉 为
郸城县县级非物质文化
遗产（谢氏传统中药炮
制技艺）代表性传承人。

2020年1月29日至2月28日新型冠状病毒肺炎疫情期间，谢玉辉分别向嘉兴市委秀洲区新城街道亚都居委会捐赠人民币一万元，向郸城县中医院、卫生计生监督所、郸城县卫生疾控管理中心、郸城县南丰镇敬老院以及各乡镇部分疫情监控点捐赠各种医疗物资、生活物资合计二十多万元，得到了当地一致好评。

传承保护 发展应用

合理的中药炮制可以让药材减毒增效，拓展用途，延长保质期，但是操作不当也可能适得其反。为了更好地趋利避害，2012年谢玉辉走访各个炮制厂，深入中药材和饮片加工的小作坊，了解中药材和饮片硫黄熏蒸的真实状况。谢玉辉深入研究了硫黄熏蒸对中药材和中药饮片的化学、药效和毒性的影响，并建立了硫黄熏蒸中药材和饮片的快速检测方法。在此基础上，谢玉辉又研究了硫黄熏蒸中药饮片对中药复方品质的影响，建立了结构相似分离及可视化的复杂成分快速表征方法，以及化学表征和生物学表征相结合的中药饮片品质评价模式，不遗余力地传承好谢氏传统中药炮制技艺，造福社会，服务苍生。

国医年鉴

2021

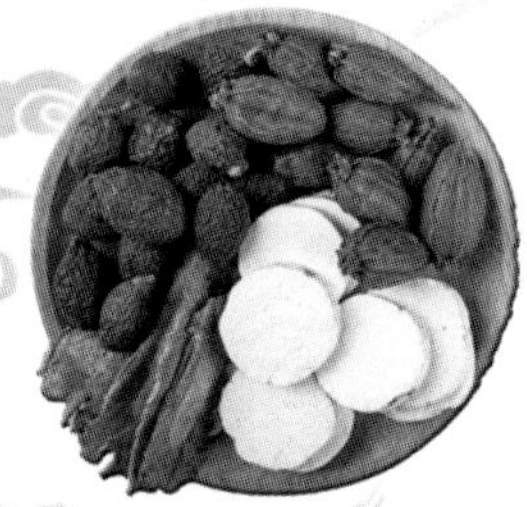

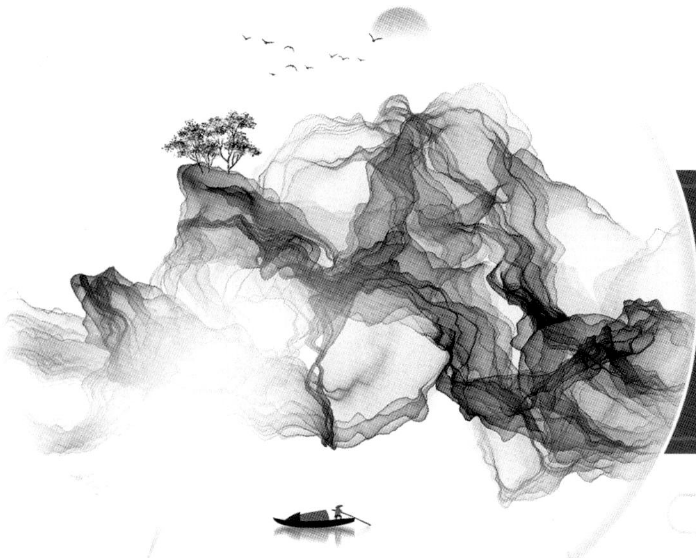

中医药教育与文化

教　育

适应线上教学

全国中医药教育发展中心发放学生版、教师版在线教学质量调查问卷，调查结果显示：多数中医药师生能适应线上教学。

根据教育部印发的《关于在疫情防控期间做好普通高等学校在线教学组织与管理工作的指导意见》，各中医药院校多举措确保“停课不停教、停课不停学”。自 2020 年 2 月 17 日起，陆续开始线上教学。

为进一步了解全国中医药院校在线教学质量，全国中医药教育发展中心联合北京中医药大学国家中医药高等教育研究院、教育部中医教育指导委员会、教育部中西医指导委员会、全国中医药高教学会教育科学研究会开展“疫情期间全国中医药院校在线教学质量调查”，项目于 3 月 2 日启动，3 月 2~4 日三天共回收中医药独立院校及含有中医药类相关专业综合院校学生版问卷 111079 份，3 月 9~14 日六天共回收教师版问卷 4690 份。

调查结果显示，多数学生线上学习时间总体增加，多数教师的教学效能感较好，表示返校后仍会采用线上线下混合教学方式。

充分利用线上学习资源须更有效培训

疫情之前，多数学生表示很少使用在线学习的方法，其中 13.29%的学生表示从没使用过。2/3 的教师表示在疫情前从未或偶尔采用过线上或线上线下结合的授课经验。有 2/3 以上的教师表示曾经接受过线上教学的相关培训，然而在教学实践中的利用率却不太高。同时，还有 1/3 的教师没有参加过线上教学的相关培训。由此可见，疫情前教师线上教学经验不足，未来还应为中医药院校教师提供更多适宜、有效的培训，进一步推动教师充分利用线上学习资源与线上教学方式的优势经验。

在授课方式上，86.64%以上的教师在家授课。授课方式中以直播方式最多，最普遍使用的授课软件是微信，其次是 QQ、腾讯会议。大部分学生居住地的网络较好，但仍有 8.54%的学生既没有 wifi，使用手机流量也有问题，不具备线上学习条件。

讲授的课程类型中，基础课程阶段课程最多，占 70.63%，临床课程/见习占 23.22%。专业课较多，其中以专业必修课最多，占比 74.32%。中医临床类、人文社科类、中医基础类课程较多，有学校增设了疫情专题课程占比 0.15%。

在教学时间方面，2/3 教师有 1 门课程的授课任务。大部分教师每周的工作量在 12 学时以内，有一半的教师的授课任务不到 6 学时。授课学生总数大于 100 人的占一半，显示以大班或合班授课为多。尽管实际授课时间并未明显增多，96.06%的教师表示要为线上教学重新备课，且备课时间、教学投入时间与疫情之前相比明显增加。同样，多数学生反映与传统课堂时期相比较，线上学习时间总体增加了。

尽管线上教学压力较大，但多数教师可以较好地应对压力。多数教师的教学效能感较好，经调整后，可以很好地适应这样的授课形式。

教师须探索个性化的教学方式与风格

在进一步的调查中获知，教师的主要精力用在了教学设计、梳理教学内容以及熟悉、测试软件及设备方面。同时，教师需要为学生提供线上学习所需要的各类教学资源，其中最多的是课程资源及线上学习指导。

在准备过程中，尽管学校各部门都为教师线上教学提供了帮助，但最大的支持与帮助还是来源于自我学习。由此也可看出，高校提供的帮助大多是普适性的，具体到实际教学工作，教师们仍需进一步探索并形成个性化的教学方式与教学风格。

在教学活动方面，大多数教师都注重对学生专业认同感的引导，除前沿知识以外，60%以上的教师还融入了疫情相关知识与课程思政的教学内容。在所有活动中，布置课后复习任务最为频繁。相比较而言，在引导学生深度学习、主动学习与合作学习等方面还有进步空间。多数教师认为线上教学更容易和学生互动。多互动是因为线上授课学生反应更积极，而不太容易互动是因为教学形式有限，教师无法直观感受到学生。

在考核评价方面，超过68%的学生表示在线学习过程中，得到了老师对提问、讨论或作业的及时反馈。 教师用课下作业、打卡次数、课堂测验和提问的方式进行考核，较少用小组讨论的方式。可以看到线上教学因形式限制，对讨论式教学有所限制。

70.14%的教师认为这是一次教学的革命，多数教师表示返校后仍会采用线上线下混合教学方式。

此外，学生对下一阶段的在线学习也提出了建议：希望统一教学平台或软件；统一配备电子或纸质教材以方便学习；认为教师在授课前一段时间发放学习资料效果会更好；学生普遍认为按照原计划上课的时间来安排课程进行学习，有助于自律以克服自己的“拖延症”。 中国中医药报讯（记者林晓斐）

疫情之下 中医药院校思政教育正当时

重庆医科大学　杨艳梅 王丽君 袁慧红

2020年1月，为防控新型冠状病毒肺炎，教育部发出“停课不停教、停课不停学”的要求。前所未有的线上教学形式，使师生无法面对面交流，但是，隔离在家的中医药学子依然用“少年强则国强”的呐喊，让老师看到了他们的成长。

在3月6日重庆医科大学中医药学院“守中医经典之文脉，抗新冠肺炎之疫毒”网络专题课的获奖文章中，有一篇写道：“这世界没有人生来就是英雄，没有铜墙铁壁，也没有神力，生了病就要看医生，连医生都会生病。故事里的故事，只是故事而已。但是，英雄可以是我，也可以是你。”另一篇文章以《古道热肠中医人 胸怀家国药草情》为题写道，“一个时代有一个时代的主题，一代人有一代人的使命，在疫情防控阻击战中，没有一位青年是旁观者。在奉献中实现人生价值，从更广阔的视野进行思考，将‘小我’融入‘大我’，将服务社会、报效人民作为自己的责任和使命。以我做、我思、我想回应抗疫召唤，凝聚起众志成城抗疫情的青年力量，打赢疫情防控这场硬仗！”“八方的物资支援，雄厚的物质基础，使得社会主义市场经济制度以其蓬勃的生命力向全世界展现了中国强大的综合国力……社会主义核心价值观虽不是从小背到大，却也在一次次的理解和默念中，铭记于心。”17年前“非典”时，需要大人们保护的“00后”，今天已经成长为“抗疫”一线上一往无前的青春力量。

“少年强则国强”绝非一句空话。中医药事业的发展迫切需要中医药院校培养优秀的接班人。3月6日，教育部下发《关于组织“全国大学生同上一堂疫情防控思政大课”的通知》，中医药院校应发挥高校思政课落实立德树人根本任务的关键课程作用，在培养专业人员的同时，传播社会主义正能量，这是当代中医药院校教师的职责，更是此次抗疫中每一节网课的核心内涵。

思政课的作用不可替代，中医药院校思政课教师的责任重大。在疫情面前，以课堂为战场的思政课教师要在大战中践行初心使命，在大考中交出合格答卷。重视中医药院校中华优秀传统文化课程体系优化，强化课程思政作用与建设，从加强课程教学设计入手，彰显课程教学特色，着力提高课程教学质量，达到文化育人目的。

大疫大考大检验，“武昌模式”演绎中医药“治未病”思维，方舱医院阻断了轻症向重症转化，“瘥后防遗”管理起临床出院康复患者，凸显着中医药力量。中医药院校思政课教师应主动思考将“疫情防控”转化为“思政金课”的方法、路径与载体，在课堂教学中传递坚定信心、讲好中医药故事、迸发理论力量，引导学生在关注现实中与祖国共同成长，主动用双脚丈量新时代的中国大地。

中医药学府培养的是中医药人才，他们是中医药事业的未来。2019年10月，全国中医药大会召开，《中共中央 国务院关于促进中医药传承创新发展的意见》发布，强调“传承创新发展中医药是新时代中国特色社会主义事业的重要内容，是中华民族伟大复兴的大事。”当下，全民抗疫更凸显社会对中医药事业发展的强烈需求。全系统乃至全社会对中医药的认识提升到前所未有的高度，应加强思政教育，进一步坚定我们的发展自信。（杨艳梅 王丽君 袁慧红）

战“疫”引发加快高等中医药教育改革的思考

山东中医药大学　高树中

在应对新型冠状病毒肺炎疫情中，中医药凭借几千年应对疫病的独特治疗方法，发挥了重要作用，同时也让社会各界重新审视这一文化瑰宝。教育是文化得以继承、保存、传递进而创造的重要方式，中医药文化的传承与发展依托于中医药教育，我国中医药教育发展已近千年，但现代高等中医药教育发展历程不过60余年，在健康服务理念转变、疾病预防和健康促进的认识、基层全科医生人才的培养、中医特色人才培养等方面存在诸多不足，需进一步加快高等中医药教育改革发展，为人民健康保驾护航，为医疗卫生事业作出积极贡献。

厚植中医药文化自信精神土壤

缺乏中医文化自信，中医药教育犹如无根之木，无源之水。在抗击疫情中，中医因辨证施策、疗效明显引起公众重视，让社会重新客观审视了中医文化。中医药高等院校也应在此次疫情中更加牢固树立起中医文化自信，进而提升中医学科自信和专业自信。目前，中医学已逐渐发展成为一门全球性学科，中医发展关系世界人民健康福祉，积极推进中医药国际交流与合作，提升文化自信，传播中国中医药深厚文化，已成为彰显中国文化软实力，增强国际竞争力的重要战略命题。

规划中医药学科专业布局蓝图

疫情防控中，防治结合并提供完善的健康服务才能筑牢全民健康安全防线。“上医治未病”，习近平总书记指出要坚持正确的卫生与健康工作方针，以基层为重点，以改革创新为动力，预防为主，中西医并重。要倡导健康文明的生活方式，树立大卫生、大健康的观念，把以治病为中心转变为以人民健康为中心，建立健全健康教育体系。为高等中医药院校学科和专业建设发展指明了道路，即牢固树立大健康理念，着眼全生命周期，围绕健康服务产业发展转型升级需要，按照“中医药+”和“+中医药”的思路进行专业规划和建设。

推进中医药培养模式创新发展

抗疫所用的“清肺排毒汤”“肺炎1号方”“扶正避瘟方”“甘草干姜汤”等中医方药大多源于《伤寒论》《温病条辨》等中医经典著作，只有掌握中医经典著作，学中医才能“出神入化而不逾矩”。学习经典的目的是培养中医思维，在人才培养中需不断促进“经典贯通、思维内化”，加强中医思维传承与培养。

国家卫生健康委办公厅在相关文件中指出，基层医疗卫生机构是卫生健康服务体系的网底，对于做好新冠肺炎疫情的社区防控和关口前移具有重要基础作用。打赢肺炎疫情防控硬仗，关键在末梢，成败看基层。基层中医药人才是基层中医医疗事业发展的生力军。高等中医药院校需要促进基层中医人才培养模式创新发展，完善基层中医药人才培养的相关机制，以市场需求为导向，促进人才培养适应社会需求。同时，实现各级各类中医全科医学人才培养的有效衔接和沟通，基于现代教育理念和信息技术，形成集培养、培训、评价为一体的基层中医药人才培养体制。

习近平总书记在北京市调研指导新型冠状病毒肺炎疫情防控工作时强调，“要加强医疗救治，继续巩固成果，坚持中西医并重。”高等中医药院校要开展多模式、多形式、多层次的中西医结合教育，建设高素质应用型中西医临床人才，培养过程中遵循“厚基础—重临床—融中西—求创新”培养路径，夯实中西医专业基础知识，强化中西医临床技能，融会贯通中西医知识、技能和思维，强化创新思维与能力。

完善凸显中医药特色诊疗体系

尽管中医药在此次抗击疫情的过程中发挥着重要的作用，临床一线诊疗取得了明显的效果，但中医专业教育与医疗需求高速发展契合度不够，中医人才培养的长周期、差异化与医疗需求高速发展不相吻合，需要构建和完善符合中医专业特点的诊疗体系，适应和满足医疗需求，发挥特色和优势，更好地保障人民健康。

加强中医药疫情防治方面研究

由于缺乏传染病防治溯源研究，缺乏我国传染病防治发展历史的系统梳理，缺乏中医药防治疫情的现代科学基础研究等各方面原因，但目前中医传染病学的科学研究水平不高，高等中医药院校需进一步加强中医药对疫情防治方面的研究和相关专业人才的培养。

当前，中医药振兴发展迎来天时、地利、人和的大好时机，高等中医药教育也应把握机遇，以完善中医药教育体制为着力点，深化中医药教育综合改革，全面提高中医药人才培养质量，坚持传承为本，创新中医人才培养模式，推进中医药现代化，推动中医药走向世界。（高树中）

中医药教育可借鉴少年班模式

全国政协委员、山西省副省长张复明认为，随着现代医学的发展和普及，中医药传承和发展受到影响，中医药高等教育长期“以西律中”“中医西化”，招录的学生少有中医功底，学习中医药“先天不足”，师资中临床实用型人才少。专业设置割裂了中医和中药、医理和医术，课程设置中西混杂，且减少了中医课程。

张复明建议，第一，给予中医药院校教育特殊招生政策。借鉴高校少年班办学模式，优先选择一批具有中医药家传背景、有天赋、有兴趣的孩子入学，从小开始系统性培养。参照艺术类招生方式，采取文化课+专业课综合计分办法招生，实行文化课+素质面试的方式招录。第二，支持中医药院校教学改革。允许中医院校自行设置专业和课程体系，推出一批符合中医药教育规律、适应中医药教育改革发展的示范教材。实行现代学徒制等教学模式改革，真正培养传承中医药的名医大师。在教学改革项目及教学成果申报中设立中医药专项。第三，支持中医药院校医教融合。借鉴协和医学院办学模式，突出临床教学，构建中医药院校与中医院、中医药研究院高度融合的紧密联合体。采取灵活的聘用制度，聘请高校专家教授和临床经验丰富的民间大师。（范丽芳）

安徽中医药大学：用好战“疫”鲜活思政教材 创新实践育人方式

在全国上下众志成城抗击新冠肺炎疫情的阻击战中，安徽中医药大学多措并举，用好战“疫”鲜活思政教材，以“青春之我”的热情奉献和责任担当，共同奏响“大医精诚、同心战‘疫’”的青春乐章。

抗疫故事“我来讲”

2020年3月15日，安徽中医药大学护理专业465名学生坐在屏幕前，兴致勃勃地上着一堂特殊的实践教学课——屏幕另一端，是该校一附院驰援湖北医疗队的队员栢玲和翁菲菲，正在湖北省武汉市中心医院后湖院区进行教学直播。看着老师在病房熟练开展中医适宜技术，学生们纷纷发弹幕感叹：“中医技术真神奇”“非常有意思、非常有意义”……

疫情期间，这样的云端思政课在安徽中医药大学一场接一场，融入了“中国模式”“中医药”“责任担当”等高频词元素，有深度、有热度、有温度地教育引导学生厚植爱国主义情怀，坚定“四个自信”，传递正能量。

2020年3月18日，“勇担使命，同心战‘疫’”辅导员云讲堂上，该校党委书记王先俊率先开讲“用好疫情防控这本教科书”，为一线年轻辅导员深入分析“四个自信”的必要性和必然性；该校第一附属医院重症医学科主任周大勇讲述参与中医药治疗新冠肺炎的具体案例和疗效。

2020年3月29日，近3万名师生“同上一堂疫情思政课”，马克思主义学院的5位教师分别以“青春在爱国主义中绽放”“战‘疫’中彰显法治力量”“战‘疫’中的科学利器”“疫情危机中的风险教育”“在战‘疫’中推动构建人类命运共同体”为题，讲述“战”疫精神。

2020年5月3日，在安徽省大学生“绽放战疫青春·坚定制度自信”青春思政课上，安徽省第二批援鄂医疗队员、该校一附院肿瘤二科护士长余蓉讲述战“疫”故事。她3次主动请战支援湖北，在最前线带领一群80后、90后，用实际行动诠释新时代青年人的家国情怀和责任担当。

2020年5月4日，“疫情里的医者仁心 逆行中的火红青春”青春诗会线上播出。朗诵者既有该校教师和医护人员，又有安徽省朗诵艺术学会的艺术家，既有《青春中国》《相信未来》等诗歌，又有《中华医药抗击疫情》《温暖的中医人》等原创作品。安徽省第七批支援湖北医疗队成员、该校第三附属医院医生韦彪在武汉市中心医院奋战了34天，采用中西医结合疗法救治患者，效果显著。他在半天的时间里创作了诗歌《我在抗疫一线》，他说：“完全是有感而发，都是我和战友们的真实经历，希望通过诗会，把这些故事说给更多青少年听。”

抗疫行动“我要上”

“党旗所指就是团旗所向，听党话、跟党走，抗击疫情，我也要上！”在校内外最美“逆行者”的感召下，该校245名返乡大学生向社区（乡村）报到，参与一线联防联控志愿服务工作，累计服务时长约2万小时，服务人次近18万次，受到团中央、团省委等宣传报道150余篇。

2020年1月26日，安徽黄山市确诊首例新型冠状病毒感染病例，基层防疫工作压力增大。在身为党员及村干部的父亲带动下，2018级公共管理专业学生孟思思也加入防疫大队伍。每天早上6点起床，7点到达站岗地点，早餐就是一份泡面，成为她担任志愿者后的常态，然而她无怨无悔。2月1日，2017级针灸推拿班学生范孝磊在看到团中央号召青年参与疫情阻击战后，第一时间向六安市城南镇四望山村村委会报到。18天的时间里，他冒着寒风冰雪，值守入村主路劝返点，为出入人员量体温、消毒，登记出入车辆人员信息，填写发放村民出入证和防疫知识小手册，劝离多起人员聚集……回忆起这段经历，他自豪地说："能够参与这场疫情防控阻击战，为家乡人民做点事，我感到十分骄傲，那抹'志愿红'永远让人难忘，让人感到亲切！"

作为团员青年，他们主动请缨，亮明身份，当好生力军和突击队；作为医学院校学生，他们发挥专长，践行"医者仁心"，守卫人民健康；作为00后，他们迎难而上，勇于担当，用这种特殊的方式把自己的青春写进祖国和时代的字典里，把"我的梦"融入"中国梦"。

此外，学校团委和二级团组织充分发挥新媒体平台优势，组建了青年突击队、援助赴鄂人员家属先锋队，开展了"青年在行动，战'疫'正能量"文创作品、"大医精诚 青春战'疫'"实践故事征集和"手拉手专项志愿服务"、爱心募捐、无偿献血等活动，用青春力量筑起一道爱的防疫墙。

抗疫精神"我要学"

"希望你们珍惜学习时光，练就过硬本领，毕业后到人民最需要的地方去，以仁心仁术造福人民特别是基层群众"……疫情期间，习近平总书记对青年的殷切寄语，在学校掀起了学习热潮。

学习了习近平总书记给在首钢医院实习的西藏大学医学院学生的回信精神，2017级医药软件与开发专业的学生杨红说："这是对我们全体大学生的勉励和鼓舞。在此次抗疫斗争中，我深刻领会到什么是上下一心，同舟共济，一方有难，八方支援。作为新一代青年，我们更应该对党和国家怀抱着感恩之情，不忘初心、牢记使命。虽然疫情让我们暂时不能返校，但我们要服从学校安排。"

2018级中医儿科学学生方芷怡在认真学习了习总书记给北京大学援鄂医疗队全体90后党员的回信后表示，习近平总书记的殷切期盼是中国青年们不断向前的强心剂。青年传承的是根脉，面向的是未来。作为新一代的医学生，更要砥砺意志、学好本领，在祖国和人民需要的时刻挺身而出，用实际行动向时代证明：国之栋梁正在崛起，青年一代未来可期。

为了上好战"疫"实践育人这堂课，学校把校园防控和教学、就业等重点工作紧密集合，精心谋划，统筹部署，制定"两案八制一手册"的疫情防控锦囊，实行从校领导到党员的责任制和轮值制，及时配发防疫物资，定时消杀校园宿舍，"云课堂"保障"停课不停学、停课不停教"，"云答辩""云复试"保障学生顺利毕业和升学，"云接单"为3827名学生快递教材259个品种、15613册，切实维护学生利益。

就业是最大的民生。该校积极搭建就业信息网、微信端、易班端融合的云就业平台，着力构建"互联网+就业"模式，充分利用国家、省、校三级网络招聘资源，努力实现"就业服务不断线、网络招聘不停歇"。校长彭代银参与"携手战'疫'，'一职'为你"线上就业指导，鼓励投身基层中医药事业，寄语毕业生"山川无恙可期，玉兰花开可待"；党委副书记张永群坚持问题导向，狠抓"一生一历""一班一表""一企一单""一生一策"等"六个一"体系，实现毕业生更充分更高质量就业。其中，在3月25日举行的春季网络视频双选会上，来自省内外的206家用人单位提供了岗位需求883个、10879人，当天参加应聘求职毕业生2198人，投递简历13168份，形成初步意向1005人次。

青春由磨砺而出彩，人生因奋斗而升华。安徽中医药大学将继续履行立德树人的责任和使命，把疫情当教材，把困难当机遇，创新实践育人工作方式，激发杏林学子家国情怀和使命担当，引导青年师生为打赢疫情防控阻击战贡献新的智慧和力量。（张军 叶兰兰）

湖南：少年儿童中医教育研究院成立

2020年，湖南中医药大学、诺贝尔摇篮教育集团联合主办的“健康百家讲坛”举行。湖南中医药大学党委书记秦裕辉宣布诺贝尔摇篮教育集团少年儿童中医教育研究院正式成立，这也是全国首个少年儿童中医教育研究院。

研究院将根据不同阶段学生的特点和接受程度，开发系列中医药教材，并通过互动式、体验式教学，激发孩子的学习兴趣。同时，加强中医药防治儿童常见病、多发病的研究力度，研发中医药系列预防保健产品，为孩子们的身体健康保驾护航。

据悉，湖南中医药大学和诺贝尔摇篮教育集团一直致力于中医药文化幼儿教育，于2018年签订“大手牵小手”战略合作，开展中医药文化进校园、进课堂活动，普及推广中医药故事、中医药知识、中医保健方法，让孩子们从小认识中医、学习中医，将浓浓的“中医情”植入孩子心里。

秦裕辉表示，成立少年儿童中医教育研究院是“中医教育从娃娃抓起”的湖南实践。湖南中医药大学和诺贝尔摇篮教育集团的合作是高等教育和学前教育的战略合作，将为中医的发展提供更广泛的受众基础，为弘扬中华民族传统文化、提升少年儿童的健康素养做出积极贡献。

北京中医药大学新增三个本科招生专业

2020年，北京中医药大学近日发布招生信息，该校2020年新增中西医临床医学领军人才培养计划、生物工程、大数据管理与应用三个专业。

其中，中西医临床医学（领军人才培养计划）专业学制为九年，毕业时符合条件授予中西医临床医学学士学位、中医学博士学位。采取多院校联合培养形式。培养过程秉承“一贯制”的培养理念，通过“分阶段”的培养设计和“模块制”的培养方式，采用“阶段性”评价机制，结合中医“师承”教育理念，全程中医跟诊跟师，研究生阶段实行中西医双导师制，同时，将全新实践平台、自主化管理模式和弹性学制贯穿整个培养过程。

大数据管理与应用专业学制四年，完成学业毕业时授予管理学学士学位。该专业课程设计着眼于学科专业的未来发展，突出大数据与中医药行业交叉特色，旨在培养具有良好的数据科学思维，熟悉医疗卫生领域特别是中医药领域的数据特点，系统掌握中医药大数据管理的技术与方法，掌握数据科学、医学、管理学的基本理论和方法，能够在医疗卫生行业、健康产业、国家卫生行政管理以及互联网企业等部门从事医疗大数据管理、应用和决策分析的复合应用型人才。

生物工程专业学制四年，完成学业毕业时授予工学学士学位。该培养过程秉承“中医药特色、精品化、国际化”的培养理念，通过导师制和联合培养的模式，完成具有结合中西医临床基础和先进生物科学技术知识特色的新型应用人才培养目标。在通识教育及基础课程中都增加中医药相应课程。

除上述新增三个专业外，该校中医学（岐黄国医班）更名为中医学（领军人才培养计划）。该专业为九年一贯制，采用“基础阶段跟师见习+临床课程阶段一对一导师制+临床轮转阶段专家小组集体指导+专科学习阶段博士研究导师负责制”的人才培养模式，实现人才培养核心环节的医教协同。（新华）

黑龙江培训“中医名方”在肾病治疗中的应用

2020 年 9 月 18 日，黑龙江省中医药学会第四届肾病分会换届大会暨“中医名方”在肾病治疗中的应用高级培训班在黑龙江省哈尔滨市举办。

会上，天津中医药大学第一附属医院肾病科主任杨洪涛、长春中医药大学附属医院肾病科主任张守琳、黑龙江省中医药科学院肾病科主任张佩青、黑龙江中医药大学附属第一医院肾病科主任宋立群等专家从中医名方中萃取精华，结合自身临床经验，分别以《中医名方在慢性肾脏病治疗中的应用》《栝楼瞿麦丸在肾病中的应用》《参芪地黄汤在肾第疾病中的变化应用》《中医名方在小儿肾病治疗中的应用》等为题作讲座，得到了学员一致好评。

300 余名专家参加培训。（冯凯）

3 项职业资格不再由国家中医药管理局认定

2020 年，人力资源和社会保障部发布《关于对水平评价类技能人员职业资格退出目录有关安排进行公示的公告》，明确年内拟分批将 76 项水平评价类技能人员职业资格退出《国家职业资格目录》。其中包含药物制剂工、中药炮制工、保健调理师 3 项由国家中医药管理局组织实施认定的职业资格。

公告提出，这些职业资格不再由政府或其授权的单位认定发证，转为社会化等级认定，由用人单位和相关社会组织按照职业标准或评价规范开展职业技能等级认定、颁发职业技能等级证书，支持服务技能人才队伍建设。公告要求妥善处理水平评价类技能人员职业资格退出目录的有关后续工作，已受理报名考试的，可退回有关费用。

对与公共安全、人身健康、生命财产安全等密切相关的水平评价类技能人员职业资格，依法将其调整为准入类职业资格。

据悉，包括药物制剂工、中药炮制工、保健调理师在内的 66 项职业资格（涉及 156 个职业）拟于 12 月 31 日前退出国家职业资格目录。（罗乃莹）

文　化

让文化软实力成为一流学科硬支撑

广州中医药大学　凌子平

“文化自信是更基础、更广泛、更深厚的自信。”“没有高度的文化自信，没有文化的繁荣兴盛，就没有中华民族伟大复兴。”习近平总书记关于文化自信的重要论述如同黄钟大吕，振聋发聩，极大提振了我们中医药人的精气神。

中华民族五千多年文明发展，孕育出中华优秀传统文化，近百年来上下求索，形成了革命文化和社会主义先进文化。这是中华民族深层精神追求的结晶，代表着中华民族独特的精神标识，也是涵养我们文化最肥沃的土壤、最充沛的水源。源通流畅、源远流长，就是我们文化自信的根本基础。

中医药作为中华文化的杰出代表，是我国各族人民在几千年生产生活实践和与疾病作斗争中逐步形成并不断丰富发展的医学科学，不仅为中华民族繁衍昌盛作出了卓越贡献，也对世界文明进步产生了积极影响。中医药因根植于中华文化而发展壮大，承载着中华文化的基因，延续着中华文化的血脉，展现出跨越时空、体现当代价值的无穷魅力。

“中医药学凝聚着深邃的哲学智慧和中华民族几千年的健康养生理念及其实践经验，是中国古代科学的瑰宝，也是打开中华文明宝库的钥匙。”习近平总书记这一重要论述，深刻揭示了中医药学的精髓在于其原创思维和“上医医国”的哲学智慧，为传承发展中医药事业指明了前进方向。

中医药学倡导天人相应、道法自然、和合致中的养生哲学，崇尚起居有常、饮食有节、行为有度的生活方式，追求精神内守、七情发而中节的精神生活，在医疗服务活动中坚持仁心仁术、三因制宜、辨证论治。这些理念和主张，即使在今天看来，与系统生物学、精准医疗的思想也是异曲同工的。中医药是世界上唯一历经千年仍生机勃勃的医学体系，是一种可以给现代医学带来许多启迪和创新智慧的另一种医学范式。对此，我们中医药人应该充满自信！

文化自信既要表现为文化自觉，更要表现为文化传承与创新。我们要进一步坚定文化自信，加快推进一流学科和高水平大学建设，办好人民满意的中医药高等教育，在传承发展中医药事业、建设健康中国的新征程上展现新气象、实现新作为。

文化传承与创新是高水平大学建设的题中之义，也是一流学科建设的重要内容。为此，我们要坚守责任担当，坚持虚功实做，精心组织制定学校文化传承与创新行动方案，以实施人文社会科学繁荣发展工程和中医药文化传承发展工程为主要抓手，统筹推进文化育人质量提升、人文社科研究基地建设、博物馆更新改造、中医药文化国际传播、中医药文化名家培育、中医药精品图书出版、中医药非遗项目传承、产学研融合典型选树等各项工作，努力使文化的软实力成为一流学科的硬支撑，实现中医药文化创造性转化、创新性发展，让中医药这一中华文化的瑰宝闪耀时代光芒。

第五届臣字门学术流派文化节暨臣字门学术思想与医疗特色高峰论坛在京召开

乘中医药事业发展东风，发扬臣字门学术流派，促进中医儿科事业的振兴。2021 年 3 月 27 日，由北京中医药大学东直门医院主办，全国名老中医药专家刘弼臣传承研究室、全国名老中医药专家徐荣谦传承工作室承办，全国中医药儿童健康工程办公室、天津卿雅堂亚健康咨询有限公司协办的第五届臣字门学术流派文化节暨臣字门学术思想与医疗特色高峰论坛在首都北京召开。

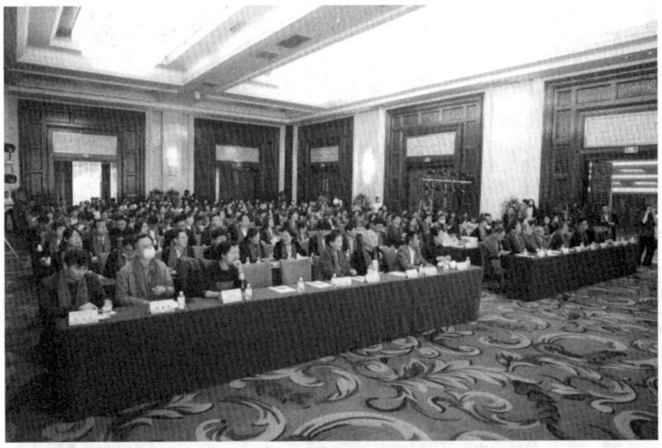

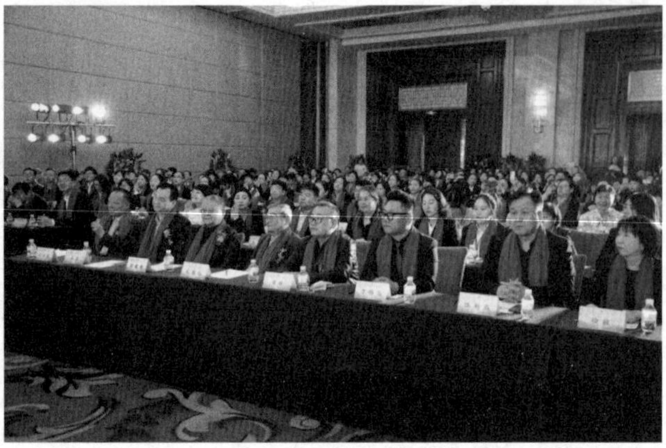

大会现场

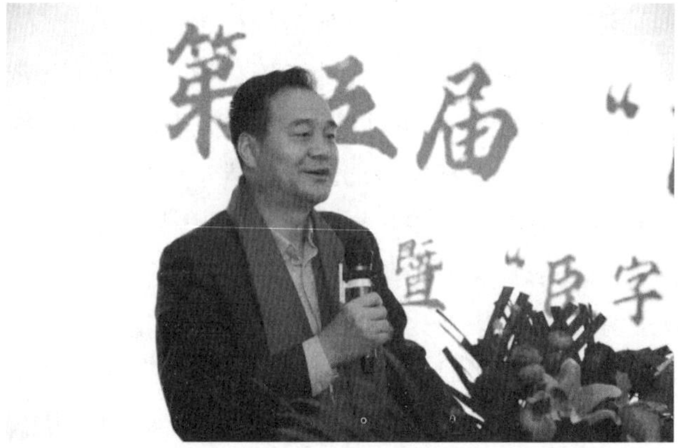

北京中医药大学东直门医院院长王显致辞

北京中医药大学东直门医院院长王显，原食品药品监督管理局局长惠鲁生，北京惠民基金会、惠民中医儿童医院院长冬妮，中国保健协会书记张为佳，国家卫生健康委员会党校副校长李勇军，中国关工委事业发展中心主任郎亚龙，北京胡亚美儿童医学研究院常务副院长王廷礼，炎黄中医院院长王凯铭，河南中医药大学第一附属医院黄甡，天津卿雅堂亚健康咨询有限公司董事长李鹏飞，北京中科贴针灸健康科技有限公司董事长张少鹏，山东广育堂董事长杜新磊，六一健康产业集团总裁陈飞扬，光大国控（北京）健康管理有限公司总裁李徐英、中央电视台威海基地总经理宋林等人出席了本次会议，在现场360余位领导、专家、业界人士以及线上近万名观众见证下，24位来自全国各地的中基层优秀中医药人员，正式拜全国名老中医药专家、臣字门学术流派第六代嫡系传人徐荣谦教授（徐济臣）为师。

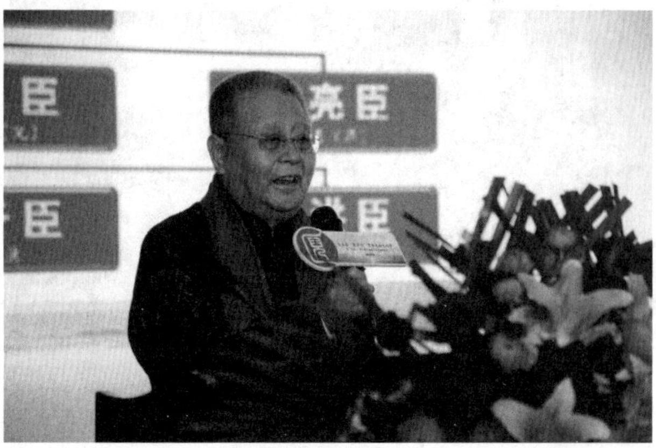

徐荣谦教授致欢迎辞

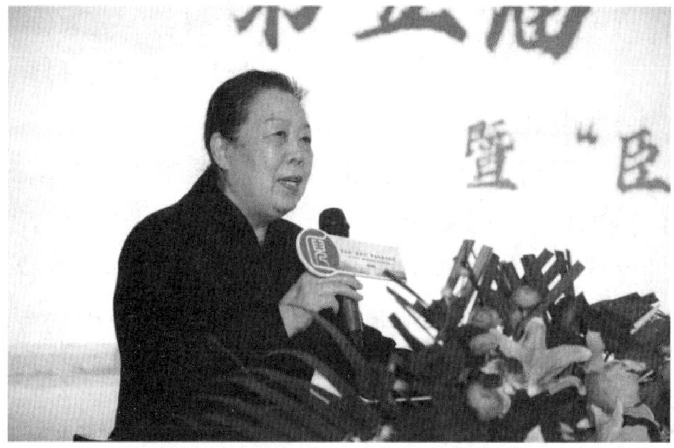

原食品药品监督管理局局长惠鲁生致辞

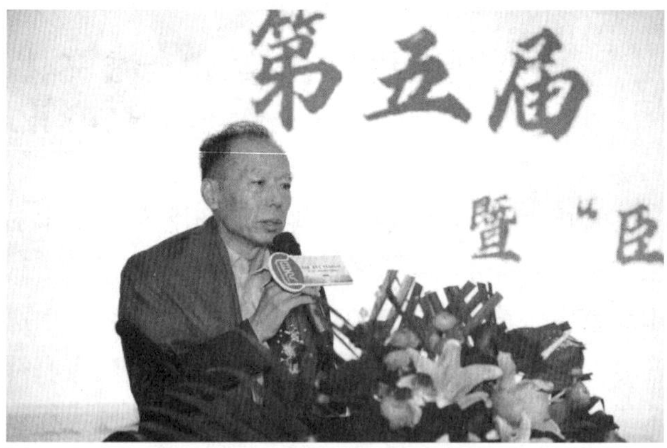

中国保健协会书记张为佳致辞

臣字门学术流派创立于十八世纪末，是中医儿科界学派之一，至今已相传七代，历经两百多年，谱系清楚，独具特色，学术经验得到广泛应用与发展，在全国中医界有较大影响。尤其是第五代传人刘弼臣教授创立了中医儿科“调肺学派”。

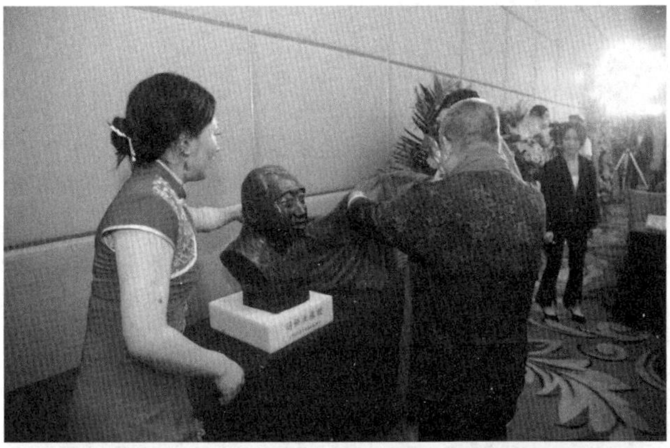

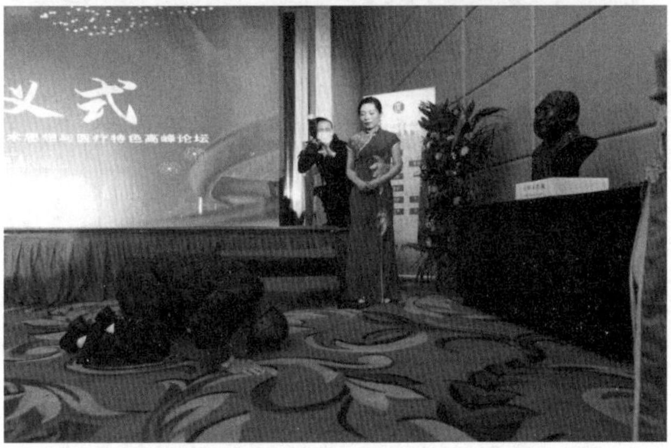

徐荣谦教授参拜刘弼臣教授铜像

第六代传人徐荣谦教授在继承刘弼臣教授学术思想基础上，兼收并蓄，博采众长，意会参悟，完善了“少阳学说”的理论体系，创造性提出人体正常体态的“三阳学说”。并提出儿童具有“芽儿”特点的九种体质学说；创立了特色的“徐氏诊法”及“徐氏摩按法”；提出“轻摩以调其五脏六腑，重按以理其肌肉筋膜”的按摩理论；形成了以“少阳学说”为中医儿科基础理论，以“五脏证治”为基础；突出“从调胆论治与调肺论治相结合”“伤寒六经辨治与温病卫气营血辨证相结合”内外兼治的中医儿科“少阳学派”。此次，徐荣谦教授将殷晓轩、张军平、陈美红、陈谦等24位学术传承人纳入门下，其潜心岐黄、乐于传承之心令人赞颂。

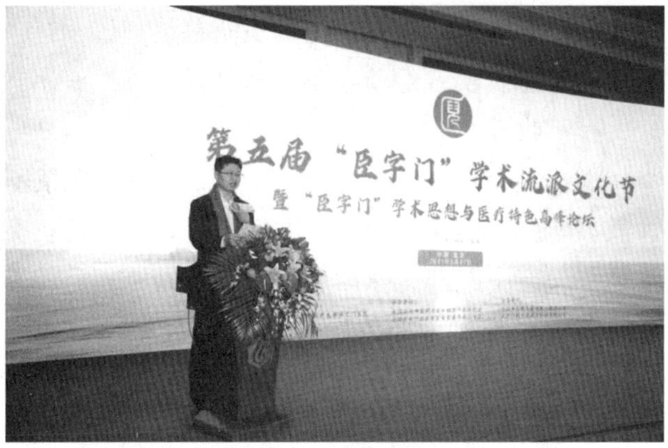

传承人代表殷晓轩敬奉拜师茶并发表拜师感言

拜师仪式简约而不失庄重，传承人代表兖矿新里程总医院副院长殷晓轩教授敬奉拜师茶并发表拜师感言，众弟子齐颂拜师贴。

随后，徐荣谦教授宣讲师训，叮嘱传承人“服务人民，救治苍生，振兴中医，造福儿童，兴我中华，强盛国家。以此理念‘济世兴中华’。”在这条道路上要“德才兼备，谦诚待人，求同存异，实践为凭”，对臣字门学术流派学术思想推陈出新，挖掘学术思想和临床特色诊疗优势，发扬光大，造福百姓，服务儿童。

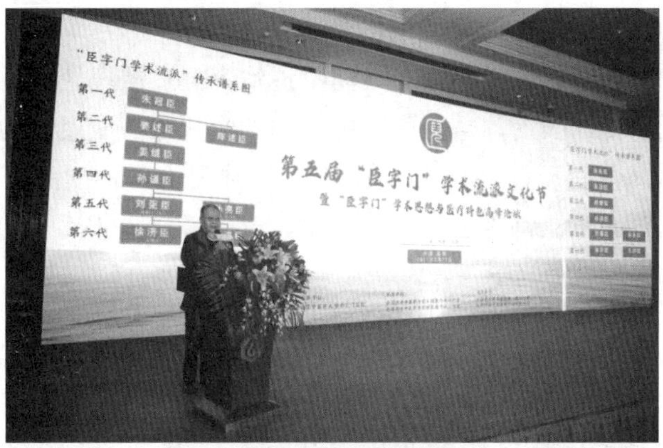

徐荣谦教授宣讲师训

与会专家领导认为，臣字门学术流派为第七代弟子授医名是全国名老中医药专家刘弼臣传承研究室和全国名老中医药专家徐荣谦传承工作室建设和人才培养的重大举措，同时也是促进名老中医学术思想整理、挖掘，培养多层次中医药骨干人才的创新举措。希望24位传承人在徐荣谦教授的垂范下，勤学多思，德业俱进，不断总结和传承导师的学术思想及实践经验，在传承过程中真正有所提高、有所收获。

本次论坛上河南中医药大学第一附属医院黄牲教授与徐荣谦教授及其门下河北中医学院王茹教授、长春中医药大学附属医院冯晓纯教授、山东潍坊市中医院刘南萍教授等14位学术传承人就儿童体质特点与臣字门医疗特色为题进行了精彩纷呈的报告，为广大线上和线下参会者奉献了一场学术盛宴。

学术报告臣字门五行调理膏摩技术应用——是在徐荣谦教授带领下，经门内多位专家教授潜心研究与临床验证，融儿童九种体质与三阳学说理论，不断地创新调整、升级迭代研发而成了臣字门五行调理膏。根据徐荣谦教授独创的“徐氏摩按法”，针对30多种儿童常见问题，整理形成的一套独特调理技术。目前已在医疗保健机构广泛应用。

会议同期举行了《儿童体质学》新书发布会。据悉，《儿童体质学》由徐荣谦教授领衔主编，本书历时三载，几经打磨，从中医整体观念出发，以体质特点为核心，经纬纵横，前后呼应，理法贯穿，养生保健与调理治疗俱全，四季养生、生活调摄、饮食调理、推拿按摩与药物调治齐全。从理论基础到实际应用，重点突出中医非药物疗法的应用，力求全面反映中医儿童体质学基础理论与体质调理方法，抓纲带目，纲举目张，形成了儿童体质学的完整理论体系。

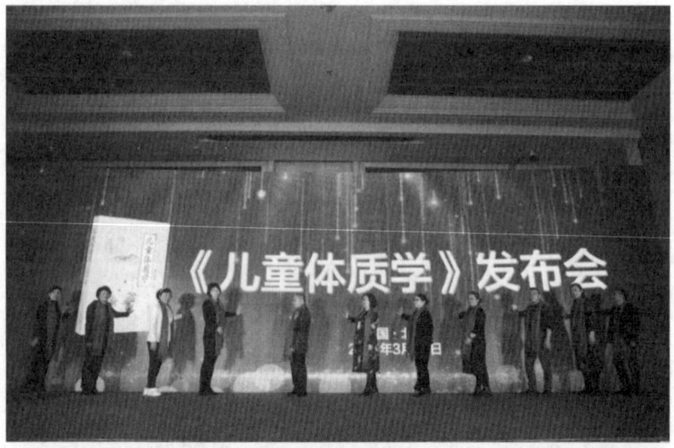

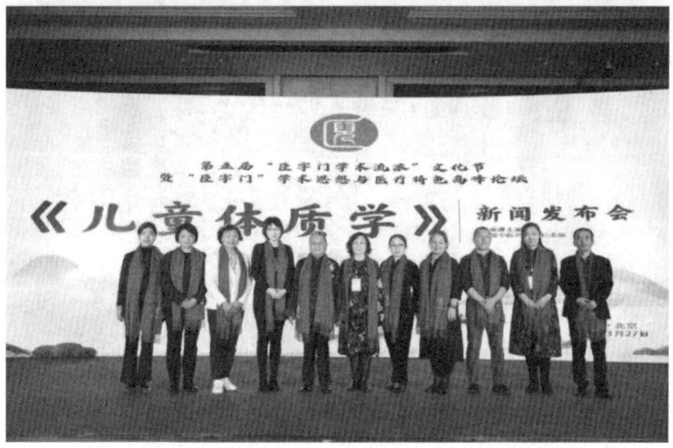

本书的出版无论是用于指导调理儿童亚健康体态的偏颇体质，还是辨证治疗儿童疾病体态的各种疾病，均可显著提高临床疗效，应予发扬光大，进行推广应用，造福儿童，为国家培育合格的接班人。

岐黄千年，师承为脉，弘扬国粹，寄望传承是中医药工作者义不容辞的责任，相信在共同努力之下，中医药学术传承工作必将蓬勃发展。

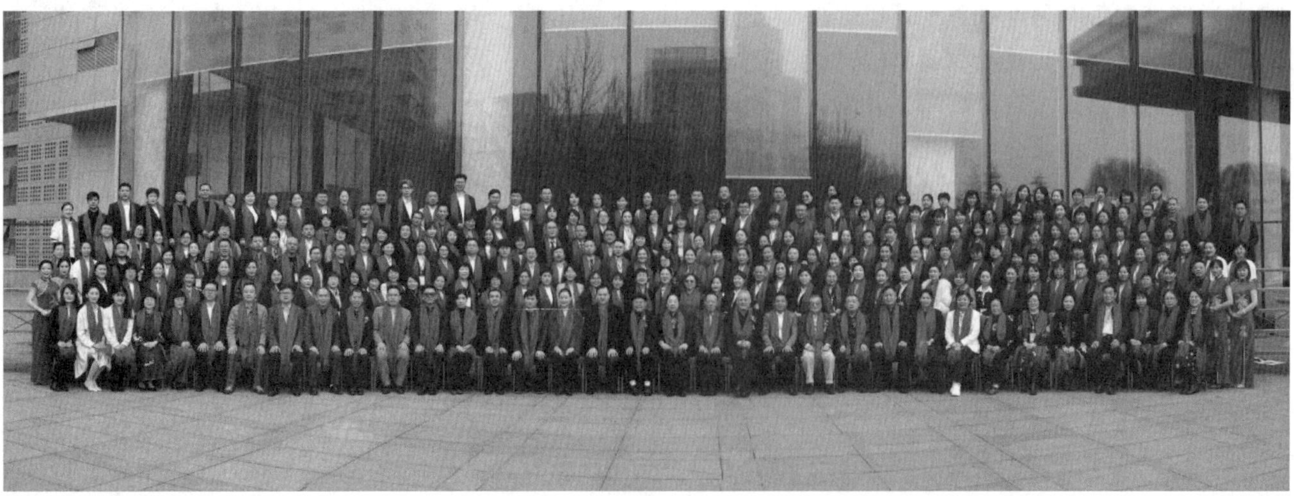

中国中药协会亚健康药物研究专业委员会2020年学术年会暨第十四届国学国医岳麓论坛在长沙圆满召开

2020年12月18—19日，由中国中药协会、中和亚健康服务中心、湖南中医药大学、湖南省中医药与中西医结合学会、湖南省炎黄文化研究会、《国医年鉴》编辑委员会联合主办，中国中药协会亚健康药物研究专业委员会、湖南省中医药与中西医结合学会治未病与亚健康专业委员会、中国亚健康产业总部基地运营管理中心、富智中和集团、湖南省炎黄文化研究会易学与国医专业委员会、湖南中医药大学中西医结合学院等单位承办的“中国中药协会亚健康药物研究专业委员会2020年学术年会暨第十四届国学国医岳麓论坛暨湖南省中医药与中西医结合学会治未病与亚健康专业委员会2020年度年会”在长沙举行，同期还举行了“第五届健康酒文化传播高峰论坛”“第二届中医药新学术流派传承与创新论坛”“首届中医新学术流派止乐流派学术研讨会”“亚健康专业调理机构标准化建设与运营研讨会”。本次会议以“守正创新、笃行致远”为主题，吸引了来自全国各地从事中医治未病、中医亚健康、中医临床、中医药产业拓展、亚健康药物产品研发等领域的近500位代表参加了会议。

12月19日上午举行了会议开幕式，中国中药协会亚健康药物研究专业委员会主任委员、中国亚健康产业总部基地运营管理中心主任朱嵘研究员主持并介绍了出席会议的领导、嘉宾，随后朱嵘主任委员总结了亚健康药物研究专业委员会近一年来取得的突出成绩，指出了不足，明确了今后的工作重点，并着重介绍了此次七个会议聚集在中国亚健康产业总部基地召开的目的和意义。

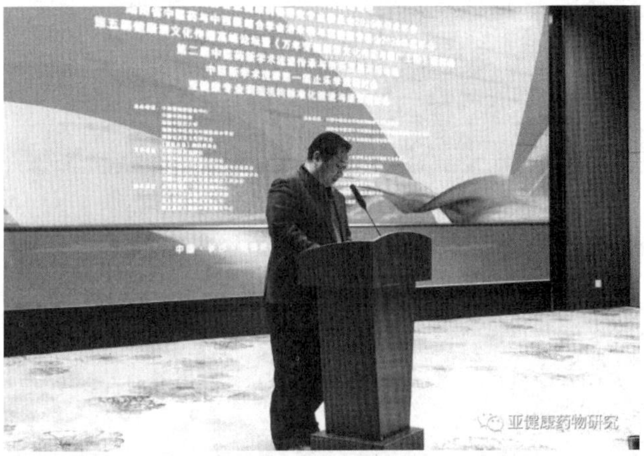

主任委员朱嵘研究员主持开幕式

中国中药协会亚健康药物研究专业委员会顾问、中和亚健康服务中心创建主任孙涛，湖南省中医药管理局医政医管处处长蔡宏坤，中国中药协会亚健康药物研究专业委员会顾问、湖南中医药大学副校长何清湖，湖南省中医药和中西医结合学会常务副会长李国忠，中和亚健康服务中心理事长、臣字门核心传承人徐荣谦教授，中和亚健康服务中心主任、止乐流派掌门人魏育林教授等领导和专家出席会议并致辞。

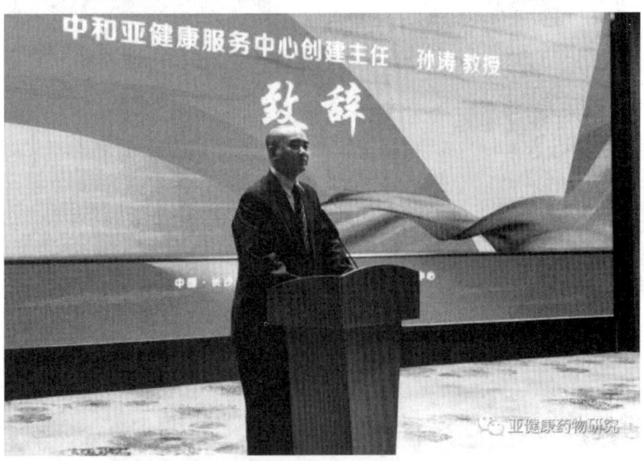

中和亚健康服务中心创建主任孙涛教授致辞

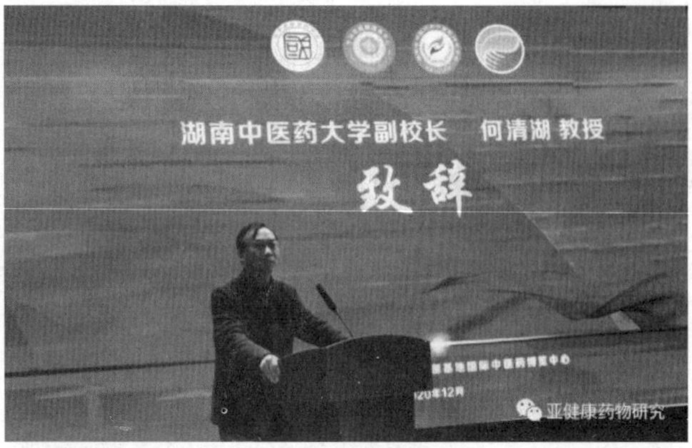

湖南中医药大学副校长何清湖教授致辞

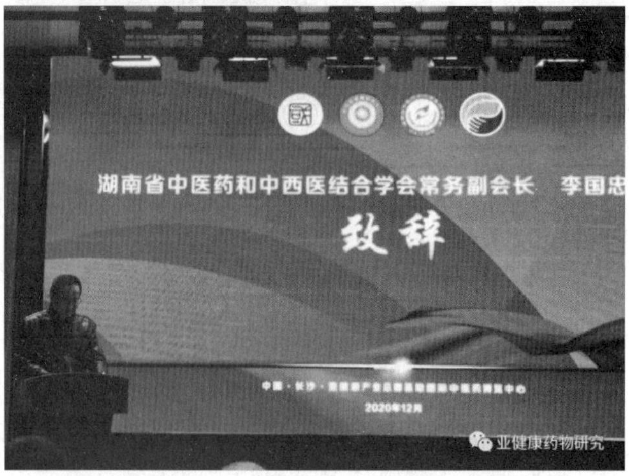

湖南省中医药和中西医结合学会常务副会长
李国忠教授致辞

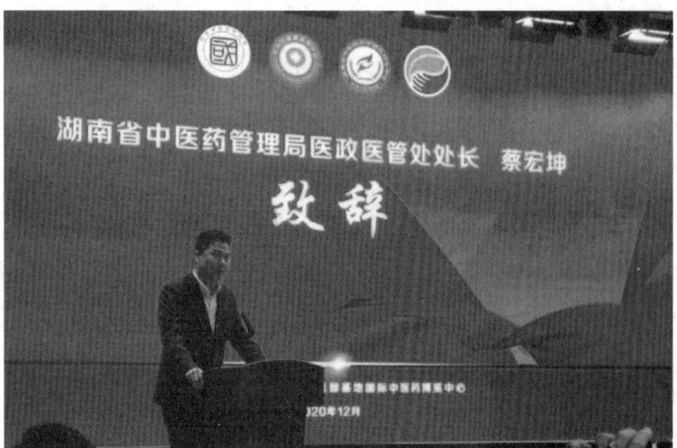

湖南省中医药管理局医政医管处处长蔡宏坤致辞

开幕式上还进行了《国医年鉴》2020卷首发仪式、“亚健康产业优品直播平台”启动仪式、“全国中医新学术流派传承与创新共同体远程教育培训中心”揭牌仪式、“止乐斋项目”启动仪式、“百项亚健康中医调理技术”入选单位授牌仪式、“亚健康专业调理机构服务水平星级评审委员会办公室”授牌仪式、“特许家族健康管理师技能等级考评中心”授牌仪式、“亚健康药物研究专业委员会常务理事单位、理事单位”授牌仪式。

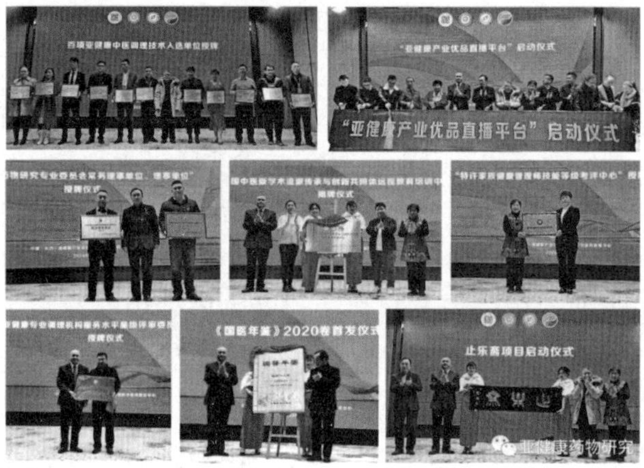

随后主论坛开始，中国中医科学院中医临床基础研究所副所长王忠教授以《亚健康药物研究现状与方向》为题，作了主题报告，阐述了大健康背景下亚健康药物的发展和产学研合作的策略与措施。湖南中医药大学人文与管理学院副院长夏新斌教授作了《中医师承及确有专长政策解析》的学术报告。贵州茅台职工医院院长张国豪教授以茅韵遵生酒作为案例阐述了《文化茅台的健康属性》。中国亚健康产业总部基地运营管理中心主任朱嵘研究员以臣字门医派、河东中医少儿推拿医派、汤氏医派和柔嘉医派为案例阐述了《全国中医新学术流派传承与创新共同体建设与运营》，各位专家围绕主题为与会者作了精彩纷呈的讲座。

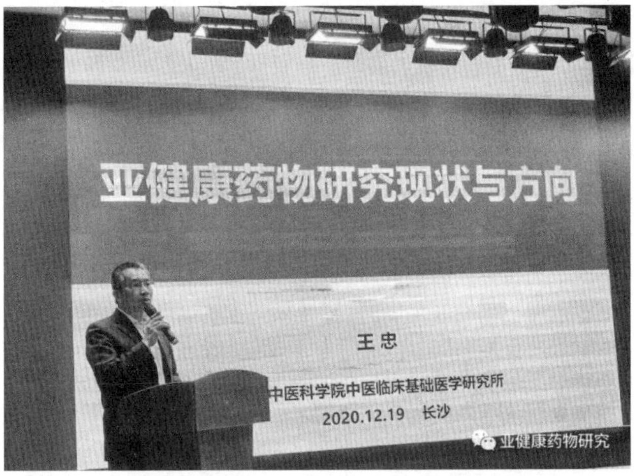

中国中医科学院中医临床基础研究所
副所长王忠教授

下午分设第十四届国学国医岳麓论坛、第二届亚健康药物研究高峰论坛暨中国中药协会亚健康药物研究专业委员会2020年学术年会、湖南省中医药和中西医结合学会治未病与亚健康专业委员会2020年度年会暨第三届中国（中部）中医治未病与亚健康高峰论坛、第二届中医新学术流派传承与创新发展论坛、第五届健康酒文化传播高峰论坛、亚健康调理机构标准化建设与运营研讨会、中医新学术流派第一届止乐学派研讨会等论坛，来自全国各领域代表学者围绕相关分论坛主题进行了展示与讲授，引起了各参会代表的极大关注，现场气氛热烈，听众均表示收获丰富。

大会的圆满召开，为促进中成药在亚健康防治方向上的应用，发展药食同源产品服务体系，帮助医院中医治未病中心、国医堂馆、社区医疗服务机构、亚健康专业调理机构、养生保健机构等单位开展特色服务项目，加强治未病与亚健康防治科普宣传，加速亚健康药物研究与服务人才的培养，促进亚健康药物研究科技成果转化，起到了重要积极的作用。

中国中医药文化发展报告（2020）

《中医文化蓝皮书：中国中医药文化发展报告（2020）》是2020年10月社会科学文献出版社出版的图书，作者是毛嘉陵。《中医文化蓝皮书（2020）》从中医药抗疫热点、教育传承、文化传播、社会医疗等方面进行了较为全面的调研和分析，认为中医药发展的总体形势看好，稳步发展，升势明显。中医药抗疫取得辉煌战果，从而获得社会的重新认知和全新评价。提出了在后抗疫时代中医药发展要开展重树文化自信、重塑医学形象、重估临床疗效、重构话语平台、重建生存环境的五大新任务。其中重点发布了“2020年中医药抗疫实况分析及其未来发展战略研究”，该报告系统地梳理了中医药参与抗疫全过程以及取得的临床疗效和社会影响力，分析了中医药抗疫成功背后的文化力量，对后抗疫时期中医药发展提出了系统的思考。本报告的出版，必将有效地促进中医药文化传播事业和中医药文化创意产业的健康发展，正确引导大众就医选择和养生文化消费，为人类健康事业的发展做出贡献。本报告的出版，必将有效地促进中医药文化传播事业和中医药文化创意产业的健康发展，正确引导大众就医选择和养生文化消费，为人类健康事业的发展做出贡献。

国医年鉴

2021

年度成果

规 范

《中医药－枸杞子》ISO国际标准发布

2020年，《中医药—枸杞子》国际标准（ISO 23193：2020 Traditional Chinese medicine–Lycium barbarum and Lycium chinense fruit）由国际标准化组织（ISO）发布。该标准制定由上海中医药大学王峥涛教授领衔，石燕红副研究员（提案人）、杨莉研究员、王瑞教授等组成的中药标准化研究团队主导，历时32个月。该标准的发布将为推动枸杞子国际标准化发展起到引领作用，提升枸杞子药材及产品的国际影响力和竞争力，助推枸杞子药材的国际贸易。

枸杞子始载于《神农本草经》，为历版《中国药典》所收载，在百姓日常生活和健康保健方面占有重要地位，具有滋补肝肾、益精明目功效。

枸杞子药材的ISO国际标准由中国、德国、加拿大、澳大利亚、美国和越南六个国家的提名专家与项目团队共同制定，研究团队遵循ISO国际标准编制规则，从种源、性状指标、理化指标、检测方法及包装、存储等方面制定标准，且根据国际市场的要求，合理规定了部分农药和重金属控制指标。

《夏季节气养生药膳指南》发布

2020年4月30日，中国药膳研究会发布团体标准《夏季节气养生药膳指南》（指南内容详见7版）。继发布春季、夏季节气养生药膳指南后，中国药膳研究会还将发布秋季、冬季节气养生药膳指南。

该指南是中国药膳研究会于2018年立项的标准项目《二十四节气养生药膳制作技术指南》的夏季部分，由广州中医药大学教授姬爱冬和中国药膳研究会副会长焦明耀牵头制定，严格按照《中国药膳研究会团体标准管理办法》规定的研制程序，经过认真、严格的文献查阅、调研、试制试食、广泛征求意见、技术审查、报批、制作实操验证等环节与程序，于日前完成了这部分内容，向社会发布，指导群众夏季养生，促进提高免疫力。

中医理论认为，节气的阴阳属性与人体相互交感，和健康息息相关。饮食是调节阴阳平衡的重要环节。《夏季节气养生药膳指南》中推荐的药膳，秉承“天人相应、因时制宜、未病先防”的中医理念和中医思维，注重体现夏季立夏、小满、芒种、夏至、小暑、大暑六个节气的传统食养特点，在药膳的配伍、食材的选择、制作烹饪程序、食用方法等方面进行技术创新，并根据南北方不同气候特征、发病病机、易感趋势进行微调，让大众更易学习和掌握。

贵州推进“定制药园”建设标准规范制定

2020年4月29日，贵州省中医药管理局组织召开“定制药园”建设标准及规范研讨会，围绕“定制药园”的建设标准、规范和中药材质量提升等展开讨论，提出以质量提升为重点研究制定建设标准及规范，并对具体规范细则提出建议，明确了“定制药园”建设方针。

贵州大学、贵州中医药大学、贵州省药品审评查验中心、贵州省分析测试研究院以及部分制药企业的中医药领域相关专家参加讨论。

（通讯员　杨婷婷）

陕西中医药局规范冬病夏治穴位贴敷技术

2020年，陕西省中医药管理局下发《关于规范冬病夏治穴位贴敷技术的通知》，规范冬病夏治穴位贴敷（“三伏贴”）技术应用管理。

通知明确，“三伏贴”主要适用于反复发作的慢性呼吸系统疾病，也可用于以反复发作、冬季加重为临床特点，中医辨证为寒证的其他疾病。严禁为追求经济效益不合理扩大应用范围及应用人群。

同时明确，开展“三伏贴”服务的机构应为具有卫生健康行政部门、中医药管理部门核准登记的中医科、中西医结合科或民族医学科诊疗科目的医疗机构，并已开展相应的中医药或民族医药服务工作。并强调非医疗机构不得开展“三伏贴”服务。

此外，“三伏贴”处方用药及穴位选择应由具有丰富临床经验的主治医师以上专业技术任职资格的中医类别执业医师拟定，并向核准其执业注册的卫生健康行政部门备案。实施“三伏贴”操作的人员应为中医类别执业医师或接受过穴位贴敷技术专业培训的卫生技术人员并进行培训、考核。

通知要求，医疗机构应建立完善“三伏贴”管理制度，规范“三伏贴”技术应用；积极开展“三伏贴”效果评价工作；合理宣传“三伏贴”适用人群、适应证、干预效果等知识，避免夸大效果。

（记者　赵 文）

中药编码系统9项标准获一等奖

2020年10月14日，国家市场监管总局（标准委）发布《关于2020年度中国标准创新贡献奖授奖的决定》，揭晓2020年中国标准创新贡献奖表彰名单，其中，两个中医药标准项目获中国标准创新贡献奖标准项目奖，包括1个一等奖。

根据名单，标准项目《中医药 中药编码系统 第1部分：中药编码规则》等9项标准获一等奖，主要由深圳市卫生健康委员会、深圳市中医院、香港浸会大学中医药学院等单位完成。标准项目《中医药 三七药材》等13项标准获三等奖，主要由昆明理工大学、文山学院（云南省文山州三七科学技术研究所）、中国中医科学院中药研究所等单位完成。

我国首批中成药治疗优势病种临床应用指南发布

我国首批中成药治疗优势病种临床应用指南发布：指导全科医师、西医师合理使用中成药。

2020年12月27日，《中成药治疗优势病种临床应用指南》标准化项目首批指南发布会在北京召开。会上发布了中成药治疗血管性痴呆、冠心病、室性早搏、小儿急性上呼吸道感染、新生儿黄疸、成人流行性感冒等优势病种14部临床应用指南。

《中成药治疗优势病种临床应用指南》是我国

首部将使用对象定位为全科医师、西医师的中成药临床应用循证实践指南，旨在指导全科医师和西医师临床合理使用中成药。

据悉，全国 561 个医疗机构的 785 名专家，历时 5 年编制首批 14 部指南。指南遵循国际循证指南研制规范，充分尊重中医药辨证施治特色，从 187688 项原始研究中纳入符合标准的1500项研究，完成 783 个系统评价 meta 分析（荟萃分析），形成了 177 条主要推荐意见，最终从 1363 个中成药中推荐了 107 个中成药。 2015 年，中国中药协会获得国家中医药管理局立项批复，承担《中成药治疗优势病种临床应用指南》标准化项目。项目计划完成 60 个优势病种临床应用指南、20 个经典名优类中成药临床应用指南和 5 个证候类中成药临床应用指南。目前，项目共设立 45 个临床应用指南课题，组织全国 1800 余家医疗机构、2000 余名中西医临床专家协同攻关。（任远）

科 研

陕西：两个治疗新冠肺炎中药制剂获批

2020 年 2 月 13 日，陕西省药品监督管理局发布通知，由陕西省中医药研究院研制的防治新冠肺炎的“益肺解毒颗粒”“清瘟护肺颗粒”药方经该局批准通过，在新冠肺炎公共卫生一级响应期间适用。

益肺解毒方是在传统名方“玉屏风散”与“银翘解毒散”基础上研制而成，也是该省防治新冠肺炎中医药治疗方案（第二版）推荐方，用于冬春季节呼吸道疾病的预防。清瘟护肺方是由中医温病经典方剂“银翘散”“玄麦甘桔汤”和名方“四君子汤”加减而成，主要针对新冠肺炎的轻症和疑似症，以及冬春季急性呼吸道感染。

陕西省药品监督管理局局长应宏锋表示，将继续加大应急审评审批力度，让更多中药制剂进入治疗行列。

山东省中医院：新冠肺炎康复期中药制剂获批

2020 年 3 月，山东省中医院 2 个新冠肺炎康复期中药制剂获得山东省药品监督管理局应急备案许可，允许疫情期间在山东省内肺炎确诊患者定点收治医院调剂使用。

新冠肺炎疫情后期，新冠肺炎患者心肺功能的恢复和心理干预将成为临床关注重点。山东省中医院积极开展中医药防治新冠肺炎的临床研究工作，在前期医疗救治病例进行分析、研判、总结的基础上，遴选出适用于新冠肺炎康复期患者治疗的常用协定方“肺维康颗粒”和“养神定志颗粒”， 分别用于治疗新冠病毒康复期肺功能受损患者和因应激过度而致焦虑、惊恐患者。（马传江 贾 静）

广西桂林市中医医院新冠肺炎制剂获备案

2020 年 3 月，广西壮族自治区桂林市中医医院研发的 3 个新冠肺炎中药制剂已获该自治区药监局备案，可用于临床。

为做好新冠肺炎防疫工作，自治区食品药品监督管理局开通了疫情期间制剂备案的快速简易通道。桂林市中医医院积极组织专家团队拟定研发了4个方剂。其中，用于初期治疗的麻薏化湿方、中期治疗的麻石清热方及恢复期使用的芪君益气方3个方剂获得备案，目前已投入临床使用。中国中医药报（詹金容 通讯员游 燕）

云南省中医医院2项研究获省科技进步奖

2020年云南省人民政府公布《关于2019年度科学技术奖励的决定》，云南省中医医院万春平博士团队完成的“治疗难治性免疫相关疾病传统医药研发技术体系的构建及应用”及王华宁主任医师团队完成的“云南名老中医脾胃病学术思想的传承与创新”成果均荣获云南省科技进步奖三等奖。

“治疗难治性免疫相关疾病传统医药研发技术体系的构建及应用”围绕特色中医药（黄芪及复方制剂、温阳散寒除湿方、昆明山海棠、青蒿）、民族医药（傣药黑良冲剂、地胆草、两头毛、马利筋）防治肿瘤和自身免疫性疾病的物质基础、疗效及效应机制等关键问题开展科技攻关，结合现代科学技术，从组织、细胞、分子、基因等水平，解析特色中医药（民族医药）防治重大难治性疾病功效的现代科学内涵，促进特色中医药（民族医药）传承与创新发展。

“云南名老中医脾胃病学术思想的传承与创新”围绕龙祖宏教授学术思想在防治脾胃病中的疑难病和常见多发病等关键问题，提炼出龙祖宏教授“培脾土，护中焦，以平为期，以和为贵；调脾胃，畅气机，以通为要”的学术思想，丰富了防治疑难脾胃病理论。创立了溃结康方、扶正养肝方、调胃消痞方等。同时构建了6个优势病种的诊疗方案和临床路径，已推广至多家医院。

著作·论著

2020年版《中国药典》发布

2020年版《中华人民共和国药典》（以下简称《中国药典》）经第十一届药典委员会执行委员会全体会议审议通过，正式发布，自2020年12月30日起实施。

2020年版《中国药典》新增品种319种，修订3177种，不再收载10种，品种调整合并4种，共收载品种5911种。一部中药收载2711种，其中新增117种、修订452种。二部化学药收载2712种，其中新增117种、修订2387种。三部生物制品收载153种，其中新增20种、修订126种；新增生物制品通则2个、总论4个。四部收载通用技术要求361个，其中制剂通则38个（修订35个）、检测方法及其他通则281个(新增35个、修订51个)、指导原则42个（新增12个、修订12个）；药用辅料收载335种，其中新增65种、修订212种。

2020年版《中国药典》的颁布实施，将有利于整体提升我国药品标准水平，进一步保障公众用药安全，推动医药产业结构调整，促进我国医药产品走向国际，实现由制药大国向制药强国的跨越。

《新冠肺炎中医诊疗与研究》出版

2020年由中国科学院院士仝小林主编的《新冠肺炎中医诊疗与研究》一书由科学出版社出版。汇聚武汉一线抗疫经验。

该书包括新冠肺炎概论、中医对新冠肺炎的认识、中医证候研究、中医分期治疗、相关中医方药研究、中医预防研究、名医认识、中医防疫进展等内容，以期为中西医临床医师、医学生以及对新冠肺炎感兴趣的科研工作者提供参考和借鉴。

仝小林院士带领团队在武汉实地考察获得大量一手资料，对新冠肺炎的中医病名、病因、病机、分期、转归以及应对策略有了深刻的认识，针对疾病不同分期总结了主要证候表现，确定了相应治则治法，并制定了中医通治方及分期辨证处方。在此基础上撰写了《新冠肺炎中医诊疗与研究》一书。

中国工程院院士王永炎表示，该书为中医药学对疫病科研提供了新契机，也为迎接中医药防控疫病的新阶段创造了条件。

国医大师薛伯寿表示，该书章节层次分明，论据客观真实，论述清晰充分，理法方药齐备。该书摘录了各地名老中医对此次疫情的分析，对医务人员临床实践、学习甚至科研有很大参考价值。

“中华优秀传统文化传承发展工程”支持项目之一《全国中小学中医药文化知识读本》发行

2020年，中国中医药出版社召开《全国中小学中医药文化知识读本》（以下简称《读本》）出版项目发行推广工作线上会议，《读本》入选中宣部“中华优秀传统文化传承发展工程”支持项目，新书已于6月出版，目前已有30个省份签约该书的发行代理。

《读本》是“中华优秀传统文化传承发展工程”8个入选项目中，唯一一个与中医药文化传播普及有关的出版项目，由国医大师孙光荣，中国工程院院士、国医大师王琦担任主编，中国工程院院士、中国中医科学院名誉院长王永炎，中国工程院院士张伯礼等人担任专家指导委员会委员。

《读本》侧重传播中医药文化，而非专业知识。博大精深的中医药文化不单单是医学知识，还蕴涵深厚的传统文化和哲学思想。在中小学阶段开展中医药文化知识教育，并不是为了给学生灌输医学知识、培养“小郎中”，而是从小培养其健康生活的理念，并通过学生们把中医药的科学价值与精神传递给每一户家庭，建议家长和学生一起学习，共同进步，提高家庭乃至整个社会的健康素养。同时，对于增强青少年的民族自信心和自豪感也有很深远的意义。

本套《读本》分小学版和中学版两个版本，分别设上册和下册，共4册，每册18学时。在内容表现形式上，充分考虑到中小学生的年龄特点和阅读习惯，小学生读本注重故事的趣味性，知识点偏于直观、感性。中学生读本更注重知识的系统性，为能力培养奠定基础，另外，中学生更强调主动学习，适当增加了思考性内容。书中配有大量插图，以求图文并茂，生动活泼，增加趣味性、可读性。

面对2020年初突如其来的新冠肺炎疫情，中医药在抗击疫情中的优异表现和突出贡献，彰显了中医药的智慧和力量，展现了中医药健康文化的魅力。《读本》的出版，可以让更多青少年了解中医药、走近中医药，感受中国优秀传统文化，增强青少年的文化自觉和文化自信。

艾叶百科系列丛书英文版出版

2020年，由广东省深圳宝安纯中医治疗医院药学部学科带头人梅全喜教授主编的《艾叶百科系列丛书》（英文版）出版发行。

丛书包括《艾叶实用百方》（英文版）《蕲艾灸治百病》（英文版）和《艾蒿食疗百味》（英文版）三册，从不同侧面介绍艾叶的药用、灸用和食用情况。

为更好地传播中医药科普知识，让中医药惠及全世界人民，人民卫生出版社将该丛书翻译成英文版向海外发行。其解读艾叶的人文历史、养生疗疾、文化交流等，从多层面、多视角为读者呈现中医药的博大精深和丰富内涵。

《中国中药资源大典－中药材系列》丛书完成编纂

2020年9月19日，《中国中药资源大典一中药材系列》编撰出版会议暨《新编中国药材学》新书发布会在京举行。

会上，《中国中药资源大典一中药材系列》总主编、中国中医科学院院长黄璐琦院士介绍了丛书编撰过程。作为2017年度国家出版基金资助项目，该图书的编撰出版对于开展中药材品质研究与评价，确保中药材质量稳定，推进中药材学科发展以及中药材产业的健康发展具有积极意义。

《新编中国药材学》新书发布和赠书仪式随后举行。该书为《中国中药资源大典一中药材系列》的重要组成部分，由500多位中药领域资深专家在系统梳理第四次全国中药资源普查成果的基础上历时3年编撰而成，于9月中旬正式出版。本次会议由中国健康传媒集团主办，中国医药科技出版社承办。（王青云）

我国中药发展史上第一部道地药材标准汇编：《道地药材标准汇编》新书发布

2020年10月16日，在第51届全国药材药品交易会开幕式上，由中国中医科学院院长黄璐琦院士带领，中国中医科学院中药资源中心组织全国数十所科研、教学、监管、企业等单位共同起草的《道地药材标准汇编》在会上举办发布仪式，这也是我国中药发展史上第一部道地药材标准汇编。

“道地”思想形成源头始于秦汉时期成书、现存最早的药学专著《神农本草经》，是指历史悠久、产地适宜、品种优良、炮制考究、疗效突出、带有地域性特点的药材。道地药材与地域密不可分，产地不同药效差异很大。因此，历代医家通过长期的实践与总结，逐步形成了固定产地的意识，即用“道地”思想来控制药材的品质。

中药材品质优劣直接关系到临床疗效。近年来随着中医药事业的不断发展，中药材的需求量大幅度增加，野生资源难以满足临床所需，多数道地药材逐步转为人工种养。目前道地药材存在资源无序开发、生产不规范、传统技术传承不足等情况，影响中医药持续健康发展。因此，急需开展道地药材的传承与保护，而标准化是其中的关键。

道地药材标准的制定突出的是“临床长期应用优选”，该系列标准的编制采取黄璐琦所提出的“三代本草”“百年历史”遴选原则，在系统梳理历代本草、医籍、方志等文献资料的基础上进行了严谨的本草考证，并综合考虑品种选育、农业技术发展、可操作性，兼顾当前生产实际等因素，与时俱进，文献考证与实地调查相结合，对道地药材的来源、植物形态、历史沿革、道地产区及生境特征、质量特征等都做了详细的要求。首次将历代推崇且延续至今仍为临床所认可的150多种道地药材以标准的形式予以规范。2019年8月，该系列标准通过中华中医药学会审查，正式发布实施，并以汇编的形式出版。

“在全国中医药大会召开和《中共中央国务院关于促进中医药传承创新发展的意见》发布一周年之际，《道地药材标准汇编》出版发行是推动‘建立道地药材生产技术标准体系、等级评价制度’的重要举措，践行了‘传承精华、守正创新’，将进一步推动道地药材的传承与保护，为促进中医药产业的发展做出重要贡献。”道地药材相关专家表示。

工业和信息化部消费品工业司一级巡视员吴海东、工业和信息化部消费品工业司副司长毛俊锋、全国农业技术推广服务中心副主任王戈等国家部委有关领导，江西省副省长孙菊生等江西省各部门、各市县领导，黄璐琦院士等人出席发布仪式，来自全国中药资源领域专家学者及中药相关企业300余人参加发布仪式。

合作交流

中伊两国专家交流新冠肺炎治疗方案

2020年3月11日，世界针灸学会联合会专家与伊朗卫生部专家进行第二次中医药治疗新冠肺炎中国-伊朗专家组视频会议，交流新冠肺炎治疗方案及患者用药。

会上，双方专家以一名伊朗病例为例，分析其舌象、症状并结合肺部CT结果讨论其病情及治疗方案。中方专家介绍了清肺排毒汤、藿香正气软胶囊、金花清感颗粒、连花清瘟胶囊等中药在新冠肺炎不同阶段治疗中的作用和效果，对新冠肺炎患者的针灸穴位及适应症状，及健康人群预防新冠肺炎的食疗方案。

伊朗专家表示，希望借鉴中国的经验，在伊朗更多、更早地开展传统医药治疗方法。世界针灸学会联合会会长刘保延表示，今后将定期继续与伊朗专家举行视频会议，并通过这种方式，帮助更多国家了解中医诊疗方案，进行视频会诊和病例追踪。

3月4日，双方曾进行第一次视频会议，世界针联邀请国家中医药管理局医疗救治专家组组长、中国科学院院士仝小林向伊方介绍中国抗疫经验和中医诊疗方案。（杨宇洋）

多家医疗机构签约全国新冠肺炎康复门诊协作网络

中国中医药报讯（记者胡 梦 通讯员万凌翔）2020年3月24日上午，武汉科技大学附属天佑医院、武汉市武昌医院、武汉市第七医院以及武汉市徐家棚街社区卫生服务中心、水果湖社区卫生服务中心和中华路社区卫生服务中心签约全国新冠肺炎康复门诊协作网络。“此次签约的医疗机构来自于武昌区的不同区域，属于不同层级，他们的加入是跨区域跨层级的医疗机构组合的新尝试，将通过多种中西医结合手段，多层级促进新冠肺炎患者的全面康复。”国家中医医疗救治专家组组长、中国科学院院士仝小林表示。

3月19日，在仝小林的推动下，湖北省中医院向业内发布倡议书，拟成立全国新冠肺炎康复协作网络，希望更多的单位加入，共同探求新冠肺炎发展、转归的科学研究，共同促进新冠肺炎患者全面康复。3月20日，黄石市中医医院成为湖北地区第一家加入全国新冠肺炎康复门诊协作网络的医院。目前已经得到北京、上海、广州等多家医疗机构和科研单位响应。

目前，湖北省中医院、黄石市中医医院、孝感市中医院、鄂州市中医医院、黄冈市中医医院均已成立新冠肺炎康复门诊，采用多学科诊疗模式，发挥中医药诊疗和干预特色，取得了一定成效。

四川与非洲四国分享中医抗疫经验

2020年4月10日，四川省外事办公室、省卫生健康委员会、省中医药管理局组织省内相关专家同科特迪瓦、乍得、刚果（金）、刚果（布）四国医疗卫生官员和专家举行视频会议，交流应对新冠肺炎疫情经验。

四川省外事办公室副主任张涛介绍了四川省当前疫情防控形势，并希望借助会议分享交流抗疫的经验与做法。我国驻科特迪瓦大使万黎对省委外办、省卫生健康委、省中医药管理局联合组织专家举行视频会议提供抗疫指导表示感谢。他认为，此次会议不仅有助于非洲四国有效抗击疫情，同时也将促进四川与这些国家在卫生以及其他领域开展交流合作。

会上，四川专家们就四川省疫情防控、新冠肺炎诊断和临床治疗、中医参与抗疫三大主题向四国毫无保留地介绍了经验和做法，并一一详细解答了与会各国官员和学者提出的有关疫情综合防控、病毒检测、密切接触人群追踪、院感防控、临床用药建议、确诊病例收治及治愈出院流程等多个问题。

乍得卫生部副总司长哈密特表示，视频会议非常及时，乍得将快速行动起来，对一线医务人员开展培训，加强全国卫生防疫工作。

四川省第二中医医院呼吸科负责人、四川省新冠肺炎医疗救治专家组成员余德海从中医的角度，针对非洲气候环境、人口等因素就如何防治新冠肺炎提出建议，鼓励外国专家因地制宜制定防控救治方案，早日战胜疫情。

四川省外事办公室、省卫生健康委、省中医药局相关处室负责人，省疾病预防控制中心、四川大学华西医院等专家，我国驻非洲四国大使及各国相关卫生防疫部门及专家等40余人在线参会。

（王传中）

湖南向土耳其介绍中医防治新冠

2020年4月10日，中国与土耳其关于新冠肺炎防治专家视频交流会在湖南省卫生健康委举行，土耳其卫生部副部长埃米奈·阿尔普·梅谢通过视频表示感谢。

4月6日，应土耳其卫生部请求，中国驻土耳其大使馆与湖南沟通，希望能够开展医疗专家视频交流会，向土耳其介绍中国新冠肺炎感染病患具体治疗手段并分享疫情防控工作经验。

交流会上，中南大学湘雅医院呼吸与危重症科教授胡成平、湖南中医药大学第二附属医院主任医师游柏稳等8位专家与土方专家就新冠肺炎诊断、不同分型患者的医疗救治、联合用药的安全性有效性、中医药发挥的作用、医务人员自身防护、隔离措施等多个问题交流了做法与经验。

“中医药治疗成果如何呢？”对于中医药发挥的作用，埃米奈·阿尔普·梅谢重点进行了提问。

“中医中药治疗属于个性化治疗。”游柏稳指出，本次疫情中，采用中药汤剂清肺排毒汤和西药同时使用，发现中药汤剂在预防轻型、普通型向重型和危重型发展有一定效果。

经过2个多小时密切交流，埃米奈·阿尔普·梅谢表示，土耳其一直高度关注着中国疫情和为抗疫所付出的努力，此次的交流会“让我们收获了很多，接下来面对疫情也充满了信心。”（胡卫）

山东济南将规划建设中医药国际交流中心

山东省济南市第十七届人民代表大会第二次会议上透露，今年济南将加快市中心医院东院区、市中医医院东院区等项目建设，积极争创国家儿童区域医疗中心、传染病区域医疗中心。全面推行现代医院管理制度，加快分级诊疗体系建设，38家基层医疗机构达到社区医院建设标准。

此外，济南市还将积极推进中医药传承发展，办好第三届世界中医药科技大会，规划建设中医药国际交流中心，加快“扁鹊小镇”建设，新建国医大师（名中医）、中医学术流派传承工作室10个。关注“一老一小”，积极推进适老化改造，建设各类养老服务设施221处，支持社会力量兴办普惠托育机构，提供就近便捷托育服务。（王树伟 王楚齐 梁金凤）

国医年鉴

2021

特色医案

马华治疗顽固型银屑病案例 1 则

山西省马华名中医工作室　李荣荣 马华 郝子 马天成

吾师马华系山西医科大学第二医院中医科主任医师、教授、山西省名中医，硕士生导师，培养研究生四十余名，山西省首批名老中医学术经验继承指导老师，山西省卫健委获准成立“山西省名中医马华工作室”。从事中医临床四十余年，擅长运用活血化瘀法，治疗各种疑难杂症等病症，经验丰富，注重调护脾胃，用药轻灵，处方精炼，疗效显著。笔者有幸侍诊，亲见吾师治疗顽固型银屑病1例，疗效颇好，现介绍如下。

银屑病古代称为“白疕”“白疕风”“干癣”“顽癣”等，主要表现为鳞屑性斑块，伴有皮肤干燥、瘙痒等自觉症状。[1] 目前西医认为本病可能与遗传、感染、免疫异常、内分泌因素等有关，具体病因尚未明确，其治疗主要采用维A酸、免疫抑制剂以及生物制剂等，但不良反应较大，远期疗效不稳定，治标不治本。[2-3]中医治疗本病具有自己独特的认识与疗法，古今各大医家均认为本病与风邪、血热、血毒、血瘀、血燥等因素有关，治疗亦是从血论治为主。[4-5]

1. 典型案例

刘某，男，52岁，2019年7月17日初诊。银屑病二十余年，加重2～3天。患者20年前无明显原因出现散在的红疹、伴瘙痒，未重视，自行涂抹红霉素软膏类药物治疗，症状缓解。后皮疹泛发全身，就诊于当地医院，诊断为“银屑病”，给予外用激素类药膏，稍有好转。期间症状反复发作，甚至越发严重，遂辗转多家医院治疗，效果均不满意。现症见：形体肥胖，头皮、四肢可见成片红斑丘疹，表面覆盖较厚的银白色鳞屑，胸腹部、背部可见少量散在的鲜红色丘疹点，瘙痒难忍，刮除鳞屑后可见点状出血，纳、眠可，大便干，日1次，舌暗红苔黄，脉数有力。否认使用任何药物治疗，由于之前使用西药治疗效果不佳，对其有抵触心理。曾患急性早幼粒细胞白血病（M3）两年，经治疗各项指标均正常，已经停药半年，仍定期复查。西医诊断：寻常型银屑病。中医诊断：白疕（热毒血瘀型）。治则以疏风透疹、凉血活血为主。药用：荆芥12克，防风10克，当归、赤芍、麦冬、紫草、桃仁各20克，元参、生地、生薏仁各30克，丹皮15克，炒栀子10克，蝉衣、乌梢蛇、白鲜皮、黄芩各15克，陈皮12克，甘草10克。14剂，每日1剂，水煎服，早晚分服。

7月31日二诊：头部、四肢鳞屑稍有减少，胸腹部出现大量鲜红色丘疹点，瘙痒可忍，二便调，舌暗红苔黄，脉弦。继服上方14剂，麦冬、丹皮、乌梢蛇改为30克。

8月14日三诊：头部、四肢鳞屑明显减少，现胸腹部已有结痂现象，轻度瘙痒，二便调，舌暗红苔厚，脉弦。上方加苦参、鸡血藤各15克，14剂。

9月9日四诊：头部皮肤如常，下肢仅见皮肤色素沉着、皮损增厚，胸腹部及背部可见浅色疹印，舌红苔白，脉弦。上方去紫草、黄芩，加石膏30克，苍术、白茅根、川牛膝、怀牛膝各15克，继续服用21剂。

10月9日五诊：皮损肤色已恢复正常，舌淡红苔薄白，脉弦。治宜滋阴润燥、养血活血。上方去荆芥、防风，继服用6剂巩固疗效。随访1月未复发。

按语：该病属于热毒血瘀型银屑病。患者形体肥胖，加之病程日久，导致热盛聚毒，侵入血分，耗伤阴血及津液，熬血成瘀；此时又因饮食不节或外邪侵袭于表，内不能疏泄，外不能透达，蕴于血分，郁于肌肤；复因毒热内蕴，生风生燥，皮肤失于润养，致使本病久病难愈，反复发作。《素问·至真要大论》[6]曰："病有盛衰，治有缓急"，正如"急则治其标，缓则治其本"。方中荆芥、防风、蝉衣疏风解表、透疹止痒，火郁发之，使长久稽留体内之热毒从表透发而出，急于缓解患者当前痛苦烦恼之"标"；当归、乌梢蛇祛风通络、养血活血化瘀； 生地、元参、丹皮、赤芍、紫草、白茅根清热凉血解毒，正如叶天士所说，"入血就恐耗血动血，直须凉血散血"[7]；白鲜皮、炒栀子清热除湿，陈皮、生薏仁健脾除湿，外得透达，内得凉血活血，病渐向愈。二诊在服药后，患者体内久郁之热毒透发而从表出，故在原来基础上加大清热凉血、活血通络之效。三诊加苦参清热燥湿，同时能抑制银屑病患者角质形成细胞的过度增殖[8]；鸡血藤补血活血通络，加强四肢气血运行。四诊患者病情得到完全改善，此时治其"本"，加以石膏、白茅根清热生津，苍术燥湿健脾；川、怀牛膝，引药下行，活血化瘀通络，使其下肢气血运行通畅，皮肤得以润养。五诊患者病情处于恢复期，此时应以滋阴润燥、养血活血为主，清除体内余热之毒瘀，改善机体内环境，从根本上解决本病的发病原因。

2. 体会

银屑病是一种常见的原因不明的红斑、鳞屑性皮肤病，其发生、发展和转归均与心理因素有密切关联，因此它又是一种心理生理疾病（或称心身性疾病）。由于不同个体在不同环境条件下以及处于疾病的不同阶段，其心理反应有不同的表现，特别是反复发作，严重危害众多患者的身心健康[9-10]。因此，马华教授认为精神情绪与银屑病有密切关系，其既可诱使银屑病发病，亦可导致已有的银屑病加重，所以减轻患者精神压力为治疗成功的关键之一，故平常生活中患者应注意自己情绪的调节，保持情绪舒畅。同时患者应注意饮食清淡，忌食辛辣肥厚及生发之物，禁烟酒；注意个人卫生，以免诱发本病；保证大便通畅，以防体内滞而生热；增强自身体质，减少本病的复发。

参考文献

[1]唐桦，冯浩，廖阳英，李蓝，肖伟荣.水通道蛋白 3 在银屑病皮损中的表达及意义[J].临床医药实践，2018，27（04）：259-261.

[2]吴佳佳，武忠.寻常型银屑病的治疗研究概况[J].中医临床研究，2018，10（21）：66-69.

[3]贾爱云.中药熏蒸联合治疗银屑病的临床观察及护理[J].临床医药实践，2010，19（16）：1111-1112.

[4]吕莉，陈敬.银屑病治疗的研究进展[J].河北医药，2017，39（23）：3643-3647.

[5]张晓彤，高云逸，宋坪.寻常型银屑病中医辨证特点概况及思考[J].中医杂志，2019，60（20）：1732-1736.

[6]（清）张志聪著.黄帝内经素问集注[M].王宏利，吕凌校注.北京：中国中医药出版社，2014：302.

[7]黄志英.叶天士医学全书·温热论[M].北京：中国中医药出版社，1997：125.

[8]Kim J，Krueger JG. The immunopathogenesis of psoriasis[J].Dermatol Clin，2015，33（1）：13-23.

[9]蔡贺，李素娟.62 例银屑病患者的心理护理体会[J].临床医药实践，2009，18（27）：716-717.

[10]赵辨.临床皮肤病学[M].南京：江苏科学技术出版社，2010：1008-1025.

河北名医杨光福先生特色医案

杨初 郭爱慧 仲晓峰 安洪泽整理 杨光福审阅

杨光福教授是河北省首届名中医暨白求恩式好医生，保定市十大终身著名名中医，临证经验颇丰，现将杨老师调治癌症的经验和思路概总之，供同道参阅。

肺癌

杨光福教授首倡三元平衡学说，提出“人之三元，衡调则健，失衡则危，失调则乱。”认为“三元失衡，百病由生；三元渐衰，百病滋生”。癌症当属正虚邪实、邪盛正衰；基本治则是扶正祛邪，攻补兼施；治实当顾虚，补虚勿忘实。癌症中晚期患者以气血亏虚、阴阳两虚为特征。癌症发病机理与三元（元阴、元阳、元神）平衡失调紊乱衰竭相关，杨光福教授首倡调理三元为辨病辨证调治肿瘤的基本原则。在精心研究分析癌瘤证治的古今名方基础上，汲取众家之长，拟定癌症辨病辨证调治系列配方——肺癌抑瘤基本方（制黄芪、桑白皮、地骨皮、仙鹤草、公英根、白桦茸、白英、猫爪草、浙贝母、百部、前胡、白前、红豆杉、忧遁草）并随证加减调治。按克计量，每日1剂，水煎服。30天为一疗程，停药3~5天继服下一个疗程。或选加肺癌参蛭慈姑控癌方（西洋参、水蛭、山慈姑、紫河车、龟甲胶、鳖甲胶、胆南星、肉苁蓉、皂角刺、姜半夏）。上药按克计量，均为提取物，冲服或装空心胶囊备用。该方案适宜术前、术后、放疗后、化疗后患者，取得较好疗效。

1.热毒痰瘀型

多见于早中期肺癌，体质尚壮的患者，多表现为咳嗽、咯痰或无痰或痰中带血、胸闷、气促等肺系症状，尚无明显消瘦、乏力等全身表现，舌质红或绛，脉象弦而有力。

治宜：清肺化痰、活血化瘀、软坚散结、解毒抗癌为主。

选方：肺癌抑瘤1号（基本方加黄芩、黄连各10克，生栀子15克，重楼10克）。另加服肺癌参蛭慈姑控癌方调治。

2.气阴两虚型

多见于中晚期肺癌，除肺系症状外，患者出现消瘦、乏力、低热等全身症状，舌质红、干少苔，脉象弦细。

治宜：益气养阴、软坚散结、扶正抗癌。

选方：肺癌抑瘤2号（基本方加太子参、沙参各10克，麦冬15克，五味子10克，百合15克，橘皮12克）。另加服肺癌参蛭慈姑控癌方调治。

3.阴阳两虚型

晚期肺癌，尤其是放化疗后，患者消瘦、乏力、低热、浮肿、怕冷，舌质暗绛、舌苔白腻或黄腻，脉象弦细无力。

治宜：平调阴阳、软坚散结、扶正抗癌。

选方：肺癌抑瘤3号（基本方加方肺癌抑瘤1号加西洋参、石斛各10克，麦冬15克，肉桂10克，干姜12克，细辛6克，炒苏子10克）。另加服肺癌参蛭慈姑控癌方调治。

4.元神紊乱型

患肺癌后失眠多梦，烦闷不安，忧心忡忡，思虑过度，惶惶不可终日，舌淡苔白，脉弦数。

治宜：抑瘤散结，健肾补脑，调整神明。

选方：肺癌抑瘤4号（基本方加肉桂10克，干姜12克，熟地、山茱萸各10克，山药、茯神各15克，远志12克，酸枣仁30克，缬草10克）。另加服肺癌参蛭慈姑控癌方调治。

5.放化疗后消化道反应

放化疗后，表现为严重的恶心、呕吐、食欲下降甚至厌食、腹胀等，舌质暗绛、舌苔厚腻，脉弱。

治宜：抑瘤益胃、化湿健脾，助消化。

选方：肺癌抑瘤5号（基本方加陈皮15克，乌药12克，预知子、木香各10克，砂仁12克，焦三仙15克，焦槟榔10克。另加服肺癌参蛭慈姑控癌方调治。

6.放化疗后骨髓抑制

多见于放疗后及化疗后，多表现为程度不等的白细胞减少、贫血、血小板减少。

治宜：抑瘤扶正，补阴助阳，益气补血。

选方：肺癌抑瘤6号（基本方加仙鹤草、花生衣各30克，地锦草、淫羊藿、巴戟天各15克，鹿角胶5克烊化）。另加肺癌参蛭慈姑控癌方调治。

7.放疗后肺损伤

患者气促、气短，痰多，乏力，心悸，舌质暗绛、舌苔厚腻，脉象弦涩。

治宜：抑瘤益气养阴、化瘀豁痰利肺。

选方：肺癌抑瘤7号（基本方加太子参、刺五加各15克，远志12克，天竺黄10克，红景天、石斛、沙参、茯神各15克），另加肺癌参蛭慈姑控癌方调治。

8.颅脑转移

肺癌颅脑转移头痛、头晕、呕吐、复视、共济失调，甚至可能出现偏瘫、失语等局灶性神经缺损症状和体征。

治宜：抑瘤扶正，利水散结。

选方：肺癌抑瘤8号（基本方加全蝎、土鳖虫各6克，僵蚕15克，蜈蚣2克，蟋蟀5克，天麻12克，白蒺藜10克，藁本15克，延胡索12克）。另加肺癌参蛭慈姑控癌方调治。

9.肝内转移

肺癌出现身黄、目黄、小便黄，肝区胀痛不适，舌质淡黯、舌苔白厚腻，脉象沉细。

治宜：抑瘤扶正，软坚散结。

选方：肺癌抑瘤9号（基本方加郁金15克，醋香附12克，柴胡10克，三棱、莪术各12克，制黄精30克，当归10克），加服参蛭慈姑控癌方调治。

10.骨转移

某处或多处剧烈骨痛、身痛，活动不利，舌质淡黯、舌苔厚腻，脉弦细无力。

治宜：抑瘤补肾，涤痰散结，化瘀止痛。

选方：肺癌抑瘤10号（基本方加骨碎补10克，透骨草15克，追骨风、乌骨藤各10克，鸡骨草15克，补骨脂10克）。另加服肺癌参蛭慈姑控癌方调治。

结语：原发性支气管肺癌，发病率之高，令人担忧；生存率之低，令人叹息；治疗之难，令人不容乐观；中西医结合调治，尤有一线生机。

肾癌

（一）辨证治疗

在精心研究分析癌瘤证治的古今名方基础上，汲取众家之长，拟定创立癌症辨病辨证调治系列配方，拟肾癌抑瘤方（黄芪60克，仙鹤草、桑白皮、马鞭草各30克，冬葵子15克，白桦茸30克，忧遁草、半枝莲各15克，红豆杉皮12克，皂角刺10克，重楼6克，猫爪草12克，夏枯草15克）并随证加减调治。每日1剂，水煎服。30天为一疗程，停药3~5天继服下一个疗程。或选加肾癌参蛭慈姑控癌方（西洋参20克，山慈姑、三七粉各15克，肉苁蓉10克，青黛、苦参各10克，灵芝孢子粉、水蛭、鳖甲胶、蟋蟀各5克）。均研细末，冲服或装空心胶囊服用。该方案并适宜术前、术后、放疗后、化疗后患者，取得较好疗效。

1.湿热蕴毒型

主证：腰痛，坠胀不适，尿血，发低热，身体困倦疲乏，饮食不佳，腰腹部肿块，舌苔白腻中黄、舌体胖，脉滑数。

治则：清热利湿，抑瘤解毒。

选方：肾癌抑瘤方合八正散、小蓟饮子加减。病情稳定后选用肾癌参蛭慈姑控癌方长期坚持服用。

2.阴虚内热型

主证：小便短赤带血，潮热盗汗，口燥咽干，腰膝酸软，腰痛腹部肿块，舌质红，脉细数。

治则：抑瘤养阴，清热凉血。

选方：肾癌抑瘤方合知柏地黄丸加减。病情稳定后选用肾癌参蛭慈姑控癌方长期坚持服用。

3.血虚失荣型

主证：头晕目眩，神疲乏力，心悸怔忡，面色苍白或萎黄，唇甲不荣，舌质淡、苔白，脉弱。

治则：扶正抑瘤，补血养血。

选方：肾癌抑瘤方合四物汤加减。病情稳定后选用肾癌参蛭慈姑控癌方长期坚持服用。

4.阳虚内寒型

主证：神倦喜卧，形寒肢冷，腰膝冷痛，便溏，溲清，舌质淡胖、有齿痕、苔白，脉沉迟。

治则：扶正抑瘤，温阳祛寒。

选方：肾癌抑瘤方合右归丸加减。病情稳定后选用肾癌参蛭慈姑控癌方长期坚持服用。

5.气血两虚型

主证：少气语低，乏力倦怠，面唇不华，舌淡、苔白，脉细弱。

治则：扶正抑瘤，双补气血。

选方：肾癌抑瘤方合八珍汤加减。病情稳定后选用肾癌参蛭慈姑控癌方长期坚持服用。

6.阴阳两虚型

主证：神情萎靡，畏寒肢冷，或潮热出汗，五心烦热，舌淡或红苔白，脉细迟或数。

治则：扶正抑瘤，调补阴阳。

选方：肾癌抑瘤方合左、右归丸加减。病情稳定后选用肾癌参蛭慈姑控癌方长期坚持服用。

7.瘀血聚滞型

主证：病变部位疼痛，痛有定处，或有瘀点肿块，或致发热，面色黧黑，肌肤甲错，舌质紫暗，或有瘀斑，脉涩或弦。

治则：扶正抑瘤，活血化瘀。

选方：肾癌抑瘤方合少府逐瘀汤加减调治。病情稳定后选用肾癌参蛭慈姑控癌方长期坚持服用。

8.元神紊乱型

主证：患癌后失眠多梦，烦闷不安，忧心忡忡，思虑过度，惶惶不可终日，舌淡苔白，脉弦数。

治则：抑瘤散结，健肾补脑，调整神明。

选方：肾癌抑瘤方合金匮肾气丸、补心丹加减调治。或选加肾癌参蛭慈姑控癌方均为提取物，冲服或装空心胶囊服用。

（二）预防及预后

1.预防肾癌首先应不吸烟或尽早戒烟。其次，水是最好的预防“药物”，多饮水可以降低毒素的有效浓度，减少患肾癌的概率。

2.饮食和环境因素等也和肾癌发生有关。要少吃高脂肪、高热量食物，坚持运动，控制体重，避免肥胖、高血压。多吃香蕉、胡萝卜以及甜菜等果蔬可以明显降低患癌风险。

3.患有肾囊肿等肾脏疾病应积极治疗，防止疾病的进一步发展，早日恢复健康。

4.避免放射线侵害，慎用激素。

5.养成良好的卫生习惯，不食用霉变腐烂腌制食品。宜用清淡饮食，适当进食鱼、鸡蛋及少量动物瘦肉。

6.解热镇痛剂，如非那西汀等药物应在医生的指导下使用。

7.经常参加体育锻炼，增强身体素质，增加机体免疫力。

8.治愈率为肾癌Ⅰ、Ⅱ、Ⅲ、Ⅳ期患者治疗后5年生存率分别可达到92%、86%、64%、23%。

以上方药剂量为克。

河北中医韩健新特色医案

曹东义

韩健新中医师，生于中医世家，自幼受祖训，所以热爱岐黄医术，从少年时开始跟长辈学习中医药经典，经刻苦努力学习，熟练掌握了医疗技能，曾任村赤脚医生，后到乡卫生院工作期间，跟李浩、李友蕊、李英凯、荣淑圣名医专家学习，后参军，做卫生员，复员后在内丘县中医院从事中医临床工作，任科主任，其间三年自学完成了河北中医学院中医全科教材的学习，专业水平取得了系统性地提高。于2009年退休，至今在内丘杏林中医堂坐诊。2016年，拜河北省中医药科学院副院长曹东义教授为师，通过这五年来跟师又重新学习了中医经典《黄帝内经》《伤寒论》等中医基础理论，又有了新的提高，在师父的精心培育下，受益匪浅！时至今日，从事中医药工作58年，擅长：胸痹、慢性肠胃病、腰腿疼痛、月经不调、痛经、带下、男女不孕不育及各种慢性病；特别是虚劳病，配合针灸，取得了较好疗效，受到广大患者的认可和好评！社会任职：世中联一技之长专业委员会理事，中华传统中医药学会副监事长，内丘县老科协理事，内丘县扁鹊医博天中医药研究院副院长。

现介绍特色医案如下：

案例一：

元某，女，95岁，2020年11月份初诊于石家庄市乐仁堂曹东义教授传承工作室。患者自述：我是经过抗日战争和解放战争，曾经加参辽沈战役、淮海战役、平津战役以及抗美援朝，在部队任军医，至1958年荣转石市五棉医院，现已离休。在那战乱年代受尽艰难困苦，积累了一身毛病，近年来主要是眼睑浮肿、下肢足踝关节和膝关节疼痛，影响行走，肠胃不好常烧心，睡眠不足，多方医治没效果。刻诊：查双眼睑及双足踝关节浮肿，舌质红、苔薄白，脉沉。

诊断：心肝肾阴虚，脾肾阳虚，劳损，虚劳症。

治法：扶正祛邪培元，滋阴补肾，温阳健脾，活血化瘀，益气养血安神。

处方：党参30克，白术20克，茯苓20克，炙甘草15克，黄芪30克，熟地30克，山药20克，泽泻20克，山茱萸30克，制黑附子10克，桂枝15克，川续断20克，木瓜15克，川牛膝20克，羌活10克，独活10克，当归15克，川芎15克，枸杞子30克，桑椹子30克，龙眼肉30克，百合20克，黄精30克，车前子30克，猪苓10克。7剂，每日一剂，水煎取汁400毫升，分早晚温服。

复诊：自述，浮肿明显好转。

刻诊：舌质红、苔薄，脉沉。继用原方7剂，用法同前。连续十诊，期间据实况随时加减用药，已恢复健康。

小结，此患者是积劳成疾，经多方医治无效，原因是没有求中医辨证施治，通常是西医药治疗，造成久病致虚，久虚致劳的后果。所以通过四诊八纲合参，辨证施治，扶正祛邪固本培元，调养心脾肝肾，收到了理想的结果，患者及家属十分满意！

案例二：

裴某，女，31岁，患者于2020年12月1日就诊。自述：四肢不温，经期少腹疼，有块色黑，后背凉，大便黏，胃有时不适，睡眠尚可，下肢酸胀。刻诊：面色黄白，舌质淡红，苔滑腻，脉沉细。

诊断：脾胃肾阳虚，宫寒，气血两虚。

治法：温阳健脾利湿，益气养血安神。

处方：东参10克，白术20克，茯苓15克，炙甘草10克，炙黄芪30克，熟地20克，酒当归15克，川芎15克，赤芍10克，醋延胡索10克，制黑附子10克，桂枝15克，小茴香10克，醋香附10克，枸杞子30克，桑椹子30克，龙眼肉30克，百合20克，黄精30克。7剂，每日一剂，水煎取汁600毫升，分早中晚温服。

复诊：患者自诉，明显好转。

刻诊：面色红润，舌质红、苔均、脉沉。继用原方加女贞子20克，大枣30克（切开）。用法同前。

三诊：自诉，一切良好基本正常。嘱其继用7剂，巩固效果。

小结：通过四诊合参辨证，患者属脾胃肾阳虚，故用十全大补汤加减，固本扶正祛邪，温经化瘀，调养气血安神，收到良好效果。

案例三：

蔡某，男，56岁，初诊于2020年12月2日。

自述：眼睑浮肿，血糖15点多，性功能减退，尿频起沫有臭味，口苦干，听不清楚，稍有耳鸣，大便稀。刻诊：舌质红暗、苔干厚，脉沉细。诊断：脾胃肾阳虚，肝肾阴虚。

治法：温阳健脾，滋阴补肾。

处方：党参30克，白术20克，茯苓20克，炙甘草10克，生地30克，熟地30克，山茱萸30克，山药20克，巴戟天30克，益智仁30克，覆盆子15克，枸杞子30克，黄精30克，黄芪30克，淫羊藿 20 克，菟丝子 30 克，女贞子 30 克，牡蛎 20 克，知母 15 克，麦冬 10 克，玄参 20 克，肉桂 10 克，车前子 30 克。7 剂，每日一剂，水煎取汁 600 毫升，分早中晚温服。

复诊：自诉：眼睑及尿频明显好转，尿起沫臭味没有了，血糖下降 4 点多，其他也有好转。刻诊：舌质红、苔均，脉沉。继用原方 7 剂，用法同前。

三诊：自诉：基本正常。嘱其继用原方 7 剂，加中成药五味治肝片巩固效果。

小结：患者常饮酒过量、吸烟，生活无规律，使肝脾胃肾受损，积累湿热，经中医四诊合参，辨证施治，故用温脾利湿，滋肝补肾治疗法则，收到理想效果。

案例四：

秦某，女，58 岁，于 2021 年 2 月 23 日由人推荐前来就诊。自述：淋巴手术后遗症，失眠、头晕，大便秘结，两胁胀痛，耳鸣，神疲体倦，食欲不振，烦躁。刻诊：面黄肌瘦，无神，言语低沉，舌质淡红、苔白腻，脉沉细弱。

诊断：气滞血瘀，心肝肾阴虚，虚劳症。

治法：十全大补汤合血府逐瘀汤加减。

处方：东参 10 克，白术 30 克，茯苓 20 克，炙甘草 15 克，熟地黄 30 克，当归 15 克，川芎 20 克，赤芍 15 克，红花 10 克，桃仁 10 克，丹参 15 克，鸡血藤 20 克，黄芪 30 克，延胡索 10 克，薤白 30 克，木香 15 克，山药 20 克，山楂 20 克，肉桂 10 克，建曲 15 克，陈皮 15 克，枸杞子 30 克，桑椹子 30 克，龙眼肉 30 克，女贞子 30 克，大枣 10 枚，切开夜交藤 30 克，合欢花 20 克，远志 10 克，麦冬 10 克，百合 30 克。10 剂，每日一剂，水煎取汁 600 毫升，分早中晚温服。

复诊：自诉，睡眠，两胁胀痛，食欲明显好转。刻诊：舌质红，苔薄脉沉细。故效方不变，继用原方 10 剂。用法同前。

三诊：自诉食欲正常，两胁不疼了，睡眠良好，感觉有精神了。嘱其继服 10 剂停药。

小结：患者由于术后没有得到认真正确调养，气血虚损，久病致虚，久虚致劳。通过中医四诊合参，辨证论治，虚则治其本，扶正固本，培元祛邪，平衡阴阳，益气养血安神，效药组方，效如桴鼓。

案例五：

孙某，男，74 岁，经多方医治无效，经人推荐于 2020 年 12 月 25 日前来就诊。自述：胸闷气短，动则加重，烦躁不安，失眠，夜间出虚汗，头晕，心律失常，小便不利，大便头干，食欲不振。刻诊：舌质红暗、苔少，脉沉迟涩、间歇。

诊断：心肾阴阳两虚，胸痹证。

治法：瓜蒌半夏薤白汤合六味地黄安神补心汤加减。

处方：全瓜蒌 20 克，半夏 10 克，薤白 30 克，陈皮 15 克，当归 15 克，川芎 15 克，赤芍 10 克，熟地黄 20 克，山药 15 克，茯苓 15 克，百合 20 克，黄精 20 克，夜交藤 15 克，合欢花 15 克，枸杞子 30 克，山茱萸 30 克，龙眼肉 30 克，麦冬 10 克，玄参 10 克，龙齿 10 克，远志 10 克，丹参 10 克，太子参 10 克，浮小麦 15 克，大枣 10 枚，切开甘草 10 克。10 剂，每日一剂，水煎取汁 600 毫升，分早中晚温服。

复诊：自诉，烦躁出虚汗，睡眠明显减轻。刻诊：舌质红、苔薄，脉沉，继用效方不变，加焦三仙各 15 克。用法同前。

三诊：自诉，胸痹症状消失，有了食欲。嘱其继用原方 10 剂后停药。

小结：西诊冠心病，常服西药治疗，导致患者心供严重不足，心阳虚气滞血瘀，形成胸痹，久而久之阴阳气血两虚致虚劳，烦躁不安失眠出虚汗。中医通过四诊合参，辨证论治，故用瓜蒌半夏薤白汤升阳化瘀通痹，固本培元，扶正祛邪，平衡阴阳，调和气血，养心安神，使患者得到正确治疗，取得了显著的疗效。

案例六：

韩某，男，64 岁，患者是中国人民解放军北空退休师级干部。经人推荐于 2021 年1月 4 日前来就诊。自述：在职时由工作应酬导致下肢足踝关节浮肿，尿蛋白 3 个加号，还有尿潜血，在北京、上海大医院多方治疗无明显改变。大医院只给利尿药及其他一些西药，一停药浮肿就更重，尿起沫有味。刻诊：查下肢及足踝关节、脚面浮肿发硬，一按就是一个坑，体格检查还可以，舌质红暗、苔厚腻，脉沉。

诊断：心脾肾阳虚，肝肾阴虚，虚劳症。

治法：温阳健脾利湿，滋阴补肾，活血化瘀，清热解毒。

处方：人参10克，制黑附子10克，桂枝15克，山茱萸30克，生地黄30克，山药30克，茯苓30克，巴戟天20克，益智仁15克，覆盆子15克，车前子20克，枸杞子30克，菟丝子20克，女贞子30克，白茅根30克，金钱草15克，知母10克，芡实15克，牡蛎15克，当归10克，川芎15克，赤芍10克，丹参10克，牛蒡根30克，甘草10克。15剂，每日一剂，水煎取汁600毫升，分早中晚温服。

复诊：来自北京的电话，自诉：浮肿明显减退，腿有劲了，感觉良好。尊患者要求，继服原方15剂，煎好快递寄去。

三诊：还是电话约诊，自诉：浮肿已消失，尿蛋白和潜血都没有了，他又去上海了，年关回北京，由于疫情期间断了服药，有所症状反弹，4月份又亲自来诊。经查：患者要求再用原效方取30剂。医嘱戒烟、戒酒、好好休息，进行治疗中不要再应酬了。经治疗现已基本上恢复正常。

小结：多年来对这样的患者治愈多例，共同病因是工作应酬多，过度疲劳致心脾肾阳虚，肝肾阴虚，气血瘀滞，阴阳气血亏损，久病致虚，久虚致劳。故通过温阳滋阴，活血化瘀，益养气血，培元固本，扶正祛邪，平衡阴阳，达到阴平阳秘，正气内存，方取得满意效果。

案例七：

陈某，男，62岁，于2020年12月2日就诊，自述：胸闷气短（心脏已支架），动则气沉加重，心慌眼昏头晕，腿沉无力。刻诊：舌质红、苔厚腻，脉涩有间歇。

诊断：胸痹证

治法，温阳健脾，活血逐瘀，通阳开窍。

处方：人参10克，制黑附子10克，瓜蒌15克，半夏10克，赤芍15克，薤白20克，丹参15克，当归15克，川芎20克，红花10克，陈皮15克，木香15克，山楂20克，香附15克，延胡索10克，枸杞子30克，龙眼肉30克，合欢花20克，郁金10克，麦冬10克，远志10克，节菖蒲10克，甘草10克。10剂，每日一剂，水煎取600毫升，分早中晚温服。

复诊：自诉：胸闷气短，心慌明显减轻，不能干重活，腿有劲了。刻诊：舌质红、苔薄腻，脉沉间歇。继用原方加菟丝子15克，山茱萸30克，肉桂10克。10剂，服用方法同前。

三诊：自诉：能干活了。嘱其注意劳逸结合，不要强烈运动。继用原方10剂，用法同前。

四诊：自诉：基本正常了。嘱其继用效方10剂，巩固效果，注意保养。

案例八：

苏某，女，45岁，于2020年10月3日就诊，自述：自生双胞胎（剖宫产）后身体一直发胖，已十几年了，（体重200斤），大便秘结3～4天甚至一周一次，经常失眠，胸闷心悸，月经失调，经多方医治无效，很痛苦。刻诊：面色暗淡无光，舌质红暗、苔白厚腻，脉沉细弱。

诊断：元气亏损，阴阳气血亏虚，虚劳症。

治法：调和阴阳，活血逐瘀，温阳滋阴，益气养血，固本扶正。

处方：东参10克，白术20克，茯苓20克，甘草10克，熟地黄20克，赤芍15克，当归15克，川芎15克，木香15克，枳壳15克，山楂30克，火麻仁20克，大黄20克，荷叶20克（后下），红花10克，桃仁15克，合欢花20克，夜交藤20克，车前子20克，决明子20克，肉桂10克。10剂，每日一剂，水煎取汁600毫升，分早中晚温服。

复诊：主诉：大便通了，睡眠好转，身体感觉轻松了。刻诊：舌质红、苔白腻，脉沉细。继用上方10剂，用法同前。

三诊：自诉：体重减了6斤。刻诊：面色有光泽了，舌质红、苔白薄腻，脉沉细。继用原方10剂，用法同前。

四诊：主诉：体重又减5斤，心情好多了。刻诊，舌红苔薄腻，继用原方10剂，用法同前。

五、六、七、八、九、十诊，自诉：共减肥30多斤，现在160多斤，面色红润有光泽，还在继续调理，总而言之效果很好！

小结，本人是因双胞胎剖宫产后没有很好的调理，久而致虚，久虚致劳，阴阳气血虚损，元气受损没有补。通过中医四诊合参，辨证论治，故用扶正固本，调和阴阳，益养气血，活血逐瘀生新，温阳健脾，利湿通便，排毒消脂，达到减肥的目的。平衡阴阳，滋阴补肾，温阳健脾，取得了可喜的成果。

河北中医马京雪特色医案

曹东义

案一：任某某，女，60岁，已婚，石家庄市人，2019年9月3日初诊。主诉：颈背部不适感，既往冠心病、颈椎病、脑血栓史。刻诊：左脉弱，左关尺沉弱，右尺脉弱，右关弦。

炙甘草5克，葛根40克，桂枝15克，川芎10克，当归10克，熟地黄30克，制首乌20克，鹿角霜15克，半夏10克，五味子10克（捣）。7剂，水煎服。

案二：陈某，男，40岁，石家庄市人，2019年9月3日初诊。主诉：头痛数天，前额、眉骨、后头及颈项严重，平时有偏头痛史。刻诊：左脉涩，左关虚大，舌胖大、质淡。

柴胡15克，黄芩15克，半夏15克，人参5克，炙甘草5克，葛根40克，桂枝10克，川芎30克，仙鹤草50克。7剂，水煎服。

针灸：左侧太冲、昆仑、太阳透率谷，右侧支沟，针后头痛立减。

9月11日二诊，药后症状减轻，近两日服药有所间断，症状加重，伴恶心感，右脉弦大。

柴胡15克，黄芩15克，姜半夏15克，人参5克，炙甘草5克，葛根40克，桂枝10克，川芎30克，代赭石15克，白芍30克。7剂，水煎服。

针灸：左侧太冲，大陵，太阳透率谷。右侧昆仑，足三里，足临泣。

案三：张某某，女，70岁，2019年9月10日初诊。主诉：咽痒，咳嗽，口干，口鼻喷火感。刻诊：左脉虚，右脉沉，舌暗、苔黄。既往乳腺手术。

桑叶10克，蝉蜕10克，枇杷叶10克，百合10克，百部10克，南五味子（捣）5克，怀牛膝10克，黄精10克，甘草5克，当归20克，干姜5克。3剂。

案四：患儿石某，女，三岁半，石家庄市人，2020年1月4日初诊。主诉：发热，伴咳嗽，黄鼻涕，黄痰一天。一天前无明显原因出现发热，最高体温40℃，实验室检查甲型流感弱阳性，WBC13.5*10^{9}/L，中性粒细胞85.6%。刻诊：眼睑红，舌红，脉紧数，皮肤干燥灼热。患儿自发病来，精神不佳，饮食尚可，饮水不多，大便正常，小便稍黄。刻诊：风热外感。此证属于仲景之阳明病，然而皮肤干燥灼热是太阳余邪未除。治法：疏风清热。

葛根20克，白茅根10克，板蓝根10克，芦根10克，柴胡15克，黄芩10克，麻黄5克，生甘草3克，红花3克。3剂，水煎服。

患儿病情较重，故仿仲景桂枝汤用法而用药。嘱其家属，一剂药水煎分两次服用，每次间隔一到两个小时，一剂药服后患儿发热不退，再水煎一剂，分为数次服，患儿想喝水之时，即给予患儿服药，直至热退。服药后第二天患儿家属反馈发热已退，精神佳，诸症好转。嘱其家属把剩下的一剂药水煎，分两次服用。

麻黄细辛附子汤治疗肺系病验案三则

重庆市垫江县中医院呼吸与危重症医学科 廖成荣 刘桥龄 程序

麻黄细辛附子汤出自《伤寒论》第301条，原方由麻黄二两（去节）、细辛二两、附子一枚（炮，去皮，破八片）组成。具有温阳发汗，表里双解之效[1]。笔者认为，方中三药麻黄能升发阳气，细辛能通达阳气，附子能温补阳气，均具有"阳"的属性，故对于阳气虚损或阴寒内盛的各类肺系疾病，均可辨证选用，收效显著。现将麻黄细辛附子汤临证验案三则整理如下。

体虚恶风案

江某，女，32岁，工人，2020年6月18日初诊。主诉：身体怕风两年。患者四肢素来畏风怕冷，尚能耐受。两年前，因生产后四肢畏风怕冷更为明显，发生时如风穿透皮肤进入体内一般，刺激感颇强，严重时感觉风进入四肢关节，影响活动，伴性格急躁，口腔异味，舌质淡、舌苔薄白，脉细弦。

辨证：产后气血不足，卫外不固，兼肝失疏泄。

治法：益气养血，调和营卫，兼疏肝理气。

主方：玉屏风散合黄芪桂枝五物汤合四逆散。

处方：黄芪30克，炒白术18克，防风9克，桂枝10克，白芍15克，赤芍15克，生姜10克（自备），炙甘草6克，大枣20克，桑枝30克，夜交藤30克，威灵仙12克，鸡血藤30克，柴胡15克，枳壳12克，藿香12克，佩兰15克。7剂，水煎服。

2020年6月26日二诊：服药后症状改善不明显，仍畏风怕冷，尤其是关节怕冷明显，目前天气温度升高，仍需要用护膝以避免受凉，仍有口气异味，晨起咽喉自觉有痰感，从未出现"上火"征象，不易汗出，舌质淡，舌苔薄白，脉细。

辨证：阳气不足，卫外不固，经络关节失养。

治法：温阳气，护卫表。

主方：麻黄附子细辛汤合玉屏风散合四逆散合桂枝汤合佛手散。

处方：

柴胡15克，白芍30克，枳壳12克，甘草6克，黄芪30克，生白术18克，防风15克，藿香12克，佩兰15克，麻黄6克，附片6克（先煎），细辛4克，桂枝10克，川芎9克，当归15克，威灵仙12克，陈皮12克。7剂，水煎服。

2020年7月5日三诊：服药后周身清爽，原来从未提及的沉重感消失，且畏风怕冷改善，已能取下护膝，口气异味消失，舌脉同前。

辨证：药中病机，虽有改善，但病之根基未除。

处方：于前方去藿香，加通草6克，继服7剂。后继续以麻黄附子细辛汤、玉屏风散、四逆散、桂枝汤、佛手散等合方调治1月余而愈。

2021年6月12日随访，停药至今，畏寒怕冷等诸症未复发。

按语：本例患者年过四七，本应"四七筋骨坚，发长极，身体壮盛"，但是患者素来阳气不足，故而四肢素来畏风怕冷，产后气血耗伤，不足之象更加突显，故而症状明显加重。基于"肺在体合皮，其华在毛"的认识，治疗上，拟益气养血，调和营卫，固表御风之法，选用玉屏风散益气固表，黄芪桂枝五物汤益气通阳行痹，因患者素来性格急躁，故必须舒调肝气，避免肝气不舒而助郁火，故而合用四逆散疏肝理气；因存在四肢关节活动受限，故而选用夜交藤、鸡血藤养血活血通络；威灵仙、桑枝祛风湿，通经络，利关节；并用藿香、佩兰芳香化浊除臭。按理标本兼顾，理应收效明显，但是复诊却告知毫无寸效，因而再次回顾本案，除主证外，抓住从未出现"上火"征象及舌脉，断定存在阳气不足，故而调整思路，在初诊主方基础上选用麻黄细辛附子汤温通表里，同时用佛手散补血活血，用陈皮燥湿祛痰。三诊时反馈疗效显著，已超过预期，故而继续于此调整治疗，终获痊愈。笔者体会到，应用麻黄细辛附子汤治疗体虚恶风时，三药用量不能大，否则容易出现“壮火食气”之象。

慢性咳嗽案

刘某，女，42岁，公务员，2020年11月16日初诊。主诉：间断咳嗽五月。五月前，患者因气候变化出现咳嗽，咽痒则咳，受风受凉亦咳，未引起重视，间断延续3月而就诊，完善血常规、胸部CT、肺功能、胃镜等检查，未能明确病因，拟予对症治疗，效果不显。刻诊：素来畏寒，不耐风吹，咽痒则咳嗽，夜间明显，偶有咳出少量黏痰，咳嗽剧烈则遗尿，伴神疲乏力，懒言少动，大便偏干，小便清长，舌质淡黯，舌苔白腻，脉沉。既往有子宫肌瘤病史。

中医诊断：咳嗽。

辨证：肺阳虚弱，宣降失常，风克咽喉。

治法：温肺阳，畅宣降，利咽喉。

主方：麻黄细辛附子汤合三虫饮合止痉散。

处方：黄芪30克，麻黄9克，附片9克（先煎），细辛6克，全蝎6克，蜈蚣1条，蝉蜕9克，僵蚕9克，地龙12克，炒白术18克，防风9克，杏仁15克，火麻仁30克，桔梗9克，甘草6克。5剂，水煎服。

2020年11月22日二诊：服药后咳嗽次数大为减少，未在出现咳嗽遗尿，仍畏寒，不耐风吹，经前脊背发凉，腰酸，痛经，经量多，舌质淡，舌苔薄白，脉沉细。调整为麻黄细辛附子汤合玉屏风散合桂枝茯苓丸以巩固。处方：

黄芪30克，炒白术18克，防风9克，麻黄6克，附片12克（先煎），细辛6克，杏仁15克，桂枝3克，茯苓18克，牡丹皮9克，赤芍9克，桃仁12克，鹿角霜30克，甘草6克。7剂，水煎服。

1个月后随访，药后咳嗽痊愈，且行经1次，经前脊背发凉缓解，痛经减轻，后坚持中药调理子宫肌瘤。

按语：慢性咳嗽原因颇多，治疗效果不尽人意，笔者针对慢性咳嗽久治不愈者，常常借鉴洪广祥国医大师经验，从“治肺不远温”角度论治，多能取效。本例患者咳嗽五个月，而细究其症，一派“寒”象，又基于“肺主宣发肃降，肺与大肠相表里”的认识，故而选用具有“阳”的属性的麻黄细辛附子汤温补阳气，同时用三虫饮（蝉蜕、僵蚕、地龙）解痉祛风止咳，用止痉散搜风通络止咳；此外还用杏仁开宣肺气，火麻仁润肠通便，桔梗、甘草清利咽喉。方药对症，5剂即获良效。但毕竟阳气未复，基本病机未变，故而调整为麻黄细辛附子汤、玉屏风散、桂枝茯苓丸合方治疗而愈。

慢性鼻炎案

章某，男，30岁，工人，2018年2月6日初诊。主诉：鼻塞伴清水样鼻涕一年。一年前，患者在极寒天气下因汽车出现问题，下车用力推车，期间吸入冷空气，随后出现鼻塞流清水样鼻涕，不能自止，后迁延至今已一年，期间曾在多家医院就诊，诊断为“慢性鼻炎、鼻中隔偏曲、鼻甲肥大”，然治疗乏效。刻诊：夜间鼻塞，侧卧侧鼻子鼻塞严重，白天受风受凉则清水样鼻涕不断涌出，舌质淡，舌苔薄白，脉沉。

中医诊断：鼻室。

辨证：寒邪直中，肺窍失宣。

治法：散寒温阳，宣通鼻窍。

主方：麻黄细辛附子汤合玉屏风散合桂枝汤。

处方：麻黄9克，附片6克（先煎），细辛9克，黄芪30克，生白术18克，防风15克，桂枝10克，白芍10克，生姜9克（自备），甘草6克，大枣15克，辛夷9克（包煎），苏梗15克。5剂，水煎服。

2018年2月21日二诊：服药后未在出现清水样鼻涕，鼻塞也缓解，但是鼻腔出现黄鼻涕，舌质淡、舌苔薄白，脉沉。

主方：苍耳子散合麻黄细辛附子汤；

处方：石菖蒲15克，路路通12克，野菊花20克，蒲公英30克，苍耳子10克，辛夷10克（包煎），白芷12克，薄荷6克（后下），麻黄4克，附片6克（先煎），细辛6克，紫苏梗15克。5剂，水煎服。

2018年2月26日三诊：服药后症状大为改善，

现整体症状缓解约80%，已经无流清水样鼻涕及鼻塞感，为巩固疗效而复诊。询问得知大便偏干，2～4日一行，舌质淡、边有齿痕、舌苔薄白，脉弦细。

主方：苍耳子散合麻黄细辛附子汤。

处方：苍耳子10克，辛夷10克（包煎），白芷12克，薄荷9克（后下），麻黄3克，附片6克（先煎），细辛6克，石菖蒲15克，路路通12克，野菊花15克，蒲公英30克，生白术20克，杏仁12克，蔓荆子18克，苏梗12克。7剂，水煎服。

2019年1月15日、2020年2月26日两次随访，均告知药后未再复发。

按语：中医认识到，肺在窍为鼻，在液为涕，故而正气虚弱，感受寒邪，邪留鼻窍而为病。本例患者，因鼻塞、清水样鼻涕就诊，而其表现却为一派寒象，故而拟定散寒温阳，宣通鼻窍之法，选用麻黄细辛附子汤温通阳气，祛寒外出；选用玉屏风散益气固表祛风；桂枝汤调和营卫而和阴阳；同时加辛夷通鼻窍，苏梗理气机。药后症状即有所缓解，而“阳”不足的一面仍然存在，故而继续选用麻黄细辛附子汤温通阳气，苍耳子散疏散风邪，芳香开窍；因局部有化热之势，故而加蒲公英、野菊花清解余热，此外，因药物通鼻窍之力有限，故而加石菖蒲、路路通通鼻窍，苏梗理气机。后以此为基础，调整而愈。

参考文献

[1]王庆国.伤寒论选读[M].北京：中国中医药出版社，2016：200-201.

圈疗配合内服中药治疗癌症案例

沧州市孟村县中医院　刘敬章

卵巢癌复发案例。卵巢肿瘤有良性和恶性之分，良性肿瘤一般预后良好，恶性肿瘤则预后较差，卵巢癌是发生于卵巢表面体腔上皮和其下方卵巢间质的恶性肿瘤，是妇科的常见肿瘤，占妇科肿瘤的第3位，其发病率为5~7/10万妇女人口，并且有逐渐上升的趋势，卵巢癌可以发生于任何年龄，以20~50岁最为常见，致死率仅次于宫颈癌，而居第二位。由于卵巢癌早期无症状，又缺乏较好的早期诊断和鉴别的方法，一旦发现时多已属于晚期病变，因此，时至今日，卵巢癌5年生存率在20%~30%之间徘徊，为妇科肿瘤中威胁最大的疾患，严重威胁着广大妇女的身心健康。

“河洛回生系统涂药圈疗新法”，简称圈疗，是著名的民间中医刘俊岑先生，苦心钻研数十年，不断学习、总结前人经验，在临床实践中独辟蹊径，发明的治疗肿瘤和疑难顽症的特色疗法——中草药药物内病外治方法，达到通瘀提毒，扶正祛邪的目的，使人体阴阳平衡，气血调和，气机通畅，脏腑功能和合有序。刘老先生发明圈疗数十年，行医足迹遍及陕西、山东、北京、香港等20多个省市以及泰国、新加坡等国家和地区，治愈患者无数，享誉海内外，凭借其精湛的医术，高尚的医德，被广大患者尊称为“神圈刘”“癌瘤克星”。我院中医肿瘤科自从学习引进圈疗技术以来，治疗多例癌症患者，其中包括肺癌、肝癌、乳腺癌、结肠癌、恶性淋巴瘤、卵巢癌及肝硬化腹水、肾病、癌前病变等，都取得了很好的疗效，得到了人民大众的广泛认可，现报告案例，一位年仅29岁，多次复发的卵巢癌患者的治疗体会。

患者马某，女性，29岁，已婚，育有一男一女两个孩子，沧州市孟村县人。于2015年6月患卵巢恶性肿瘤，在沧州市中心医院肿瘤外科做手术切除，并做化疗6个疗程，好转后出院，期间未给予口服中药治疗。至2016年9月，定期检查发现病灶复发，再次住院手术，继续做化疗7个疗程后出院，仍然没有给其口服中药治疗。至2017年10月回到市中心医院复查CT显示：肿瘤再次复发，建议再次住院行手术治疗，被患者自己拒绝。马某称：

“如此反复手术，反复化疗，我的身体很快就支撑不住了”。遂经朋友介绍，来到我院中医肿瘤科咨询圈疗技术的来龙去脉，然后果断决定尝试中医药圈疗技术治疗，配合内服我院自拟的“软坚散结抗癌汤”。刻诊：患者体型肥胖，面色青黑，焦虑无助状，言语无力，少气懒言，纳差乏力，少腹肿块，腹大如怀孕状，腹胀痛，口苦、口干不欲饮，大便秘结、小便浊赤，失眠多梦，困倦乏力，舌紫黯红、舌苔黄厚腻，脉弦细滑、双尺沉；证属痰瘀互阻，湿热困脾；治以清热利湿，健脾化浊，活血祛瘀为主；拟五苓散合小柴胡汤合少腹逐瘀汤加减治疗；药用：柴胡15克，黄芩12克，清半夏、党参各15克，茯苓30克，桂枝12克，白术、猪苓、丹皮、赤芍、川芎、当归、元胡各15克，丹参、桃仁各20克，红花6克，三棱20克，莪术15克，夏枯草30克，土茯苓、半枝莲、白花蛇舌草、薏苡仁各30克，厚朴、枳实各15克，莱菔子20克，绞股蓝30克，土元10克，焦三仙各12克，莱菔子20克。水煎服，每日一次。配合五行香灸和热敷中药包等综合治疗。第二天上午查房，患者诉：没想到圈疗这个外用的技术，效果竟然这么快，大便很痛快地解了两次，都是黏滞的黑便，腹部胀痛好了很多，只是皮肤出现了一些轻度瘙痒，微红，并有温热感，告诉她这是正常的皮肤排病反应，不要担心。叮嘱其不要吃寒凉油腻辛辣刺激的东西，多喝温热水。至第七日，均可每日大便一次，尿量增加，腹胀腹痛明显好转，睡眠亦有改善，说话开始有了精神，患者全家表示十分满意。检查：腹部变软，轻压痛，舌质渐转明亮、苔薄黄腻，脉细滑、双尺沉。遵循“大病要有大药医” “合方治疑难”的复法大方之意，调整内服中药处方如下：柴胡15克，黄芩6克，清半夏15克，党参20克，茯苓30克，桂枝15克，附子6克，先煎一小时；白术、猪苓、赤芍、川芎各15克，当归、丹参各20克，桃仁15克，红花10克，三棱、莪术各15克，夏枯草30克，生地黄、熟地黄各20克，山萸肉30克，山药20克，丹皮12克，泽泻、厚朴、枳实各15克，莱菔子20克，焦三仙各15克，土茯苓、半枝莲、白花蛇舌草各30克，生甘草10克。水煎服，日一剂。配合圈疗技术继续治疗。半月后，患者精神大为改观，腹部胀痛不著，腹软，轻压痛，纳大增，二便通畅，睡眠安好，心情大悦，上楼下楼都非常有力气。嘱其继续中药加减内服，配合圈疗、五行香灸和中药热敷包联合治疗6个疗程（三个月）后重新回到市中心医院肿瘤外科复查时，患者激动的哭着给刘俊岑先生打来了电话：“刘大夫，真是太感谢你了，现在我的各项肿瘤指标检查都已回到了正常水平，病灶稳定”。三甲医院主诊的西医大夫不解地问道：“你到底又去了北京的什么大医院做的治疗，好好地给我们说一说”。患者按捺不住内心的喜悦，兴高采烈地说：“我哪儿有那么多钱再去北京大医院住院治疗，我就是在我们当地的县级中医院，一个很不起眼的小医院里，用纯中医中药的治疗方法，才逃过了这一劫，如果继续按照你们所说的做手术、做化疗治疗，有可能我真的崩溃了，也有可能我真的不复存在了。”西医大夫愕然！再到后来，此患者坚持每半年做一个月的圈疗巩固治疗，每季度内服中药4周，直至如今，马上就要到了第四个年头了，依然安然无恙，并且自己经营了一个水果摊，全家其乐融融。

赵利民外治特色医案选录

河北省中医药科学院　张培红 审定

案一、张某，女，67岁，宜安村人。2020年6月中旬，其外甥女（土山村人）在我诊所治疗四五年的面瘫后遗症，治愈后，咨询我是否能治疗妇科炎症，我说可以的。通过她介绍，患者来就诊并口述说：在12年前她在床上跪着做棉衣服时其儿媳妇趁她不备从后面把她的裤子扒下来，把她的下身抓了一把。从那时小便后断断续续有痛感，每次小便时不疼，小便过后疼痛，肛门下坠，老想大便，但便不出来，后来出现脚心发热，晚上睡觉老想登个凉东西，这个病折磨了她12年了，她把家每年挣的钱都花在了治病上，到医院就按妇科炎症治疗，但始终没有效果。因常年受病痛折磨出现了抑郁症，还经常和儿媳妇生气整个胸腹胀满疼痛，并伴有胆囊炎，脸面浮肿，手臂上的肌肉稍用力捏一下就疼痛。以前我村有个患者两口子吵架把腰闪了一下，腰不疼但是睾丸痛的直不起腰来，到医院医生按睾丸炎，精缩曲张治疗，输了7天液一点效果都没有。出院后找到我。我把情况了解了一下，认为这是腰椎间盘突出压住了睾丸的神经了，通过按摩正骨，睾丸痛的症状一次减轻了很多，腰也能直起来了。因此我想到这张某的病是在她儿媳妇抓她的时候躲闪时把腰闪了，跟她的腰椎间盘突出有关。因此，告诉她，她的病和她的腰椎有关，用拔毒祛湿膏按腰椎间盘突出、椎管狭窄贴了两次，加上足部尿道的反射区治疗，以上症状基本没有了。第三次贴后，胸腹松软了很多，现在在调理治疗失眠。

案二、马某，女，50岁，甲状腺结节动过两次手术，甲亢，失眠，慢性咽炎，脸色污黑。患者口述从2003年开始，每天睡觉靠吃安定，不吃安定就不能入睡。2021年3月13号来诊所就诊。用拔毒祛湿膏贴敷脖子两侧甲状腺结节的位置，先后贴了两次，颈椎贴了一次，从贴甲状腺结节的第一次开始，治疗甲亢和失眠的药就全部停止服用了，而睡眠恢复正常。因为患有卵巢囊肿、子宫肌瘤，小腹坠胀感，腰也疼痛，中间又贴了一次腰部。相隔两个半月后患者去医院复查，甲亢指标一切正常。动过手术的甲状腺结节也已经变软，嗓子也舒服了，脸色也变白了很多。

这样相似的病例，疗效显著。

案三、韩某82岁了，2020年9月份就诊，其得了带状疱疹后遗症有一个多月。疼痛难忍，选用拔毒祛湿膏，过了几天后，告之贴了一次真就好了。韩某说这个药真神，贴一次就好了，不疼了。

案四、苗某，男，67岁，腰椎管狭窄、颈椎病，2020年10月就诊。患者述：双脚底麻木，右大脚趾2019年开始麻，腰疼病有十余年了，走路最多能走一百米就迈不开步了。颈椎病压的头脑迷糊、睁不开眼、呼吸气短。选用拔毒祛湿膏，贴在腰部腰椎1～5及八髎、承山穴、涌泉穴，一周又贴了一次颈椎，颈椎贴了一次后拔出来的不是水，而是跟鸡油状的浊毒。患者贴了颈椎的第八天反馈起泡的皮肤掉光了，脖子感觉很轻松，呼吸能喘到底了，腰椎贴了两次，颈椎贴了一次后，因为疫情不能前来。2021年4月，患者过来口述现在走路不受限制了，头脑也清醒了，出气也顺畅了，只是腰还是有点酸胀，又把腰贴了一次，最近回访，病已痊愈。

重庆荣昌刘世峰先生临证医案选

谈志兵 唐成芳 整理

刘世峰主任，青少年时期就爱好并自学中医，后毕业于成都中医药大学。曾任中医科主任；现任重庆市荣昌区人民医院副主任中医师，荣昌区中医学会副理事长，重庆市中医药学会理事，中医科普专业委员会副主任委员，《中医药与亚健康》杂志编委，全球中医药网校校长。整理出版了《传承中医》《症治论读释义》《周定夺医案医话选编》《中医心悟感言》《坐堂医笔记》等多部医著。在健康报、中国中医药报等报刊发表文章及论文100余篇。善治心脑血管病，肝炎、肝硬化，急慢性胃病，男子不育及妇科杂病。

医案一

初诊：2019年7月3日，唐某，女，25岁。自述：患者有肾病史，月经下血不止，十日余，经妇产科治疗无效，建议其住院输血治疗。因畏惧住院输血，寻求中医治疗。刻诊：患者月经下血不止、量多，乏力，面色苍白、浮肿，头昏，口淡，舌质淡、苔薄白，脉细弱。

证属：气血大亏，血不归经。治以补气调经，收敛止血。

处方：黄芪60克，当归12克，党参20克，生地30克，海螵蛸20克，墨旱莲30克，白茅根20克，仙鹤草50克，煅龙骨30克，牡蛎30克，阿胶配方4袋（8克，药水兑化服），炒白术15克，炙甘草10克，大枣20克。3剂，水煎服。一日1剂，一日3次。

复诊：7月6日，自诉：服上方后病情未见好转，月经仍下血量多。仍用上方加干姜12克。3剂，服法同上。

三诊：7月28日，自诉：服上方后血已止。刻诊：面白无华，眼睛痒。舌质淡、苔薄白，脉细。肌苷偏高，血红蛋白68g/l。治以大补气血，仍用上方加减。处方：黄芪60克，当归15克，党参30克，生地30克，海螵蛸20克，墨旱莲30克，仙鹤草60克，阿胶配方4袋，炒白术15克，炙甘草10克，大枣20克，炒蒺藜15克，干姜12克，白芍15克，酒川芎6克，陈皮10克。3剂，服法同前。

医案二

初诊：2021年1月26日，罗某某，男，82岁。

刻诊：面色暗，体胖，乏力，纳差，鼻塞，便秘，口干，舌大质红、苔薄黄滑腻，右脉三部均浮大、沉取无力。

证属：中气亏损，气阴两伤。治以益气补中，气阴双补。

处方：黄芪40克，当归15克，炒白术30克，党参20克，大枣15克，竹叶柴胡10克，炙甘草10克，陈皮12克，升麻10克，辛夷15克（包煎），苍耳子15克，知母15克，天花粉20克，炒白术15克，炒山楂20克，干石斛20克。3剂，水煎服。

复诊：2月1日，纳差，便秘，口干均缓解，现症：鼻塞，眼干涩，仍面色暗，苔如故，脉浮大，沉取有力。

处方：黄芪40克，当归15克，炒白术30克，党参20克，大枣15克，竹叶柴胡10克，炙甘草10克，陈皮12克，升麻10克，辛夷15克（包煎），苍耳子15克，知母15克，麦冬15克，五味子12克，炒苍术15克，炒山楂20克，干石斛20克。3剂，水煎服。

三诊：2月24日，自诉：服药诸症缓解，生活不受影响，大便通畅，无乏力，故停药二十多天，今日复诊原因，夜间口干，晨起眼干。刻诊：苔薄黄，脉浮大。

处方：生地30克，山萸肉20克，山药25克，盐泽泻12克，牡丹皮10克，茯苓12克，麦冬12克，知母15克，五味子6克，枸杞15克，干石斛15克，天花粉20克，桑寄生30克。3剂，水煎服。

四诊：3月4日，咽干口干症状消失，守方2剂善后。

医案三

初诊：肖某韩，男，62岁。2021年1月30日，自诉：眩晕眼花，胸闷气短，腹胀。胖大舌、苔薄白，右脉浮。

证属：脾虚气滞。治以补中理气。

处方：黄芪40克，当归15克，党参20克，炒白术30克，竹叶柴胡12克，升麻10克，葛根30克，炒蒺藜20克，陈皮12克，姜厚朴12克，麸炒枳壳15克，炒白芍15克，麸炒苍术15克，炙甘草10克。3剂，水煎服。

复诊：2月15日，自诉：眩晕眼花及胸闷等症大减，轻微乏力气短，太阳穴有胀痛感。刻诊：胖大舌、苔薄白，右脉缓。

处方：黄芪40克，当归15克，党参20克，炒白术30克，竹叶柴胡12克，升麻10克，葛根30克，炒蒺藜20克，陈皮12克，姜厚朴12克，麸炒枳壳15克，炒白芍15克，麸炒苍术15克，炙甘草 10 克，川芎 12 克。4 剂，水煎服。

复诊：3 月 4 日，自诉：服药后症状消失，近几日肩背有不适。

处方：守方加羌活 6 克。4 剂，水煎服。

按：中气不足，多责之脾虚，因脾为生化之源。三则医案都用补中益气法加减，案一失血过多，用补气收敛；案二兼阴津亏损，补中兼滋阴；案三脾虚气滞，补中兼理气。值得一提的是，脉象既可细弱，又可浮大，仲景有“脉大为劳，极虚亦为劳”可为佐证。脉弱多为虚证，学界已成共识，而脉浮大的认识稍有欠缺。朱丹溪认为：“大脉为洪之别名，病内伤者，阴虚为阳所乘故脉大，当作虚治”。李东垣在《内外辨惑》中也详细阐述了虚证脉洪大与白虎汤证的鉴别。综上所述，大脉即可见于阳明气分实证，也可见于气虚和阴虚证。如患者罗某无论前后脉皆浮大，先以补中益气法加减疗效颇佳，后用麦味地黄加减亦能取效，一般认为阴虚脉象为细数，其实并不尽然，据临床观察见脉浮大，以地黄丸及东垣温补提升方作为主方多能取效，因此属于同病异脉。

易南勋先生治疗癌症特色医案

石家庄傅山中医肿瘤医院　易恒

曹东义按：我认识易南勋先生已经近二十多年了，当初是听中央人民广播电台的节目《易南勋治癌理论》，才知道石家庄有一个不同寻常的中医，后来我被新华图片社聘请做《中华医药》纪录片的撰稿人，去采访易南勋先生。在他的傅山医院地下室里，我见到了很多珍贵的文物，使我甚为震动。一位中医学家，竟然有这样多的文物收藏，非常不容易，不仅需要很多钱，也需要相当长时间的积累，积少成多，有缘才能见到，才能把玩和收藏。此后，我拜师国医大师邓铁涛先生、朱良春先生，在他们家里，我也见到了很多珍贵的文物。尽管不能以文物多少、市场价值来比较一位中医的成就，但是，收藏中医文物，传承中华文明的意义，都是一样的，很重要。尤其是我作为河北省中医药文化宣教基地评审专家，走进全省几十家市县级中医院，也见到北京御生堂的藏品，刘在群衡水中医药博物馆挤满库房的文物，还有参观过广东中医药大学、成都中医药大学、北京中医药大学、中国中医科学院中国医史文献研究所等主办的博物馆，更进一步知道了中医文物收藏的艰辛与珍贵。初识易南勋先生，给我留下了深刻的印象。

下面是易南勋先生的儿子易恒院长整理的病例：

1.孟某某，女，56 岁，北京地坛医院原护士长，1993 年初患甲状腺癌，同年 2 月在北京同仁医院进行甲状腺及颈淋巴切除术，病理报告为“乳突状癌细胞”；1995 年 7 月复查发现左颈多个 1.0×1.5cm 肿物，又在北京同仁医院进行第二次手术，病理报告为：甲状腺癌术后转移；1996 年 11 月再次淋巴转移，左颈发现直径为 0.5cm、0.7cm、0.8cm 三个肿块；全身乏力，高烧不退。专家会诊认为：如果再进行第三次手术，人就有可能致残，孟某某放弃手术，于 1996 年 12 月来傅山医院服用中药治疗两个月后，经北京同仁医院 CT（42291）复查显示：双侧颈区扫描未见异常，痊愈。10 年后的孟某某一直是本单位业务骨干和文体积极分子，1999 年代表单位参加了上海职工业余健美操比赛，2003 年“非典”期间，因“抗非典”工作出色，受到院领导好评，2003 年 4 月 17 日“健康报”报道了她的模范事迹。现已康复 16 年。

曹东义按：这样来自北京的患者，本身又是医院的护士长，如果不是有缘，不是易南勋先生名声在外，她是不会从北京到石家庄来看病的。有这样一个典型病例，就足以说明易南勋先生的不一般。

2.邹某，男，2岁，系安徽省五河县头卜村人。1995年11月，年仅2岁的小邹，经五河县医院、上海长海医院CT（1793）确诊为：5.3×12.5×12.0cm巨型肝癌（肝母细胞瘤），曾在蚌埠、上海等多家医院治疗无效。服用石家庄傅山中医院抗癌中药半年后，肿瘤缩小到7.7×1.7cm，服药一年以后瘤体完全消失。为感谢易院长给了小邹第二次生命，其爷爷非得让小邹改姓易，易院长不肯，其爷爷只好在姓名中加上易字以作纪念，此后邹易波与其他少年一样，读书、升学，快乐的生活。

曹东义按：治病救人是医生的天职，很多患绝症的人，因为医生的帮助而获得重生，古代扁鹊救治虢太子，让患尸厥病的太子获得新生，被天下的人誉为“生死人”。扁鹊真诚而谦虚地说：“越人（扁鹊名叫秦越人）非能生死人也，此自当生者，越人能使之起耳。”易南勋先生的做法，与扁鹊一样“不敢贪天之功”，是苍生大医的本色。

3.马某某，男，73岁（81岁回访），安徽利辛县王市镇人，曾任口腔科医生。1995年4月，患者胃疼，不能进食，消瘦，上海第三医院诊断为胃癌晚期。因其父亲当年死于胃癌，患者情绪悲观，提前退休回家，四处奔走求医，曾先后就诊于南京、上海等多家医院，服用多种药物无好转，任何麻醉药、止疼药对他都不起作用。1995年6月慕名来傅山中医院住院治疗一个月后胃疼消失，能进馒头之类食物，两个半月后，胃部症状全部消失，体重增加，后经当地医院胃镜复查，癌瘤消失，痊愈。16年后，马某某在家乡安度晚年，并多次来医院看望易院长及全体医护人员。

曹东义按：口腔医生患癌症，与其父亲有一样的病史，但是，由于不同的治疗过程而有缘得到救助。他多次到石家庄感谢易南勋先生，这是不一般的医患之情。

4.徐某，男，78岁（86岁时回访），北京某建筑设计院离休干部。该患者于1996年因绿脓杆菌引起细菌性肺炎，当时在北京多家医院住院治疗未见好转，万般无奈，鉴于其亲属中曾有两位肿瘤患者来傅山中医院用中药治疗效果很好，即想试试能否也能治好自己的疑难病。易南勋院长根据其病情，即开出7剂中药，同时也服用康泰安口服液、圣液口服液，经过二个疗程的治疗，竟奇迹般地治愈。北京某院著名呼吸科专家赵教授说：“绿脓杆菌引发的肺炎，很难治愈，我这个从事多年呼吸科工作的专家对此病都没有好办法，真没想到石家庄傅山中医院的易南勋院长确有如此高超技术，真是让人难以置信，他的抗癌中药还能治好绿脓杆菌引发的肺炎，真让人不可思议，这简直是个奇迹！”患者的儿媳孟女士特意来医院再次表示感谢，她说：“自从公爹服用傅山系列抗癌中药后，他的疑难病十年来再未复发”。

5.崔某某，男，46岁（54岁时回访），山东省东明县海头乡海头村人，1996年而立之年的他却患了鼻咽癌。鼻腔溃烂、流血不止、剧烈疼痛使他三个多月不能正常睡眠。济南、郑州、菏泽等各大医院都无法治疗，北京某大医院建议：只有手术切除左眼和鼻子，刮掉左脸部肌肉，方可多生存三个月。这个无法接受的现实让崔某某一家老小完全陷入绝望之中，面对奄奄一息的儿子，老父亲只得为他准备好了棺材板。恰巧被一位从新乡退休回家的乡邻唐老先生得知，建议他到石家庄傅山中医院用中药试试。崔某某便于1996年9月26日到石家庄傅山中医院治疗，服用系列抗癌中药4个小时就安稳入睡了，第二天，疼痛减轻，三天后就能下床活动，10天鼻腔溃烂愈合，20天后竟奇迹般地痊愈。康复后的崔某某重新挑起家庭大梁，14年来一直在建筑工地打工，2003年12月又喜得贵子。为了感谢易院长的救命之恩，给儿子起名叫“易飞”。崔某某重获新生的神话在山东东明一带广为流传，近年来海头乡慕名前来治疗的5位癌症患者中已有4名康复。

曹东义主任中医师医案选

河北医大第三医院　曹晓芸　陈鹏

曹东义主任中医师，出生于河北省衡水市仲景村。1974 年高中毕业；1975 年 3 月起任乡村医生；1977 年考入河北医大中医系；1983 初至 1985 年 8 月在衡水地区中医院工作，任住院医师；1985 考入中国中医研究院中国医史文献研究所，获得硕士学位，指导老师是国家名中医余瀛鳌研究员；1988 年硕士毕业后，到河北省中医药科学院工作；2001 年晋升为主任中医师；2005 年拜师邓铁涛、朱良春先生；2012 年成为河北省第四批师带徒指导老师。长期从事临床、科研工作，著述较多。临床案例甚多，无暇整理成册，今选取部分病例，供同道参考。

例一：郝某，女，40 岁。病危。

初诊：1994 年 6 月 28 日。

这位患者是特教学校的聋哑教师，就诊时是被抬着进诊室的。当时患有皮肤病，经过别人介绍用土方治疗，出现肝肾损伤，住院两个月，病情逐渐加重，两次报“病危”。她被人抬到门诊的时候，全身浮肿，不能进食，时时恶心，乏力，口干苦，大便正常、小便黄，既往有胃炎史，右胁肋部隐痛，肝功能转氨酶 120 单位，麝浊 19 单位，黄疸指数 44 单位，舌质暗红、苔白薄，脉细数。

曹东义与孟元勋老中医讨论后，开方。

处方：柴胡 15 克，云苓 12 克，茵陈 20 克，连翘 20 克，白花蛇舌草 15 克，黄精 20 克，黄芩 12 克，女贞子 12 克，五味子 30 克，清半夏 12 克，竹茹 10 克，枳壳 12 克，佛手 12 克，厚朴 12 克，赤芍 15 克，丹参 15 克，旱莲草 15 克，车前子 20 克，白茅根 30 克，4 剂。

二诊：1994 年 7 月 2 日。药后饮食好转，仍全身浮肿，口干，大便成形、次数多，舌质暗红、苔薄黄腻，脉细滑数。

经过健脾利湿，疏肝解毒，两个月之后，病情逐渐好转，以参苓白术散加减治疗，肝功逐渐恢复正常。治疗到三个月的时候，患者出现了牛皮癣的见证，体内瘀毒外出，在兼顾正气的基础之上，加用解毒凉血之品，逐渐见效。入冬之后，发热头疼，用三仁汤加减清解郁热，而缓解病情。此后逐渐改为清热凉血、化瘀消斑为主的治疗方法，患者逐渐康复。至今，二十多年过去，患者时常因为其他疾病前来就诊，而肝病和牛皮癣病都已治愈，未见复发。

例二：韩某某，女，45 岁。顽固性更年期综合征。

初诊：1996 年 2 月 2 日。

患者胸闷时内热，胁肋抽掣，内冷不适，胃胀，心烦，手足不温，口苦，便干，舌暗、苔黄腻，脉滑。

处方：用三仁汤与藿香正气散加减，2 剂。

二诊：1996 年 2 月 5 日。患者自述：虽然取了中药，但是想了两天，不敢喝。因为过去都是看专家号，专家说开的药就是治疗她病的方子，但是越吃越难受，所以还是不敢用。

追问病史，她三年前子宫切除，然后就出现了内热烦躁的证候。自己喜欢在一个屋子里，别人来问就心烦，不愿和人聊天；自己在屋子里，又觉得害怕，很矛盾。因此整天骑着自行车外出找医生看病，不知道自己如何才好。

曹东义说，可以这样来办：尽管我觉得我开的中药很安全，没人说吃了不好，但是为了保险，你可以熬好药，来我这里坐着，然后再喝药；如果有什么问题，我来解决；没问题，再回家。就这样韩某某煎好药，来到诊所，坐在椅子上，她望着曹东义，说：“我可以喝药吧？”曹东义说：“喝吧！”，她喝下去，过了两个小时，感觉没有什么不舒服的感觉。就站起来说："我回去吧？"曹东义说："可以。"

第二天，韩某某如期而至，就这样连着喝了两天药。症见好转，仍心悸而空，背沉，舌暗、苔黄，脉沉细、寸滑。前方加夏枯草 15 克，卜子 30 克，龙齿 30 克，1 剂。

就这样患者每一天取一剂药，来回十多天，病情逐渐稳定。患者高兴起来，主动给家人包饺子了，后来经过春天之后，她到街上卖卫生纸了，骑着三轮车，到处去出摊，后来还做了批发卫生纸的门店。身体明显强起来了，此后多年一直有病就来就诊。

例三：李某，男，26 岁。咳嗽。

初诊：2015 年 7 月 4 日。咳嗽十余天，鼻咽部不适，沙眼、纳可，便调，胃时胀，有噫气，舌淡边有齿痕、苔白，脉寸滑。

处方：桑叶 12 克，杷叶 12 克，百合 15 克，辛夷 10 克，五味子 15 克，生地 15 克，炒白术 15 克，炒山药 15 克，川牛膝 15 克，牛蒡子 12 克，半夏 15 克，香附 30 克，沙参 15 克，麦冬 15 克，百部 15 克。3 剂。

服药后，咳嗽告愈。

例四：孙某，女，80 岁。无名热多年。

来诊：2015 年 7 月 4 日。后背有热，时上时下，多年不愈，伴足肿，时有左胸背不适，热感，纳一般，口干，时咳嗽，便不畅，隔几日服麻仁滋脾丸后一解，舌淡、苔白，脉沉。

处方：桑叶 12 克，杷叶 12 克，元参 15 克，炒杏仁 10 克，夏枯草 15 克，牛蒡子 25 克，生地 15 克，百合 15 克，川牛膝 15 克，白芍 15 克，香附 30 克，鸡内金 15 克，焦三仙各 15 克，泽兰 20 克。7 剂。

二诊：2015 年 7 月 24 日。背热时痒，冲窜不定，便不畅，药后症见好转，仍有便不畅，纳可，便调，舌淡、苔厚，脉滑。

处方：上方加卜子 15 克。7 剂。

三诊：2015 年 8 月 1 日。药后症见好转，仍有便秘，纳少，舌暗、苔厚，脉沉。

处方：百合 15 克，生地 15 克，半夏 15 克，元参 15 克，泽兰 30 克，炒杏仁 10 克，桑叶 12 克杷叶 12 克，牛蒡子 25 克，川怀牛膝各 15 克，白芍 15 克，香附 30 克，鸡内金 15 克，焦三仙各 15 克，夏枯草 15 克，卜子 30 克。7 剂。告愈。

例五：王某，女，77 岁。腹痛年久。

初诊：2015 年 7 月 4 日。满腹痛多年，肛门痛，便不畅，尿急，身痒，咳嗽，足肿，盗汗，舌淡、苔白，脉沉。

处方：制附子 10 克，干姜 10 克，公英 30 克，黄芩 10 克，焦三仙各 15 克，炒白术 15 克，白芍 30 克，桂枝 20 克，川牛膝 15 克，熟地 10 克，大腹皮 12 克，桑皮 15 克，香附 30 克，鸡内金 15 克，炒山药 15 克。7 剂，代煎中药。

二诊：2015 年 7 月 11 日。各证药后好转，身痒以入夜甚，足肿仍有，盗汗，便已畅，舌淡、苔白，脉沉。

处方：制附子 10 克，干姜 10 克，公英 30 克，黄芩 10 克，焦三仙各 15 克，徐长卿 15 克，炒白术 15 克，白芍 30 克，桂枝 20 克，川牛膝 15 克，熟地 10 克，地骨皮 15 克，大腹皮 12 克，桑皮 15 克，香附 30 克，鸡内金 15 克，炒山药 15 克。7 剂。代煎中药。

澳门针灸学会理事长张俊青医案

河北医大第三医院 曹晓芸 陈鹏 协助整理

针灸验案一：失眠（抑郁症）

首诊：2020 年 11 月 11 日。吴某，男，60 岁。

主诉：失眠十余年。素有高血压病、糖尿病史，十余年前因事不顺而致难以入眠，逐渐加重致彻夜难眠，曾被诊为“抑郁症”，长期服用抗抑郁药及安眠药，始能入睡 3～4 小时，醒后即不能入睡。因腰痛经针灸治疗后，愈而求治失眠。

刻诊：失眠，需服用安眠药始能入睡数小时，否则彻夜难眠，心烦胸闷，喜叹息，情绪低落，倦怠乏力，口干口苦，双眼干涩，纳呆，大便调，溲黄，舌红，脉浮弦。查左风池穴旁有结节、压痛。

治疗：

1.左风池穴旁结节、压痛，针灸松解，不留针。

2.降气针法，脐针坎离位，双定心穴、太冲穴，留针 45 分钟。

二诊：2020 年 11 月 15 日。睡眠较前深层，中午亦可入睡（以前中午均不能入睡），倦怠乏力、口干口苦、心烦胸闷，喜叹息，均明显减轻。

治疗：同首诊治疗 2。

三诊：2020 年 11 月 19 日。抗抑郁药及安眠药，自行减量，仍能入睡 4～5 小时，但较易醒，醒后亦能入睡，胸闷心烦，双眼干涩，续减。仍有口干口苦，易头身汗出，纳可，大便调，溲黄。舌红，苔薄白，脉浮弦、重按乏力。

治疗：

1.降气针法，脐针坎离位，双定心、火主、左三阴交、右三叉三穴。

2.中药：橘红、生地、黄芪各 12 克，杏仁、柴胡、白芍、黄柏、半夏各 9 克，甘草 6 克。三剂，水煎服。

按：

1.本案乃因所求不遂，气郁胸中化火，扰动心神，致神明亢奋而失眠。心烦胸闷，喜叹息，乃气郁胸中不得舒畅之象；火性炎上，口干口苦、双眼干涩是气都化火，上灼清窍之津。头身汗出，乃火迫腠理，致毛孔开泄。溲黄、舌红为内热之象。脉浮弦，为气火外浮。故治当舒肝解郁，宽胸理气，清心降火，引气下行，则神明得安，神归其位，而可安眠。

2.降气针法，乃是道医传人胡逸玄先生创立，为易医针灸体系于头面部的一组穴位疗法。其腧穴位于下颏圆丘部位，上下各三针，两两相对，取天气下降于地，地气上升于天，而有地天交泰之意，有引气下行之效，故可治一切气、血、火、神等上逆外越之症。

此疗法于本案，甚是对症。脐针之坎离位针刺，两针相交，可交通心肾，使水火既济。定心穴，位于大鱼际部，针刺时从掌指关节凹陷刺入，往大陵穴方向穿行于大鱼际，取象如从天突穴深刺于胸中，因而有较强的宽胸降气作用；而火主（太冲）为肝经之原穴，有舒肝解郁之功。左三阴交可提升阴津上行，以济上焦之火，三叉三（液门）为三焦经荥穴，除了可治身热（荥主身热），调节水液输布，还可强化诸穴之功能（三焦为一身元气、津液之通道）。诸穴合用，宽胸解郁，降气安神，诸症自解。

3.人体气机运行，是以中焦脾胃为中心，肝脾左升，肺胆胃右降形成的一气周流运转。本案中橘红、杏仁宽胸理气，可肃降肺气引气下行；柴胡、白芍舒肝解郁，柴胡升发肝木，白芍敛降胆木；生地、黄柏滋肾水以降心火；胃以通降为顺，半夏通降阳明，使胃气下行，以助胆肺之下降；黄芪、甘草补益中气，强化中焦运转之功能。诸药合用，使上焦气火得降化而为水，上浮之神明随气火之降而归藏于内，即所谓“阳入阴则寐”，一气周流顺畅，失眠等诸疾可得缓解矣。

针灸验案二：腰腿痛

首诊：2020 年 12 月 25 日。谢某，女，68 岁。

主诉：右腰腿疼痛伴麻痹一月余。一个多月前，无明显诱因出现右侧腰、腿后外侧疼痛，伴麻痹，活动不利，未经治疗，经人介绍前来求治。查腰椎曲度变大，弯腰时左侧竖脊肌高于右侧，走路时右脚明显外八字。

治疗：取左侧大转子结节处，以针灸（刃针）松解。

二诊（2020 年 12 月 26 日）、三诊（2020 年 12 月 28 日）时诸症均已逐渐明显减轻，体征与治疗同首诊。

四诊：2020 年 12 月 31 日。腰腿疼痛已解，但感右小腿至足，仍有麻痹感。查右腓骨下移，腓骨小头后移。

治疗：腓骨下移，腓骨小头后移手法复位，治疗结束，麻痹消失。

按：

1.腰腿疼痛麻痹，仍针灸临床中最常见的病症之一，针灸治疗多有良好效果，但如本案如此捷效者，则较少见。

2.本案之治疗，乃是按照人体之生物力线变化，结合动作综合判断，受损伤之肌肉与骨盆变化，通过松解相应肌肉的异常结节，调整骨盆高低，以达治疗目的。本案之相关治疗信息清晰，诊断清楚，按此治疗，效果显著。

3.首先，腰椎曲度变大，提示是后侧竖脊肌紧张、牵拉骶尾骨所致；其次，左侧竖脊肌高于右侧，说明左侧竖脊肌更为紧张；其三，走路时右脚外八字，提示右侧骨盆高于右侧。骨盆的高低与腰部肌肉（主要是竖脊肌、腰大肌、腹外斜肌）及下肢肌肉（臀部及大腿肌肉）的牵拉有关。腰部肌肉牵拉可使骨盆变高，而下肢肌肉牵拉则可使骨盆变低，当二者牵拉力量均衡时，则双侧骨盆等高。本案中，初步判断是左侧竖脊肌痉挛损伤，其可使左侧骨盆升高。但是，患者又见右脚外八字，乃提示右骨盆高，则左侧骨盆低，此乃患者之客观事实，与上之左竖脊肌损伤，使左骨盆高相矛盾，故应以客观事实为依据，治疗骨盆左低，因此选择下肢众多肌肉附着的左侧大转子为治疗部位，在此部位找到结节给予刃针松解，效果显著，也证明此诊断正确。

4.在本案治疗过程中，运用整体观念，患者右侧腰腿疼痛，乃是左侧肌肉牵拉所致，此为本病之病因，故于左侧治疗而取效，亦为整体辨证思维于针灸临床之一体现。

5.第四诊时，疼痛已除，仅余小腿及足麻痹，此种情形于腰腿疼痛的针灸临床治疗中颇为常见，既往的针灸治疗取效不佳，究其原因乃是诊断不清，不能针对性治疗。本案中，腰腿疼痛已除，说明上部之骨骼肌肉异常已经调理相对平衡；而仅余小腿及足麻痹，当是小腿部腓总神经卡压所致。检查见右腓骨下移、腓骨小头后移，此是卡压腓总神经而致小腿与足麻痹的原因（腓总神经穿行于腓骨小头后方），将其手法复位，解除腓骨对腓总神经的卡压，麻痹自解。

6.本案之治疗，并未见症治症（见痛治痛），不因病在右侧即在右侧治疗，而是从整体出发，经综合分析判断病因在左，而治左以取效，符合《内经》缪刺原理。当然，若是经分析判断病因在患侧，则在患侧治疗同样取效。在此意在说明诊断之重要性，诊断不明，若盲人夜行，或有见效，亦是偶中，心中仍是一片茫然。而在针灸临床中欲提升诊断水平，尤其是软组织损伤引起的疼痛，则应在中医整体辨证思维的指导下学习肌肉骨骼的现代解剖知识，对于认识疼痛的病因，提高诊断与治疗水平，大有裨益。

针灸验案三：口舌生疮

首诊：2020 年 12 月 31 日。李某，女，63 岁。

主诉：口舌生疮，疼痛三天。既往失眠病史 10 余年，经针灸治疗已明显改善。三天前因彻夜难眠，晨起时感舌、口腔、咽喉疼痛甚、口干，左耳后时有掣痛感，烦躁不安。未经治疗，经人推荐前来寻求针灸治疗。

刻诊：口腔内壁、舌边见多处溃疡点，舌淡红、苔黄腻，脉弦细。左耳后、下项线结节压痛。辨证：阴虚火旺。

治疗：

1.左耳后翳风穴结节、下项线（风池穴）结节针灸松解。

2.取左三阴交、行间、太白穴，右足三里、三叉三、水曲、小节穴，留针 45 分钟。

效果：

1.松解耳后、下项线结节时，耳后掣痛感即刻消失，口腔内疼痛亦减轻。

2.针刺其他穴位时，口腔内生出津液，口干、口舌疼痛继续减轻，治疗结束诸症十去七八。

按：

1.口舌生疮临床亦甚为常见，只是患者更多求治于五官科、内科，寻求针灸治疗者较少。

2.本案之治疗，仍是解形与调气结合，解形所取之部位，位于耳后及下项线（可参考头面部疾病治疗相关病案），取穴则根据中医辨证，选取相关穴位。

3.根据中医辨证，本案乃因彻夜难眠，耗伤阴液，致阴不制阳，虚阳上浮，灼伤脉络所致，为阴虚火旺之证。故应滋阴潜阳，引火下行。头后之处，乃是水火运行之通路，针刺使其畅通。人体气机左升右降，三阴交为足三阴交会之所，取左三阴交，可使足三阴之津液上升，以济上焦之火；肝脾左升，肺胃右降，取左肝经行间（荥穴，“荥主身热”）脾经太白。一为泻木火之气，二者助足三阴津液上承；取右肺经小节（通过荥穴鱼际），胃经足三里，胆经水曲（足临泣），以取其通降之性，而引火下行；三叉三（液门）为三焦经之荥穴，三焦为通行元气水液的通道，可通行三焦，针刺液门可以调畅三焦气机，强化其他穴位之作用。诸穴合用，使津液上承，虚火下降，水火既济，因而其效甚佳。

河洛回生系列外治疗法配合应用治疗案例

石家庄福妙堂传统中医门诊部　时小环

河洛回生系列外治疗法发明于 20 世纪 50 年代，经过近七十年、三代的传承，进入了国家中医药传统知识保护数据库，已列入国家中医药管理局传统中医药国际交流中心高新适宜技术推广项目。该疗法大胆改革了传统用药和给药方式，通过体表给药，达到“通瘀提毒、扶正祛邪”的作用，对各种慢性疾病、疑难杂症、肿瘤癌症及其术后康复、难治性皮肤病均有较好的治疗效果。该疗法包括平面圈疗、立体圈疗、五行香灸和红灯照、变坤丹、黑膏药、黄膏药、熥药、明目粉等八种疗法，每一种疗法皆可自成体系，单独使用，更能系统组合立体治疗，是一套非常有特色的共用技术。

案例一：胰腺癌伴骨转移

患者：田某某，男，63 岁，吉林省长春市人。2021 年 2 月初患者女儿哭着来诊，诉其父亲在当地医院诊断为胰腺癌伴骨转移，当地医院诊断患者只有三个月生命期，当时患者左侧胁肋下，疼痛难忍，纳差、胃部胀满、腹胀，考虑到癌症患者多由于正气内虚，感受邪毒，情志怫郁，饮食损伤，宿有旧疾等因素，使脏腑功能失调，气血津液运行失常，产生气滞、血瘀、痰凝、湿浊、热毒等病理变化，蕴结于肾脏，相互搏结，日久积渐而形成。河洛回生系列外治疗法可扶正祛邪，通瘀提毒。故给予圈疗配合香灸、黑膏药等综合治疗，患者疼痛部位明显缓解，纳食较前增多。经两个多月的综合治疗，患者精神好，体力好，疼痛明显缓解，饮食睡眠好，体重增加 15～16 斤。于 2021 年 5 月 9 日当地医院复查肝肾功能均正常，肿瘤标记物由 2543U/ml 降至 579.28U/ml。患者女儿喜极而泣，连胜感激，声称圈疗不仅仅是在治病，简直就是在救人。

案例二：冠心病 不稳定性心绞痛 房颤

患者：男性，63 岁。4 年前活动后出现胸闷、胸痛、憋气等症状，未予重视及正规诊治，近 5 天来上述症状加重，遂就诊于“河北医科大学第二医院”诊断为“冠心病、不稳定型心绞痛、心力衰竭、心功能Ⅲ级、心律失常、阵发性房颤、糖耐量异常、高脂血症”等疾病，给予扩冠、降脂、抗血小板聚集等综合治疗，症状缓解不明显。患者为求中医治疗就诊于我门诊部。现主症：阵发性胸闷、胸痛、憋气，平素纳少、少寐、偶有咳嗽、有痰、二便正常。舌质紫暗苔厚腻，脉结代。2021 年 6 月 14 日河北医科大学第二医院查冠脉造影示：冠状动脉左主干斑块，起始可见约 70%～80%狭窄，前降支弥漫性斑块，起始可见约 70%～80%狭窄，中段可见约 80%～90%狭窄，回旋支弥漫性钙化，最重约 90%狭窄。曹东义教授考虑患者为中老年男性，年过半百，脏气减亏，精血渐衰，气血运行不畅，胸阳失运，心脉阻滞，故发生胸痹，给予益气养阴、活血通脉中药方剂口服，并配合河洛回生系统涂药、圈疗治疗扶正祛邪，通瘀提毒，患者治疗 2 次后胸闷、胸痛、憋气等症状缓解，舌质厚腻程度较前减轻，治疗 5 次后饮食较前增多，睡眠安，精神好。继续口服中药加外治，半个月后患者诸证消失，纳增知饥，便日一行。

案例三：脑中风后遗症

患者男性，60 岁。2009 年，因突发脑出血就诊于省二院，考虑为侧脑室出血，给予对症治疗，无遗留明显后遗症。半年前患者再次吸烟并大量饮酒，作息不规律，于二十天前突发脑出血，再次就诊于省二院对症治疗，现一般情况可，遗留语言障碍。现主症：语言不利，不能正常对话，平素饮食可，口干，睡眠欠佳，入睡困难，二便正常。

既往史：①高血压病二十余年，口服药物治疗；②糖尿病 9 年，现口服药物治疗，血糖控制可（餐前 6.5mmol/L）餐后（10mmol/L）。

中医四诊可见患者体型中等，发育中等，精神一般，未闻及任何异味，舌胖大、苔薄白、伸舌右偏，脉弦数。辨证分析：患者因“脑出血伴语言不利”当属祖国医学“中风”辨病范畴，中医认为本病患者的病因病机多因平素饮酒过度，作息时间不规律，致使脾失健运，聚湿生痰，痰湿生热，热极生风，终致风火痰热内盛，窜犯络脉，上阻清窍，从而发生中风，舌胖大、苔薄白、伸舌右偏，脉弦数，均为风痰入络证，四诊合参，纵观舌、脉、症本病当属中医中风，中经络、风痰入络证，辨病辨证范畴，病性属虚实夹杂，病位在脑。给予河洛回生系统涂药疗法治疗，温阳扶正，疏经通络，提毒通瘀治疗。治疗两次后，患者睡眠有所好转，面部有麻痛感，腹部下面有条索结节。体征分析：痰湿阻于脑络，通过激发体内的调控机制使瘀毒外出，不通则痛，故面部麻痛感，激发腹部痰湿再现故见条索节结。治疗第三次后，加头圈。治疗第四次后，患者面部麻痛感基本消失，大便色黑。体征分析：随着面部经络的通畅，通而不痛，故麻痛感消失。肠内瘀毒被排出，见便黑色。治疗第五次后，患者语言不利较前好转 ，饮食增加。体征分析：语言不利病因在舌之经络瘀滞不通，瘀滞散开、经络畅通，则语言不利症状会改善。治疗第十次后，患者语言较前流利，可正常对话，饮食、睡眠较前改善，大便黏腻、小便正常。治疗第十一次后，改大圈治疗。治疗第十五次后，患者精神状态好，语言流利，精神、饮食、睡眠好。

圈疗治疗脑中风后遗症是有效的，本病的病机就是风痰阻络，气血瘀滞所致。而治疗是个提毒通瘀的过程，属于对症治疗，故可以很快达到很好的治疗效果。

朱治能医案分享

朱治能

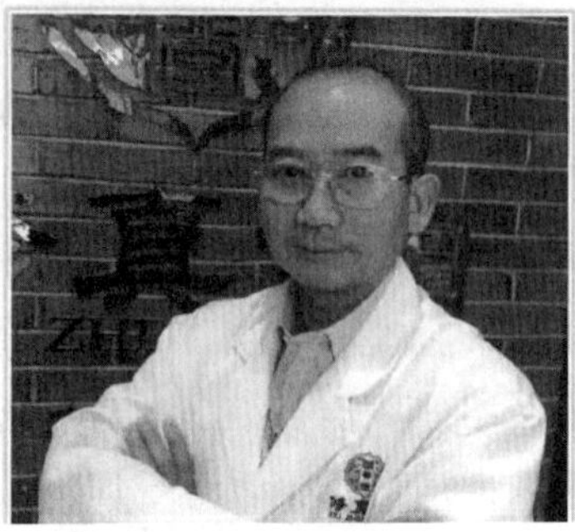

朱治能，长沙修真堂国医馆高级推拿师。其广交民间高人，累积了许多民间秘方，集诸家门派于一身，并对外通经络，内调五脏之理论运用自如，阴阳平衡气血调达，正气内存，天人合一，诸疾可除。

多次参加北京中医研究院进修，曾在传统中医研究院担任特色针灸疗法及民间验方推广工作，并广为传授弟子。

朱治能擅长：分型治疗中风偏瘫及后遗症、高血压、痛风、冠心病、糖尿病、顽固性风湿骨痛、类风湿性关节炎、颈椎病、椎间盘突出、骨质增生等疑难病。

案例分享：

范某龙，男，47岁，从事室内装修工作。其双手麻木，疼痛十个月加重，活动受限，严重影响生活和工作。2021年4月，从厦门工地回长沙湘雅医院检查。C-5变形，压迫血管、神经。疑有血管瘤，医院建议手术治疗。预交了手术费10万元。等待排号住院手术，4月19日来医馆就诊，症见颈部肌肉僵硬、明显压痛、双手肘关节至手指头麻木疼痛、咽中有痰、脉迟。辨证属于痰阻经络、气滞血瘀。通过针灸治疗五次、中药调理四周（处方：黄芪、桂枝、白芍、当归、炙甘草、大枣、通草、葛根、水蛭、半夏、茯苓、陈皮）痊愈。不仅为患者省下十几万元医疗费，同时避免了手术风险。

赵某华，女，57岁，农民， 2021年4月21日就诊。主诉：高血压、冠心病，常年间断性头晕、胸闷气短、盗汗、散便、夜尿6～7次，4月21日，劳累引起心慌心悸胸闷头晕，血压190/120mmHg。大医院急诊建议住院治疗，患者做完多项检查后，执意要看中医，21日晚19点来医馆就诊。中医通过四诊认为本证属于阴阳两虚引起的高血压。针灸运用董氏奇穴（灵骨、大白、天地人、火主穴等）；胸闷气短症状基本消失。中药（益母草、生地、丹皮、泽泻、茯苓、丹参、焦山楂、山药、石斛、麦冬、龟板、西洋参、枣皮）7剂。二诊：血压135/110mmHg；头晕症状消失，夜尿3次，盗汗消失，大便基本成型，胸闷改善。效不更方，制成丸药，续服两个月。回访：血压正常并停服了降压药，上述症状消失，回归正常生活。

陈某某，女，74岁，退休教师，业余画家。两个月前因带状疱疹疼痛难忍住院。服抗病毒及止痛药，采用封闭疗法期间服用安眠药，出院后来医馆就诊。主诉：带状疱疹后遗症，左胸前胸后背痛甚，每天服用止痛药和安眠药。问诊：口干、心烦气躁、烦热失眠、疼痛未减、脉弦紧。触诊：左胸部皮肤僵硬，有淤青（数次封闭疗法所致）。中医辨证：血热血瘀之症。治疗：患处局部刺血拔罐，针灸外关透内关、太冲透涌泉，后症状明显减轻；内服中药（生甘草、白芍、生龙骨、生牡蛎、柴胡、生地、丹皮、丹参、元胡、黄芩、枳壳、合欢皮、夜交藤）14剂。治疗期间服用半片安眠药，之后停用，所有症状痊愈，重返画坛。

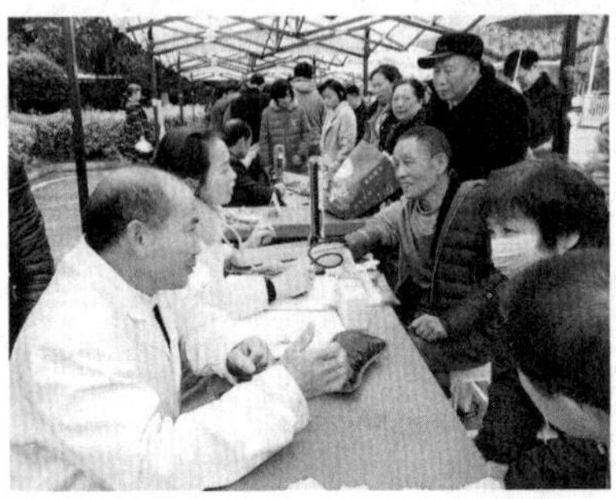

刘民权跟师临证心得

刘民权

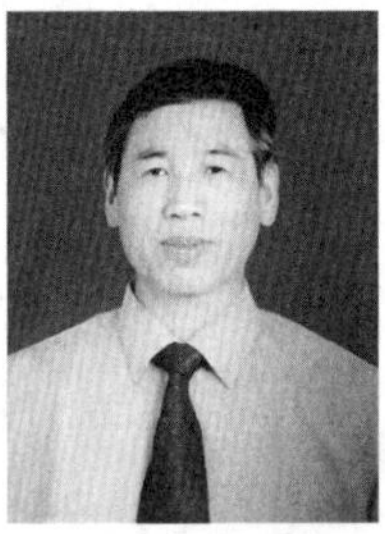

刘民权，男，1950年7月出生，陕西省西安市蓝田县蓝关镇人。光明中医1986级学员，大专学历，执业中医师。1969年卫校学医，1970年村办合作医疗站，1986年个体开业，同年参加光明中医大学学习，1990年毕业，1991年参加多次专病专治学习班。东方传统医学会会员，中国民间中医药研究开发协会会员，中华中医医学会名中医学术研究会会员，政协蓝田县第十二届、十三届委员，光明中医杂志特聘编委，光明中医陕西分会副会长。

刘民权的恩师麻瑞亭是黄元御第五代传人，是西安市中医院主任医师，是全国第一批名老中医，曾收徒百余，遍布全国各地，为第六代弟子。他善用“下气汤”调理中焦脾胃为主，称为“调中派”，以升清降浊为导向，以太极理论之法度运转，而调理内科杂病，临床效果良好，著作有《医林五十年》《麻瑞亭治验集》。刘民权有幸随师临床，颇得心法要诀。

曾治一男性患者，六十余岁，患胃病18年，反复发作、呕酸胀满、烧心作痛，各医院诊为胆石症、胃糜烂性食管炎、胆汁反流性胃炎，是多发性胃炎，经各方西药治疗，时轻时重，近十余载未得根治，后求治于刘民权。患者面色无华、腹胀满而痛、吐酸水、纳差、疲困身无力、怕冷、大便稀薄，脉细濡、无力，舌苔淡白而胖嫩。诊为脾阳不足、中焦虚寒，治以调中理气、温阳和胃、升清降浊为主。药用党参、炒白术、厚朴、槟榔、法半夏、荜茇、草寇、炒黄芩、白及、炒绵姜、米辣子，橘红等化裁。经治月余而痊愈，至今十余载未复发。

曾治一女性患者，年方三十，婚后四年未孕。西医诊断为“多囊卵巢”，排卵功能不良、月经量少、色暗、前后错期。经人介绍，求治于刘民权。其人体胖，面色无华。刻诊：舌苔厚而淡白，白带少，月事如前，脉沉细而无力，尺脉络滑，此为痰湿不孕症。拟健脾除湿、温阳化气、通经之法。调理三个月而月经正常，后怀孕，生一男婴。药用炒苍术、厚朴、川芎、苏泽兰、红花、天精、沉香、北细辛、大云、九香虫、破故纸、白豆蔻、制香附子等，加减化裁，按月经周期前后用药，取得满意效果。

体会：宗师黄元御的宝贵精华和麻瑞亭的经验秘髓只要学好掌握，灵活运用自如，对临床诸多内科疑难杂症及妇科病都能起到药到病除的效果；对心脑血管病、肿瘤类，只要辨证准确，灵活运用，以中医理论为依据，并以四诊之法合参，明察尺度精微，心中有数，便可融会贯通，为临床打下功底，提高疗效。

附：升降下气汤加减法：云苓—土茯苓，茯苓皮，猪苓；甘草—白术、薏仁、泽泻；杭芍—黄芩碳、桂枝；丹皮—生地炭；首乌—当归、熟地；橘红—陈皮、枳壳、枳实、青皮、鹅枳实、佛手、香元；杏仁—全瓜蒌、炒瓜仁、瓜蒌皮、郁李仁；半夏—姜半夏。

家传中医秘方治疗骨病顽疾

四平恒德骨伤医院院长　李景禄

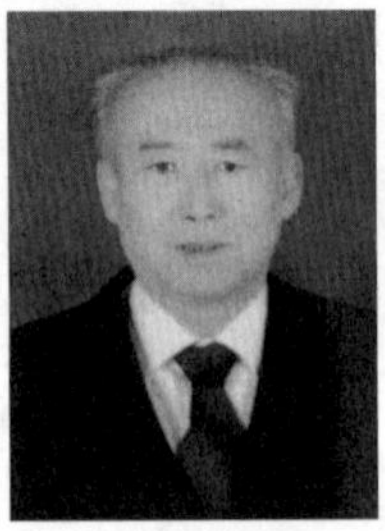

中医药学有一整套系统的、完整的理论。因此说，它是一门宏观的科学、先进的科学。李景禄总结其采用家传秘方行医四十多年，医治各种骨伤、骨病疑难杂症的临床经验，充分证明了独特的中医技术真正能够“服务患者，造福社会”。

经过四十多年的行医实践，在继承家传秘方医治骨病的基础上，又不断总结、创新，在治疗骨折（包括粉碎性骨折）、骨瘤、股骨头坏死、骨髓炎、腰椎间盘增生、骨不连、脉管炎、脊柱瘤、脊柱血管瘤、风湿类风湿、强直性脊柱炎、骨动症等骨伤骨病，特别是治疗一些所谓的不治之症，都有了新的突破，治愈患者数千，使他们恢复了健康，重新参加了工作。

下面仅对股骨头坏死的治疗过程做重点论述。

股骨头坏死，又称股骨头缺血性坏死，也是比较难以治愈的一种骨病。

一、股骨头坏死的病因

股骨头坏死的病因多种多样，比较复杂。从中医的角度有以下几种：

1. 外伤所致。各种原因的撞伤、摔伤。轻者皮肉受损，重者患者骨断筋伤。其经络、经脉受损，气滞血瘀，不能蓄养筋骨而出现髀枢痹、骨痿。

2. 六淫侵袭。风寒邪侵袭人体经络、气血不通、静脉挛缩、屈伸不利，时间一长出现股骨头坏死。

3. 邪毒外侵。外来邪毒侵袭人体，如应用大量激素、辐射病等。经络受阻，气血运行紊乱，不能正常养筋骨，出现骨痿、骨痹。

4. 先天不足。先天之本在于肾，肝肾亏损，骨骺或髋臼发育不良，髓关节先天脱位，均可导致股骨头坏死。

5. 七情所伤。喜、怒、忧、思、悲、恐、惊，七情太过、情志郁结，脏腑功能失调，久之肝肾亏损，不利筋骨、使筋弛骨软。

中医认为与股骨头坏死病变关系最为密切的为肝、脾、肾三脏。肾为先天之本，主骨生髓，肾健则髓充，髓满则骨坚。相反，则髓枯骨痿，失去应有的再生能力。肝主筋藏血，与肾同源，若肝脏受损，藏血失调，不能正常调节血量，若血液藏运不周，营养不济，也是造成缺血性股骨头坏死的重要因素。脾胃为后天之本，脾健胃和，则五谷腐熟，化气化血，若脾胃失健，生化气血无源，则筋骨肌肉皆无气以生。

二、股骨头坏死的症状

股骨头坏死主要症状表现为：

1. 疼痛。为间接性或持续性疼痛。行走或活动后加重，疼痛为针刺样，钝痛或酸痛。

2. 关节僵硬与活动受损。骨髋关节屈伸不利，下蹲困难，不能久站。

3. 跛行。为进行短缩性跛行，由于髋痛及股骨头塌陷，或晚期出现髋关节半脱位所致或早期出现间歇性跛行，儿童患者更为明显。

4. 体征。局部伸压痛，4 字实验阳性。外展、外旋或内旋活动受限，患骨弓缩短，肌肉萎缩，甚至有半脱位体征。

5. X 线表现。骨纹理细小或中断，股骨头囊肿、硬化、扁平或塌陷。

总之，早期是以疼痛为主，伴有功能受限，晚期以功能障碍为主，伴有疼痛。

三、用家传秘方治疗股骨头坏死

治疗股骨头坏死，由于病因不同，治疗方法也不同。为简便易懂，现以 1 例病案加以论述。

患者：陈某，男，31 岁。住址：吉林省梨树县白山乡。2019年12月18日患者来我院治疗。当时患者的病状是：股骨头双侧坏死，左侧骨头缺损塌陷。拄拐杖不能行走。根据患者实际病状，制定了一个分三期治疗方案。

第一期，活血化瘀、清热解毒。

内服家传秘方一号药和中药。中药处方：乳香15克、没药15克、川芎20克、牛膝20克、山药20克、丹参20克、公英30克、地丁30克、大青叶30克、鱼腥草30克、荆芥20克、薄荷20克、黄柏20克、黄芩15克、苦参20克、生地20克、玄参12克、甘草5克。

外敷家传秘方膏药拔毒，以达到活血化瘀、清热解毒之目的。

经过两个月的治疗，骨膜坏死度已经治活，X线显示，骨膜重新增长。能弃拐杖自行走动。

第二期，强筋健骨。

内服家传秘方一号药和中药。中药处方：杜仲20克、五加皮20克、灵仙20克、乳香15克、没药15克、川芎15克、牛膝20克、当归20克、熟地20克、党参20克、黄芩30克、双花30克、野菊花30克、白术20克、赤芍20克、甘草5克、藿香20克、红花15克。

四个月后，骨平面基本恢复，能参加轻微劳动。

第三期，功能锻炼恢复期。

每天早晚功能锻炼髋关节两次，预防骨膜在生长期粘连。服用二号家传秘方剂药，以强身健骨，活血化瘀。

六个月后，X线片证明股骨头坏死恢复正常，能参加正常活动。

几十年的行医实践，使我体会到，作为一职业医生，除了要具有高超的医术以外，医德的修养也十分的重要，要始终把诚信放在首位，患者的利益高于一切，要以满腔的热情为患者服务，处处为患者着想，以精湛的医术，高尚的医德，为患者解除病痛。这样在治病的同时温暖了患者的心，也为弘扬和光大传统中医学文化做出自己的贡献。

家传药方治愈股骨头坏死医案1则

陈著荣

股骨头坏死的预防与治疗，是世界医学界的难题之一。股骨头坏死主要有以下三个特征：①肌肉萎缩；②压痛；③步态反常。

股骨头坏死在西方医学上一直是“无药可医”。但在陈著荣医师家族传承的秘方里，就有专治骨头坏死的苗药配方，这一配方至今未公开，配方里的五味主要草药三加、蒴藋、肿节风、草乌、盘龙参均为贵州苗寨深山老林原生土长，完全未受任何污染，再加上一些次要苗药方共同作用，专治骨质增生、坏死、骨不连等，以及并发症。所有主要配方药材均来源于黔南山区生长的道地药材，经人工严格采收，使用特殊的炮制方法及科学有效的敷用方法，在当地苗族人群已治愈病患达几千例之多，具有使用周期短、治愈率高、复发率低、较相似类药方显效更快的特点。

典型病例

张某，男，39岁，湛江市人。

主诉：双侧股骨头基本坏死4年。

病史：患者及家属综述，因右侧膝关节疼痛使得股骨关节活动受限，运动量大时疼痛加剧，2009年冬季左侧膝关节出现不明原因的疼痛，2013年7月发现两侧大腿粗细不一，拍片发现是双侧股骨头基本坏死，右侧为三期末，左侧为二期末。患者发病后先后到湛江某医院、广州某医院以及南宁某医院就诊治疗，但收效甚微。2014年下半年基本到了必须使用拐杖才能走路的艰难地步，他对医院治疗已经彻底失去了信心。

陈著荣以五大主要配方为基础，根据中医的辨证论治给出了康复性调理方案：

药用：三加、蒴藋、肿节风、草乌、盘龙草加减。

三加10克，蒴藋10克，肿节风15克，草乌10克，盘龙草10克，熟地20克，枸杞20克，生地15克，肉苁蓉15克，骨碎补15克，泽泻10克，山药10克，淫羊藿10克，白芍10克，穿山甲10克，红花10克，黄芪25克，杜仲10克，续断10克，当归25克，甘草5克，丹参15克。并且辨证加减：① 气滞血瘀：续断加量，加牛膝、郁金；②风寒湿痹：加伸筋草、羌活、独活；③痰湿型加半夏、苍术、鸡血藤、秦艽；④气血两亏：加白参、白术、阿胶、熟附子；⑤肝肾阴虚：加龟板、玄参；⑥肝肾阳虚：加巴戟天、补骨脂。用法：日1剂、水煎服。另又给予了三加20克，蒴藋30克，盘龙草20克，苏木30克，红花20克，透骨草20克，栀子15克，鸡血藤15克，乳香12克，山药12克，续断20克，独活15克，土鳖虫10克，大黄20克，防风15克。水煎20～30分钟后，去渣用药液熏洗、热敷和按摩。每日4次，10日为一疗程。

经过三个月的调理治疗后，患者明显感觉疼痛减轻，六个月后基本可以下地走路，上下楼梯都不感到困难了。再经过后续一个月的巩固，患者认为已恢复了95%，对疗效满意。

本案药方能有效提高血清钙、磷含量，促进成骨细胞生长，促进已发生坏死的股骨头内的骨组织血管、骨髓的修复再生。通过改善病变部位的局部缺血缺氧状态，可促进骨细胞的生长，并激活成骨细胞加速生长替代死骨，还能提高骨质量，增加骨矿物含量、密度，防治骨质疏松。

周氏针灸采用多种方法治疗震颤麻痹临床研究

周怀明1　周久凯2　周久翔2　周久超2　周久惠3　李平3
1郸城县针灸研究所 2郸城中医疑难病研究院 3郸城县神针中医馆

【摘要】周氏针灸采用针法有体针、电针、头针、耳针、穴贴压、穴位注射等综合治疗震颤麻痹的临床研究与技术应用；震颤又称“帕金森病”，属于中医学“颤证”“震掉”的范畴；是一种常见的中枢神经系统变性的锥体外系疾病，以静止性震颤、肌强直、运动徐缓为主要特征；震颤麻痹在临床上属疑难病；发病多见于中老年人；病理特征为中脑黑质多巴胺能神经元毁损，而导致纹状体内多巴胺显著减少，造成与乙酰胆碱等递质失衡；临床表现为震颤、肌张力增高、运动减少、姿势性反射消失，严重时丧失生活自理能力。目前现代医学对此病无特效疗法；虽有些对症方法及药物，但副作用大；为此，我院针灸研究所按照中医基础理论辨证施治，对震颤麻痹患者采用针刺为主，药物为辅的中西医治疗方法分型诊治，取得较好疗效；现将治疗结果报道如下：

【关键词】周氏针灸采用多种方法治疗；震颤麻痹；临床研究

一、临床表现

起病隐匿缓慢，多数患者在两年之后方能明确诊断，以震颤、肌强直、运动徐缓为三大主症；震颤多自一侧上肢手部开始，呈“搓丸样”，情绪激动时加重，肢体运动时减轻，睡眠时消失。肌强直可见全身肌肉紧张度增高，被动运动时呈“铅管样强直”，若同时有震颤则有“齿轮样强直”；面肌强直使表情和眨眼减少，出现“面具脸”；若舌肌、咽喉肌强直、可表现说话缓慢、吐字含糊不清，严重者可出现吞咽困难；运动徐缓表现为随意运动始动困难，动作缓慢和活动减少；一旦起步可表现为“慌张步态”；患者因失去联合动作，行走时双手无前后摆动；坐时不易起立，卧时不易翻身；书写时可出现“写字过小症”；部分患者有其他自主神经症状，如怕热、大量出汗、皮脂溢出、排尿不畅、顽固性便秘、直立性低血压等。部分患者还有精神症状，如失眠、情绪抑郁、反应迟钝、智力衰退及痴呆等。

二、诊断要点

震颤麻痹起病多很缓慢，逐渐增剧，主要症状包括震颤、肌强直、运动徐缓及姿势反射丧失等。症状出现的顺序因人而异。

（1）震颤：是因肢体的促动肌与拮抗肌节律性（4～6Hz）交替收缩而引起，多自一侧上肢远端开始，逐渐扩展到同侧下肢及对侧上下肢。下颌、口唇、舌及头部一般最后受累；上肢的震颤常比下肢重。手指的节律性震颤形成所谓“搓丸样动作”；在本病早期，震颤仅于肢体处于静止状态时出现，做随意运动时可减轻或暂时停止，情绪激动时加重，睡眠时完全停止。

（2）强直：促动肌和拮抗肌的肌张力都增高；当关节做被动运动时，增高的肌张力始终保持一致，而感均匀的阻力，称为“铅管样强直”；如患者合并有震颤，则在伸屈肢体时感到在均匀的阻力上出现断续的停顿，如齿轮在转动一样，称为“齿轮样强直”；由于肌肉强直，患者出现特殊姿势：头部前倾，躯干俯屈，上臂内收，肘关节屈曲，腕关节伸直，手指内收，拇指对掌，指间关节伸直，髋、膝关节均略为弯曲。

（3）运动徐缓及姿势反射丧失：患者上肢不能做精细动作，表现为书写困难，所写的字弯曲不正，越写越小，称为“写字过小症”；日常生活不能自理，坐下后不能起立，卧床时不能自行翻身，解系纽扣、穿脱鞋袜或裤子、洗脸及刷牙等动作都有困难；行走时，起步困难，但一迈步后，即以极小的步伐向前冲去，越走越快，不能即时停步或转弯，称“慌张步态”。

（4）面肌运动减少，形成“面具脸”，表现为面部无表情、不眨眼、双目凝视等；大量流涎是由口、舌、腭及咽部等肌肉运动障碍所引起。

（5） 其他症状：患者可出现顽固性便秘、大量出汗、皮脂溢出增多等，患者也可有言语障碍。

三、辅助检查

（1）脑脊液中 DA 的含量降低。

（2）脑脊液中 DA 的代谢产物高香草酸（HVA）含量亦降低。

四、治疗方法

1. 体针治疗

（1）主穴：四神聪（或四中穴）、风池、颊车、曲池、合谷、阳陵泉、太冲等。

（2）配穴：口干舌尖红加复溜，腰脊强直酸痛加命门、肾俞，便秘苔黄加足三里，言语不利加上廉泉、聚泉。

（3）治法：主穴每次取 4～5 穴，据症加配穴；用 30～32 号毫针，四神聪或四中穴以 1.5～2 寸针向百会穴进针 1 或 1.5 寸，风池穴向对侧眼部进针 1.5 寸，颊车穴针尖向同侧下关穴进针 1.5 寸，余穴常规刺法；采取捻转补泻法；其中，主穴均用泻法，复溜、命门、肾俞施补法，足三里、上廉泉、聚泉用泻法。除上廉泉、聚泉速刺泻法不留针外，余穴均留针 30 分钟；留针期间，每隔 10 分钟作 1 次捻转补泻法；隔日针刺 1 次，10 次为一疗程，停针 7 天，继续下一疗程。

2. 电针治疗

（1）主穴：脑空等。

（2）配穴：前顶、百会、承灵、悬颅、天冲、通天。

（3）治法：主穴每次必取，配穴轮用，每次 3～4 穴；以 28～30 号毫针，沿头皮斜向捻转进针，深度 1～1.5 寸，以局部用明显之胀重感为宜；然后接通电针仪，连续波，频率为 120～150 次/分，强度则以患者可耐受为度。通电时间 20 分钟。每日 1 次，15 次为一疗程，疗程间停针 3～5 天。

3. 头针治疗

（1）主穴：舞蹈震颤区。

（2）配穴：运动区、晕听区。

（3）治法：震颤为主者，仅取主穴，兼肌力增强者，加运动区，因服用药物产生头晕等副作用者，配晕听区。早期，单侧肢体颤动或肌力增强者，仅取对侧头皮针穴区。后期，双侧出现症状则取双侧穴区；并依据肢体的不同病变部位，取相应的区域，如上肢症状明显，取运动区之中2/5区域等；以28号毫针，快速刺入，并推至所需深度，即予以捻针，捻针频率为200～240次/分，持续1分钟，留针15～20分钟，每隔5分钟捻转1次，出针前捻转1次，手法同上；如在对侧肢体出现热、麻、胀者为佳；亦可通以电针，电针频率240～280次/分，连续波，强度以患者能耐受为宜。通电20～30分钟；每日或隔日1次，15次为一疗程，间隔5～7天，再进行下一疗程。

4. 耳针治疗

（1）主穴：取一侧的脑点、皮质下、脑干，配穴同时取用，两侧交替。

（2）配穴：取另一侧的交感、额区、面区。

（3）治法：常规消毒后，用28号0.5～1.0寸毫针斜刺或平刺耳穴；每日针刺1～2次，每次留针20分钟，留针期间行针2～3次，用较强的捻转手法，捻转的幅度为3～4圈，捻转的频率为每秒3～5个往复，每次行针5～10秒。

5. 穴贴压治疗

（1）主穴：取一侧的脑点、皮质下、脑干，配穴同时取用，两侧交替。

（2）配穴：取另一侧的交感、额区、面区。

（3）治法：用王不留行子进行贴压。常规消毒后，用5mm×5mm的医用胶布将王不留行子同定于选用的耳穴，每穴固定1粒。让患者每日自行按压3～5次，每个穴位每次按压2～3分钟，按压的力量以有明显的痛感但又不过分强烈为度。隔2～3日更换1次，双侧耳穴交替使用。

6. 穴位注射治疗

（1）主穴：足三里、命门、关元。

（2）配穴：全身症状明显加风池、太溪、肝俞、阳陵泉；上肢震颤为主加通里、曲泽、三阴交、肝俞、后溪、合谷。

（3）治法：主穴每次必取，配穴据症酌取，轮换配用。一般每次取5～7穴。其原则为局部取穴和远道取穴、对侧取穴相结合；令患者取侧卧位，先对其中3～4穴施针刺，进针得气后，不再运针，通电针仪。应用连续波，频率为60～80次/分左右，电流强度以患者能耐受为度；留针20～25分钟。在留针期间，取维生素B_1（100微克/2毫升）和维生素B_{12}（100毫克/1毫升）各1支，混合吸入注射器内，用5号齿科针头，在未行电针之穴内进行注射，每次2～3穴，每穴0.5～1毫升；注射前先应得气，并缓慢推入；电针与穴位注射均为每日1次，12天为一疗程，疗程间停针3天。

7. 综合治疗

（1）主穴：舞蹈震颤区（头穴）；百会、哑门、风池、曲池、消颤、外关、阳陵泉、太冲等。

（2）配穴：气血不足加足三里、合谷；肝肾阴虚加三阴交、复溜；痰热动风加阴陵泉、丰隆。

（3）治法：主穴为主，据症加配穴，每次取4～5穴。头穴刺入后通以脉冲电流，连续波，频率250～300次/分；主穴之体穴，以平补平泻法，配穴据症施以补泻之法。均留针30分钟。每日或隔日1次，10次为一疗程。并配合服消颤丸（以天麻、钩藤、珍珠母、僵蚕等制成重9克的蜜丸）或定风胶囊（内含羚羊角粉、洋金花等）和水木冲剂（山萸肉、钩藤、天麻、丹参等），每日2次，每次服2丸或2包。

五、典型案例

朱某，女，71岁。肢体颤抖、运动迟缓两年余。长期口服“安坦”“左旋多巴”等药物，症状缓解不明显。CT检查：颅脑无异常，曾行“颅脑组织移植术”，术后症状无明显改善。查：四肢麻木乏力，不自主颤抖，四肢张力增强，呈铅管样变，双手指精细动作差，协调性差，双肱二头肌、肱三头肌、膝跟腱反射亢进，运动迟缓，行走呈前冲步态，面容呆滞，呈面具脸，反应迟钝，说话缓慢，声音小，纳差，痰多，心情抑郁，舌质暗红夹青、苔薄白腻，脉细弦。中医诊断：颤证。按中度帕金森综合征治疗。取百会、风池、合谷、阳陵泉、三阴交、太冲、复溜、肝俞、足三里、气海、关元；头针取枕顶线、额顶线、运动区、穴位注射取足三里、命门、关元、风池、太溪、肝俞、阳陵泉等；每日针刺1次，12次为1疗程。经治10个疗程，现在患者已痊愈。

六、讨论

本病相当于中医之颤证，针灸治疗颤证，在古籍中尚未查到明确记载。针灸治疗震颤麻痹的现代报道，现代医学研究表明，震颤麻痹的患者脑内除多巴胺减少外，与多种神经递质的失衡状态有关。针刺和中医等多种治疗，有可能激发患者自身的脑内调节机制，纠正脑内神经递质的不平衡状态，从而使症状明显减轻，逐渐减少对替代性多巴类药物的依赖性，并能改善全身情况，提高机体的抗病能力。治疗结果显示，临床分型中震颤型患者发病年龄偏小、合并症少、疗程短，疗效好。混合型患者发病年龄偏大，多伴有脑血管病、脑外伤、脑炎等疾病，其疗程和针刺次数较震颤型和强直型明显增多，治疗效果也较差。证明本病宜尽早治疗，若合并症越少，则疗效越好。有关针灸治疗震颤麻痹的临床文章不少，既有个案例，也有多病例观察。在穴位刺激方法，更为多样化，包括头体针、电针及穴位注射等。其有效率多在80%左右。当然，针灸治疗本病还不能说已经成熟。鉴于本病目前中西医都深感棘手，针灸不失为一种无副作用的、有价值的疗法。

活用经方薏苡附子败酱散经验

江阴市京澄皮肤病门诊部　仲建霖

薏苡附子败酱散，出自东汉著名医学家张仲景的《金匮要略》。本方又名“附子汤”“败酱散”“薏苡子散”。古籍记载其方药组成：薏苡仁十分（30克），附子二分（6克），败酱五分（15克）。用法：上三味，杵为末，每取方寸匕，以水二升，煎减半，顿服。功效：排脓消痈，温阳散结。主治：肠痈之病，身无热，肌肤甲错，腹皮急，如肿状、按软，脉数。

本人用该方改为煎煮汤剂，现主治：急慢性阑尾炎、湿疹、肛窦炎、前列腺炎，右下腹疼痛等。

使用方法

处方：薏苡仁30克，制附片6克，败酱草15克。每日1剂，水煎分3次服。

由于方中含有制附片，所以不要自己熬，而应上药店熬，制附片入锅熬一个半小时，然后加入其他中药继续熬。熬制时间以药店中医师认可为准。根据中国药典的规定制附片的标准剂量是3～15克，严禁自己提高剂量。如果剂量超过15克，需当地中医师签字认可。（以下处方煎煮方法同此。）

薏苡附子败酱散加减适应病症：

1．鹅掌风：手心发痒、手掌皮肤变粗、流黄水、手掌皮肤逐渐变厚、呈鱼鳞状、奇痒难忍。处方：薏苡仁30克，制附片6克，败酱草10克，白术15克，茯苓15克，干姜5克，党参8克。（煎煮方法同上方）

2.皮肤粗糙甲错：四肢和肩背部皮肤粗糙瘙痒、有甲错现象。排除皮癣的可能后，观察身体其他处皮肤也没有光泽，干涩。按《金匮要略》中说，内有瘀血，外皮肤必有甲错。处方：薏苡仁50克，制附片9克，败酱草30克。（煎煮方法同上方）

3．肚脐流水：肚脐瘙痒而流水、经久不愈。处方：薏苡仁30克，制附片6克，败酱草15克。（煎煮方法同上方）

4．卵巢囊肿：小腹部胀痛、有下坠感、月经前期腰酸、经期延长、白带增多。去医院检查发现有卵巢囊肿。处方：薏苡仁30克，制附片12克，败酱草15克，夏枯草30克，蒲公英30克。（煎煮方法同上方）

5．劳淋（尿道炎和肾炎）：尿急、尿频、尿痛、尿中白细胞增多。一般这类女性白带会增多，男性往往有前列腺炎的症状，尿道口有滴白。是肾阳不足导致湿热内生。处方：制附片12克，薏苡仁30克，败酱草30克，栀子10克，黄柏10克。（煎煮方法同上方）

典型案例

1.肠痈（急性化脓性阑尾炎）

仲某，男，45岁。主诉：腹痛2天，发热想吐，继则腹痛转入持续性隐痛，无法行走。经大医院普外科西医诊断为急性化脓性阑尾炎。先后用抗生素等药物治疗，疼痛稍减轻，且发热呕吐。本人不愿手术。

症候：见面色青黄、神色困惫、右少腹持续疼痛、阵发性加剧、有明显压痛、反跳痛及肌紧张、包块如掌大、畏寒发热、剧痛时四肢冰冷、舌黄有津、脉滑数。体温38.73C，白细胞19750 / mm^3。

诊断：此属寒湿邪结化热，治宜温阳祛湿清热。

处方：薏苡仁80克，制附片20克（先煎120分钟），败酱草30克。

浓煎顿服。2剂后疼痛大减，呕吐止。

检查：体温37.4，白细胞下降为12000 mm^3。续服上方6剂，白细胞总数10000 mm^3，仅在右小腹下包块不消。续服上方6剂，体温正常，指压痛无，包块消失而愈。

按语：寒湿郁结化热，热象不甚，否则不宜使用本方。本案药量为大，制附片宜先煎2小时，以减缓毒性。

2.卵巢囊肿

李某，女，47岁，2020年09月05日来诊。主诉：右小腹坠痛两月余。患者曾有盆腔炎病史，近1年来腹部胀痛、月经来前期腰酸腰痛、经期延长7～9天、白带增多。本年6月体检发现右侧下腹部有6cm大肿物、有下坠感、伴隐痛、指压轻痛，近半月阴道出血3次，量少、有黑血块、腹坠痛加重。

检查：下腹部轻压痛，右下腹部可触及6×8cm大小的肿块、活动稍差，质软，表面光滑，轻压痛。B超检查示；右侧卵巢区域可见9×7cm大小的液性回声反射区域，边界清，明显壁包膜。临床诊断为右侧卵巢囊肿、慢性盆腔炎。建议消炎治疗后手术切除囊肿，患者不同意手术，转中医治疗。

刻诊：患者面色苍白，身体乏力，胃口差，腹坠胀，疼痛，喜暖畏凉，白带多，小便清、大便正常，腹部濡软，舌质淡、苔白薄腻，脉沉紧。

处方：制附片15克，薏苡仁25克，败酱草18克。（煎煮方法同上方）

服药7剂后，小腹坠胀明显减轻，白带量减少，胃纳好转。继服上方14剂，11月18日妇科复查，右下腹肿块缩小，大小约5×6厘米，质软，压痛不明显。原方再服15剂。妇科检查：右下腹肿块消失，B超复查未见异常，随访至今未见复发。

按语：本案脉证所现，为寒湿郁遏，气血郁滞之象。由于营血瘀滞，渐成包块，治宜温阳散寒，利湿开结，薏苡附子败酱散之方，改散为汤，则其效更速。

拔罐、放血治愈带状疱疹

安徽省亳州市鑫瑞麒医院　史兆山

带状疱疹，民间叫蛇胆疱，又叫转腰龙、腰火丹，其生长特点大部分是在腰上，且围腰转圈生长，流传说长满腰一圈人就没治了。该病临床比较痛苦，若长满一圈，一般人很难抵抗住疼痛。笔者采用拔罐或者放血特色疗法，不用抗病毒药物，疗效满意。操作如下。

1.拔罐治疗：病灶部位常规消毒，用梅花针扣刺疱疹及病变范围，皮肤微出血，然后用闪火疗法拔罐，拔出红黄相间的液体（毒素），用消毒卫生纸擦净。

特别注意：①毒液一定要拔净，一次拔不净，要反复拔，直至拔净为止。②病变部位一定要全拔，不留空隙。

说明：①用本方法治疗完毕后，立刻止痛，顿感舒适，有的患者病变部位若衣被接触即疼痛难忍，但在拔罐过程中，只有轻微的抽吸感。②病变部位糜烂的，不需梅花针扣刺，直接拔罐，拔完后，用红外线灯将病变部位烤干即可。③有的部位用拔罐无法操作的，可用大小型号的真空拔罐代替。④操作完毕后，一般不需消毒处理，临床治疗百余例患者，无一例感染。⑤用此方法优于其他办法，花钱少，治愈率百分之百，大部分一次治愈。

2.放血治疗：针刺三商穴（少商、中商、老商），中商穴在拇指爪甲正中根部上一分许处，老商在拇指爪甲角尺侧一分处。（如图）

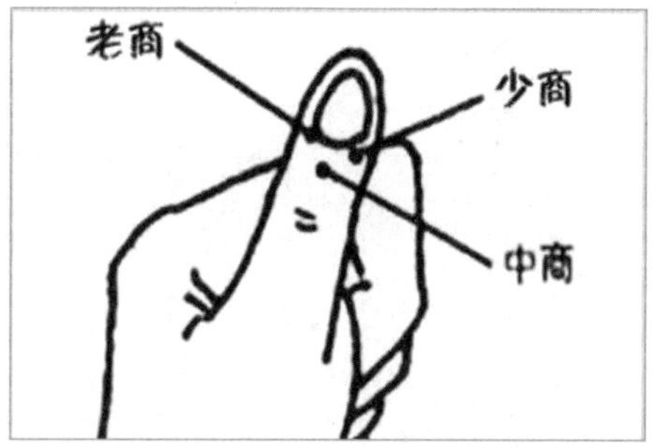

病例：孙某，男，46岁，2021年6月20日初诊。两天前右上腹起一簇密集疱疹，如米粒大，环形如带，有灼热刺痛感，局部皮肤异常敏感，触衣物则疼痛加剧，舌质红，苔微黄，脉浮滑。用三棱针刺三商穴放血，各挤出黏稠血数滴，放血后疼痛明显减轻，后又治疗两次痊愈。

体会：带状疱疹，西医认为因病毒引起；中医认为多因情志不遂，或肝胆火盛、内蕴湿热，外感湿毒之邪所致。外邪入侵人体，肺经首当其冲，而“肺主皮毛”，治理在肺，而三商穴属肺经，能宣泄肺热，疏散肺经之邪，故为治毒邪入表的带状疱疹之首选穴位。

国医年鉴 2021

百家学说

全息截根疗法

北京经穴堂中医研究院　陈爱华

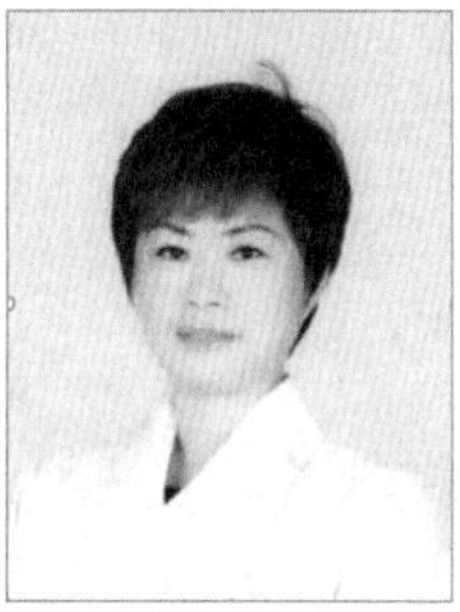

陈爱华，女，北京经穴堂中医研究院院长，全国卫生产业企业管理协会医药技术开发专业委员会专家委员。白狼泉绿丝带公益活动发起人，擅长全息截根疗法并广泛推广。

全息截根疗法其实是一种古老的民间医术，主要是以内病外治，激发经络之气，达到通经活络，驱邪扶正的治疗目的，谓之“全息”。 其根据运用全息学说在病理反射穴位、经络实施诊治为特点。截根疗法俗称截根术，它是融合割治、针挑、剥离、放血、拔罐为一体的综合治疗方法，具有根治性强的特点。截根疗法操作过程是：经严格消毒后，在经络反应点上用手术刀切开皮肤取出阳性反应物，或挑出白色的纤维组织，并按局部反应物的程度进行剥离，快速取出堆积的脂肪结晶体，见血后用真空罐拔出长期瘀阻的血液，拔到血色变红为止。主要在后背的华佗夹脊穴上找出疾病的反应点，这是最关键的，因为看似简单的手法，可是要准确找出疾病的反应点则需要多年的经验。再用白狼泉天然火山疗养高矿水喷在伤口上帮助愈合，贴上创可贴即可。每天必须喝1500～2500ml白狼泉天然火山疗养高矿水作为血液的补充剂。白狼泉火山天然疗养高矿水，产自内蒙古阿尔市白狼镇，源自地下3300～3600米的火山岩层，富含人体必需的14种微量元素和全部宏量元素，pH值7.35～7.45，与人体细胞的pH值完全吻合，堪称细胞水。并且当地的原居民没有一例心脑血管患者和癌症患者。

由于截根疗法有操作简便、创伤小、行之有效、立竿见影、不吃药、不打针、不住院、不影响正常工作的特点，再配合天然好水，疗效更佳。

截根疗法简单易学，尤其在民间流传很广，每当家中或邻里遇到一些急症，如羊毛疔、昏厥、中风、肿瘤等都行之有效，可称为祖国民间医学真正的绿色瑰宝。

截根疗法起效主要在于疏通经络、激活气血。《黄帝内经》认为“经脉者，所以决死生，处百病，调虚实，不可不通。”经络是人体运行全身气血、联络脏腑、沟通上下内外的通道。人体运行的通道，包括两部分：其中直行的干线称为经脉，由经脉分出网络全身各个部位的分支称为络脉。《黄帝内经·灵枢·经脉》：“经脉十二者，伏行分肉之间，深而不见其；常见者，足太阴过于外踝之上，无所隐故也。诸脉之浮而常见者，皆络脉也。”经络是气在人体内的运行通道。生命存在，经络就存在，生命终结，人无气息了，经络也就消失了。经络是中医的灵魂，它内连脏腑，外连四肢。有了经络，人是一个有机整体，没有经络，人就是一堆零部件的简单组合。

血液是人体生命的源泉，使体内细胞不断更新，各组织、器官的功能得以维持，让人充满活力。血液的作用主要有：运输作用、调节作用、保护作用。

如何保持血液系统的健康稳定呢？首先，要保证充足的饮水，以便加快血液的代谢，使有毒物质尽快排出体外，让血液保持良好的流动性及其成分的合理搭配。血脂过高、血液过于黏稠等都会引起血液质量的改变，是引发疾病的根源。平时注意补水，特别是喝一些对健康有益的天然好水，好水泡好茶对降低血脂、改善血液在微小血管中的流动作用很明显。所以，治疗各种顽疾天然好水起到重要的作用。

随着社会的不断发展，全息截根疗法已被国内外引起重视。民间对截根疗法的研究不断深入，临床应用也越来越广泛。其对内科的中风、偏头痛、感冒、泄泻、胃痛、腰痛，妇科的月经不调、痛经、乳少、胞衣不下，儿科的急惊风、遗尿、疳积，外科的丹毒、风疹、疔疮、乳痈，五官科的牙痛、咽喉肿痛、耳聋耳鸣等皆有神奇的治疗功效。尤其对各种骨质性病变，更为有效。对免疫系统，如淋巴瘤、淋巴结核、神经系统疾病，又如帕金森综合征及癌症早期等，都有明显的治疗作用。

黄氏丹灸熨疗法介绍

黄建华

黄氏丹灸熨疗法已传承六代，始于清代嘉庆年间，由那时的名医黄荣指所创，已有270年历史。

黄氏丹灸熨疗法以陈艾为灸引，添加以中药复方为丹，组方继承了扶正、养阳、调和的正阳和学术思想；制丹结合发酵、蒸晒、传统炮制工艺，合药于竹筒中施灸，灸具、灸法皆有独特之处。

第五代传承人黄世逸，研习《内经》中医理论，通过和气血，调阴阳，通脏腑，畅三焦，对风寒湿痹、痛症、痰湿症等疑难杂症具有确切、迅速地治疗效果。

第六代传承人黄建华。黄建华将家族丹灸熨疗法进一步改革，紧跟时代发展，积极践行中医“七化”——国际化、现代化、科技化、数字化、产业化、标准化、系统化，既保留了黄氏丹灸熨疗法的传统技艺，又在灸具上进行了现代标准化工艺改良和创新，使灸法在康养和疗病领域更符合时代的节奏，快速、方便、精准。体感舒适，更让患者易于接受，倡导一种新的康养理念。在全国27个省市，如北京、上海、成都、长沙、深圳、广州等，共有店面千余家，培养技师万余人。

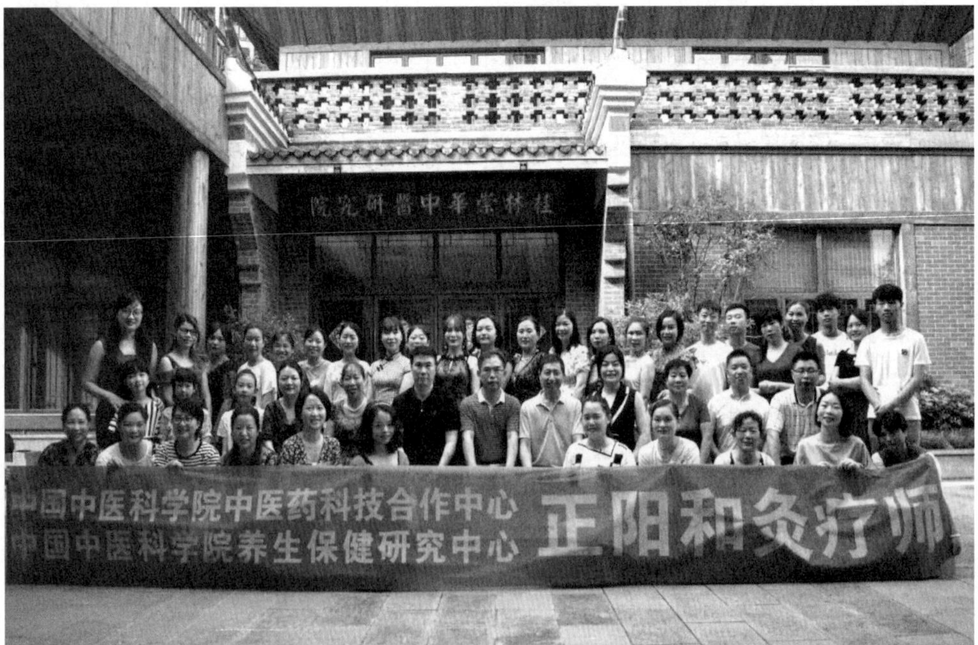

黄氏丹灸熨疗法，被选为北京慢病防治委员会慢病防治项目，计划在五年内将结合养老、健康旅游、美容、社区康养、专科医院，全面深入推动自然康复养生，让这一灸法在更多的应用领域发挥积极作用，提高受众健康指数，享受更高质量的健康人生。

金日光教授研究《黄帝内经》新视角

金日光

金日光，1933年生，吉林图们人。1956年毕业于东北人民大学物理化学专业。1960年吉林大学原苏制四年制副博士研究生，从师唐敖庆教授，专攻量子化学、量子统计力学、化学反应动力学，毕业获相当于美国博士（Ph.D.）。1961年初到北京化工学院（现北京化工大学）工作，担任材料科学与工程学院教师，1978年晋升副教授，1984获评教授、博士生导师，1985年获评高分子材料国家级学科一级教授。历任助教、讲师、副教授、正教授、博士生导师。兼任中国化学学会理事，中国高分子学会常务理事，中国国务院学位委员会学科评审委员，国家自然科学奖评审委员，国家科技进步奖评审委员，材料科学与工程国家一级学科首席科学家，国务院人事部博士后流动站和工作站评审委员，全国流变学专业委员会副主任，全国工科院校高分子类教学指导委员会副主任，中国复合材料学会副理事长，《复合材料学报》主编，东京理科大学客座教授。任第七届全国政协委员，第八、九、十届全国政协常务委员。兼任教科文卫委员，全国政协民族和宗教委员会副主任，北京市人民政府高科技顾问，朝中经济文化交流中心主席，中国和平统一促进会常务理事，中国环境保护联合会常务理事，中国传统中医药学产学研联盟副主席，中医药国际联盟中国地区主席，全国健康饮水专业委员会主任，世界华人报网总编。被选为国家级特殊贡献专家，全国化工系统重大贡献的优秀专家，全国科技先进工作者。还作为负责人先后承担了36项国家和部级科学研究项目。金日光教授先后获国家级科技进步或发明奖5项，省部级科技进步或发明奖20多项。发表学术论文300多篇，培养200多位博士生及硕士生，任大学一级学科首席科学家和学术委员会主任。2021年5月1日在常州建成了《黄帝内经》当代科学语境解读馆，对中医典籍开展全新视角的研究。

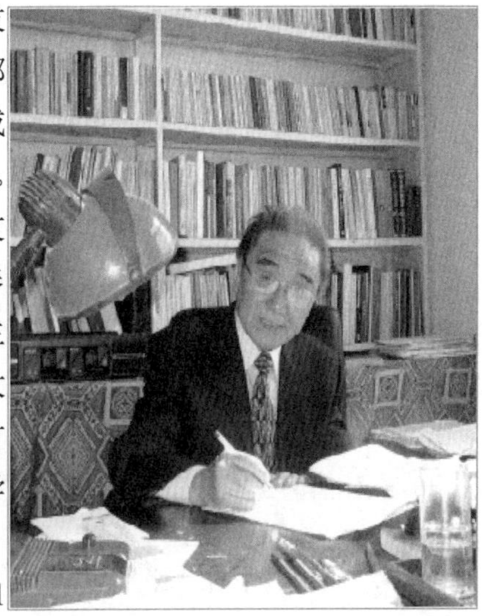

金日光教授继欧美学者Maxwell-Boltzman第一统计力学、Bose-Einstein第二量子统计力学、Fermi-Dirac第三量子统计力学之后，在国际上首创地建立了第四统计力学，提出了线性和非线性群子统计理论，在美国AB1传记20世纪500人有影响的科技领路人中有专门介绍。金日光教授用上述理论主要研究高强超韧高分子合金材料学、多项高分子流变相态学，以及基因生命科学、地震预警。近期着重研究《黄帝内经》经络实体的本质，提出了有关十二正经的原穴里，存在生命动力阴阳元素分布的群子统计理论及五行学说和经络学说的群子统计理论，再次验证了中医药学理论符合科学并具有超前科学的特性。

李青云和他的“永”字养生功法

李青云

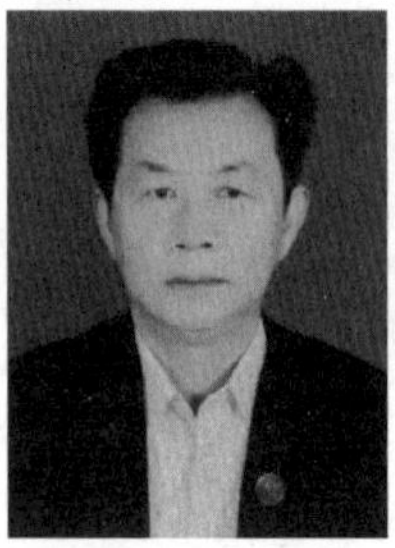

李青云，1965年7月生人。中华传统文化发展促进会副会长，广东省传统文化促进会副会长，中国吉祥书画研究院创院院长，广州市武术协会副主席，系“吉祥书画”创始人，“永字养生功法”创始人，“中国吉祥符”创始人。清华大学“传统文化与智慧养生高级研修班”特邀教授，主讲《“永”字养生功法》课题。中国网《中国访谈 世界对话》专访嘉宾，“一带一路”中欧意象邮票人物。

中国永字养生功法，是李青云先生积累长年的修炼心得和研究成果，耗时三年精心创作而成，并于2012年8月23日获得国家版权。

中国永字养生功法，是“世界上第一套完全由汉字笔画演绎而来的养生功法”。现已成为武术体育比赛指定项目，全民健身重点推广项目，大、中、小学校体育教学推荐科目，清华大学传统文化与智慧养生高级研修班指定课程等。

“道”说，永字养生功法

永字养生功法，起源于中国汉字笔画，直接根据“永字八法”之运笔法则，结合人体五脏六腑和经脉气血等的运行规律，辩证地融合在一起，是世界上第一套由单一汉字笔画演绎而来的养生功法。她既是一门相对独立的“健康科学”，也是人生规划的“心身哲学”，心身健康，就是她要求人们修炼的最高境界和目标。她自成体系，是《易经》和《黄帝内经》之精髓综合运用到人体心身健康的具体体现。

俗话说，一阴一阳为之道，下面李青云先生对永字养生功法的阴阳之道、心身之道的一管之见。

阴阳是中国古代文明中对蕴藏在自然规律背后的、推动自然规律发展变化的根本因素的描述，是各种事物孕育、发展、成熟、衰退直至消亡的原动力，是奠定中华文明逻辑思维基础的核心要素。概括而言，按照易学思维理解，其所描述的是宇宙间的最基本要素及其作用，是伏羲易的基础概念之一。

阴阳有四对关系：阴阳互体，阴阳化育，阴阳对立，阴阳同根。传统观念认为，阴阳代表一切事物的最基本对立关系。它是自然界的客观规律，是万物运动变化的本源，是人类认识事物的基本法则。阴阳的概念源自古代中国人民的自然观，古人观察到自然界中各种对立又相联的大自然现象，如天地、日月、昼夜、寒暑、男女、上下等，便以哲学的思想方式归纳出“阴阳”这概念。

八卦中具有的阴阳关系有这样几组，乾坤之阴阳，艮兑之阴阳，震巽之阴阳，坎离之阴阳。这些虽同属阴阳关系，但又有所区别，不可一概而论。具体说来，有以下几个部分：

乾坤之阴阳互体关系，这里的互体是指：双方因为对方的存在而存在。通俗地讲就是有了地的概念才相对有了地之上的天的概念。反之亦然。艮兑之阴阳是化育关系，这里的化育是指：产生、孕育、创造新事物的能力。艮兑两卦之相互作用就会孕育创造出新事物。从伏羲易理论的角度来看，大家对照《伏羲先天六十四卦方圆图》中圆图方位，兑宫在东南，艮宫在西北，此方位正与中国这块土地的地理环境相符。从中原的角度来看，东南为大海、西北为高原，东南为兑宫方位，西北为艮宫方位，正好符合《伏羲先天六十四卦方圆图》所揭示的规律，这就是为什么在中华大地上孕育出的人群有无比的创造力，有克服一切困难的勇气与智慧，这样才有了中华民族至少六千年的生生不息。

非物质文化遗产《天基特效医术》简介

李天基

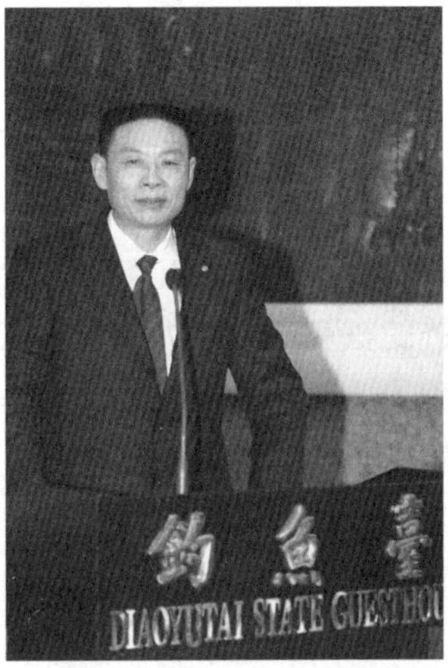

非物质文化遗产《天基特效医术》原名《天机医术》。创始人李贞观，皇族子弟，唐太宗贞观年间出生之人，官封巴蜀镇守使。太平盛世，赋闲研习医道，屡试奇效于军中，并以治疗不治之症为甚，逐传为《天机医术》，有医破天机之意。后作隐世医学血脉相传。虽然随着时间推移，江山更替，几经颠沛流离，辗转迁徙，但《天机医术》仍一脉相承，不断厚积，而香火更盛，并且每每于关键时刻，问世续缘，大显身手，改变家国命运。据《邵阳市志》记载，《天机医术》第七十六代传人李步隆，携子李世清、李永清，于清代乾隆年间由赣入湘，落籍邵阳东乡。后其长子李世清游历至四川青城山入观为道，次子李永清考取功名，任靖州知事三月，因生性淡泊，不喜官场习气而称病还乡，购置田产，娶妻生子，偏安一隅。至第八十一代传人李凡翎，东洋留学，归后从军，任黄埔军校炮兵系主任，“文革”期间批斗而死。第八十二代传人李丁歌，年少便留学海外，集中西医学于一身，精通七国文字，亦因曾为国民革命军抗日前线医院少将副院长，同于“文革”中批斗而殁。

第八十三传人李天基，自诩今古逸人（逸者天高宙远，不落尘俗；人者万物之灵，天之骄子）。1960年6月出生于湖南省邵阳市享誉近300年历史的医药世家，是非物质文化遗产保护项目——天基特效医术第六代掌门（代表性传承人）。

李天基6岁学医，13岁切脉治病。一生所学不仅尽得历代家学真传，发挥得淋漓尽致，能“见面便知病情，切脉可断生死”。他以人为师，集众家之长，横贯中西，秘及民间医域及易、儒、佛、道各大传统文化纵深领域；更能以天地为师，人天合一，巧夺天地造化之功为不治

之症患者广开求医无门之门，治人所难治，救人所难救。行医四十余载，接诊各种疑难重症患者近100万人次，仅2007至2012年间，救治各种癌症、白血病、尿毒症患者多达16300余人，治愈率高达90%以上，是当代解决世界医学难题最多的人之一，实至名归的医药大家，难得一遇的当代名医。

借用原总理吴仪的一句话：医臻此境，足以无私称斗。《天基特效医术》渊源深厚，集医、易、儒、释、道之大成，乃传统医药行业正本清源、硕果犹存的宝贵财富。尤其以精、准、狠、快、奇五大特色著称。

精，即精益求精、炉火纯青之意，亦有大道至简，言简意赅，一针见血之实。如传统医学博大精深，令人望而却步，《天基特效医术》却能化繁为简，化高深难懂为易学易会，让没学过医的人也能快速学会。

准，有三准，即看病准；遣方准；用药准。如其坚持先看病，后验证，让疗效说话，令患者惊奇不止，赞叹不已。

狠，是指其治病厉害。癌症、白血病、尿毒症等不治之症到此便成可治之症，给绝症患者开启了一扇求生之门。

快，则是指其见效快，快到颠覆了人们对疾病的认知。不明其详的人总认为中医只能治慢病，不能看急诊。天基特效医术却能令中风患者十几分钟即可苏醒，并且无后遗症；令诸多抬着来治病的患者，一炷香的工夫，走着回去。

奇，是指其见面便知病情，切脉可断生死，并可化腐朽为神奇，常常妙药天成。如晚期癌症患者低热不退，他却使用人参、附子等大热之品退热；泻泄之人，其用大黄类泻下之药止泻。用药之奇，令诸多专家、名医都莫名其妙。

东方乌宝品牌创始人刘全生

刘全生

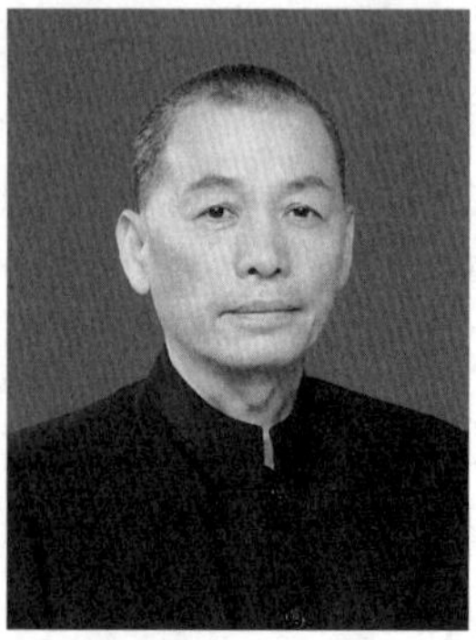

刘全生，男，汉族，江西省吉安市人，在公安刑侦技术领域从业二十余年，办案能手。1996 年离开公安系统创业，首先在北京大学 EMBA 毕业，从事乌鸡多肽系列产品研发和推广后，又拜师中医国医大师唐祖宣先生。对解剖、病理、微量成分、生死分析、基因、细胞和多肽知识有深刻且全面理解，对癌症、慢性病，预防康复关键与核心问题理解透彻。2013 年创办江西泰和县太棒乌鸡养殖有限公司、江西东方乌宝乌鸡肽食品有限公司，公司专注研发生产原种泰和乌鸡多肽系列品牌。刘全生被誉为泰和乌鸡最大价值发现人和推广人，东方乌宝品牌创始人。“乌鸡多肽”发明与知识产权拥有人，获得两项发明专利：一种从乌鸡中提取活性肽的方法，专利号：CN201510485342.1。本发明公开了一种从乌鸡中提取活性肽的方法，包括原材料的处理、水解、粉碎、发酵、酶解、灭酶、浓缩和干燥包装的成品。一种乌鸡肽素粉及其制备方法，专利号：CN201510192807。本发明公开了一种乌鸡肽素粉及其制备方法。

东方乌宝所生产的乌鸡多肽产品采用原种、原产地、原生态、养殖一周年以上的泰和县太棒乌鸡提取加工制成，无任何添加剂，是抗衰、养生、长寿食品，被广泛运用于久病康复、产后、术后、化疗后的营养补充。刘全生介绍，乌鸡多肽中的肽，是蛋白质和氨基酸的中间物质，是蛋白质的结构与功能的片段，是蛋白质发生作用的活性基因部分，是生命的基础物质，两个氨基酸首尾相连就称为肽，以肽链根据构成肽链的氨基酸个数为几伏。五个以下氨基酸组成的肽称为寡肽，五个以上的为全球肽，十个以上的氨基酸构成的活性多肽其效能具有直接治疗疾病和修复细胞功能。活性多肽是生产制造细胞的根基，是生命与健康的最重要的总指挥。长寿乌鸡活性多肽含 18 种氨基酸和大量小分子多肽及多项优质遗传基因等资源。此外，泰和县太棒乌鸡养殖有限公司还以太棒乌鸡为重要基础原料，完成了从生态养殖业到食品加工以及品牌研发、销售及资本运作的整体产业布局，并开发了系列孕妇、婴幼儿、老弱患者食用的方便食品，通过方便食品的载体，可以补充人体所需的 DHA、活性多肽、锌、硒、钙等营养元素，在造福更多百姓的同时，做到了产业的开拓和升级。

癌症、心脑血管疾病、糖尿病、肺纤维化等慢性病是当今世界医学难题，这些疾病的发患者数多，死亡率高，消耗大量政府和个人家庭的财力。是健康中国最大的负数。癌症发病原因是体内免疫细胞数量缺失造成癌细胞没有天敌或缺少天敌造成的。只要人体内保持充足和正常的免疫细胞，癌症和病毒等疾病就不会发生。东方乌宝乌鸡肽是免疫细胞再生的原材料，其再生细胞的能力经许多癌症病患及量子细胞检测设备检测比较，其再生细胞的功效远超过干细胞的功效，心脑血管疾病、糖尿病、肺纤维化等各种慢性疾病发病原因其根源都是血栓淤堵造成的。造成血栓的主要原因是饮食，特别是肉类和内脏食用过多导致的。因此做好科普，管好病从口入这一关，就能大幅减少血栓的形成，进而减少慢性疾病患者数量。汉宫大医公司同时有用非药物疗法和乌鸡肽对血栓清除有特别的效果。

老年人家庭日常生活的健康管理

王举凤

中国老年人口数量居世界首位，且近年来呈现连年上升趋势，国家统计局发布的2017年国民经济和社会发展统计公报显示，2017年年末，我国60周岁及以上人口数为24090万人，占总人口比重为17.3%。据预测，我国2030年60岁及以上老年人口占比将达到25.3%；2050年，60岁及以上老年人口占比将达到34.1%。随着老龄化持续加剧，高龄化、空巢化问题日趋严重。目前，我国80岁以上老人数量高速增长，约为老年人增速的2倍，预计2050年五个老人中就有一个80岁以上老人。老年人持续、快速增长，已成为整个健康管理服务业的特殊群体和主体人群。同时，随着老龄化持续加剧，阿尔茨海默病、帕金森症等老年性疾病日益增多。因此，老年人的健康已不仅是家庭问题，而是严重的社会问题。慢性病患者人数的增长，疾病谱的变化及老年人口数量的攀升，均引发医疗模式由单纯病后治疗转向“预防、保健、治疗、康复”相结合，人们更加重视亚健康状态的调整和恢复。

健康管理是以现代健康概念（生理、心理、和社会适应能力）和新的医学模式（生理-心理-社会）以及中医治未病为指导，通过采用现代医学和现代管理学的理论，技术方法和手段，对个体或群体整体健康状况及其影响健康的危险因素进行全面检测评估，有效干预与连续跟踪服务的医学行为及过程，其目的是以最小的投入获取最大的健康效益。

健康管理就是要病前主动防、病后科学管、跟踪服务不间断。防大病，管慢病，促健康。

中医学把人体本身对外界致病因素的防御能力称为正气，将致病因素称为邪气。人体发生疾病，其原因不外乎正邪两方面的斗争，斗争的胜负决定发病与不发病。饮食养生，简称“食养”，是指在中医理论指导下，合理地摄取食物，以营养机体、维持健康、保健强身、延年益寿的活动。“食养”一词，较早见于《黄帝内经·素问·五常政大论》说：“谷肉果菜，食养尽之”……

饮食养生大要有四：一要“和五味”，即食不可偏，要合理配膳，全面营养。二要“有节制”，既不可过饱 亦不可过饥，食量适中，方能收到养生的效果。三要注意饮食卫生，防止病从口入。四要因时因人而异。

一般情况下老年人体弱多病：首先要调理好脾胃。吃馍丁、粥（各种各样的）、坨坨馍（把买回来的坨坨馍要文火烤酥）、苏打饼干、酵素山楂、鸡内金山楂片、酵母片、茯渭糕。上火的时候吃青甘糕、绿豆糕……参考膳食宝塔，吃蔬菜水果，如猕猴桃、火龙果、苹果、香蕉、梨子……饮食合理搭配，少量多餐，适量运动。具体到每位老人的身体健康状况，要注意观察，多陪伴、多说一些鼓励的话语，多晒太阳。

用吹风机吹中脘穴、捏脊是简便易行的保健方法。老年人容易抽筋：可以用吹风机快速缓解，每天都要保证大便通畅：适量补充益生元、家中常备开塞露。

如果感冒了，可以用吹风机来助发汗。先喝一碗热水或者热粥，躺在被窝里，把被子盖好，用吹风机往被窝里吹热风，不要特别热，一会就出汗。出汗以后要坚持一会，准备好卫生纸或者毛巾擦汗，如果不出汗就把头钻进被窝里，出透汗就好了。

《黄帝内经》说：“饮食有节，起居有常，不妄作劳，故能形与神俱，而尽终其天年，度百岁乃去”。中医养生家认为起卧休息只有与自然界阴阳消长的变化规律相适应，才能有益于健康。中医提倡“未病先防 、已病防变、 瘥后防复”。精神养生，就是在“天人相应”整体观念的指导下，通过怡养心神，调摄情志。调神之法，包括清静养神、立志养德、开朗乐观、调畅情志、心理平衡等方面。养生家认为静养之要在于养心。

我们健康管理的终极目标应该是：颐养天年、无疾而终。赶上了和平盛世的好年代，我们要把健康管理好——好好地活，健康地活。不要生不如死的活，活出我们中国人的精气神儿。

迷踪通督绝技 快速治瘫技术

迷踪通督疗法创始人　王庆跃

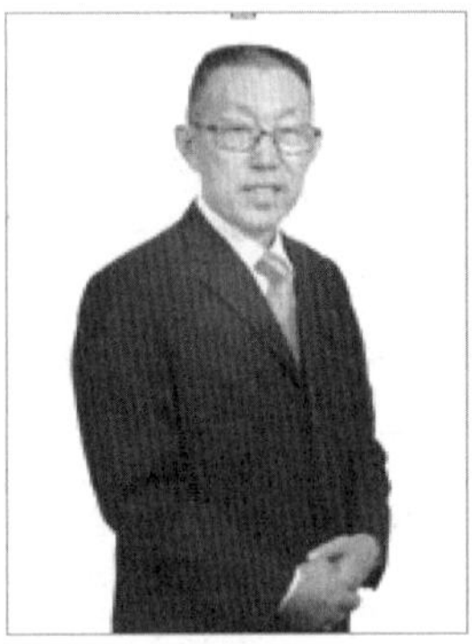

王庆跃，男，1957 年 9 月，出生于河北省沧州市海兴县香坊乡香坊村，中西医专业，从事医学临床研究和实践四十余年。致力于中医《黄帝内经》《黄帝外经》《针灸大成》的学习、研究、实践和创新。现任北京庆跃医学研究院院长，经方论坛国际协作联盟副主席。国家中医药管理局中医适宜技术讲师，中国民间疗法委员会首席专家。迷踪通督医学创始人，首创发明迷踪针法、迷踪通督疗法、迷踪通任针法、醒脑启慧针法、女子塑身美体魔瘦针法、康乐鼻腔排毒疗法。对各种顽固性颈、肩、腰、腿痛，中风偏瘫、高位截瘫、脑瘫、脑萎缩、股骨类坏死、强直性脊柱炎、植物人、月子病、风湿性骨关节炎、各种鼻炎、鼻窦炎等疑难杂病有丰富的治疗经验。

一、“迷踪通督疗法”的特点和优势：迷踪通督疗法是首创发明人王庆跃先生独家新创，他采用国内独创的一通、二导、三引气综合疗法，诊断精确，安全可靠，快速高效，属国家中医药管理局中医药适宜技术重点推广项目、国家慢病康复适宜技术全国重点推广项目。首先用科学手法打通人体任、督二脉，任督二脉通则百脉通，百脉通则气血行，气血行则百病消。其次操作安全可靠、痛苦小、无风险。第三，现场见效快，立竿见影，长远疗效好，治愈率高，用疗效说话，让事实证言，按疗程治疗，愈后不复发。第四，操作简便、不纠结穴位、易学易用易掌握。

二、“迷踪通任针法”的特点和优势：迷踪通任针法是王庆跃先生四十多年中医临床和研究的结晶，是他独创的四大针法（迷踪通督针运、迷踪通任针法、迷踪周天针法，醒神启慧针法）之一，是对中医针灸理论的发展和创新。

①迷踪通任针法加迷踪通督针法，即为迷踪周天针法。②迷踪通任针法是以科学的针法打通人体任脉，任脉通则气血行，气血行则百病消。以调节阴阳平衡和气血平衡，治疗全身疾病，是迷踪通督针法的延伸和补充，是迷踪周天针法的一部分。③操作简单、安全可靠、痛苦小、无风险、不纠结穴位，一学就会，一用就灵。④打通任脉，治疗脏腑及全身疾病，现场见效快，立竿见影，远期疗效好，治愈率高，愈后不复发。⑤安全、快速、高效，成就名医，远离风险，快乐生活。

三、“醒神启慧针法”的特点和优势：醒神启慧针法，是王庆跃先生独创发明的第四种针法，是在《黄帝内经》和《黄帝外经》“髓之海”“元神之府”“奇恒之腑”理论基础上，结合现代医学理论，经过多年临床实践和大量的病例验证的一种行之有效的针法，特别适用于治疗重大疑难病，疗效突出，是对中医针灸理论的又一发展和创新。

①醒神启慧针法与迷踪通督针法、迷踪通任针

法配合运用，可以特效治疗各种疑难杂症，如脑瘫、偏瘫、截瘫、中毒性瘫痪、强直性脊柱炎、格林一巴利综合征和不能明确诊断的疾病等重大疑难病。②用特制的醒神启慧针、针刺特定部位、操作简单、易学、安全。③快速地完成唤醒人的元神，达到恢复识神和欲神、重新开启人的智慧大门。④通过人体外部，使用醒神启慧针法，来唤醒恢复人的意识、知觉、视觉、听觉、语言、嗅觉、动觉、痛觉和阴阳平衡等等。真正地解决全身的气节和气虚的问题。

四、“迷踪通督疗法”的治疗范围：迷踪通督疗法可以治疗包括西医八大系统的疾病，包括中医十二正经、奇经八脉和五脏六腑的疾病（禁忌证除外）共42大类，130多种。

五、“迷踪通督疗法”的三大理论体系：①挖掘机理论；②周天理论；③开关理论。迷踪通督疗法理论的优势以最朴素的生活原理，阐释最复杂的医学理论；以最简单的方法，治疗最复杂的疑难疾病；技术简单、易学、易操作、易掌握。

六、“迷踪通督疗法”的渊源：来自对《黄帝内经》《黄帝外经》《针灸大成》理论的传承、发展和创新。

“抗癌痛口服液”治疗癌性疼痛40例疗效观察

周田明

【摘要】目的：用抗癌痛口服液对40例中、重度癌症患者疼痛的镇痛效果进行临床观察：方法：“抗癌痛口服液”主要成分由附子、马钱子、田三七、白花蛇、白屈菜、钩吻、蜂蜜等组成，经煎煮、提取、浓缩、精制而成每瓶300毫升，每次用量为20毫升，每天服用3次，每8小时服用一次，服药后计时以判定疗效。结果：该药服用后结果表明对中重度癌症疼痛，有较好的疗效，服药后8~24小时，疼痛开始缓解渐至消失，平均缓解时间16小时，CR56%，PR22.5%，MR21.5%，NR10%，总有效率为90%。结论：“抗癌痛口服液”镇痛效果确切，不良反应小，安全性大，是一种良好的口服镇痛剂。

【关键词】中药/镇痛制剂　晚期癌症/中、重度疼痛

癌性疼痛是中晚期患者重要症状之一，约有80.7%的癌症患者出现不同程度的疼痛，尤其是晚期癌症患者，疼痛剧烈，犹如刀绞，有些患者常有轻生之念，“抗癌痛口服液”治疗癌性疼痛，收到比较满意的效果，现报告如下：

临床资料

本组40例癌性疼痛患者男28例，女12例，最小年龄28岁，最大年龄72岁，平均50岁。其中肺癌10例、肝癌16例、胃癌8例、胰腺癌6例，中度疼痛22例，重度疼痛18例，全部病例均经影像学、胃镜、CT及病理组织检查，诊断明确，有中重度疼痛，无明显肝肾功能障碍者，患者神志清楚，能够配合观察治疗。

疼痛分级标准：根据文献资料，将疼痛分为4级。O级：无疼痛；Ⅰ级：（轻度疼痛）疼痛可忍受，但不影响日常生产及睡眠；Ⅱ级：（中度疼痛），疼痛明显，不能忍受，日常生活及睡眠受影响，要求服用镇痛药；Ⅲ级：（重度疼痛）疼痛激烈，不能忍受，需要镇痛药，睡眠严重受到干扰。

治疗方法

“抗癌痛口服液”主要由附子、马钱子、田三七、白花蛇、白屈菜、钩吻、蜂蜜等组成，经煎煮、提取、浓缩成300毫升一瓶的口服液，每次用量为20毫升，每天服用3次，每8小时服用一次。

疗效标准

治疗后缓解程度一般分为4级：完全缓解（CR）：无疼痛；部分缓解（PR）：疼痛较给药

前明显减轻，睡眠基本不受干扰，能正常生活； 轻微疗效（MR）：疼痛较给药前减轻，但有明显疼痛，睡眠受到干扰； 无效（NR）：与给药前比较无减轻疼痛。

结 果

患者服用“抗癌痛口服液”后，有22例在8～12小时，疼痛开始减轻，直到疼痛消失，CR率为55%，部分缓解。例，PR率为22.5%；轻微疗效5例，MR率为12.5%；无效4例，NR率为10%；总有效率为90%。取效时间最快8小时，最慢24小时，平均16小时。

结 论

现代医学认为：癌症疼痛原因主要是肿瘤侵蚀或破坏人体组织器官，从而压迫血管、淋巴管等，使血液或淋巴液回流受阻，促使瘀血、水肿；感染溃烂放出内源性化学物质等引起疼痛。中医认为主要病机是邪毒内蕴，络结壅阻，气滞血瘀所致。因此，结合中西医原理研究抗癌痛口服液，治疗癌性疼痛取得较好效果，“抗癌痛口服液”经过几年来40例患者观察应用，未见明显的毒性反应，如能结合放、化疗，中医辨证治疗则明显延长患者生存期。并同时发现：“抗癌止痛口服液”经临床实验证明，该药具有抗癌止痛作用，又有杀死癌细胞的功能，既能提高人体免疫能力，又能保护人体正常细胞的生长。

“抗癌痛口服液”主要治疗肝癌、胃癌、肠癌、肺癌、骨癌等各种癌症所引起的剧烈疼痛，服药8小时后，疼痛逐渐消失，达到无痛之效果，久服食欲增进，体重增加，生命期延长。该药是纯中药制剂，无吗啡副作用，无成瘾性。因此，发挥中医药优势和特色，研制和开发防治癌症病患者的有效药物，是临床医疗用药的迫切需要，具有显著的市场前景。目前利用中医药治疗癌症的研究工作受到世界医药界的广泛关注。 “抗癌痛口服液”对胃癌引起的幽门梗阻亦有相当疗效。

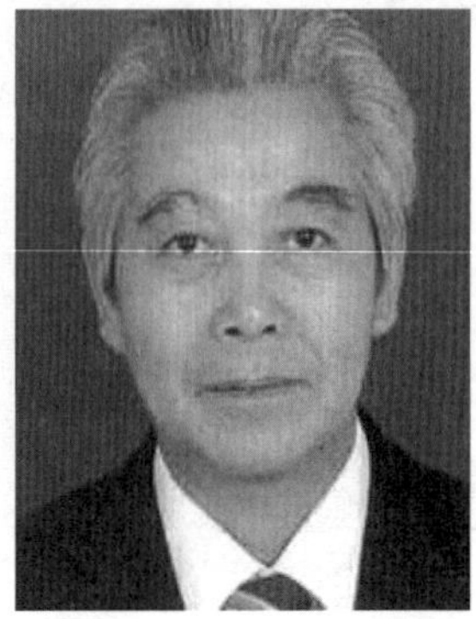

我国每年有500多万癌症患者，而且有逐年上升趋势。世界卫生组织资料显示，全世界每年癌症患者有1.1亿人之多。每年有上升趋势。我国75%的癌症患者后期都是在剧烈的疼痛中丧生，“抗癌止痛口服液”给这75%的癌症患者带来无痛的福音。

“让癌症患者不痛”，是世界卫生组织提出的目标。“抗癌止痛口服液”符合这一目标要求。

作者：周田明，男，江西临川人。早年于北京光明中医大学本科毕业，国家中西医结合执业医师，国家执业西药师，药物研究员；历任内、儿、肿瘤科主任医师，中医学科带头人。任中国抗癌协会抗癌药物研究专业委员会委员，香港国际传统医药研究院客座教授等职务，并多次受邀海外学术交流、宣读论文。

局部用药治疗慢性失眠症的临床疗效观察

中国中医科学院门诊部 于艺 党娇娇 吴思渊

【摘要】目的课题通过观察入选病例治疗前后的临床症状、量表评分等指标，初步评估中药调理膏局部使用治疗慢性失眠症的临床疗效，并观察其安全性。方法：选取慢性失眠患者50例，在进行睡眠卫生教育的基础上，使用中药调理膏于涌泉穴处给药治疗，于治疗前、治疗1周末和2周末，分别记录患者的临床症状及匹兹堡睡眠质量指数（PSQI）评分以进行疗效评价。结果：治疗后患者的PSQI总分及入睡时间、睡眠时间和睡眠效率较治疗前有显著下降（P＜0.01），临床症状较治疗前有明显改善（P＜0.01）。临床总有效率达 84%。结论：使用中药调理膏局部用药可有效改善失眠患者的临床症状及睡眠状态，疗效较好，值得临床推广应用。

失眠是指尽管有合适的睡眠机会和环境，依然对睡眠时间和（或）质量感到不满足，并且影响日间社会功能的一种主观体验。据 2015 年《全球睡眠调查：中国区域调查报告》结果显示，在我国大概 45.4%的人存在睡眠障碍问题，并与抑郁或焦虑性心理障碍成正比。长期睡眠障碍或睡眠不足会引发糖尿病、高血压、冠心病、肿瘤等一系列严重影响人体身心健康的慢性疾病，甚至影响人的寿命。中医药治疗本病具有独特的优势，同时应用中医传统治疗方法具有便捷、经济、副作用小等优势。局部用药有可能成为传统治疗、用药模式的替代、拓展。因此，本研究探讨中药调理膏局部用药方法治疗慢性失眠症的有效性及安全性，望能为广大失眠患者提供更多简便经济的治疗方法，提高睡眠质量。

1. 资料与方法

1.1 一般资料

于中国中医科学院中医门诊部就诊的失眠患者及通过广告、朋友圈等方式招募的失眠患者，根据纳入及排除标准，从中选取 50 例作为研究对象。

1.2 诊断标准及纳入、排除标准

诊断标准：根据《国际睡眠障碍分类－第 3 版（ICSD－3）》慢性失眠诊断标准。

纳入标准：符合慢性失眠症的诊断标准；匹兹堡睡眠质量指数（PSQI）总分≥8 分；年龄为 18～60 岁；患者知情同意并愿意合作者。

排除标准：有严重心脑血管疾病、严重肝肾损害及代谢性疾病者有严重焦虑、抑郁症等精神疾病者，有相关药物过敏者，哺乳期或妊娠期妇女。

1.3 治疗方法

在睡眠卫生教育（包括睡眠环境安全、隐秘性好，使患者安心入睡。维持固定的起床时间，避免昼夜节奏紊乱。避免午睡过久或白天小睡。注意饮食调节，避免摄入咖啡因、酒等）的基础上给予高瑞中药调理膏［广东康养多科技有限公司，生产批号：2020-05-15］置于患者两足底涌泉穴治疗，主要成分包括沉香、当归、香附、葛根、五味子、艾叶、安息香。具体使用方法：将装有中药调理膏的药仓置于特制鞋垫的凹槽处并粘紧，将鞋垫放到鞋内，穿好鞋子，用于日常上班、家居、散步、轻度运动，每天穿该鞋子日常活动至少 8 小时。药仓每 3 天更换一次。

1.4 观察指标

1.4.1 指数评分：比较患者治疗前后的匹兹堡睡眠质量指数评分（PSQI），包括总分及各组分（入睡时间、睡眠时间、睡眠质量、睡眠效率、睡眠障碍、日间功能障碍和催眠药物）积分，每个组分按 0～3 等级计分，累积各成分得分为匹兹堡睡眠质量指数表总分，总分范围为 0～21，得分越高，表示睡眠质量越差。

1.4.2 症状积分：比较患者治疗前后的临床症状积分。

1.4.3 临床疗效：根据《中药新药临床研究指导原则》总有效率=（治愈病例＋显效病例＋有效病例）/总例数×100%。①治愈：夜间睡眠深沉，睡眠时间>6h，醒后精力充沛；②显效：临床症状显著改善，睡眠深度增加，睡眠时间增加>3h；③有效：睡眠状况得到改善，但睡眠时间增加<3h；④无效：睡眠障碍无任何减轻。

1.4.4 不良反应：记录有无出现不良反应及不良事件。

1.5 统计学方法

应用 SPSS 24.0 统计软件进行数据分析，临床数据采用意向性统计分析。重复测量资料以（x±s）表示，若满足球性检验，则采用单因素重复测量方差分析，否则进行 epsilon（ ）校正；计量资料使用配对 t 检验；计数资料用%表示，采用χ^2检验。P＜0.05 表示差异有统计学意义。

2. 结果

2.1 患者基线资料

自 2020 年 12 月—2021 年 2 月共纳入 50 名失眠患者，其中女性 25 例，男性 25 例。年龄为 47.28±11.7。根据其临床症状，进行简要中医分型，其中心肾不交有 21 例，肝郁化火 15 例，心脾两虚型 9 例，痰热内扰 5 例。见表 1。

表 1 患者基线资料

	临床资料	数据
性别[例]		
男	21	42
女	8	16
年龄[岁]		47.28±11.79
中医证型[例]		
心肾不交		21
肝郁化火		15
心脾两虚		9
痰火扰心		5

2.2 疗效评价

根据疗效评定标准，治愈者有 21 例，显效者 0 例，有效者 21 例，无效者 8 例。临床总有效率为 84%。见表 2。

表 2 临床疗效评价

疗效	例数（n=50）	疗效率（%）
治愈	21	42
有效	21	42
无效	8	16
总有效	42	84

2.3 PSQI 总分对比

经 Mauchly's 球形假设检验，因变量的方差协方差矩阵相等，^{2}（2）=2.095， P=0.351，满足球形假设。

患者治疗前、治疗 1 周后和治疗 2 周后的 PSQI 总分差异有统计学意义（F（2，98）= 90.976；P<0.001）。见表 3，其变化趋势图见图 1。

通过两两比较，治疗 1 周后、治疗 2 周后较治疗前，治疗 2 周较治疗 1 周后 PSQI 总分均有显著下降（*P*<0.001）。见表 4。

表 3 不同时间点 PSQI 总分对比（x±s）

	治疗前	治疗 1 周末	治疗 2 周末
PSQI 总分（分）	11.14±2.843	8.76±3.217	6.02±2.766
F 值	90.976		
P	0.000		

表 4 不同时间点 PSQI 总分差值

组别	差值	95%可信区间	
		下限	上限
治疗 1 周－治疗前	2.380	1.642	3.117
治疗 2 周－治疗前	5.120	4.283	5.957
治疗 1 周－治疗 2 周	2.740	2.030	3.450

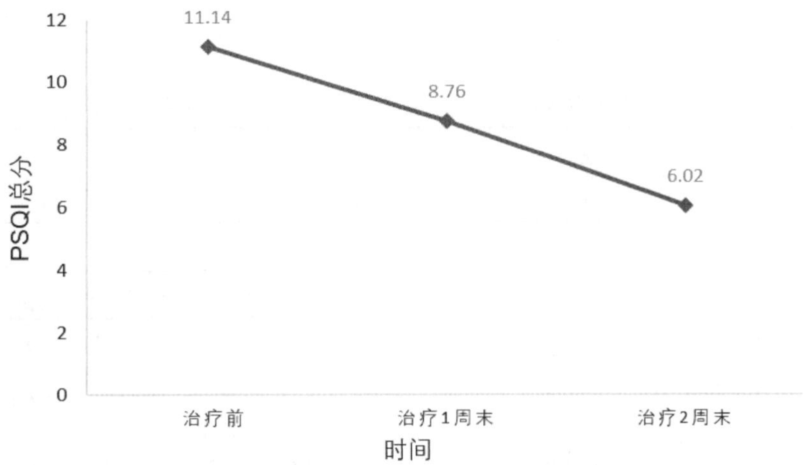

图 1 治疗前后 PSQI 总分变化趋势图

2.4 PSQI 各组分治疗前后对比

与治疗前相比，治疗后患者的入睡时间、睡眠时间和睡眠效率有明显下降，具有统计学意义（$P<0.01$）。见表 5。

表 5 PSQI 各组分治疗前后对比（x±s）

项目	治疗前（分）	治疗后（分）
睡眠质量	2.12±0.52	1.98±0.58
入睡时间	1.74±0.98	1.04±0.72*
睡眠时间	1.50±0.73	0.84±0.73*
睡眠效率	1.38±0.84	0.7±0.81*
睡眠障碍	1.50±0.54	1.38±0.52
催眠药物	0.32±0.68	0.30±0.30
日间功能障碍	2.56±0.57	2.32±0.81

注：经配对 t 检验，与治疗前相比， P＜0.01。

2.5 临床症状积分对比

经 Mauchly's 球形假设检验，因变量的方差协方差矩阵不相等，$^2(2)=7.903$，$P=0.019$（小于 0.05)，说明 3 次数据之间存在相关性，不满足球形假设，使用 Greenhouse & Geisser 方法校正ε=0.868。

患者治疗前、治疗 1 周后和治疗 2 周后的临床症状积分差异有统计学意义（P<0.001）。见表 6。临床症状积分变化趋势图见图 2。

通过两两比较，治疗 1 周后、治疗 2 周后较治疗前，治疗 2 周较治疗 1 周后均有显著下降（F（1.736，85.084）= 29.704；P<0.001）。见表 7。

表 6 不同时间点临床症状积分对比（x±s）

	治疗前	治疗 1 周末	治疗 2 周末
临床症状积分（分）	3.96±1.97	2.78±1.73	2.00±1.57
校正 F 值	29.704		
P	＜0.0005		

表 7 不同时间点临床症状积分差值

组别	差值	95%可信区间	
		下限	上限
治疗 1 周一治疗前	1.180	0.579	1.781
治疗 2 周一治疗前	1.960	1.463	2.457
治疗 2 周一治疗 1 周	0.780	0.349	1.211

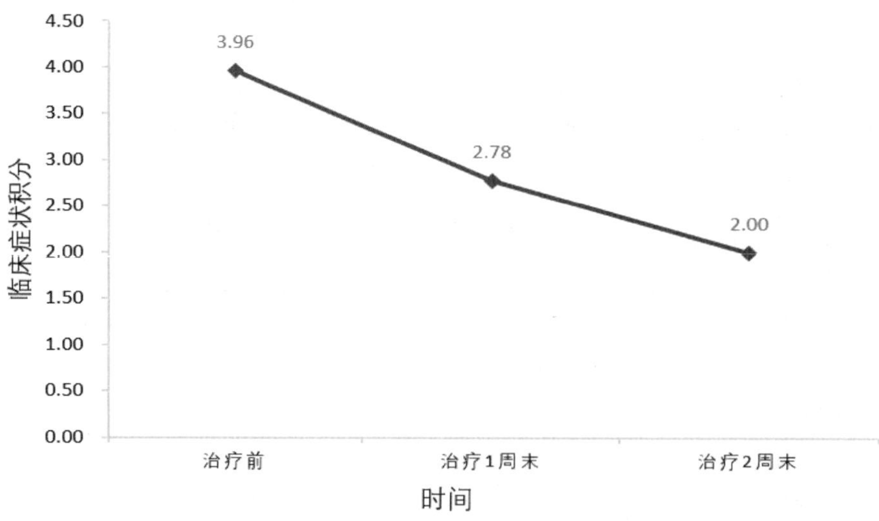

图 2 治疗前后临床症状积分变化趋势图

3. 讨论

失眠属于中医“不寐”范畴，其主要病位在心，并与肝脾肾密切相关。病因多样，或因情志失常导致肝郁日久化火扰动心神，或因劳倦、思虑过度伤及心脾，脾虚气血生化乏源，心血不足无以滋养心神，或因久病、年迈体虚、肾阴亏虚，肾水不能上济于心火，使得水火不济、阴阳失调，使得心神受扰或心神失养而失眠。本研究通过辨证发现以心肾不交证最多；其次是肝郁化火、心脾两虚证，可见失眠可涉及多个脏腑。总的病机为阴盛阳衰，阴阳失调。因此，对于失眠的治疗应注重调整脏腑气血及阴阳平衡，使阴阳相交而夜寐安。

本研究使用中药用于涌泉穴处治疗失眠，结果显示治疗 1 周后、2 周后较治疗前患者的匹兹堡睡眠质量评分均有明显下降，说明局部用药能够较好地改善患者的睡眠状态，其中明显缩短入睡所需时间、增加睡眠总时长以及提高睡眠效率，且随着时间的推移治疗效果更佳。这可能与慢性失眠患者病程一般较长，病情迁延难愈有关。此外，患者的临床症状也得到了明显的改善，临床总有效率可达 84%，疗效较好。本研究所用药物中沉香归脾、肾经，具有行气止痛、温肾纳气的作用，同时现代药理研究表明其具有镇静安眠的作用；五味子归心、肾经，能宁心安神、滋阴补肾；当归、香附、安息香能疏肝理气、活血补血；葛根升发阳气；艾叶温通经络。全方可交通心肾、疏肝行气、宁心安神，并调和各个脏腑气血阴阳，使阴阳平衡达到改善睡眠的作用。

涌泉穴位于足心，为足少阴肾经的井穴，是经气所出的部位，《黄帝内经》曰："肾出于涌泉，涌泉者足心也。"而肾为先天之本，主藏精，先天之精能够濡养其他脏腑使其发挥正常生理作用。通过刺激涌泉穴，能够促进肾气升发，益精补肾，固本培元，沟通肾经经络及其他脏腑经络，调整脏腑气血，恢复阴阳平衡，能起到安眠的作用。本研究中将药物置于涌泉穴处，通过腧穴沟通表里内外，将药物有效成分作用于体内，增强治疗失眠的效果。另外，本研究利用特制鞋垫将药物方便置于固定位置，具有便捷、经济等优势。

综上，本研究通过初步探讨使用中药调理膏局部用药对慢性失眠患者的 PSQI 评分及临床症状的影响，结果表明临床疗效较好，且暂未发现不良反应。然而，由于时间以及样本量的限制，本研究未设置平行对照组，其结果可能受时间等多种因素干扰。后期可细化研究方案，进一步探讨其临床疗效。

参考文献

1.中华医学会神经病学分会，中华医学会神经病学分会睡眠障碍学组.中国成人失眠诊断与治疗指南（2017 版）[J].中华神经科杂志，2018，51（5）：324-335.

2.谌剑飞.睡眠障碍的现代病因病机探索，中国中西医结合杂志，2012，32（2）：151

3.American Academy of Sleep Medicine. International classification of sleep disorders， 3rd ed. Darien， IL：American Academy of Sleep Medicine. 2014，19-21.

4.国家中医药管理局.中药新药临床研究指导原则.北京：人民卫生出版社，1993，186.

5.王灿红，郭鹏，王帅，等.沉香药用记载、临床应用及药理作用研究进展[J].中国药理学与毒理学杂志，2016，30（10）：1082-1083.

6.唐旭晨，张虹，徐梦茜，刘西洋.腧穴与失眠的临床研究进展[J].亚太传统医药，2016，12（09）：88-89.

局部用药治疗高血压病的临床疗效观察

中国中医科学院门诊部 申霖来

摘要：本课题通过观察入选病例治疗前后的血压值、临床症状量表评分等指标，评估中药调理膏局部使用治疗高血压病的临床疗效，并对其安全性进行评价。

方法：选取高血压病一级患者 88 例，在进行高血压病卫生教育基础上，给予中药调理膏局部用药治疗，治疗 2 周后，观察入选患者的血压值及临床症状评分，进行治疗前后的对照，根据《中药新药临床研究指导原则》进行疗效评价分析。

结果：治疗后患者血压值改善总有效率达83%，头痛、眩晕、烦躁等症状亦均有明显改善。

结论：使用中药调理膏局部用药可有效改善高血压病患者的临床症状及血压值，疗效较好，值得临床推广应用。

高血压病属于中医“眩晕”“头痛”等范畴，高血压是一种以动脉压力升高为主要特征的慢性疾病，一般病程长，而长期的高血压会导致机体血管硬化进而损伤器官，诱发心、脑、血管、肾脏等脏器损伤。据流行病学统计，推算我国目前高血压人数有2.45亿 [1]。

目前，西医对高血压的治疗主要是长期口服降压药，但有临床研究表明，长期口服降压药物，不同的抗高血压药物，会出现不同的不良反应，常见的有低血压、头痛、咳嗽、恶心和周围性水肿等[2-4]。

目前，高血压病的西医治疗还是以长期口服降压药为主，既易产生耐药性及各种副作用，同时又增加患者的经济负担。中医药治疗本病具有独特的优势，同时应用中医传统治疗方法具有便捷、经济、副作用小等优势。局部用药有可能成为传统治疗、用药模式的替代、拓展。

因此，本研究探讨中药调理膏局部用药方法治疗高血压的有效性及安全性，望能为广大高血压患者提供更多简便经济的治疗方法，提高生活质量。

1 资料与方法

1.1 一般资料

于中国中医科学院中医门诊部就诊的高血压病患者及通过广告、朋友圈等方式招募的高血压病患者，根据纳入及排除标准，从中选取88例作为研究对象。

1.2 诊断标准及纳入、排除标准

诊断标准：根据《ISH 国际高血压实践指南》（ISH Global Hypertension Practice Guidelines，ISH指南）[5]高血压诊断标准。

纳入标准：符合《ISH 国际高血压实践指南》（ISH Global Hypertension Practice Guidelines，ISH指南）中高血压诊断标准及分级符合 1 级高血压的标准即收缩压 140～159 mmHg 和（或）舒张压 90～99 mmHg；年龄为 18-70 岁；患者知情同意并愿意合作者。

排除标准：患有严重的神经、精神系统疾病者；患有严重心脑血管疾病、严重肝肾损害、造血系统疾病及代谢性疾病者；处于哺乳期或妊娠期者；有相关药物过敏者；有湿疹、瘢痕、脓肿、足癣等皮肤局部病变者；开放性软组织损伤者；有骨髓炎、丹毒、蜂窝组织炎及脓肿等感染性疾病者；足部皮肤有烫伤、烧伤及破损者；因各种原因无法进行本研究所需各种检测者。

1.3 治疗方法

在高血压病卫生教育（包括嘱患者清淡、低盐、低脂饮食，定时监测血压，改善不良生活习惯，劳逸结合，保证充足睡眠，避免劳累、剧烈运动、情绪激动、精神紧张等）的基础上给予高瑞中药调理膏［广东康养多科技有限公司，生产批号：GR202011001］置于患者两足底涌泉穴治疗，主要成分包括吴茱萸果提取物、天麻根提取物、杜仲树皮提取物、黄芩根提取物、川牛膝提取物、益母草提取物。具体使用方法：将装有中药调理膏的药仓置于特制鞋垫的凹槽处并粘紧，将鞋垫放到鞋内，穿好鞋子，用于日常上班、家居、散步、轻度运动，每天穿该鞋子日常活动至少 8 小时。药仓每 3 天更换一次。

1.4 观察指标

1.4.1 比较患者治疗前后的血压值。

1.4.2 比较患者治疗前后的临床症状积分。

1.4.3 参照《中药新药临床研究指导原则》[6]评价患者的临床疗效。（1）显效：①舒张压下降 10 mmHg 以上并达到正常范围；②舒张压虽未降至正常但已下降 20mmHg 以上。须具备其中 1 项。（2）有效：①舒张压下降不及 10mmHg，但已达到正常范围；②舒张压较治疗前下降 10～19mmHg，但未达到正常范围或收缩压较治疗前下降 30mmHg。须具备其中 1 项。（3）无效：血压未明显改善。

1.4.4 对患者临床主要症状（眩晕、头痛、烦躁

等）变化进行观察，并按无、轻、中、重分别计为0、2、4、6 分，治疗前和治疗一周、治疗两周后观测和记录共 3 次；证候积分减少 =[（ 治疗前积分一治疗后积分）/ 治疗前积分]×100%。中医证候疗效评定标准根据《中药新药临床研究指导原则》[6]证候疗效评定标准评定；①临床痊愈：中医临床症状、体征消失或基本消失，证候积分减少≥ 95% ；②显效：中医临床症状、体征明显改善，证候积分减少≥ 70%；③有效：中医临床症状、体征均有好转，证候积分减少≥30%；④无效：中医临床症状、体征无明显改善，甚或加重，证候积分减少不足30%。

1.4.5 不良反应：记录有无出现不良反应及不良事件。

2 结果

2.1 一般资料

本次研究共入组高血压病者 88 人；其中 55 男人，女 33 人。

2.2 临床有效率

试验组中血压值改善总有效率为 83%。具体见表 1

表 1　血压值改善有效率

例数	显效	有效	无效	总有效率（%）
88	50	23	15	83

2.3 临床症状改善有效率 见表 2。

表 2　治疗前后三种临床症状改善有效率

症状	例数	治愈	显效	有效	无效	总有效率（%）
头痛	27	19	0	2	6	77.8
眩晕	35	26	0	5	4	88.6
烦躁	30	22	0	4	4	86.7

3 讨论

高血压病属于中医“眩晕”“头痛”等范畴，其主要病位在肝，并与心肝肾密切相关。常见病因，或因素体阳盛、肝火上炎，或肝肾阴亏、水不涵木、肝阳上亢，或因情志失常、肝气郁结、郁而化火、冲逆于上，或血随气升、气血上壅，或痰浊内盛、随肝风上扰等。主要的病机为阴虚阳亢，风、火、血、痰等上扰，发为“眩晕”“头痛”。因此，对于高血压的治疗应注重调整脏腑阴阳平衡，补肾平肝，引风、火、血、痰诸邪下行，使阴阳平衡，升降有序，诸症得除，血压平稳。

本研究选取涌泉穴中药外治，基于中医学上病下取、内病外治的理论，治疗高血压病，结果显示治疗 1 周后、2 周后较治疗前患者血压值明显下降，说明涌泉的局部用药能够较好地改善患者的血压值。此外，患者的眩晕、头痛、烦躁等临床症状也得到了明显的改善，临床总有效率达 83%，有较好疗效。本研究所用药物中吴茱萸药性辛、苦、热，归肝、胃经。李时珍曾云：“其性虽热， 而能引热下行， 盖亦从治之义。”故可引肝阳肝火下降，达到减轻头晕头痛、降低血压的目的。天麻归肝经，具有息风止痉功效，其有效成分天麻素可以对抗儿茶酚胺类递质的缩血管效应，非竞争性拮抗电压依赖钙通道和受体活化的钙通道，引起血管舒张， 降低血压[7] 。杜仲味甘、性温，归肝、肾经，具有补肝肾、强筋骨、安胎等功效，从杜仲中分离出的已知四大类降压成分可通过多种机制调节血压[8]。黄芩味苦、性寒，归肺、胆、脾、小肠、大肠经，具有清热燥湿、泻火解毒、止血、安胎的功效，现代药理发现表明黄芩具有降压的作用。《医学衷中参西录》云，川牛膝“味甘微酸，性微温，原为补益之品，而善引气血下注，是以用药其下行者”。益母草活血调经，利尿消肿，清热解毒的功效，具有利水降压的作用。全方可补益肝肾、平肝息风、导火归根、引血下行、活血利水，使阴阳平衡，邪气下行，气血顺降，达到改善血压的作用。

涌泉穴位于足心，为足少阴肾经的井穴，刺激涌泉穴，可补肾培元，促进阴阳平衡，同时涌泉穴具有引邪下行功效，本穴可治疗风、火、血、痰诸邪上逆所致的各种证候。本研究中将药物置于涌泉穴处，通过腧穴与药物的双重作用，增强治疗高血压的效果。另外，本研究利用特制鞋垫将药物方便置于涌泉穴位置，具有便捷、舒适、经济等优势。

综上，本研究通过初步探讨使用中药调理膏涌泉穴用药对高血压病患者血压值及临床症状的影响，结果表明有较好临床疗效，且暂无不良反应发生。不足之处，由于时间以及样本量的限制，本研究未设置平行随机对照观察，其结果可能受多种因素干扰。后期可完善研究方案，进一步探讨其临床疗效。

参考文献

1.中国心血管健康与疾病报告编写组.中国心血管健康与疾病报告2019概要[J].中国循环杂志，2020，35（9）：833.

2.喻征蔚.常用抗高血压药物的不良反应及处理[J].临床合理用药杂志，2015，8（35）：97-98.

3.陆建方，谭建华，邹永强.常用三类抗高血压药物不良反应监测分析[J].心脑血管病防治，2014，14（5）：401-403.

4.张丽.高血压患者常见药物不良反应与药物合理应用研究[J].中国老年保健医学，2016，14(1)：63，65.

5.International Society of Hypertension. 2020 International Society of Hypertension global Hypertension practice guidelines [J]. J Hy-pertens ，2020，38（ 6）：982-1004.

6.郑筱萸，中药新药临床研究指导原则（试行）［M］. 北京：中国医药科技出版社，2002，74.

7.单雅蒙，王洋，徐贵成.天麻治疗高血压病研究进展[J].世界中医药，2017，12(12）：3182-3185.

8.姜凌宇，姜月华，郭金昊，杨传华. 杜仲治疗高血压研究进展[J]. 山东中医杂志，2017，36（03），249-252.

生活习惯对血糖的影响

柴德志

关键词：血糖高 生活习惯 脾胃失调

中医经典《黄帝内经·素问》载有“正气内存，邪不可干”。故调理正气可抵御病邪，亦可是调理血糖高的正道，正气足则身安。为什么小孩子的皮肤好，那是因为小孩的气血充足。内脏健康则气足，内脏有多好，皮肤就有多好。先天之气源于肾，需节俭；后天之气源于脾胃，也就是中气。人活一口气，也是中气。中气旋转，脾升胃降，整个身体的气机就运转起来了。有了中气，我命由我不由天。生命的长度，随着中气的衰减而缩短。故人得胃气而生。中气充足，清阳之气上升，浊阴之气下降，脏腑功能就能自我修复，从而达到平衡血糖之目的。

血糖高古人称消渴。为什么把糖尿病称消渴病，消，脾和胃消化能力降低，或能消但脾的运化能力不能把营养输送到各个器官。事实上糖尿病患者是极度营养不良的，因为消的食物没有化掉，没有转化为气血为我们身体所用。也就是脾阳不升、胃阴不降，身体每一个细胞对糖的利用不彻底，造成血糖相对性的富余，滞留在血液里出不去即形成血糖高。

我们再来谈一下消渴中的渴。如果喝水能解渴那就不是真的渴。为什么口渴，是因为嘴里没有津液。津液由两部分组成，一个是唾，一个是涎。唾由肾分泌，涎由脾分泌。脾肾阳气不足不能发挥清阳上升的功能，就不能把唾涎输送到口中，即形成渴。喝水只能暂时润一下口干，但同时又加重肾的负担，肾无能力清阳上升，只能浊阴下降，又把水排出体外，所以血糖高的人反复渴。

血糖高作为现代人的通病，病机复杂。有一种血糖高是因为经常胡吃海喝，运化失调，时间一久即消渴。也有个别年轻人，把饮料当水喝，体内毒素沉积，运化不利，也是血糖高的一种病因。还有一种血糖高是因为，很大一部分人，持续几年或者很长时间早餐不规律或者不吃早餐。优质的早餐会供给我们身体一天 70%的气血，而脾胃是气血生化之源。早上七点至十一点是胃脾经当令，也就是一天中干活工作效率最高的时间。吃进去的食物会迅速转化为气血，供应维持我们身体的生命活动。如果晚餐肥甘厚味、吃饱吃撑，此时脾胃过了当值期如同下班不在状态，易运化不利，不能完全运化的食物滞留，形成毒素，于是高血压、高血脂、高血糖就都上门了。综上可见，主要是不良的生活习惯导致的血糖高。

只要明白血糖高是由不良的饮食生活习惯引起，是吃喝出来的、是不运动产生的、是纵欲出来的疾病，我们治病调理的方向就明确了。掌握了血糖高的病因和调治的原则，就可以做到让糖尿病患者合理安排饮食，而不是一味忌口，使得原本糖代谢障碍造成的营养不足更加雪上加霜。饮食有一些原则，比如我们正常人群和三高人群摄入植物性的食物要多样化，而动物性的食物要单样化，即不可一餐鸡鸭鱼肉一起塞，这样就加重了脾尤其是胰岛的负担。生命没有回程票，来日并不方长。爱惜我们的身体，才会有更长远的未来，要切记切记呵护好自己的脾胃，这样才能实现“正气内存，邪不可干”。

“气一元论”之我见

郑杰华

“气一元论”这个概念指明：自然界一切物质的本源是由“气”构成的这个唯物主义论断。《道德经》一书就是对“气一元论”的最早诠释。

中国的这一思想在远古的时候传向了东欧。直至欧洲文艺复兴以前，人们一直以为构成事物的本源是“以太”，随着文艺复兴以后人们在追寻“以太”存在的时候发现了原子。我们知道原子是由带正电的原子核和带负电的电子组成。中国古代哲学的解释“万物负阴而抱阳”是和原子的结构如此的相似。

《老子》一书所言“道生一，一生二，二生三，三生万物”。现在看来万物就指的是原子，在老子看来道是微观的，原子是宏观的。道和原子之间存在着一个“道生一，一生二，二生三，三生万物”的发展过程。这一发展过程中在中国古代则叫作“气一元论”。

“气一元论”就是“精气神合一”在生命体运动中的特殊表现形式，构成了中医“精气神三位一体”的概念。精是其物质本源，气是其功能表现，神是其可被反映的表现信息，“精气神”是不可分割的一种物质的三种表现形式。“气一元论”认为：“气”是宇宙天地的本源，是构成万物的基本元素，人与宇宙万物同质同源的生命之气，同天地之气的运行规律是相同的，“气一元论”与“天人合一”是中国文化最根本的哲学思想，反映在中医学表现为中医的整体观念和精气神中医理论学说的形成。

人体本身是个有机整体，人与他所处的社会是一个有机整体，人与他所处的自然界同样是一个有机整体。中国古代对生命科学的探究是中国中医最基础的特点，也是中医最高级的方法论。中国先贤通过认识宇宙最本源过程中形成的基本哲学理念，认为宇宙万物最基本的存在是元气，元气构成了人体的物质实体，进而产生了种种意识，元气是有本源性、普遍性特点，这就是说“气一元论”也是很科学的。

科学的世界观是靠具体科学来证实的，现代生命科学认为构建生命体的物质基础是原子，原子在生命体中运动需要一个共同的动态规则：就是生命运动规律。这个规律是生命运动最基本规律，就是元气。我认为的生命本源——元气在生命运动中是最普遍的，在宇宙万物中是特殊的。生命是物质运动的普遍中的特殊性，这个论断现在看来很难被人们接受，然而宇宙万物运动中的生命它的普遍性是如何表现的呢？笔者认为是求平衡。

现代生命科学认为生命由细胞构成。那么这个细胞要想存活就必须由构成细胞的所有物质“原子”共同构成整体平衡的生命运动形式。这个求平衡过程为生命运动过程。中医的发展从公认的《黄帝内经》开始到现在有近三千年的历史，也就是“气一元论”哲学理论，在指导中医学的发展过程中也发展了近三千年。

中医的发展有两个来源：一是对生命体疾病和生存环境的不断认识和总结经验。一个是尽量寻求哲学层面的解释。中医的理论体系是构建在哲学思想基础之上的，这是它最重要的特点。中医整体观念包含：①人体是平衡的、独立的整体。②人与环境密切相关的，自然界的变化可以影响人体的功能和病理变化。③人与社会密切相关，社会治乱及人体社会地位对健康和疾病均产生较大的影响。

中医“精气神学说”基本就是“气一元论”的具体表现，体现了宇宙万物的同源性是思变的生命观。以上所有的表述都是表达一个观念：“宇宙万物是运动的、可认识的”。中医的“气一元论”思想是科学的，对生命科学的探究，是有价值的。恩格斯：在自然辩证法原理中提到物质的运动是从低级到高级、从简单向复杂发展的。“即机械运动向物理运动、化学运动再向生命运动和社会运动发展的。”明确指出宇宙的一切运动都是物质的运动，其中物质是指构成宇宙万物具体存在的本源，如今看来是十分科学的世界观。现代唯物论认为物质的存在形式是运动的，宇宙万物是通过运动寻求平衡的。佛论：“众生平等”，道论：“万法归宗，万物归一”，这些思想无不反映平衡的观念。众生平等，告诉我们宇宙间一切必须和谐相处才是生存之本，然而人们妄图在抗争中求生存往往是在抗争中自取灭亡。如今二百年来抗生素的迅猛发展并没有减少微生物对人体侵袭却负面作用凸显出来并已上升为社会问题；抗癌药物的研制并没有成为治疗癌症患者的福音，反而成为一大问题。

现实促使我们寻求新的发展思路，促使我们重新从古代“气一元论”的思想精髓寻求破解办法，求生存就是求平衡，平衡就是：稳定就是生存。古人说：“阴平阳秘、精神乃治”就是求得人体生命体整体动态平衡，精神乃至是“气一元论”的思想。人体生命“气一元论”的精气神，精为构成人体物质基础，气为人体物质遵循人生命的基本规律运动，神为生命体表现出来的外在面貌和信息可供外界观察到的状态表现。健康就是平衡，疾病就是不平衡。

精为物质流，气为能量流，神为信息流。三者合而为一就是元气。生命本质是自然界物质以生命的运动形式表现出来的特殊性，人体生命的运动方式、表现形式、物质基础为生命的元气。元气是存在于人体最高调节形式。生命体强盛则元气强盛，生命体弱则元气弱。就生命体而言元气是生命最高表现形式，所以元气是生命的主宰，调节它就是可以调节生命个体本身。它也是稳定生命体发展的根本。中医认为阴阳失调就是有病，就是元气不足，比现代的医学“结构受损为病”的理念先进得多。人生三宝“精气神”与生俱来就是元气，中医学不仅是研究病的学科，更是一门探究生命的学科。万物起于一元，天人一体的生命整体观为中医的突出特点，天人合一的生命观，不但体现在医学领域，还渗透到中华文化的方方面面，人生命的产生首先是先天真一元气。即卵精相合而产生的，这是一个生命运动规律产生的，表现为新的活动为：先天水火之精、真火点燃生命元气；内含受胎是宇宙之气；父母生命各自蕴含的元气。无形的元神于有形的后天之精吸收外界物质。这些物质都有在宇宙存在的本气，人体的生命活动必尊重天地之法及这种构成生命物质的本气。

不过度的发挥生命的规律就无病。生命普遍性是构成生命物质的宇宙本气，生命的特殊性表现为生命体维护统一，平衡的能力。不可过度的体现，生命宣告结束是后天元气的消亡（维护统一平衡能力的消亡）先天元气、先天元神依然回归宇宙天地之中。立足于生命本源来讲凡人皆有病，这个病为偏性，生命就其本源是宇宙的偏性不为常性，法于阴阳和于术数，恬淡虚无方能正气存内，七情乱性，而神不欲。治病立足于现象上就远远偏离了本质，就告诫人们不能执着生命的偏性，本欲离开“气一元论”大法。术是无术方为恒术。乃有偏性心，明障才患病。只有心性合道才能断治病根，叫“死心性化”。治病就是治人，因为正与邪不是绝对的，是一个统一，是一个东西的两种反应。

“气一元论”是中医最高级的方法论，是最能体现生命本身的治法。希波拉底表示：“医生治不了病，治病依靠患者才能医治，医生只是创造一些条件仅此而已。”尊重生命本源，他很可能悟出了生命气一元论的一点灵光。“气一元论”认为：气是宇宙天地的本源是构成物的根本。伏羲八卦是对天地本体的表达：“天地定位、山泽通气、风雷相搏、水火不射”。八卦相错，以乾坤二卦为主，阴阳逆时针转，表达了认识宇宙本源的愿望，“乾坤为体，坤离为用”是对宇宙认识的总结，现代人对此很难理解，但确实是生命的根本大法。

“气一元论”思想是发展的。“气一元论”思想发展很早，从仰观天、俯察地、中醒人事。一直以来追寻从天地宇宙的现象用来启发解决人类本体的现象。这种思维模式从来没有改变过。一直执着的坚信人只不过是宇宙万物平常的一类，没有什么精神层面的特殊性，人是大自然的产物。人类社会问题，人类本身的个体生理病理的个人问题，最根本的解决办法就是不断从自然的信息中去寻求方法。

在过去的社会中受到政治环境、社会制度的制约，生产力和科学技术的限制使中医在发展过程中过多地、过深地陷入哲学思辨的漩涡，不能及时吸收现代科学的新成果。重新整理和发扬中医才能使中医在现代社会中焕发出新的生命力。我坚信世界医学永远只有因时代的不同造成的医学的不同，他们之间没有本质的区别，因此中西医不是对立的而是统一的。现在自然科学的进步，如生命科学的确立，解剖学的进步、细胞生物学的发展、生物化学的发展、现代物理学、天文学的发展已经为中医学的新发展创造了前所未有的条件。

中医也应该从思辨哲学解放出来，发展成为科学的自然辩证哲学，更好地指导医学理论的进步，从经验的、零散的派系发展成为科学的、自然的辩证的现代中医学。

我大胆地提出：“气一元而三歧”理论。宇宙万物由气组成，气具有三种特性：精表示物质性、气表示求平衡的运动性、神表示外现性、信息性。使“气一元论”更科学地展现在世人面前，成为科学的世界观，摆脱了过去的思辨性。

“气一元论”一开始是思辨的，如《类经图翼》云：“太虚者，太极也。”《内经》云：“太虚寥廓，肇基化元。”太易三分，气始太初，形始太始，质始太素，认为逐一生生过程。《道德经》云：“道生一，一生二，二生三，三生万物。”以上均力图想通过探索宇宙来求得生命的本质而留于思辨不能成为科学的“气一元论”。笔者认为：宇宙太虚成气已形成了气的三个特性是同时具备的，即精的物质性、气的能量性、神的可观察的信息性三者同时具备，因此它具有物质性、运动性和被感知性。因此具备实证性是科学的“气一元论”。

同时笔者经过多年临床实践，发现应用“气一元论，补气法对矫正青少年近视眼有很好的效果。

中医认为：“近视是心阳不足而阴过盛以致阳

被阴浸而造成的。”而“气一元论，补气法”对蓄养近视青少年的阳气能获得很好的效果。

过去以几何学为基础的离焦说、调节说等物理生理说，都是建立在球面共轴系统为解剖学依据的基础之上的。虽然在实践中解决了许多实际问题。对近视、远视（老花）、散光等屈光不正现象做了近乎合理的解释。但对其病因、病理、病机的解释一直不能使学界满意。

笔者经几千例的病理分析和实际考察，通过对光学及人体眼科学的研究。从新的视角提出了“能量说”这一新的观点。

“能量说”认为人体眼科学不仅有球面共轴系统这个解剖学结构，还有一种泡克耳斯效应结构。这种结构产生物理电光学效应。

人眼结构的眼球壁外层：角膜、巩膜。中层：虹膜、睫状肌、脉络膜。内层：神经层。角膜、巩膜共同形成了一个封闭性的盒子，并且角膜带正电，视网膜带负电，形成了泡克耳斯效应结构。角膜的卢神经也密布于上皮之间，无髓鞘带正电和视网膜的感觉神经细胞带负电形成了生理电容，这种结构足以解释很多生理现象。

徐广第转载：“有研究者设法在眼睛上安装正负电极，并正电荷作用于角膜，负电荷作用于视网膜，经过科学实验可以使眼轴缩短，但对近视眼无明显效果，有待进一步研究。”有分析认为：近视眼戴眼镜后会加快近视的程度，本学说认为近视眼是由于人体为阳虚体质，阳虚体质生理电压偏低，脑神经电压明显偏低，眼的泡克耳斯系统电压偏低，眼轴拉长，角膜曲率增加，因而屈光焦点落在视网膜前，形成近视。这才是近视的原因，晶状体调节为辅助差作用。因为泡克耳斯结构系统电压偏低、光的能量通过率低，虽然使焦点落在视网膜上但光能量大为减少，视力不会很好，只有屈光系统和泡克耳斯系统效应两者兼顾起来考虑才能使效果更加满意。

应用“气一元论，补气法”培养近视青少年的阳气能获得很好的效果。

中医认为：近视使心阳不足而阴过盛以致阳被阴浸，光华发越于近，临床治疗对后天性近视眼获得很好的效果。

后天性近视眼为发育不良并非遗传原因，临床以培补心气或滋补肝肾之法治之有很好的效果。

分析认为：培补心气、滋养肝肾可以增强体质的阳气，人体阳气增强可以增强脑神经的能量，可以使人眼的共轴球面系统以及泡克耳斯结构功能双向加强。泡克耳斯结构功能因神经电压的加强而加强，角膜正电荷加强视网膜负电荷也随之加强。因此使眼轴缩短为屈光矫正提供帮助，同时使光通量增加，视网膜感光能力增加治疗了近视眼。

此学说还有待于同志共同努力完善。

针灸治病“辨证选穴”技术应用

周怀明[1]　周久凯[2]　周久翔[2]　周久超[2]　周久惠[3]
1 郸城县针灸研究所 2 郸城中医疑难病研究院 3 郸城县神针中医馆

【摘　要】辨证选穴是针灸治病的基本法则。疾病的发展虽然千变万化，错综复杂，但总不离脏腑经络的病机反映。针灸治病，首先要辨清病因、病位，病在何经，属何脏腑，是经病及腑，还是腑病及经，是初病及经，还是经腑同病。再辨阴阳表里、寒热虚实，然后选取适当的穴位。针灸治病选穴，据证选穴，辨证应以“补不足，损有余”为原则指导临床。取穴，当先从阴阳着眼，调整阴阳的偏盛偏衰，以达阴阳平衡；次从五行入手，并结合五行之间的生克制化关系，补虚泻实，以此来达到人体阴平阳秘的健康平衡状态。

【关键词】针灸治病 辨证选穴 技术应用

辨证论治是中医基础理论的特色之一，是中医治疗疾病的灵魂。同样，针灸治病选穴、据证选穴同样要遵循辨证的原则，以“补不足，损有余”用于临床取穴。笔者认为，取穴应先从阴阳着眼，次从五行入手，来达到阴阳平衡的目的。

一、病证选穴的基本内容

针灸治病在临床上首先要做到病证相参，然后再选穴治病。如中风急症昏迷不醒，选人中、内关、极泉、足三里、三阴交，益阴扶阳，醒脑开窍，人中刺法需令患者泪出，极泉刺法至肢体活动效佳；口眼㖞斜取睛明、四白、地仓、颊车；胸痹取内关、膻中，振奋心阳，宣畅气机；癫狂取大陵、神门、内关、百会、四神聪，安心宁神，开窍益智；胃脘痛取中脘、内关、足三里，宽胸降逆，和胃止痛；单腹胀取气海、公孙、足三里，健脾理气，散痞消胀；消渴取然谷、肾俞、三阴交，益肾以生津；泄泻取天枢、中脘、足三里，振奋脾阳，健运止泻；疝气取关元、足五里、曲泉、太冲，疏肝理气止痛；痿证取手、足阳明经腧穴为主，配筋会阳陵泉、髓会悬钟，通调经气，补养气血，濡润筋骨。

本证疗程较长，同时配合皮肤针辅助治疗，上肢痿证沿手阳明大肠经，手太阴肺经轻打叩刺，下肢痿证沿足阳明胃经，足太阴脾经轻打叩刺；癔症性瘫痪取足跟赤白肉际足心部，刺法透向涌泉，每收立竿见影之效；流感、猩红热、肺结核取大椎，大椎为诸阳之会，杀菌消炎，增强机体免疫功能，为临床常用穴位。上睑下垂取阳白、头临泣、阴陵泉、三阴交；青少年近视取风池、睛明、四白、合谷、光明、三阴交、太冲；老年性白内障取四白、养老、曲池、太冲；鼻渊取迎香、上星、通天、列缺、合谷，宣肺清热通窍；偏头痛取头维、太阳、率谷、足临泣，疏解少阳，活络止痛；乳腺增生，热病汗不出取天池，可以宽胸理气；会阴能调节男女性透诸经而除百病；延年益寿取神阙，行气活血，扶正祛邪；暴喑气梗取天鼎，能祛瘀散结。

二、据证辨病选穴

据证选穴，只要证穴相宜，治疗常获良效。在临床上总结据证选穴的方法。如“一窍开，百窍开，窍闭不开取百会”“大凡风证取风池”“迎风流泪，目闭不利取睛明”“头目昏涨取攒竹”“口苦取阳陵泉，口臭取大陵”“痰中带血取尺泽”“小儿弄舌取手三里”“经络闭阻，不通而痛，上肢疼痛取合谷、外关、长强”“下肢疼痛取昆仑、悬钟、环跳”“周身疼痛取曲池、大包”“镇痛诸穴，刺宜泻法”“筋脉失其气血濡润则挛急，四肢拘挛取尺泽、曲泉、阳陵泉”“手足震颤取手三里、足三里”“足跟疼痛取大钟”“皮肤瘙痒取曲池、血海”“人之所有者，血与气耳，合谷调气，太冲和血，调和气血取合谷、太冲”“足三里补气，三阴交益血，补益气血取足三里、三阴交”“脾约便秘取大横”“阳虚自汗取内关、曲池、足三里以益气固表，阴虚盗汗取内关、复溜以敛阴止汗”“气虚则麻，血虚则木，指趾麻木系中风先兆，上肢麻木取外关、小海、手三里、后溪，下肢麻木取中渎、悬钟、环跳、委中”“尿检化验出现红细胞取血海，出现白细胞取大椎、足三里，出现蛋白取阴陵泉、三阴交”。

三、辨证立足于“不足”和“有余”

《金匮要略》曰：“责其极虚。”《难经》曰：“不能治其虚何问其余”“虚则补之，实则泻之……当先补之，然后泻之。”可见立足于“不足”，以透视“有余”是古代医家常用的方法。因“邪之所凑，其气必虚”“物必自腐，然后虫生”，病邪之能作祟，由于其正之先虚。虚之与实，是唯物辩证关系，医者应由此及彼，立足于正气之不足，邪气之有余，省症立方，方不至为病症所迷惑。如水虚则火实，肾水不足则不能上济心火，心火有余，火性炎上则不能下温肾水，水火不济，心肾不交。临床上常以泻南补北法治之即是立足于补水之“不足”而损火之“有余”。明了此理，辨证方能准确，治疗才能丝丝入扣。如用针灸治疗脾弱肝强的腹胀，取脾俞、胃俞、阴陵泉、中脘以补脾，泻大敦以泻肝，亦为立足于“不足”“有余”上的抑木补土法。

四、针灸辨证选穴与阴阳

阴阳学说是中医基础理论的重要内容，对认识人体、认识疾病、辨证论治等均具有重要指导作用。若六淫、七情等因素导致人体阴阳的偏盛偏衰，失去相对平衡，就会使脏腑经络功能失常，从而引起疾病的发生。阴阳的不平衡主要是出现一方的“不足”与“有余”。“阴胜则阳病，阳胜则阴病”。针对人体疾病的这一主要的病理变化，运用针灸方法来调节阴阳的偏盛偏衰，可以使机体转归于“阴平阳秘”的状态，恢复脏腑经络的正常功能，从而达到治愈疾病的目的。

从阴阳着眼，应注意从阴引阳，从阳引阴，阴病治阳，阳病治阴。所谓“阴平阳秘，精神乃治”就是强调了阴阳的平衡。张景岳在《景岳全书·新方八阵·补略》中曰：“善补阳者，必于阴中求阳，则阳得阴助而生化无穷；善补阴者，必于阳中求阴，则阴得阳升而泉源不竭。”阴阳常有偏盛偏衰，阳盛者即应泻热，阴胜者即当祛寒；阳虚者扶阳，阴虚者补阴，才能使阴阳复归至平衡协调的正常状态。所以，治疗的基本原则是泻其有余，补其不足。

针灸调和阴阳的作用，主要是通过经穴配伍和针刺手法完成的。例如：胃火炽盛引起的牙痛，属阳热偏盛，治宜清泻胃火，取内庭，针用泻法以泻胃火之“有余”；肾阴不足、肝阳上亢引起的头痛，属阴虚阳亢，治宜育阴潜阳，取太溪，针用补法以补肾阴之“不足”，配行间，针用泻法以泻肝阳上亢，此即“壮水之主，以制阳光”的方法，即用滋阴壮水之法，以抑制阳亢火盛。又如阳气盛、阴气虚而导致失眠，阴气盛、阳气虚则可引起嗜睡，可用根据八脉交会穴的特点，取照海和申脉进行治疗，但失眠应补阴之不足泻阳之有余，嗜睡则应补阳之不足泻阴之有余。寒湿困脾、肾阳不足引起的水肿，属阳虚阴盛，治宜健脾温肾，助阳利水，取脾俞、肾俞，针用补法以补脾肾之“不足”，配水分，针用泻法以泻寒湿之“有余”，此即“益火之源，以消阴翳”的方法，即用扶阳益火之法，以消退阴盛。

五、针灸辨证选穴与五行

古代医家把“五行学说”应用于中医学，但又赋予它唯物的辩证内容。中医的“五行学说”是以“阴阳学说”为基础，它不仅包含着许多朴素的辩证思想，同时还概括了“生克制化”的关系，实质是脏腑器官之间、人与环境之间、体内各个调节系统促进和抑制之间的关系。五行学说指导临床治疗的过程，实质是使人体遭到破坏的体内阴阳的平衡恢复到正常的过程。而阴阳在人身，可见之于三阴三阳的经脉，五行在人身可见之于五脏六腑。三阴三阳虽归属于某指定脏腑，但本经穴位均各自通于非本经所属的其他脏腑。如足太阳经虽属膀胱，在五行属水，但经中有肺俞、心俞、肝俞、脾俞、肾俞、大肠俞、小肠俞、胆俞、胃俞、膀胱俞、三焦俞等穴位。这说明足太阳经中穴位均各自通于五脏六腑，并不是只限于通本经所属的膀胱。所以阴阳的平衡和五行的制化有着密切的联系。

针灸治病离不开五脏六腑的范围，或补或泻，也体现了生克制化的法则。例如用五行中的“生”的关系作补泻，则补生我之“母”之不足，泻我生之“子”之有余。明·高武著《针灸聚英·治二十二经病井荥俞经合补虚泻实篇》详举补母泻子取穴，已为人所熟知。而五行中不仅有相生亦有相克，至于运用“克”的关系，以达到“制生则化”的目的，则比较复杂。《难经·七十五难》曰：“东方实，西方虚，泻南方，补北方。”通俗译为：肝实肺虚应泻心补肾，其理由是补水以克火，火被克则不能害金，肺虚可以得救。又“子能令母实”，补水则肺金转实而能制木。又火为肝之子，泻火即所以泻肝之实。此克中有生，生中有克，体现“有制有生则化”之治法。又如清·陈士铎著《石室秘录·正治法篇》在肺痈治法中，阐述隔一隔二隔三的治法，联用治心治脾治肝之药。所谓“隔一”即是“我生”关系，如木生火。“隔二”即是“我克”关系，如木生火，而火再生土，则木不是生土，而是克土。陈士铎所说“隔一隔二”，亦体现“制生则化”。用药如比，针灸亦然。如针灸治淋病，证系热结膀胱，查膀胱属水，受制于脾胃之土，针补脾经的合穴“阴陵泉”，阴经合穴属水，此意味着补土中之水，可以制膀胱热。另针泻胃经的合穴“足三里”，阳经合穴属土，此意味着泻土之土，则土不至克膀胱之水。此用“制生则化”的原则，取阴陵泉、足三里两穴，以祛热结膀胱之证。

六、总结

古代医家临床辨证施药常以“补不足，损有余”为原则，即是看到了“邪之所凑，其气必虚”的本质，所以常用扶正祛邪之法。而人体的正邪不平衡，在中医看来就是体内阴阳的不平衡，而阴阳生五行，所以在针灸的取穴时应遵循“补不足，损有余”的原则，而且不仅要从阴阳着眼，亦要从五行的生克制化入手，以此来达到“阴平阳秘”的健康平衡的状态。总之，只有立足于“不足”才能透视“有余”，方解补虚泻实，所谓“补不足，损有余”是其义也。

针灸治病，是通过针刺、艾灸等刺激机体腧穴和经络，藉以疏通气血，调整阴阳，补虚泻实，扶正祛邪，达到治疗疾病的目的。因此，针灸临床必须以脏腑、经络学说为依据，腧穴为基础，辨证施治，确定合理的腧穴配方，施以相应的刺灸方法，才能奏效。

腧穴，是脏腑、经络气血通达于体表的特定部位。腧穴与经络，是古代医家在砭刺、针刺、艾灸后所产生的酸、麻、重、胀、热、凉等感应（古称“气至”）的基础上，逐步发现与形成的。经过反复实践，发现这种得气感应不仅在穴位局部出现，而且还沿着一定的路径向远处传导，从而认识到人体内外、上下、前后、左右各部之间有联系通路；还发现许多穴位可以治疗远隔部位的病痛，而且主治作用相似的腧穴，往往有规律地排列成行；进而把这些穴位归纳分类，逐步形成了经络的联线，并给以定位、命名、归经、分类。经络的形成与发展，为针灸临床辨证施治、处方选穴奠定了基础。

人体腧穴遍及全身，犹如星罗棋布、鳞次栉比，不但数量、类别很多，而且功能、作用各异。根据临床复杂多变的疾病，正确选取相对应的腧穴，分别主穴和配穴，组成处方，施针施灸，用补用泻，辨证施治，对提高针灸治病疗效具有非常重要的意义。

虾青素醋蛋液是痛风病的克星

李树森

摘要：根据本草纲目中记载，醋具有消痈肿、软坚散结、下气消食、降血压、降血脂、软化血管、祛色斑、消除疲劳之功效。济南百海生物科技有限公司依据中医理论，研制出“虾青素醋蛋液”，这种醋蛋液是用虾青素与纯粮酿造的陈醋科学酿制而成，对人体具有补充营养，改善和提高身体的新陈代谢水平，增强人体的体质，提高身体免疫力以及抗病能力。醋蛋液对于患有关节炎、气管炎、风湿、失眠、便秘、肩周炎、糖尿病等疾病的患者，均有良好的临床疗效。临床上虾青素醋蛋液对人体还具有清热解毒、活血化瘀、化痰祛湿、舒筋活络、杀菌的功效和作用，可以防止癌变。对于痛风病、动脉硬化、冠心病、肝脏疾病、胆囊炎等多种疾病，均有良好的调理和治疗作用。

关键词：虾青素醋蛋液 痛风病 提高免疫力

痛风是嘌呤代谢紊乱和血清尿酸持续升高引起组织损伤的一种反复发作的炎性疾病，并与遗传及环境因素息息相关[1]。众所周知，痛风是给患者带来很多困扰和很大痛苦的疾病，它的发生严重干扰了人们正常生活。因此，对于痛风疾病我们一定要尽快做好防护措施，重视饮食保健，这样才能尽量避免痛风疾病的发生。根据李时珍《本草纲目》记载“米醋具有消痈肿、软坚散结、下气消食、降血压、降血脂、软化血管、祛色斑、消除疲劳之功效”。济南百海生物科技有限公司依据这一中医理论，研制出“虾青素醋蛋液”，这种醋蛋液是用虾青素与纯粮酿造的陈醋，精心酿制而成，对人体具有补充营养的作用，可以改善和提高身体的新陈代谢水平，增强人体的体质，提高身体免疫力以及抗病能力。本文汇总虾青素醋蛋液在临床表现情况，阐述醋蛋液在干预痛风病治疗方面的意义。

一、中医辨证论治痛风病

痛风发生的原因一是尿酸产生过多，二是尿酸排泄减少。前者主要包括某些酶的缺乏，引起细胞中核酸大量分解的疾病，饮食中富含嘌呤的食物如内脏、瘦肉、豆类、海产品过多等，后者主要是一些肾脏疾病引起[2]。痛风的治疗急性期要控制或终止急性发作；恢复期要通过抑制尿酸生成和促进尿酸排泄防止再发作，晚期要结合手术治疗，刮除痛风石，重建关节功能。中医认为痛风病由过食膏粱厚味、内生湿热、痰浊凝结、气血不通而成。分湿热下注、瘀血阻滞、痰凝经脉、肝肾亏损四型论治，湿热下注主要表现为足部、肢节突发红肿热痛，痛有定处，日轻夜重、足不能行、口渴不欲饮、胸闷心烦。治宜清利湿热为主；瘀血阻滞者反复发作、疼痛不移、骨节畸形、屈伸不能。治宜活血化瘀、通络止痛；痰凝经脉者，关节和腱索周围或耳郭可见硬结，大者如栗、小者如豆，皮色不红，根盘散漫，坚硬如石或硬结破溃，流出白膏状物，无臭味、不收口；肝肾亏损见于痛风日久、骨节疼痛、筋脉拘急，牵引活动后加剧，形瘦乏力、烦躁自汗、头昏耳鸣、面赤、腰膝酸软、乏力、口干心烦、食少不饥，宜滋养肝肾为法。

二、虾青素醋蛋液与痛风病的关系

虾青素具有极强的抗氧化能力，可以清除二氧化氮、硫化物、二硫化物等，也可降低脂质过氧化作用，有效的抑制自由基引起的脂质过氧化虾青素。同时，有抑制肿瘤发生，增强免疫力，清除体内自由基等多方面的生理作用，对紫外线引起的皮肤癌有很好的治疗效果，对糖尿病引起的眼病也有防治作用。痛风病是一种全身性疾病，它可以累及关节引起痛风性关节炎，累及肾脏形成痛风性肾病，累及血管壁引起高血压和心血管疾病。临床上常于夜间出现突然发作的关节疼痛，首先发生于趾间或跖趾关节，其次为拇指或掌指关节，也可发生于踝、腕、膝、肩等关节，发作前无先兆，但常有诱发因素，如外伤、手术、长途跋涉后、饮酒过多、食用海产品过多及精神紧张、疲劳、感染等。急性发作时，关节剧痛，明显肿胀，皮肤发红，活动困难，可伴全身发热（T38－39℃）、心慌、头痛等症状。之后遇有上述诱因再次发作，反复发作后引起关节畸形、皮肤破溃，有白色粉团状的尿酸盐结晶排出，终致伤口不愈合、永久性关节疼痛、僵硬、畸形，济南百海生物科技有限公司依据中医理论，研制出“虾青素醋蛋液”，这种醋蛋液是用虾青素与纯粮酿造的陈醋科学酿制而成，对人体具有补充营养的作用，可以改善和提高身体的新陈代谢水平，增强人体的体质，提高身体免疫力以及抗病能力；虾青素醋蛋液对人体具有清热解毒、活血化瘀、化痰祛湿、舒筋活络、杀菌的功效和作用，可以防止癌变。对于痛风病、关节炎、风湿、高血压动脉硬化、冠心病、肝脏疾病、胆囊炎等多种疾病，均有良好的调理和治疗作用。醋蛋液是老一辈缺医少药时的创举。原始制作方法是用老陈醋将五个红皮鸡蛋泡两天，蛋壳溶化后搅拌均匀后即可食用。现代医学研究表明，鸡蛋壳中含有大量的虾青素。在醋酸的溶解中，将红色虾青素分离出来。醋蛋液能够调理健康，虾青素才是“核心物质” [3]。为了使醋泡蛋更有健康效果，济南百海生物科技有限公司经过多年苦心研究，发明了“从雨生红球藻”中提出虾青素的方法，使醋蛋液每百 ML 含量增加到60mg，蛋壳经醋酸溶解变成醋酸钙，蛋黄的营养成分，除了有丰富的维生素、磷脂外，还有各种生长细胞的因子。再将蛋清的蛋白质，经过高科技的处理，分解成各种酶和氨基酸。从一种古老的醋泡蛋，变成含有高科技的保健食品。对痛风病、糖尿病及其并发症，都有良好的效果。

三、虾青素醋蛋液其他保健作用小结

虾青素醋蛋液提供的营养物质，具有滋润、养阴的保健功效；有助于机体内的细胞再生、分离、软化血管，增进血液循环；有利于体内基础代谢和物质代谢的正常运行；增强免疫力和抗体效应。它的重要作用是“扶正固本”，增强体质，有利于抗病，因而起到保健与治病作用。在生活当中我们可以通过食用适量的虾青素醋蛋液达到排毒养颜的效果，适当服用醋蛋液，还可以起到预防和减少感冒的功效，并且对于哮喘病的患者朋友们来说可以起到很好的缓解效果，并且可治疗消化不良病，在生活当中我们也可以通过食用虾青素醋蛋液使皮肤色泽变光洁、细嫩、提高细胞活性，防止皮肤老化。

参考文献

[1]沈绍功.中医辨证论治的实用化[A].吉林省中医药学会心病专业委员会成立暨第一次学术研讨会论文集[C]，2017年.

[2]王长璐，杨博华，柳红芳.中医辨证论治治疗糖尿病足[A]；第十次全国中医糖尿病大会论文集[C]，2018年.

[3]何迎春：九种不同体质的中医辨证论治[A]；浙江省中西医结合学会第二届老年病专业委员会第一次年会学术论文集[C]；2019年.

骨盆锤正——人体平衡与人体健康

人体ABC归元拉筋锤衡术创始人　周军

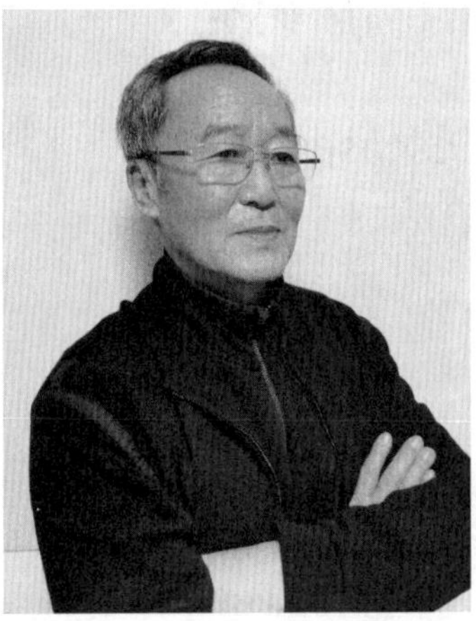

骨结构平衡与软组织的平衡是人体最大的阴阳平衡，人体主要分为骨结构与软组织结构两大基本结构。人体分为ABC三大部分。A包括骨盆与下肢。B包括胸廓、脊柱与上肢。C包括头部与颈项。ABC合为骨盆，骨盆具有人体的全息性。软组织结构主要包括皮、脉、肉、筋、髓。骨结构的改变就会造成软组织结构不同程度的改变，轻者造成功能性改变，重者造成器质性改变，我们称之为生病，会有轻、中、重不同程度的表现。

骨结构平衡原理来源于古老的《易经》中河图洛书的智慧，九宫平衡原理：戴九履一，左三右七，二四为肩，六八为足。《黄帝内经》的阴阳平衡原理：“阴平阳秘，精神乃至”骨结构为阴，软组织为阳，骨盆为阴，活动关节为阳。中医讲的“内病外治，上病下治，左病右治，前病后治”都来源于这个原理。

骨盆与人体骨结构的平衡，骨盆平衡是人体骨结构平衡的基础，是保障人体健康的基本

条件。骨盆是根基，骨结构是人体框架，所有的软组织都依附在骨结构上。骨结构也分阴阳，四肢脊柱是横断面的关节为阳，骨盆是由两个矢状面骶髂关节，和耻骨联合组成的立体的、稳定的关节属阴。人体由于运动、劳动或受外力外伤引起骨盆移位，是造成许多疾病的根本原因。骨盆移位会造成人体的各大系统疾病。包括运动、循环、神经、泌尿生殖、内分泌、消化、呼吸系统。

（1）骨盆移位造成脊柱应力改变，脊柱扭曲、旋移、侧弯，各关节应力不均衡，使脊髓不通畅，会产生与脊柱相关的各类疾病，压迫神经系统（中枢神经，运动神经，自主神经，交感神经与副交感神经）。

（2）骨盆移位会造成腹部的软组织改变，会产生泌尿生殖系统疾病、妇科疾病、前列腺疾病、胃肠疾病。

（3）骨盆移位会造成胸肋结构改变，造成五脏的软组织形态改变，使心肝脾肺肾的功能受到影响。

（4）骨盆移位会造成颈椎和头部的应力改变，会产生颈椎的各种类型疾病：颈动脉狭窄、椎孔、椎管狭窄、椎动脉型、神经根型、脊髓型毛病、头部形态异常（蛛网膜囊肿、脑肿瘤、脑积液、失眠

健忘、抑郁、鼻中格弯曲、脸大小不一样、脑中风、视神经障碍、耳聋耳鸣、弱视）。

（5）骨盆移位会造成四肢关节形态应力改变，包括肩、肘、腕、胯、膝、踝关节移位，产生运动系统活动障碍。

（6）骨盆移位造成人体整体形态改变，含胸驼背、X 腿、O 形腿、长短腿、高低肩，经络不通，气血不通畅，缺少精气神。

整复骨盆对人体健康具有重大意义：①早期发现骨盆移位及时整复能避免多种疾病的产生与发展。②整复骨盆，改变了很多人的亚健康状态。③整复骨盆，能解决很多人由于骨结构改变而引起的疾病状态，也包括内脏及各个系统疾病。④整复骨盆，矫正脊柱有利于青少年的健康发展，会使大脑聪慧，学习成绩提高。⑤整复骨盆能够达到优生优育。

多年临床实践证明，绝大多数需要做手术的各类骨病患者，如腰椎间盘突出、颈椎间盘突出、膝关节疾病、股骨头坏死等，通过整复骨盆为患者节省了医疗费用，也为国家节约了大量医疗资源。

骨盆移位具有普遍性，在亚健康和很多患有慢性疾病的人群中占比很大。在中老年人群中占比更大。整复骨盆对人体健康有重大作用，超出了传统的“哪疼医哪”的中医正骨手法，能够达到一症多治。它是一门即不同于中医也不同于西医的新的健康理念和方法。

运用谢氏正骨中医疗法专业调理各种脊柱疾病的临床研究

Clinical Study on Regulating Various Spinal Diseases by Using Xie's TCM Orthopaedic Therapy

非物质文化遗产谢氏正骨中医疗法传习所　谢玉辉

【摘要】目的 探讨运用谢氏正骨中医疗法可以治疗哪些问题，我们所依据的原理以及相关人群。方法 将 2020 年 3 月至 2021 年 4 月因骨伤在我院治疗的患者 80 位，将他们分成两个类别，对照组和观察组，两个类别均有 40 人。对照组进行基础骨伤治疗，观察组则在前者的本质上进行谢氏正骨中医疗法。比较两组患者治疗后身体各项指标的情况。结果 两组接受不同治疗处置后在身体各项指标的情的比较均存在显著性差异，观察组身体各项指标的情都比对照组更佳（P＜0. 05）。结论 谢氏正骨中医疗法可以治疗脊椎疾病、腰椎病、驼背、骨盆修复、产后修复等疾病，有利于缓解患者症状，提高临床疗效。

【关键词】谢氏 中医正骨 脊柱疾病

[Abstract]Objective To explore the treatment of bone therapy by Xie's traditional Chinese medicine（TCM）， the principles on which we base and the related population. Methods From March 2020 to April 2021，80 patients were treated with bone injury in our hospital. They were divided into two categories， control group and observation group， and 40 patients in both categories. The control group was treated with basic bone injury， while the observation group was treated with Xie's traditional Chinese medicine orthopaedic bone therapy in the former. The physical indexes of the two groups were compared after treatment. Results There were significant differences between the two groups after different treatment， and the observation group was better than the control group（P<0.05）. Conclusion Xie's traditional Chinese medicine bone therapy can treat spinal diseases， lumbar diseases， hunchback， pelvic repair, postpartum repair and other diseases, which is beneficial to alleviate the symptoms of patients and improve the clinical efficacy.

[Keywords] Xie's; Chinese medicine orthopaedic bone; spinal disease

谢氏正骨疗法是河南省周口市郸城县非物质文化遗产，以传统手法治疗骨折，采用小竹板、硬纸板固定骨折部位，治疗简便，有着疗程短、痛苦少、费用低、恢复快的优势，避免了手术治疗的创伤，很受大众欢迎，符合中医“简便验廉”的特点，切实的疗效被患者奔走相告，名扬江左[1]。正骨的操作是医生对患者进行骨伤部位触摸，检测其病况，对患者进行骨伤部位镜片拍摄，清楚地找到骨伤的细节伤处，再应用独特的正骨方法对患者进行骨头移位或者是复合，让患者的病痛消失。谢氏正骨治疗是将病院治疗和先人的治疗方法相结合的一类特殊的治疗，形成了自己一套独特的治疗手法和技艺，专用专病夹板，外固定器具及古老手法新用，不仅在内容上综合了传统中医正骨术，而且在临床上也做到了中西医的完美结合。谢氏正骨疗法具有以下特点：①以中药膏剂外敷，辨证施治，传统外治的方式，不打针，不吃药，治疗骨伤；②现代科学方法制作外治产品，提高临床疗效，中医手法整复四肢骨折、脱臼、小关节错位、筋伤、肌肉肿胀、麻木；③因人而异制定硬纸板外托，轻便灵活，取材方便，可塑性强；④结合现代骨科学，灵活应用生物力学，人体各部位竹板外托，简便、费用低、疗效好、副作用少，患者便于承受。谢氏中医正骨治疗可为患者提供较好的治疗环境，因为骨伤的类型有很多，颈部脊椎和腰部脊椎的疾病、椎骨窄小、脊椎损害和移位、肱骨压伤、脊柱边缘肌肉无力以及踝骨受损等都在其范围内[2-3]，我们对其进行普通正骨和谢氏正骨，可以明显地了解在临床上应该应用何种治疗手法，对于患者的病情和病院疗效有着很重要的意义，在临床的治疗中也有着很大帮助。

1 资料与方法

1.1 一般资料

将 2020 年 3 月至 2021 年 4 月因骨伤在我院治疗的患者 80 位，将他们分成两个类别，对照组和观察组，两个类别均有 40 人，前者的男女比例为 2:3，后者的男女比例为 1:2。对照组进行基础骨伤治疗，观察组则在前者的本质上进行谢氏中医正骨疗法。比较两组患者治疗后身体各项指标的情况。纳入标准：①正骨对象主要是外力作用所致的骨、关节和软组织的损伤，但也包括同类原因引致的体内脏器损伤。排除标准：①有精神系统异常情况；②有高危险疾病，比如心脏病、高血压等。两组患者上述自然指标比较无统计学意义（$P>0.05$），可进行科学比较分析。

1.2 实施方法

对照组进行基础骨伤治疗，医治骨伤的基础为先对患者的软组织、血脉、淋巴管受到不同程度的影响进行测定，为了散积血、消肿，在夹板间隙和远近端喷洒轻揉，痛处指嵌，在有关穴位点压，再用顺骨等手法进行正骨。观察组则在前者的本质上进行谢氏中医正骨疗法，以内外兼治，筋骨并重的特点对患者进行分部、 分期治疗。通过望闻问切、视触叩听等中西医诊断患者疾病，确诊疾病后，再行续筋接骨等手法，手法根据部位的不同而对患者形成颈椎、颈部肌肉、颈椎棘突、脊柱、腰椎等不同的治疗，最后再温通为主的用药模式对患者用药[4]。比较两组患者治疗后身体各项指标的情况。

1.3 观察指标及评价标准

统计并比较两组患者身体适应状态（正常运动、自我行走、剧烈运动）以及身体恢复情况（疼痛、酸胀明显改善情况）。①身体适应状态，分为三种类别，第一个类别为可以自我行走和正常运动，第二个类别是可以进行剧烈运动，第三个类别是不能正常生活。②身体恢复情况，分为三种类别，第一个类别是不能正常生活，疼痛、酸胀情况没有什么变化，第二个类别是骨伤部位疼痛、酸胀问题明显改善，第一个类别为骨伤部位轻微疼痛和酸胀。

1.4 数据处理

用 SPSS24.0 软件包对相关情况进行分析，等计量资料用（$\bar{x}$±s）表示，选用 t 检验进行统计学分析并比较；疗效等计数资料采用[n（%）]表示，用 X2 检验；P<0.05 差异具有统计学意义。

2 结果

2.1 两组患者身体适应状态比较

治疗前两组患者身体适应状态各指标情况无显著差异（ P >0. 05）； 治疗后两组患者身体适应状态各指标情况都有着变化，并且治疗后观察组患者身体适应状态各指标情况和对照组相比较有着很大不同（P<0.05），见表 1、表 2。

表 1　治疗后两组患者身体适应状态各指标情况比较（ x± s ，分）

组别	例数	身体适应状态	
		治疗前	治疗后
观察组	40	较差	明显改善
对照组	40	较差	轻微改善
t 值		1.327	4.820
p 值		>0.05	<0.05

表 2　两组患者治疗后的身体适应状态情况

组别	治疗后身体适应状态					
	对照组可以进行自我行走、正常运动	对照组可以进行剧烈运动	对照组不能正常生活	观察组可以进行自我行走、正常运动	观察组可以进行剧烈运动	观察组不能正常生活
例数	15	25	0	26	10	4
t 值	1.327			4.820		
p 值	>0.05			<0.05		

2.2 两组患者身体恢复情况比较

治疗前两组患者身体恢复情况无显著差异（ P >0. 05）； 治疗后两组患者身体恢复情况都有着变化，并且治疗后观察组患者身体恢复情况和对照组相比较有着很大不同（P<0.05），见表 3。

表 3　两组患者治疗后身体恢复情况比较[n（%）]

组别	例数	无效	有效	显效	痊愈	总有效率
观察组	40	0（0）	8（20%）	8（20%）	24（60%）	40（100%）
对照组	40	8（20%）	20（50%）	8（20%）	4（10%）	32（80%）
X^2 值						9.118
p 值						<0.05

3. 讨论

通过上述研究结果我们可以明显知道谢氏中医正骨疗法对于骨伤患者的治疗有着很重大的作用，有利于患者的疾病治疗和身体恢复。谢氏正骨治疗的方法可以有效地改善患者的身体适应状态，与普通的正骨治疗相比较，应用该治疗法可以很大程度提高患者的正常生活水平，普通的正骨治疗不能够完全让患者完全正常生活，没有百分百的保障。上述研究表明，在进行正骨的过程中，谢氏正骨治疗可以很大程度消除患者的疲倦劳累感，对于患者的各个骨骼有着很好的缓冲疏络作用，而且谢氏正骨对患者的身体的几乎是没有什么坏处的，治疗的情况比较好、花费的金额也比较低，对缓解筋骨疼痛以及因为骨伤不能正常生活的患者有不错的帮助。在观察组中，患者的身体恢复总有效的概率为百分之百，而对照组的治疗总有效概率为百分之八十，由此也可以知道，谢氏正骨对于骨伤患者的治疗有着关键作用。

另一层面上，我们通过对不同的骨伤患者进行治疗，可以知道，谢氏正骨对于颈部脊椎和腰部脊椎的疾病、椎骨窄小、脊椎损害和移位、肱骨压伤、脊柱边缘肌肉无力以及踝骨受损等疾病有着很强的治疗针对性，面对的治疗人群没有特殊年龄和性别限制。在平常的时候，因为一些因素影响，人的脊柱、椎骨等会出现损伤，造成无法正常支撑，而人体在这种条件下，骨骼的一些关节就会出现异常，移位或者是出现缝隙，这个时候就会出现很多疾病，而我们对患者的异常进行修正，也就是进行正骨，那么患者的一系列疾病和异常都会迎刃而解，而“谢氏正骨疗法”的主要成就体现在知气识色、手摸心会的诊断技术，正骨八法、理筋十法、辨证用药的治疗技术。骨伤康复部在此基础上，以谢氏正骨十六字诀“审度、摸量、牵转、提按、夹挤、折顶、回旋、捏捋”，结合现代诊疗技术，历经近三十余年的临床实践和总结，形成了一整套独特的正骨治疗技术体系，使大多数骨折脱位患者在非手术的状态下达到“简便验廉”的治愈目的[5]。这种治疗方法是一种中医与实践结合的治疗方式，这种情况对一些小关节突之间的错位，是有一定的好处的，能够恢复椎体的序列是有一定的促进作用，另一方面，谢氏正骨治疗对于患者的各个穴位有着良好的刺激作用，能够增加患者体内的正气，稳定缓和患者的气血，让患者的气色看起来更加好，对于体子比较差或者是身体比较虚的患者，应用谢氏正骨治疗还能很大程度提高他们的身体机能免疫力。

在病院中应用谢氏正骨治疗患者时，我们要注意正骨的正确手法，避免因为手法不恰当而导致患者的骨伤情况越来越严重，此外，我们采用的力度要因人而异，不同的患者所能接受的力量不同，我们对患者实施适当的力度会给他们的骨骼神经有着很好地舒导，综合来说，谢氏正骨的治疗对于患者的身体健康有着积极作用，可以帮助患者身体恢复。

参考文献

[1]巫敬文，程科，杨林.中医正骨保守治疗和手术疗法治疗旋后外旋型踝关节骨折的临床观察[J].中国民间疗法，2020，28（10）：83-85.

[2]岳彦强.中医正骨手法治疗腰椎间盘突出的效果分析[J].临床医药文献电子杂志，2019，6（91）：22.

[3]胡迪，任睿双.中医牵引配合正骨手法治疗腰椎间盘突出症[J].吉林中医药，2016，36（09）：959-961.

[4]刘明强.中医正骨推拿疗法治疗腰椎间盘突出症的临床研究[J].基层医学论坛，2018，22（35）：5013-5014.

[5]付海龙.中医正骨手法治疗上肢骨骨折[J].中国中医药现代远程教育，2017，15（02）：99-100.

生辰数字与预防疾病之我见

丁广源

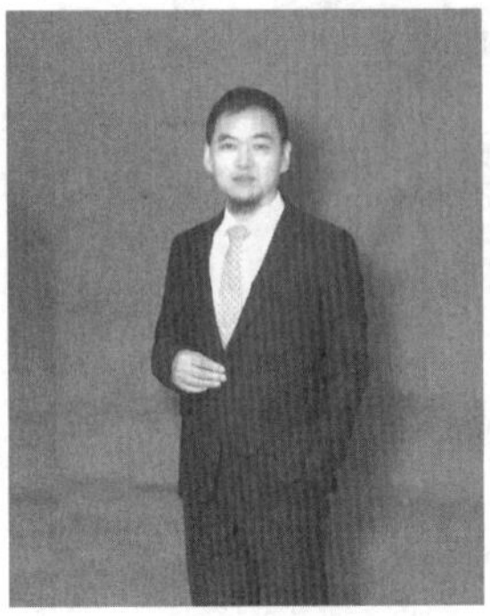

人的生辰数字中蕴藏了影响人们身体健康、发生疾病、发生人生灾难的客观规律性，并能根据阴阳五行相生相克的原理，用最简单、快捷的方法，通过个人自身穿衣服的颜色和家居环境进行调节，让人一生远离大病，避免祸灾。

一、诊治疾病的工具

诊治疾病的基本工具就是我们每个人农历出生的年、月、日、时数字，也叫生辰数字即 1、2、3、4、5、6、7、8、9、10、11、12。这十二个数字分阴阳和五行。

十二个数字分 1、2、3、4、11、12 为阳数，5、6、7、8、9、10 为阴数。十二个数字五行分：1、2、12 为水， 3、8、9 为土，4、5 为木，6、7 为火，10、11 为金。

五行相生：金生水，水生木，木生火，火生土，土生金。五行相克：金克木，木克土，土克水，水克火、火克金。

二、生辰数字与颜色相互作用

人发病的主要原因是五行克制，阴阳的变化，内、外磁力的作用，特别是颜色的磁化。所以穿衣服直接影响了人体的健康，生辰年、月、日、时的数字，占 3、8、9 数的人不能穿绿色、紫色衣服，因为木克土，易得皮肤病、肠胃、脾、癫痫等病。占 4、5 数的人，不能穿黑色的衣服，因为金克木，易得四肢麻木、骨折、筋骨疼，半身不遂等病。占 10、11 数的人，不能穿红色衣服，因为火克金，易发烧、头疼、高血压、全身疼等病。占 1、2、12 数的人，不能穿白色、黄色衣服，因为土克水，易精神不好、皮肤干燥、乳腺炎、心脏病、血稠等病。占 6、7 数的人，不能穿青色、蓝色、棕色衣服，因为水克火，易情绪不好、肾炎、心脏病等。

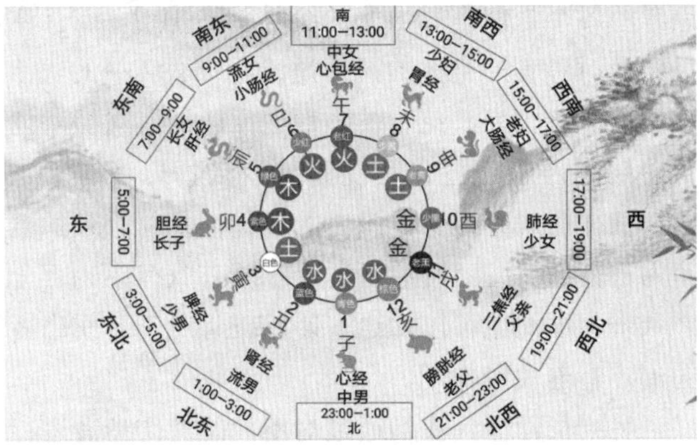

三、预测疾病的方法

我们首先把患者的农历出生年、月、日、时数化为数字。方法是年以地支取数，鼠年取数 1，牛年取数 2，虎年取数 3……依此类推，猪年取数 12。月份上取数正月取数 1，二月取数 2，3 月取数 3……依此类推，12 月取数为 12。日上依日取数，初一日取数 1，初二日取数 2，初三日取数 3……依此类推，到二十九日取数 29，三十日取数 30，时上依古代十二地支计时法，一昼夜 24 小时，每 2 个小时为一个时辰，每时 23～1 点为子时取数 1，1-3 点为丑时，取数 2，3～5 点为寅时，取数 3，……依此类推，19～21 点为戌时取数 11，21～23 时为亥时，取数 12。

生辰月、日的数字，占 3、8、9 数的人不能去东方，东南方、西方、西北方看病，宜去正南方、南东方看病。占 4、5 的人，宜去正北方、北东方，北西方看病。忌去西方、西北方。比如 4 月份出生的人，生病后不宜去西方，因西方是 4 月份出生人的绝地，病会越看越重，严重的导致死亡。占 10、

11数的人，宜去东北方、西南方、南西方看病，忌去正南方、南东方看病。占1、2、12数的人宜到西方、西北方、南方、南东方看病，忌去东北方、西南方看病。占6、7数的人宜去东方、东南方、西方、西北方看病，忌去北方、北东方、北西方看病。

“四通”辨证

何兰香

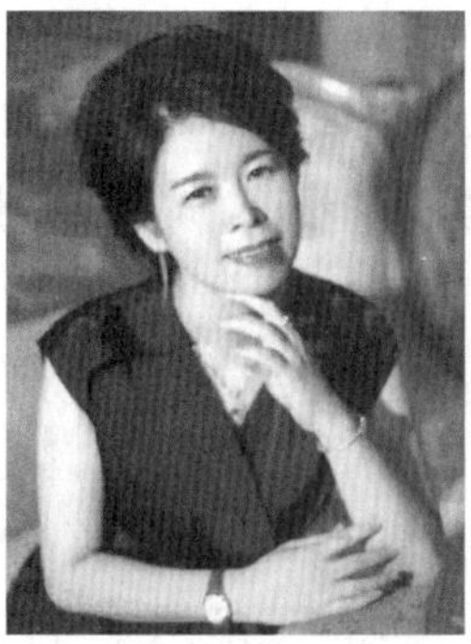

何兰香，中医专业，健康管理师，营养师。善于营养学结合中医调理各种疾病。从业二十年来，与很多名老中医一起探讨中医学养生之道，交流实践许多种有效的疑难杂症中医方剂和营养相结合的调理方式。从业过程中坚持弘扬中医传统医学，以“治未病”为主导思想，发挥中医药的特色和优势。

古中医辨证方法有：八纲辨证、六经辨证、气血津液辨证、三焦辨证、经络辨证等，这些抽象复杂的辨证方法体现了古中医的智慧，不过这些方法专业中医人士才能理解，对非专业人士来说比较深奥。下面我将推出一个非常通俗易懂的新中医辨证方法，就是“人体四大代谢通道辨证法”，即氧气代谢通道（气通），水代谢通道（水通），食物代谢通道（食通），血液循环通道（血通），简称“四通”辨证。这对不懂中医的人也能快速悟懂中医，为将来全民学习中医和更进一步了解古中医架起一座桥梁，也为中医人士多了一个非常简单有力的辨证方法。

气通辨证

氧气代谢通道主要包括鼻腔、肺和气管、血液循环系统、毛孔、肠道等等通道。这些通道如果出现故障一定会造成氧气运输或代谢故障，严重的会引起窒息死亡。比如感冒鼻腔堵塞阻碍呼吸，因此不得不改用口腔呼吸；肺是最主要的呼吸器官，主要是负责气体交换，吸入氧气与呼出二氧化碳气体，维持人体持续的生命，一旦发生故障，轻者胸闷气短、重者呼吸衰竭或窒息死亡。血液循环系统也是氧气的代谢通道，红细胞是携带氧气之主要工具，是生命之舟，红细胞发生故障同样会引发胸闷气短、严重者呼吸衰竭死亡，如高血脂包裹红细胞后造成血液重度黏稠，患者表现为严重的胸闷气短或冠心病。如虚证患者、贫血严重或红细胞形态受损、异形严重者，其红细胞无法正常携带氧气，同样表现为胸闷气短症状。毛孔是人体最大的呼吸器官，当人体感受风寒时，毛孔过度收缩或堵塞就会阻碍体内散热，胃中邪热受阻、运化失常、肠道浊气受阻胃热加剧引发高烧，脏腑积热只能通过喉腔、肺和气管排出体外，因此导致呼吸道温度过高引发呼吸道炎症，如扁桃腺炎、肺炎。张仲景《伤寒杂病论》的六经辨证中“太阳病”正说明了人体受寒后氧气通道受阻引起发热症状。

水通辨证

水代谢通道主要包括舌、胃、大肠、小肠、血液循环系统、肾、膀胱、尿道等。当这些通道部位或系统发生故障时，水代谢功能就会受阻。舌是水代谢通道故障的反应，可以通过舌苔观察反应胃中寒热湿状况，比如口干舌燥、舌苔焦黄就是反映胃缺水或胃热灼伤津液，提醒大脑中枢欲喝水。反之，舌津液过多成痰饮，反映胃寒湿过重，提醒大脑中枢喜热不喜凉，应温胃化湿，或降水逆。小肠是水分吸收最主要的器官，如果肠道受外寒，小肠可能发生暂停对水分吸收，大肠水湿过盛，或稀泄，此时人体细胞最容易脱水。为了防止脱水应该温小肠或温肾阳，以恢复小肠正常吸收水分功能，保证供应人体正常新陈代谢所需要的水分。大肠保持适量水分吸收以正常通便，如果肠道津液不足，大肠又过多吸收水分就会造成便秘，如果肠道受寒，大肠吸收水分功能受阻，大便就会稀泄。水是血液的主要成分，红细胞离不开水，缺水会引起血液黏稠或加速血栓形成引发中风，红细胞被血脂或异物包裹，也会影响对水的吸收，往往是中风的高危因素。肾属水，是“下水道”过滤器，长期湿热裹肾，肾缺水，肾小球过滤器容易堵塞引发“癃闭”，双肾堵塞引发尿毒症。膀胱是尿液储存器，膀胱湿热就会引起尿频、尿急淋症，膀胱湿热同样会引起尿道炎、尿痛、排尿困难等。以上症状表现为水通道障碍。

食通辨证

食物代谢通道主要包括口腔、喉、胃、大肠、直肠、肛门。这些代谢通道发生故障就会引发食物代谢障碍。口腔是食物第一“加工厂”，也是“粗加工”，如消化液分泌不足，或咀嚼太快都会阻碍胃中食物消化。喉是食物下咽通道，要保持顺畅。胃是食物第二“加工厂”，也是深加工，把食物磨成粥样，把营养变成小分子物质供小肠吸收。如果消化不良，就会影响小肠对营养物质的吸收，所以脾胃不能损伤，如有损害，长期消化不良就会引发营养不良的疾病。大肠是食物残渣的代谢通道，如果肠道运行受阻，就会引起便秘，也会影响食欲。直肠是排便通道，如果直肠吸收水分过多就容易便秘，便秘就会减慢食物代谢速度。食物代谢通道顺畅就能顺利地为人体新陈代谢提供营养。

血通辨证

血液代谢通道主要包括血液成分、血管、五脏。其中血液成分包括红细胞、白细胞、血小板、血浆等。红细胞功能主要是携带氧气和运输营养，保证人体正常新陈代谢和延续生命。如果红细胞被血脂或异物包裹，造成红细胞粘连无法分散游离状态，或红细胞异形或被细菌破坏，都会引起人体缺氧状态，如血液黏稠导致的高血压头晕，贫血导致头晕乏力等等慢性代谢性疾病。白细胞是人体的健康卫士，主要是识别和吞噬血液当中的异物，保护健康红细胞不受异物侵害，抵抗细菌病毒感染的风险。如果白细胞无免疫状态，无法胜任这个工作，血液环境就容易被污染，红细胞将会被损伤和破坏，引发代谢性疾病。血小板主要是应激止血作用，如果血小板体积过大或形态异形，变成针状体和网状体，就容易阻碍血液循环，导致血栓形成，极容易脑梗心梗或血液代谢性疾病。血浆主要由六大营养元素（水谷精微）和血氧组成。六大营养元素主要由碳水化合物、蛋白质、脂肪、矿物质、维生素和水。当营养失衡时，红细胞就容易发生故障，如铁元素不足时就会影响红细胞携氧能力，红细胞贫血异形等等故障问题。当血浆水分不足时，红细胞就会黏稠或皱缩、血液酸碱度不平衡、血糖浓度不稳定，并且严重影响红细胞输送氧气的功能，血氧饱和度下降，人体困倦乏力、或胸闷气短，人体缺氧状态。故血液循环是否顺畅不仅要看红细胞分散状态（黏稠度）、游离状态（携氧量）、饱满状态（铁与蛋白含量），还要看血管容量与弹性、心脏泵血量等等，影响这些因素往往与血液环境因素有密切关系，与白细胞免疫功能有间接关系，与红细胞状况与血管状况有直接关系。故研究血液循环代谢通道故障问题对研究人体慢性疾病有非常重要意义。血通辨证是气通辨证、水通辨证、食通辨证的汇集辨证，它包括了食物分解的水谷精微（七大营养素）、氧气吸入后的血氧。血通辨证是一切代谢性疾病辨证的基础辨证，对慢性病的治疗与康复找到更加精准方向。

人体只要做到“四通”，就能做到不生病或少生病，生病了能快速精准定位，并且找到治疗方向和采用中医学与营养学的方法对因治疗，快速康复疾病。

视觉化血证解读

何兰香

在高新技术不断发展的今天，中医结合万倍显微影像技术诊断，把抽象的中医气血辨证变成视觉化、直观化的气血诊断，它可以把宏观理论结合微观视觉化依据更加精准地辨证。那么，怎样才能做到气血视觉化辨证呢？就是通过悬空采取患者指尖半颗绿豆大的血滴盖上干净的玻片，待血滴均衡分布在玻片上后，在显示屏上就可以非常逼真观察到放大万倍后的血液内容，然后针对血液环境状况进行气血水平分析。

我们把万倍显微影像观察的气血血象分为血虚证、血瘀证、血虚兼血瘀证、血瘀兼血实证，并且通过患者血象来表达视觉化气血辨证并加以描述。

首先我们来认识健康人的活血与干血。

血实证（活血）

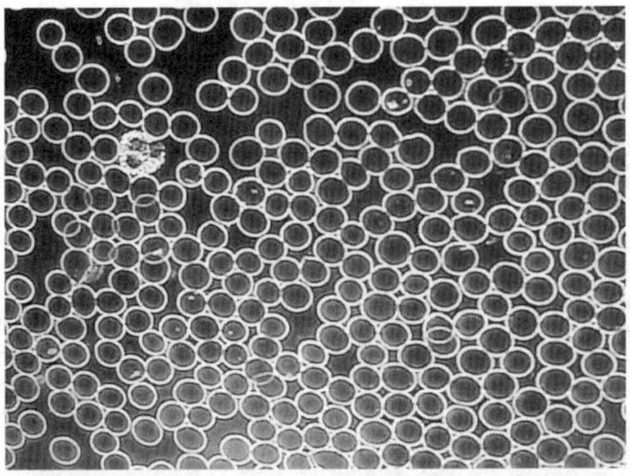

血实证（干血）

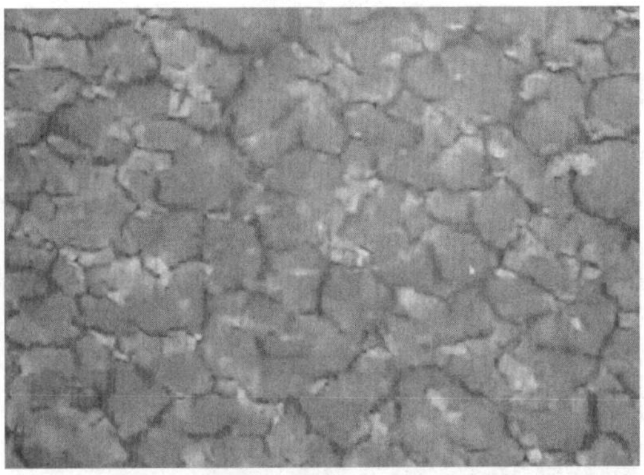

描述：以上血象从显微影像观察活血非常干净，白细胞有较强的吞噬功能，红细胞质量饱满、数量充足而不聚，说明有较好的携氧功能。干血颜色鲜红，自由基较少，蛋白纤维网不增粗，说明气血水平好，又没有高血压症状。这是健康人的活血与干血。

下面来看非健康人群气血辨证。

一、血虚证

细菌感染的贫血

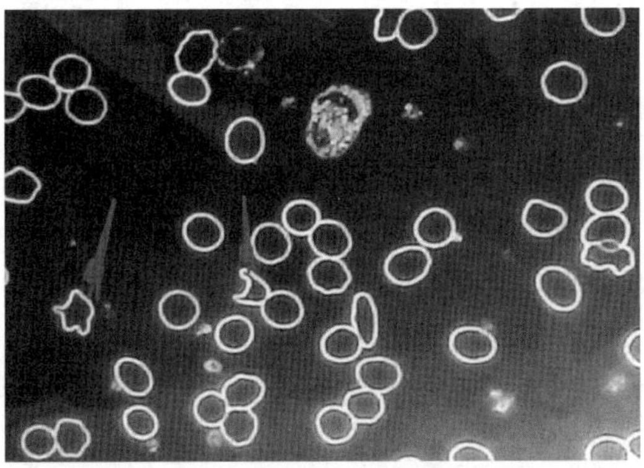

小红细胞贫血

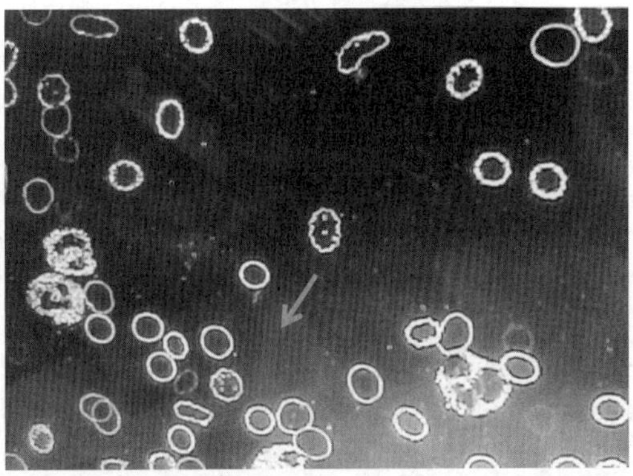

营养不良贫血

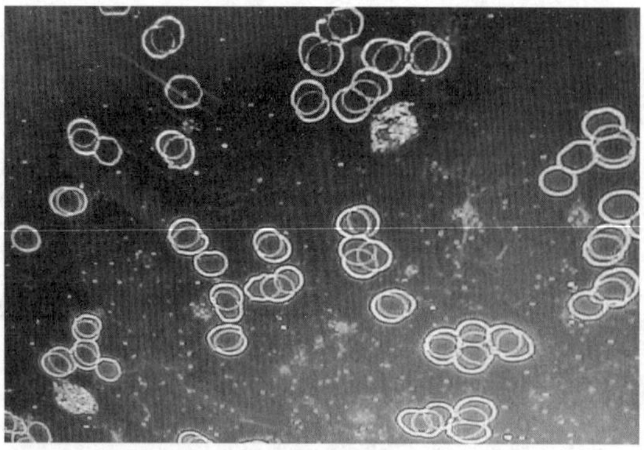

自由基损伤型贫血

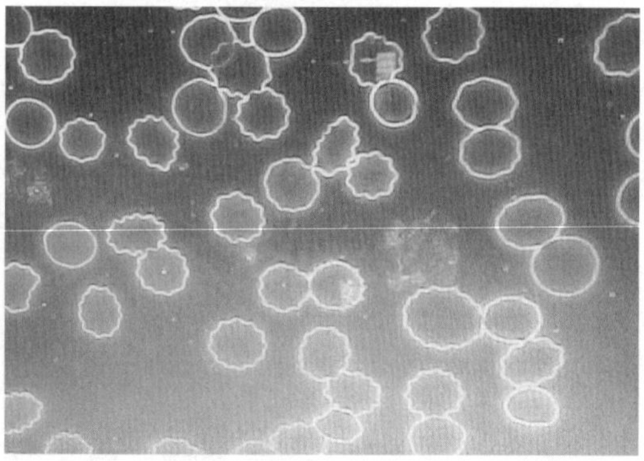

描述：以上血虚证血象图都体现红细胞数量严重不足，有的红细胞被细菌感染或溶血，有的被毒素感染，造成小细胞贫血，有的营养不良，造血功能差，有的被自由基破坏细胞膜，造成皱缩，这些血象分析发现患者共同点：免疫力极差。针对这些血象一方面要健脾养胃，改善消化吸收功能，增强食欲，补气血，如归脾汤、八珍汤等等；另一方面也要补充蛋白质、钙、铁、锌、硒、维生素B族、维生素C等营养素，促进红细胞修复、抗氧化、提高免疫力，从而快速恢复气血水平。

二、血瘀证

血液黏稠型

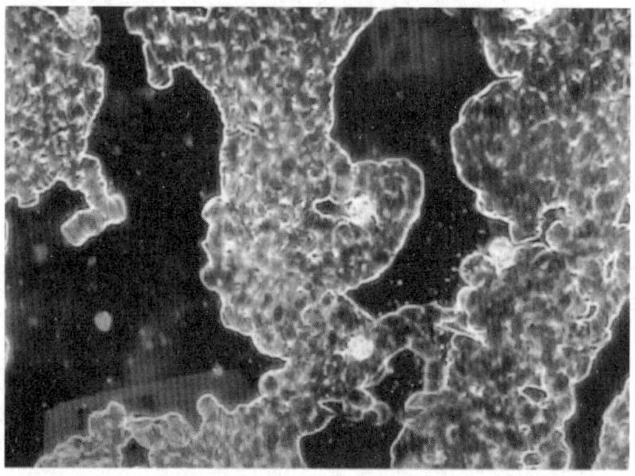

高胆固醇型

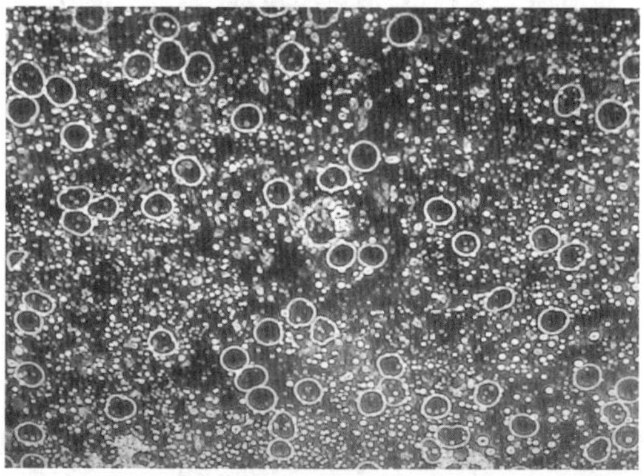

高血脂型

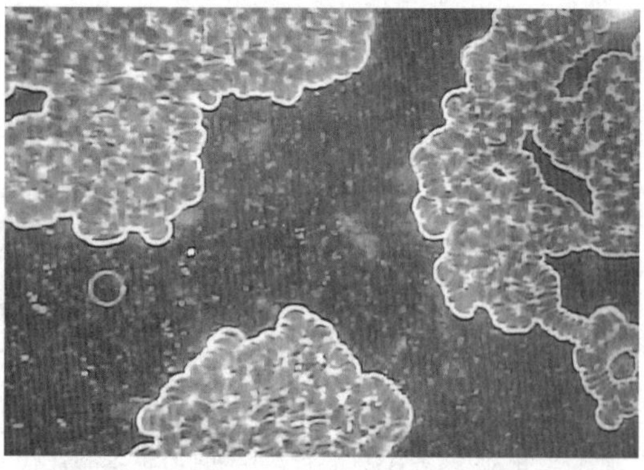

混合斑块型

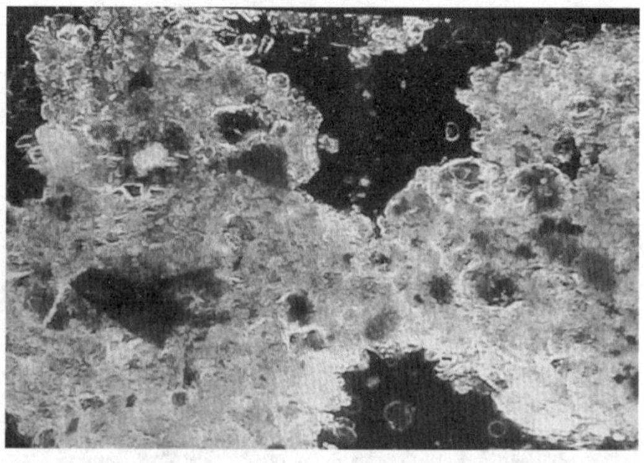

描述：以上是视觉化血瘀类型血象图。从血液黏稠型可以看见红细胞严重粘连在一起，红细胞表面覆盖着一层脂类物质，严重阻碍红细胞携氧功能与血液循环，此患者已经头痛头晕两年久治不愈，其疾病根源就在于血液黏稠，应该解决血液黏稠问题。高胆固醇型血象，其红细胞数量并不多，胆固醇已经覆盖整个屏幕，其血象反映患者血管受到严重威胁，该患者是冠心病患者，已经打过支架，“血瘀”是表象，其真正的根源是血管堵塞造成的，清理胆固醇是第一治疗方向。高血脂型血象可以看见影像中密密麻麻跳动的乳糜微粒，红细胞被这些微粒粘连在一起，此患者是颈动脉斑块引发中风，这些乳糜微粒就是形成斑块的根源，是高脂血症。中医治疗中风主要是活血化瘀的方法，通过血象视频此类患者更应该结合相关营养素快速清理高血脂，如氨基乙磺酸类营养。混合型斑块型血象在影像中看见大面积大块结晶体垃圾，严重阻碍血液循环，此患者已经中风两年多，高度残疾，在多家医院医治无效，通过万倍显微影像发现此患者血液环境严重污染，通过视觉化气血辨证直接用肠道营养素与微量营养素激活身体活性酶溶解血栓，再结合中医调理气血，促进患者快速康复。

三、血虚兼血瘀证

血虚兼血瘀（活血）

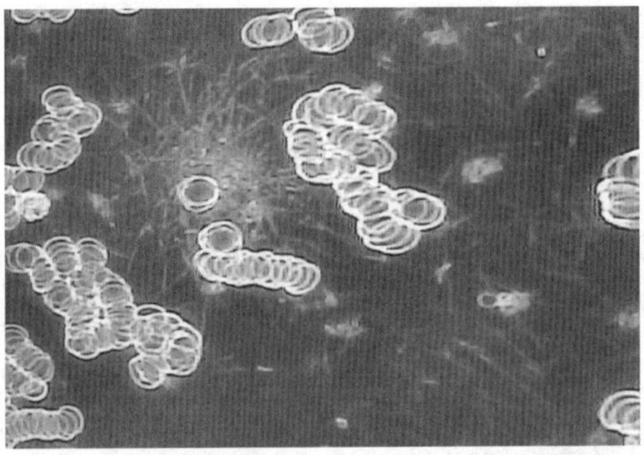

血虚兼血瘀（干血）

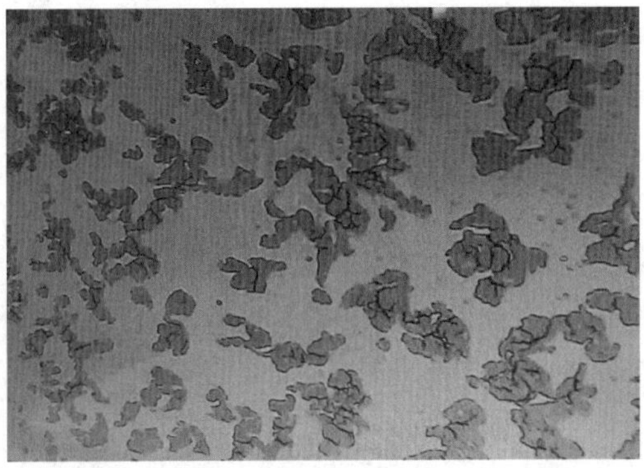

描述：以上是视觉化血虚兼血瘀证血象。此类血象反应气血水平差。从活血看，血液黏稠，血小板活化成网状体，严重阻碍红细胞运行。在干血中可见大面积自由基，红细胞团块不连续，说明血瘀证在中医脉象是涩、滞、弱、微等，是气滞血瘀合气血两虚证，往往是大病血象。根据患者自述患有严重的缺血性肝硬化。从以上视觉化血证诊断既要用中药补气血、调理脏腑，又要补充钙、铁、锌、硒、镁以及维生素B族、维生素C等营养素修复细胞，提高免疫力，增强造血功能。

四、血瘀兼血实证

血瘀兼血实证（活血）

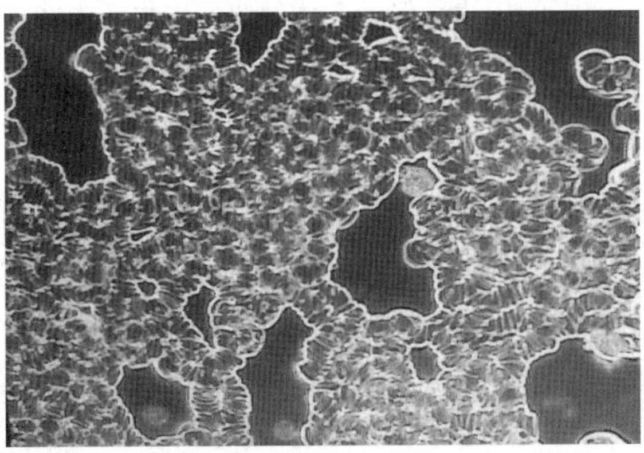

血瘀兼血实证（干血）

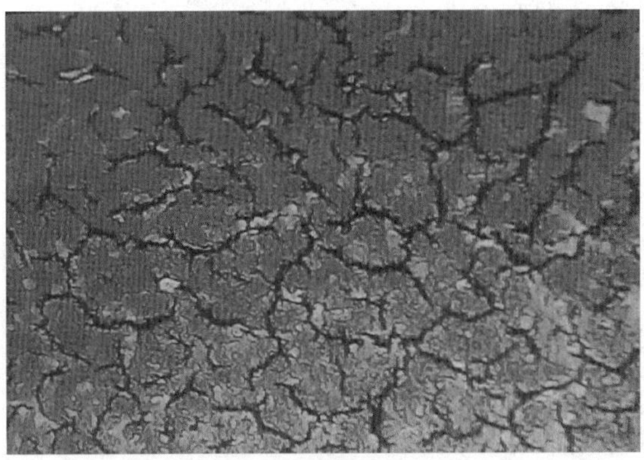

描述：以上活血视频影像中反应活血红细胞数量多又黏稠。干血颜色大红，自由基少见，蛋白纤维网增粗，是高血压症血象。该患者患有高血压多年，有时候会头晕、胸闷，其脸色暗红，嘴唇发黑，舌有瘀点，从中医辨证是血瘀血实证。应该用中药活血化瘀，结合清理血脂与血液黏稠度的营养素，如维生素与氨基乙磺酸类的营养素，同时控制暴饮暴食，食不过饱，改变饮食习惯去降血压。

以上四点描述了视觉化血证论。这些血象非常直观客观地反映了现代人的饮食习惯造成的血液环境状况，根据血象诊断，利用中医结合营养学治疗方向，快速修复细胞，清理血脂与异物，恢复气血水平，包括改变生活习惯、饮食习惯共同维护身体的健康水平。

中西医临床差异的思考

河南风湿病医院　娄玉钤

中西医世界观与方法论的不同，决定了在认识物质世界、研究方法和解决临床问题上存在差异。现就中西医在临床问题上的差异进行探讨。

诊断方法

中医将望闻问切四诊合参收集到的各种信息，通过象思维判断阴阳、正邪等情况，成本低、无创伤。西医通过检测仪器设备，寻找具体的直接“可见”的病因、病位等“靶点”，成本高，多有创伤。西医可实证（如病因、病位），对实证的内容可量化，而且必须量化才能为治疗决策提供更充分的依据；中医有些内容其实也可实证（如四诊所见），但对实证的内容难以量化。量化带来了前所未有的清晰，但也意味着离现实较远、不“中和”，而“中和”往往模糊。西医评价疾病时往往过度依赖各种指标，若患者自觉不舒服而指标正常，会被认为没病或精神心理有问题。

治疗理念

中医相信人体具有巨大的自我适应、调节、修复等抗病能力，重视恢复人体自身的抗病能力，认为治疗只是帮助人体恢复健康，把“人”看得很重。西医认为人体是由无数的“基本粒子”组成的，疾病必有“靶点”，靶向治疗的作用无所不能，把“病”看得很重。中医认为“万物同源”“同宗同祖”，万物并存而不相害，万道并行而不相悖，一切以“阴阳平衡”为上，仁心仁术，具有“包容性”。若有邪，也要扶正以祛邪，使用祛邪药物或方法，也以汗、吐、下等法将邪驱出体外即已。

西医治病必须找到相对应的靶点，然后对靶点进行治疗，以“抗”“杀”为主，具有“对抗性”（对抗靶点的同时难免也会对人体造成伤害）。从药物分类的名称就可以看出，如抗风湿药、抗高血压药、抗心律失常药、抗抑郁药、抗肿瘤药、抗生素等。如近期的新冠肺炎，西医很快就找到了病因为新型冠状病毒（靶点），但短期内还没有研发出疫苗和有效的抗病毒药物来解决“靶点”时，只能靠对症和支持疗法。而中医采用数千年来一贯的“扶正祛邪”治疗理念和方法，提高人体抗病能力与驱邪兼顾，重复了千百年来中医治疗疫病的不凡疗效。

治疗措施

中医在宏观层面上认识世界和人体，用天地都遵循的规律来保障人体健康，用生活中能接触到的事物作为治疗措施，即在自然界寻找治疗和保健措施，如药物、针灸、推拿、拔罐、外敷、刮痧、食疗、熏洗等，丰富多彩，而且很多措施是生活化的或者说可融入生活方式中，随时随地都可以进行。这些药物和措施尊重人体自身的完整性及与自然界的统一性，故作用温和，起效较慢，不良反应较少。

西医在微观层面上认识世界和人体，多数药物源于化学合成，其他治疗方法如手术、介入、放疗、电疗等也都离不开人造器械与设备，而且很多措施必须在医院内通过复杂的操作完成，费用高，难融入日常生活中。这些药物和措施有明确的靶向性，故往往作用较强，起效较快，不良反应较多，甚至会对自然生态造成破坏。

优势病种

人体和疾病都是复杂多维的。既有单“靶点”疾病，又有多“靶点”疾病或无明确“靶点”的疾病。西医主要对单靶点疾病优势明显，中医主要对多靶点、整体性、功能紊乱性疾病优势明显。

对有些疾病的不同阶段或不同方面，中西医也各有优势，如新冠肺炎中西医就各有优势阶段和方面。人体作为具有巨大自我适应、调节、修复等自愈能力的复杂巨系统，当其发生多靶点、整体性、功能紊乱性疾病时，采用不同的干预措施，只要是有益于其“自愈”能力恢复的，都会成为有效干预措施；对于单靶点疾病，靶向干预措施才能起效快，疗效高。中西医各有优势病种、优势阶段或优势方面。

疗效是检验真理的唯一标准。中西医都只是从不同角度认识到了人体的一部分，因此中西医疗效的较量可能是一个伪命题，中西医疗效评价标准甚至管理方法也会各不相同。

疾病预防

中医对人体的健康状况和某些疾病可以预测，可通过一系列治未病措施提前干预，如用五运六气来预测气候变化对人类健康的影响，“司岁备药”。“冬吃萝卜夏吃姜，不劳医生开药方”“要想小儿安，三分饥和寒”等说法，已将中医理念与预防保健方法融入了人们的生活和行为习惯中。中医理论看似深奥难懂，但方法“接地气”，或者说看似抽象，其实很具体。而西医在很多情况下，病未成则无从着手。

中西医从理论到诊疗都深深地打上了各自世界观和方法论的烙印。百年的中西医诊疗体验的对比，人们将“简便廉验”一词送给了中医，这是多么高的伦理学价值评价。这也说明医学的目的应该是单纯的，即保障人类健康。在市场背景下，应防止医学目的被异化，警惕某些项目或领域成为资本追逐的目标。偏离方向的医学难以客观对待至高无上的生命。

中西医差异的深度思考

中西医在物质层面、研究方法和解决临床问题上存在差异，其根源是世界观与方法论的差异，这也引出两个基本事实。①中西医各有其不可相互取代的临床价值，因为能解决现实问题的世界观或文化是其价值与合理性的根基。分别从不同维度认识这个复杂世界的元气论和原子论，其在医学领域的价值是“疗效”，即能解决临床问题。多年的临床实践表明，中西医各自的优势病种、阶段和方面，解决了人体不同维度的健康问题，其价值不能相互取代，这既是不同世界观的体现，又是不同世界观的根本价值所在。②中西医对人体的认知都很有限，因为中西医认识的都只是复杂多维人体中某一个维度中的内容，而且在自己的认知维度中都采用了使复杂问题简单化的研究方法，丢失了不少信息，所以，中西医对人体的认识都存在不少盲区。如：既是单靶点疾病又是全身性疾病的新冠肺炎，西医认为其病因（靶点）是新型冠状病毒，按西医逻辑，能抗该病毒的药物才会有效，否则就不会有效，而中医认为主要是湿邪犯肺，以清肺排毒汤等取得了肯定床疗效，但用西医的研究方法并未发现清肺排毒汤有明显抗病毒作用。中西医之间有很多内容无法相互解释，用一方的理论与方法去否定另一方十分轻松，其根源就是不同世界观和方法论面对复杂多维人体时形成的上述两个基本事实。

百年来想利用还原分析法使中医理论“科学化”“现代化”者，下了不少功夫，并未成功，再分析以上中西医在物质层面、研究方法和解决临床问题上存在差异的情况，应引发我们冷静下来认真思考背后的深层次原因。如西医若能进一步思考没有抗病毒作用的清肺排毒汤也有肯定疗效，是否通过提高人体的抗病能力或改变人体内环境使病毒无法生存或有其他辅助作用呢？按此思路研究下去，可能会在保持自身特点基础上关注宏观整体对微观（靶点）的影响，走出单纯的对抗疗法，使自己的路越走越宽；中医若能进一步思考不加辨证的抗病毒西药也有肯定疗效，是否“靶点”可成为辨证的依据、西药也有自己的性味归经呢？中西医相互包容，彼此欣赏，相互学习启发，开阔思路，合理取舍，必然会弥补自身的不足，促进自身发展。

笔者认为，中医传统的诊疗手段可以被升级，但中医的理论不能被改造。应该说，中西医一开始都只有实践与经验，没有理论，在长期反复实践—认识过程中开始形成各自的理论，又以疗效为唯一正确的标准来不断丰富和校正自己的理论，直至形成现在的带有各自世界观和方法论“基因”的理论体系。能有效指导临床实践的理论是成熟理论或称“相对真理”。这里的“相对真理”主要指中西医各自的理论只在自己的领域内正确，否则不一定正确，即没有“绝对真理”，所以两者之间的理论相互否认是十分轻松的。中西医是两种不同理论体系的医学，中西医理论所表达的都只是自己研究维度中的那部分“真理”。有人说“我不相信中医，因为中医讲不清道理”。这只能说听不懂中医，而不代表中医不是“真理”。

听不懂中医理论或谓之“玄”者有两种情况，一是过重的门户偏见，不愿意接受中医；二是自我意识里没有中华文化内核“元气论”世界观和“取象比类”方法论的思维能力，所以难以将中医理论纳入其自我意识中的基本认识框架进行逻辑推演。作为最讲实际的应用学科，疗效才是真理，中医理论若不是“真理”，为什么千百年来直至今日仍能有效指导临床实践提高疗效呢？同样地，有听不懂西医理论者，也不外上述两种类似情况。中西医在人体与疾病不同维度中的“真理”，其间很多是难以通约的，不能因“听不懂”或不了解而去否认，真实世界本应是多彩的。

追求“疗效”就是追求“真理”，其他的都不是。世界观的碰撞是激烈的，近百年中西医的争论是难免的。然而，当我们梳理了近百年中西医之争后，发现绝大多数的争论对实现医学的目的即提高“疗效”毫无意义。因为这些争论大都忽视了上边两个基本事实。尊重这两个事实，会使自己有自知之明，能虚心包容；忽视这两个事实，会使自己狭隘，妄自尊大。医学的高尚在于其动机的纯洁，中西医应“不忘初心”——疗效，摒弃偏见与杂念，实事求是，把精力用在提高疗效上而不是用在毫无意义的争论上。

气息训练检测仪的临床意义

湖南气和医疗科技有限公司　汤宏勇　李鹄鸣　汤鉴

一、研发的理论依据

“呼出心与肺，吸入肾与肝。呼吸之间，脾受谷气也，其脉在中。”《诊家枢要》

“出入废则神机化灭，升降息则气立孤危。故非出入，则无以生长壮老已，非升降，则无以生长化收藏。升降出入，无器不有。故器者生化之宇，器散则分之，生化息矣。”《黄帝内经·素问·六微旨大论》

“人一呼脉再动，一吸脉再动，呼吸定脉息五动，闰以太息，命曰平人。平人者不病也”《黄帝内经·素问·平人气象论》

气息是古人对呼吸的称谓，是人一种最基本的正常生理现象，是大家每时每刻都在做的事情。中医认为整个呼吸活动的完成跟心、肝、脾、肺、肾有着密不可分的联系。关注自己的一呼一吸，用正确的方法做好一呼一吸，可以锻炼五脏六腑，增强人体气化功能，对疗疾养生、强身健体、延年益寿极有帮助。

二、研发的背景和目的

人靠气息而生，然而人们至少有一半以上的人呼吸方式不正确，导致气体交换不充分。很多人的呼吸太短促，往往在吸入的新鲜空气尚未深入肺叶下端时，便匆匆的呼出了，这样等于没有吸收新鲜空气中的有益成分。坐办公室的人或开车的人，由于坐姿的局促与固定，通常是浅短或急促的呼吸，每次的换气量非常小，所以造成在正常的呼吸频率加快，通气不足，使体内血氧浓度过低，二氧化碳浓度较高；加上长时间用脑工作，机体的耗氧量很大，进而造成脑部缺氧。于是白领们经常出现头晕、乏力、嗜睡等办公室综合征。

申请号为201310755609.5的专利文献公开了一种肺功能计、带有肺功能检测的口罩及呼吸训练装置，肺功能计包括气压检测端和手持终端，气压检测端具有控制器、和控制器连接的气压传感器、供电模块及通信模块，手持终端具有控制器和与控制器连接的显示器和通信模块，气压检测端和手持终端通过无线通信连接。该发明还公开了一种肺功能训练方法，包括步骤：①设定训练呼吸气压值，②气压检测端采用气压传感器实时检测呼吸气压，③手持终端实时显示设定的呼吸气压值与检测到的呼吸气压值之间的偏差值。

该肺功能计是用于训练身体的呼气肌的，该呼吸训练装置吸气和呼气没有分开，需要通过人用力吸气、深呼气和用力呼气来训练呼气肌，它仅仅是通过测量人每次呼吸的压力值传输到手持终端进行显示，使被测者能够查看到，并没有综合监测功能。并且，现有的肺功能检测仪测试肺功能，是通过口用力吹气，换算出各项数据，与个人吹气方法和力度有较大的关系，存在非常大的不确定性。

患了疾病求医问药是自然形成的概念，但是，药物疗法解决不了所有的疾病问题。“上医治未病”，使用物理疗法可以解决和改善身体内在物理能量环境，达到预防、控制、治疗的目的。气机疗法是通过较长时间坚持气息训练（即舌抵上腭，吸气时气慢慢从鼻腔吸入，沿着呼吸道下至腹腔，稍作闭气，然后呼气时慢慢气从腹腔经胸肺至呼吸道呼出，要求做到深、长、细、匀）作为自然物理因素疗法在调节自主神经、心血管系统中有其独显的功能。

综上所述，一个亘古不变的真理：只有坚持，才会成功。贵在坚持的道理并不难懂，却不是人人能做到的。因此，需要一种气息训练检测装置，专门用于进行气机疗法气息训练和监测，以确保训练的人员掌握训练数据提振训练信心。

三、研发的内容

本发明的主要目的是提供一种气息训练检测装置，旨在解决现有的呼吸训练装置不适用于气机疗法训练的问题。

为实现上述目的，本发明气息训练检测装置的组成包括：口鼻罩、吸气管道、呼气管道、控制系统和传感系统。①口鼻罩内形成有相互隔离的鼻罩腔和口罩腔，通过吸气管道和呼气管道分别与鼻罩腔和口罩腔连接，吸气管道和呼气管道内分别设有气体传感器，用于获取吸气信号和呼气信号。②控制系统包括数据处理装置、数据存储装置和显示/输入装置；数据处理装置与吸入气体传感器和呼出气体传感器连接；数据存储装置和显示/输入装置连接所述数据处理装置；数据处理装置用于通过吸入气体传感器和呼出气体传感器获得训练者每次训练的吸气量和呼气量，将每次训练的呼气量和吸气量存储至所述数据存储装置，并生成关于多次训练测试结果的趋势图；显示/输入装置用于显示测试结果数据及自动趋势图。

数据采集单元，用于获取吸入气体传感器采集到的吸气信号、呼出气体传感器采集到的呼气信号。数据分析单元，用于对吸气信号和呼气信号进行分析处理，得到气息量，包括吸气量和呼气量。数据记录单元，用于记录测试结果数据，包括：每次呼吸的吸气时长、呼气时长、屏息时长、每次训练的呼吸次数、每次训练的呼吸总时长。图形生成单元，用于根据每次训练的测试结果数据，生成关于测试结果值的自动趋势图。数据存储装置还用于存储预先采集到的不同性别不同年龄人的气息量及对应的健康状态。

数据处理装置还包括：①判断单元，用于通过将每次训练测得的测试结果数据与不同健康状态的人的气息量进行比较分析，判断得出训练者对应的身体健康状态。②生成单元，用于根据每次训练测得的测试结果数据，生成关于以后训练强度和训练频率的建议。③鼻罩腔内设有空气过滤器，所述空气过滤器靠近所述第一气体传感器设置，用于对训练者吸入的空气进行净化过滤。④显示/输入装置为触摸屏，所述显示/输入装置包括编辑操作键，用于对所述数据存储装置内的预存数据和所述数据处理装置进行设置。

气息训练检测装置的检测方法，包括：①获取训练者的身体健康数据，建立训练者档案数据库。②利用气息训练检测装置进行气机升降出入呼吸训练，测得训练者的气息量。③记录测试结果数据，包括：每次呼吸的吸气时长、呼气时长、屏息时长，每次训练的呼吸次数、呼吸总时长。④重复步骤2、3，进行多次检测并记录。⑤根据每次训练的测试结果数据，生成关于测试结果值升降变化的趋势图。⑥每次检测时，通过将该次测得的气息量与上一次测得的气息量进行比较，从而能够判断出训练者是否按时、按气机升降出入呼吸训练要求正确进行训练。⑦预先采集获得不同性别不同年龄人的气息量及对应的健康状态，通过将每次训练测得的测试结果数据与不同健康状态的人的气息量进行比较分析，判断得出训练者对应的身体健康状态。⑧根据每次训练测得的测试结果数据，或者，根据趋势图中的各时间段内的实际气息量测试结果，生成关于以后训练强度和训练频率的建议，并在显示/输入装置上显示。

四、与现有技术相比，本发明技术方案的有益效果

①本发明是按中医基础理论提出了一种专门用于进行气机升降出入的气息训练检测装置，气机升降出入是气息训练达到调气强肺，疗疾养生的好方法，是治未病的纯自然绿色物理疗法，不受时间、地点限制，功法简单易行，本气息训练检测装置则专门针对气机升降出入气息训练，设计了鼻罩腔和口罩腔分开的口鼻罩，使得能够对每次呼吸训练的吸气量和呼气量分开进行检测，通过控制系统实现对每次训练测量结果数据与上次测试气息量的对比、与训练者之前训练结果的对比，并生成趋势图，从对比结果或者趋势图即可直观地判断出训练者自身训练的有益效果，现有技术中没有专门针对气机升降出入气息训练的检测装置，现有的一些呼吸训练装置也没有将吸气和呼气分开进行测量监测，本装置尤其对呼吸的气息量这一反映人体身体健康状态的重要指标进行检测，检测操作方便，能快速地对身体健康状态进行评估，通过这种自动化设备进行数据采集和数据分析处理，也符合中医药现代化，更体现了中医的传承精华，守正创新。②本气息训练检测装置作为气息训练和检测，能客观真实地检测、督促人们是否坚持做气机升降出入的气息训练有效手段，还具有以下优点：a.具有良好的便携性，不受时间、地域限制。b.能够方便的测试气息量，不仅结构简单轻便，而且测量过程方便快捷，可以自己独立完成所有的监测。c.可以获得及时的结果和相关建议。d.能很好地激励人们关注自身健康，坚持气机升降出入的气息训练。③相对于现有的肺功能检测仪，是通过口用力吹气，受个人吹气方法和吹气力度影响很大，存在非常大的不确定性；本装置是采取鼻吸口呼的自然式呼吸方式，只要求被测试者吸满呼净，便能精准测量真实吸气量和呼气量，气息训练检测装置对训练者运用气息训练调动全身气机升降出入时的最大吸入和呼出的气息量，以及单位时间内的呼吸次数和均匀度，能综合反映人体的身体健康状态，以及通过不同时期对训练者气息量的检测，监督检查训练者是否按照要求坚持做气机升降出入训练，起到很好的监督作用和提振信心作用，方便训练者养成日常的调气养生习惯。

五、将对临床的实际意义

气息训练是健肺的好方法，通过呼吸调节气机升降出入可有以下好处：第一，扩大肺活量，改善心肺功能；第二，减少肺部感染，尤其是少患肺炎；第三，可以改善腹部脏器的功能（它能改善脾胃功能，有利于舒肝利胆，促进胆汁分泌。可以通过反复的腹部运动达到降腹压而降血压，对高血压患者很有好处）；第四，吸氧量加大，令大脑氧气充足，有益于安神益智，第五，呼吸补偿功能。

西医理论认为腹式呼吸可加深氧气和二氧化碳的交换 ，增加肺活量，提升血液的血氧含量，达到净化血液、促进脑细胞活性的目的；中医理论认为气机疗法是“养气功”的健身法，它能从整体调节人体脏腑的平衡，以调气运气的方式，使身体各部通畅，气脉通，发挥人体自身的潜能，达到防病治病的功效。总之，气机疗法是强身健体的“呼吸体操”之一，功法简便易行，对前列腺炎、腰椎间盘突出、腰腿痛、高血压、气管炎、肺气肿、糖尿病、肾病、妇科杂病、神经衰弱、骨质增生等慢性疾病都有明显的改善效果。

综上所述，气息训练检测仪具有如下实际意义：①通过显示数据能真实检测受试者的呼吸气量、时长及单位时间次数。②通过显示波纹能真实观察受试者呼吸均匀度。③可作前后检测对照判断受试者是否坚持气机训练及调气、养气的效果。④根据各项数据指标判断受试者气机强弱以判断身体的盛衰。⑤强化肺功能康复训练和补偿效果分析。⑥帮助人们正常认识、了解气在人体的重要性，激发人们正常利用自然气息训练疗疾养生。

对人体血压的认识和应用探索

吴秉峻

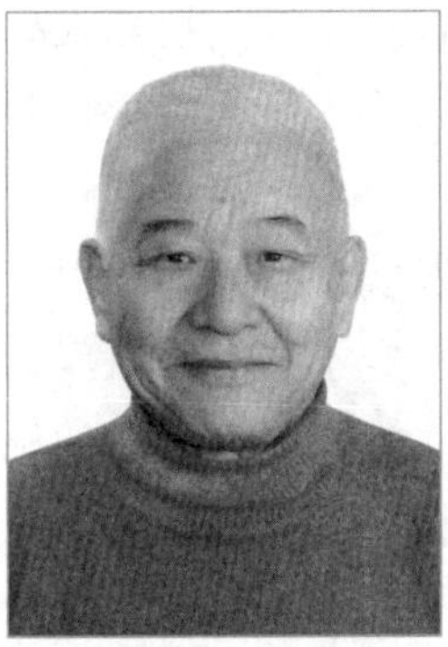

1733 年英国皇家协会会员斯蒂芬·黑尔斯（Stephen Hales1677－1761）第一次从马的股动脉中发现了收缩压和舒张压。第一次让人们直观地认识到了血压是一种实实在在存在的生理现象，从而开启了人类对高血压这一疾病的认识。

1835 年，英国医生维尔松发明了世界上第一台血压计，测量原理从柯氏音法到示波法，操作的便捷性从上臂式到腕式。从此逐步走向市场化。

1905 年俄国学者尼古拉·科洛特科夫发现了“柯氏音”。

1961 年日本欧姆龙成立健康研究所；1973 年诞生了第一台电子血压计。

1972 美国成立高血压教育计划提出了血压标准，开始了 JNC 系列研究。从 1977 年的 JNC1 到 2014 年 JNC8，在整个 37 年的 JNC 系列指南报告中血压的标准，从最初的 160/95 下降到 140/90。现在人类通用的血压标准，是美国心脏协会和美国心脏病学会联合会共同推出的血压标准 120/80。

现代医学认为血压仅仅是血液循环中摩擦血管壁产生的压力。对血压升高解释为：血管硬化以后由此而产生的心脑血管疾病。人类对高血压的恐惧源于以上的解释和高死亡率，高致残率的普遍化。高血压成为现代疾病中最大的杀手，并且患者迅猛增长中，从老年人向中年、青年甚至婴幼儿蔓延。现代医学认为“高血压是万病之源”，降低血压是临床治疗中首选的慢性疾病项目。

《素问·调经论》说：“人之所有者，血与气耳。”

《难经·二十二难》说：“气主呴之，血主濡之。”气是血液生成和运行的动力，血是气 的化生基础和载体，因而有“气为血之帅，血为气之母”的说法。

由于气和经络都是看不见的，所以现代医学用生理解剖学来替代中医的人体功能学，血压就是这一观点的典型，我们用双臂五次血压的技术来还原中医的人体功能学。

血液的运行形成了血压，看不见的气、经络助推了血液的运行。

中医成功破解血压的运行原理以后，就能够为中医的人体功能学奠定基础，所以我们的研究——双臂五次血压，采用血液、经络、气、神经、淋巴，关联五脏六腑的运行，追求人体阴阳平衡，包括天人合一。

根据我们的研究，现代人的疾病都是源于三焦经循环障碍，尤其是肝脾两脏的中焦失调之后产生上焦阻塞引起的心脑血管疾病，五到十年左右从三焦失调发展为小周天循环受阻。从高血压、高血糖、高血脂三高发展为高尿酸的四高，至此现代疾病全面形成。现代疾病形成以后，无论中医还是西医都只能缓解症状，难以除根，这就是现代疾病的可怕之处。

要想消除这个病根也不是完全束手无策，如果从现在备孕的父母即开始用中药调整他们的气血，或许能够生出抵抗某些遗传的后代，从而让下一代避免这些疾病的祸害。

《素问•痿论》：“肺主身之皮毛。”皮：皮肤；毛：毛发，人的皮肤与毛发均有肺气主之，肺部气与血的功能是促进全身血液的循环，是维护人体健康的最重要器官。

肺部疾病大多是高血压和大量现代疾病构成了密切关系，增强肺部的功能是解决当前各种慢性疾病和现代疾病的关键。

双臂五次血压显示了肺部不是单独运行的，而是需要其他脏腑共同配合才能实现身体的阴阳平衡关系。所以脏腑的相生相克，子午流注的天人合一，整体协调的阴阳平衡，组成了中医的魂。

中医另一个看不见的系统是经络，经络和气是中医两大看不见的系统，经络是从脏腑连接体表运行的系统，气是肺部连接体表运行的系统，他们并存运行于皮肤下。可以从中医的脉象和血压的中医解读上了解它们的特性。中医在营为血、在卫为汗的营卫理论，解释了血与汗的同源，也解释了血管里的血与血管外的经络、气、神经、淋巴共同组成了主宰人体运行的看得见的与看不见的功能。

中医脉象的科学化与数字化一定是需要用血压来解读的。血压的诊断不等同于脉象，它除了可以诊断之外，更重要的可以评估治疗是否有效，还可以有效地用于治未病的诊断与评估治未病的有效性。

双臂五次血压技术除了以上的应用之外，还可以用于评估全生命周期中自愈与饮食，生活习惯以及老年人延长生命的方法，这些都需要通过教育来完成，我们期待着一场全新的生活理念的改变。

实际中我们看到，在家自测血压避免了白大褂效应，使每一组数据更接近客观真实，其次我们的血压计设定了多项储存功能与蓝牙无线传输功能。随着网络技术的发展，双臂五次血压的技术进一步完善和推广普及，可望成为智能中医大数据平台的模式。

我们开发了双臂五次血压测量加中医 CDR 大数据平台（双臂血压计+PC 电脑）。我们的这项研究，意在让每个人用中医思维保护自己的健康，逐渐形成自助中医模式。当我们的理念被社会大众所接受的时候，我们将用大数据打造中医的机器人模式，各种具有中医思维的机器人将为全人类提供各种需求的服务。

我们在几十年的研究中，发现了双臂血压对应了人体五脏六腑的功能，我们制定了中医的血压标准和诸多项中医治疗中的“标、本、脑循环”的标准；以及血压随着子午流注、天人合一的影响产生的波动。

我们坚定地相信血压是人体区域组织中的晴雨表，我们只要不断探索人体的奥秘，就一定会找出更多的人体运行的规律。这个规律既包含了《黄帝内经》和《难经》对人体的描述，也包含了阿育吠陀法的三脉七轮，还包括了生理解剖学中的神经系统。在这个四大系统中除了神经系统是可见的组织之外，其他三个系统都是不可见的，它们是有量子纠缠和量子跃迁，在量子叠加态的作用下它们有机地融合在一起。

积极开展基于中医理论的人体功能学的探索研究，有利于现代人更好地理解中医和应用中医。

药膳食疗性味辨证浅识

于华丹

美味与健康兼且是鱼与熊掌可以兼得的佐证，对于每一个吃货而言，这是一件再幸福不过的事。民以食为天，药膳食疗的受众者之多不言而喻，只要有正确的引导，人人都可以成为食疗的专家。

2010年华丹医药的创始人郎艳新成为药膳专家彭铭泉的亲授弟子，从此她便开始了对药膳食疗的尝试与研究，成立了自己的药膳工作室，2016年参加全国名老中医学术交流会时，她将药膳制作中所用药材与食材的处理方法公布于众，引起了不小的轰动，使大家改变了“药膳是药，肯定不好吃”的观点。后期在老师的引领下，她继续探索，将药材与食材完美结合，创造出许多色香味俱全且兼有功效的药膳作品，同时也在诊疗工作中不断影响周边的人，让大家在普普通通的一日三餐中运用食物的偏性达到治疗的目的，在美食中获得身体的健康。

药膳不是简单地将药材与食材组合，这其中有中医理论的指导，有自然科学常识的指导，有食物性味归经的研究，也有因人而异、因地而异、因时而异思想的指导，所以，也是要辨证在先，搭配与制作在后，方能准确应用，使其发挥最大能效。

药有四气五味、升降浮沉，食物也同样如此，借助于相关的医学理论，在不同的季节，不同的身体状态下，选用适合的食物来调整身体各方面的平衡，才是真正的药膳食疗。

药膳食疗的核心就是两个字：平衡。

具体来说，食物在四气方面表现出来的偏性以及对这些偏性的利用在生活中比比皆是。

比如西瓜是寒性的，它正常也是在夏季成熟，那么就是比较适合在夏季食用，但它毕竟是寒凉的东西，夏季人体的阳气又浮越于外，体内热量不足，故而食用还是要适量，而且原本脾胃虚寒的人群是不适合的。

再如生姜是热性的，虽然大家觉得夏天不喜欢吃热的食物，但事实却恰恰相反，生姜可以暖胃，特别适合夏季饮冷之后纠正寒凉给人体带来的不适；而且生姜是止呕圣药，有和胃的作用，姜汁醋是沿海地区吃海鲜的标配，也是有其深意的，因为姜和醋都是温性的，可以平衡一些海鲜的寒凉之性；这里也建议大家夏季可以适当用生姜加点冰糖或者红糖做成温热的饮品来服用。

又比如各种香料：肉桂、八角茴香、小茴香、花椒、胡椒等，这些大部分有温里的作用，我们在做汤的时候都会多少用一点，尤其是胡椒，既可以解油腻，又可以温中散寒，促进排汗，将整个冬天附着于人体寒湿之气随汗液带出体外。夏季我们为了清凉和清利头目会用新鲜的薄荷叶做汤，但薄荷偏凉，我们就可以在汤中加入胡椒粉来平衡一下，味道与功效双得，可谓食疗佳品。

再比如苏子叶，辛温解表，又解鱼蟹毒，沿海城市喜食海蟹，但海蟹大寒，除了可以配合姜汁醋缓解寒性还可以同时配合吃苏子叶，这样就不会引起肠道的不适。

以上是关于食物寒热温凉的应用，食物的五味在调理身体方面作用也很大。

食物的升降浮沉之性也可用来调节身体的气机状态。

当一个人体质虚弱，无力疲劳，大便不成形时为脾阳不升，可以用一些补气的食材和药材，比如红枣、桂圆、山药、扁豆、薏苡仁、小米、南瓜、花生等等，同时可以配合使用少量人参、黄芪、西洋参。

当一个人胃不舒服，嗝气，胃胀时，属于胃气不降，我们就可以用降气行气的食材或药食两用食材，比如柚子、陈皮、竹茹、萝卜等。当一个人生气时，肝气首先影响到胃，导致胃胀，堵闷感，用一些疏肝理气的食物或药物把淤滞化开，中焦畅通则气自然下降，如云南的玫瑰花饼，我们平日里可泡水喝的玫瑰花、玉兰花、茉莉花等均有此功效。

当一个人头脑不清，精神不振时，我们就要用一些生发阳气的食物和药物，比如生麦芽泡水代茶饮，或者研粉后兑入面粉中做粗粮面食，葛根粉熬粥，黄芪党参白术等炖汤。

当一个人感觉燥热时或者头不舒服血压偏高时，人体的阳气大部分浮越于外，这时我们就要用一些有沉降作用的食物或药物往下收。酸味的收，咸味的降，如东北的酸白菜、四川的泡菜都是很好的功效食物，另外还可以吃一些牡蛎和蛤蜊，我们可以用煮牡蛎或者蛤蜊的水来煮小米粥，因为牡蛎和蛤蜊自带咸味，同时它们的贝壳也是我们的中药，本就有沉降的作用；而具有止带涩精功效的莲子、芡实和藕等都是食疗中的佳品，血压偏高还可用天麻烧鱼或炖汤。

掌握了以上这些原则，您也可以做出美味又益于身体的药膳来。

用质量助疗效的中药铺子——华丹印象

华丹大药房地处山东青岛美丽的胶州湾畔，来到这里。首先映入眼帘的是中国传统红色的门头设计，门头上方一串串红色喜庆的灯笼，古朴祥和，配上干净的玻璃窗，给人一种通透、舒适之感。走到里面，各种各样的草药散发着幽幽香气，随着医师之方、药师之手飞进千家万户，为人疗伤去疾。这里有华丹人对中医的传承、有无怨无悔的坚持、有与现代科技的结合，也有传统医疗的创新，这里是一个有着诸多亮点的中药铺子。

亮点一：干净、优质的药材给人印象最深。这里的中药品种齐全、产地纯正、道地为先、无提取、无添加、无泥土、无杂质、精挑细选、等级分明、生熟各异、据方选用、严谨加工、精准调配、优化仓储，及时养护。

说到品种齐全，据介绍，近处如济南、青岛的处方，远点的如北京、上海的处方在这里都可配齐，有许多外地顾客甚至黑龙江、新疆等地的顾客也有通过电话或网络向这里求购药品的。

这里的药材全部为道地药材，并根据原植物的不同、产地的不同等严格区分。

为了保证药品质量，首先从采购环节，就严格按照 GSP 的要求，选择正规的饮片厂，且按照单独提出的高标准要求加工 1 公斤的小包装精致饮片，不符合要求的坚决退货。

为了让老百姓辨识药材的真假和等级，他们搜集了许多标本，提供辨识方法，普及药品常识，让顾客明明白白购药。

在饮片切制方面，根据饮片加工工艺学、炮制学以及煎出成分的研究等相关学科知识，非常讲究切片方式（如横切、纵切、斜切等）和炮制方法（如同是酒炙还包括酒蒸、酒浸烘干等不同），这些都是直接影响饮片质量的方面，而质量又直接影响疗效，不容小视。

对于生品制品绝对不得混用，不同炮制品亦不得混用；在配方的全过程需严格操作，审方中不仅仅是要确保没有配伍禁忌，还要大致判断患者各方面情况，依病情综合考虑用量是否安全、依方义判断医生所使用的应为哪种炮制品，以便准确调配。古有“炮制不明、药性不确，则汤方无准而病症无验也”的说法，说明此项工作的重要性。同时在调配过程中还要满足顾客知情权和好奇心，为顾客讲解药性以及为何使用该炮制品，这是一项非专业人员无法做到的工作。最后的审核关更是需要有足够经验的药师把关，从药味到剂量是否准确无误，关系到老百姓的用药安全。

为了满足处方需求，华丹药房仅常用炮制品就备有近200种，以备临证急需。所备辅料，严格按照炮制规范的要求现场为顾客炮制，然后才配入群药中，从不敢造次。

在计量方面，这里从开店伊始，就遵从古训，采用“等量递减法”，保持最小误差率；同时采用了先进的现代称量技术，率先配备了电子秤、微型电子秤、电子天平等，在速度和准确度方面都有了很大的改进。为了减少手工误差，不惜花费戥子秤十几二十倍的价格购进电子天平，将误差控制在0.1克，而行业规范是允许误差正负5%，并且在配完药后要求双人复核并签字确认，对此顾客大加称赞。

为保证药材在库质量，华丹药房阴凉库的空调是24小时开放的，温度、湿度严格控制。并增加了低温保鲜柜和低温冷藏柜的储存容量及范围，使易变质、易出油、易生虫等难储存药品在最佳条件下放置，确保了药品储存环节的质量控制。

亮点二：这里所有的员工都是相关专业毕业并经过培训上岗，这里有执业中医师咨询、执业中药师把关、专业的药学技术人员调配，切实保证了用药的安全和合理。

亮点三：这里提供最全的中医药加工项目，服务周到，也非常专业，工作态度极为认真。

店里先后投入了煎药机、制膏机、研粉机、切片机、烘干机、红外干燥机、电蒸锅、炒锅、紫铜锅、紫砂煲等加工设备，可为顾客提供煎药、熬膏、切片、研粉、制丸、制茶包、浴足包等多方面的药品加工项目。

店内还为自己加工药品的顾客免费准备了包煎的小布袋、过滤药渣的过滤网、量勺、量酒的小酒杯等，想顾客所想，急顾客所急，服务细致且贴心。

亮点四：这里的每一道工序都有严格的记录。药品的安全，需要的不仅仅是专业知识，还需要敬业的态度，这里所从事的不是一项简单的工作，要细心再细心。所以，这里的工作人员要遵循一套完整而细密的操作程序，除了自核、换人核对、药师核对，每一步操作的记录都详细到每分钟和每位操作人，责任心在这里是第一位的。

亮点五：这里备有中医药相关的各种医疗器械及相关器具，大类如针灸、艾灸、拔罐、刮痧、理疗相关器械，泡制药酒的器具、煲汤的器具，茶疗的器具，煎药的器具，小到蜡壳、蜡纸、胶囊壳都一应俱全。

亮点六：这个团体还非常的热衷中医药的文化传播与知识普及，设立了专业书籍的阅览书吧；利用企业自己的报纸宣传中医药的知识，为顾客解难答疑；利用企业公众号宣传各类中医药健康常识，组织人员编写香花香草使用指南，为人们的身体健康保驾护航。

亮点七：在管理方面，非常重视业务培训与人才培养、与科技电子、网络技术接轨紧密 。

这里非常重视业务培训和人才的培养，每周一是固定的业务培训时间，由专业技术人员对员工进行各类业务知识培训，且课后有考核，定期有技术比武及自我展示，鼓励员工参与各相关职称的考试。

因为有这样的坚持，他们不仅得到了顾客的认可，也获得了一大批有共识的中医药人的青睐，许多人因为来这里体验过抓药的过程，所以，主动地向其他患者宣传。工作人员是只见其处方，不见其人，他们对这些默默支持工作的中医们感到非常的钦佩，这些医生那笔熟悉的字在一张张处方中流露出对中医药事业的执着不变的忠心。在华丹人和诸多中医人士的共同努力下，华丹中药铺子将继续勉力前行在传承中医药文化、服务大众健康的事业中。

高能量量子通脉健身疗法

邓华岳

邓华岳，男，1936年生。中国测绘科学研究院高级工程师，著名武术家，经络调理师。循经通脉健身法创始人、高能量（量子）热疗皮针通脉卡发明人。

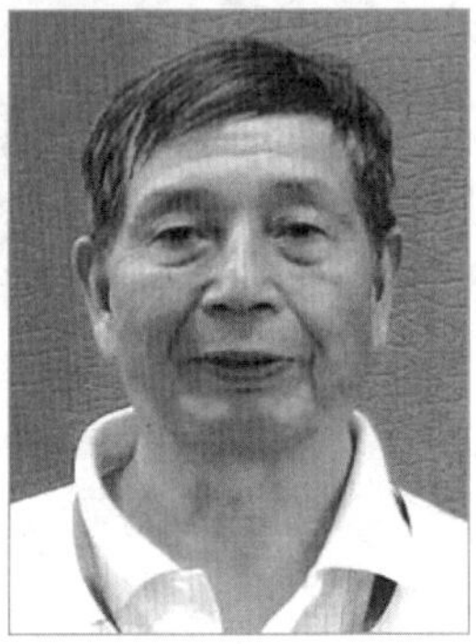

一、1982-2006年创编意手通脉为主，含循经通，意念通脉，并作小范围推广

1.创编循经通脉

邓华岳因1975年、1978年因病两次全休，为恢复体力与精神，于1982年学练大雁功，功理要求动作中加意念，否则不通脉，不懂经脉无法加意念。因此要求“手向经脉，循经运行”，即循经通脉，并决定创编循经通脉健身法，坚持练功，积累经验，深入调研和学习各种相关知识，历经13年，身体和精神得到恢复。在总结所积累的经验和知识后，于1995年开始创编循经通脉基本动作（图1）。目标是通14经脉，活动所有关节，并将功法加以推广。

有一肩痛患者第一次试练就痊愈。邓华岳大受鼓舞，以后又不断传来好消息。于是决定编成拳、扇舞等。

1996年底以“经脉导引功”名义参加首届全国全民健身气功养生交流大会，期间，介绍胃经路径给几位与会者听，她们练习后都当即感受到功法的效果，并希望我系统的总结循经通脉法。

1997－2002年创编了循经通脉拳和循经通脉舞。推穴后大家反映本功法与练太极拳和健身舞感觉不一样。有的人在练习中病就好了。气场都不一样，太极拳和健身舞的气场是乱的，练循经通脉的气场是整齐的。

以后又创编了循经通脉通扇和循经通脉操舞，效果都很好，又经13年的努力，形成了“通脉健身系列”功法，包括：太极循经通脉拳系列，循经通脉健身舞系列，循经通脉健身操系列，以及语言循经通脉健身法（磁带、光盘、U盘）等。

中医药的药物归经，让药化成药气即能量，被所归的经所属脏腑吸收，在所归的经中运行，把病邪排出去，达到治疗目的。邓华岳认为中医的“正”是“能量归经”，意味着只要能量归经就可通脉排病邪，治疗疾病。循经通脉是意手归经，在运动中通脉排病邪，防治疾病，是以中医药的守正创新。在健身运动中意念和手的动作不归经，或意念归经而手的动作不归经，都不通脉，只能是身心锻炼。

1998年邓华岳在“气功与科学”发表了“经穴导引功”。

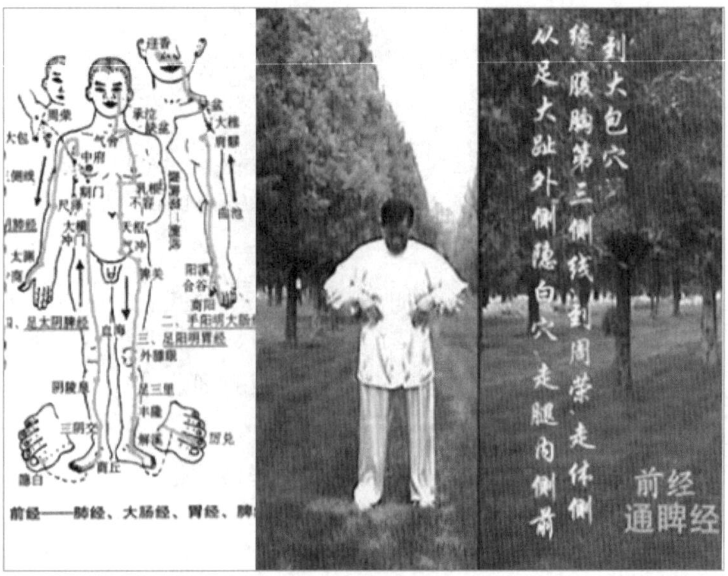

图1

2001年，参加“华北五省市舞蹈比赛”，获优秀奖，并出版了欣赏光盘。2001年，于“武魂”发表了“32式太极通脉拳”。2003年，参加“北京市优秀大众健身项目展演”，获优秀奖，并成为北京市推广的优秀大众健身项目。2004年，出版了“通脉健身系列”VCD，国内外同时发行。2006年，出版“循经通脉健身操”。

二、2007－2010年创编意念通脉和“手形通脉疗法”

无数方法可一个意念即时直通全身经脉，即时治病。手形通脉疗法是孙思邈拇指节拳——碗形手，意念能量从全身毫毛孔窍进入肌体，通过经脉汇聚调理处，既即时通全身经脉又调理病灶。

此过程中，通过治病总结出手能通脉即时疗法。方法是按揉患处穴位肌肉，再在患部上游循经通脉排除病邪，几分钟疼痛治好，轻者手捂几十秒疼痛即好。

三、2010－2014年，经脉认识的转折，有新创作

2010年12月底邓华岳参加“中国医学气功学会2010年学术年会”。发表论文：循经—通脉的钥匙。被许多人引用。会上发言提到循经能通脉是手有气，章文春老师说淡气为人体生物场。2011年初，在网上搜索人体生物场，出现人体辉光与脉轮图，确认人体经脉是20经脉+3脉7轮。人的经脉意识应为20经脉+3脉7轮。练出的视觉功能看见的就是20经脉+3脉7轮。我有这样的学生有20多个。敏感者15分即可开天目。而且经脉功能是通气路径，是能量，美国科学发现的质间组织，应该就是经脉。

2011年，邓华岳将通脉目标改全经脉（3脉7轮+20经脉）。

2011年5月，参加中华中医药学会“第五届国学国医岳麓高峰论坛”，发表论文：“循经通脉防治未病”入编《国医年鉴》。

2012年11月，完成了“通脉技术方法大全”著作权登记。2012年报道了用李少波真气运行法，因为其本质还是意守丹田，百日筑基，作为治疗方法为行小周天之法，不是通脉方法。从中看到通小周天的需要而创编了“任督速通法”。

2013年，《全经脉健养疗工程》一文刊录于《国医年鉴》。

2014年，认为灵气疗法确比气功强，但因其经脉理论为3脉7轮，阻碍它发展，故创编“全经脉快速灵气疗法”，而“超觉冥想”在美国有2000多万人习练，但意念不对，故创编为“超觉冥想”——通脉篇。

以上三点都是以意手通脉。

四、2014年起至今研究金字塔能，倭格昂能，以太能转换装置，暗能量，量子

2014年“经络激通法”中提到金字塔能而研究了金字塔能，试图改善人体的腔梗。我自己试验，请人试验，重锤测试，发现金字塔能运动形式多样，几乎处处都有金字塔能。后来研究暗物质后，才知道其本质就是暗能量——量子能。西方把金字塔模型当作治疗百病的机械和灵丹妙药。

所购买的金字塔模型的说明书附有：倭格昂能，以太能转换装置。

美国威廉·赖希用金属丝做成小碗大小的块状体，称有倭格昂能（自然力，orgone energy）。他说能看见，可以用倭格昂能测定表、验电器或盖格尔计算器测定。并将这些块状体堆砌成的房子来治病，可治疗歇斯底里和癌症等；此法启发了邓华岳发现如不锈钢清洁球、棍、杆、牙签及农副产品如

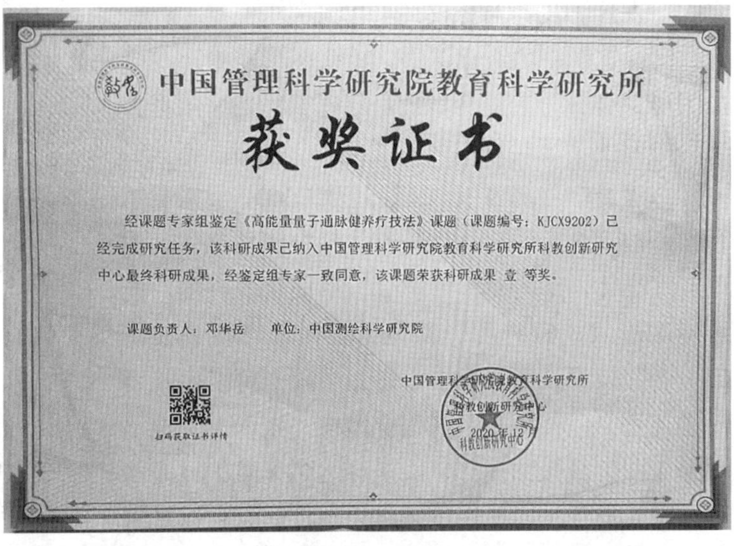
中国管理科学研究院教育科学研究所

获奖证书

经课题专家组鉴定《高能量量子通脉健养疗技法》课题（课题编号：KJCX9202）已经完成研究任务，该科研成果已纳入中国管理科学研究院教育科学研究所科教创新研究中心最终科研成果，经鉴定组专家一致同意，该课题荣获科研成果 壹 等奖。

课题负责人：邓华岳　　单位：中国测绘科学研究院

扫码获取证书详情

中国管理科学研究院教育科学研究所

科教创新研究中心

2020年12月

小米、绿豆、高粱、黄荆子等可通脉。

美国 Don and Carol croft 夫妇，于 2000 年将有机玻璃纤维树脂和无机的金属刨花片混合在一起的以太能转化装置。这种装置与赖希的没有本质区别，可用于防辐射。它启发邓华岳发现了许多物品能通脉，如金属纤维、纱布、蕾丝、蚊帐布、筛网、草席等等。

为了弄清“以太”是何物？需要研究暗物质、暗能量、暗研物、暗流和暗能量是不同态的统一体，暗物质流动是暗流，流动产生能量便是暗能量，暗能量是动态暗物质。明白了人们都处在暗物质颗粒海洋中，暗物质受意念和几何图形控制，据此研究图形通脉疗法。

他又受到量子医疗的启发，研究量子。认为人的一次呼吸就有万亿量子运动。因此，人体内经脉和空隙就是暗物质暗能量，也是量子。暗物质颗粒是量子载体。

人体就是量子力学范本，气功远距离遥诊就是量子通讯模型。

量子通讯关键是两个有关系的量子纠缠，人要通脉，必须加意念，并与有关的能源纠缠。

在前述基础上，当邓华岳买来一把（20 根）不锈钢烤肉签子时，把 20 根不锈钢烤肉串钎变成同体积的一个钎，就成圆柱锥体，效率将大大提高，从而想到大圆柱锥体当针，用来针灸就不用深扎肌体，只在穴位表皮即可。而且，可即时通全身经脉。因此，设计了皮针通脉仪。

同样，图形通脉疗法中，单张图形能量小，多张图形叠合在一起能量增大。用计算机处理图形叠加，更方便，而且可多种图形叠加（包括四螺旋、纳米海绵金字塔隔音板、循经通脉 DVD，加筛网罩的红外理疗灯、9nm 远红外灯、顶视圆柱锥体、侧视圆柱锥体，即为皮针通脉仪）形成用多种图形能量运动形式。每种图形都是无限张图形叠加在一起。把它做成纸塑通脉卡，每张通脉卡可以由几百张到几万张，甚至几百亿张叠加在一张卡上，现已做到 250 位数张的图形，能量可达到无限大。既即时直通全身经脉，又做了远红外理疗。而且皮针通脉仪就可融合在通脉卡中，可直接作为皮针针灸，使用更方便。可即时通过全身经脉起到理疗作用。还可做成通脉布（图 2）、通脉布片（图 3）及衣、被、垫等各种物件。

高能量（量子）热疗皮针通脉卡（图 4），实际就是量子治疗仪，但比市场量子植入产品能量更高，治疗效果更好，比量子治疗仪更易做、更简单、更灵活多样，且成本低廉。

2019 年完成了图形量子发生器发明专利号 202010267618.X。

通脉卡在多次论坛试用，效果都很好。

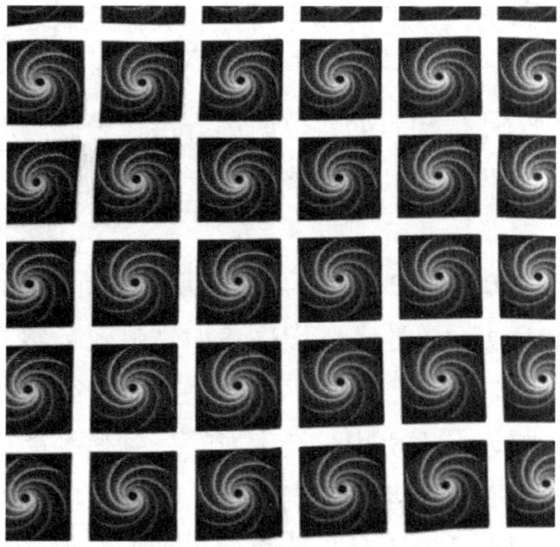

图 2

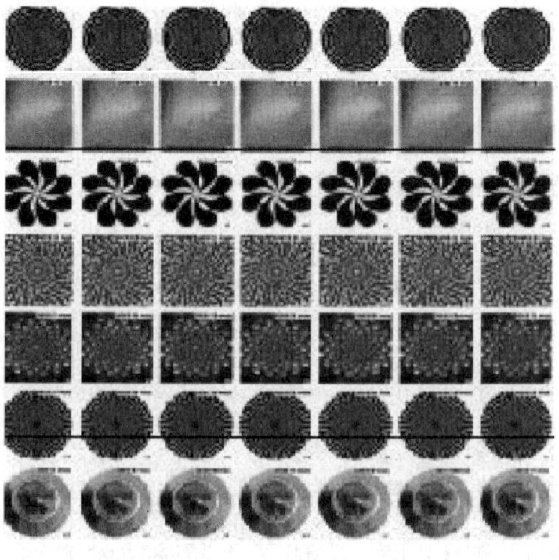

图 3

循经通脉视频在 Wind 7 中就是视频画册，成为循经通脉能量源，做成卡片戴在身旁可通脉。但一本画册能量小，把多本循经通脉视频画册叠加在一起，能量就很大。邓华岳选择把“经脉动画 语言循经 动作循经通脉”三合一的视频画册，叠加到足够大的能量，做成高能量量子归经通脉卡（图5）。

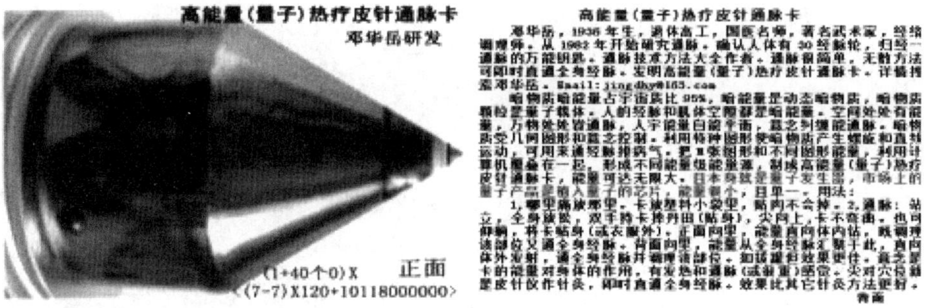

图4 高能量量子热疗皮针通脉卡

由于高能量量子归经通脉卡是循经运行，把手形通脉疗法的图叠加到足够大的能量，再与高能量量子归经通脉卡叠合在一起，既通全身经脉又能治病。制成高能量量子归经通脉调理卡（图6）。

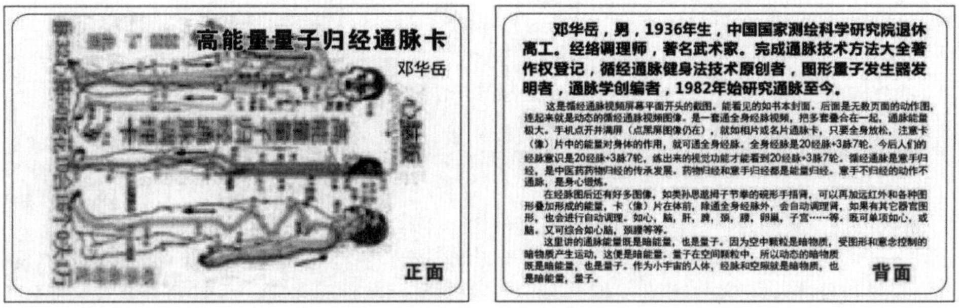
高能量量子归经通脉卡
邓华岳
正面
邓华岳，男，1936年生，中国国家测绘科学研究院退休高工。经络调理师，著名武术家。完成通脉技术方法大全著作权登记，循经通脉健身法技术原创者，图形量子发生器发明者，通脉学创编者，1982年始研究通脉至今。
背面

图5

调理的疾病有：如心脑（图135）、肝胆脾胰肾、颈腰膝（图136）、乳卵宫及前列腺。

同时推出“摆臂通脉优走操”（4式，4分钟），它既传承发展了传统功法的“甩手疗法”（传统“甩手疗法”手的动作难通脉，现在把甩手改摆臂，且加了震脚后跟动作），又具有比走路更好效果的心肺功能和腿部锻炼，更可通全身经脉，震动全身，增强脏腑功能。

金字塔桩，在瑜伽日，全世界许多人躺着，但不通脉，摆成金字塔，意念是体验能量对身体作用，可即时通全身经脉，调理小腹各器官和脑部。

拢指桩，可即时直通全身经脉，如脉冲式，如果将拢指散开1～2秒再合上，脉冲更好，对心肺的调理作用更好。

开立桩，开立站，双手自然下垂，五指垂直不用劲，直通全身经脉，简单有效。

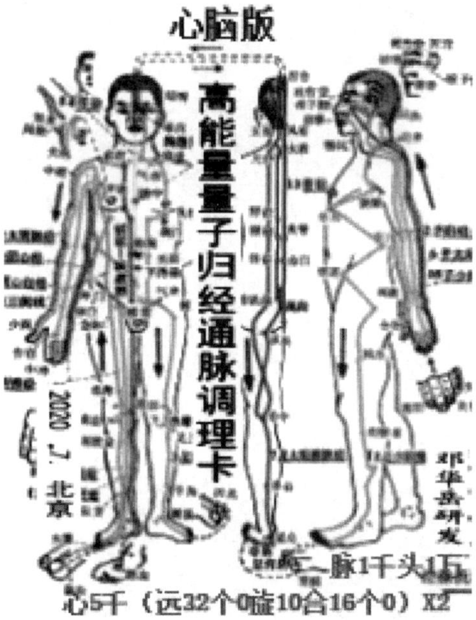

图6

国医年鉴 2021

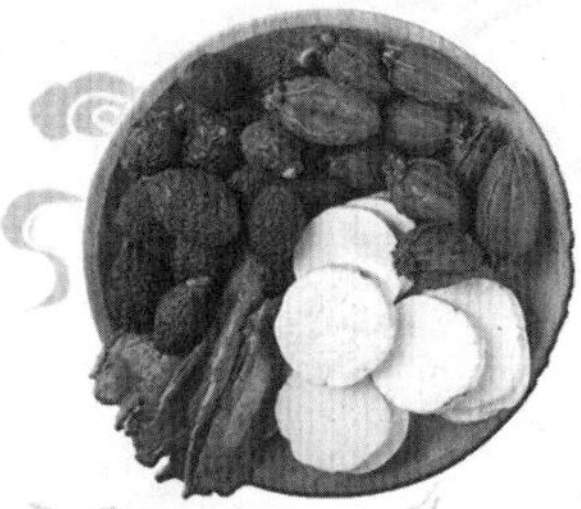

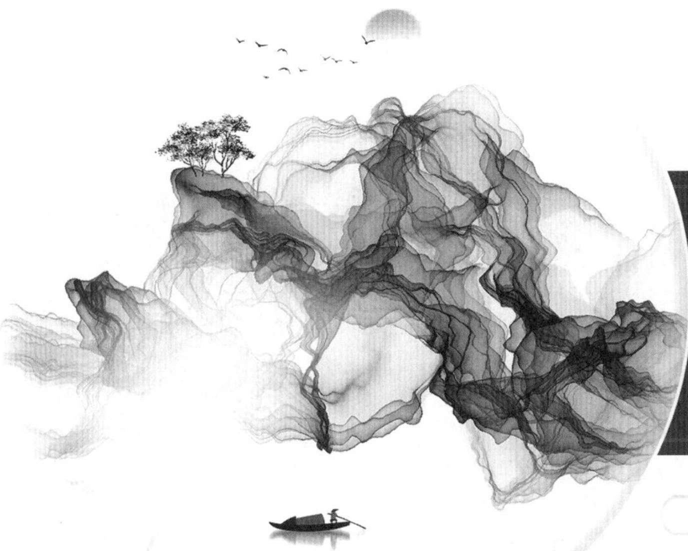

杏林故事

建党百年，难忘薛和昉先生帮助毛主席救中医

河北省中医药科学院 曹东义

我在2010年出版的《中医近现代史话》和《永远的大道国医》之中，谈到中医的历史辉煌、近代坎坷、现实作用、未来价值，得到很多学者、同道和领导的关注与重视。

中医为什么由历史辉煌堕入“近代坎坷”？中医如何从几乎被消灭的状况走出困境，逐渐得到保存、缓慢发展？这些情况很多人并不清楚。

其实，我也不乐意研究中医的“近代史”，这是一个充满歧视与打压的历史过程，就像鸦片战争之后中国的百年磨难，所不同的是，中国在建党百年的时候，大家都感受到了中华民族的崛起和复兴。相比之下，中医仍然处于谷底，远远没达到国家要求的与西医“并重”，它的指导理论阴阳五行、脏腑经络、气血津液，仍然被排斥在科学体系之外，说那不是科学语言，中医能被接受的只有“疗效”、方药和技术，仍然处于“废医存药”和“废医验药”的时代。因此，中医面临的时代考验，还很严峻，今后生存的空间很有限，传承发展的问题很多。

我认为在“建党百年”的这个时候，重温“毛泽东系列措施救中医”很有必要。

而落实“毛泽东系列措施救中医”任务很艰巨，需要学习薛和昉先生，敢做敢当，有措施，有策略。

最近，我接到薛和昉之子，薛铁伦先生的著作《黄河边纪事》，进一步了解了卫生部（现卫健委）第一任中医司长薛和昉先生，当年如何带领“中央文委”深入调研，才看出来卫生部的严重问题，这才为毛泽东“系列措施救中医”提供了前提条件，此后，开展西医学习中医、办中医研究院、表彰中医成果、成立中医学院，让中医进入西医医院，建立中医院等措施，挽救了中医，保存了中医，为中医留下了火种。

薛和昉同志于1952年随习仲勋同志调到中央文委即政务院文化教育委员会任办公厅副主任（代理主任），后于1954年7、8月间调任中华人民共和国卫生部第一任中医司司长。薛和昉同志在首任中医司司长和中医研究院（现中国中医科学院）常务副院长的岗位上为新中国初建时期的中医药工作做了大量富有创新性和奠基性的重要工作，他为新中国中医药事业的建设和发展做出了重要的贡献。

薛和昉先生一上任，就派路志正先生到石家庄市传染病医院调查郭可明治疗乙脑的情况，后来在石家庄办学习班向全国推广这个经验，于1955年12月中医研究院成立大会上表彰了郭可明，以及刘贵珍的气功、浙江的腹水草和重庆第七人民医院痔瘘科（广安门外科的前身）四项成果，提振中医精神，也为党中央、毛泽东正确的中医政策提供事实依据。他于1957年初，从中华人民共和国卫生部中医司首任司长的岗位上调任中医研究院常务副院长（主持工作），又于1959年初调任中华人民共和国国务院秘书厅副主任。他在首任中医司司长和中医研究院常务副院长（主持工作）的岗位上，为进一步弘扬、振兴和发展祖国的中医药事业，奠定了坚实的基础，作出了具有创造性和奠基性的重要贡献。

吕炳奎先生是于1956年12月底才接着任职的第二任中医司司长。这个时候，西医学习中医已经深入开展起来，中医研究院、四所中医学院等也已经建立了，当然此后的工作也很多。

不了解这段历史，实在是太遗憾了。

薛和昉先生为何能在危难之际，可以担当如此重任？这与他的出身、学养、经历密不可分。

根据有关资料介绍，薛和昉（1908－1983）又名何爽、曼棠、河上、董丰，陕西韩城（司马迁的

故乡）清水村人。早年跟随当地名医学习中医经典著作和诊疗技术，掌握了中医辨证施治的本领。曾就读于西安中山大学，“民国”十六年（1927年）考入北京辅仁大学医科学习。在校期间接受了革命思想影响，随后于1929年参加革命工作，于1930年加入中国共产党。回乡后他与高德辉办起两所农民夜校，自拟校门对联：“新青年快进来，老腐败滚出去。”后来，不断努力发动农民武装组织。

薛和昉同志1933年初，在西安市做党的工作，担任陕西省委巡视员（参与并负责陕西省宣传部门和技术部门的工作），同时还担任西安市委组织部部长，也是汪锋、贾拓夫的单线联系人。他因当时的省委书记袁岳栋、省军委书记杜衡及省委组织部长程建文叛变出卖后被敌人投入监狱，在狱中坚贞不屈，保护了党组织和汪锋、贾拓夫等个人，用中医技术给监狱长治疗疾病后被获释。

1935年，薛和昉卖掉家中棉花及250两大烟土，连同油坊租金，一并交给组织，购买枪支。又与薛纪录等在清水村秘密造枪，先后造出10多支十子连手枪。翌年春，中国工农红军陕西东府游击队成立，薛和昉任政委，组织了高家坡暴动。“番地事变”中，游击队受挫，薛和昉奉命赴苏区，任陕甘宁边区关电专署主任秘书，陕甘宁边区政府秘书等职。

1948年4月，白水县解放，薛和昉任县长。率全县人民全力支前。1952年春，他调任西北局政策研究室副主任。1954年后，任中央文委办公厅副主任、中央卫生部中医司司长（他先到任，干了一段时间，才由周恩来正式任命）、任首任中医研究院副院长主持工作，从各地选调很多中医名家进北京，并与很多名中医成为好朋友，为中医研究院的专家团队搭好了架子。1956年后调任国务院秘书厅副主任等职。“文革”被迫害，平反后（限制使用）出任甘肃省政协常委，领导、筹建甘肃中医学院，并殉职于这个岗位，他对于中医事业有着重大的贡献。

薛和昉先生在党和政府安排的各个工作岗位上，兢兢业业、始终如一地为党、国家和人民的事业工作终生，在共和国的法制、文化、教育、卫生、中医药及农林等等领域做出了重要的贡献。

1953年，毛主席收到一封告状信：

在“三反五反”的“反官僚主义”斗争中，毛泽东主席看了白学光写的一篇反映军委卫生部官僚主义作风问题的报告后，联想到其他政府部门或许也有类似的情形，于是，1953年4月3日就白学光的报告写了如下批示：

“周恩来、习仲勋、胡乔木、彭德怀、黄克诚、贺成各同志：白学光同志这个报告，深刻的揭露了军委卫生部的领导方面所犯的极端严重的官僚主义，根据白学光的报告看来，军委卫生部对全军卫生工作可以说是根本没有什么领导，这是完全不能容忍的，必须立刻着手解决，提议（1）请彭、黄主持，在军例会上讨论一次，邀军委卫生部部长、副部长及白学光同志到会，决定解决方案，付诸施行。（2）政府卫生部与军委卫生部的部长、副部长不要兼任，另物色适宜的同志充任军委卫生部的部长、副部长。以上请彭、黄酌办。因为白学光的揭露，使我想到政府卫生部的领导工作是否和军委卫生部的领导工作有多大差别，我怀疑政府卫生部的领导工作可能和军委卫生部的领导工作同样是一塌糊涂，既看不到政治领导，也看不见认真的业务和技术领导，只是没有白学光这样一个人做出这样有条有理有根据的揭露，所以我们还不知道。请习、乔参考白学光的报告，严肃的检查一次政府卫生部的工作，看和军委卫生部好得多少？并对存在的问题决定方案，付诸施行。无领导，无政治，也不认真管业务的部门——专门吃饭、做官、当老爷的官僚衙门，除军委卫生部外，可能还有别的部门，请你们在此次反官僚主义斗争中，撕破面皮，将这些彻底整垮，改换面目，建立真正能工作的机关。毛泽东。1953年4月3日。”

毛泽东这个批示犹如一声春雷，震破了笼罩在中医界上空的沉闷空气，今天读来仍令人振奋不已。

那么，这个打报告白雪光是何许人也？他为什么要写一个报告给毛泽东？

白学光，1914年出生，1934年参加革命，1935年入党，革命经历非常丰富。他在地下革命、军事政治、新闻宣传、科技管理、党务工作等多个岗位上，担任过重要领导职务。曾任苏鲁豫边区书记、济南市、兰州市市委书记，《大众日报》《解放军报》报社社长，第四野战军政治部秘书长、军委卫生部主任、国防部五院副院长，中科院华东分院党组书记、中科院海洋研究所党委书记，1984年离休、副部级待遇。2008年5月四川汶川大地震发生之后，95岁的白老先生仍然捐款5000元，以示关爱灾区。

2005年，白学光先生在92岁高龄的时候，仍以高昂的革命精神，为人们作了题为《从提高党的执政能力着眼，从提高党员素质着手，搞好党的先进性教育》的党课报告。

根据毛泽东的批示，1953年中央文委党组检查了卫生部的工作，负责这项工作的调查组长是薛和昉先生。

毛泽东听了中央文委的汇报后，对卫生部门歧视、限制中医的错误给予了严厉的斥责，指出这是一种“极端卑鄙的、恶劣的资产阶级思想的表现。”从1954年春天开始在全国范围内纠正卫生部门的错误。1954年6月毛泽东指示：“即时成立中医研究机构，罗致好的中医进行研究，派好的西医学习中医，共同参加研究工作。”中医界听到毛泽东的指示极为兴奋，他们联想到蒋介石当年对于请愿的中医代表，多次耍两面派，忽明忽暗地支持取消中医，从来没有认真考虑过中医的命运。而现在却完全不同了，国家最高领导毛泽东不但亲自过问中医问题，而且对于阻碍中医事业的错误政策，大刀阔斧地予以割除。因此大家额手相庆，高兴地说：“现在中医可真正得到解放了。”纷纷表示，一定响应毛主席的号召，好好地为人民服务。

1954年2月4日，《健康报》发表了署名朱莹的文章“批判王斌在中医问题上的错误思想”，并发表了社论：《积极参加批判王斌轻视中医的思想斗争》。文章回顾了轻视中医的历史，尤其是在政策上的轻视中医，“是根本性的错误”。王斌的错误在于“他创造了消灭中医的理论”。

1955年11月19日卫生部党组书记、副部长贺诚，在《人民日报》发表了题为《检查我在卫生工作中的错误思想》一文。可见这场批判斗争的烈火，已经烧到了他的脚下。他公开检查自己在执行中医政策方面的错误，并与王斌一起受到撤职处分。正确的中医政策逐渐确立，这是一段心酸的曲折过程。尽管有些人为此而受到不公正待遇，但是，不“矫枉过正”很难逆转中医被打压的屈辱历史。

对付新冠病毒变异，中医药才是永恒的“疫苗”

河北省中医药科学院　曹东义

目前，按照西医的诊治模式，全世界都在争抢疫苗，但是，变异的病毒正在“道高一尺，魔高一丈”。尽管疫苗技术是中医首先在宋代发明的人痘疫苗，这是中医免疫思想指导和哺育下的实用技术，它在清代经过土耳其传到英国，被改良为牛痘疫苗；后来，又被法国巴斯德等人推广到其他传染病的防治上，让人类消灭了天花病。免疫技术本来是一切避免传染病疫情的总称，被西医吸收后就成了细胞免疫、体液免疫的狭隘含义。

研发疫苗虽然很辛苦，代价也很大。但是，原先研究的疫苗，主要是针对原始的初发病毒，难以预设病毒如何变异。因此，疫苗斗不过病毒变异，这是一场不难预期的斗争，却又是不得已“不如此”的无奈举措。没有中医药资源的国家，必然采取的选择，他们的无奈是因为“先天不足”，没有历史积淀，必须像引进四大发明那样，早点引进和发展中医药事业。必须逐渐学习和引进中医药，才能补上这一课。

我们国家不一样，中医与中华民族血脉相连，生死相依几千年，有得天独厚的历史资源。但是，过去一百年，我们很多人大肆摸黑中医药，歪曲中医药，让大众逐渐远离中医药。尤其是，医药、医疗、医保、医教、医政，都是外绕着西医的标准建立，强大的“技术壁垒”，再加上与资本利益集团纠结在一起，“中医黑”有了组织，有了幕后帮助的黑手，他们的势力是很强大的。

2020年初，新冠疫情在武汉爆发的时候，虽然最高领导正月初一（1月25日）就做出了明确的指示，让中医药与西医药共同救治患者，但是，黄璐琦院士28日到了金银潭医院，看到的情况却是没有中药可用，也就是事先没有中医药的介入，“无药可用”，如何“中西医并重”？重视中医药，体现在哪里？

后来，世界卫生组织专家组来华调查，恰如张伯礼院士所说，对于中医来讲就是“三无”：没中医专家、不看中医诊疗、调查报告一字不提中医。这种看也不看，看了之后也是“视而不见”的蔑视，根深蒂固，治疗很困难。中医说，治顽疾，必须用重剂。

复兴中医药，发展中医药，迫在眉睫，这是一场拨乱反正的历史过程，是跟在西方国家后边抢疫苗？还是俯下身子发展中医药？这个问题，很重要。

目前，病毒变异正在与疫苗接种“试比高”，疫苗的保护作用有几何，尚需“秋后算账”。

从历史的过程来看，病毒的变异是必然的，疫苗“守株待兔”就会变成屠龙之技。中医药的大水漫灌，可以把人体的防病能力提高，变成“耐火材料”，减少发病，即使有发病，也可以防止轻症变成重症；没有重症，就不会有死亡。

中医药的防疫思想，除了疫苗，还有大水漫灌，在这次石家庄（河北省）与吉林省等地的疫情防控之时，中医药大水漫灌服汤药，发挥了重要作用。通过大水漫灌基本可以把“易燃”的人群、社区，都变成了“耐火材料”，降低了发病率，轻症不能变成重症，没有重症，就没有死亡。很多国外的输入患者，应用了中医药联合救治，中西医并重，很少发生重症和死亡，足以说明中医药的重要作用。但是，很多人基本不提中医药的作用，专家们一起大肆吹捧疫苗为“神药”，这不利于恢复中医药的历史地位，不利于中华民族伟大复兴，不利于构建人类命运共同体。请大家仔细想一想，如何认清现实，促进中医药复兴，才有利于大众健康。

现在，应该把基层中医药的网底补上，亡羊补牢，避免去年当初武汉的悲剧，防止中医药储备不足，造成疫情扩散。看不清形势，就会“顾此失彼”，舍近求远，得不偿失。所以，我们建议：①用重视中医理论，重新认识中医诊治疫病的历史经验，促进中医队伍迅速觉醒，依靠“理论自信，促进疗效自强”。②解放思想，解除裹在中医身上的“枷锁”，用大力气发展中医事业。③解放民间中医，按照中医自身发展的道路发展中医。④依靠“传承自觉”，助力中医“体力自立”。

中医药抗疫之河北启示：纾困在“关口”之前

中国中医药报记者　罗乃莹

2021年3月30日，云南瑞丽再现疫情，随后实行封闭管理。警铃再响，提示我们在常态化疫情防控中也要时刻绷紧这根弦。2021年1月河北疫情防控的中医药方案无疑可以为各地提供借鉴。中医药第一时间参与救治，对隔离人员、无症状感染者采用中药早期干预，提高防控效率的同时节约防控成本。

一月，疫情在河北省石家庄、邢台等地局部聚集性暴发。省会石家庄迅速采取阻断措施，这座人口超千万的城市采用了最严厉的管控措施，开展全员多轮核酸检测，累计对超三万人进行隔离观察。石家庄的疫情一度让人们绷紧神经。

全城封闭管理，对密接、次密接人员集中隔离观察，同时在逐步缩小“包围圈”。

防治新冠肺炎，防在治之前。面对无症状感染者和隔离人员累积的状况，采取纾困在发病“关口”之前，最大限度地降低医疗挤兑的风险，降低防控成本，并为疫情防控提供了更为完整的中医方案。

不确定性的考验

1 月 2 日，河北省出现 1 例新冠肺炎确诊患者。疾控流调人员紧随其后排查与确诊病例关联的密接、次密接人员。

哪怕只有一个病例，但不知源头从何而来，不确定性带来的风险很大。距离首例确诊患者出现两天之后，1 月 4 日开始，河北确诊病例数迅速上升到十位数，并在 1 月中旬达到高峰，5 日单日确诊超过 80 人。

然而，不断涌现的确诊病例背后，还有人数更加庞大的密接、次密接人员。

冬季后，北方农村进入农闲时节，婚丧嫁娶和走亲访友频繁。人员的大范围、远距离流动让疫情防控的成本和压力陡增。根据 1 月 21 日石家庄市疫情防控新闻发布会上介绍的数据，石家庄市启用了 458 个隔离点，对超过 34000 人进行集中隔离观察。

与此同时，流调记录显示，部分确诊患者从首发症状到核酸检测为阳性的时间超过 14 日，个别确诊病例从集中收治到核酸检测为阳性的时间甚至超过了 20 日。

一方面是庞大的隔离人数，另一方面是潜在的感染风险，不确定的隔离人员成为摆在疫情防控面前的一大考验。

不确定性的担忧，也指向无症状感染者。

“无症状感染者虽然还没有明显的临床症状，自身免疫力暂时处于上风。但如不干预，就始终存在 7~12 日发生突然加重的风险，临床上已多次发生。如果及时正确治疗，将迅速帮助患者抵御病毒侵害，避免造成伤害和后遗症。”河北省新型冠状病毒感染肺炎中医药防控专家组专家、河北省中医院呼吸一科主任耿立梅表示。

梳理确诊病例的行动轨迹后不难发现，石家庄市疫情防控各项措施实施后，新增的确诊患者基本都是从集中隔离点中检出的。石家庄市卫生健康委中医处处长邢志宏认为：“这一方面说明防控措施及时有效，效果良好；另一方面提示我们，必须关口前移，加大干预力度，不能坐等发病。”

中药早期干预纾困

从隔离人员到无症状感染者再到确诊患者，每一个“关口”都是一道“坎”，只有守住了前一道关，快速阻断疫情发展，才能减轻下一道关的压力。

“武汉经验提示我们，不光要看到已经确诊的患者，还要看到可能会被感染的人群，只有这样才能真正切断疫情发展。” 中国中医科学院特聘研究员葛又文认为，防控、隔离可以阻断病毒传播的外环境，而人体内环境可以通过中药解决，“这两个都解决了，疫情就可以控制。”

1 月 19 日，石家庄市疫情防控指挥部办公室发布《石家庄市新型冠状病毒肺炎中医药防治方案》，邢台市也在 21 日参照修订了防治方案，河北省由此建立起从隔离人员、无症状感染者到确诊患者的中药早期干预防治网络。

中药早介入、早干预兜住了疫情防控风险之“底”，精准选方则是防治方案奏效之“基”。

海军军医大学张卫东教授团队对国家卫生健康委员会发布的新冠肺炎诊疗方案中的方药进行研究发现，“清肺排毒汤”作为诊疗方案中治疗各型新冠肺炎患者的唯一通用中药方剂，具有免疫调节、抗感染、抗发炎和多器官保护等作用。

该研究表明，“清肺排毒汤”可通过多成分、多靶标对机体起到整体调控作用，对新冠肺炎从病毒入侵、病毒复制到继发炎症因子造成多器官损伤的整个通路发挥作用，从而在改善治疗临床症状、避免或缓解炎症风暴的同时，调整改善身体内环境，增强清除病毒能力，降低复感复发风险（论文发表于《Phytomedicine》）。清华大学程京院士团队通过对 125 个方剂以及其中的 166 味中药进行研究，从抑制炎症因子风暴与改善免疫抑制两个途径，阐释了中医药治疗新冠肺炎的免疫调节机制，其中具有抑制炎症风暴作用的98个中药中，“清肺排毒汤”排名第一（论文发表于《Signal Transduction and Targeted Therapy》）。

时间回到2020年初，耿立梅在河北率先试点使用“清肺排毒汤”救治新冠肺炎患者，“普适、速效、决胜”，“清肺排毒汤”一度给处在焦虑中的耿立梅带来信心和希望。一年间，“清肺排毒汤”已在全国28个省市广泛使用，成为目前使用面最广、使用量最大、使用效果最好的中药方剂。

“我在湖北武汉抗疫期间，就一直使用‘清肺排毒汤’对患者进行治疗，效果很好。”广东省中医院副院长张忠德在2020年初带领广东中医接管湖北省中西医结合医院、雷神山医院多个病区。在邢台，“清肺排毒汤”再次成为张忠德高频使用的重要方剂，其中“一位83岁的女患者大便不通，湿热化燥，气阴两虚，我们在‘清肺排毒汤’基础上，辅以针灸治疗，患者从危重症转为重症，由重症转为普通型，恢复良好”。

发热是新冠肺炎的一大凶险之处。临床上只有迅速控制发热，才能阻止病情继续加重。国家中医药管理局医疗救治专家组成员、广安门医院呼吸科主任李光熙临床观察发现“清肺排毒汤”退热效果显著，“石家庄市人民医院21日有29人发热，19日起部分发热患者开始服用‘清肺排毒汤’煎剂，到22日服用比例达90%,发热患者随即显著减少。”

河北疫情发生后，耿立梅再次看到了“清肺排毒汤”更广泛的应用价值。“清肺排毒汤”（半量）覆盖了石家庄市和邢台市全部的隔离点，仅有幼儿、孕妇等特殊人群及部分人员根据本人意愿没有服用，超90%的隔离人员自愿服用了“清肺排毒汤”。中药干预效果立竿见影，隔离点阳性患者检出人数快速下降。

“在集中隔离人员干预、无症状感染者和确诊病例治疗中普遍使用‘清肺排毒汤’，有效阻止密接人员向阳性患者转化，有效阻止无症状感染者向有症状、重症甚至危重症转化。”河北省卫生健康委员会党组成员、副主任段云波表示，中医药早介入提高了治疗效果，与此同时，隔离人员服用“清肺排毒汤”的成本为每人每天14元，共服四天，“清肺排毒汤”的早期使用在提高救治效率的同时有效降低了救治成本。中医药干预纾困成为河北此次抗疫的有效经验。吉林省、黑龙江省也修订出台中医药防治方案，优先使用“清肺排毒汤”。

中国中医科学院特聘研究员葛又文表示，中医药治疗流感等疫病，如果病因病机分析透彻，遣方用药合理严谨，就会1天见效，3天扭转病情，一周左右基本痊愈。否则就说明方不对症。虽然核酸转阴作为西医指标有其自身规律，但只要临床症状得到控制和改善，患者就没有危险了。对于疫病的预防，与治疗思路应该是一致的，区别仅在于用药时间和用药量。

国家中医药管理局科技司副司长陈榕虎表示，武汉疫情发生后，国家中医药管理局2020年1月27日紧急启动了中医药防治新冠肺炎有效方剂临床研究，鉴于武汉当时的救治情况，“既病防变”迫在眉睫，必须优先保障新冠肺炎患者的救治和药品使用，因此2月6日公布“清肺排毒汤”处方和用法时不建议普通公众预防使用。作为治疗用药，“清肺排毒汤”的显著效果已在临床救治中得到充分验证。随着疫情防控形势的变化，“未病先防”和“病后防复”成为疫情防控的重点难点。与此同时，“清肺排毒汤”改善内环境、降低感染和复感复发风险的作用机制也在基础研究中得以证明和阐释，“因此，我们现在会重点关注密接人员、次密接人员以及无症状感染者等群体，将‘清肺排毒汤’用于预防，以便能用最小的成本、最大程度地降低疾病发生的风险，把‘火’灭在‘关口’前。”陈榕虎说。

抗新冠的“石家庄新经验”值得重视

河北省中医药科学院　曹东义

2021年1月2日，新冠病毒（与俄罗斯的毒株高度相似）突袭石家庄，疫情突然爆发，但是经过各界协作，用近一个月的艰苦奋斗，扑灭了这场来势汹汹的瘟疫，其经验很值得大家反思，其中的闪光亮点，也足以能够照亮未来。

一、瘟疫用“农村包围城市”也不可怕

农村医疗条件薄弱，缺乏系统的预警系统，人们防患意识淡漠是其不足。但是，经历非典、新冠多次“提醒”，人们的预防意识逐渐提高了，政府对于管控社区人口流动，保障生活供应，维护社会安定，调动资源，迅速启动流调，采取隔离等一系列措施，有“预案”；中医药的“战略储备”，虽然不一定提高到应该有的水平和状态，但是，根基深厚，可以招之即来，来之能战，战之能胜。

石家庄发生的这一切事态，虽然是逐渐提升的应急过程，但是都可圈可点，亮点多多，在迎战之中，创造了新的经验。

二、在突袭的疫情面前石家庄的反应一流

在石家庄市东边的藁城区小果庄，临近国际机场，是千万人口省会城市的“近郊”，人们在婚丧嫁娶与某些定期活动中，聚集而放松了检疫，因此被国际瘟疫找到了突破口，如同管涌决堤，一夜爆发到省城，省市领导吃一惊，随即触发了“战时状态”，社区防控，交通管制，生活保障，流调隔离，这些都必须有前期准备的基础条件。如果没有这准备，就会一发不可收拾。欧美疫情泛滥，我们大家都看得很清楚，这是与石家庄的一个鲜明的对照。

三、请“主角”中医药尽早登场

石家庄是一个具有光荣传统的城市，1954年郭可明先生用中医药治疗乙脑，创造了世界奇迹，受到卫生部（现卫健委）表彰和毛泽东主席接见。这一次，在省市中医药各级领导的心目之中，第一时间大家不约而同形成共识，中医药成为“首选、必用”的法宝！在整个救治和预防平台上，占据主导地位的是中医药；西医隔离消毒和流调，都围绕着发挥中医药的独特作用。也就是，河北战新冠，从防到治，不离中医药！

1月13日，我们提出用中医药大水漫灌，降低发病，让高风险区变成“耐火材料”；让密切接触者不发病，让轻症不变成重症，也就是“层层设防，围追堵截”，让整个救治过程，尽快发挥作用，远远超越了疫苗作用的“群体免疫”长周期，也防止没有抗病毒西医药的悲观和恐惧。我们提的方案是：根据河北省近来的流调数据，可以看出：从被感染，到查出核酸阳性，大多数需要十天左右，其中，多次假阴性。在核酸检测假阴性期，中医药有足够的时间发挥作用。中药发挥作用的时间，一般都在三天之内。甚至一天就有效，几乎是“立竿见影”，因此，新冠肺炎的中西医配合，应该发挥中医药早期介入的作用，这是大数据告诉我们的。因此，用中医药为主，对于高风险区，对于接触者、进行大水漫灌，是势在必行的。

大水漫灌，也有针对性。根据中医学的原理，起码需要考虑患者目前的体质情况，大约分三类：

一是，有的人容易上火，大便秘结，对这样的人，不能用太多的热药、补气药，而是需要清泻里热；解表不能用辛温，而应该用辛凉。

二是，有的人属于虚寒体质，怕冷明显，大便稀薄，平素就容易气短、心悸，这样的人需要温补而不是泻火；这样的人，需要益气解表，或者辛温解表。

三是，有些人，没有明显的积热，也没有虚寒，基本属于平和的体质，这样的人给点清热泻火，或者益气驱邪的要都可以。这样的人，需要“辛平解表”。

这也是大水漫灌，需要与辨证论治相结合，尽量分类施策，避免千篇一律，药不对症。尽管实行“大水漫灌”的实际过程，有所打折。但是，我们高兴地看到，经过不同渠道的沟通、交流，17 日邢台市卫健委推广中医药大水漫灌、复方预防的方案；19 日石家庄市防控办发文件，要求隔离的密切接触人员等，一律服用“清肺排毒汤”进行预防，要求两天之内必须全员服用。国家中医药管理局王局长，带着“清肺排毒汤”的发明人葛又文来到石家庄，现场督导。

四、出现中医药“百年未有”之大变局

一百年来，中医药逐渐退出主流，成为西医药的“替补”和“补充”，逐渐被边缘化。

这一次，中医药成立了主角，很多人还不太适应，很多中医还不习惯站在舞台中央。很多中医，还不会讲中医自身所以优秀的原因。但是，这真是一个非常重要的事实，是一个战略的转变：这个转变就像抗战八年，与三年解放大决战。也像“解放石家庄”，新中国从西柏坡走向北京，为全国进攻大城市提供参考，是“百年未有之大变局”。武汉是个遭遇战，石家庄变成阻击战。世界的疫情，仍然是烽火连天，哀声一片；东方的天空，已见阳光灿烂。

寒冬虽然难熬，春天已经不远。这是一场新的剧目：新冠偷袭石家庄，陷入中医八卦阵！

五、解放了石家庄，就能解放中国和世界

2021 年 1 月石家庄抗击新冠疫情的经验，是一个新的模式，也就是政府主导、各界配合，西医流调、搭建平台，中医药发挥作用，就能很快控制和熄灭疫情。这个经验，是很成功的，这不是仅仅适合石家庄，而是可以在全国、全世界推广，可以、允许“抄作业”。绝对不是必须“抢疫苗”，现在欧美国家，正在争夺疫苗，以为这是战胜瘟疫的唯一神器。可以说，差远了，甩出几条街，中医远远地在前边等着他们。欧美所信仰的疫苗，那也是中医发明的，在宋朝、明朝由中医创造出来的人痘疫苗，在清代传到土耳其、英国、法国，西方引进人痘疫苗，再创新、升级成牛痘，再扩展到其他疾病预防，他们学会了中医独特的学术原理哺育的免疫技术，反输到中国的时候，把发明疫苗的祖宗说成“不科学”。

邓铁涛先生说“战胜非典，我们有个武器库！”只要尊重中医，学习中医，运用中医，全国人民的健康有保障，世界大众也可以得到帮助。就看有没有缘分，能够认识到中医药这个“和氏璧”。推广和学习中医药，不是行业利益，而是关系到构建人类命运共同体。

名师高徒聚南通，章朱学派善传承

南通章朱学派工作室　朱建华　曹东义

南通是中医药的一方热土，它由于国医大师朱良春先生而受到杏林同道的广泛关注。2021 年 5 月 15 日“朱良春国医大师学术经验传承研修班暨第二届章朱学派学术思想及临证经验传承研讨班”，由中华中医药学会、江苏省中医药学会、广东省中医院、国医大师朱良春学术经验传承研究室、章朱学派传承研究室主办，南京中医药大学、南通市良春国医堂、南通良春中医医院、南通市中医医疗联盟、南通中医药文化博物馆承办。

原国家卫生和计划生育委员会（现卫健委）副主任，国家中医药管理局原党组书记、局长，中华中医药学会第五届、第六届会长王国强；中华中医药学会副会长、秘书长王国辰；国家中医药管理局原副局长诸国本；江苏省中医药学会会长陈亦江；南通市副市长赵闻斌；南京中医药大学副校长乔学斌；上海中医药大学原校长施杞等各级领导出席大会。来自全国各地的章朱学派传承人、中医学者300余人齐聚一堂，共同探讨章朱学派传承发展方向、交流章朱学派学术思想、临证经验。

开幕式由中华中医药学会师承继教部周艳杰部长主持，南通市政府赵闻斌副市长致开幕辞。王国辰秘书长、乔学斌副校长、陈亦江会长、陈冬梅主任、诸国本教授、施杞教授等分别致辞，祝贺大会胜利召开。此次会议还得到了多位国医大师的支持和鼓励，会上播放了国医大师路志正教授、孙光荣教授、邹燕勤教授，以及国医名师余瀛鳌先生等人的赠词和祝贺视频。

开幕式上还举行了南京中医药大学、南通中医药文化博物馆中医药文化宣传教育基地揭牌仪式，第二批章朱学派传承工作室授牌仪式。河南省中医院副院长作为抗疫英雄代表致辞。

会上，中华中医药学会王国强会长做了《学习传承国医大师的思想风范和学术精华，做守正创新、德艺双馨的苍生大医》主旨演讲，他指出：当前全国中医药系统正在认真学习习近平总书记对中医药工作的重要指示精神，深入贯彻中共中央国务院关于促进中医药创新发展的意见和全国中医药大会的精神，全面落实国务院办公厅关于加快中医药特色发展的若干政策措施，谋划和推动十四五中医药事业和产业的高质量发展，此时此刻由中华中医药学会等单位在江苏南通联合举办国医大师朱良春学术经验传承研修班、第二届章朱学派学术思想及临证经验传承研讨班、南通中医药文化博物馆建馆五周年纪念会活动，这是贯彻落实党中央国务院关于中医药工作的决策部署的一次重要的举措和实际的行动，我谨向会议的召开表示热烈的祝贺，向出席会议的各位领导、各位专家、各位同仁致以亲切的问候！

王国强会长在长达一个多小时的主旨发言之中，介绍了朱良春大师的学术贡献以及他们之间多年交往感人的情景，他说："朱良春先生的名字，已经深深地镌刻在了中医药发展的历史丰碑上。他的学识，医术和医德医风得到人民和患者的赞誉，同时以纪念朱良春先生为主要内容的南通中医药文化博物馆建立五年来在社会上产生了良好的反响，发挥了重要的作用。"他向中医传人提出了六点建议：对党对国家对人民要有深厚的感情、推动中医药事业的发展、深刻把握中医药的精华、透彻领悟中医药文化内涵、对中医药临床疗效有坚定信心、终身践行大医精诚的医德医风。他认为成为一个优秀的中医人才，应该做到八个方面：读经典、跟名师、多临床、有悟性、善思辨、出好方、懂人文、医德好。

他脱稿详细解释了"行业六条、医者八句"的具体内涵。他总结说："读经典，跟名师，是向别人学习，向先贤学习，向老师学习，这很重要，把别人的经验，别人的智慧变成自己的。多临床，有悟性，是要求我们在实践中善于总结、不断总结的过程，是要成为一个名中医，这个过程很重要。善思变，出好方，是不断思考，不断提升水平的过程，越思变得好，处方越开得好，疗效越好，那水平就越高，懂人文，医德好，就是从道、法、术、器，运用的道法术器，运用得好，最后就会走向名医、名道，成为苍生大医，这是个必然。"

王会长充满深情地祝愿研修班研讨会取得圆满成功，也祝愿我们的章朱学派能够得到蓬勃的发展。

诸国本老局长说，学术流派的形成，有两个基本条件，第一是要有一个或几个成就卓著、特色鲜明的学术权威和权威著作，作为源头和核心。第二是要有一个谱系明晰、骨干坚硬的传承群体，滋生绵延，生生不息。章朱学派是以章次公、朱良春为代表的现代中医流派。我在2019年10月讲过，这个流派有三个特点：一是平民医生，草根情结。二是发皇古义，融会新知。三是屡用达药，敢克重症。章朱学派不是雕虫小技，它是有灵魂的。这个灵魂就是以仁爱为中心的医德医风，以中医思维为统摄的诊疗思想，以发皇古义、融会新知为基础的胆识和创新精神。章朱学派是用两个学者来命名的中医学术流派，其核心是两位学者都有很高的学术造诣和学术地位，而且在学术思想上具有惊人的同一性和继承性。这种称谓，在中国文化史上屡见不鲜。

例如孔孟之道、老庄思想、元白诗歌、程朱理学以及初唐文坛的王、杨、卢、骆，唐宋文采的韩柳欧苏、宋代书法的苏、黄、朱、蔡，明代文化的唐、祝、文、周，等等。对章朱学派的不够了解，主要是对章次公先生比较陌生，这一点，读了朱良春先生的纪念文章和孟庆云先生的评论，就一目了然了。朱良春先生有四个“不忘”，不忘自己是朱熹后人，不忘祖籍是江苏镇江，不忘他是孟河医派传人，不忘他受海派影响，因此，章朱学派的出现，不是另立山头，另开门户，不是旧流派的分裂，不是对祖师爷的背弃；而是学术的递嬗发展，生生不息；是文化繁荣、流派纷呈的表现。朱良春前有高山仰止，后有桃李芬芳，自然形成了具有立体感、层次感的丰满的学术整体。章次公是他念念不忘的恩师，中间有十分敬佩的师兄姜春华，并上溯到章太炎先生门下。他弟子众多，人才济济，影响深广，享誉杏林。

本次研讨班汇集中医界高级专家、学者、章朱学派优秀传承人三十余人。中日友好医院史载祥教授、中国中医科学院西苑医院徐凤芹教授、方邦江教授、曹东义教授、孙伟教授、万文蓉教授、朱步先学者、毛以林教授、杨悦娅教授、吕爱平教授、许跃远会长、朱建华教授、吴坚教授、朱婉华教授、郭建文教授等围绕章朱学派传承特色、学术思想、临证经验分别做精彩演讲，共同分享交流了从基础到临床、从理论到实践的最新成果和经验，为大家献上了一场精彩纷呈的学术盛宴。作为《国医大师朱良春全集》责任总编，湖南科技出版社张碧金编审撰写《赞章朱学派传承精神》，表达对章朱学派两位宗师的钦佩之情，劝勉后学不仅仅要学习老一辈的实用经验，更重要的要学习他们从传统走向现代的探索精神、为求中医“卓然自立”的奋斗精神、“尊师重道”的敬学精神、“学到知羞”的勤勉精神、“经验不保守，知识不带走”的奉献精神。

中医学术流派是经过中医学术经验的积累，在理论产生的土壤上、学术发展的推动下、人才培养的摇篮中而形成的。本次研讨班的召开，进一步凝聚起推动章朱学派发展力量，对传承弘扬章朱学派学术产生更积极而深远的影响。今后，章朱学派传承研究室将建立更广阔发展传播平台，深入研究和科学总结学派理论精髓，不断提升章朱学派继承、创新、发展水平，培养人才、传承精华、守正创新，为中医药学术流派事业添砖加瓦，铸就章朱学派的新辉煌！

老部长王国强语重心长话传承

南通章朱学派工作室　朱建华　曹东义

2021 年 5 月 15 日，老部长、国家中医药管理局局长王国强以中华中医药学会会长的身份，在南通出席“朱良春国医大师学术经验传承研修班暨第二届章朱学派学术思想及临证经验传承研讨班”，发表了一个多小时的主题演讲，根据讲话录音整理的文字稿长达一万多字。其中，关于中医传承“读经典、跟名师、多临床、有悟性、善思辨、出好方、懂人文、医德好。”这几点很重要，因此，整理出来，供大家学习参考。

首先王部长谈到他与朱良春大师的交往和对于朱老的评价，然后才说到中医学术传承应该注意的问题。

他说，首届国医大师朱良春先生，是国医大师的杰出代表，是中医药行业学习的楷模，我和朱良春先生相识多年，他是我十分敬重、敬佩的长辈和老师，在我担任国家中医药管理局局长期间，无论是在北京等地出席活动上能够相见交谈，还是我几次亲自来南通看望、请教老先生，他都给了我很多的指导和帮助，以及鼓励和鞭策，使我深受教育和感动，令我终身受益和铭记，此时此刻我们深切缅怀和追思国医大师朱良春先生，他行医八十余年，以赤子的情怀、博大的胸襟、执着的追求、超常的努力，在为国为民、医德医风、学术学识等方面独树一帜，其学术思想、临证经验、个人魅力和影响在国内外享有盛誉，受到广大的老百姓和患者的尊崇和敬仰。

王部长赞扬朱良春国医大师，精研岐黄、医术高超，他以“博观而约取、厚积而薄发”为座右铭，学术思想自成一体，倡导辨证与辨病相结合，尤其擅长风湿、肿瘤、免疫疾病，善用虫类药物，治病疗疾、活人无数。他用一生诠释了发皇古义、融会新知的真谛。朱良春国医大师锐意创新、成果丰硕，他坚持崇古而不泥古、创新而不离宗，出版学术著作十余部，研制了益肾蠲痹丸、痛风冲剂等多个具有独特疗效的中药制剂，总结整理了季德胜蛇药、成云龙金荞麦治疗肺痈，陈照瘰疬拔核膏等民间的技术方药。他以实际行动保护传承和弘扬了中医药的特色优势。朱良春国医大师甘为人梯，提携后学，他高度重视人才培养，他常说，经验不保守、知识不带走，他长期致力于中医药的人才培养和学术传承，早年亲自创办中医药学校、推动中医教育；晚年他又与其他的国医大师发起名师带徒学术传承活动，并取得了显著的成效。朱良春国医大师倾囊相授，授业传道，毫无保留地将自己的学术经验传授给了子女、后人，培养了一大批中医药的优秀人才。朱良春先生的名字，已经深深地镌刻在了中医药发展的历史丰碑上。他的学识，医术和医德医风得到人民和患者的赞誉，同时以纪念朱良春先生为主要内容的南通中医药文化博物馆建立五年来在社会上产生了良好的反响，发挥了重要的作用。

王部长说：“对大医精诚的医德医风要终身践行。这是我想谈的，第一个方面提6点儿希望。另外，我也想说，我们要真的成为像朱良春这样的国医大师，要成为名医大家，我认为，我们还要从我们名医的成长历程中去汲取经验，吸取养分，是不是努力做到以下八个方面，提八点要求，希望供大家参考，八个方面就是八句话，读经典、跟名师、多临床、有悟性、善思辨、出好方、懂人文、医德好，这八个方面。下面我简单再给大家解读一下我的认识。”

王部长解释说，读经典，我们要熟读经典，反复读经典，甚至还要背诵经典，因为读经典是我们学中医、当名医的基本功，无论是《黄帝内经》还是《伤寒论》《金匮要略》，还是《温病学》《千金要方》《本草纲目》等等，这些医典古籍，是先人给我们留下的智慧和经验的总结。我们常讲，“正气存内，邪不可干；精神内守，病安从来”，短短的两段，才多少字啊，但是你们要知道，这短短的两句话里头包含了多少中医的智慧和哲理。我身边天天拿着这么一本书，这是《中医经典必备》。这就是四大经典，包括《大医精诚》《伤寒论序》都在里面，每每有空的时候拿出来翻一翻，读一读，里面有很多东西啊，不仅是对我们从事医学，还是做领导干部、做管理，都是非常宝贵的。这本书我拿了已经有十几年了。读经典啊，一个中医的大夫，如果说都没读过这些经典，不能背诵一下这里面的经典内容，你绝对不能成为一个名中医、好中医的。能够背诵，朗朗上口，随口就来，这些内容随时可能对你的诊断、处方用药，对你认识疾病的病因病机，都有重要的启示作用。另外我们中医中药不分家，大家都知道，懂医的人一定要懂药，懂药的人一定要懂医，我是北京中医学院（北京中医药大学）毕业的，我是药学系毕业的，我也学中医基础啊，也学方剂啊，学习中医的一些理论，如果没有中医的理论，你怎么指导用药啊。所以说中医中药不分家。那就是说我们不仅要读医书，还要读药书啊，《神农本草经》《本草纲目》要读啊，这些经典都让我们树立牢固的中医基础。我们这些国医大师之所以临床几十年，年轻的时候绝对是把这些经典背得滚瓜烂熟的，随口就来的。我们不仅要懂医理，还要懂药性，不懂药性你怎么配药，辨证以后怎么用药啊，温热寒凉的药物、药性，你怎么去认识啊，剂量怎么把握，这些东西都需要我们从经典中吸取营养。同时，我也体会不同的阶段读经典会有不同的学习体会和收获，因此要阅读、研读、熟读经典一辈子。你在本科上学的时候你读经典的体会，到你读研究生的体会，到临床上的体会，到你成名成家了以后你再翻这个经典，我想你们得到的感悟是不一样的，收获也是不一样的，因为先人的这些智慧，绝对不是你通过念几遍就能领会清楚，一定在实践中反复学、反复用、反复推敲、再反复验证，这才能有收获，把别人的东西最后变成自己的东西。所以国医大师们他们是读经典、医明理、阅各家、以广博，从读经典中成长、成才的。

其次，跟名师。要早跟师，要多跟师，拜师学徒，要真拜、真教、真学，不能搞花架子，不能搞形式主义。我们现在有的拜师，拜师仪式搞得很隆重，拜完师以后，见不到老师，学生也提不出问题来，也没法去请教老师，这个拜师有啥意思，但是美其名曰，我是谁谁谁的徒弟，我跟师怎么怎么。一定要真跟师啊，老师也得真教啊，学生也得真学啊，而且要早一点跟师，我们现在要提倡，在大学里面你学两年以后，就要上临床，就要想办法跟一位老师，我们的学生，学了5年了才到临床上去看病，有的还看不了病，他就感觉不到一个当医生的成就。我问过我们以前办的那个少年班的学生，第一年就开始跟师了，他跟老师抄方，看这个患者这次来了抄个方，下次又来了，患者说吃的特别好，再下次来了说我好了，你在抄方的过程中就看着那位患者怎么好的，你就会感到中医的神奇，看到老师的英明，你就有一种向老师学习，学中医的一种冲动和决心。你如果没有这个，到5年以后，我是这个研究生了摆架子，真正的要跟师啊，学本事啊。跟师我认为作为学生来讲，要善于学习，善于总结，善于提出问题，善于领会并践行老师给你的指点，给你的点播。跟师也不是跟一位师，不同的阶段要跟不同的名医，朱良春国医大师除了章次公，还跟过御医马惠卿。所以一生要跟不同的名医，博采众长、取长补短，才是成为名医的一个途径。跟名师要从现在开始，在临床体会、认识、总结。

第三，多临床、早临床、反复临床、勤临床。中医的四诊来自临床、中医的辨证来自临床、中医的疗效来自临床、中医的经验来自临床、中医的学术来自临床，而我们中医的信心、成就也都来自临床。没有临床一事无成。为什么开始评国医大师的时候要求50年的临床？50年的临床才能成为大家，所以希望学员们一定要在临床上总结、体会、感悟，再找到问题，提出问题，去请教老师，这才是提高水平的重要途径。

第四，有悟性。为什么要有悟性？不是什么人都能学中医，不是什么人都能学会中医，更不是什么人都能成为名中医，没有悟性的人当不了中医，什么是悟性？要悟患者的表述，在跟患者的交流中，悟出患者的表述，包括了对疾病、痛苦、病状表述，都需要靠自己去悟。要悟老师的点拨，领会老师的指点。还要悟自己的诊断。我曾经看过很多名老中医的自传，其中有的名老中医提过，我今天看了几位患者，每晚睡觉前像过电影一样，把每一位患者的病历、处方像过电影一样去回忆，考虑哪些是对的，哪些不对，下次怎么改正，这不仅是大医精诚的理念，更是对临床上经验、诊断的领悟。另外要悟临床的疗效，到底有没疗效，剂量小了还是大？理法方药、君臣佐使是否对，等等。有悟性是每一个中医人都应有的，要培养悟性，不仅要对中医热爱，也要有悟性，悟性就在于对中医的钻研、琢磨、疗效，也要悟理论与实践相结合，经典如何，临床上怎么样？反复思考、总结出自己对理论和实践的看法，学医是经验医学，真正要有智商、悟性，对自己学术的反复领悟才能成为名医。

第五，善思辨。思辨是中医临床一个非常重要的过程，是否善于思辨决定了四诊是否合参，思辨诊断是否准确，处方是否对症，疗效是否确切，患者是否满意，关键在于善思辨。尤其在当下社会，在现代医学高度发展的背景下，很多患者先看西医，吃了西药，输了液，动了手术，放化疗后，后再找中医，现在有句话“实在不行看中医”。我们面对的这些患者，他的症状、表述、脉象、舌苔都不是原始的，例如吃了降高血压药，输了7天的液，舌脉都不是原始了、都已经被西医改变了证候，如果不去进一步辨证，而导致诊断用方错误，最终以至于疗效不行。善思辨的前提是要求我们有耐心，找病因、病机、善思考、会总结，才能最终开好处方，治好病，所以善思辨特别重要。

第六，出好方。学中医不仅是学会开方用药，不仅仅是有一技之长。中医是整体医学，健康医学，具有很多方面的优势，不同于西医的对抗医学、疾病医学，必须整体辨证，综合干预。因为局部的病变是因为整体失调造成的，所以调整体而治疗局部，甚至在治疗局部过程中，也不在局部中下中药，而在治疗整体时局部自然就改善了，这就是我们中医的奥妙。上病下治，左病右治，内病外治，冬病夏治，为什么？因为是整体观。那么，对于我们学中医的来讲，我们跟老师学，也不仅仅学几个方子，治几个病，我认为中医的治疗有很多方法，而且越是一个好中医，就越要学会多种疗法。我在上大学以前，我在农村当赤脚医生，当赤脚医生的时候，我就感觉我那时候最有成就感。而恰恰我那时候没上过大学，就是靠看赤脚医生手册学的。但是我见了很多的病症，而且很多患者就是在我手上治好的。该扎针灸扎针，该吃药的时候吃药，吃草药我们自己上地里采那个草药。夏天，拉肚子，血痢，拉痢疾，到那里去采大蓟，采马齿苋，就治了。我有一个小患者从炕上滚到锅里头，锅底下烧着火，屁股蛋就在锅底，抱起来以后屁股蛋两块皮都没了，家长抱了到我那来：“大夫，你给看看。”我从来也没有治过烫伤，赶紧翻书，赶紧找，五个鸡蛋煮熟了，把鸡蛋黄拿出来，倒点香油，把五个鸡蛋黄煎成蛋黄油，拿油纱条，敷上面，敷两次，好了，还不留疤。你说我们现在医院里，他能这么做？做不到，分科太细。所以，出好方，要综合疗法，你如果这个病该用针灸要用针灸，该用推拿用推拿，你该用药膳用药膳，你该用茶饮就茶饮。现在我发现针灸真的是好。我觉得我们中医每个人要当针灸大夫，学会针灸。首先想着这个病是不是可以不用药，用针灸来解决问题。不要以为现在针灸都是治颈椎腰腿痛、神经疼痛。现在我们的针灸科满屋子人的都在吊着脖子，牵引，然后针灸。把针灸的疾病局限了，其实世界卫生组织确定409种病是可以用针灸治的。我们是中医发源地，针灸的发源地，我们自己把它搞成了针灸光治颈椎腰腿痛了。如果每个大夫都有针灸的技术，有些病直接用针灸就解决了，不用吃药。不用认为我讲的出好方，出个什么方，出个综合方，包括针灸、推拿、包括药膳，包括茶饮，包括回家泡脚，这些都是治病的措施。所以这个方子，众多的非药物疗法，这些世遗技术，真的要成为一个好大夫，在座的各位一定要多种方法都要领略，都要去学习，都要去掌握，真正中医就是全科医生，中医是纯正的全科医生，也是家庭医生。它什么病都看，那就在你的本领，你有没有出好方的本领，出好方就是要找准病因，用简单而综合的方法来提高疗效，这就需要我们向老师学，向临床学，向同仁学，向民间学，向患者学。不要忽视患者，能够把他说的，我回去怎么怎么着，效果怎么样，你要听得进去，就成为你的临床经验，所以这些方面都需要我们来认真地去思考。

第七，懂人文。医学必须和人文相结合，这是我们中医人所决定。医者必须懂人文，要让我们的医学有温度，要让我们的医学有人情味，我们要善于和患者交流、交谈，这既是了解病因病机的需要，也是治病疗伤的重要方法。做个好中医，必须具有良好的中医药文化素养和哲学思维。刚才我讲了，要对中医药文化要深邃的领悟，你深邃领悟了，就会处处体现在你的行医过程当中，现在我们说我们的医生都根本没有温度，没有人情味，完全是靠着说明书，完全是靠着那个教条式地去诊断、处方、用药。你说患者能没有意见吗？医患关系能和谐吗？所以，要懂人文。我们很多的名医名家，我们在座的施校长，在座的我们诸局长，刚才你们听了他们俩的发言，85岁的老人他能不用稿子就讲，这记忆力就了不得啊！而且是一气呵成啊。你们还没注意到，我们诸局长刚才他说他的稿子已经发给大家了，他又补充了三点，说那三点都是用手自己写的，没有秘书给他准备。这是什么？什么精神啊！这是说明他就是这样的一个人。说明文化内涵造就人的本质，这是懂人文非常重要的一个体现。我们应该向他学习，我们应该为他鼓掌！

第八，医德好。说到底，不管你有再好的医术，如果没有好的医德，你绝对不是一个好医生。你整天专营谋财，没有大医精诚里面所强调的“凡大医治病，必当安神定志，无欲无求，先发大慈恻隐之心，誓愿普救含灵之苦。若有疾厄来求救者，普同一等，皆如至亲之想，见彼苦恼，若已有之，一心赴救，无作功夫形迹之心，如此可作苍生大医”我们大医精诚讲得清清楚楚。我们怎么样真正地做一位苍生大医？医德，一定要好，仁心仁术不是光四个字就这么一念，悬壶济世，你的言行是不是仁心仁术？配得上仁心仁术吗？所以，医德好，是我们所有当中的一个最终的落脚点，它贯穿于我们全过程的所有的学医的过程。

上面八点，我又总结了一下：“读经典，跟名师”，是向别人学习，向先贤学习，向老师学习，这很重要，把别人的经验，别人的智慧变成自己的。“多临床，有悟性”，是要求我们在实践中善于总结的过程，不断总结的过程，多临床，有悟性，你要成为一个名中医，要善于总结，这个过程很重要。“善思变，出好方”，是不断思考，不断提升水平的过程。你越思变得好，你处方越开得好，疗效越好，那你的水平就越高，这就是这么个过程。而“懂人文，医德好”，就是从道、法、术、器，你运用的道法术器，你运用得好，最后你会走向名医、名道的苍生大医，这是个必然。

刘清泉院长谈如何以中医之道驭西医之术

北京中医医院　刘清泉

刘清泉院长指出：“对于呼吸机我们要善于归纳它的中医属性，要把呼吸机当作人参、附子来用，并且要有意识地防止人参和附子的不良反应，最后还要能按照中医的理论把呼吸机给撤掉。”

我这十几年一直在治疗重症细菌感染，感觉在早期基本是两个问题。

一个是病在气分和少阳经的问题，二者应合方一起治；另外一个就是病邪伤阴。

ICU中我现在基本能做到让患者不伤阴，在疾病的治疗中患者很少出现舌绛或者舌光无苔，这就是现代支持治疗所起的作用。

但是ICU中出现伤阳耗气和厥脱休克的患者多了，表现为突然手脚凉，整个循环出现问题，这便是营血出了问题，阳气伤了，气不摄血了。

ICU中我们常用人参补气，回阳气、增元阳，增加人的气化作用。液体输进去之后，需要阳气的气化作用把液体变成津液，如果输完液体以后患者出现水肿，可能是这个患者的气化不好。

我过去用四皮饮、真武汤、疏凿饮子、麻黄汤等来治疗这种水肿，疗效并不满意，最后是通过益气、温阳、助气化来解决的。如果用一定要早用，尽可能避免患者出现这种情况。

我去外院会诊时，经常是患者已经出现这种负面情况了，非常难治。

西医对于重症细菌感染的治疗方法，有一种叫早期液体复苏，就是大量补液，但是补液的量不好掌握，容易出现问题。

我治疗过一位70多岁的老先生，是中风后遗症，病情是糖尿病合并肺炎感染，还出现了休克。

第一天液体输了1万多毫升，患者状态很好，没有出现问题，第二天输了8千多，第三天输了7千多，感染逐步得到控制，但是没有注意及时减补液量，第四天又输了7千多，结果患者出现了心衰，也就是中医所说的虚脱。

当时参附和生脉注射液用得少，清热解毒、宣肺化痰的药用得多。现在回过头想一想，其实前面的治疗也许不需要中医中药去清热化痰，西医西药就能很好地控制感染，解除痰热，中医中药只要关注保护阳气、助气化就行了。

临床时中西医是可以进行合理分工和优势互

补的。输液可以当作中医的补阴疗法，抗生素可以当作特效的清热解毒剂。

西医补液时如果补液量不够则不能纠正休克，补得太多又会出现心衰，反反复复容易导致患者死亡。

在补液时配合使用中药以后，可以让药液补得少了，而且能更充分地发挥药液应有的作用。

我想若是当年有这些补液手段，吴鞠通也一定会用。

现在我们终于有了这些技术和手段，一定要充分利用，为我中医所用。从某个角度看，西医是具有中医属性的。

我们不妨用中医的临床思维来分析一下。比如呼吸机，我认为是温阳的、救逆的，有时比独参汤、参附汤更有效。

临床中我发现，如果是痰热腑实出现 ARDS 的患者必须上呼吸机，及时上呼吸机可以延长生命，生存力大增；如果是邪热内闭的患者上了呼吸机病情反而会加重，肚子越来越胀，肠鸣音越来越低。

对于后一种情况中医有对应的解决办法，但如果拖延到肠梗阻阶段就无计可施了。

当上呼吸机的患者表现为热实内结时，应早期用承气汤通腑泄热，使其跟呼吸机合拍。

西医的方法是用镇静剂把患者镇静住，用肌松剂给患者松解，这些治疗实际上都是在泻阳气，没有阳气了，患者和呼吸机虽然合拍了，但以后脱机恢复起来很麻烦。

我在北京医院看过一位患者，高热、神昏、便秘，上呼吸机一个月了还撤不下来。

我发现患者舌燥、脉细，说明补液补得不够，出现了腑气内结伤阴，进一步就会热入营血，于是开了 5 剂药，治用犀角地黄汤加宣白承气汤；又因患者腑实、神昏，嘱服安宫牛黄丸一日 2 丸。

用药后患者高热、神昏、腹胀逐步都解除了。剩下的就是如何脱机的问题了。

呼吸靠宗气，宗气来源于脾胃之气和自然之气，生成之后聚于胸中，司呼吸以贯心脉。

呼吸机补足氧气（即自然界清气），要想脱机，就得补充宗气的另一个来源——脾胃之气，方用补中益气汤，三个星期之后患者终于脱机了。

这个患者到底是中医治愈的，还是西医治愈的？很难说清。如果没有呼吸机患者早就死了，如果没有中医中药患者又无法脱离呼吸机，最终预后也不佳。

对于呼吸机我们要善于归纳它的中医属性，要把呼吸机当作人参、附子来用，并且要有意识地防止人参和附子的不良反应，最后还要能按照中医的理论把呼吸机给撤掉。

我曾在东直门医院 ICU 里做过基于中西医理论脱机的项目。

东直门医院 ICU 有两个特点，第一是患者基本没有呼吸机依赖的，很少有上了呼吸机一两个月撤不下来；第二是出现细菌耐药的患者较少。这样的治疗结果是中医的还是西医的？

我想是中医的，因为是用中医的指导思想去治的。

我认为西医的治疗方法是具有中医寒热温凉等属性的，我们要学会接纳和吸收，以中医的理论去指导使用，为我所用，而不是拒之门外，这样才能提高中医的疗效。

如果患者是阳脱的，那么就应该上呼吸机，之后配合中医中药很快又能脱机了。不但是仪器，西药也是如此，分析、思考后再拿来用。

古人认识问题是非常到位的，我们现在面临的问题是如何把古人的东西传承下去并且充分加以利用。

如果一位患者来就诊，我们能够诊出是春温还是暑温还是秋燥，那你的中医水平就到位了，就像赵绍琴老、任应秋老他们那一代人了，他们能按照中医的病名去诊断。

中医的病名不能丢，这一点过去我不太理解，西医的病名很明确，为什么要用中医的？

很多老先生一直强调中医病名这些问题，经过这些年的临床我发现，中医病名不仅一个不能丢，而且要认真整理出来。

古代的这些病名到底是怎么回事？诊断标准

是什么？我们应该好好思考一下。

对于重症的治疗，吴鞠通其实在书中讲得非常清楚。刘景源教授研究 H1N1 重症流感引起的肺炎的时候，发现其临床症状与《温病条辨》里的记载是十分相似的。

太阴经温病上逆，只要一咯血，吐粉红色血水，病情就加重了，患者基本活不成，吴鞠通当时认为是死不治，给出的参考方是犀角地黄汤合银翘散。

现在我们怎么办？上呼吸机，先把生命保住然后再治。

生命支持是门技术，你可以认为它是西医的，你也可以把它变成中医的。有人说我强词夺理，我不否认，但我是用中医的理论去分析、去使用的。

什么是中医？

就是在中医理论指导下的一种临床实践活动，如果脱离了中医理论的指导就不是中医。

什么是中药？

也是在中医理论指导下所用的药物，如果没有中医理论的指导就不是中药。

三七皂苷是西药，确切说是植物药，其作用是改善微循环，它的寒热补泻属性是什么呢？

银杏叶是中药，银杏叶中提取的东西是寒、是热、是补、是泻？归经属性是什么？如果说它能改善血管功能，这是西医的理论。

这些提取物目前来看不是中药，最多算植物药。西医是提取出中药的有效成分做成了西药。

我常说，临床工作时中西医不要排斥，中医要学会使用西医的治疗手段、方法及药物等，前提是在中医理论的指导下。

中医有丰富的理论资源，无论未来医学如何发展，我们一定要坚持以中医理论为指导。

如果把中医、西医的长处融会贯通，是否能够形成既有别于传统中医，又有别于西医的“中国医学”呢？

李太云等人发起倡议，提建议复兴中医药

河北省中医药科学院　曹东义

第一部分　中医药振兴发展的时代背景与政策支持

党的十八大以来，中央把中医药工作摆在突出位置，中医药改革发展取得显著成绩。尤其是 2020 年新冠肺炎疫情发生后，中医药全面参与疫情防控救治，作出了重要贡献。

2021 年 3 月 6 日，国家给予了中医药强有力的支持，强调，要做好中医药守正创新、传承发展工作，建立符合中医药特点的服务体系、服务模式、管理模式、人才培养模式，使传统中医药发扬光大。

中医药振兴发展是中国传统文化继承与发展的必然，是新时代发展的内在要求。还指出：中医药学是中国古代科学的瑰宝，也是打开中华文明宝库的钥匙。因此，中医药振兴发展是中华民族伟大复兴的历史必然和时代要求，建立新时代中国特色医学新体系是健康中国行动的具体实践。

第二部分　中医药振兴发展的三个可选方案

第一方案：建立健全新时代中国特色医学新体系

新时代中国特色医学新体系，是以中国传统文化，尤其是中医文化为文化底色，以中医思维为指导，以中医哲学为思想主体，以中医理论为理论框架，吸收、结合或融合一部分西医理论与技术的全新的医学理论体系与技术集合。新时代中国特色医学新体系，不是以西医为指导来改造中医，也不是中西医并重，而是以传统中医理论为主，统一整理融合西医部分诊疗技术，形成中国特色医学新体系。是从中国的实际情况出发，独立自主的解决中国人民的健康问题，从而找到适合中国特点的正确模式，保证健康中国行动的推进与成功。

第二方案：坚持中西医并重

根据国家卫健委规划发展与信息化司《2019 年我国卫生健康事业发展统计公报》数据，西医在目前中国医疗卫生健康领域占据着绝对优势，处于完全垄断地位。在这种情况下，说中西医并重是非常不现实、不合时宜的，根本没有公平可言。

第三方案：调整官方中医与民间中医的关系

目前国家提倡的“中医药振兴发展”，大多是指官方中医。在我们看来，这个战略是值得商榷的，官方中医怎么可能振兴发展呢？说得不客气一点，他们除了会拿国家的钱啥也不会，连看病都不会看，说是中西医结合，其实是中医西化，东施效颦，离中医思维越来越远。不是“传承精华、守正创新”，在那里官方中医却全盘西化，走上了“邪路”，方向错了，越努力错得越远。

民间中医作为真正会看病的医学，保留了传统中医的从医形式、学术精华、诊疗手段，以及简便廉验的特色，是正统的中国传统医学。所以，首先必须把民间中医“扶正”，探索制定适合民间中医发展的政策。只有民间中医蓬勃发展起来了，中医才是真正的复兴了；只有中医复兴了，中国人民的健康幸福才真正有保障。

第三部分　实施中医药振兴发展重大工程的具体措施

一、成立中医委

按照国家“中西医并重”的指导思想和要求，第一件事，是国家应该成立与西医委同级别的中医委，并且持续加大政策支持，使中医快速发展，在硬件建设和人才建设两方面达到与西医基本相当的规模。

二、改革目前的中医教育模式

1. 中医高等教育的教材问题

现在的教材表面上看很“科学”，把中医分为基础理论、诊断学、内科学、妇科学、儿科学、外科学、中药学、方剂学、针灸学、推拿学等几十门专业课程。中医是一个整体，被肢解之后的中医，还是传统中医吗？

2. 中医高等教育的培养方式

我们建议，中医药大学专业课主课选择四本标准教材：《黄帝内经》《难经》《神农本草经》《伤寒杂病论》，以及它们的经典注释版及补充读物，如《类经》《本草纲目》《温病条辨》等。同时大幅削减西医课程和其他与中医关联性不强的课程，比如英语等，集中精力加大中医经典在大学教育中的比重。前两年学习《内经》《难经》，掌握中医思维与中医基本理论，同时扎实掌握针推技法；后两年学习《伤寒》《本草》，全面掌握内外妇儿等临床基础，达到独立辨证施治水平；最后一年跟师实习，一位老师带 3～7 名学生实习，由学生直接出诊、老师从旁指导把关。所有老师不管什么学历，都必须至少从事临床五年以上方可任教。

3. 民间中医的师承与自学问题

国家应当鼓励师承和自学中医，改革目前的师承与确有专长考核制度，使其符合民间中医的自身特有规律，由地市级民间中医协会组织考查考核，调查疗效反馈，在真实客观的基础上，慎重评定中医师资格。无论院校毕业的中医师，还是师承或自学的中医师，均实行等级制，像驾驶证一样分类分级管理。专科的、全科的、疗效突出的、疗效普通的，乃至刚入门的，以不同的证标示出来，由地市级医师协会和民间中医协会分级分类监管，定期验证、考核换证。

4. 中医药走进中小学课堂

中医药教育应当走进九年义务教育课堂，使所有接受义务教育的学生了解、接触到中医药，对中医药有一个客观的认知。

三、正确认识中医的优势

中医是中华传统文化之树开出的最美丽的一朵奇葩、是中国古代劳动人民集体智慧结出的一枚硕果。自古以来，中医始终是中华民族健康事业的守护神，为中华民族的繁衍生息、中国社会的发展作出了卓越的历史贡献。中医最美、最引人入胜的，是它完备的理论，极具哲学高度。中医属于自然医学，中医药是中国古代农业社会的产物。中医建立在古代朴素天文学与生物学的基础之上，利用基本的统计学原理总结而成，所以中医是对宏观宇宙与人类生命规律的科学总结。

中医自古以来并不是慢郎中，很多急难危重症，都是在中医的手里转危为安。中医在治法方面手段非常丰富，可以异病同治，也可以同病异治，可以用药物，也可以用非药物的方法，可以药物介入，也可以不介入，针灸推拿、丹药膏丸散，还可以自愈。中医看病廉价，背后一般没有太多的利益因素。中医看病标本兼治，不留后路，没有一大堆的副作用和后遗症，几乎没有“终生服药”的概念。

四、客观认识中医目前存在的问题

中医有自身的局限，中医的诊断方法备受争议，在很多方面没有标准，所以造成传承方面出现了很多问题。中医目前整体的疗效并不如人意，对传统医学的研究整理不够。中医药缺少舆论的正面宣传推广。目前国家整体策略是中西医并行，而实质上是西医完全占据主导地位，官方中医被大规模的西化，民间中医则是被严格打压的状态。中西医在终端市场的混战状态，正在严重制约中国医学事业整体向前发展、迈上更高水平的医学服务层次。

五、正确把握中西医结合的发展方向

一百多年来，中西医并存，为中国人民的健康做出了一些贡献，但是中西医混战，也给中医医疗健康事业带来了很多新的问题。现在，到了全面整理整顿中国医学秩序的时候了。我们需要一个全新的、唯一的、真正为人民健康服务的新时代中医特色医学新体系。

第一阶段，中西医结合。中西医结合是中华人民共和国建立后政府长期实行的方针。

第二阶段，中西医并重。目前国家提倡中西医并重，作为中国公民，我们必须无条件支持党和国家的方针政策。但是我们也要看到一些现实情况：我国从事常规医学和现代医学的专业技术人员是从事传统医学的13.52倍。在这样的情况下，中西医要如何并重？

第三阶段，即我们提倡的新时代中国特色医学新体系。新时代中国特色医学新体系，是以中国传统文化，尤其是中医文化为文化底色，以中医思维为指导，以中医哲学为思想主体，以中医理论为理论框架，吸收、结合或融合一部分西医理论与技术的全新的医学理论体系与技术集合。将中医理论作为指导思想，以中医文化为基础，然后把中医的诊疗和西医的诊疗技术结合起来，在中医的理论指导之下，去统一使用这些诊断方法和治疗方法和技术。综合起来一句话就是：坚持以中医为主，西医为辅。

中西医融合、整合之后，中国将不再存在“西医”这个概念，一个崭新的新时代中国特色医学新体系诞生了。它可以简称为“新中医”。

新时代中国医学新体系建立之后，卫健委和中医药管理局两个单位合二为一，国家只存在一个医学体系，人们再也不用去争中医好还是西医好了，患者再也不用纠结到底该看中医还是西医，医院会针对不同的人、不同的病，使用最合适的、最准确的、最经济有效的方法给予诊断治疗。无论从国家层面，或是利益集团的角度，以及所有医务工作者，乃至患者的角度，所有人全部实现共赢，所有问题得到完美解决。如此一来，中国的医疗健康事业必然是全球的最高水平。

六、建立健全新时代中国特色医学新体系

医学的终极目的，是提高全民身体素质、减少疾病的发生率、提高临床治愈率、降低危急疑难重症致死率。在生命面前，不应有中西医之分，一切应该以这个目标为出发点。建立健全新时代中国特色医学新体系，正是践行“一切为了人民健康”的最高宗旨。

第一步，民间中医与官方中医结合：民间中医保留了传统中医的从医形式、学术精华、诊疗手段，以及简便廉验的特色，是正统的中国传统医学。正因为有正统的传统中医思维、掌握真正治病救人本领的中医，大部分都在民间，因此，中医的传承守正，只能主要依靠民间中医。

第二步，传统中医与现代医学结合：继承整理好传统中医，以中医思维统一整合西医。

第三步，新中医与高新科技结合：新中医与互联网、物联网、大数据、人工智能、量子物理、干细胞技术、基因医学等前沿科学整合，形成全球领先的新时代中国医学新体系。

新时代中国特色医学新体系的创新途径，可以考虑主要从以下几个方面着手：①医学体系创新。②医疗管理体制创新。③医学理论创新。④医术医技创新。⑤教育传承方式需要全部推翻重建。⑥开展全民健康教育已经刻不容缓。

七、重新夺回中医的话语权

中国医学的发展方向，应该是由中医主导、应该是中国人说了算，绝对不可以全盘西化、按照西方资本利益集团为我们设定好的方向走。所以第一步，中医必须也应当恢复话语权，中医的命运应该由中医人、中国人来决定，中国人的生命健康应该由中医来护佑！

这个话语权，包括制定健康标准、疾病阐述、诊疗规范，以及对诊疗结果的评价系统、医师的教育考核体系等标准。建立健全新时代中国特色医学新体系是一个系统工程，是一项极其繁重的任务，要加强顶层设计，统筹各方面力量才能协同推进。

八、重建中医的群众基础

中医的历史使命就是为人民谋健康，全心全意人民健康服务。人民健康是中医的初心。中医现代化的基本路线是获得更广泛的群众基础，只有群众喜欢的医学才是有前途的医学。

我们相信，只要坚持中医思维，在中医理论的指导下整理古代中医、整合现代医学，中医就不会被西化，也不会被消灭，相反会在不断地守正创新中变得越来越强大、越来越完善！

九、成立全国性的民间中医十办会

为了更好地发挥祖国传统中医的优势，适应时代发展的需要，广泛团结民间中医，促进民间中医之间的医术交流与提升，维护民间中医的合法权益，保障普通民众就医的公平选择权，努力实现传统中医药复兴，助力中华民族的伟大复兴，有必要建立一个由民间中医人士组成、肩负起民间中医使命、促进民间中医队伍发展的民间中医十办会组织，负责联络全国各地民间中医，加速民间中医智力成果转化，推动民间中医行业良性发展，为全国普通百姓谋健康；保持与发扬中医药特色和优势，发掘、整理、验证、创新、推广民间中医药，丰富与发展中医药学，为推进健康中国行动、建立健全新时代中国特色医疗保健新体系作出贡献。

第四部分　中医药振兴发展成功的评价标准

中医药振兴发展重大工程的实施效果，可以通过以下指标来评价：一是，中国人的总体健康水平提高了多少？二是，治愈率提高了多少？三是，住院率降低了多少？四是，全国医疗费用降低了多少？五是，最重要的指标，老百姓的口碑和满意度、认可度提高了多少？

过去一个世纪，中医衰落，文化丧失，百姓遭殃；十八大以来，中药复兴，民族之幸，百姓之福。

让我们高举毛泽东思想和新时代思想伟大旗帜，以高度的文化自信，紧跟时代脉搏，践行仁心仁术，推进健康中国行动，加快构建新时代中国特色医学新体系，将中国的医疗健康事业推向全球最高水平！（李太云，2021 年 4 月 17 日于泉州中约堂中医馆）

重要说明：本建议方案由李太云主笔，李秦越、曹卫平、李英杰、张锦淮、练薇、刘美希、杨明等共同完成。本次签名征集活动由中华传统医药协会筹委会、北京龙吟长空中医研究院、北京济群中医医学研究院、杭州山人堂健康管理有限公司、上海慈明健康管理有限公司、湖南明祥传统中医研究院、贵州乾正中药材有限公司、杭州飞象健康管理有限公司、湖南万福欣睡眠医疗连锁集团有限公司、绵阳智慧中医科学研究院、四川民慧春天健康管理有限公司、长沙医食吾优健康管理有限公司、北京至德圣道中医药研究院、陕西至德圣道医药科技有限公司、深圳市极简生活控股有限公司、澳华大健康产业（广东）有限公司、和义投资控股有限公司、深圳中韩达投资发展有限公司、北京百草缘医学研究院广东华南分院、上海慈明健康管理有限公司、武汉幸福健商文化传媒有限公司、武汉中阳中医医院有限责任公司、湖北红月光生物科技有限公司、襄阳龙马养生科技有限公司、湖北艾家人健康实业有限公司、武汉艾源生物科技有限公司、武汉尚滋堂医学研究有限公司、华夏新民医研究协会筹委会、泉州市中约堂生物科技有限公司、珠海全草生物科技有限公司、长沙正弘中医药研制开发有限公司等单位共同发起。

鄚州大庙祭医宗，“扁鹊计划”见行动

河北中医学院扁鹊文化研究院　张培红

为了落实“扁鹊计划”，纪念扁鹊诞辰，2021年6月8日上午，在鄚州大庙进行了纪念医祖扁鹊的活动，河北中医学院给省局领导发函，请领导出席，刘彦红局长、刘麟韵处长、石莹主任都很支持，由于很多工作离不开，就请河北省中医药发展中心的孙庆臣主任出席了这次学术会议。

2年前，河北省中医药管理局会同省卫生健康委、省教育厅、省文化和旅游厅等3部门联合印发了《河北省中医药文化传承发展“扁鹊计划”》，提出重点实施中医药文化挖掘整理等五大行动15项具体工作。提出到2025年，初步形成以扁鹊文化为核心，融合燕赵医家流派文化元素，集中医药文化传承保护、研究开发、创新利用于一体的河北中医药文化体系。

《计划》提出，实施中医药文化挖掘整理行动。开展中医药文化资源普查；加强地域特色中医药文化研究，深入挖掘扁鹊文化等中医药文化的核心内涵，形成河北特有的中医药文化品牌；扩大医祖扁鹊文化品牌影响力，鼓励河北中医学院开设“扁鹊中医药文化”相关课程。

《计划》明确，实施中医药文化传承保护行动。开展河北名医学术思想和学术流派研究，重点挖掘、整理研究河间学派、易水学派等不同流派医家代表学术思想、医论验案等文献资料；加强中医药非物质文化遗产传承保护，鼓励各地加强传统医药项目申报非物质文化遗产；大力推进中医药博物馆建设，支持河北中医学院建设河北省中医药博物馆。

《计划》提出，实施中医药文化传播推广行动。大力弘扬医祖扁鹊中医“治未病”理念，创新实施河北省“百院千场健康大讲堂”“燕赵中医大讲堂”等中医药文化科普活动；打造中医药文化宣传矩阵，建设河北中医药网络信息平台。实施中医药文化产业提升行动。发展中医药健康旅游产业，鼓励邢台巨鹿、邯郸馆陶、承德滦平等地区建设中医药健康旅游示范区。实施中医药文化人才培养行动。遴选临床好、业务精、擅表达、会沟通的中医药专业技术人员充实到科普专家队伍中。

河北中医学院2021年6月5日给河北省中医药管理局的信件：为了落实扁鹊计划关于“到2025年，初步形成以扁鹊文化为核心，融合燕赵医家流派文化元素，集中医药文化传承保护、研究开发、创新利用于一体的河北中医药文化体系”的精神，我院扁鹊文化研究院于本月8日（扁鹊生日），在扁鹊出生地雄安新区鄚州镇，举办纪念活动，开展学术研讨。诚邀河北省中医药管理局领导莅临指导工作。

河北中医学院副院长方朝义教授带领扁鹊文化研究院张明泉副院长等莅临大会，与大家一起参与活动，代表学院向扁鹊敬献花篮，河北省中医药管理局、河北省中医药发展中心、河北省中医药文化交流协会也一起敬献花篮。

此后有关专家实地考察了鄚州扁鹊庙旧址，在老庙台上，见了一位88岁的老者，说他小的时候还有的旧庙，逐渐被毁弃，实在令人痛心。1992年重修的扁鹊庙，壮丽雄伟，它由于此前属于任丘市，当地为了方便大家前去瞻仰参观，拓宽了106国道，并且将一段路改名为“扁鹊大道”，有些措施在落实的时候有了变化，设立的雄安新区把鄚州镇，划归雄安的雄县管理。

安新区总体布局在白洋淀西侧，正在大规模建设，位于白洋淀东南角的扁鹊庙，还没有出台相关规划蓝图，很多地方不允许修建，所以，现在已经归属雄安的扁鹊大庙，正在等待着未来大规模的“旧貌换新颜”，这一次去，基本上是“留下珍贵时刻”，还是过去几十年前的面貌。

在鄚州扁鹊庙祭祀活动后，有些专家考察了鄚州古城墙遗址，大家饶有兴趣登上高高的残存土墙，这里依然保留着历史的沧桑。

鄚州建城，远在战国就有了。

《史记·赵世家》说：“惠文王五年（公元前294年），与燕鄚（州）、易（州）。”

赵武灵王沙丘宫事变之后，赵国国力衰败，不得已，割让土地给燕国。

扁鹊出生、学医的故里鄚州，历史上就在燕南赵北，与晋国、齐国也是近邻，扁鹊年轻的时候在这里开客栈十年多，见多识广，得到传承，接受了长桑君的全部“禁方书”，成为一代宗师，此后“名闻天下”，四诊合参，重视望色和脉诊，“视病尽见五藏症结”，救治赵简子，得四万亩封地，因此，就有了邢台内丘的“神头村”扁鹊弟子柏、虢太子岩，有了封地、众弟子，教书看病，传道解惑，因此就有了《扁鹊内经·外经》流传后世。

扁鹊在邯郸做妇科医生，到洛阳开创耳目老年科和骨关节病治疗，到咸阳成为儿科鼻祖，“随俗为变”，以利天下。

下午的学术交流，进行大会发言交流的主要有：①曹东义，《打造扁鹊文化传播高地》；②张培红副院长，《正说扁鹊》纪录片项目介绍；③张明泉副院长，《扁鹊在鄚州的说文解字》；④张志文副秘书长，介绍豫剧《医宗扁鹊》；⑤田占易，介绍扁鹊文创产品开发；⑥袁野副会长兼秘书长，讲中医药文化内涵建设与传播；⑦吕金仓副会长，讲中医药康养发展前景；⑧付雅菲，介绍《中医文物声音档案》；⑨谈奕，介绍《非常大中医》；⑩周博涛，《正说扁鹊》“保卫视、争央视、出精品”。

学术交流精彩不断呈现，围绕扁鹊文化传承的深入研究、充分呈现、广泛传播，内容丰富，答辩问难，解惑传真，盛况空前，国内仅有，实为罕见。

邓老仙逝近三年，豪情仍在天地间

河北省中医药科学院　　曹东义

国医大师邓铁涛先生2019年1月10日离开我们，如今已近三年了。但是他没有走远，在新冠疫情全球蔓延的时刻，他当年建言献策的身影经常出现在大众的视野里，一直与大家一起“讨论”中医的历史作用和未来复兴的战略问题。

一、《中医与未来医学》让我震撼

2004年11月，在广州海航大酒店参加邓铁涛学术思想的国际研讨会，讨论的内容如中医治疗SARS、重症肌无力、五脏相关等议题，都是重要的学术问题。

邓老的主题发言《中医与未来医学》，更是关系到中医未来发展方向的大问题。他说，我虽然不是“未来学家”，但是对于中医与未来医学的问题，是一直在思考的问题，愿意把自己的想法与大家一起交流。他的演讲，让大家感到十分振奋，有“拨云见日，豁然开朗”的感觉，希望把这个思想深入研究下去，广泛传播，成为中医界的共识，变成信心和力量。

邓老说，未来的医学，应该“养生重于治病”。中医有句格言“上工治未病”。这是一个重要的指导思想，它包括未病先防，已病早治，重点在于防病。西方医学也重视预防，讲卫生。两者相比较，西医是消极的，中医是较为积极的。西医的预防讲外部的防御，如绝对无菌、消毒，而中医比较重视发挥人的能动作用，发挥人的抵抗作用。

中医养生学，有几千年的积淀，内容十分丰富。未来医学必将把养生放在最重要的地位。富如美国，也支持不了日益增长的天文数字般的医疗开支。一个高血压患者必须天天服药，药物有副作用，就要不断更换新药，新药新价格，越来越贵，这才符合生财之道。中医的养生术、导引术既能防病又能治病，立足于无病。

邓老说，假如能够发明一种药物，只要吃一片就可以“根治高血压”，这样的好药，资本主义制药企业是不会支持的，因为不符合生财之道。根据现代的生产力，在合理的制度下，一个成年人每周工作5天，每年工作8个月，大概已足够了。一年分两段，半年工作4个月，两个月是养生、娱乐、体育、美术及其它自己喜爱的，毫无忧虑与压力地愿意干什么就干什么，这样一来人的健康与寿命一定会更美好。人的欲望是无穷的，因此仍要靠中医的养生理论去教育那些纵欲无度的亚健康者。

邓老的构想很美好。他设想的“未来医学之路”是这样说的：医学不仅仅只有重视微观的西医才是唯一的医学科学，立足于宏观的中医学也是科学。对SARS的防治，西医千方百计用电子显微镜抓到“冠状病毒”，然后再找寻防治之法，目的在于杀灭病毒。中医则根据时间、气候环境、病邪的属性、个体差异、证候表现进行辨证论治，针对时、地、人这一宏观现象进行预防与治疗。事实证明中医防治SARS效果胜于西医，已可定论。中医用药物预防，其优势相当明显。

按照中医的诊治模式，就能走出一条与西医完全不同的道路来。

邓老说，重症肌无力，西医研究了上百年，是从微观着手，可谓已够深入，并能做出动物模型。治疗方法也不少，认为切除胸腺是一张王牌，但其总的效果，多数治疗只能达到缓解之目的，仍然会反复发作，能根治者很少。中医对此病之研究才四十多年，我们没有走按神经学说研究的路。按中医理论进行研究，我们的结论认为是“脾胃虚损，五脏相关”。我们的经验是：凡病程短又没有用过吡啶斯地明、激素、胸腺切除等西医治法的患者最好医治，更易达到根治的目的。

在这个疾病的诊治问题上，邓老解决了现代西医无法解决的世界难题。

邓老说，心脏搭桥围手术期的治疗，我们中西医才合作了数年，但已经可以肯定，此法优于单纯手术之治疗。我们最终目的是要用中医药的综合治法取代手术治疗。中西医学全面而平等的合作，前途是光明的，共同创造未来的医学，为人类的健康与幸福作出更大的贡献，是可以做得到的。

中医与西医尽管有很多分歧，但是也有很多领域可以互相补充。

邓铁涛先生认为，21世纪的前景是光明的，未来医学是循序渐进的，21世纪前半叶我们的希望：

（1）人类将摆脱化学药品的副作用，摆脱创伤性的检查以及治疗技术带来的痛苦与后遗症。医学要讲人道主义，要达到“仁心仁术”的职业道德最高境界。

（2）实行“上工治未病”，医学将以养生保健为中心，使人人生活过得更愉快、舒适、潇洒。

（3）医学将以“保健园”的形式，逐步取代医院的主要地位，医院将成为辅助机构。

（4）医学除了属于科学范畴之外，将深入文化、美学、艺术，使医学从人体的健康需求，上升到精神世界的美好境界。医学、文学、美术、书法、音乐、歌舞、美食、药膳、气功、武术、健康旅游、模拟的环境、梦幻的世界……将成为“保健园”的重要组成部分。接受保护健康，是快乐的事而不是苦事。

（5）第三世界要摆脱贫困与落后，才能一起进入未来医学的世界，而使第三世界贫困与落后的原因是强权政治、种族压迫与掠夺战争。抢救一个垂危的患者，十分艰辛，但打死一个人，只要手指一扣扳机！

邓老的这几条“未来畅想”，为未来医学勾画了一个美丽的远景蓝图。

我第一次听他作这样的主题报告，其宽广的胸怀、睿智的思想让我折服，成为我日后追随他、拜师求学的第一动力。

二、“回归中医，做铁杆中医”语重心长

经历了鸦片战争、中日甲午海战与戊戌变法失败之后，西方文化与西医药在我国广泛传播，具有一定的积极性意义。但是，否定中华优秀文化的思潮，也在长达百年的时间里四处传播，认为中国“事事不如人”，也深刻影响了中医队伍之中的很多人。他们把传统的中医药看成落后、陈旧的知识，要加以取消，老师与学生之中，这种民族虚无主义不断蔓延，禁锢了人们的思想。

邓铁涛先生认为，中医教育首先要给学子们铸造医魂，把热爱中华文化，热爱中医事业的热诚，传承给一代又一代的中医学子，否则会导致这个没有灵魂的躯壳的自我消亡。因此，在邓铁涛先生从教的六十多年间，从来没有停止过思想启迪。在一次硕士研究生班的讲座上，邓老问在座的学生们：“你们读过鲁迅先生的《呐喊》和《彷徨》吗？”他们回答说“读过”。邓老接着告诉他们：“你们是彷徨的中医；我是呐喊的中医，今天是呐喊的中医与彷徨的对话。”

面对西医日新月异的发展，不少进入中医行列的大学生、研究生，在思想上存在着困惑。中医似乎远离了时代，依然停留在古代的形式里，进步缓慢，缺乏时代气息。

邓铁涛先生早就察觉了这个令人不安的现象。因此，无论是在学院内外讲学的时候，还是在编写向中青年中医们传授知识的著作里，他都热诚地呐喊着。借助“经验传薪”的《碥石集》，或者在报章刊物上的文章里，邓铁涛先生多次反复地指出：“一部分学者对中医药学的信心不足，一种信任危机在滋长蔓延，这是一种危险的思潮。”他呼吁：“中医之振兴，匹夫有责，责任重大而神圣。必须端正对中医的认识，坚定信心，要树立为振兴中医而拼搏的精神。”

由于邓铁涛先生在旧中国走过坎坷的道路，在长期教学与临床实践之中，发现有些问题的产生，与错误的世界观连在一起，纠正起来阻力不小。

他说：“中医药学是中华文化的瑰宝，但真正认识中医药学的真价值，对世人来说，对医学界，甚至对一些中医来说，却不容易！”

多年前，在一次中医学术会议上，有位西学中专家说：“抗生素发明之后，中医治疗肺炎便落后了；速尿发明之后，中医治疗水肿便落后了”。有青年中医写文章认为：“中医药变也得变，不变也得变”。往哪变呢，朝西医的方向变。还有资深的中医专家写调查文章，认为中医的临床优势病种越来越少了。如此之类的文章还不少，多立足于批判中医理论之错误或不足，或对某些理论抽象的肯定、具体的否定。这都反映一部分学者对中医药学的信心不足。

邓老认为，许多人看待中医，首先认定中医药学是古老的东西，而古老的科学必然落后，认为中医虽能治好病，但没有实验做依据，与现代科学脱节，就不能算是科学。而西医的发展与其他科学同步，因而是先进的。难怪有资深的中医学者说“如今西医学已能洞察细微，无所不至，在治疗上则可换心换肝，无所不能。”在中西比较中就把中医药学放在“三等公民”的地位上了！

邓铁涛先生呼吁读经典，做临床，“回归中医，做铁杆中医。”

铁杆中医就是“立足于中华文化深厚的基础之上，既善于继承又勇于创新的人才。他们是有深厚的中医理论，熟练掌握辨证论治，能运用中医各种治疗方法为患者解除疾苦的医生；他们是有科学的头脑，有广博的知识，能与21世纪最新的科学技术相结合以创新发展中医药学的优秀人才，乃铁杆中医也。”

三、捍卫中医，反对科学主义呼吁复兴中医

2006年，反中医思潮沉渣泛起的时候，邓老鼓励我捍卫中医，希望我能为中医维权，河北省中医药学会召开了常务理事会，相应邓铁涛先生的号召。大家一起在报纸、杂志、网络发表文章，反击这股反中医逆流。我在2007年出版了《回归中医》《捍卫中医》《关注中医》，2010年出版了《中医近现代史话》《永远的大道国医》，2012年主编了《挺起中医脊梁——“废医验药危害中医”》等图书，为宣传中医，正确认识中医而努力。

2011年，网络里流传着一篇《我负中医，中医负我》，署名“王教授”的文章，这位学习中医然后留校教学三十多年的人，没有建立中医思维，也没有学懂中医，退休后发表了“自白书”式的文章。我写了《“王教授现象”应引起中医人警醒》，邓铁涛先生也接受采访分析“王教授现象”产生的原因。

2013年5月，邓铁涛先生给我写信，鼓励说：“你发表的文章我都注意看，都觉得写得不错。前天翻旧件，捡出你2005年11月5日的来信，谈关于禽流感问题的信，信中说：‘其实需要正确认识中医的，有相当多的是我们中医界内部的人士。学院派中医的观念已经根深蒂固。’这个可悲的现象，是王斌思想的影响所致！最近不断出现‘中医要科学，要打破神秘的藩篱’之类的要科学主义不要中医学的文章！我年事已高，无法去教育这些中医学院毕业的‘中医掘墓人’！要打破藩篱的作者居然提‘头发可以止血吗’的问题。他连头发与血余炭都分不开，到底这个藩篱是他自作的还是中医的呢？”

邓铁涛先生在信件的末尾鼓励我：“我希望你以批臭‘告别中医’者的精神，执笔战斗。我的学生中你最为合适。你以为对吗？”

读了邓老的来信，我的心情很复杂，一种历史责任感让我感到肩上的担子很重。但是，有邓铁涛先生的鼓励和支持，我很乐意接受这样一个艰巨的任务。

我们需要正确认识中医，邓铁涛先生在《正确认识中医》中指出，1949年以前半个世纪，中医受尽了轻视、歧视、排斥的待遇，未被消灭已属万幸。新中国成立后，王斌思想影响深远，中医药处于被改造的地位，其间虽经毛泽东、周恩来等老一辈革命家对王斌等公开批评并撤职，党中央一再强调要正确贯彻中医政策，并成立了中医研究院和几所中医学院，但中医事业的发展仍无大进展。

邓铁涛先生主张用发展的目光看待中医，第一就是要贯彻“实践是检验真理的唯一标准”。中医历经几千年，推而不倒。靠什么？靠治病有效果。如果中医治病无效，早就被人民所抛弃了。但贬低中医的人又说中医是经验医学，又说中医的经验不能重复……等等。邓铁涛先生认为那些没有中医理论与实践经验的人，只知照方开药，的确是难以重复宝贵经验的。中医师的高明与否，与其理论基础、临证经验、文化素养成正比，试翻阅历代名医著作及现代名中医的事迹足以为证，说中医只是经验医学是毫无根据的。

也就是说，科学是发展的，科学观也应该是发展的。

邓铁涛先生一贯主张微观是科学，宏观也是科学。西医是微观医学，从细胞到分子、基因……越来越细。中医学的理论与之相反，是宏观医学，把人（患者）放在天地之间去观察去研究。西医能治好患者，中医也能治好患者，按照真理的标准来看，并结合上述观点，中西医不能互相排斥，正好是互相补充，是既矛盾又统一的。微观与宏观相结合会创造出更深的理论，取得更好的效果。这是“后现代科学”的发展方向。

新的科学观之中，有一个叫作复杂性科学，主要用来研究生命现象，社会、经济领域的复杂问题。这些问题不能用物理学、化学的原理来解决，而与中医学有很多相通之处面对西医日新月异的发展。

经历了最近的新冠肺炎流行，中医药之所以有底气做出这样突出的成绩，与2003年中医迎战非典的经验密不可分。

邓铁涛先生为《中医群英战SARS》题词说：“历经突发的SARS之战后，世人开始正确认识中医。”

邓铁涛先生为之呼吁、奋斗终身的中医药事业，其发展已经上升为国家战略，随着人们对于世界范围内新冠疫情的反思，具有辉煌历史的中医药，走过了近代坎坷，充分展示出巨大的现实作用，其未来价值必将被越来越多的人所认识。

祝由有“十三科”，还是十三科之一

河北医大第三医院 陈鹏

经常见到网上有人介绍祝由，有些内容看上去就有言过其实、夸大宣传的嫌疑。

祝由是一个古老的治病方法，但是，有人竟然说祝由是中医的根本所在，不懂祝由、不会祝由就不是中医。并且说“祝由十三科”包罗很广，古代有“乡约祝由”的政治制度，仿佛一部中医史，就是祝由的历史。

我们查阅历史介绍，说“十三科”包含：一曰大方脉科，主治伤寒痰喘，及一切内症。 二曰诸风科，主治麻木瘫痪，及一切中风。 三曰胎产科，主治胎前产后诸病，及一切妇科异症。 四曰眼目科，主治青盲白翳，及流行眼疾。 五曰小儿科，主治惊风潮热，及一切幼科杂症。 六曰口齿科，主治牙痛鱼鲠，及一切喉症。 七曰痘疹科，痈疽疔毒，及淋浊科。 八曰伤折科，主治压伤骨断，及跌打损伤。 九曰耳鼻科，主治耳聋鼻衄及一切耳鼻病。 十曰疮肿科，主治癞疥顽癣，及无名肿毒。 十一曰金簇科，主治箭伤枪伤，及刀斧铁器伤。 十二曰书禁科，主治镇邪驱鬼，及辟毒截疟。十三曰砭针科，主治疯癫，及筋骨疼痛。

显然，祝由属于“十三科”之一，而不是祝由拥有“十三科”。从事祝由的人，虽然主要活动在古代，但是现在仍然有些人相信这种医术，是一个学术流派，即祝说病由，不需用针灸或药物即可治病。

祝由科自元代即列入太医院十三科，是十三科之一。祝由二字，最早见于《素问》，谓上古之人治病，不用针药，只要移易精神、变换气质，请人施展祝由之术，即可搞定。按现代医学观点看待，属于心理学之心理暗示、催眠部分。

中医虽然强调整体观念，但是古代就有分工。术业有专攻，得其人才能传承。

《灵枢·官能》说：针论曰：得其人乃传，非其人勿言，何以知其可传？黄帝曰：各得其人，任之其能，故能明其事。雷公曰：愿闻官能奈何？黄帝曰：明目者，可使视色；聪耳者，可使听音；捷疾辞语者，可使传论；语徐而安静，手巧而心审谛者，可使行针艾，理血气而调诸逆顺，察阴阳而兼诸方。缓节柔筋而心和调者，可使导引行气；疾毒言语轻人者，可使唾痈咒病；爪苦手毒，为事善伤者，可使按积抑痹。各得其能，方乃可行，其名乃彰。不得其人，其功不成，其师无名。故曰：得其人乃言，非其人勿传，此之谓也。手毒者，可使试按龟，置龟于器下，而按其上，五十日而死矣，手甘者，复生如故也。

有专家认为，中医产生发展的早期阶段确有祝由存在，元代以前甚至在官书中都有记载。但元代统治者用蒙古萨满取代了祝由在官方记载中的地位。我个人以为：如果在当下时代，祝由仍然能用自己的理论和方法切实解决民众防治疾病的问题，那祝由就可能有我们尚不了解的作用机理存在，有人愿意花时间和精力来研究和应用祝由。只要以不违反法律、不危害他人利益为原则就可以。个别人的言行不中看不中听，那是人的问题。

有人认为，一说到鬼神，他的迷信思想就出现了，认为就是聊斋里的魑魅魍魉，就不能归到传统文化上来，归到中医上来，宋明理学有个诚意，他讲鬼神者物质之也，就是说鬼神是物质到最精细的状态下，这样的研究鬼神就把它归列到物质性上来了，难道中医不需要研究精细的物质状态吗？

河北省中医药科学院曹东义认为，春秋战国时代医巫分业，是不可否认的历史过程和结果，当然，不是一刀切，也不是截然有鸿沟，有些人选择了医生的职业，有些人坚持巫术的营生；也有的人，医巫不分。他们像蝙蝠那样似禽似兽，适合用医术的时候就是医生，适合用巫术的时候就是巫师。但是，这种“跨界经营”只是少数人的行为。因此，春秋末期，扁鹊说：“信巫不信医者六不治也”。

河北中医马京雪说，祝由的内容很广泛，有药物的、心理的、声音的等等方面，祝由术已经深深地融入中医学的临床各科中，例如与患者的交流解说病因，服药后的感觉等等都可以说是祝由术的内容，针灸按摩的施治过程都有祝由的内容。“移精变气”简简单单的四个字，详细地说，可以说几天几夜。例如向患者解说疾病的原因，不重视治疗就会发生什么样的后果，经过治疗后会发生什么样的效果；针灸时针灸师对患者的语言安慰、施术前的按摩、施术前针灸师的聚精会神等等都是祝由的构成，很多，很复杂。无论是祝由，还是以方药针灸为主的中医，都不能脱离中医的基本知识与基本理论，不能脱离整体观念，辨证求因的基本思想。祝由治疗疾病也是辨证的，也是热者寒之，寒者热之，虚者补之，实者泻之的，不能简简单单地说祝由是什么。

社科院陈其广先生说，对中医的定义，无论从理论、从法规，还是从历史、从现实来确定都是可以的，所以不能说中医只有一种界定方法，只有符合我自己认定的中医定义的才是中医。因此我们可以说：从法律规定来说，什么什么是中医。从理论上讲，符合什么什么的是中医。从方法技能上判断，什么什么样的是中医。历史上的中医是什么什么样的，现代社会中什么什么样的才是地道中医药，什么什么样的是伪中医药。因为有这么多的界定方法，所以除非发起讨论之前就明确说明自己所说的中医药是指哪一种界定方法，否则各自理解不一，把其他人理解的中医药都不认可就不好，甚至不对了！

河北省中医药科学院曹东义说，所谓“祝由十三科”，是祝由有“十三个科”？还是祝由“属于中医十三科之一”？或者，“凡是中医都必须祝由”？这个问题需要澄清，不要出发点不一样，各自的标准没说清。《内经》说“黄帝问于岐伯曰：夫百病之始生也，皆于风雨寒暑，清湿喜怒，喜怒不节则伤脏，风雨则伤上，清湿则伤下。三部之气所伤异类，愿闻其会，岐伯曰：三部之气各不同或起于阴或起于阳请言其方，喜怒不节则伤脏，脏伤则病起于阴也，清湿袭虚，则病起于下，风雨袭虚，则病起于上，是谓三部，至于其淫泆，不可胜数。黄帝曰：余固不能数，故问先师愿卒闻其道，岐伯曰：风雨寒热不得虚，邪不能独伤人。卒然逢疾风暴雨而不病者，盖无虚，故邪不能独伤人。此必因虚邪之风，与其身形，两虚相得，乃客其形。两实相逢，众人肉坚，其中于虚邪也因于天时，与其身形，参以虚实，大病乃成，气有定舍，因处为名，上下中外，分为三员。”那么，“百病始生”，难道不是说病因？病因不是“由”吗？“由”都需要“祝”吗？

曹东义问的问题集中在：所谓“祝由十三科”，是祝由有“十三个科”？还是属于十三科？《内经》说的百病始生，难道不是说的病因？病因不是“由”吗？“由”都需要“祝”吗？这些问题需要搞清楚，才能避免混乱，发展学术。

疫情影响中医重要会议不能如期举行

河北医大第三医院　曹晓芸

2021 年 6 月 22 日，世界中医药学会联合会“夏季峰会”组委会发布了《关于世界中医药大会第六届夏季峰会延期的紧急通知》，其文称：尊敬的各位嘉宾、会议代表：首先，衷心感谢您对世界中医药大会夏季峰会的支持！因特殊不可抗力原因，本届峰会延期至 7 月 30 日至 8 月 1 日举行，由此给您带来不便深表歉意！欢迎您拨冗继续参加本次峰会。原报名渠道不变，原会议地点不变。感谢您的支持和理解！如因票务改签造成损失确需主办方承担，请联系赵巍、刘冰，电话：0431-82758258。特此通知。

世界中医大会第六届夏季峰会组委会的通知是很负责任的，每年的“夏季峰会”规模宏大，基本上是总会与各省地市政府合办，每次大约有上千人参加，来自海内外的各分会的会长和专家学者云集一堂，交流学术，探索未来发展，内涵丰富，令人振奋，也让很多地方政府感到举办这样的会议，对于发展当地经济，拉动旅游，吸引人才和投资，都是很好的形式。但是，2020 年突发的新冠疫情，改变了以往举办形式，实行线上和线下形结合的方式举办。虽然，关注的人很多，达几万人以上，但是，主办者仍然觉得没有盛大学术盛宴的气氛。

今年决定在长春举办“夏季峰会”，也是经过多次准备，反复研究，就像东京奥运会一样，很难决定。

不仅“夏季峰会”延期了，还有一些中医药重要的学术会议，也延期或者改为线上为主，或者取消举办了。

2021 全国中医医院院长大会（中西医并重助力医院高质量发展论坛）暨世界中医药学会联合会第二届一技之长专业委员传承发展大会，本来商定在杭州举行，到了订票的时候，也传来延期举行的“紧急通知”：尊敬的各位嘉宾、会议代表：首先，衷心感谢您对 2021 全国中医医院院长大会（中西医并重助力医院质量发展论坛）暨世界中医药学会联合会第二届一技之长专业委员传承发展大会的支持！“原定 7 月 17 日在之江饭店的会议，因不可抗力原因延期举行”由此给您带来不便深表歉意！

世界中医药学会联合会本来打算 7 月 4 日在南昌召开“疫病专业委员会成立大会”，但是，真正的疫病流行起来，专委会也不能如其成立了。所以，筹备组也发出“群公告”，“有关疫病专委会成立大会延期举行的紧急通知”：各位专家、同仁，大家好！在大家的一致努力下，世中联疫病专委会本定于 7 月 4 日在中国南昌举行。因深圳疫情的变化，深圳外出及南昌入地规定进行了调整，导致拟任会长姚梅龄教授及几位在深讲课专家无法如期到达南昌。经与世中联学术部、主办单位领导协商，决定将会期时间延后，暂定延期至 2021 年 9 月底。敬请理解！感谢大家长期以来的支持！

辨证论治是中医的传统，灵活机制也是中华文化的优点，目前，由于中医药预防和治疗瘟疫的优秀特质人们还不太了解，因此，不但很多中医的会议被迫延期和取消，而且，被时间证明安全有效的中医“大水漫灌”，可以减少发病、阻断轻症向重症转化的优点，也不被人提起了。仿佛，中医药的作用，也成了无关紧要的了。

张伯礼院士一年前说，希望疫情过后，人们不要忘了中医药，看来他的提醒很有道理。

《青囊》深刻描写民间中医的传承

河北省中医药科学院 曹东义

收到胡君（笔名愚公）先生的长篇小说《青囊》，展卷一读，立即被其中跌宕起伏、曲折丰富的故事内容所吸引，更在小说之中看到自己和很多同道身影，这种穿越时空，老友重逢的场景，时常出现在小说的不同章节里。引起了我难以平静的共鸣。

我原来也是一个小说迷，从小学到大学，读了很多小说。但是，我不读武侠和言情作品，我觉得它们不是历史，也不反映现实，基本属于作者的文学虚构。所以，我小学的时候爱读战争时代的故事、长征回忆录，大学时喜欢世界名著、个人传记，这些文学作品可以把我带到一个个自己无法经历的场景，增加知识，丰富想象。

中医题材的小说比较少，让人感动的作品就更难找了。

胡君先生的确像一个老愚公，长期挖山不止，终于探索到一个《青囊》。

这小说书名的本身就很神秘，自古以来《青囊》《绿秩》《金匮》《黄素》都是比武林秘籍还金贵的中医古籍，锦囊妙计、探囊取物，更增添让人想象的神秘色彩。

书中的主人翁徐长卿的名字，是一味很常用的中药；他的儿子地黄、地锦也是用中药为人名；小说的章目忘忧草、接骨草、川黄连、女贞子、当归身、使君子、五味子也都是常用中药，并且与小说故事情节的内涵紧密相连，不是刻意拼凑在一起。

在徐长卿的身上，很多非学院派的祖传民间中医、自学的民间中医，都可以找到一些相同的地方。

土生土长的中医药，带着乡土气息的中医人，遍布于山村乡下，这是半个世纪之前的普遍现象，如今变成了“稀有”，或濒于灭绝了。他们大多有一些与中医结缘的学医过程，然后逐渐刻苦自学，不断在行医过程之中提高技术，同时磨炼人生的品行，践行大医精诚的成长过程。

我自己在1975年参加赤脚医生培训，在村里、公社医院行医三年，后来考大学、读研究生，逐渐远离了乡村。但是，当年做村医经历的故事，时常在心中浮现出来，感人的情节久久不能忘怀。

2007年前后，通过采访国医大师朱良春、路志正、邓铁涛先生等前辈，他们步入医林的途径虽然不一样，但是“带着感情学中医”却是完全相同的，与今天中医药大学按照高考分数，进行职业选择之后成为中医传人是不一样的。中医师带徒，带一个成一个，很少出废品，这曾经被毛泽东称赞为“不是落后的东西”，与今天老先生们戏称自己培养了很多“掘墓人”恰成对照。

传道者凌朴子，这个人物很神秘，也是那个时代造就的中医高手，他身上侠肝义胆的壮举，在一般人看来这是难以达到的境界，他留下的《青囊》始终让我充满期待：这里边到底有什么宝贝，需要在徐地黄、徐地锦急需的时候打开？他如何你能够预知身后几十年的事情？他和徐长卿“三折肱为良医”的“以身试法” “用命传艺”，让人肃然起敬，医学岂容轻尝？

我的师父，国医大师朱良春先生，1938年从上海回南通开业行医之前，老师章次公先生送给他一枚图章，上面有“儿女性情，英雄肝胆，菩萨心肠，神仙手眼”16个大字。这种不同寻常的嘱托，联系着几代人的使命。甚至可以说，从长桑君与扁鹊、公乘阳庆与仓公、李东垣与罗天益、罗太无与朱丹溪，一直到当代都有这样的光荣传统，经历千年，不绝如缕。

但是，时代变了，传承的形式也不一样了，凌朴子在危急时刻逃出虎口，在张良庙附近的山村找到了自己的衣钵传人。

张良庙位于汉中紫柏山，它因帝王之师张良隐居于此而成名，如今仍然是游人向往的地方，即使是在“文革”的特殊年代，这里仍然有着不同寻常的故事。

这里山清水秀，漫山遍野都有野生的中药材，也有当地民众自己种植的中草药。药材遍地有，神农却很少，名医更难找。乡民有病，求医之难，造就了中医成长的独特环境，徐氏父子因此而成为医学世家。

知识青年上山下乡，是那个时代特有的一场运动，很多人的命运因此而改变，我们国家领导之中就有杰出的代表。但是，也有很多人耽搁了本来可以顺利走过的青春岁月。

有一个作家写过《蹉跎岁月》，它的主题歌也很感人：“青春的岁月象条河，青春的岁月像支歌”。坎坷与艰难，磨炼出更加美丽的人生。

国医大师路志正先生，在那个混乱的时代，被迫回到河北省藁城老家，他的子女事业也受到连累，当时没有书读。路老依靠自己年轻时背诵的中医书籍，把两个儿子、一个女儿都培养成了中医，回城之后都成了医生，有两个考上了中医研究生，其中一个就是我的师兄。

《青囊》之中的于文丽，可以说是知识青年之中优秀的代表，她与徐长卿的感情看上去是如此的不和谐，但是共同在一个医疗站治病救命，故事发展的跌宕起伏，却如此合情合理，他们那样铭心刻骨、生命攸关的壮举，让人感叹、让人落泪；高潮过后的离别，又是那样不得不如此，仿佛一切都是命中注定，毫无半点刀削斧凿痕迹，完全是实录一样的浑然天成。

成为中医药大学毕业生的徐地锦，按说应该是纯正出身的中医人才，他成功创业的成就，不仅揭示了中医未来的发展方向，也刻画了学院派毕业者人生道路的不平坦，在市场主导医学的大环境下，中医药的传承也出现了很大的问题。这就如同化肥农药对农业的影响那样，西化、异化、转基因改造，对于中医事业的未来挑战，正在扑面而来。

中医前进的出路在何方？

《青囊》有妙计，读后再思量。

年过半百的徐长卿，似乎明白了，他学着凌朴子的样子，希望云游天下，寻找道友，也希望在游历之中，找到衣钵传人，他能如愿吗？

我们期待愚公胡君先生继续挖山不止，不怕智叟耻笑，让他们带领一家老小，从太白山、太行山，再到三山五岳，五湖四海，在治病救人的过程之中，一手紧握《青囊》，一手抓着和氏璧，也许会有一天感动天帝，让扁鹊弟子柏、董奉杏林，遍植神州大地，人人健康快乐到天年。

如今，这部小说用语音版，挂在“喜马拉雅”听书平台，人们可以下载连续听讲，这样传播中医药文化的好方式，值得大家学习。

针灸大家李延芳，精益求精说针道

河北省中医药科学院　曹东义

我知道李延芳主任是2010年，我作为执行主编出版《河北中医名师图录》，收到她学生写的资料，其中列举了她的主要事迹。此后，在几次学术会议上相见，互相交流，听她说说针灸。李延芳收了我们单位的研究生齐建兴主任做高徒弟。2015年，人民卫生出版社出版了《李延芳50年针灸临证经验集》和2021年的新著《李延芳针灸医案精选》，都赠送给我，让我先睹为快，受益良多。

我对这位1938年出生于河北省邯郸市肥乡县的针灸专家，逐渐有所了解，心生仰慕，对其耄耋之年仍致力于学术传承、精益求精的精神感佩不已。

李延芳主任的父亲李世杰先生，是邯郸一带的名医，新中国成立前在上海赖生医院学医5年，毕业后回原籍治病救人，并在新中国成立初期与老中医单孟营先生成立联合诊所，为当地民众解除疾苦，声震遐迩。李延芳年龄虽小，却是诊所里很出色的工作人员。

李延芳虽出身医学世家，自幼随父学医，却不甘心只做一个学徒，而是好学上进，16岁就考入位于石家庄的河北省中医学校，那时刚摆脱歧视中医的错误政策，西医学习中医的运动不断深入开展。石家庄郭可明治疗乙脑获得卫生部（现卫健委）嘉奖和毛主席接见，这对于青年时代的李延芳影响很深。她1958年毕业后，由于成绩优秀而留本校附属医院从事中医针灸工作，师从河北省著名中医针灸专家王宗禹、刘峙南、孙可兴老师达十余年。

当然，为了深造学习，她于1959年9月至1960年9月在河北省针灸提高班学习，为日后的治病救人和传承中医学术，打下了坚实的基础。

1958年至1974年，她在石家庄市中医院（原河北省中医学校附属医院）从事中医针灸工作，带教实习生、进修生，并在1966年下乡到藁城，为当地培养了十几名赤脚医生，尤其擅长针灸，深受村民喜爱。她的事迹被省电台等媒体多次报道，日后获得了很多荣誉。

李延芳名声远播之后，1974年被河北工程大学医学院附属医院（原邯郸医专附属医院）作为骨干教学人员引进，她开始了职业医教工作，并且担任了中医系副主任、党支部书记，中医门诊部主任和附属医院副院长等职，职称也逐渐晋升为主任中医师。连任河北省针灸学会理事，邯郸地区中医学会副会长，曾被聘为中国针灸专家讲师团教授，邯郸市科委聘为卫生科技成果奖评委，河北省医疗技术高级评审委员会评委，河北省医学会聘为医疗事故技术鉴定专家库成员，邯郸市中医药学会副会长，兼任针灸专业委员会主任委员，邯郸市丛台区第一、二届人大代表，河北省劳动模范，邯郸市十大名医。曾被邯郸地区、人事局授予“记功”“记大功”和晋升一级工资奖励，被评为河北省精神文明标兵，河北省妇联和全国妇联授予河北省和全国“三八红旗手”称号，河北省优秀共产党党员，2002年被河北省中医药管理局和中西医结合学会授予“园丁奖”。

荣誉是干出来的，也把她推到了中医学术传承的关键岗位，1997年被聘为国家第二批老中医药专家学术经验继承工作指导老师，2003年省第二批老中医药专家学术经验继承工作指导老师，2005年邯郸市“优秀中医药临床人才研修项目”指导老师，2008年国家第四批老中医药专家学术经验继承工作指导老师。

为师之道，需要上下求索，不断总结，精益求精。

李延芳主任逐渐形成了自己独特的学术思想体系，她在医疗工作中，坚持以中医理论和经络学说指导实践，坚持辨证与辨病、辨证与辨经相结合，尤其重视经络辨证，并严格掌握理、法、方、穴（药）的准确应用，力求用穴（药）精炼，取穴严谨，处方配穴恰当，主次分明，取效迅速。施术采用双手进，并重视押手的作用。针刺手法灵活多样，轻巧熟练，进针不但稳、准，而且强弱适中，刚柔相济，柔中有刚，操作自如，达到了痛苦小疗效高的目的。

《黄帝内经》说：“欲以微针通其经脉，调其血气，营其逆顺出入之会。令可传于后世，必明为之法，令终而不灭，久而不绝，易用难忘，为之经纪，异其章，别其表里，为之终始。令各有形，先立针经。”

李延芳主任认为“补泻”手法，既要遵循“补虚泄实”的原则，又要依据患者的具体情况，以人为本，因人因病，辨证选经论治，握好针刺深浅度和刺激量，临床精于针下“调气”，注重针灸“补泻”，针刺“得气”与“气至病所”。

她的学术特色，通过科研课题，不断研究总结，她提出“多经多穴”“浅刺多穴”“单穴妙用”“轻柔点刺”“闪罐透穴”以及“针灸中气法”等皆独具特色，并对《内经》中 “治痿独取阳明”的传统理论提出了不同见解，受到国内外同行专家的好评。

她擅长采用针灸疗法治疗疼痛性、麻痹性疾病及疑难病症，如：治疗坐骨神经痛、腰椎间盘突出症、骨关节疾病、中风偏瘫、面神经麻痹、小儿麻痹症、小儿臂丛神经损伤、新生儿肌性斜颈、腓神经麻痹、格林巴利综合征、外伤或术后引起的下肢截瘫大小便失禁、农药中毒引起的四肢瘫痪等。以背俞穴为主治疗顽固性失眠、抑郁症。轻柔点刺治疗小儿顽固性腹泻、多动症、抽动症。以“针灸中气法”为主治疗脾胃病、癫痫性腹痛、肠系膜结核性腹痛。针刺闪罐治疗小儿咳嗽、肺炎及哮喘。针药结合治疗心脑血管病、动眼神经炎、脑震荡后遗症、血管神经性头痛，自拟五藤饮治疗风湿病、自拟天虫汤，治疗三叉神经痛。

《黄帝内经》说：“得其人不教，是谓失道，传非其人，慢泄天宝。”她50余年来，除了带徒弟之外，还带教了很多实习医生、进修医生，桃李满天下。

1993年应美国医科院邀请，在洛杉矶参加第五届国际中医药针灸研讨会，讲授“多经多穴”治疗痿证临床应用及针刺方法。2002年应世界针联主席王雪苔邀请在北京参加中日友好、中国研修之旅，为日本专家学者讲授“针灸中气法”。2002年在本校附属医院针灸科，再次为日本针灸明治大学筱原昭二教授等人讲解中医针灸有关内容及临床操作。

公开发表的论文主要有：“针刺加火罐治疗落枕100例”“针刺治疗小儿麻痹症500例临床研究”“环跳秩边穴‘气至病所’治疗坐骨神经痛368例”“针刺治疗面神经麻痹”“刘峙南针灸‘中气法’”“针刺火罐四透穴治疗肩关节周围炎200例疗效观察”“‘多经多穴’治疗痿症的临床应用及针刺手法”等论文40余篇。

主编著作有：《针灸学概论》，参编《针灸写作概论》《针灸妇科学研究进展》《简编中西药史常识》《特种灸法临床精要》《单穴治病选粹》等。

主持科研课题有：“多经多穴治疗小儿麻痹症临床研究”，获1992年邯郸市科技成果一等奖，1993年河北省科技成果四等奖；“浅刺多穴治疗臂丛神经损伤”，2009年邯郸市科技局成果鉴定完毕，科委待评奖。

2020年，新冠肺炎在湖北爆发之后，年过八旬的李延芳主任，身在深圳，但是心在一线，她几次打电话和我交流对于新冠患者的治疗方法。

文史男杨思远，华丽转身做中医

河北省中医药科学院　曹东义

杨思远出生于张锡纯的故乡，河北省盐山县，他的外祖父张锡亭也是一个名老中医，因此，自幼耳濡目染，对于岐黄之术、杏林之道很有感悟。但是，大学和研究生阶段都没给他机会成为中医传人，而是在文史领域不断探索，退休前担任河北省社会科学院的副院长、一级巡视员。他下乡扶贫的时候，住在乡下，深感农村基层卫生事业需要发展中医，才能有利于解决民众的疾苦，才能避免因病返贫。因此，他利用工作之余，又把童年的梦想付诸实施，反复研读有关中医学的书籍、古人典籍，如饥似渴，逐渐达到痴迷的境界，在乡下民众有疾病需要帮助的时候，他的医药知识发挥了作用，这种悬壶济世的成就感，让他日后加倍努力。回到单位之后，很多同事、朋友也在听了别人的介绍之后，找他开方治病，或者请他讲述中医养生保健技术、方法。日积月累，久诊知药，单位内外，小有名气。

他不满足于有效就心安，而是忧心中医学术的传承。他知道我是邓铁涛大师、朱良春先生的弟子之后，就和我建立了亦师亦友的关系，发了很多他对于中医药的见解和论述，有些内容几年前已经收录到《国医年鉴》之中。2020年，他研究和阐发张仲景《伤寒杂病论》的两部学术著作《精读伤寒论》

和《金匮要略释义》顺利出版，此前他请我审读全文，以示对读者负责。

收到他的书稿，我不禁心中有了很多感慨：我这个河北省中医药学会张仲景学术思想研究会的主任委员，虽然在“燕赵中医网”讲过一百讲张仲景的著作，但是，并没有自己的一本专著，而这个半路出家的文史男却拿出来厚厚的两本书稿，高兴之余想到邓铁涛先生当年在人民大会堂代表全国500名老中医讲话：“学我者，必须像我、超过我！”杨思远的成功，使我完成邓铁涛先生的任务，增加了很大的自信。

因此，我给他著作的序言，就有了如下的文字：

《伤寒论杂病论》是一部经世济用之书，弟子杨思远积多年的潜心学习，求证应用，先后写成了《精读伤寒论》和《<金匮要略>释义》两部书稿送给我审阅，请我指导校订。

《伤寒论》和《金匮要略》原是一本书，即医圣张仲景所著《伤寒杂病论》。这是一部经世济用之书，为中医四大经典之一。但由于历代久远战乱纷扰多有散失。晋代太医令王叔和搜集整理部分内容成书，名为《伤寒论》，宋代又从蠹简中找到部分内容整理成书，名为《金匮要略》。

我四十年前始知有这样两部书既是必读经典，又因其传抄错讹颇多、词句古奥难懂令很多人头痛。在读中医大学、考研、晋级、参加优才项目选拔等关键时候，都要考试它。我一次一次都熬过来了，不仅如此，几年前，我当选河北省中医药学会张仲景学术思想研究专业委员会的主任委员，并且在网络里宣讲张仲景的著作，可以说学习了几十年，思考了几十年，也应用了几十年。但是，扪心自问，“精读”了吗？百年之后，当我们见到了地下的医圣张仲景，若敢面对他说“我精读了你的著作”，这的确需要很大的勇气，也需要拿出可以为证的材料。

张仲景在两千年前，要求读书人都要“精究方术，留神医药”，说这样才能对上尽忠尽孝，对下解救大众疾苦，对于自己来说也可以懂得养生保健的道理，健康长寿乐享天年。这样一个极为重要的事情，在东汉末年却不被人理解。那是一个浮躁的社会，混乱的世界，佛教来了，道教创立。张角觉得，东汉王朝的汉灵帝，工作干得不理想，就打算取而代之，建立自己政教合一的理想王国。张角借助医学的技术，行医四方，用宗教的手段，让患病的人“首过”认错，放下思想包袱。如果不灵验，再配合画符念咒，吃汤药施针灸。显著的医疗效果，赢得了大众的信仰。来无踪去无影的黄巾军，让朝廷很伤脑筋，“灵帝不能征”使东汉王朝坍塌，三国纷争崛起。

华佗虽然“年且百岁，犹有壮容，时人以为仙”，只想做一个民间医生，但是，他没能如愿以偿，而是被统治者杀害了。

由于种种原因，张仲景厕身于朝廷仕宦之中，在南阳县令或者长沙太守的任上，坐堂行医，成了日后的医圣，他的方剂也被尊为经方。

华佗很失败，仲景很成功。东汉末年这两位医学家的经历，让人不胜感慨唏嘘。华佗何罪？他老人家临死之前“出书一卷，曰‘此可以活人’，狱吏畏法不受。”神医活人之术因而失传，不禁令人扼腕叹息。

《汤液经》传自商朝宰相伊尹，为何在东汉三国之后逐渐失传？

张仲景的《伤寒论》里，为何只有大小青龙汤，白虎汤不分大小？玄武汤、朱雀汤是什么？阳旦汤、阴旦汤在哪里？我们从《伤寒论》之中，见不到完整的“六合正精、神明之剂”了。这怪谁？我们只能说那个社会条件不好，逼得“华佗送人不敢要，仲景用了不敢说。”

现在好了，国家大力提倡中医，发展学术。

弟子杨思远对张仲景崇若神明。他做了多年的公务员，在工作之余，“精究方术，留神医药”，志在救人。他把《伤寒论》《金匮要略》视为一体，反复研读，并且旁参诸家，勤于临证，融会贯通，心得独具，积少成多，日思夜想，终于有所心得，不敢私心自用，愿与同道共享。这是一种医者仁心的体现，是践行“达则兼济天下”的胸怀。

至于其中某些体会、心得，是否为张仲景当时的所思所想，一定有不少见仁见智之处。我想，只要我们大家一起读经典，学仲景、说仲景、用仲景，就能把自己逐渐锤炼成新时代的杏林高手，虽然不敢冒犯“医圣”光环，但是一定可以光大“效如桴鼓”的经典经方，造福一方百姓。二十世纪初，章次公先生曾在吾师朱良春先生学成之时，亲送印章鼓励嘱托。今天我再将印文敬录于此，以与弟子同道共勉。曰：“儿女性情，英雄肝胆，神仙手眼，菩萨心肠”。

在此谨述感想如上，以为两书之序，敬请读者诸君批评指正。

陈海林中医药治疗肿瘤经验

陈海林

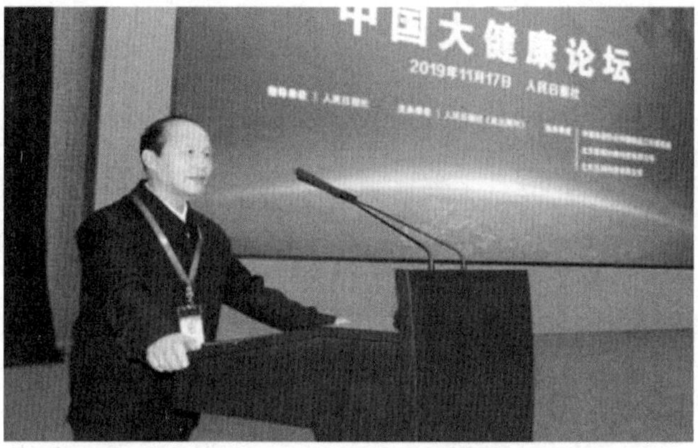

北京利民源国际中医学研究院院长陈海林，他医术精湛，将毕生精力投入到中医药抗癌事业中，在患者中建立了良好的口碑，治愈患者遍布全国各地。攻克各种癌症是一直支撑着他不断前行的人生信念。

癌症之所以成为现代医学界久久不能攻克的顽疾，一个很重要的原因在于医学界对于癌症的病因了解还很有限，医学界认为癌症的罪魁祸首是癌细胞，但是癌细胞是怎么来的呢？陈院长说，很多种因素都可以导致癌细胞的产生，这其中包括患癌者自身的先天因素，也就是基因，也有后天因素，比如说环境的影响。

天地万物，道法自然，生克有规律，肿瘤如是然。陈海林院长通过长期对不同癌症患者的观察治疗，就癌症本身而言，其复杂性是一种与人类所有疾病本质上不同的疾病。从多层次、多元级、多系统、多方位、多维路、多渠道去开拓思维想象空间。立足将传统文化《易经》《五行》与气功、阴阳、养身诸学说相结合；在传统中医药学三焦气化多维求协理论的指导下，与现代医学的诊断手段和影像资料有机结合；将对症的药物组方形成特定功效，通过三焦气化融入人体内气化中枢（脾胃），进行气体交换（机制）的升降出入进入病灶，迅速遏制癌细胞的扩散和转移，直接摧毁突变的癌细胞去修复缺失变异的细胞和细胞质，把癌细胞逆转为正常的生理细胞。

所谓“气化”，就是说自然界中的各种生命现象，是在自然界正常气候变化的基础上产生的，有气然后有化，没有气就没有化。理论依据：《天元纪大论》中所述：“在天为气，在地为形，形气相感而化生万物矣”。因此《内经》对于人体生理和

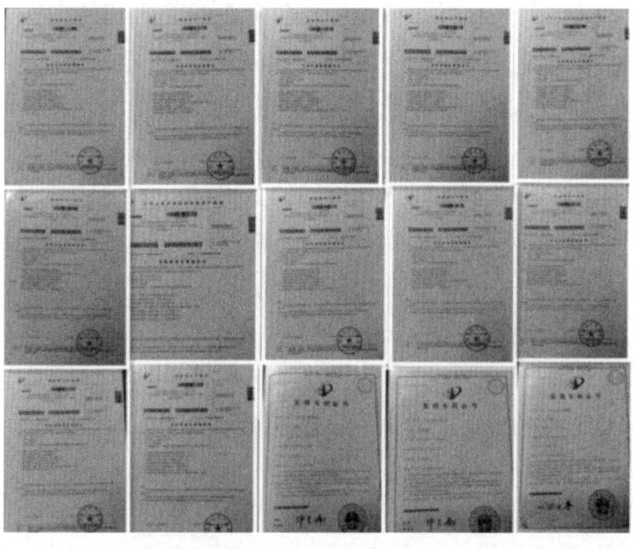

病理生理的认识也完全是从“气化”的角度来认识，从“气化”的角度出发来研究人体的生理现象、病理现象、疾病的诊断、治疗和预防原则。据此，通过中药组方功效，经人体消化道气化的演变、传输达到病灶，实现治疗癌症的目的。

通过多年的临床实践陈海林院长已经对治疗脑瘤、食管中上段癌、鼻咽癌、喉癌、贲门癌、胃癌、肝癌、胆总管癌、骨癌、肺癌、膀胱癌、淋巴癌、乳腺癌、神经性恶性肿瘤等申请了21项发明专利。

在陈院长治疗的癌症患者病案中，有的患者在医院检查中被告知癌症晚期，医生甚至都劝说患者放弃治疗，回家想吃什么就买点什么。患者找到陈海林，仅仅通过一段时间的中药治疗便缓解并解除了严重的病情，令人称奇。以纯中医中药治疗癌症的费用也大大减轻了患者的经济压力，可谓效好价廉，值得中医人为之努力。

旷元根和他的岐轩堂

旷元根

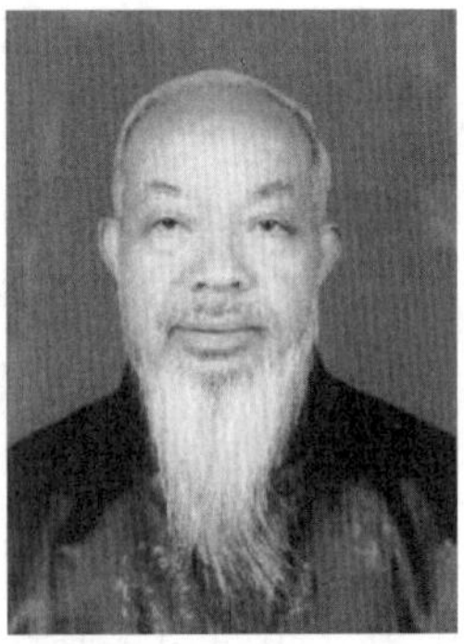

旷元根，男，汉族，1943年出生，四川省长宁县人，中共党员，主任中医师。1962年随长宁县名老中医付国松老师学医，1978年毕业于宜宾卫校中医班，1985年赴成都中医学院（现成都中医药大学）中医基础理论提高班进修，原任宜宾机械厂职工医院副院长、宜宾市中医药学会第四届理事，曾受聘于宜宾市第一人民医院江北分院。1998年创“旷氏岐轩堂诊所”，法人代表。兼任北京聚医杰医学科学研究院专家委员，中国特色医疗学术研究会特约研究员，中国特色医疗学术研究会民间中医分会首届理事。

旷元根自我评价：矢志岐黄，参悟岐黄，寝馈岐黄六十载，立足临床，扎根基层忙于诊务，著述欠丰，耄耋之年，“老牛明知夕阳短，不用扬鞭自奋蹄”。他用一副对联描述自己的为医之道：“切三关调阴阳兴中化疾师承仲景，谙百草定虚实拯弱扶强法效时珍”。面对慢性病诸虚不足者，施以膏方缓治，调理脏腑，平衡阴阳、畅和血脉，扶元固本，祛痰散瘀，常使沉疴起，痼疾除，有防衰抗老养颜之能，堪称中医补虚一绝。并且退而不休，上午在宜宾江北岐轩堂诊所上班，下午在宜宾南岸天天康中医馆应诊。近十年来，行程三万公里，方便了病员的诊治需求。他以“尽天年度百岁奉养生有道”“研岐黄治未病添国医之光”自勉。所追求的是：能饮誉百姓之美者，虽箪食壶浆，不亦乐乎。

旷氏“岐轩堂”中医诊所保持中医传统特色，不打针、不输液，坚持了中医中药对内、妇、儿、男各科常见病、多发病的治疗，积累了丰富的临床经验，尤为擅长对老年病，内分泌失调，更年期综合征、眩晕、肾病、阳痿、早泄、不孕不育等的治疗，从医六十载，多参古今名家经验，结合现代医学检测结果，辨病与辨症互参，讲求疗效，深受患者好评，誉满川南。

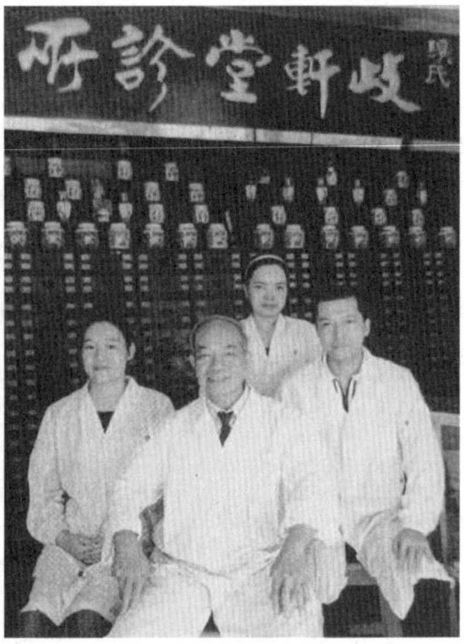

热衷于道家文化的李振家

李振家

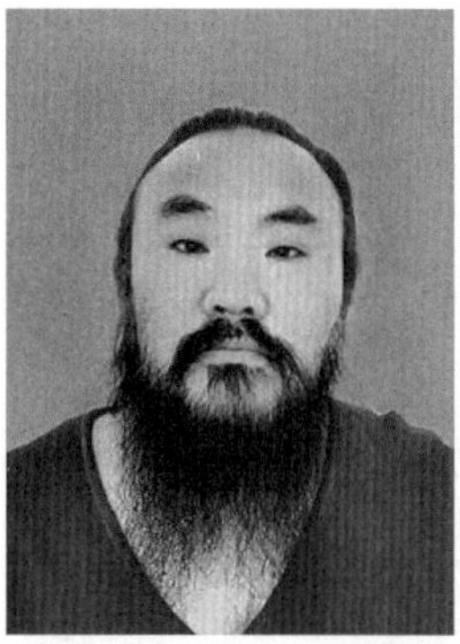

民间雕塑家李振家先生，河北省秦皇岛人，生于1965年，农民出身，从小酷爱雕塑，参军四年，立过三等功，当过工人，曾获得学雷锋标兵称号，曾获专利发明奖，曾办过美术厂。曾将雕塑作品捐赠给北京亚运会。1990年后入道修行，其后一直投身于生命科学的研修，不断探索着人类自身生命的奥秘与潜能，不断地认识人类自身与大自然息息相关的对立和统一。足迹遍布大江南北、黄河上下，到过的地方遍及全国各省，住过无数的城市、乡村、甚至无人区，住过的山洞50多处，修建改造过的山洞有11处之多。他游遍全国名山大川，访过无数奇人异士。

1965－1972年在祖籍度过顽皮快乐的童年。1972－1984年度过了小学到中学贪玩厌学的时代。1984－1989年在北京军区航空兵十五师服役。部队生活锻炼了李振家，不仅提高了生活能力，更使得思想水平有了大幅度的提高。充实了自己的生活能力。1989－1995年从事多种职业，历经世事，晓悟人生真谛。1995年8月出家于武当山玉虚宫。此后游历五岳三山，名山大川及各大城市。2007年12月15日，李振家走进位于天津市水上公园内的一间透明玻璃房内，开始他长达57天的惊人绝食辟谷之举，刷新绝食时间最长的世界纪录。此次是天津市水上公园举办的慈善募捐和禁毒教育活动，李振家先生在绝食辟谷的同时还实地表演石雕艺术，进行“扶贫助困献爱心”现场募捐活动。

2008年2月9日，挑战绝食纪录的奇人李振家终于走出了玻璃屋，创造了连续57天只饮水、不吃饭的纪录。在活动现场，负责此次活动法律事务的律师向在场观众表示：已经对李振家6次体检、12次打开玻璃门进出物品进行了详细记录，同时，对李振家挑战期间饮用的自然水进行了检查，可以保证活动真实。另外，李振家将市民捐助的3万余元善款，全部捐献给天津慈善协会，而其创作的10余件作品也将在近期内进行拍卖，所得收入也将全部用于慈善事业。

2010年2月5日－2010年2月17日，李振家在西安市户县祖庵镇重阳宫进行为期13天的道家服气辟谷活动。

此后，李振家一直辗转各地，虔心志立道家事业，凭借其15年的修行所掌握的自医、医他的本领，常随缘解决一些患有疑难杂症的人的问题，施医用药数以千计。

而今李振家正致力于传统文化的继承与传播、特殊技能的自修与传授，利用所掌握的传统文化技能，让传统的古老文明为现代人类身心健康服务。

刘经仁行医经历和辩证案例

刘经仁

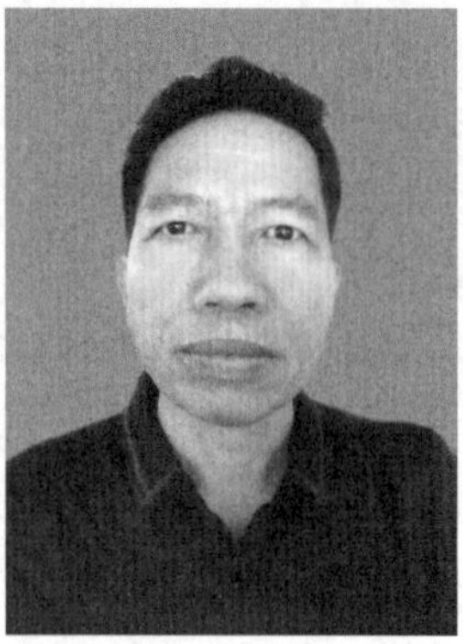

刘经仁，男，民间老中医，被患者誉为“中医全科专家”。擅长治疗中风、腰椎间盘增生、阳痿、妇科病、妊娠恶阻（呕吐）、风湿痹痛、肩周炎、冠心病、胸闷、肺积液、腹胀等多种疾病。

自幼就受到中医的熏陶，1966年12月出生在广东省阳春市一个农村家庭，父亲也是一个民间中医，有急救绝技。在很小的时候，看见有个邻居跌倒在路上，没有了呼吸，是父亲用针刺等手指将患者救活。小时经常听父亲说什么急救之类的话，刘经仁当时还听不懂，但脑海里已经播下中医治病救人的种子。他还记得，那时候村里郎中不少，村尾有个蛇医，治毒蛇咬伤最出名，可惜没留下传人，邻村有个比较有名的老中医，经常和父亲讨论方药、诊脉。老中医诊脉时聚精会神，凝神细听的画面至今不忘。脉诊的快、慢、寒、热、浮、沉、有力、无力等都是经父亲带入门。后来自学完二十八脉诊断方法。

直到2017年，发展中医的号角吹响，应邀进了几个中医微信群群，有很多疑难病患者在群里求治，通过听患者诉说症状，看舌象，远距离也能治好病，并能得到患者较好的反馈，从而留下了治好病的微信记录。治好的病例多了，口口相传被病友们称为老中医、中医专家、中医全科专家。

以下是刘经仁回忆几次诊治经过，供同道参考：

我第一个成功治好的患者是我的妻子。那是1990年，结婚第二年，妻子得了种怪病，怕冷，见到水打冷战，唇紫色。在市人民医院、中医院住院治疗无效，遍寻本地名医治疗也无效。花了数千元，折合到2021年应是十来万元了。由于小时中医的启蒙，不得不自己钻研，在《女科秘诀大全》的指导下，三剂中药治好了病。女人产后总是有这样那样的病，妻子的病，促使我对中医诊脉，用药的验证和研究得到提升。认为要当一个医生对患者治病时，患者只会感觉有效或无效，或者服了几剂药不回头；医者还以为自己医术高明，把患者的病治好了，却不知患者不屑回头，患者不会细分用药过程的得失、好坏。当亲人或自己有病时，自己是时时能知道，服药后所产生的作用。

2019年11月，本人头痛。大胆用附子、干姜、肉桂。服药后一夜无睡。当时，头痛了十多天，每当午后，前额痛，视物重影，以为高血压，用菊花、栀子等药无效，量血压后却低血压（低62，高96）。又改用天麻、川芎、白芍、三七等主药，这些都是祛头痛头风的药，配补血，补气，行气药十一味，一次抓三包，食完不见效，又摘三包，食第四包还无效。不知何去何从？真有点迷茫了。

自诊脉：浮取无脉，中取细弱。自诊断为：阳气虚。加附子、干姜各6克，肉桂粉3克。服药后，夜里无睡意，后来迷迷糊糊睡着了，却噩梦连连到天亮。心想，是不是下药不对？热攻于头？但惊喜的是，第二天中午头不痛了。第二晚又食了最后一服，加了同样的药，服药后并无噩梦，直睡到天亮。这次的亲身体会，值得供大家分享，也许这就是中医常说的“瞑眩反应”吧。一些久病、大病、重病、服药后产生“瞑眩反应”，是病好的征兆。

在1700年前，医圣张仲景说：阴阳不平衡之时，人最易得病，邪在表，病亦为在表，浮脉主表，亦有里证，主表其大纲也；沉象在里，应病亦为在里，沉脉虽或有表证，主里其大纲也。数为阳，阳主热，而数有浮、沉，浮数应表热，沉数应里热，虽数脉亦有病在脏者，然六腑为阳。张仲景明确指出了诊脉的细微变化。

2020年初，在新冠疫情最严重的时候，当时在“专家群”里，我第一次提出“寒湿证”，遭到很多人的反驳，多数人以温疫论，我用了很多理论论证和疑似病症证实是寒湿，如新冠肺炎有一个共同症状：睡到半夜特别怕冷。我做了详细论述和解析：半夜，属太阴，人的皮肤会吸取天地之精华，夜半养阴，日午养阳，周而复始，阴阳平衡，人无得病。阴阳不平衡之时，人最易得病，春节前气温高如夏，节后气温骤降，寒冷突袭，人的机能还没来得及调整，造成人的机能和大自然没能高度统一，是阴阳不平衡的重要原因。风夹寒一下子侵入肌表，抵抗力差的，如阴虚、阳虚、阴阳两虚、气血虚等人群统统中招。本次疫情受影响大多数是中老年人，正是因为中老年人体虚多，风寒既入，体虚无法抵挡，病邪迅速抢占经络穴道，攻占脾胃肺肾。经络堵塞，津液不能输布，堵而发热，热伤津液，百病变生。既生热象，全医人员清热降火，开始降火，效果显然，不久复发，复发再降火，如此反复，把人体仅有的一点火也灭掉，人能不死？人能活着，全赖火气蒸腾，升发阳气，推动气血运行，人方能得活。一味扑火散气，只是暂时之举，人既发热，滋阴降火，虽得法，病既好转，还须扶阳育阴，方得万全。

辨证不变，方药不变，阳之将尽，夜半太阴，大寒，虽盖被褥仍寒冷彻骨。

2020年初，正值疫情时，疑似病例：我妻子乏力，流鼻水，是初感，我选用桂枝汤，估计食一，二包能好。初感脉象为浮取无脉，很微，中取紧脉，搏指左右跳动、无力，沉取较正常、有力、时而无力搏几下。

辨证：浮取无脉为阳虚，有脉无力，脉微，为气虚，中取紧脉，左右跳动，风寒，病邪已在半表半里，沉取脉较正常，但有时软一下，无力，说明病邪正向里侵。

处方：桂枝汤。要驱病毒外出，除了桂枝汤，他方难解。如果选药不当，病邪可能会向里侵入，侵入脏腑，困住脾胃，脾胃被困，津液不能上布，肺得不到润泽，其病在肺，其根在脾胃。病毒大量繁殖，灼伤气机，此时寒热难分。

搏指时左右跳动，出现紧脉，预示内有风寒，既有风寒，散风寒药大把，比如麻黄、青蒿、桔梗、连翘等等，在这么多散风药中，只有桂枝是走肌肉的，桔梗是走肺的，患者既是乏力，流鼻水，说明风邪还在肌肉里，很多药都是分经走的。只能选用桂枝，桂枝走肌肉。服了桂枝汤后，浮中沉皆见紧脉，说明风邪散见于各经脉里，还须说明一个细节，就是以往多屈膝而睡，服药后，早上5点多发现她是平躺伸直脚睡，呼吸舒畅。屈膝而睡，阳气不足，伸直脚而睡，阳气通畅（《伤寒论》有论，阳气到，其腿必直）。有好转，不流鼻水，无乏力感。两剂痊愈。

囟针疗法创始人王团结

王团结

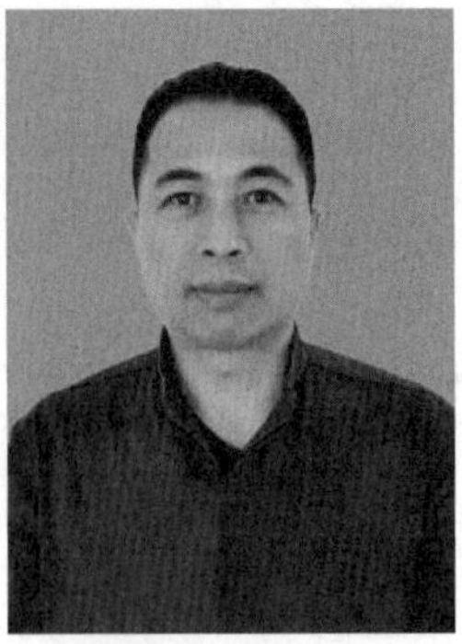

王团结，男，1971 年出生，山东省东营市人，执业中医师。囟针疗法创始人。中国囟针协会会长，北京中囟医学研究院院长，中国中医药信息学会原创技术研究分会常务理事，南阳市张仲景博物馆《医圣祠国医公益宣讲团》专家。

王团结在部队服役期间跟师学习医疗气功，1990 年结缘“腕踝针”创始人张心曙教授学习针灸，从此踏入学习中医之门。多年来拜访中医名师大家和民间高手奇人，学习中医针灸技能和正骨手法。

王团结大夫在临床中善治：中风后遗症和脏腑疑难杂症（尿毒症），以及神经源性疾病（脊髓空洞症、渐冻症），耳聋及各种眼疾等。他为人低调从不张扬，但是临床上对待患者像家人一般热情认真。

王团结大夫治病有个特点，首以手法复位异位的骨骼，再以针法调理气血，不但见效快而且痛苦小。王团结大夫在临床经验中，提出了有病必有点的结论，为他的研创新技术奠定了基础。王大夫在部队学习中医受党教育多年，心怀感恩之情，遇到家庭困难的患者，都是少收费或免费为患者解除病痛。从外地来的求诊患者，王大夫都要请患者及家属吃顿饭，以表地主之谊。

东营当地残联介绍一位患怪病 6 年的小患者，6 岁开始右侧面部肌肉、舌头和牙齿出现萎缩，并且视力、听力、面部神经敏感度都有所下降。在山东省和北京各大医院检查不出病因，均治疗无效，而且病情越来越严重。当地残联领导找到王大夫时，小患者已经右眼失明一年多，左眼视力只有不到 0.1。残联领导介绍该小患者家庭因病致贫，大夫毫不犹豫答应免费给孩子治疗。王大夫运用自己研创的囟针（囟骨）疗法，经过 9 天精心治疗，孩子视力一天一个变化，听力和面神经敏感度第五天完全恢复正常，面部肌肉萎缩也有明显改善，暴露的青筋也淡了很多，治疗到第九天，孩子左眼基本恢复到常人视力。孩子家人万分感谢，并真诚送来锦旗感恩王大夫。为此当地市电视台专访报道了王团结大夫乐于助人和精湛的医术。

王团结大夫为响应国家对中医药工作的要求，并深刻领悟“传承精华，守正创新”的指示精神，把多年苦心钻研创建的一套系统针刺技术“中国囟针（囟骨）疗法”公诸于世，传承惠泽有缘人。

王团结老师讲授“中国囟针（囟骨）疗法”教学严谨认真，倾囊相授毫无保留，受到来自国内外参学者的一致高度评价和认可。参加“中国囟针（囟骨）疗法”线下课面授的学生有来自解放军某战区医院院长，美国汉唐中医药研究院院长，国际中医药大学校长，国内医院科室主任和中医临床大夫上千人，线上公益课学生多达数万人。众学生在学习“中国囟针（囟骨）疗法”后，在临床上每天都在为全国各地的，中风后遗症患者和脏腑疑难杂症患者高效快速的解除病痛。在临床上像脊髓空洞症、尿毒症、渐冻症、糖尿病、带状疱疹、各种鼻炎、眼疾等疑难杂症经过治疗都有奇迹病例出现。印证了王团结老师的传承精神：囟针（囟骨）疗法不是靠嘴说出来的，囟针（囟骨）疗法是临床验证出来的，囟针（囟骨）疗法随时随地创造奇迹，囟针（囟骨）疗法守正创新，传承精髓。

吴氏家族的中医梦

吴传先

四川华西中医药研究所教育工作部内，一间带着别致小院的办公室，下午的阳光洒进院内，一丝成都特有的立秋后凉爽、温润气息夹带着小院内植物的清香让人禁不住深深地呼吸着，恨不得将一整个夏日积蓄心中的烦闷吐干净。吴老挑了一个背光的位置坐下，一边在平板电脑上修改着文章，一边品着茶，还不时应付着微信、电话。这样的精神头实在不像一位年近八旬的老人。交谈中，他向我展示了他精心珍藏的一幅黑白照片：身着中山装，高大魁梧的毛泽东主席与一位身着中式布衣棉袄的消瘦老人聚精会神地观看一幅中医瑰宝《子午流注环周图》。照片中的布衣老者就是吴传先的祖父，中国近代著名的老中医吴棹仙。吴氏家族的中医梦，就要从照片中的这位老人讲起。

吴氏家族几辈身历清代中晚、“中华民国”和新中国，世事沉浮、几度沧桑。1929 年国民党中央卫生委员会通过了余云岫之流的所谓“废除旧医以扫除医药卫生之障碍”案的决定。消息发布后，全国医届群情激奋。吴棹仙被推举为重庆市中医药联合分会的负责人之一，在当时影响颇大的《商务时报》上专辟了《医药周刊》，他自任主笔，挥笔撰文，痛斥取消中医的谬论，为祖国医药学的生存而抗争。全国中医界同仁同气连枝，最终迫使国民党政府废止此案，赢来了中医界生存的权利。

经过这件事，吴棹仙深感时政昏庸，中医未来岌岌可危，唯有立校办学才能让祖国的传统中医文化得以延续。于是从 1932 年至新中国成立初，在长达 20 年的坎坷岁月里，他先后创办了巴县国医学社、重庆私立国医传习所、重庆中医院等七所中医校和中医院。然而，国民党政府却百般刁难，屡次强征其校舍、医院，致使医院和学校停办。一首《卖母校》写出了吴老当时的愤懑：

抱璞陵阳类我痴，劳劳东逐又西驰。抛将城郭远控袭，留得镃基待好时。一室高明群鬼瞰，寸心暗淡几人知。三年两卖母医校，何日长桑饮上池？

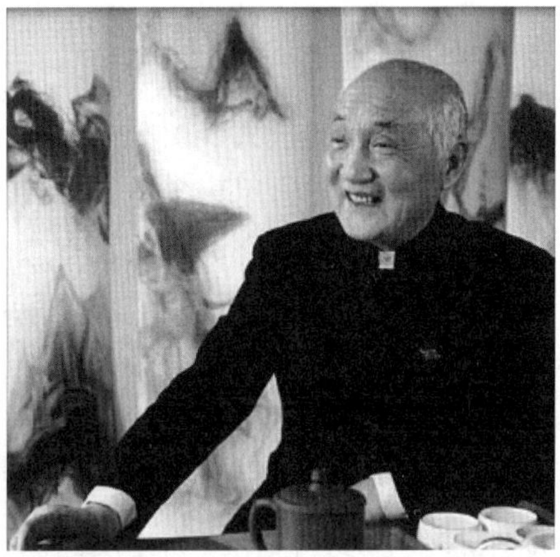

吴棹仙成为真正的人民医学家，中医教育家。1957 年他从重庆市第一中医院院长任上借调到“成都中医学院”教授医经课程，又于 1962 年受卫生部特邀，作为卫生部四大中医顾问之一，指导了全国中医学院统编第一版教材的审定发行，全国四大名中医之誉由此而生。

著名中医学刊物称他为“近现代中医学理论家、教育家、临床家、针灸家”；著名中医学家任应秋先生尊他为“中国近代两大经方家”之一，并谓：“丈不仅为余之畏友，亦终身之良师也”。1976 年 9 月 8 日，吴棹仙在云游云南时走完了他人生的旅程，享年八十有五。十二个小时后，共和国的主席毛泽东也去世了，人们感慨地说：“毛泽东和他的保健医生一同走了。”

国医大师邓铁涛于 2016 年题词“吴老成仙，我们怀念他，永不忘。”

1965 年末，历史的大动荡中吴传先无奈地结束了大学旁听生的日子，到凉山州当起了知青。安宁河从大凉山间蜿蜒而过，哺育着世代朴实山民，山民们每天的劳作非常辛苦但缺医少药。祖父的教诲他一直不敢忘记，他鼓励知青们把从城里带去的药品集中起来，建起了一支知青巡回医疗队，在劳动之余为公社的知青和村民治病送药。“那个时候条件很简陋，也不分什么内外、妇儿，中西共举，什么病都治，有时候还会有手术。我的看病手艺就是在那个时候练就的。”吴传先说。在大凉山里采药，向村民学习草药、单方的经历，农村的实践，让他对于民间中医药有了更深刻的体验。

学术大会的成功举办，给吴传先莫大的鼓舞，这正是后来的“中华养生健康国际论坛”和各种大型会议和论坛的模式。由于中医的情怀，这次尝试以后，吴传先开始用更多精力投入到健康论坛的运作中。名称从大会变成论坛，主题从中医药发展及自然疗法到养生健康。地点、内容与规模都在改变，唯一不变的还是那颗传承中医文化、呵护人民健康的决心。至今，作为各届会议的常务副主任和学术负责人，他已经成功发起并举办了由中国人民对外友好协会主办，四川华西中医药研究所承办的一至八届“中华养生健康国际论坛”。先后承办了中华中医药学会举办的“诺奖驱动中医药传承与创新论坛”“首届海峡两岸道地药材及中医药传承创新研讨会”“第二十届中韩中医药学术研讨会暨第八届中华养生健康国际论坛”等等。吴传先在各届论坛中发表了多篇论文，为会议编辑了几百万字的论集，为中医药文化在“一带一路”和世界的传播尽心尽力。其中甘苦，唯有自知。

“中医对于中华文化而言弥足珍贵，要真正发扬光大，还得靠很多有识之士共同努力。至少在我这一代，吴氏家族的梦想，我还在坚持。”吴传先继续说：中医诊疗技术在家族的传承要转变成师徒的传承、师生的传承才可能发扬光大。第六代弟子的传承，我选定了留过洋的中医学博士生导师马萍，往下希望成都中医药大学吴棹仙班的弟子会再传下去，使中医时间医学在引领世界新医学的潮流中更加辉煌。

2021年初，中华中医药学会又聘请吴老作为“世界一流学会建设工程国际健康智库”的专家，在中医药面向世界健康服务的工作中为国家出谋划策。

研究所优雅的小院里，下午的阳光照在每一个人的脸上，红光满面的吴老神采奕奕地向我述说着他的一个个项目和设想，根本不像是一位年事已高的老人，更像是一个天真的孩子在诉说他的一个美丽的梦。

是的，那不只是吴氏家族的中医梦，更是一个中国多少代人向往的，在新时代正逐步实现的，造福人类的百年中医梦！

许大川的中医之路

许大川

许大川，生于1952年9月，安徽省黄山市祁门县人。原本是农家子弟，受中医医生朋友的影响，喜欢上了医生这个崇高的职业。除了跟朋友学习中医医疗技术以外，从2004年开始还跟苗医朋友学习苗医。他现在对糖尿病、尿毒症、肾炎、中风后遗症、严重的类风湿、风湿、股骨头坏死、红斑狼疮、男女性功能障碍等疑难杂症的治疗颇有研究。

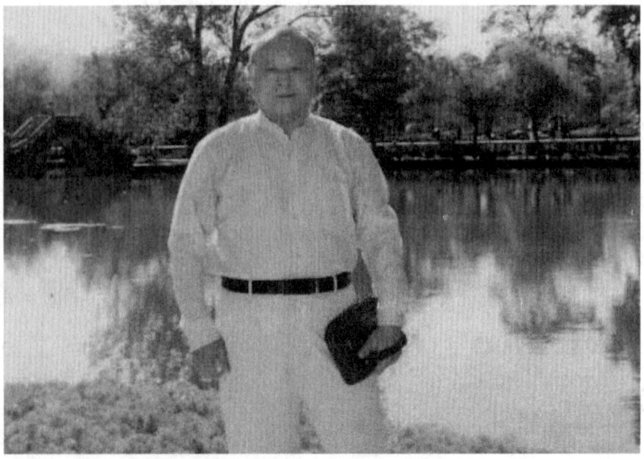

许大川用苗药调理这些疾病，已经愈人无数。

武汉一位女患者 ，患上糖尿病以后，在某大医院就诊，因为医院告诉她，可以帮她调理好，结果经过几个月的治疗，病情不仅没有得到控制，反而还越来越严重了，患者看上去是又老又瘦，她说都不想活了，原来这位患者是一个很漂亮很爱美的女士。在这个时候，许大川曾调理过的另一个患者向她介绍了许大夫。经过几个月的调理治疗，她的身体已经彻底恢复正常，糖化血红蛋白也达到了正常，现在她又像患病前那么漂亮了，说是感谢许大夫使她获得新生。

2018 年浙江一位老板给儿子娶了媳妇，新媳妇对公公婆婆非常孝顺，家务事都是抢着做，但是过了一段时间以后，儿媳妇见了公公婆婆不怎么热情了，也不想做家务事了。婆婆于是就问了媳妇是不是儿子对她不好，媳妇回答她说：你儿子不行，我要离婚。这下老两口着急了，问了儿子以后，知道事情严重了。随后托人打听知晓了许大夫。许大夫了解到他儿子原来是性功能障碍，用苗药帮他调理，一个多月治愈，一家人又和和美美的。

2017 年，六盘水的朋友打电话给许大夫，说她女儿生了满脸的痤疮（并发了脸部视频），在当地的医院治疗了近一个月，没有什么效果。医院的专家告诉她女儿，还要再去治疗一个多月才能好。许大夫接受朋友的请求，停止其他治疗方案，帮她女儿用苗药调理了 17 天，全部治愈，加用 3 剂巩固。

许大夫用苗壮药调理以下疾病，治疗效果显著。

①严重的类风湿和风湿；②严重的痛风；③2 型糖尿病（包括已经打胰岛素的患者）；④脑血栓形成（3 年左右）的中风后遗症；⑤慢性肾炎和尿毒症（包括正在做透析和没有做透析的患者）；⑥红斑狼疮；⑦乳腺增生；⑧性功能障碍；⑨严重的哮喘；⑩严重的腰椎间盘突出；⑪膝关节严重的损伤；⑫严重的风湿病等。

上面所说的所有疾病，还有癫痫，都是用苗壮族草药治疗调理为主。

另外，中医以未病先防，把五脏六腑调理好了，身体的免疫力自然而然的就可以提高了，身体就不容易得病，寿命也就自然而然的延长了。许大夫擅长调理五脏六腑，配制的药方疗效确切。

杨瑞玉的行医之路

杨瑞玉

杨瑞玉 16 岁师从名老中医，秉承师传苦读 3 年，从此踏上了行医生涯。50 多年过去了，无论身处何地，无论生活如何变迁，对于中医的热爱和潜心钻研伴随着他度过了一个个春夏秋冬。步入花甲之年后，当很多同龄人都在安享晚年的时候。他却每天坚守在小诊所，利用自己的中医特色疗法为患者解除病痛。如今，74 岁的他又琢磨着将经过改良并已获得国家发明专利的家传秘方转让出去，让更多的人受益，造福社会。这就是杨瑞玉，一个晋城老中医与众不同的济世人生。看病、抓药、治疗，不大的诊所内，杨瑞玉每天充实并忙碌着。部队转业回到家乡后的 20 多年间，杨瑞玉接触最多的就是患了癌症的患者。那时候，阳城县次营肿瘤医院是方圆百里唯一的一家专业肿瘤医院，患者很多，杨瑞玉既是住院部的医生，还身兼会计一职。每天和各种各样的癌症患者打交道，再加上山西省肿瘤

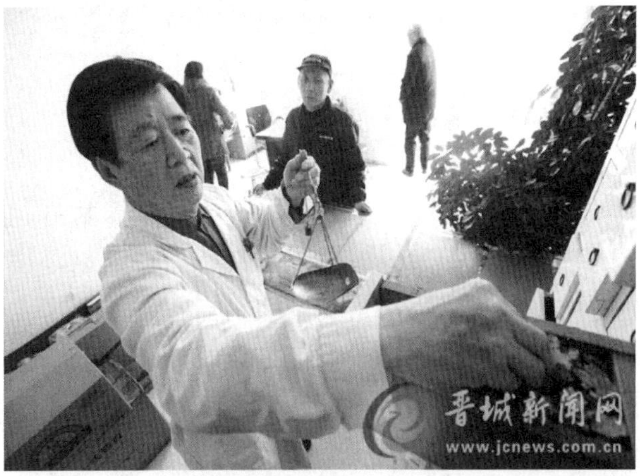

医院派驻的专家指导，杨瑞玉的业务水平越来越高，治愈的患者有很多。

有一年，杨瑞玉接诊了一名40多岁的食道癌晚期患者。这名患者当时的情况特别不好，人瘦得没了形，初诊是家里人背来的。因为病情严重，已经连水都喝不下去了。杨瑞玉先是和患者谈心，让她首先从思想上卸下包袱，然后详细地给她讲解了自己的治疗方法。在杨瑞玉的精心治疗下，半个月后，这名患者可以进食汤类的食物。一个多月后，患者出院了。半年后，这名患者来医院复查，人也吃胖了，精神状态特别好，医生护士们直呼“简直变了个人”。

治病救人，是杨瑞玉的职责。而在闲暇之余，杨瑞玉还对一些癌症的发病原因进行了大量的考证和研究。二十世纪七十年代末，阳城县次营镇的一个村子里相继有十几个人因癌症死亡，各种迷信的传闻随之而起。为了解开大伙心中的谜团，杨瑞玉和省肿瘤医院的专家一起走村串户了解情况，用了近一年的时间，查清了事情的原委。“我们调查发现，这十几个因癌症死亡的患者，追根溯源，同属于阳城县一个吕姓的家族，这个吕姓的后代身体里都有着癌症基因。”

50多年的行医生涯，杨瑞玉对于腰椎间盘突出、颈椎病、顽固性鼻炎、急慢性支气管炎、半身不遂、胃炎胃溃疡及妇科杂症等很多疾病都有着自己独特的疗法。

杨瑞玉不是一个守旧的人，他很善于改良和创新。虽然家里没人能够继承他的那套中医理论，但有一个家传的中医秘方还是传到了杨瑞玉手里。在多年的行医中，杨瑞玉一直都在使用着这个方子，并结合不同时段、不同疾病的发展和变化将其进行了改良。2012年，他将改良后的家传秘方：“益元还少丸”主要用于治疗诸虚、延年益寿和美容养颜，申请了国家发明专利CN201210595328.3。

民间好医生——杨雄树

杨雄树

杨雄树，福建平和县人，民间中医师，中国民间中医药协会会员，擅长治疗小三阳、大三阳、乙肝、肝硬化、肝癌等病症。治疗方法为治肝同时要调肾，肾调理好起到排毒作用，肾好了肝才会好，肝好肾也好，他们互相关联的。

杨雄树生平：

一、“久病成医”

杨雄树年轻时参军5年，参军时期参加打越南的自卫还击战，由于身体不好，退伍回来，去医院检查是患了很严重的肝病。后在医院拿了几年的中药和西药吃，但是还是控制不了病情的发展，巧遇一位70有余的深山老者，专治疑难杂症很厉害的民间草药大师，他把治肝病的药方和服法传授于杨雄树，药自己家人上山去采，回家熬药吃，连续吃了好几个月，杨雄树精神也好了，人也舒服多了，也有力气干活了，身体慢慢健朗了。人好了就好，农村人比较节省也没想去医院检查，过了好几年，县政府组织当年参军打仗的战士一起到平和县医院去免费全身体检，杨雄树和他的战友们就一起去，杨雄树主要也是想确认一下自己肝的问题，检查结果出来后肝一点问题都没有，跟正常人一样。这让杨雄树又是惊讶又是欣喜，不得不佩服老者的药方。为了感恩老者，杨雄树决定把老者的精神发扬光大，继续传承下去，让世界上更多的患者能够受益，解除病苦，重获新生。

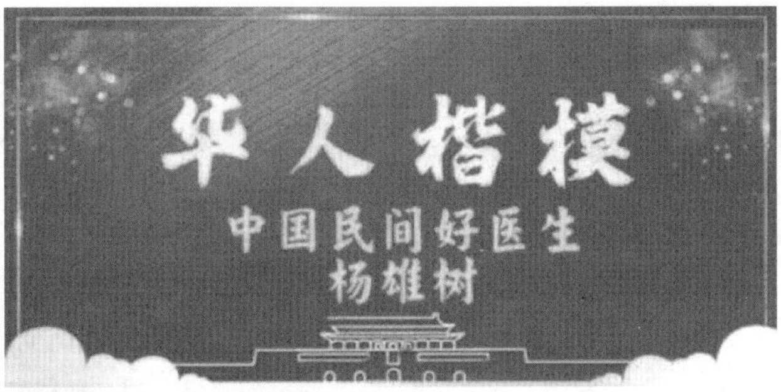

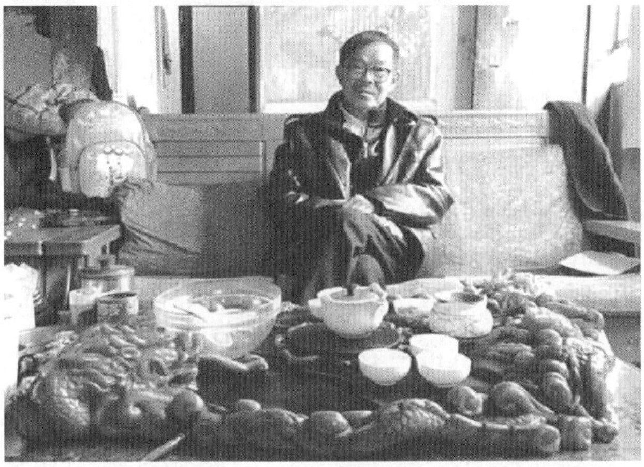

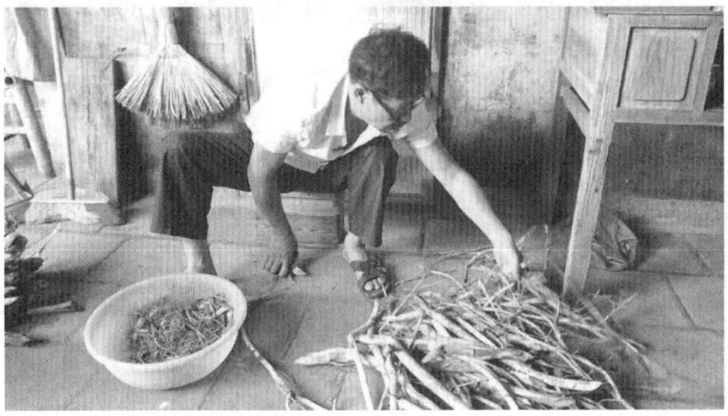

二、“天生我才”

杨雄树有高中毕业的文化基础，受这件事的启发后全心自学研究医学。李时珍的药书都翻遍了，也背熟了，不仅是研究学习药学，还付诸行动起来，经常上山去采药材回家剁啊、晒啊。大山里有很多奇珍异草，是纯天然野生的才会有更好的治疗效果，而且采完了这种药材得等几十年才能再生长起来，所以只能到别处找。杨雄树有时候为了找治肝的药材，一找就是好几天，有时候还无果。这种治肝药还是长在深山茂密的流水边上，很难找，幸运时就让你碰到了。他老人家采药真的非常辛苦，也只有大自然的世界能让这些药材变得更有特效和价值。杨雄树采集很多各种不同的药材，有的也做了疗伤的药酒。家里或者村里人有摔的、碰的、磕到的，用杨雄树自制的药酒擦上去几天就好了，消炎很快。杨雄树也把治疗肝病的药方研究得更加精深，用于有需要的人。村里人知道杨雄树的肝病治好后，有这种的病的人都来找杨雄树治肝病，杨雄树都会把采回配好的草药拿给他们吃，他们按照杨雄树的服法连续吃了几个月后都好转了。口口相传，越来越多的漳州附近的人都能打听到杨雄树治肝病的事迹，慕名来找杨雄树寻求治肝病的良方，有的吃好了还带了很多他们家乡特产来感恩。渐渐地在村里杨雄树的名声越来越大了。

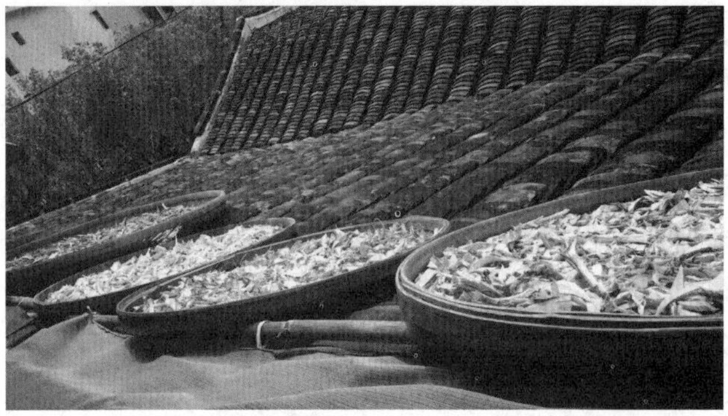

为感激和发扬老先生精神，在这几十年里，相邻社、县有肝病的人，都来拿药，无有不效，不知治好了多少人。而随着社会发展通信技术的发展。杨雄树女儿把她爸爸治疗肝病的真实事迹发表网络上后，这几年就有很多全国各地的患者慕名电话咨询拿药治疗。有来自厦门、福州、泉州、江西、上海、广西、浙江、四川、贵州、深圳、河北、安徽、湖南、苏州、武汉、郑州、甘肃等地方的患者致电杨雄树，通过快递方式把药拿回去吃，大部分回访的效果都很好。大三阳的患者吃了病毒清除了，小三阳的吃了转阴了，还有的肝硬化吃了肝功能也都正常了，人也强壮起来了。还有肝癌的患者吃了杨雄树的药后身体也都大有好转。有的比较严重的，医院判了“死刑”，让家属带回家去调养，医生说过不了一个月了，后来他家人也是找到杨雄树，拿了一个疗程的药回去吃，一个疗程药需要吃一个月时间，他越吃越好转，服用完第一疗程再继续来家拿药，他家人前后拿了 四个疗程的药回去吃了，患者的身体大有好转，后面都不用再来拿药了，打电话访问后他家人说人好多了，精神也好，往后在家继续慢慢调养就行。

经过多年的研究和实验，现在对于治疗小三阳、大三阳、乙肝、肝硬化、肝癌等疾病都有很显著的治疗效果。而且杨雄树还不断突破，现在对于治肝腹水的患者也有很好的药材可以治疗。并且也已经治疗好了，几位患者确有疗效。

邻村的一位肝腹水症状的患者，腹胀、腹痛、非常难受，他家人找到杨雄树拿肝腹水的药回去熬给患者吃，药水吃下去后几个小时就会开始大量排尿，连续吃了两次腹水药后，患者肚子的腹水就渐渐排出来，不再腹胀腹痛了。后面再继续吃治疗肝病的药调理，把余下的腹水陆续排清，往后继续服用几个疗程治疗肝病的药就会慢慢地好起来了。以后对于那些有肝硬化、肝癌症状的患者，杨雄树都会多开几副预防腹水的药给他们吃。因为这些症状都是比较严重的，如果不能及时控制到最后大多都会出现腹水症状。所以杨雄树都会提前给药“治未病”。

凡是吃了杨雄树的药都大有好转，病情轻的就直接痊愈了，比较严重的有些也好转了很多，有些没有痊愈的，不过人却舒服了，也精神了，都能自由活动，更好地延长生命。杨雄树虽然不是刻意去进行医学上的突破，但达到了超过医院治疗的效果，不得不说是一种奇迹了。

三、案例分析

1. 小三阳患者

有一位江苏常州的小三阳患者陈女士，网上查看到了文章后，用微信上取得了联系，后面陆续拿了两个疗程的药，吃完了去医院做检查还没显示出来数据的变化，以为没有效果，后面停药后再过两个月去医院检查，仅剩一个阳没转，其他都转阴了，也就是快痊愈了。她非常开心，看到了希望，后面又继续服用一个疗程想彻底断根治好。就这样她自己吃好了又介绍她的姐姐也来拿药治疗。她吃好了后还很懂得感恩，在快过年时给杨雄树的外孙女买了件棉外套，因为她从微信朋友圈看到杨雄树的外孙女跟她孩子差不多大，买好了衣服邮寄过来，小女孩穿上很是喜欢都不舍得脱下先洗洗。杨雄树则因为帮助到患者，恢复健康，觉得自己做了非常有意义的事而感到开心愉悦。

2. 肝硬化患者

有一位来自河南郑州的患者，是肝硬化，已经在医院住了一个月，脸色呈黑，他儿子找到杨雄树，拿了一个疗程的药先试吃，一个疗程后感觉到药效果非常好，后继续联系杨雄树连续拿了四个多疗程，由于他家庭困难，杨雄树每次还多优惠、多送给好几副草药。那位患者很受感动，他说如果我的病治好了，到时候一定登门道谢。经过几个月的调理和治疗，他人精神多了，气色也红润了，而且身体也健朗了。他还说到做到，病好了带着他的老伴一起远道辗转十几个小时车程来到杨雄树家里。两位50多岁的老人这么大老远亲自来登门拜访道谢，真的挺让人感动的！杨雄树带他去了附近的蜜柚园山上转转，村里走走，爬山爬得很高，患者气都不大喘也不累，身体非常好，而且脸色确实也很白很红润。这不得不说是一个奇迹啊！走前杨雄树还赠送了一疗程的药，让他每个月预防吃一副。也知道他家庭困难不容易，能大老远来访就很开心了。

3. 肝肿瘤患者

四川的患者，在厦门做建筑工，得了一厘米大的肝肿瘤，他女儿看了报道找到了杨雄树，先拿了两个疗程的药回去吃。结果吃完后去医院做个检查居然肿瘤不见了，但是肝区旁边有浮肿。杨雄树跟他说那是肿瘤排毒出去的症状，只要继续再服用一个疗程药后就会慢慢地排出体外了。后来那人再来拿一个疗程药回去吃了，就好转了，至今也不用再来拿药吃了。杨雄树自己也没想到这药居然连肿瘤都能吃散掉，只有用在患者的身上才能显现出这个治肝药更大的效果和作用。

张耀平的故事

张耀平

张耀平，男，满族，1953年9月出生在山东省东平县彭集公社柳营村一个中医世家。柳家营是个历史悠久的大镇子，当地有“先有柳家营，后有东平城”的传说。据家谱记载，张家已有上千年的行医历史，到张耀平这一辈，已数不清几代中医了。东平县志记载，张耀平的爷爷张守本，被称为开创了“近现代东平县中医外科的先河”，张家家族中医在近代时期最为辉煌。当时，柳家营周围几个县镇都有张家的药厂和门诊。柳家营，张家有一座四合套房，东西南北对路都有商铺。张耀平的父亲姊妹九个，弟兄八个，父亲排行老七。张家以医术和德高立家守业，在方圆上百里村镇的百姓间，有非常好的口碑，他家的牌匾和锦旗，堆满了好几间屋子。

张守本开明爱国，抗日战争时期，从民族大义出发，为抗日队伍救死扶伤，送医送药送钱粮。不仅如此，他还亲自送两个儿子、一个孙子上前线，加入了共产党领导的八路军。张耀平三伯张凤岐参加了八路军领导的抗日六支队，一次战斗中受伤被俘，誓死不降，被日军割下头颅，挂在东平县城城头。八路军反击，组织了有名的鲁显屯战役，为了给父亲报仇，张凤岐的儿子张耀春怀着对日寇的深仇大恨，一连捅死七个鬼子，刺刀都捅折了。张家的祖传中医后来由张耀平大伯父张凤桐继承并主持家业。1956年国家公私合营，张凤桐将祖传中医家业上交集体。叔伯哥张耀春，后来转业任重庆蔬菜公司书记。

大伯张凤桐是家族的中医传人，他看着张耀平聪明伶俐，就有意识地教他中医知识。1967年，张耀平初中毕业，大伯正式传授他中医，自幼的中医功底再加上勤奋好学，张耀平进步很快。期间，他被村民推荐参加乡里的赤脚医生训练班。1968年始，张耀平任村里的赤脚医生，五年的赤脚医生生涯，他认真学习大胆实践，大伯毫无保留地把祖传中医和自己的临床经验教给他，张耀平吃苦好学，中西医皆能拿得起，他风里来雨里去，守护一方百姓的健康，成为当地小有名气的中医。

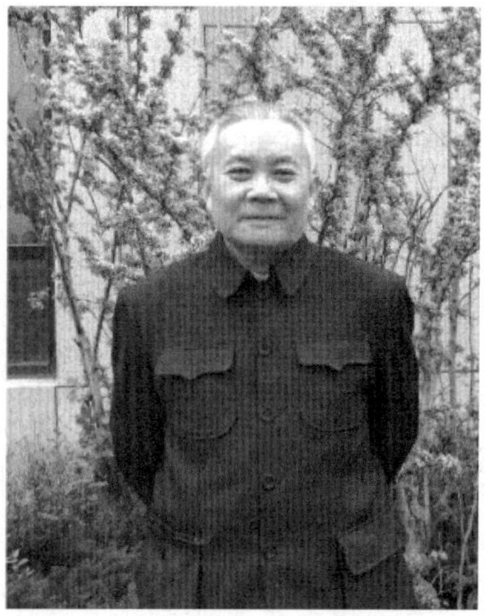

1973年11月，张耀平光荣入伍。一开始他是一位普通战士，因为懂中医，在部队暂时担任卫生员，一件事情让他扬名全连。一天，附近三河中学的校长抱着一个惨痛哭叫的孩子走进部队卫生室，村医看不好，离大医院又远，村民才找亲人解放军。张耀平诊断孩子患了突发性胆囊蛔虫病，他一根银针扎下去，女孩马上停止了哭声，一会儿，就能下地正常行走。自此，张耀平正式成为中国人民解放军某部204师610团一营一连的卫生员。

张耀平所在部队驻扎在江苏省淮阴地区（现淮阴市）洪泽湖畔的三河农场。为了保障供给，部队发扬南泥湾精神，全体指战员一起参加生产劳动，耕种几万亩土地，每个连队上千亩。张耀平则用传统的中医土办法结合西医，保证全连二百多名指战员的身体健康。每个战士耕种几十亩水田，没有机械化工具，劳动强度很大，从指导员、连长到战士，腰酸腿疼的很多，因为缺医少药，战士们中间出现了一些常见病、多发病。

每年新兵来时，因为驻地潮湿，好多战士阴囊溃烂，少则数月，多则半年才好，多年一直不能根治，被认为是一种无法治愈的常见病，士兵们很痛苦。张耀平第一年入伍时，也得过这种病。他接诊了很多患病战士，开始分析研究：地方潮湿，利于病毒、螨虫生长。外地战士身上没抗体，很易得这种病。他首先研究运用自血疗法，即抽自己的血打到自己屁股上，每周一次，一次十毫克，疗效不错。第二种治疗方法是：用当地产的艾蒿、蛤蟆草、野薄荷、野荆棘、大麻子叶、败酱草和番茄叶、土大黄，加漂白粉、食盐配成洗液，为每个战士冲洗。这两种办法疗效很好，迅速解决了困扰全连乃至整个驻军多年的顽疾。1974 年，当地驻军战士史某某突发传染性乙肝，接着，又发现有人感染，患者被迅速送往解放军 842 医院治疗。为了全体官兵的安全，全师紧急开展防疫活动。张耀平采取土洋结合的办法，带领大家采集中药：茵陈、柳树根、艾蒿、西河柳（圣柳）、阴柳、望江南、桑叶、韦根等，然后熬制成剂，全连战士一连喝了三个周，同时，每天对餐具、室内室外进行消毒。此后张耀平所在连队没有出现一例乙肝感染患者。受到师防疫所的高度肯定。

那时候，驻地的蚊子大如小飞机，嗡嗡嗡地四处出没，部队农场地处沼泽，洪泽湖地区一度疟疾大流行，好多战士感染。屠呦呦 2016 年获得诺贝尔生理或医学奖，其实，利用青蒿治疗寒热往来，我们的老祖宗早就用了。二十世纪七十年代，我国开始大量投入进行青蒿素提纯实验研究。张耀平认为青蒿具有清热功能，他在连队大胆采用青蒿治疗法，将 400 克青蒿水煎，每人一份口服，将治疗、预防为一体，迅速控制了部队的疟疾发病率。

师卫生所贾所长发现张耀平在治疗常见病、突发病等方面有独到之处，决定上调他去师防疫所。他不愿意去，他当时想：我走了，谁给这些基层战士看病，谁为驻地百姓服务。快退役的时候，张耀平一次遇见贾所长，贾所长说：小张，上次调你走，是想让你去上医科大学。你错过了一次提干的机会。那时候，张耀平一心扑在治病救人的工作中，他用针灸为群众治病，从不收钱，真正“又红又专”，经常受到上级表彰。

1974 年，云南大关县发生八级以上大地震，张耀平当时每月补贴仅 6 元钱，他拿出省下来的 20 元，悄悄寄往灾区，受到团里的通报表彰。1975 年 6 月，张耀平所在部队调防到吉林省延边自治州延吉市，因地方缺医少药，团组织卫生队常为驻地群众看病，张耀平用中医中药解决了好多老百姓看病难的问题。

铁牛道长自述

张振强

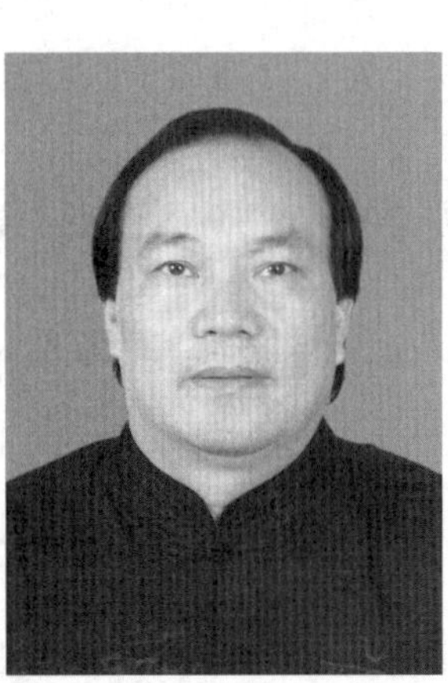

也许是命运的安排，从出生起，冥冥之中就注定我将与道、医结下不解之缘。

我出生在江西于都的一座破庙里，从小在山上长大，八岁那年的一次经历至今都让我铭记于心。

清晰地记得小时候的我比较调皮、颇有灵气，很受邻里的喜欢，经常会给我一些好吃的。有一天晚上，隔壁阿姨给了我一些糯米糕，我一口气就把它吃完了，妈妈就骂我家里还有弟弟妹妹都没吃呢，隔壁阿姨说“张嫂，别怪小孩”，还慈祥地对着我说：“小铁牛，明天早上还有哈。”可是第二天早上我醒来时，却听到了邻居家里小孩的哭喊声、大人的呼唤声，看到别人往他们家送花圈，我不明白发生了什么，心里还想着隔壁阿姨今天什么时候给我送好吃的，直至母亲告诉了我隔壁阿姨去世了，我这是第一次认识到什么是死亡，原来生命是这般脆弱，世事是这般无常。

从那时起，我便在心里暗下决心，发誓一定要做神医，能像电影里那样，给两颗药丸就能把人救活。从此，我开始了拜师求艺的征途，先是跟着一位师傅上山采药，从路边的车前草、山涧的金钱草、溪边的鱼腥草开始认起，一种一种药物去认识它的生长环境、药物特点、药用部位、药效等。在这期间，我一听说哪里有郎中会治病，有什么奇方、妙方，我都会前去讨教拜其为师，此后又跟着多位师傅学习了如何治病救人，历经十年风雨，不断积累着治病、采药、制药、配药的经验，18 岁的时候便能对一些小病小痛进行独立开方调理，救治了许多患者。

后来参加了工作，工作之余我依然跟着师傅坚持学习，并经常反复阅读《黄帝内经》《伤寒论》《千金方》《神农本草经》等书籍，在理论上得到了进一步提高，对道家、儒家、易经等国学也都有涉猎，尤其感慨道家文化的博大精深。

越是实践，越是学习，就越会发现自己的不足，对知识的渴望也就越来越强烈，于是便到道观去修行，让自己静下心来修身养性。在山上修行的日子很清贫，但是也让我有足够的时间去学习和思考。我常常一个人打坐，闭上眼睛，利用空间想象一个人就站在自己面前，从头到脚去思考，她的头发发黄、开叉、枯萎、没有光泽、掉发、油腻是什么原因引起的，她的五官、面色、说话的声音、语气、语速、四肢、行动、姿势、身材等的不正常是什么原因引起的，应该从哪里着手，怎么调理。日复一日的思考、实践与总结，终于让我在辨证施治上有了实质的突破。

在山上修行的时候，我对道家文化、道家养生文化也有了更加深刻的理解。老子的，《道德经》博大精深真可谓字字珠玑、句句经典。道家养生文化遵循“人法地、地法天、天法道、道法自然”的调养规律及大道至简、大道至易的原则，讲究“天人合一”，道家养生文化中的贵生观、元气论、天人观、人体观、形神观深深影响了我，此阶段我开始逐步悟到以养代治才能最终解决健康问题，养生应与生活融为一体，去药取食、药食同源才会更为安全、有效、稳定。这些领悟形成了铁牛道医养生的雏形，对以后铁牛道医养生系统的成型产生了不可磨灭的作用。

随着时间的推移，对道医的认识和提升，对道家养生的领悟，特别是学习了国内外对水与疾病、健康、长寿关系的阐述之后，我开始尝试把水、温度、能量引入铁牛道医养生体系。

众所周知，人体 70%以上是由水组成的，身体的健康都离不开水，水是生命的载体、生命的源泉、生命的核心。一天，突如其来的灵感，让我对道医养生文化中的“泡”产生了浓厚的兴趣，一个“泡”字表明水包含万物、孕育生命。我不断思考、研究、实践，最终以水为载体，以食物代替药物，研发了“水疗粉”，通过“水”和用水疗粉泡的方法来改变身体的寒、湿、瘀、堵的状况。

经过若干年的实践和总结，上万位患者实际调理的案例，进一步验证了道医养生“水”和“泡”的强大疗效，也更清楚了水与疾病的关系，逐步完善了“水疗粉”配方，形成了现有铁牛道医养生系统中的基础疗养方法——“清和浴”和“清和足”。通过“清和浴”和“清和足”可以改变人身体中水的质量，从而改善身体内整体环境，养内美外，让身体更加有序、平衡、健康，让身体恢复自愈力，始终处于最佳状态。

上述“水疗粉”的研制，还有“清和浴”和“清和足”养生方法的实践，以及上万调理人群调理过程中案例的收集和整理，各种启发、领悟和感慨，我不断研发和推出了一系列新的配套产品，其中包括五谷养生茶、升阳粉、调脾糊、花果玉液等，并不断完善，最终形成了铁牛道医养生系统的产品体系链条。

曲洪娟和她的家传“圆通疗法”

曲洪娟

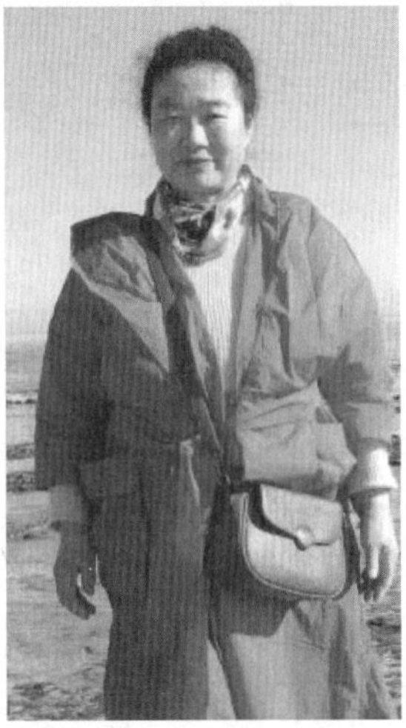

曲洪娟，女，1946年出生，大学本科学历。梅河口市曲洪娟中医诊所所长，副主任医师，中国名医论坛理事会副主席。1985年创办圆通中医诊所（现名曲洪娟中医诊所）。2018年当选吉林省民营医疗机构协会副主席。

“圆通疗法”，是曲洪娟继承家传，结合自己几十年经验，用纯中药制剂圆通散、圆通茶丸系列1～45号治疗各种精神疾病、癫痫、头痛、咽炎、冠心病、高血脂、高血压、高血糖等疑难病症。据不完全统计，曲洪娟诊所成立至今的35年中，已接诊来自全国各地，还有美、日、韩、新、马、泰、荷兰等国家的患者五万余人次，因大多数患者治愈停药几十年不复发，而蜚声海内外。

“圆通疗法”传承代系

圆通疗法有迹可循已历时四代、130余年，至曲洪娟这里已经是第五代了。

第一代 曲元芳，19世纪60年代生人，祖籍山东省青岛市郊区，已经很成熟地使用圆通散和圆通茶丸成方，当时的配方种类只有27种。这两种家传配方与技艺的更早来源已无可考。

第二代 曲成仁，年幼时随家族到辽宁岫岩地区，受战争年代影响，不以从医为主，后因战争遗失很多宝贵的医案材料。

第三代 曲广达，年轻时随家族从辽宁来到吉林省梅河口市常家四队，将祖传圆通散进行文书整理与深入学习，曾在梅河口附近药堂学习，中年后任小学校长期间，常免费救助附近患者。圆通疗法通过此时期的发扬光大，得到了很大的发展，将上一代遗失的诸多文献材料，以新的方式拓展，并注入了很多新鲜的血液。因其校长身份和免费义诊的举动，使圆通散和圆通茶丸在治疗精神疾病的同时，也大大扩展了其影响力。

第四代 曲枫，在父亲那里学到了祖传圆通疗法这一精湛的技艺，但因工作和所学专业是电力，又是本地区的业务专家，工作繁忙，只能在业余时间帮人治病。退休后又和女儿共同开发和推广圆通疗法。

第五代 曲洪娟，1946年生，毕业于东北师范大学，因受家庭熏陶，对中医药与祖传圆通散、圆通茶丸的高度兴趣，后改行从事医疗工作，1985年成立“曲洪娟圆通中医诊所”。潜心学习钻研中医药理论与祖传圆通散系列，创立“圆通疗法”。几十年如一日，直到现在还在工作和学习中，成功治愈全国各地，乃至马来西亚等东南亚国家的癫痫患者数千例，包括未成年人癫痫患者，大多数不复发。

从教师到医生的转型

曲洪娟出生后，祖父和父亲就行走在行医的路上，并乐此不疲。耳濡目染地看着他们用简单的草药使人重获“新生”，曲洪娟对行医有了朦胧的向往。虽然，因为种种原因，曲洪娟最初没有从事喜爱的医疗工作，而是进入校园做了一名教师。但少年时期家风的熏陶一直存留在内心。也是机缘巧合，1985年，梅河口变为大市，在已有医疗机构不足的情况下，为了改善就医现状，允许个体医疗机构（特别是中医）参与为老百姓健康服务的队伍。“机遇总是留给有准备的人”，曲洪娟通过考试先后取得了中医大专学历、副主任医师、中华人民共和国医师资格证、中华人民共和国医师执业证。1985年，她正式创立了圆通中医诊所，开启了自己的圆梦之旅，行医之路，一走就是30多年。各地患者慕名而来找她看病，她怀着医生就要治病救人和一颗感恩社会的心一直努力帮助求助的患者，现在已是75岁高龄了，她的愿望就是把她几十年治疗癫狂痫、疑难杂证的方法、经验传承和推广出去，让更多无助的患者解除疾病之苦。曲洪娟的圆通疗法，各人不同药，一日不同方。举个例子，一个人同时有气滞血瘀、脾胃不适、喧扰打骂，那早晨就用活血化瘀的药，集中攻破它；中午调理脾胃；晚上镇静安神，这样效果来得就会很快。通过曲洪娟30余年的改革创新，圆通疗法从最初的27个配方衍生至如今的1～45号圆通系列疗法，取得了质的飞跃，就诊患者从前几代的地区区域为主，扩展到如今面向海外。

微生态学实践先行者——张先忠

张先忠

时空的年轮在沧桑岁月中沉静。在神农架那古老的谜一样的山林里，依旧积淀着古老的谜一样的文化，独具魅力像一樽陈年老酒，沁人心脾，令人心往神驰。

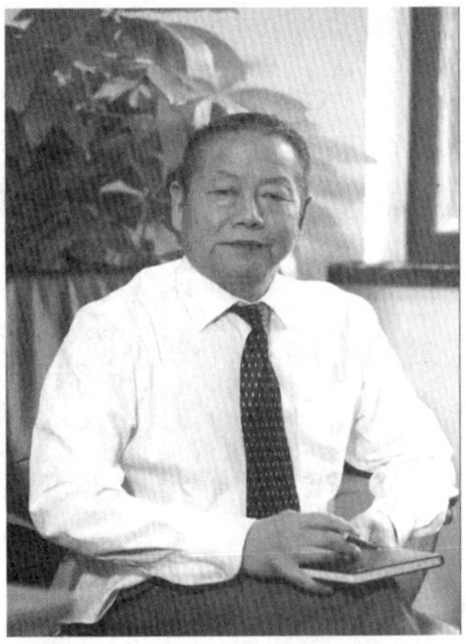

亘远的路途在风雨婆娑中绵延。在野人谷传说的谜一样的旷宇里，如今传说着一位“当代神农”“治癌先锋”，就像一个亟待考证的神话，众说纷纭，太令人不可思议。

他，就是跨越生态农业与生态医学的微生态学实践先行者张先忠。

张先忠是土生土长的山里人，一直居住在湖北省房县野人谷镇神农峡风景区杜川村。野人谷镇位于神农架原始森林北麓，平均海拔1000米以上，山势险恶，古木参天，水清草盛，可谓人间仙境。张家十几辈人都居住此地。祖父张元亮，二十世纪三十年代曾跟随贺龙闹革命，任少年先锋队队长，壮烈牺牲；父亲张国玺，民间草药医生，一生热心为民救死扶伤。在这样的风土民情的滋养和良好家风的熏陶下，张先忠渐渐萌生出对中医学的酷爱之情。

数年前，房县是全国百个贫困县之一。张先忠本来是当地小学的一名民办教师，看到当时的困境，他暗下决心要改变一家人和乡亲们的命运。1978年，年仅二十多岁的张先忠，因成绩突出，从民办教师转正担任高中生物教师，从此与食药用菌、中草药结缘，开启了房县食用菌产业发展的新局面，他所任教的房县林特中学成为当时辐射全国的食用菌种植技术推广科技兴农示范中心和全国职教系统的典型。

1991年，他响应国家号召停薪留职，开始科技创业，从事珍稀中草药等植物研究。在湖北省有关单位专家的大力支持下，他的科研项目和成果如雨后春笋般破土而出。

神农架，这块古老而神秘的土地相传就是神农氏炎帝遍尝百草、医治百病的地方，许多珍贵的草药藏身于悬崖绝壁。为了研究野生食用菌类研究课题，张先忠走遍了神农架的原始大森林，一个人在茂密的树林里摸爬滚打。常常带上干粮，饿了啃一口馒头，渴了喝一口山泉水，衣服被荆棘刮得破乱不堪，脸上、手臂上都是伤口，脚都磨出了血泡，独自忍受着蚊虫叮咬、毒蛇惊吓、野兽袭击的危险……

在他“玩命”式的考察中，发现了上百种野生菌类、药类植物，晚上就埋头研究。功夫不负有心人，很快一项项研究成果脱颖而出——

1979年，发现了适应野生天麻生长环境的秘密，能够准确地在大森林里挖到野生天麻，准确率达90%以上。

1982年，研究出两季天麻生长的规律，使种植户年产收益翻番，被誉为“神农架天麻大王”。

1982年，培育出“神农5号”代料棒木两用型高产花菇菌种，投入到社会产生了巨大的经济效益，当时年产值达到两千万元以上。

为了让自己的研究成果惠及更多的农民，带动大家一起富裕，张先忠先后成立了湖北房县神农峡生态农业发展有限公司、神农架林区生态资源开发利用研究中心、房县野人谷中药材农民专业合作社、房县炎帝仙草黄酒厂等。

民间中医高贺

高　贺

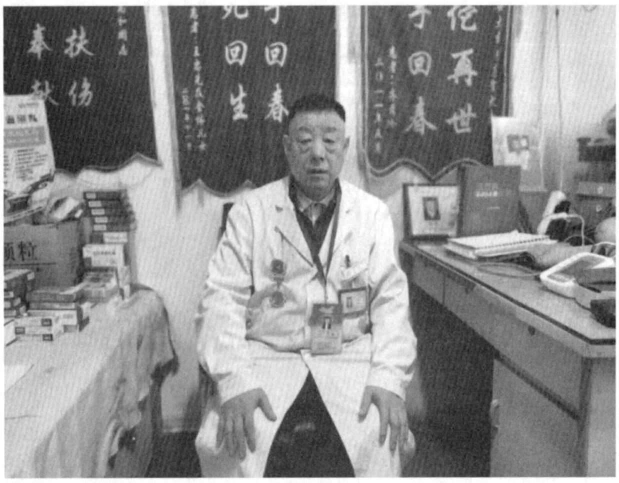

我叫高贺，是全国民间中医的小草根大夫，从医至今已有48年。我是跟随家里父辈学习行医的，1989年，我考取了乡村医师证书，经过不断学习中、西医，提高了医疗水平，以便更好地为群众服务，尽快解除他们的疾苦。在长期的工作实践中我切身体会到，发展好中医中药事业，是造福万民的大好事。新中国成立之初，国家底子薄，百废待兴，人力物力都很有限。当时国家采取培养赤脚医生的办法，全国培训了数万名赤脚医生、乡村医生，一把草药一根针，一颗红心暖万家。让贫穷人民都能及时看上病。据说中国的赤脚医生在世界卫生史上都是一个成功经验，用最小的投入，最快的时间，建立起全民医疗保障体系。在这个体系里，中草药的作用很大。只要懂得使用，百草是药，疗效好还没有毒副作用，比如青蒿煮水洗澡治小儿痱子。

2014年，我看中医大夫特别少，我就愿意发展中医，我看全国才只有三万左右中医大夫，我在手机里建立一个高氏医宗中医养生堂，免费培养中医学生，他们很多人取了中医执业医师证书。后期又进群很多来自全国各地的学中医的学员，到现在群里已达到500人。大家都在互相学习，让大家有学习中医的一个平台，相互交流经验，提高中医的医疗水平。

我热爱中医，更热爱祖国。2003年非典疫情、2020年出现新冠疫情，我积极关注各地病情症状报道，运用积极的经验开具处方，并在微信群里公布讲解。下面是我针对新冠疫情开出的处方，供大家参考：

透表清温救肺汤

麻黄9克、苍术10克、桂枝9克、杏仁10克、甘草9克、泽泻9克、猪苓9克、姜半夏9克、陈皮10克、茯苓15克、柴胡15克、生姜9克、紫菀9克、冬花9克、射干9克、细辛5克、枳实6克、桔梗9克、藿香9克、山药30克、贯众15克、百部10克、石膏15克、黄芩5克。

发热重者加石膏30克、双花30克、连翘30克、大青叶30克、葛根30克、黄芩15克、鱼腥草30克、栀子10克。大便干者加大黄10克。高热不退者加安宫牛黄丸。肺阴不足加川贝15克、麦冬15克，口唇青紫加丹参20克、川芎15克。气虚多汗者加红参 15 克、黄芪 30 克、五味子 15 克、红景天 6 克。肢凉亡阳者加人参 15 克、制附子 10 克。

驱瘟清热排毒汤：

麻黄 9 克、杏仁 9、克甘草 6、克石膏（15 一 30 克先煎）、桂枝 9 克、泽泻 9 克、猪苓 9 克、白术 9 克、茯苓 15 克、柴胡 16 克、黄芩 6 克、姜半夏 9 克、生姜 9 克、紫菀 9 克、冬花 9 克、射干 9 克、细辛 6 克、山药 12 克、枳实 6 克、陈皮 6 克、藿香 9 克。

以上用传统中药饮片，水煎服每天 1 副早晚饭后 40 分钟温服，3 副为一个疗程，大米熬粥的米汤治阴虚消渴，发热时重用生石膏 30 克，上方加苍术 10 克、桔梗 9 克、贯众 15 克就是透表清温救肺汤。

我现在还是看到农村缺医少药，缺中医，并且中医还不团结，中医搞不上去，我所以建群宣传就在于此，中医一定要互相学习，中医一定要团结，团结起来共创辉煌，中医一定要发扬光大，让全中国人都能服上药。以后有时间我在群里多讲点中医医疗知识，普及大健康，通过普及中医药知识，把缺医少药的问题彻底解决。

柔嘉企业与《国医年鉴》的十年

车力平　整理

时光荏苒，柔嘉企业与《国医年鉴》结缘整整十年。十年的时间，《国医年鉴》的主编孙涛教授和朱嵘研究员、《国医年鉴》编委会办公室史亚文主任给予了柔嘉企业有力地指导与支持，使柔嘉企业在学术领域快速发展，拼搏向前。柔嘉医派的诞生，柔嘉医派中医诊所的全国连锁，标志着柔嘉企业向医疗领域挺进的步伐不断地加快。这离不开《国医年鉴》给予我们的鼓励和支持，激发我们在大健康的产业中奋力前行，成为行业中的标杆企业，并走出国门，把艾灸带向世界。

2011—2012 年

柔嘉企业在整顿改革过程中，努力使企业处走出低谷。我们有三项亚健康调理技术在《国医年鉴》中发布：《柔嘉经络调理亚健康调理技术》《柔嘉艾灸调理亚健康调理技术》《柔嘉盆底肌修复亚健康调理技术》。这无疑给柔嘉企业注入了一股新的力量，技术的刊录通过发行使其在健康行业迅速得到了展现和家喻户晓，柔嘉企业顺势前行，一路发展！

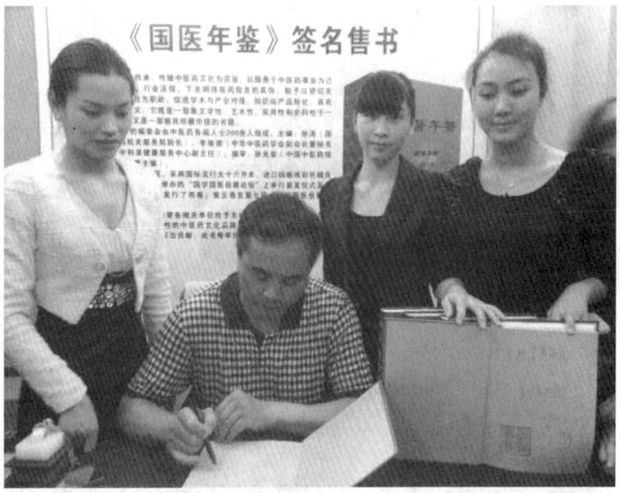

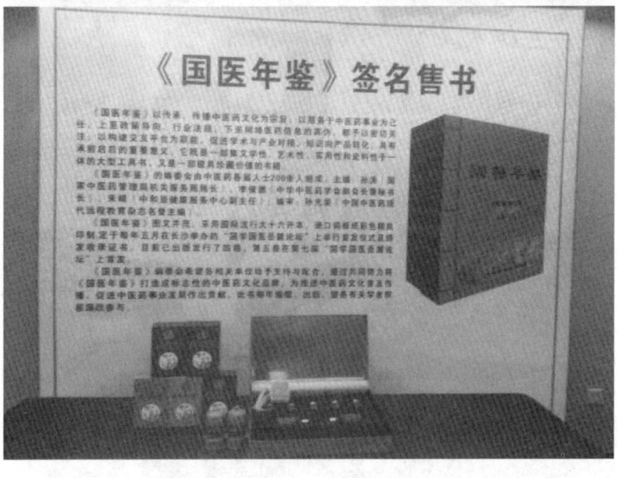

2012　《国医年鉴》主编孙涛教授为入刊企单位和个人进行签名

2013—2015 年

柔嘉企业在稳步发展，已有十项亚健康调理技术录入《国医年鉴》，并入选百项亚健康调理技术。把我们的专业技术水平提升到一个新高度。同时，对于柔嘉艾灸的认识与传播起到了有力的推动作用！

2016 年

柔嘉企业砥砺前行，十年辉煌，赢在专利、专业、专注艾灸养生，感谢、感激、感恩与大家共赢！有十五项亚健康调理技术录入《国医年鉴》。

2017 年

柔嘉集团第一届万人艾灸挑战世界纪录成功。亚健康艾灸调理规范技术推广百强单位：有 48 家单位、十八项亚健康调理技术录入《国医年鉴》。因该机构和技术的持续刊录，在业内强化了柔嘉艾灸的专业性及实用性。

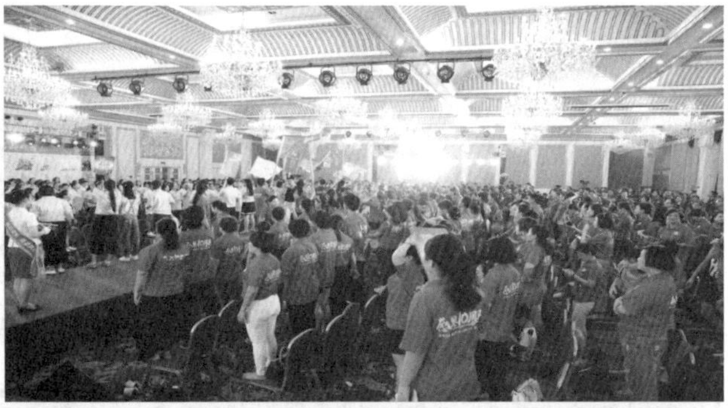

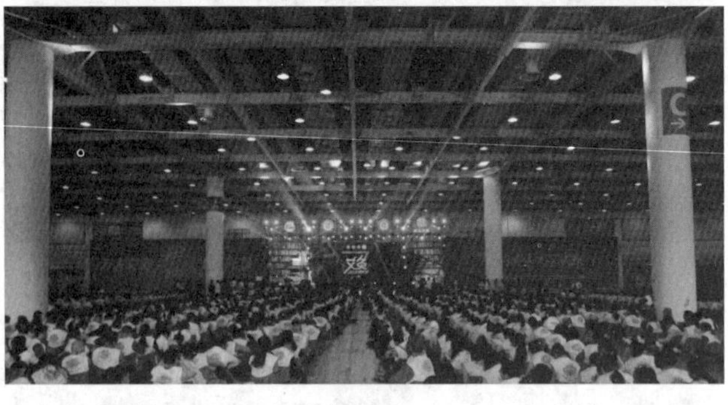

广州柔嘉企业万人艾灸挑战世界纪录盛会第一届

2018 年

柔嘉第二届万人艾灸挑战世界纪录成功。《国医年鉴》刊载了第一届万人艾灸挑战世界纪录活动的盛况，同时有 116 位积极参与者被录入《国医年鉴》，有 81 家预防保健机构和亚健康艾灸调理规范技术推广百强单位刊录《国医年鉴》。《国医年鉴》在全国的出版和发行，使得柔嘉艾灸的专业技术在行业内再次被认可与推广。

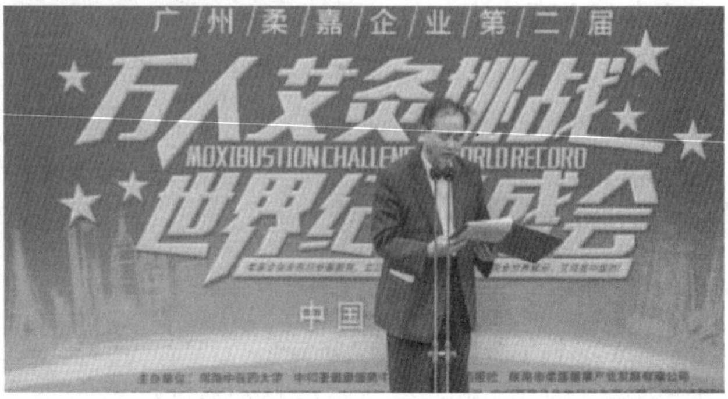

在广州，柔嘉第二届万人艾灸挑战世界纪录盛会上国家中医药管理局机关服务局原局长、中和亚健康服务中心创建主任孙涛教授致辞

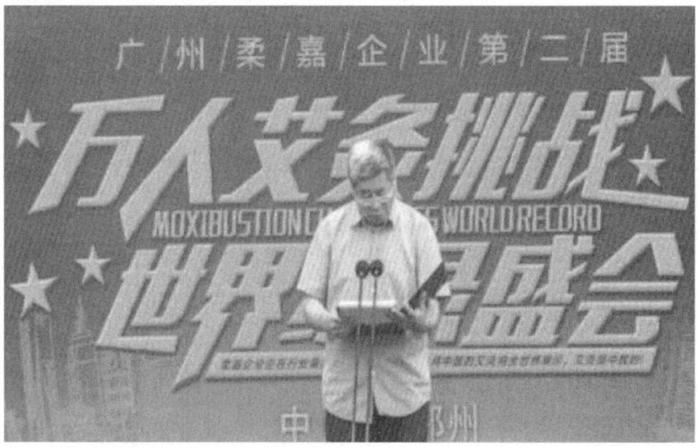

国家中医药管理局原副局长、全国保健服务标准化技术委员会专家委员会主任李大宁致辞

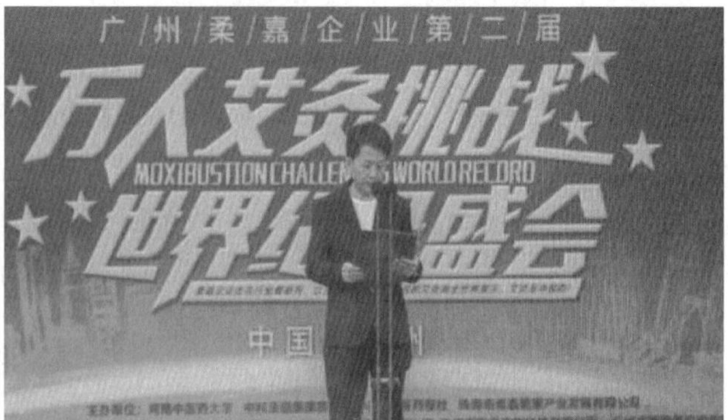

柔嘉企业董事长沈敬国致辞

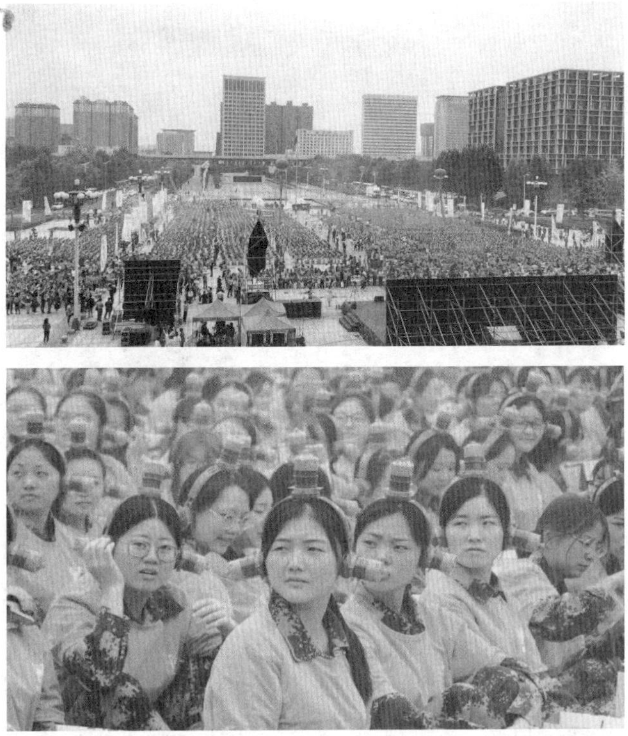

广州柔嘉企业万人艾灸挑战世界纪录
第二届活动现场

2019 年

柔嘉企业收获年。收获了市场良好的运作业绩。柔嘉医派中医诊所试运营成功。《国医年鉴》刊载了第二届万人艾灸大会的盛况。有 41 家积极参与的单位，有 48 家养生保健机构入选亚健康艾灸调理规范技术推广百强单位，23 项亚健康调理技术被录入《国医年鉴》，进一步确认了柔嘉艾灸专业技术调理的有效性，并得到业内的共识。

2020 年

柔嘉企业转折年。由于疫情的原因，美容院及保健行业受到影响，柔嘉企业推出家居养生，在服务上通过线上传授，在全国取得了一定成绩。柔嘉医派的大力推广，柔嘉医派中医诊所（连锁）在全国各地逐步成立，在推广中涌现出 15 位代表，成为亚健康事业开拓者；在抗疫情中做得突出的 27 家预防保健机构，适宜群众应用的亚健康艾灸调理技术同时录入《国医年鉴》，用以记录柔嘉企业的社会责任。

2021 年

柔嘉企业期待《国医年鉴》给到更多更大的支持！

十年的相伴相随，鉴定了《国医年鉴》的编撰宗旨：传承中医药文化脉络、发掘中医药学术精品、彪炳中医药不朽史实、搭建中医药产业平台、创建中医药文化新品牌。

《国医年鉴》与柔嘉企业已是良师益友，助柔嘉企业在大健康产业的路上砥砺前行，为造福百姓健康，创造更大的成绩！

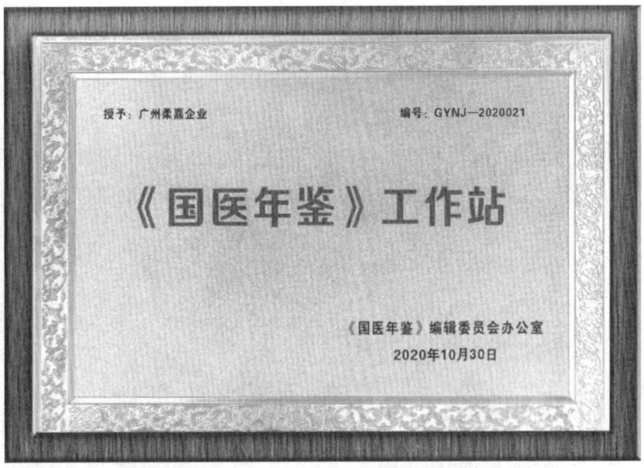

广州柔嘉企业《国医年鉴》工作站成立

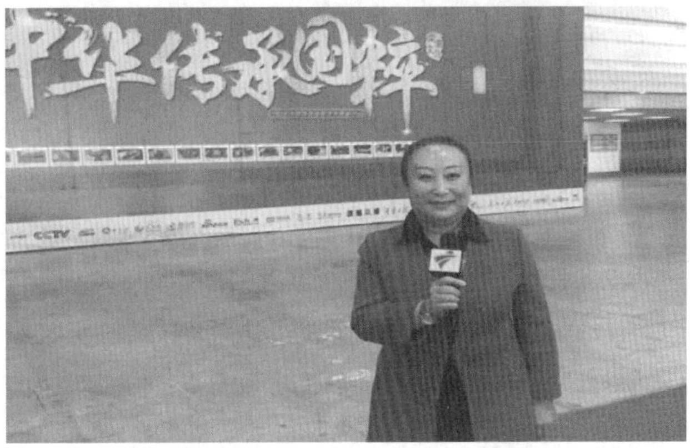

广州柔嘉企业《国医年鉴》工作站负责人车力平女士

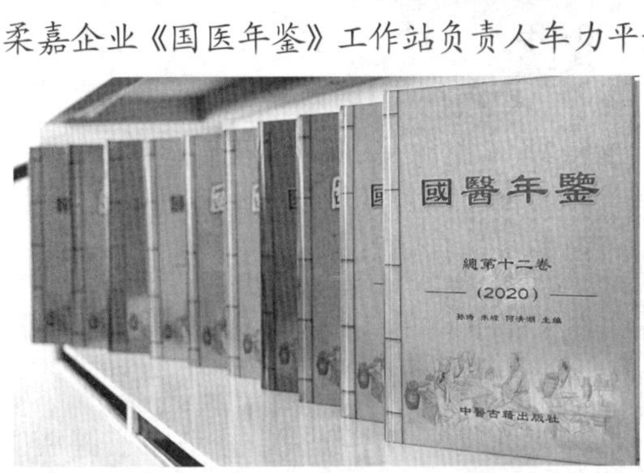

2011－2020 年柔嘉企业收藏的十卷《国医年鉴》

扶阳企业发展历程

胡木明

2005年

胡木明先生萌发“无痛刮痧”理念，开始组建专家团队研发扶阳罐。

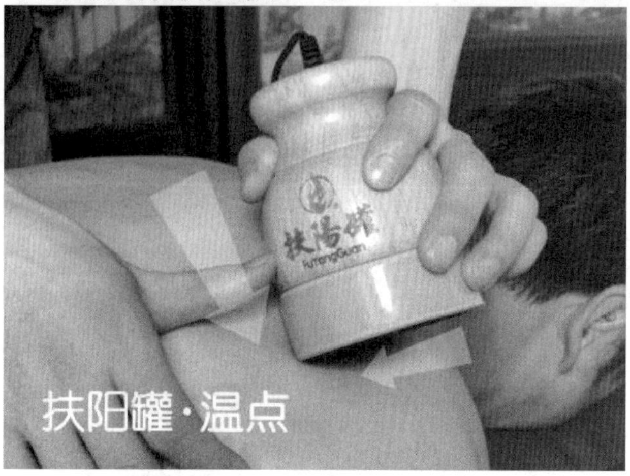

2007年

扶阳罐产品研制成功，并在有关单位协助下进行临床观察研究。

2008年

成功注册 “扶阳”系列商标，申报扶阳罐有关专利。

2009年

株洲扶阳医疗器械有限公司注册成立。

获得湖南省食品药品监督管理局批准的医疗器械生产许可证。

“扶阳罐温刮温灸亚健康调理技术”入选世界卫生组织（WHO）的《中医治未病——“痰湿体质”人群中医干预课题》。

中和亚健康服务中心授予企业“亚健康干预产品示范基地”。

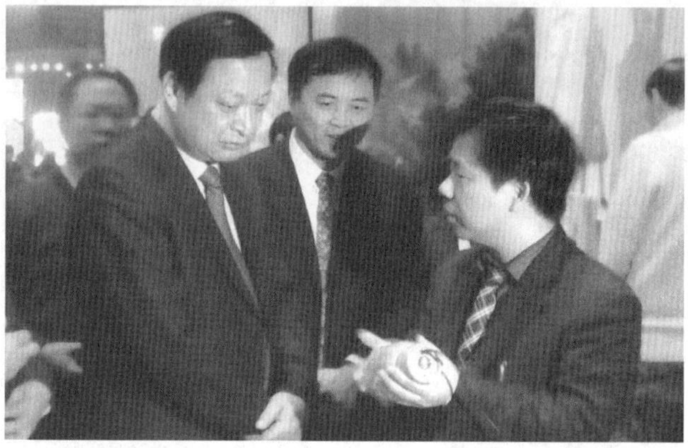

启动扶阳产业全球布局，知识产权先行，前后共获得国内专利24个、香港外观专利1个；前后注册国内商标共247件，在国外和地区获得专利和注册商标保护近45件。

2010年

共计有20项扶阳罐调理技术入选中华中医药学会亚健康分会审定的“百项亚健康中医调理技术目录”。

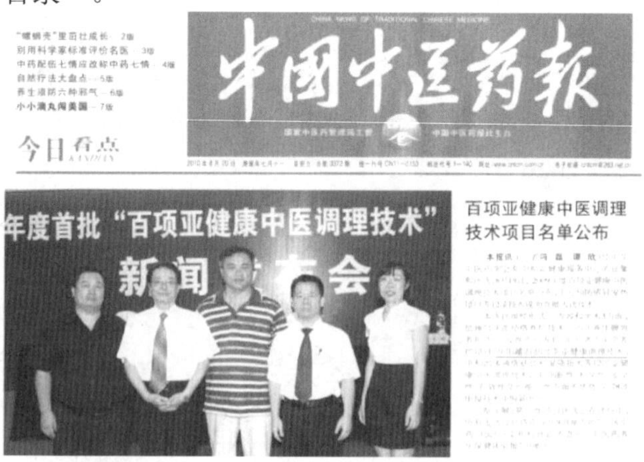

荣获世界手法医学会“优秀项目”

扶阳罐正式启动海外市场，陆续进入马来西亚、新加坡、加拿大、澳洲、美国、德国、中东及我国台湾、香港等60多个国家和地区。

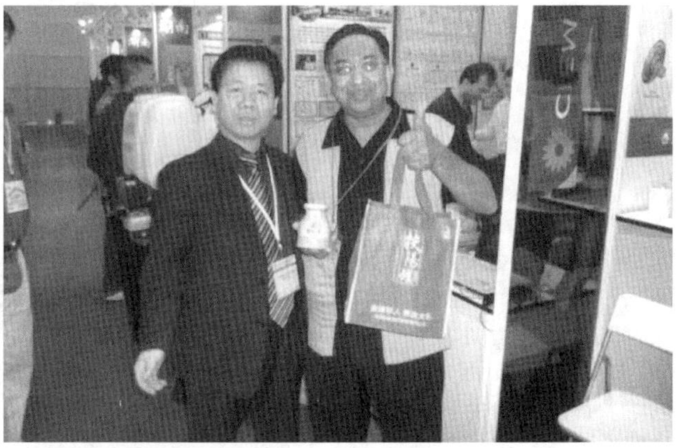

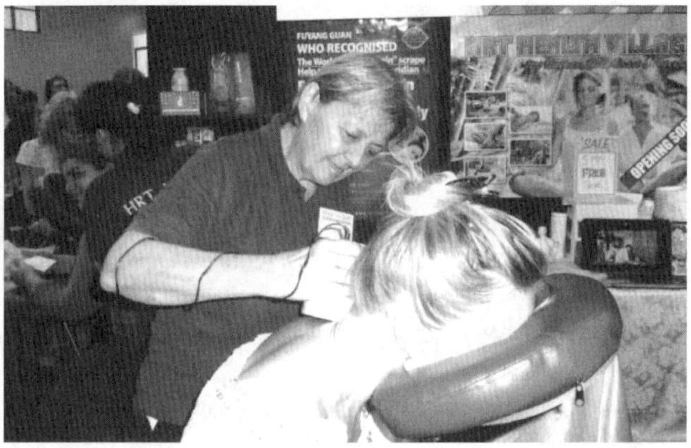

2011 年

《扶阳调理与扶阳罐》选入高等中医药院校亚健康专业系列教材。

《亚健康服务规范 · 扶阳罐调理》收录于中华中医药学会亚健康分会审定的《亚健康服务工作规范 ZHSH/YKGF3-2011》，并发布实施。

扶阳罐调理技术列入“湖南省第一届针灸特色技术高级研修班”学习项目。

湖南省物价局、湖南省卫生厅发文，“扶阳罐疗法”被列入湖南省物价局、湖南省卫生厅新增医疗服务项目及价格，编码：440000009。开始正式纳入湖南省医院医疗收费目录。

项目编码	项目名称	项目内涵	除外内容	计价单位	一类价格	说明
430000025	经络穴位测评疗法	体穴、耳穴、经络测评、经络导评分别参照执行		次	14	
430000026	蜂蛰疗法	指以活蜂尾针蛰刺达到蜂毒治疗作用		次	74	
440000003	灯火灸	药线点灸参照执行		次	29	
440000004	拔罐疗法	火罐、电火罐、闪罐、着罐、电罐、磁疗罐、真空拔罐等分别参照执行		3 罐	14	
440000005	药物罐	水罐参照执行		单罐	14	
440000006	游走罐			次	14	
440000009	扶阳罐疗法			30 分钟	89	
440000010	温灸器灸法	根据病情，选定腧穴，确定所需艾段和灸量，将艾段放置于温灸器中，安置体位，密切观察灸处肤色变化和患者神情反应，以了解灸处感觉和病情变化，及时调整灸量，防止烫伤		次	46	
440000011	箱式悬灸疗法	设立专用排放管道，使用悬吊设备和大型灸箱(20cm*30cm),将优质艾绒放在灸箱中，根据病性、病情、患者体质、穴位施灸，密切观察灸处肤色变化和患者申请变化及感觉，专人守护，调整灸量和灸箱高度，反复添加艾绒，防止烫伤		次	115	
450000001	落枕推拿治疗			次	29	
450000002	颈椎病推拿治疗			次	29	

2012 年

启动“中医扶阳养生万里行”大型公益活动。

国医大师邓铁涛亲笔题词：扶阳养生论坛启动仪式。

国医大师朱良春教授亲笔题词：扶阳养生长寿、造福人类健康。

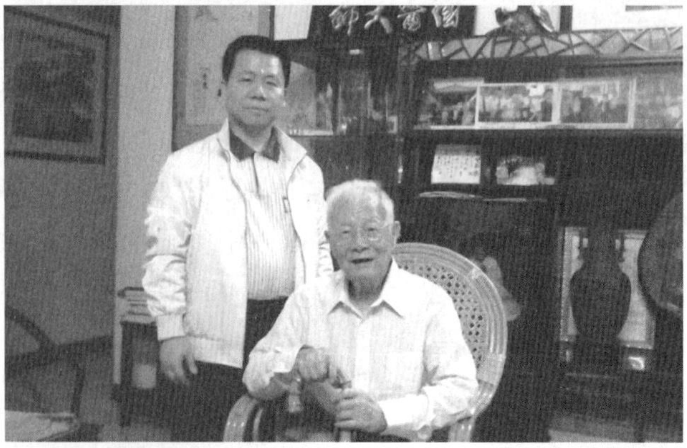

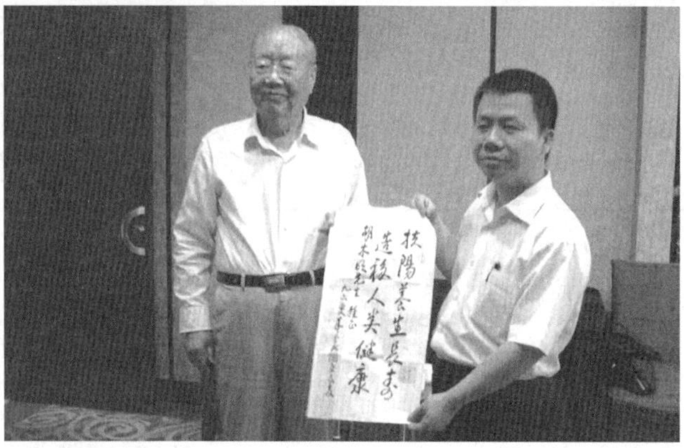

2013 年

中和亚健康服务中心在公司设立“亚健康中医扶阳罐调理技术项目推广办公室”。

在株洲投资建设“扶阳产业生产基地”。

2014 年

与湖南中医药高等专科学校签署战略合作协议，联合培训亚健康扶阳罐调理师。

2015 年

“扶阳产业生产基地”入驻湖南株洲市新马金谷，全新万级洁净厂房生产基地落成。

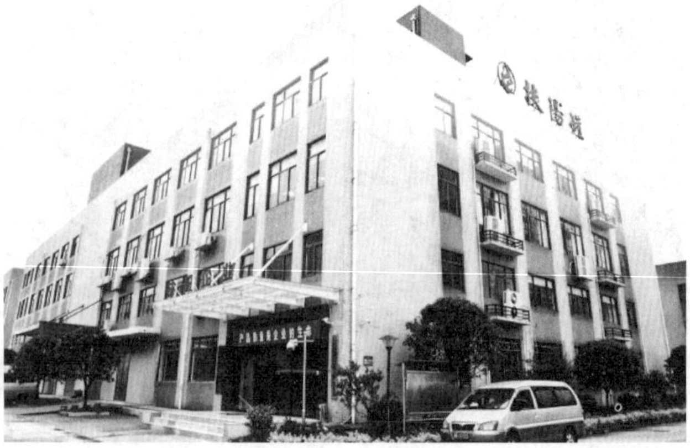

企业挂牌：湖南中医药大学针灸推拿学院研究生培养创新基地。

企业挂牌：湖南中医药高等专科学校创业教学基地。

联合中和亚健康服务中心举办全国亚健康产业论坛。

《扶阳外治与扶阳罐保健》由人民军医出版社出版。

2016 年

《亚健康灸疗调理》选入高等中医药院校亚健康专业系列教材，中医扶阳外治特色专科建设全面启动；列入湖南省医疗器械产业“十三五”发展规划。

扶阳罐产品全面升级，由 I 类医疗器械升级为 II 类医疗器械。

2017 年

“扶阳罐温刮温推疗法”荣获湖南省卫计委（现卫健委）和湖南省中医药管理局颁发的“湖南省中医药专长绝技项目”。

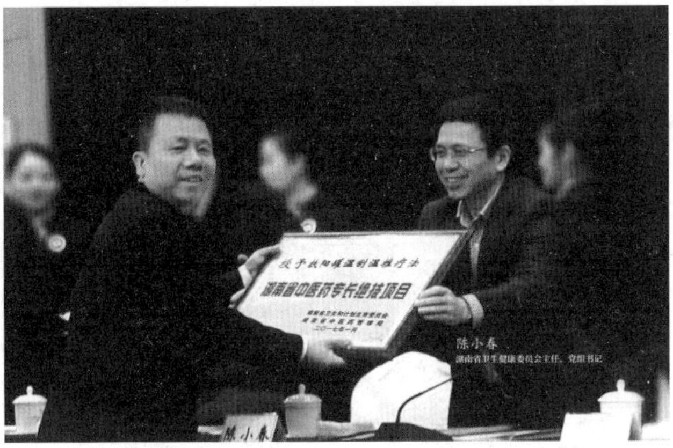

国医大师颜正华亲笔题词“天天扶阳”

国医大师孙光荣亲笔题词“共将扶阳学说传承好、发展好、利用好”

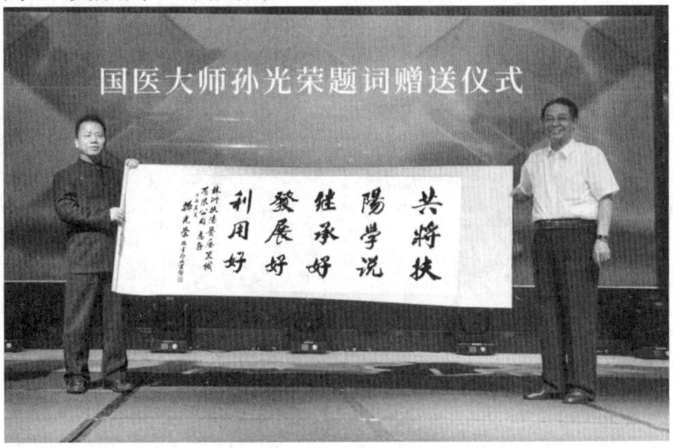

湖南省针灸学会扶阳外治法专业委员会正式成立

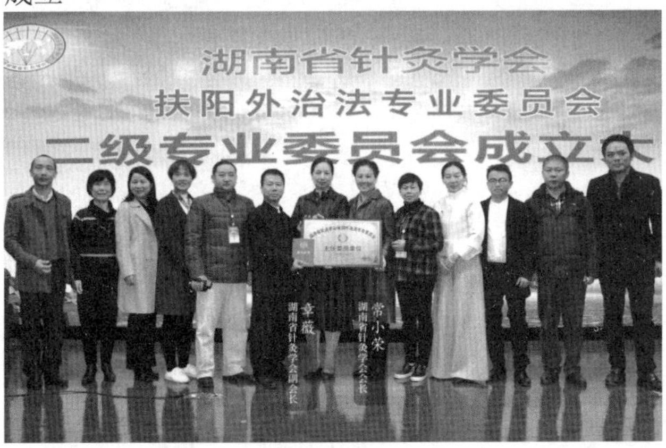

2018 年

扶阳企业运营中心入驻湖南长沙“中国亚健康总部基地”。

北京中和亚健康科学研究院扶阳外治研究所正式成立。

2019 年

全面运营扶阳品牌，搭建扶阳大健康产业平台。

全球启动天天扶阳中医馆和天天扶阳健康馆千城万店计划，医养结合模式开始落地实施。

中华中医药学会纳入第二批“中华中医药学会适宜技术国际推广合作共同体推广项目”。

2020 年

签署湖南中医药高等专科学校扶阳罐温刮温推疗法技术应用研究合作协议。

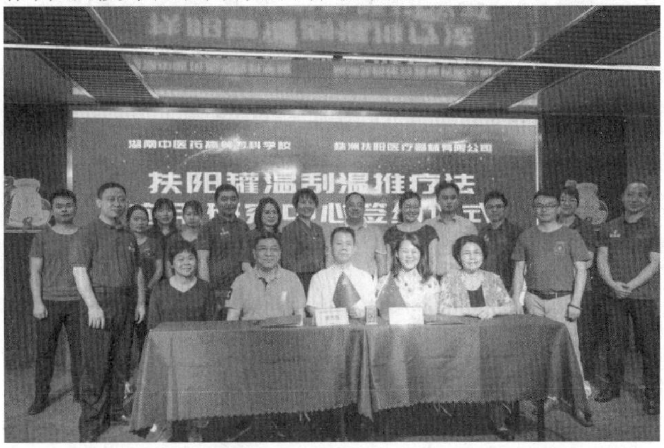

企业标准 Q/FYCZ 1-2020《扶阳罐温刮温推疗法技术操作规范》发布实施

至 2020 年底，检索到公开医学期刊发表有关“扶阳罐疗法应用研究”论文 43 篇。

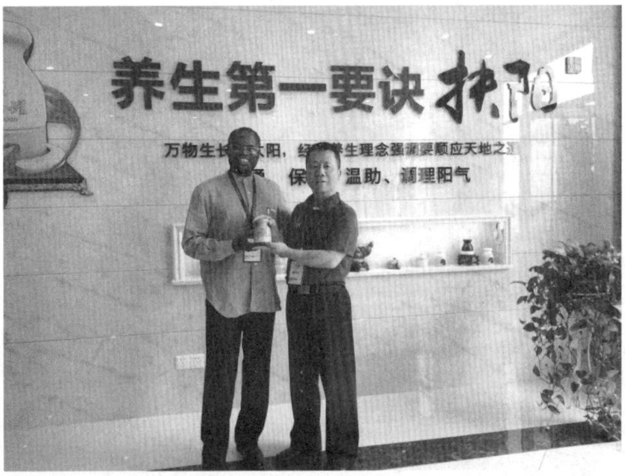

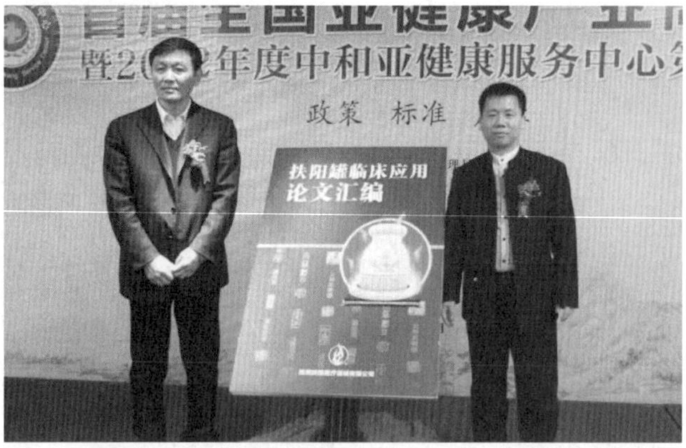

国家中医药管理局桑滨生司长为《扶阳罐临床应用论文汇编》揭幕

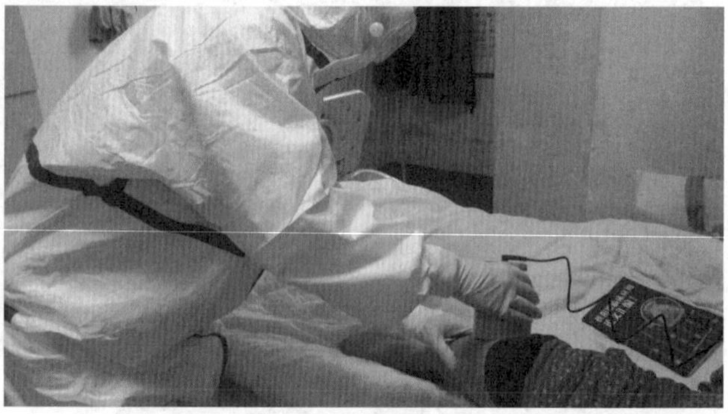

2020 年新冠疫情，捐献扶阳罐，应用扶阳罐给患者治疗的照片

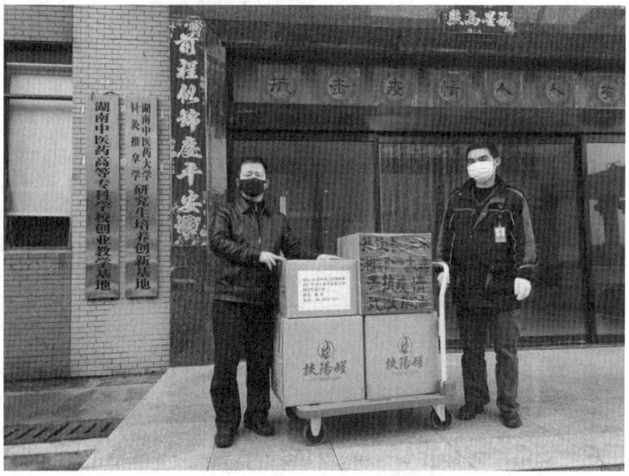

2021 年

扶阳罐疗法推广培训：至 2021 年 5 月共举办 51 期培训班，并为培训合格人员发合格证书。

至 2021 年 5 月，在有关部门配合下累计专项培训 5626 名扶阳罐调理操作人员。

全省 386 个社区卫生服务中心、建制乡镇卫生院开展“中医馆”建设项目启动，扶阳罐疗法逐步加入。

温点 wen dian treatment

以扶阳罐罐底面陶瓷部分着力，按而留之的方法，一手握住罐的上部罐体与体表形成一定角度，另一手大拇指抵住陶瓷部分，在体表腧穴或一定部位上逐渐往下。

温滚 wen gun treatment

以扶阳罐罐底面陶瓷部分着力，一手握住罐的上部，另一手掌压住陶瓷边并推动，在体表进行连续不断往返滚动的方法，力度均匀，节奏一致。

温拨 wen bo treatment

以温热的扶阳罐罐陶瓷边缘着力至于肌肉、肌腱等组织的一侧作与其走行垂直方向拨动，其状如弹拨琴弦，从而达到剥离粘连、消散结聚、解痉镇痛目的。

温推 wen tui treatment

以温热的扶阳罐罐底面着力、进行不同方向直线或弧线推动的方法。操作时力度重而不滞、轻而不浮，路线不偏斜、不跳跃，缓慢地进行推罐。

温灸 wen jiu treatment

用罐底硅胶平面着力，吸定在体表进行环旋揉动或快速振颤以温通气血，扶正祛邪，达到调理亚健康和预防保健的方法。扶阳罐独特设计，扩大了罐底面尺寸从而使寻找穴位变得更加轻而易举。

温刮 wen gua treatment

以温热的扶阳罐陶瓷边缘着力进行单方向直线或弧线刮拭，从而达到疏通经络、活血化瘀目的之方法。扶阳罐刮痧调理时可以采用轻、重、缓、急不同刺激量的手法虚者补之，实者泻之。

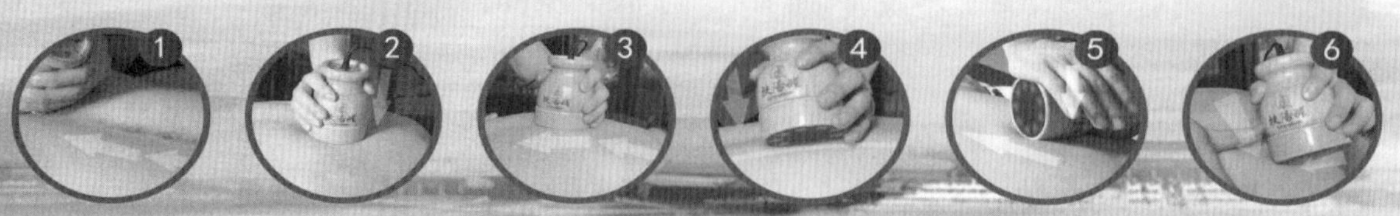

用行动践行一个医者的忠诚 —国医大师李佃贵抗疫纪实

河北省中医院 刘小发 周文平

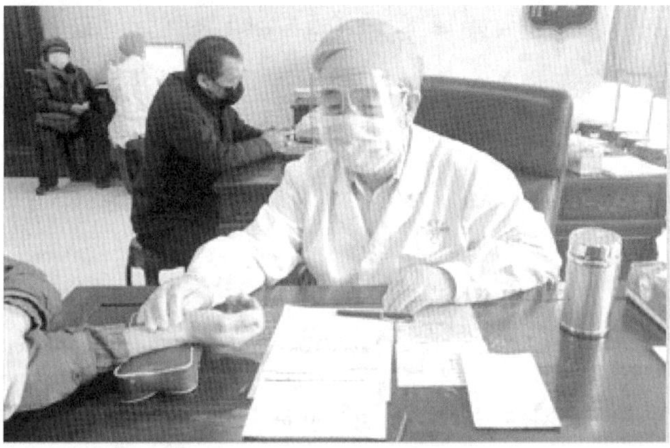

国医大师李佃贵为患者诊疗

新冠肺炎疫情肆虐，第三届国医大师、河北省中医院名誉院长李佃贵年逾七旬，密切关注疫情，积极投身到抗击疫情的繁重工作中。

2020年2月4日上午，在李佃贵的主动要求下，经有关领导批准，李佃贵对石家庄市第五医院收治的9位新冠肺炎确诊患者逐一望闻问切，并指导制订了中医治疗方案。他勇敢迈进隔离病房为新冠肺炎患者诊治，也成为河北省当时直接为新冠肺炎患者诊治的年龄最大的医务工作者，而这只是他一个多月繁忙工作的缩影。

临危受命 坚守一线

疫情发生后，河北省第一时间成立"省新型冠状病毒感染肺炎的中医药工作专家组"，李佃贵担任专家组顾问，他深知责任重大，除了积极从各种渠道获取相关信息，又重新研读了《伤寒论》《温疫论》《温病条辨》等中医古籍，寻找防控疫情的最佳诊疗方案。

2020年1月27日（大年初三），河北省召开新冠肺炎疫情防控省委专题会议。李佃贵应邀参加会议，就中医药防治疫情发表了意见，并汇报了他的诊疗思路和防控方药，受到了省委省政府领导的肯定。

李佃贵为新冠肺炎患者会诊后，发现患者在病初舌苔变化不大，但中期舌苔厚腻甚至出现积粉苔，并有胸闷脘痞、大便溏滞不爽等，其结合《温疫论》《温病条辨》等经典，认为新冠肺炎应是外感"浊毒疫疠之气"。在制订河北省新冠肺炎中医药诊疗方案时，专家组成员一致认同此观点，将化浊解毒法作为防治重要治则，贯穿始终。专家组在李佃贵指导下制订了辨证论治方案，将李佃贵提出的代茶饮、刮痧、香囊等预防方法也纳入诊疗方案。这也成为河北省用中医药诊疗新冠肺炎的特色之一。

心系全国 献策献方

李佃贵不仅积极投身于河北疫情防控工作中，而且心系全国，向全国多地捐献防治新冠肺炎的药方。他为河北省邢台市抗疫一线人员捐献预防新冠肺炎的处方，全力保障他们安全抗疫，并为邢台市驰援武汉医务工作团队提供了预防新冠肺炎的中医处方。

2020年2月19日，李佃贵为安徽省亳州市政府捐献新冠肺炎的预防方、代茶饮和香囊处方。2月24日，应中华中医药学会邀请，李佃贵参加公益网络授课"战疫肩并肩"活动，并献出中医药防治焦虑、抑郁等不良情绪的处方，详细讲解方义，缓解了听众的心理压力。他还为开工复产的药企捐献新冠肺炎预防方，勉励他们鼓足干劲，为打赢这场防疫战作贡献。

科研科普 心系患者

2020年2月17日，由李佃贵指导的《基于浊毒理论防治新冠肺炎的辨证思路》，被我国危重病急救医学权威期刊《中华危重病急救医学杂志》优先发表。2月27日，由李佃贵主审的《李佃贵国医大师谈新冠肺炎的中医药防治》电子版由中国中医药出版社出版发行，为中医药防治新冠肺炎提供了新的思路。他还应河北省中医药管理局邀请，做客河北电视台“国医话健康”栏目，就新冠肺炎防治提出了“静心气，提正气，抗浊气”的防疫九字诀，在河北电视台新媒体广泛传播，好评如潮。河北卫视、《河北日报》社等媒体均对其做过专访，他也积极通过媒体渠道向民众传授防治之道。

疫情期间，李佃贵的门诊咨询电话响个不停。全国各地操着不同方言的患者担心自己的病因为疫情而影响治疗。李佃贵对异地患者采用电话或微信视频等方式进行远程诊疗，并联系快递公司，及时给患者邮寄药品，保证患者疫情期间的正常治疗，受到患者的广泛赞誉。河北唐山的张女士患萎缩性胃炎、肠化生、异型增生，正在为预约后不能就诊发愁时，收到了李佃贵打去的电话。她感激不已，在给河北省中医院写的表扬信中称赞李佃贵“用实际行动书写了仁者之心、医者大爱的最美篇章”。通过这次远程会诊，张女士也体验了“疫情无情人有情”和“李大师的一诺千金”。

医之大者，为国为民。李佃贵虽然年逾七旬，仍然经常在夜幕降临时不厌其烦地为外地患者电话会诊，灯光下的他和蔼亲切，银发熠熠生辉。有患者用诗赞誉李佃贵：“年少已立悬壶志，古稀犹奋斗新冠。菩萨心肠霹雳手，不忘初心民为天。”

王金海：北京乡村医生，守护一方百姓

周 颖

2020 年 1 月 21 日，北京市房山区张坊镇党委吹响了防控抗疫冲锋号。参加过非典疫情战斗，有着一定防控战疫经验的全国优秀乡村医生王金海院长主动请缨，带领北京金海中医医院（下称中医院）全体员工，奋不顾身地投入到抗疫一线。

王金海和妻子张爱军都是乡村医生，他们积极参加张坊村检查点轮岗值勤，认真严格地对每一位进出的人员、车辆进行询问检查、测体温并登记在册，守好张坊村“第一道防线”。王金海还经常协助张坊社区卫生服务中心开展发热排查工作，每月出勤达 25 人次，最长时间每天 12 小时。

在做好镇内、村内防控工作的同时，王金海还对中医院的防控进行了细心安排。除了要求所有员工在岗，还重点针对养老院加大了防护力度，实施封闭管理，对服务对象、职工及家属都实行统一管理，定编定岗；全体人员每日两次进行体温检测；严格要求院内相关工作人员不得外出，并为员工安排了临时宿舍；对患者、老人及家属进行耐心引导和劝慰，建议仍在院内的患者和老人留在院内过年等。老人所需的日常生活用品及零食全部由养老院负责，可延期缴纳养老服务费，让老人与家属放心。每一个环节都做得周到细致、井井有条。

疫情期间，中医院停诊，王金海强调充分发挥养老院医务室的作用。他要求医护人员详细了解老人身体情况及发病的前期症状，比如流鼻涕、鼻塞、胃胀、头晕、头痛、胸闷等，提高医护人员的医疗技术和操作能力。对老人身体状况时刻监测，做到早发现、早处理，尽量减低老年人的感染风险。养老院为每位老人建立健康档案，除个人及家属信息外，还包括长期医嘱、临时医嘱以及每日血压、体温、呼吸、脉搏监测及相关护理记录。

为做好居家养老服务工作，王金海及医护人员对张坊村独居老人每周一次电话巡访，询问老人的身体状况及生活需求，为老人解决实际困难。

为了满足镇内村民就诊需求，中医院建立了专门与患者联系的微信平台，开展线上诊疗。通过微信看病的李大爷说，“王医生是一位尽职尽责的好医生，这段时间我不能出门，生病没法出去看，他弄了个线上诊疗，就不愁看不上病了” 。此外，中医院还加大对村民疫情防控知识宣传普及和心

理辅导，发放相关资料，叮嘱村民做好防护；同时还为有需求的患者送药上门，免费熬制感冒汤药等。暖心话语和爱心行动，缓解了村民对疫情的恐惧。

同时，中医院内部严格按照院感相关要求执行，做好员工院感防疫防控培训、消毒培训、食堂防护培训等。2 月 20 日，中医院候诊大厅、挂号窗口、药房取药窗口、食堂打饭窗口，统一张贴一米等候线，诊室设置“一医一患”开始接诊，以保证医患双方的安全。

看到疫情严峻，王金海心急如焚。他组织带领员工一起制作了 4800 只防疫爱心香囊，助力抗击疫情。香囊以降香、苍术、肉豆蔻、藿香、佩兰等道地药材为主要成分，有芳香除湿解毒、醒神开窍、驱瘟避秽的功效，可以提高人群的抗病能力。选药、破碎、细筛、装袋……大家加班加点赶制了首批 1000 只香囊，以最快速度送达武汉，分送给一线工作人员及医护人员；后期将余下香囊赠送给房山区防控一线的医护及站点执勤人员。

疫情期间，王金海还把医院平时节省下来的物资进行了捐赠。1 月 26 日，疫情暴发后，相邻的河北省涞水县一渡镇物资告急，口罩稀缺，8 个村只有 1 支体温枪。王金海知道后，第一时间把口罩、体温枪等物资分别捐赠给了张坊镇以及涞水县一渡镇。王金海累计为涞水县一渡镇捐赠各类口罩 2500 余个，非接触式测温仪 7 个以及牛奶 20 箱。得知附近一养老院急需胰岛素和慢病药品，王金海紧急从医药公司提货，主动开车往返 30 公里将老人需要的药物送达。他还先后捐款 7 万元支援河北、北京、湖北抗击疫情，组织院内职工、“小中医”学徒等为疫情捐款，解决了大家的燃眉之急。很多村民被这份雪中送炭的情谊所感动，纷纷捐钱，找渠道，共同为防疫工作出一份力。

王金海用他一如既往的干劲，脚踏实地的行动，切实履行了一名乡村医生、共产党员的职责与担当。

树人传道满杏林 德贯救扶遍五洲—缅怀中医药学家焦树德

山西省保德县中医院　韩仲成

焦树德（1922～2008），河北省辛集市人，首批全国老中医药专家学术经验继承工作指导老师，中日友好医院原主任医师、教授、博士生导师。焦树德从医 70 年，为弘扬、发展中医药文化，曾多次到日本、美国、新加坡等国进行学术交流，为中医走向世界作出了卓越贡献。

承祖业 矢志中医

焦树德 1922 年生于河北农村，自幼酷爱医学，上小学时也常向当中医的外祖父学习一些中医歌诀，学医救人的愿望就这样萌发了。1937 年 7 月日寇侵华，学校停办，15 岁的焦树德就在家乡跟外祖父学习中医，广泛涉猎古今医家名著，学习中药炮制，打下了深厚的中医学基础。

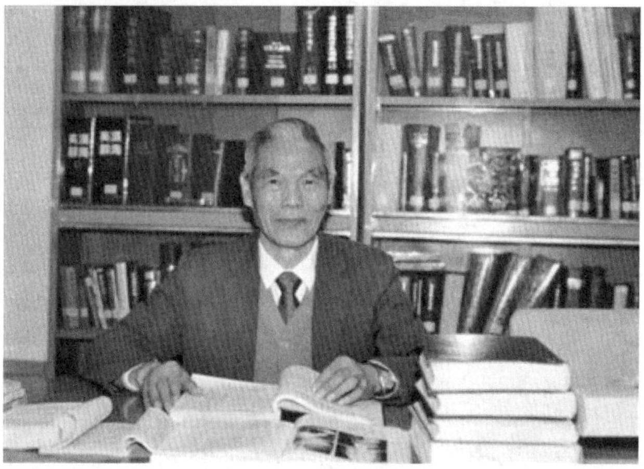

中医药学家焦树德

1940 年，焦树德考入天津“中国国医函授学院”，系统学习中医，同时受新文化运动的影响，又考入天津西医专门学校学习西医。1941 年他正式在家乡悬壶行医，在诊所“济生堂”内挂上了“树德为怀”的横幅，并将自己原名“焦聚辉”改为“焦树德”。从那时起精研岐黄，济世救人成了焦树德一生的追求。

1951 年，焦树德通过北京市卫生局举办的“高级医师考试”，积极响应政府号召，毅然关闭了私人诊所，进入北京市第二医院工作。1958 年调入北京中医学院（现北京中医药大学），任附属东直门医院内科主任。从 1977 年起，焦树德担任中央首长医疗保健工作。1984 年，焦树德奉调筹建卫生部（现卫健委）中日友好医院。

焦树德擅治内科疑难重病，对肝胆泌尿结石，注重增强本脏功能而排石，对萎缩性胃炎重用自拟“三合汤”“四合汤”随证加减；对冠心病、心肌炎、心绞痛，采用心、肺、胃、肾同治，理气通阳、涤痰并用，颇有良效；对中风，应用家传中风三法，认为邪中于经常归于腑，必须注意清利阳明，通达三焦；对再障贫血及出血性疾病，重用滋肾凉血、降气排火而生血止血；对高热不退的疾病，谨守“见热莫攻热”古训，活用清、疏、滋、降、和等法以解热。焦树德具有深厚的理论造诣和丰富的临证经验。对痹病（风湿性关节炎）、类风湿性关节炎、强直性脊柱炎、骨质受损的研究颇有建树，总结出其诊治规律，为上万名患者解除了病痛。他被日本、美国、新加坡等国家医疗研究机构聘为高级顾问，他编写了十多部中医专著，是海内外享有盛誉的名中医学家。

携后学 言传身教

1979 年 8 月，我偶然路过山西省太原市五一路，在新华书店书架上发现了一本焦树德所著的《用药心得十讲》，翻开一看，立刻被其中的内容深深地吸引。该书分 10 章，介绍了 322 味中药的应用，既有传统的用法，又有现代药理的研究，既有科研的成果，又有个人的心得体会，对我来讲有很好的指导作用。通过这本书，我第一次了解了焦树德教授。

1984 年夏，焦树德亲临太原讲学，王世民老师（第三届国医大师）及时通知我听课，在他的引荐下，我有幸认识了焦树德。以后我多次去信请教学习和临证中遇到的问题，焦树德在百忙中都认真回信答复。一次谈到虻虫和䗪虫的应用，焦树德回信说：“虻虫破血，遍行经络，能祛除真气运行难到之处的瘀血；䗪虫破血，搜剔血积，接补筋骨折伤又为其专能。”这一见解让我在后来的行医中受益颇多。

1990 年春，我接诊一位类风湿性关节炎合并强直性脊柱炎患者，去中日友好医院找焦树德诊治。焦树德参照化验、CT 结果，结合临床症状，辨证为肾虚寒滞，督脉受阻，风湿合邪，络脉瘀阻，以自制“补肾强督治尪汤”加减治之。我通过学习，体会到焦树德方用羌独活散风祛湿，治督脉为病；赤白芍散血滞，和血脉而缓筋急的配伍特点。

2002 年 6 月 4 日，焦树德出门诊，当天天气较热，风和日丽，到下午一点半，焦树德才将上午的众多求诊者看完。我走进诊室，焦树德和我握手问好，随之从桌下取出一袋书赠我。内有《焦树德临床经验辑要》《用药心得十讲》《方剂心得十讲》《焦树德教授八十寿辰暨行医六十周年纪念册》。我如获至宝，感谢焦树德的关爱和提携。看看年已八旬的焦树德依旧鹤发童颜、精神矍铄、须眉皓然，仍以“学而不思则罔，思而不学则殆”为座右铭，并传授学生，他虚怀若谷、孜孜以求、好学不倦。焦树德从不讲究吃穿，过着朴实勤俭的生活，购买书籍、订阅报刊的费用占了很大一部分支出，这也是我们晚辈学习和效仿之所。

为患者 树德为怀

焦树德从医 70 年，既是一位名医，也是一位良医，医术精湛、疗效卓著。焦树德认为中医和艺术是相通的，医艺同源。工作之余他爱好拉京胡、小提琴、写书法以陶冶情操。他认为高妙的中医医术有“医疗艺术”之美誉，学习有关艺术，有助于理解中医理论。

焦树德经常教导学生，要急患者之所急，痛患者之所痛，力求做到“患者至上”“以患者为中心”。他不仅以“言教”，更是以高尚的品德，为患者服务，落实了“身教”，激励和鞭策着学生们。众所周知，前来求医于焦树德的患者络绎不绝，每逢他的出诊日，诊室总是被挤得水泄不通，求诊患者除了本市的，外省市患者更是提前而至，排队等候，还有不少是从世界各地慕名而来的患者。尽管焦树德年届八旬，但还是能给加号则加号，能给诊治的竭力去诊治。他从不询问患者的地位，不分贫富，均以仁心相待，逐一地予以认真诊察、处方、选药，并耐心解答其询问。为此焦树德在上午出门诊时，从未在 12 点之前按时下过班。他的辛勤付出，换来了患者病痛的减轻，病情的缓解和痊愈，换来了出自患者肺腑的感激和赞誉。

焦树德一生淡泊名利、心胸坦荡，令人景仰。1999 年，焦树德将其科研成果个人所得 10 万元人民币，全部捐赠给中日友好医院，作为中医药科研所用。焦树德离开我们 12 年了，其“树德风范”永远激励着我在救死扶伤的道路上砥砺前行。

发挥针灸特色　积极助力抗疫

周氏针灸传承人　周怀明

我是周氏针灸传人周怀明，现任郸城县政协委员，郸城县针灸学会会长、郸城县针灸研究所所长，高级中医针灸师，特色针灸专家。周口市劳动模范了，郸城县“五一”奖章获得者。河南省非物质文化遗产（周氏针灸）代表性传承人，周口市优秀青年科技专家，周口市专业技术拔尖人才，周口市第十二届和十四届针灸自然科学成果项目第一完成人。河南省针灸科普成果第一完成人，河南省优秀科技工作者。我在几十年的针灸实践中，精于针术，攻于针灸，在临床讲究方精穴简、理明证清、效专力宏，重视针刺手法，四诊同参，针灸并用，内外兼治，博古采今，在诊治疾病中师古而不泥，治法自出机杼，独树一帜。在行医过程中积累了大量的诊治资料，闲暇之余反复研究，总结出许多行之有效的临证经验，尤其是采用的活用经穴，发挥透穴，妙用奇穴，多选阿是穴，擅长险穴，精简用穴，在临床治病疗效非凡，深受患者的高度赞扬。

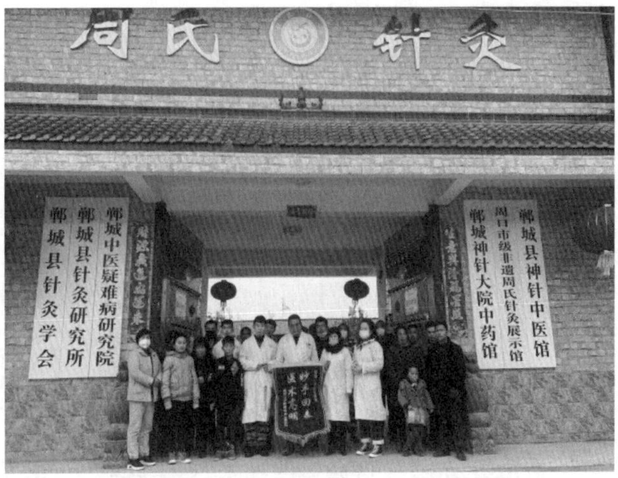

患者送来锦旗

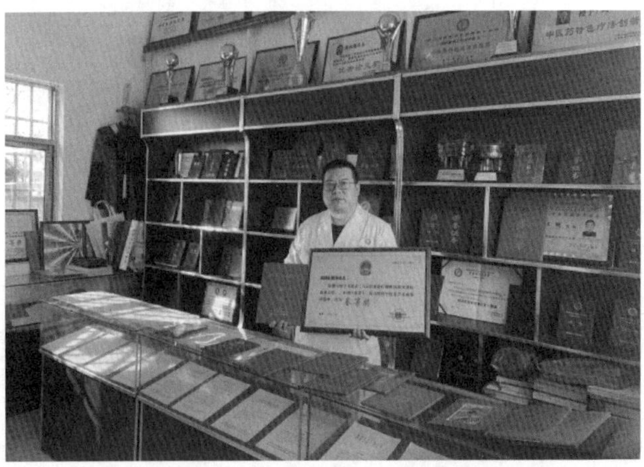

荣誉室

庚子鼠年，新冠病毒肆虐华夏大地。面对突如其来的灾难，疫情就是命令，防控就是责任。在这场抗击疫情阻击战中，我作为一名政协委员和共产党员，不忘初心，主动作为，勇于担当，切实发挥了在抗疫工作中的带头作用，积极为疫情防控和经济社会发展献计出力。为打赢疫情防控阻击战贡献自己的力量。

首先是加强对群众思想引导，克服恐慌，稳定人心。让人们认识新型冠状病毒肺炎的本质和危害。明确新型冠状病毒肺炎可以治愈，疫情可以防控。我自觉肩负起加强思想政治引领、广泛凝聚共识的政治责任，主动学习科学防控知识，动员家人亲朋加强自我防护，当好疫情防护的模范。带头宣传防控知识，宣传疫情防控政策和法治，引导周围群众和界别群众增强科学观念和法治意识，科学依法支持和配合疫情防控工作。协助当地党委政府做好本地区、本单位、本部门的疫情防控工作，对人民群众多做春风化雨、解疑释惑的工作，多做理顺情绪、化解矛盾的工作，引导人民群众相信党、相信政府，增强打赢疫情防控阻击战的信心和决心。

其次，我尽自己所能，积极为抗疫捐献物资，助力疫情防控。疫情防控，最紧缺的是防疫物资。尤其是口罩、酒精等医疗物质。我充分发挥自己的资源优势，调动一切因素，千方百计购进酒精、口罩等紧缺物资，亲自送到抗疫一线工作人员的手中。2020 年 2 月 3 日始，当肺炎疫情来袭，我第一时间放下手中的各项工作，驱车去安徽省亳州市购买了 300 桶消毒酒精、口罩 5000 个等防护物资，按照郸城县抗疫指挥部的需求，第二天全部赠送给郸城县 10 多个防控卡点。

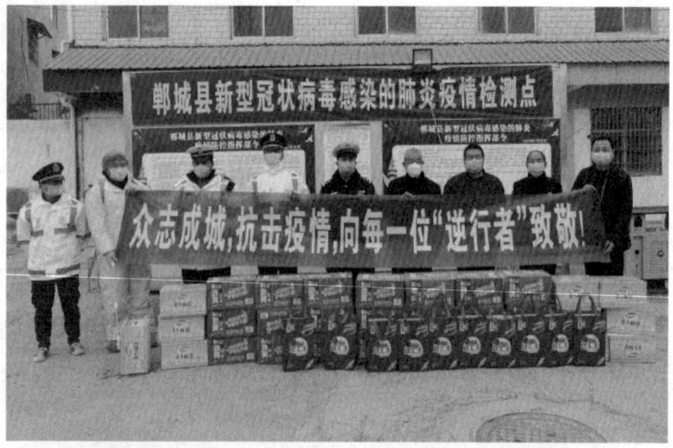

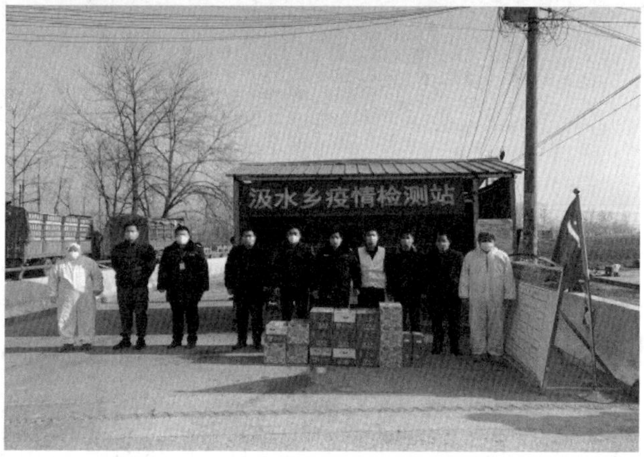

慰问疫情防控点

因为当时防控物资紧缺，我又把自己保存的所有的医用物资捐出。2 月 6 日，我和郸城县针灸研究所的科研人员一起募捐了 3 万余元的现金，购买了方便面等生活物资，驱车赶到县城的 20 多个疫情检测点，捐赠给防控一线人员。

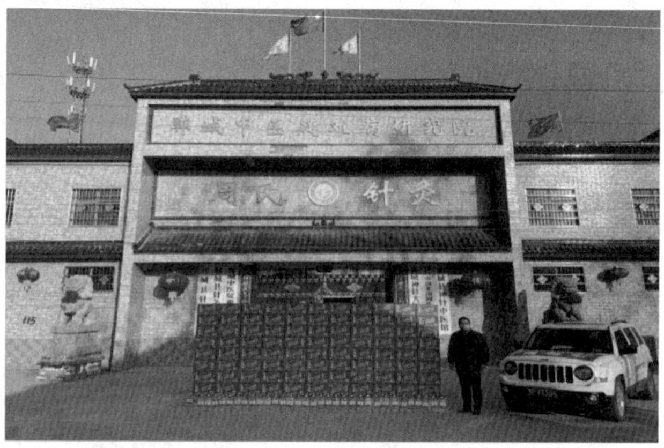

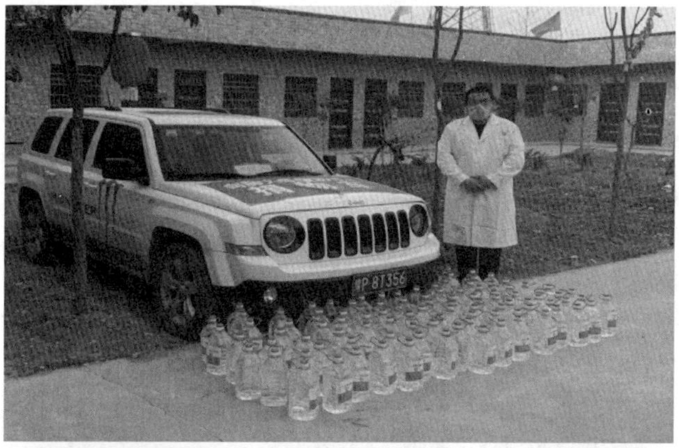

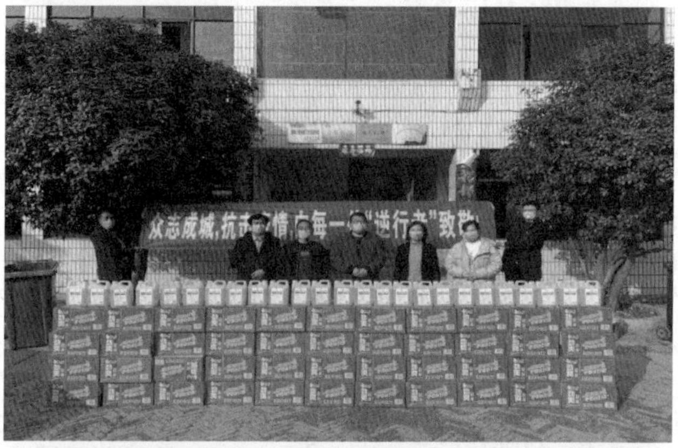

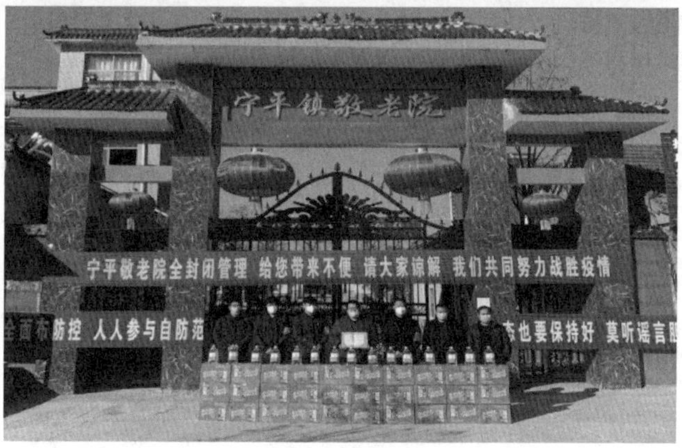

慰问宁平镇敬老院

2020年2月17日，我带领15名徒弟到南丰敬老院、宁平敬老院，白马敬老院，为这3家敬老院的室内室外喷撒消毒剂，又用自带的艾叶熏蒸敬老院老人住室，又为这3家敬老院50余位体弱老人进行了针灸治疗。

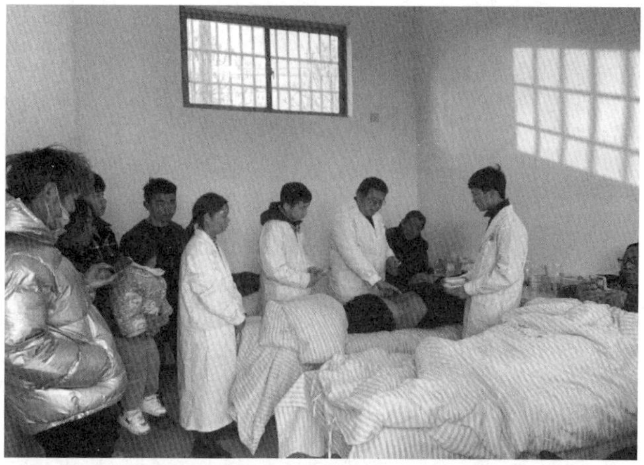

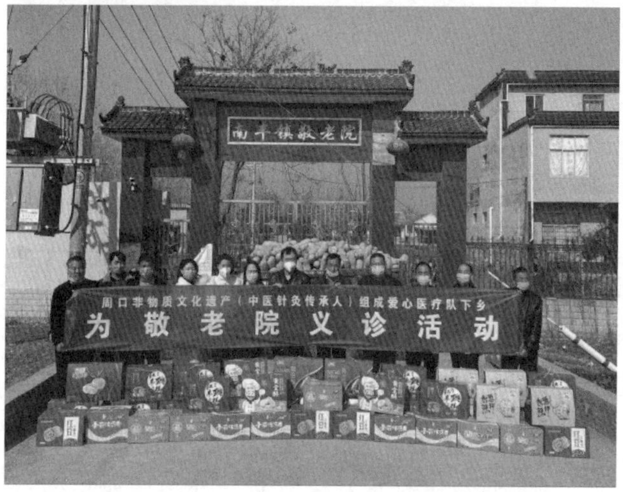

慰问南丰镇敬老院

为此，我积极响应党的号召，始终参与社会公益事业，我作为政协委员，这样做的目的并不是为了荣誉，是为了替国家分忧，为人民解难，所做所为都是我分内的事。

同时，我充分发挥传统中医的独特优势，利用自己掌握的针灸技术，以提高群众的免疫力和抵抗力为重点，研究探索针灸在疫情防控的独特作用。针灸是中医学重要组成部分，并具有自身鲜明特色和独特优势，在我国抗疫历史上做出了重要贡献。现代临床和实验研究表明，针灸可调节人体免疫功能，具有抗炎、抗感染的作用，在传染病的防治中起到了较好作用。面对此次突如其来的新冠肺炎，中医针灸积极参与防治已取得较好的效果。我通过探索和实践，摸索出一套有益于疫情防控的针灸方法。主要以针和灸相互配合，以提高免疫力为重点，以足三里、气海、关元等重要强身壮体的保健穴位为主穴，经常施灸、按摩等，可以增强人体的正气以达到防病祛疾的目的。

《内经》云：“正气存内，邪不可干。”可见人体百病滋生皆因阳气不足，此次病毒来袭，更提醒我们广大人民在平时要注意养生，坚持针灸，增补和保护我们人体体内的阳气，这样才是保护我们健康最省时省力的方法。

一、灸法防疫的主要穴位有三

1.艾灸大椎穴，向体内注入纯阳之气

低下头，用手顺着脖子向下摸，在脖子和背部交接的地方，有一个非常明显的骨性突起，那就是第七颈椎的棘突，大椎穴就在它的下面凹陷内。

大椎穴是人体的一个重要阀门。它是督脉上的穴位，督脉具有统率和督促全身阳经的作用，而手足三阳经都会汇聚到督脉的大椎穴上，所以，大椎穴可以说是我们身体的“阳中之阳”，保护好人体这个“小太阳”，是现在非常好的一个选择。

2.神阙穴——抗病毒的“天然药穴”

神阙穴，也就是肚脐眼，是人体七大先天穴位之一，先天穴位就是人体能和外界沟通能量的穴位，可以吸收好的能量，也会被病邪所入侵的，所以中医是反对穿露脐装的。

古人曰：“艾灸神阙，万病自灭”。艾灸神阙穴（肚脐）可快速改善内脏及组织的生理及病理活动，提高免疫力，强身健体，特别对体质较弱、失眠多梦、寒性胃痛、腹泻者有极好的改善作用。

3.中脘穴——健脾和胃，补中安神

该穴位于人体的上腹部，前正中线上，具体找法如下：胸骨下端和肚脐连接线中点即为此穴。

属奇经八脉之任脉。此穴的主治疾病为：消化系统疾病，如腹胀、腹泻、腹痛、腹鸣、吞酸、呕吐、便秘、黄疸等，此外对一般胃病、食欲不振、目眩、耳鸣、青春痘、精力不济、神经衰弱也很有效，此穴位为人体任脉上的主要穴道之一。

二、艾灸防疫的主要方法

我还根据居家隔离防控的特点，制定出一套居家防控提高免疫力的方案，并印制成资料发到群众手中。

1.艾灸疗法

自灸足三里、内关、合谷、气海、关元、三阴交等穴。每穴灸10分钟左右。

2.敷贴疗法

用灸热贴或代温灸膏等敷贴足三里、内关、气海、关元、肺俞、风门、脾俞、大椎等穴。

3.经穴推拿

采用点法、揉法、按法，或揉按、拍打、叩击上肢肺经、心经及膝以下脾经、胃经穴位。每次操作15～20分钟，以局部有酸胀感为宜。

4.传统功法

根据自身身体情况选择适当的传统功法，如易筋经、太极拳、八段锦、五禽戏等。每日1次，每次15～30分钟左右。

5.情志疏导

注意调节情志，可配合耳穴、艾灸、推拿、药膳、药茶、药浴、音乐等方法放松身心，缓解焦虑，帮助睡眠。

6.足浴熏洗

可精选中药如疏风清热祛邪的中药，如荆芥、艾叶、薄荷、鱼腥草、大青叶、佩兰、石菖蒲、辣蓼草、郁金、丁香各15g，冰片3g。

将上述中药熬成药汁倒入足浴盆中，加适量温水，待水温38～45℃左右，泡足30分钟左右。

三、针灸按摩防疫法

我参考专家有关疫情防控针灸指南，还提出了一套针灸按摩防控办法。

穴位按压是非常简单地自我操作方法。通过对穴位的按压刺激，可以疏通经络、调和阴阳，促进机体自我调节和未病先防的作用。

1.灸法

灸法通过点燃艾条熨灼人体特定部位，起到抵抗病毒、止咳平喘、舒缓情绪的作用，可以显著提高人体免疫力，达到强身健体的作用。

2.耳穴疗法

法耳穴疗法通过王不留行籽、磁珠等压丸刺激人体耳部的特定穴位，达到行气活血、调整脏腑功能的作用，可缓解紧张情绪，保持健康状态。

3.皮内针疗法

皮内针疗法又称为埋针疗法，是将特制的针具刺入、固定在患者皮内作较长时间留针，并在留针的过程中给予规律性按压刺激，起到持续刺激作用的一种疗法，可用于新冠肺炎的预防与辅助治疗。

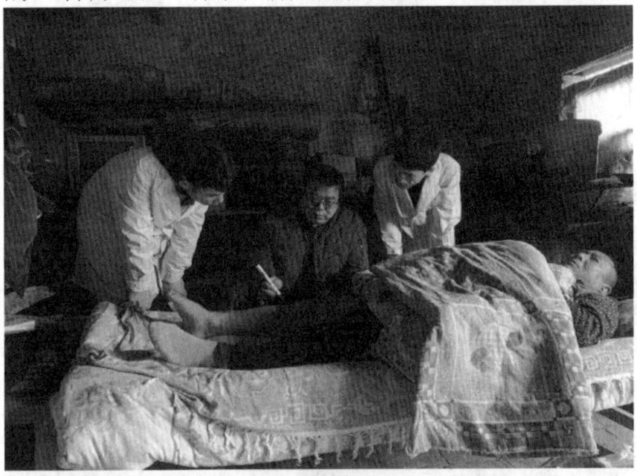

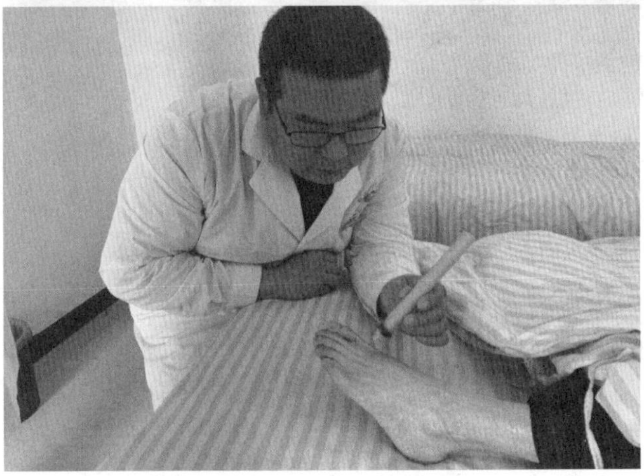

为群众做艾灸治疗

无论在疫情期间或疫情转入常态化防控、行业复工复产之后，我经常到群众家中，或者到村头、广场为群众开展针灸义诊活动。

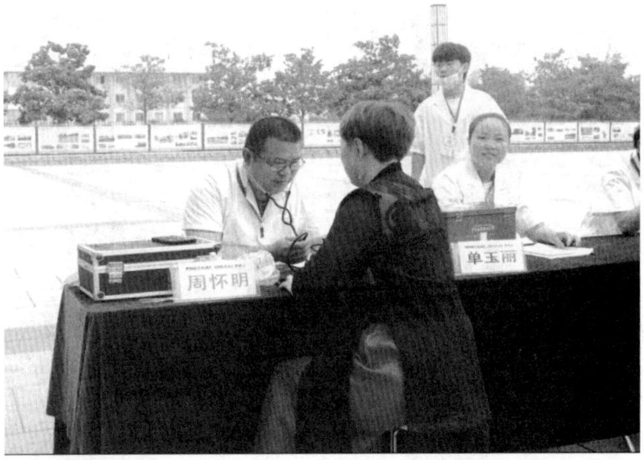

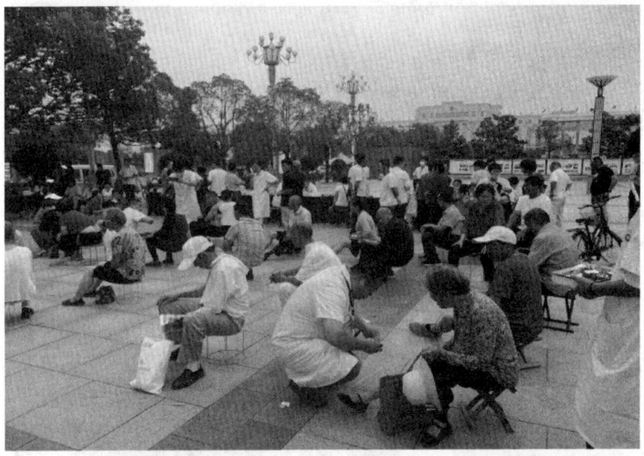

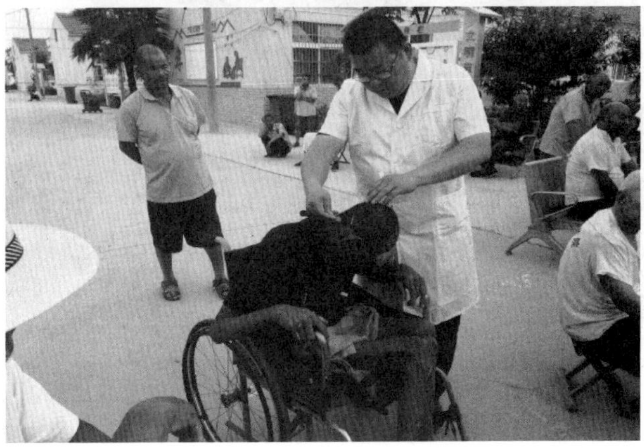

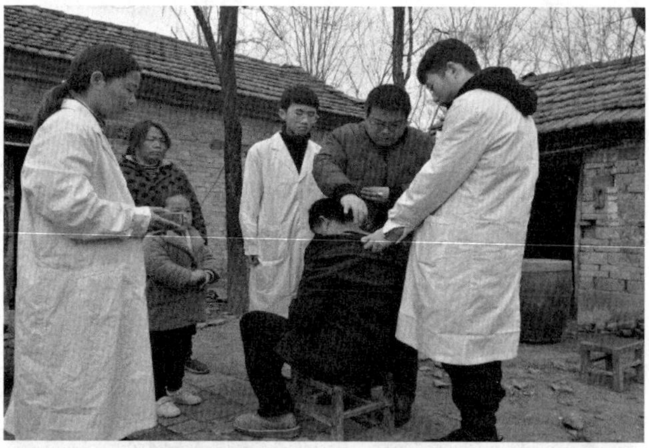

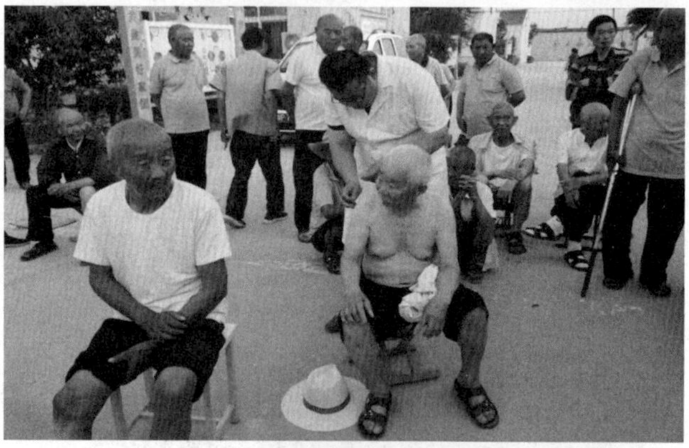

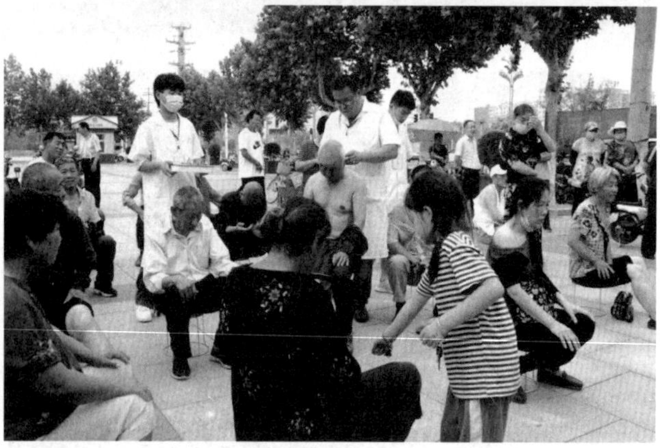

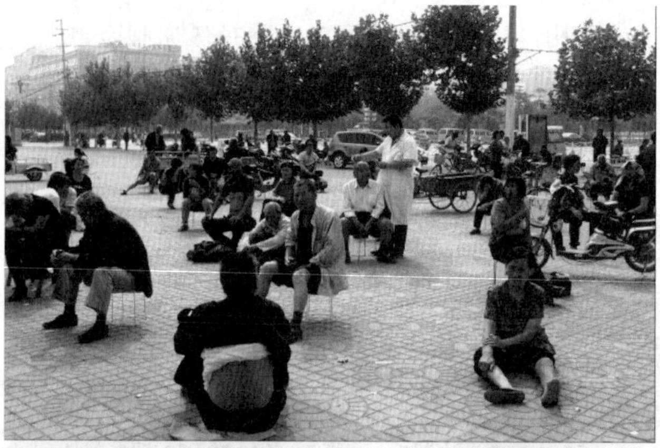

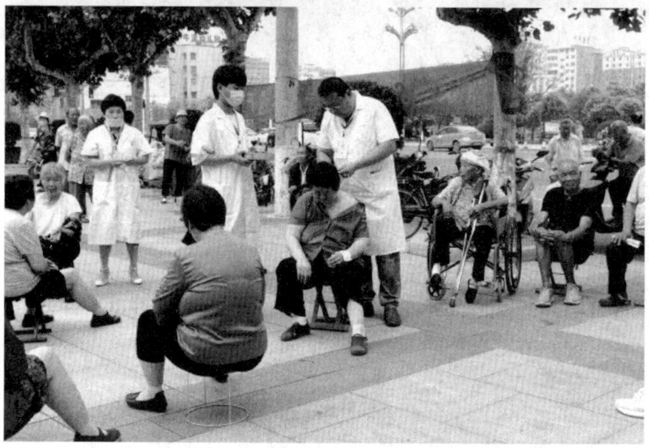

为群众义务针灸

我为提高群众免疫力，有效防控疫情做出了积极努力，尽到了一名共产党员、一名政协委员应尽的职责。为此我被郸城县宁平镇党委、政府、南丰镇党委、政府、郸城县疾病预防控制中心等有关部门通报表彰。在今后的工作生活中，我要继续保持政协委员带头作用，为人民健康做出我应有的贡献。

马建中：让“中国处方”造福全人类

中国中医药报记者　徐婧

在2020年两会上，席卷全球的新冠肺炎疫情成为热议话题。作为世界中医药学会联合会主席，全国政协委员马建中对“中医药走向世界”这一议题有更加深刻的感触。

“疫情是中医药走向世界的一次大考”

马建中说，中医药是中国的，也是世界的。让中医药走向世界，不仅是全体中医人的时代使命，更是摆在当代中医人面前的历史考卷。“这次疫情就是这样一次大考。”

马建中认为，传统医学走出国门最独特的优势是能够治疗疾病，解决人的健康问题。中医药符合医学模式的新趋势和新需求，特别是为应对复杂疾病提供了更多的选择。这次疫情让全世界看到中医药的疗效，为世界提供了一个认识中医药、了解中医药的机会，为中医药走向世界提供了契机。

“中医药走向世界，凭的是实力，靠的是疗效。中医药必须主动出击，迎接挑战。”马建中介绍，疫情期间，作为中医药国际性学术组织，世界中医药学会联合会主动作为，开展了多方面的工作：一是向海内外各团体会员和分支机构发出倡议；二是为全球抗疫建言献策；三是开展中医药参与全球抗疫支持行动；四是为全球提供中医药抗疫医疗技术支持；五是开展中医药抗疫学术交流；六是加强信息沟通分享；七是加强与世界卫生组织沟通联络；八是协调国际国内抗疫物资捐赠。

马建中说：“可以说，在这次大考中，中医药取得了优异的成绩。”

特别值得一提的是，为了更好地发挥中医药在全球抗疫中的作用，把中医药抗疫经验尽快传播到海外，疫情期间，世界中医药学会联合会向海内外各团体会员和分支机构发出倡议：充分发挥各团体会员和分支机构中医药专家的资源和优势，积极作为，建言献策，优化诊疗方案，充分发挥中医药特色优势。还举办了多场中医药抗疫专家经验全球分享活动。此外，还为疫情形势严峻的国家和地区开专场，如大纽约专场、意大利专场等，受到广泛赞誉，使全球广泛受益，在国际上产生了重大影响。

马建中说，“加强与各国的中医药沟通与交流，积极主动向他们介绍中医药的疗效，加强外界对中医的理解和接受是十分重要的。这也是世界中医药学会联合会在疫情期间举办全球直播分享中医药抗疫经验的原因。”

科技创新助推中医药走向世界

2020年4月，《柳叶刀》预印本发表题为“Predictive Value of the Neutrophil-to-Lymphocyte Ratio（NLR） for Diagnosis and Worse Clinical Course of the COVID-19：Findings from Ten Provinces in China”的论文，根据论文，“清肺排毒汤”应急项目组基于十省662例临床救治观察，研究发现中性粒细胞和淋巴细胞比值（NLR）对新冠肺炎（COVID-19）诊断和重型患者临床病程进展具有重要预测价值。这篇文章是全球新冠肺炎疫情暴发以来，《柳叶刀》系列期刊上刊载的第一篇中医药研究团队临床科研成果。

马建中也关注到了这则新闻，他评价了这一成果的重要意义：“在国际知名学术刊物上发表的高质量论文突破语言限制，用现代化的语言阐释中医药，成为传播中医药科技信息的重要载体，承担着向世界传播中医药学术成果和中医药文化的重要责任，将国内学者的中医药研究成果推向世界，融入国际的学术交流，为中医药争取国际话语权，促进中医药国际化，对中医药走出去意义重大。”

马建中再次强调，让中医药走向世界，需要充分运用现代科技手段和成果。中医药形成发展的历史，就是一个不断吸收先进科技成果的过程。在当今社会，中医药如果排斥现代科技、与现代社会相隔离，那就不可能发展创新，不可能走向世界，其结果必然是为时代所抛弃。对中医药一定要有文化自信，但这种自信不是画地为牢、故步自封，而是立足自身，勇于运用现代科技成果，不断开拓创新。事实证明，越是与现代科技相结合，越能创造出重大成果。

“要抓住新机遇，开展中医药国际学术交流与科研合作。”马建中说，在尊重中医药典籍、遵循中医药发展规律的基础上，用现代科学技术深入研究中医药理论与临床应用，用现代科学语言阐释中医药独具特色的诊疗方法和作用机理，发挥中医药在个体生命全周期健康维护中的优势，发展适合中医药学自身特点的现代研究与评价体系。

坚持开放共享，加快步伐“走出去”

这次疫情让人们认识到，全球卫生与健康领域仍面临严峻挑战，促进人类健康任重道远，因此迫切需要把中医药传承好、发展好、利用好，优化健康服务，增加健康供给，提高健康水平。

这一点，马建中也深表认同。

在此时代背景下，如何让中医药更好地走向世界？马建中也提出了自己的几点建议：首先要坚持开放共享，积极推动中医药为构建人类命运共同体发挥更大作用。同世界卫生组织和国际社会分享中医药防控、治疗新冠肺炎的中国方案，积极开展抗疫国际合作。加强中医药学与世界医学的沟通和交流，突出中医药绿色、可持续发展的优势，提升对话能力与解释能力，促进中医药文化海外传播，在“一带一路”建设中加强中医药国际合作。

其次，中医药要主动拥抱世界。这次疫情让人们看到，虽然目前中医药传播到世界上183个国家和地区，但在不少地方，中药不能以药品的身份进口，只能以保健品食品的名义销售。可以说，走向世界面临的不只是文化的差异，还有国际政策的衔接，需要更好的国际交流与对话的机会与平台。

再次，中医药走向世界离不开标准建设。建立健全适合中医药发展的标准体系，研究制定中药领域国际标准，推动中药行业科学发展，提高进入国际市场的竞争力。

当前，中医药走向世界的步伐日益稳健，中医药服务遍及全球180多个国家和地区。40多个外国政府、地区和组织与我国有专门的中医药合作协议，30多个国家和地区开办了数百所中医药院校，一批中医药海外中心在“一带一路”参与国家和地区相继建立，国际合作项目数量日益增加。

“志合者，不以山海为远”，马建中用这句古语表达了自己对中医药走向世界的期许：“作为中医药人，要推动中医药更广泛地走向世界，不断扩大中医药的惠及面和国际影响力，为促进人类健康、改善全球卫生治理作出更大贡献。”（中国中医药报记者 徐婧）

国医年鉴

2021

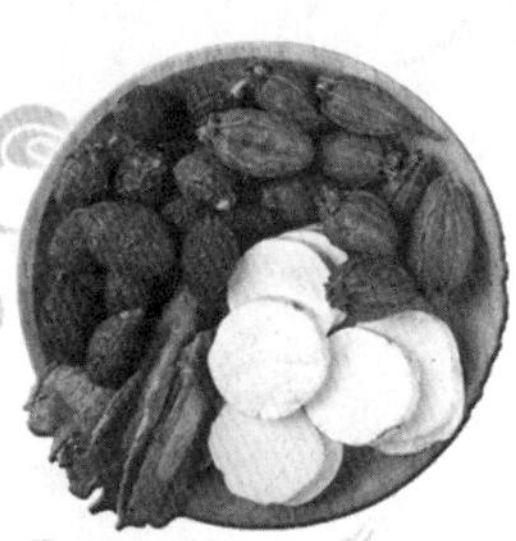

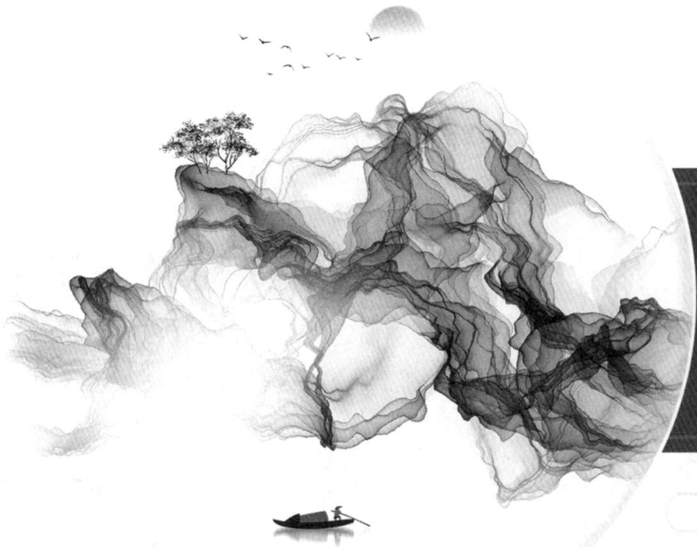

海外中医药

中国医疗专家组赴缅甸协助抗疫

应缅甸政府邀请，2020 年 4 月 8 日，中国医疗专家组一行 12 人抵达缅甸，协助当地抗疫工作。医疗专家组由国家卫生健康委员会组建，云南省选派。云南省中医药管理局副局长杨丽娟担任领队、云南省中医医院滇池院区急诊科主任谢健出征。

专家组成员来自云南省疾控中心、昆明医科大学第一附属医院、云南省中医医院等机构，专业领域涵盖呼吸、感染、重症、护理、检验、中医等。专家组随包机携带总重 5.3 吨的抗疫物资捐赠缅方，包括全自动核酸提取仪、荧光定量 PCR 仪、EP 管离心机、检测试剂等一批实验室核酸检测仪器设备、试剂和耗材，同时还包括 8500 只医用 N95 口罩、6 万只一次性医用口罩、5500 套医用防护服等医疗防护物资及一批中西药品。

目前，医疗专家组在缅甸曼德勒协助当地防疫工作。（虎遵会）

新华社跨屏访谈人大代表张伯礼：国外越来越重视中国中医药抗疫经验

2021 年全国两会前夕，在北京新华社新立方智能化演播室，在天津，天津中医药大学实验室，一场别开生面、异地同屏的，访谈开始了，立体动感的沉浸式场景，身临其境般无延迟对话，在北京的主持人，瞬间“穿越”至，天津中医药大学的实验室，专访全国人大代表中国工程院院士、天津中医药大学校长张伯礼，并带来关于疫情防控的新消息……

“坚持防控，估计到 3 月底，情况就会大大好转”

张伯礼对今年的疫情作了研判：“我估计到今年 3 月底，国内疫情会大大好转，这个形势会一直发展下去。我们非常有信心。”

谈到春夏疫情防控，张伯礼提醒：“现在虽然天气变暖，但仍处于冬春交替，呼吸道传染病还很容易发生。还要坚持戴口罩、保持距离、少聚集，继续保持警惕，不能放松。”

他说：“只要养成良好的卫生习惯，继续加强疫情防控，我们会迎来一个美好的春天、美好的夏天和美好的秋天。到了明年春节，希望大家就能正常回家过年。”

关于中医药对变异新冠病毒的疗效，他说：“从发现开始，新冠病毒一直在变异。中药治疗的原理不是针对病毒的，而是通过调节人体免疫功能，让人体的抵抗力、免疫力杀死病毒，所以病毒再怎么变异，对中药疗效影响不大。”

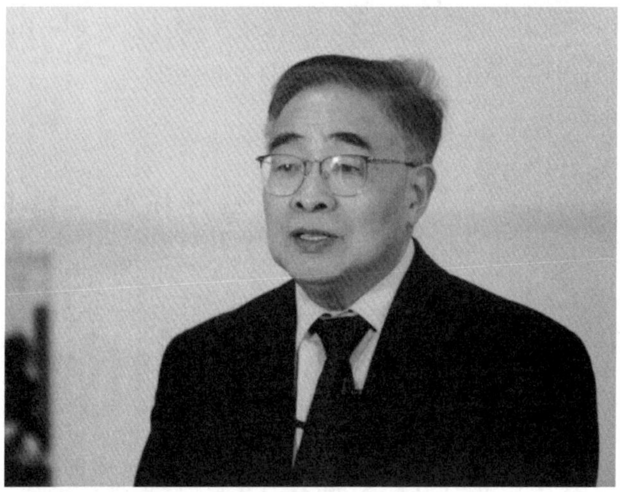

张伯礼接受新华社记者采访

“康复问题，时不我待，非常重要”

作为全国人大代表，张伯礼提出一系列意见建议，推动中医药法立法，促进中医药事业发展。今年全国两会，他结合一年多的抗疫履职经历，准备了加强农村地区疫情防控、重视新冠肺炎患者康复问题等四份建议。

张伯礼认为，新冠肺炎患者的康复问题非常重要，建议将患者急性期治疗与康复紧密衔接。他表示“康复问题，时不我待，越早康复，效果越好。早期的康复、规范的康复、有针对性的康复，都非常重要，可以有效避免后遗症的长期症状。”

针对社会上出现患者被歧视的个别情况，张伯礼表示:“这会给患者造成很大压力,这是不应该的。”他呼吁全社会理解爱护患者，不能有任何歧视。

“国外越来越重视中国中医药抗疫经验”

张伯礼认为，中医药不仅在新冠肺炎治疗过程中功不可没，在患者恢复期也发挥着重要作用，中西医结合、中西药并重是中国抗疫的重要特点。

他说，“我已经和海外专家进行了40多场视频连线，国外非常重视中国使用中医药抗疫的经验，我们也乐于分享。事实上，中医药已经在‘一带一路’沿线等诸多国家抗疫中作出贡献”。“目前越来越多的国家开始接受中药，把中药作为药品使用，这是一个好的开始。”张伯礼表示，未来中医药在疾病防治、养生保健方面大有作为。

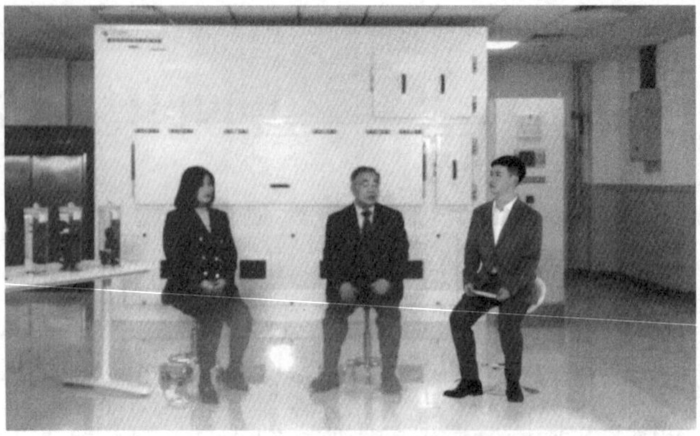

5G沉浸式多地跨屏访谈现场

“这种访谈形式很震撼，身临其境，科技的发展太快了”

在访谈的最后，张伯礼对本次访谈形式感到很惊奇：“现在只有想不到的，没有做不到的。我今天身临其境，感觉怎么这么新奇，感到震撼。高科技的发展太快了，希望大家把身体调理好，享受我们的新生活！”（内容来源：新华社）

海外抗疫，中医药贡献独特力量

美国、荷兰、匈牙利等多国中医药诊所问诊人数大涨；中国许多药企的中医药产品海外订单激增；韩国、日本、意大利一些科研院校给中国中医专家来信，希望分享中医药治疗新冠肺炎的经验……一段时间以来，随着新冠疫情在全球多地蔓延势头加剧，海外对中医药参与抗疫的需求与关注也在增加。

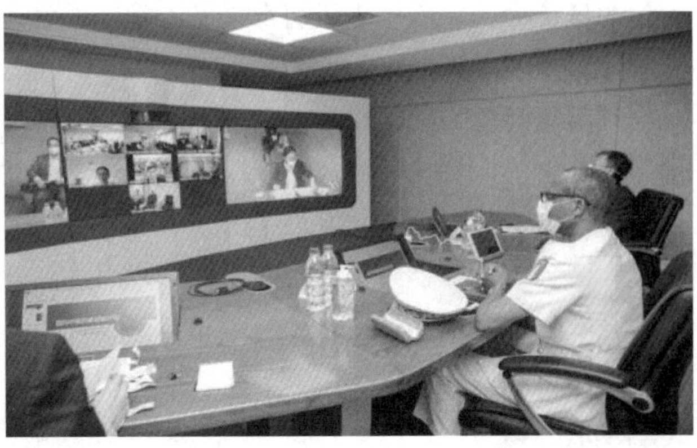

这是4月10日在科特迪瓦阿比让拍摄的中非新冠疫情卫生专家视频会议现场。新华社发（科菲摄）

中医药防治疾病注重增强人体自身抵抗力，注重维护整体平衡，在尚无西医特效药和疫苗的情况下，中医药发挥治未病、辨证施治、多靶点干预等优势，成为中国国内新冠疫情防控的一大特色和亮点。中国工程院院士、天津中医药大学校长张伯礼指出，中医早期介入、全程参与在新冠疫情治疗过程中发挥了重要作用。北京中医医院院长刘清泉表示，用中西医结合的办法降低新冠病死率的经验，已逐渐形成。

作为中国疫情防控经验的重要部分，“中医药管用”的消息也传到海外，受到许多国家的重视。中国已及时主动同世界卫生组织合作，分享中医药参与疫情防控的有关情况，并将中国最新版新冠肺炎诊疗方案的中医药部分翻译成英文，与国际社会分享。中方还选派了中医师参与医疗专家组赴意大利、柬埔寨等国协助抗疫。

中医药在海外参与抗击疫情获得积极反响。在向意大利援助了10万盒抗疫中成药连花清瘟胶囊后，意方后来提出希望再追加10万盒。德国病毒学家奇纳特尔近日接受采访时表示："中西医结合疗法具有重要借鉴意义。中医药在防止病毒吸附细胞、病毒复制等方面有明显效果。"匈牙利卫生部补充医学工作委员会主任艾瑞·阿扬道克说："对于中医药是否能够在匈牙利防疫中发挥独特作用，答案是肯定的。"

中医药是中国优秀传统文化的重要组成部分，它包含的整体观、治未病等思想，体现着独特的中国思维、中国智慧。中医在积极参与海外抗疫的同时，有助于国际社会更多了解中医药，了解中国文化，有助于增进中外文化交流和民心沟通。支持中医药更多走向世界、服务国际社会，也是应有的中国文化自信和担当。

毋庸置疑，由于文化差异、各国相关法律政策限制等原因，中医药在海外抗疫中的运用还面临不少阻碍。然而，大疫当前，人命关天，中国中医药界本着医者仁心，正在应海外多国需求而尽心尽力。

"见彼苦恼，若己有之。"在这场全球战疫中，传承数千年中国智慧、历久弥新的中医药，正在助力各国护佑生命，给世界带来中国温暖，贡献中国力量。新华社北京2020年4月20日电（记者郑汉根）

乌克兰前总理季莫申科：这次治疗感受到了中医疗效

新华社基辅10月14日电 乌克兰前总理季莫申科日前接受中国驻乌媒体集体采访时表示，各国应重视研究中医药这一宝贵财富并将其应用于全人类的健康事业，她本人将积极推动中医药国际化。

2020年8月23日季莫申科确诊感染新冠病毒且病情严重，24日晚接受呼吸机治疗。在中国驻乌使馆帮助下，季莫申科的医疗团队与中国中医专家取得联系。9月5日季莫申科服用了中国专家提供的中药后，体温开始下降，病情出现好转。服用数日后，9月11日季莫申科新冠核酸检测呈阴性，并于9月下旬开始恢复正常生活和工作。

季莫申科说，通过这次治疗，她切身感受到了中医药的疗效，这些药物对她和家人的康复发挥了重要作用。对此她要真诚感谢中国大使馆和中医专家的无私帮助。

季莫申科说，现在越来越多的科学家在研究和发展中医药。千百年来中医药积累了丰富的实践经验，相关独特知识是中国和世界的共同财富。各国应当认真研究中医药并将其用于全人类的健康事业。

季莫申科在接受采访时还称赞中国的抗疫努力堪称世界典范。她说，武汉的抗疫壮举充分展示了中国的医疗保障能力和以人为本的精神。季莫申科说，中国在抗疫过程中的公开、透明以及和全世界分享经验的做法令人印象深刻。中国在自身疫情得到控制后，为多国提供抗疫援助，这样的举动令人难忘。

季莫申科说，中国的抗疫援助让乌克兰人民真切感受到了朋友般的温暖。在当前全世界疫情依旧肆虐的艰难时刻，各国只有团结一致，人类社会才有延续生存、迎来繁荣的可能。（李东旭 关桂峰）

马来西亚新冠肺炎出院患者可获中药服务

据中新网报道 马来西亚中医药抗疫工作小组组长、拉曼大学中医系主任郑建强2020年11月表示，马来西亚中医药抗疫工作小组将组织马来西亚中医药界向新冠肺炎出院患者提供免费中药服务。出院后的新冠肺炎患者通过线上注册，可获得中医药抗疫工作小组安排远程中医看诊，并将中药发送到患者住所。

郑建强介绍，目前沙巴是马来西亚疫情较严重的州属，工作小组已获得马来西亚华人医药总会赞助并和当地中医诊所合作，为沙巴哥打基纳巴卢地区民众提供中药代茶饮。

此前，马来西亚中医药抗疫工作小组发布《马来西亚新型冠状病毒肺炎中医药防治方案》，积极用中医药为马来西亚抗疫发挥作用。（陈悦）

警示台

国家中医药管理局召开2020年第二轮巡视工作部署暨警示教育大会

2020年11月，国家中医药管理局召开2020年第二轮巡视工作动员部署暨警示教育大会。国家卫生健康委党组成员、国家中医药管理局党组书记、巡视工作领导小组组长余艳红出席并讲话，驻委纪检监察组副局级纪检监察员、局巡视工作领导小组副组长李长先通报了卫生健康系统违纪违法典型案例，局党组成员、副局长孙达主持会议并宣布了局党组2020年第二轮巡视工作方案。

余艳红指出，党的十九届五中全会为新时代巡视工作高质量发展指明了方向、提供了遵循。要站位新时代、锚定新局势、谋求新发展，坚持“发现问题、形成震慑，推动改革、促进发展”的巡视工作方针，更加精准有效地发挥巡视监督保障执行、促进完善发展作用，以巡视工作的高质量发展，为中医药传承创新发展提供坚强保障。

余艳红强调，要持续深入学习贯彻习近平总书记关于巡视工作的重要论述，深刻领会中央精神，充分认识巡视工作的重要意义，从政治高度抓好内部巡视。要按照新时代党的建设总要求，围绕“四个落实”监督重点，深入查找政治偏差。本轮被巡视单位机关服务中心承担着机关后勤服务的多项职能，是局机关正常工作秩序的保证，责任重大、风险点集中，要通过本轮巡视推动中心改革发展，解决历史遗留问题，进一步激励党员干部特别是党员领导干部担当作为。中心党支部要增强自觉接受监督的政治意识，与党组巡视组一起强化政治担当，共同完成好巡视工作任务。

余艳红要求，广大党员干部要从违纪违法案件中汲取深刻教训，拧紧理想信念的总开关，永葆初心使命，严守纪律规矩，做忠诚干净担当的表率。局机关各部门、直属各单位的党组织要以这次警示教育为契机，进一步落实全面从严治党战略部署，压实管党治党政治责任，加强局直属机关党风廉政建设和反腐败工作。各部门各单位主要负责同志和班子成员要坚持示范带动，全面履行责任，自觉主动把党风廉政建设融入日常工作，确保思想到位、责任到位、工作到位、效果到位。机关纪委要强化监督、严肃执纪、敢于问责，充分运用好查办的案件，切实筑牢党员干部拒腐防变的思想防线。

局党组巡视工作领导小组及办公室成员，局党组巡视组成员，机关各部门党支部书记、纪检委员，直属各单位党组织主要负责人、纪委书记（纪检委员），机关服务中心领导班子成员、党支部委员等参加会议。

云南大姚县开展中药饮片质量安全专项整治

2020年，云南省大姚县积极推进中药饮片质量安全工作，规范药品流通环节中的中药饮片的规范管理和有序流通，多举措开展中药饮片质量安全专项整治。制定《大姚县2020年药品流通环节中药饮片质量安全专项行动工作实施方案》；通过组织培训、开展市场检查等方式将专项整治的目的、重点内容宣传到各中药饮片经营企业和医疗机构，强化经营企业和医疗机构对中药饮片管理的质量意识、责任意识、守法意识，督促企业做好自检自查和整改工作。同时严把进货、养护关，严查主体资格不合法、经营问题质量药品、不严格执行中药饮片质量管理规范的行为。结合省州药品抽检工作要求，对以往质量问题相对较多的品种及经营使用单位加大样品抽验力度，充分发挥药品质量抽检工作的技术支撑作用。

截至目前，整治工作共出动执法人员57人次，检查中药饮片经营企业74家、医疗机构40个。检查集贸市场中药材零售摊点3个，抽验中药饮片9个批次，对执行《药品经营质量管理规范》不到位的3户经营企业作出警告并发出责令改正通知处理。（通讯员许晓锐）

南昌永德利医疗器械有限公司对一次性使用口罩主动召回

南昌永德利医疗器械有限公司报告，由于一次性使用口罩基本尺寸不符合标准要求，南昌永德利医疗器械有限公司对其生产的一次性使用口罩（注册证号：赣械注准20152640077）主动召回。召回级别为三级。

国家药品监督管理局关于20批次药品不符合规定的通告(2020年第57号)

经广西壮族自治区食品药品检验所等7家药品检验机构检验，标示为吉林省通化博祥药业股份有限公司等10家药品生产企业生产的20批次药品不符合规定。现将相关情况通告如下：

1.经广西壮族自治区食品药品检验所检验，标示为吉林省通化博祥药业股份有限公司、吉林市双士药业有限公司、吉林省天泰药业股份有限公司生产的12批次石斛夜光丸不符合规定，不符合规定项目为鉴别。

经山西省食品药品检验所检验，标示为海南普利制药股份有限公司生产的1批次克拉霉素缓释片不符合规定，不符合规定项目为干燥失重。

经福建省食品药品质量检验研究院检验，标示为山西仟源医药集团股份有限公司生产的1批次注射用阿洛西林钠不符合规定，不符合规定项目为溶液的澄清度。

经内蒙古自治区药品检验研究院检验，标示为河北国金药业有限责任公司、广州花城药业有限公司生产的2批次复方金银花颗粒不符合规定，不符合规定项目为装量差异。

经深圳市药品检验研究院和中国食品药品检定研究院分别检验，标示为安徽省泽华国药饮片有限公司生产的1批次红景天和1批次制川乌不符合规定，不符合规定项目均为性状。

经大连市药品检验检测院检验，标示为安国市彤康药业有限公司生产的1批次前胡不符合规定，不符合规定项目为性状、鉴别。

经山西省食品药品检验所检验，标示为湖南省自然堂中药饮片有限公司生产的1批次秦艽不符合规定，不符合规定项目为性状。

2.对上述不符合规定药品，药品监督管理部门已要求相关企业和单位采取暂停销售使用、召回等风险控制措施，对不符合规定原因开展调查并切实进行整改。

3.国家药品监督管理局要求相关省级药品监督管理部门依据《中华人民共和国药品管理法》，组织对上述企业和单位生产销售假劣药品的违法行为立案调查，并按规定公开查处结果。（国家药品监督管理局官网）

附录一：

2020年度亚健康专业调理机构一栏表

济宁市兖州区伊莱曼美容店

机构编码：053701

机构简介：本店主要通过传统的艾灸、经络疏通、推拿按摩、刮痧、贴敷、超声波水疗、沙疗、养生头疗等中医养生调理方法帮助顾客真正达到内调外养相结合的亚健康调理。本店沿袭传承中医理念，采用独家秘制配方，以达到预防调理恢复的疗效。

机构地址：山东省济宁市兖州区龙桥街道锦绣一号院西门北88米

南京清沐璞元亚健康调理中心

机构编码：025002

机构简介：南京清沐璞元亚健康调理中心创立于2019年，位于江苏省省会城市，六朝之都江苏南京。是专注于中医亚健康调理形式以健康咨询、慢性病调理、妇科疾病调理、老年保健工程、少儿健康工程、中医红外健康仪器检测系统于一体的综合性调理中心。

机构地址：江苏省南京市雨花台区软件大道119号菩提路

海南尚美天亚健康调理机构

机构编码：089801

机构简介：尚美天养容会所成立于2010年，2020年升级为专业黄十字亚健康调理机构，门店面积为300平。自成立以来一直以经络和体质调理服务。是一家设备齐全，人员专业，技术先进的亚健康调理机构。更是本着“做人以道为先，做事以德为先，做养生以专业为先。”的服务宗旨。

机构地址：海南省陵水县英州镇英赤路67号

北京汉德形象设计有限公司

机构编码：010006

机构简介：北京汉德形象设计有限公司成立于2014年，坐落于丰台国家级科技孵化器4A级写字楼搜宝商务中心3号楼；一直以来提供美业服务，是美容养生、美发、身材管理等综合店。多年来获得顾客好评和信赖；2020年6月正式加入亚健康调理行业，专注健康、专注美丽事业，服务好每一位顾客是我们一生的追求。

机构地址：北京市丰台区南三环西路16号搜宝商务中心3号楼B1层103

扬州丽臻产后护理中心

机构编码：051401

机构简介：丽臻产后护理中心为女性和产后妈妈订制个性化的产后健康咨询管理方案，人员均来自专业的妇产专家、中医专家、产后护理专家、心理专家、营养专家所组成的团队，采用安全先进的医学技术，结合中华中医国粹，对每一位孕产妈妈提供科学、细致、完美全方位的服务及专业保障，呵护您最需要照顾的时期。

机构地址：江苏省扬州市京华城路18号京华城Rmall B座12楼

机构名称：金华市芝心母婴护理有限公司

机构编码：057901

机构简介：芝心母婴护理有限公司是主要从事婴幼儿中药浴、小儿循经绿色疗法、小儿推拿、产后中药月子澡、月子病症调理、中药熏蒸、产后无痛开乳，催乳、回乳、胸部美疗、面部护理、独创柔性正骨、盆骨修复、盆底肌修复、腹直肌修复、淋巴排毒、肠道水疗、生殖美疗和养生头疗等特色专业项目。沿袭传承中医理念，独家秘制配方，以达到预防调理恢复的效果。

机构地址：浙江省金华市金东区保集外滩商业广场

温州市丽芳亚健康管理服务有限公司

机构编码：057702

机构简介：本机构创办于2004年，是一家营业面积为500多平方，集亚健康调理、瑜伽、美容为一体的专业女子服务机构。本机构的坐诊医师4岁跟随祖父学习中医，9岁学习针灸。精通中医各项诊断和调理方法。

机构地址：浙江温州市鹿城区飞霞北路永嘉大厦2幢408室

北京紫元堂中医诊所有限公司

机构编码：00100373

机构简介：紫元堂是在中国健康集团股份有限公司业务指导下设立的全国性健康管理机构，是以中医健康管理为特色的专业机构。

机构地址：北京市朝阳区常惠街6号楼1层103

晋江市池店镇极米保健服务馆

机构编码：05950376

机构简介：本店几年来一直从事着亚健康调理。深受周边群众的好评。随着亚健康人群越来越多。我们秉承着一颗善良、执着的心把他做好、做强、做大。

机构地址：福建省泉州市晋江市池店镇霞福村凤池东路189号

福州市鼓楼区洁兮美容院

机构编码：05990377

机构简介：本店两年以来一直从事健康行业，主要以私密妇科调理，解决妇女疑难杂症问题，深受广大顾客的信任，以健康为目标，达到保养生命，健康生活，为天下女同胞摆脱、告别磨难。

机构地址：福建省福州市鼓楼区安泰街道八一七北路268号冠亚广场

武夷山悦己康养汇健康咨询中心

机构编码：05990378

机构简介：本店一直都是在做健康服务咨询行业。每次都深受各类客户的信赖和支持。我们秉承“以健康为目标，以服务为核心，以人为本”服务各界人士为根本。

机构地址：福建省武夷山市和平南路8号2.4楼

颐寿清药灸堂

机构编码：00280379

机构简介：使用秘制中药配方熬制的膏方，通过外用贴敷，结合传统理疗方法：如刮痧、拔罐、艾灸、按摩等，由专业健康调理师为亚健康人群服务。专攻：颈肩腰腿痛、高脂血、高血压、高血糖、高尿酸及妇科调理、肝肾养护等亚健康调理。

机构地址：四川省成都市金牛区九里堤南99号

保靖县琦彩亚健康调理中心

机构编码：07430380

机构简介：琦彩亚健康调理中心成立20余年，是一家专业的亚健康调理机构，现有3家分店，从业人员30余人，拥有非常丰富的调理经验。

机构地址：湖南省湘西土家族苗族（自治区）保靖区（县）迁陵镇江山一号175号

北京梅兰汇友美容美发有限公司

机构编码：00100382

机构简介：公司致力于女性亚健康调理，主营中药外敷、艾灸、经络调理、面部护理、眼部护理、胸部养护、肝肠排毒等服务。

机构地址：北京市海淀区翠微路 26 号

内蒙古康养妆缘健康管理有限公司

机构编码：04720385

机构简介：影院、西餐厅、健身房等，营业场所一层，面积 140 平方米。本机构专为市民提供健康管理、健康咨询、美容服务、养生保健服务。康养妆缘以“过程虽繁必不省人工，品质虽贵必不省物力”为经营理念，并以真诚服务，始终如一，精益求精的工匠精神，为每一位客户提供高品质服务。

机构地址：内蒙古自治区包头市稀土开发区幸福南街（路）45 号悦城小区 C-123

紫元堂（河南）健康管理有限公司

机构编码：03710389

机构简介：公司自成立以来，一直致力于全国人民亚健康事业的发展，服务项目有中医按摩、推拿保健、艾灸、经络调理等。

机构地址：河南省郑州市金水区纬五路 37-1 号

科曼德生物科技（北京）有限公司

机构编码：00103890

机构简介：公司一直致力于传统中医与现代科技结合的产品研发，坚定不移地朝着“中国健康·健康中国人”的梦想前进。

机构地址：北京市朝阳区常惠街 6 号楼 1 层 103

连江靓佳人医疗美容门诊部有限公司

机构编码：05910391

机构简介：靓佳人医疗美容门诊部成立于 1999 年，是一家已有 22 年历史的美业连锁机构，旗下拥有 7 家连锁的专业美容会所，2 家医疗美容门诊部及一家化妆品公司。项目涵盖了美容、美体、SPA、养生、身材管理、高科技仪器抗衰、外科美容、光电美容及微整塑形等，本着引领专业、时尚、健康的宗旨，以高品质的服务面对我们的每一位客人，用真心经营美丽，以爱心传递幸福。

机构地址：福建省连江县琯福街大道 22 号三友楼 B 座

黑龙江会华宫三境健康管理有限公司

机构编码：04510501

机构简介：采用四疗法养护健康、疗愈疾病、延续生命。食疗：运用具有医疗及食品特性的三境健康食材进行营养康复调理。药疗：采用秘制药酒和专家组方进行针对性的应用。理疗：使用先进设备和手法疏通经络、增强经皮给药效果。心疗：运用心理疗愈技能、帮助病患树立信心、激发意愿、促进身体机能恢复。

机构地址：黑龙江省哈尔滨市南勋街 18 号

佛山市大康境界生物科技有限公司

机构编码：07570502

机构简介：大康境界是国内外高科技康复设备集成和健康管理、咨询教育、营销策划、推广运营及慢病康复于一体的综合性运营管理公司。品牌倡导人与自然天人合一，采用绿色疗法，激发人体的自然本能，将人体潜在的自控力和调节力转换为治病的能量，以战胜疾病，既补先天之本，又补后天之气，恢复和增强人体活力和免疫力，祛病强身、健体理念，达到非药物疗愈，创办大康境界平台。通过互联网平台，线上线下互动融合，注重用户体验效果，打造中医特色品牌，在全国实现千城万店连锁复制的商业模式。

机构地址：广东省佛山市南海区大圩社区永安北路43号永丰楼第二层之一

江门市观源文化传播有限公司

机构编码：07500506

机构简介：江门市观源文化传播有限公司主要创建311大健康服务平台——六大服务体系。主要从事：全程免费教学、推荐就业上岗、帮扶人员创业、帮扶店铺生存与发展、提供亚健康人群就近服务，为大健康产业提供产品展示的平台。

机构地址：广东省江门市蓬江区港口2路良化西211号

江苏中堂健康管理有限公司

机构编码：05230509

机构简介：公司以弘扬传统中医药文化、传播自然健康观念为经营宗旨，立志打造一个集药食同源调理产品研发、自主生产、品牌营销、品质服务于一体的大健康产业生态体系。

机构地址：江苏省泰州市泰兴市高新技术产业开发区人才科技广场17号楼203室

北京梅兰汇友美发厅

机构编码：00100508

机构简介：公司致力于女性亚健康调理，主要有中药外敷、艾灸、经络调理、面部护理、眼部护理、胸部养护、肝肠排毒等服务。

机构地址：北京市丰台区恒富街2号

弋江区瀛康堂亚健康调理中心

机构编码：05530510

机构简介：安徽省瀛康堂亚健康专业调理机构是一个极品位、舒适、温馨、专业为一体的专业调理机构，其始终秉承诚信经营理念，致力于打造亚健康专业调理机构中一线品牌。运用百项亚健康专业调理技术后，机构的专业性得到了极大的提升，常年聘请专家坐诊，使亚健康调理更加科学与专业化，并且使机构在当地树立了权威，获得了诸多好评。

机构地址：安徽省芜湖市鸠江区公园大道一号S9-04

沐川县维慈怡声美容美发店

机构编码：08330512

机构简介：乐山沐川维慈怡声亚健康专业调理机构成立于2013年，多年来以服务社区、预防保健、健康美学管理为特色，承载着众多消费者的期盼与希冀，在亚健康调理道路上播种耕耘，帮助顾客实现了身心灵的健康梦想。

机构地址：沐川县沐溪镇梨园街蟠桃新城国际D4-2-2号

长治高新区云想芙蓉美容养生所

机构编码：03550513

机构简介：长治市云想芙蓉养生会所创立于2018年，以中医“治未病”理念为指导，开展中药养发、姜艾养生头疗、特色眼灸、熏蒸、艾灸、推拿、淋巴排毒、全身经络疏通、食疗滋补等项目，并以中医养生调理与方法相结合对面部及身体整体进行抗衰养护调理，形成全方位调理体系，帮助消费者真正达到内调外养，并达到亚健康调理养生之目的。

机构地址：山西省长治市高新区潞泽嘉园299-17号

合肥市包河区秀瑞斯美容美体桐城南路店

机构编码：05510518

机构简介：桐城南路店是秀瑞斯安徽直营旗舰店，综合面积1500平方米，以中医“治未病”为理念，以传承弘扬中医艾文化为己任。

机构地址：安徽省合肥市包河区桐城南路 429 号

巢湖市妈咪地带母婴护理中心

机构编码：05510516

机构简介：妈咪地带母婴护理中心项目有：月嫂派送、产后修复、新生儿护理、亚健康调理等服务。妈咪地带有成熟的技术团队，为妈妈整个孕产期保驾护航。我们从孕期指导、产褥期护理、科学喂养、产后修复、新生儿抚触、幼儿疾病的防治等多个方面都有线上一对一服务。

机构地址：安徽省合肥市巢湖市居巢区环城路东曼哈顿 20 号 106

铜陵市养和轩足浴服务有限公司

机构编码：05620519

机构简介：在建设健康中国的大背景下，铜陵市养和轩足浴服务有限公司立足于大健康产业，成立了集特色中医非药物疗法、现代科技及现代特色理疗、特色中药材、保健食品为一体的亚健康理疗中心。本公司以传统中医文化为先导，以中医非药物疗法为核心，以预防为主“治未病”为目标，秉承着严实的经营作风，旨在为铜陵市市民提供更优质的健康服务。

机构地址：安徽省铜陵市铜官区北斗星城 89 栋 107 号

健康佰贰岁（广州）健康科技有限公司

机构编码：00200520

机构简介：公司旗下喜俞亚健康专业调理服务机构，汇集专家通过医学科技检测仪器，针对亚健康人群制定个性化调理方案。

机构地址：广东省广州市越秀区文明路 8 号

枣阳市久圆支福健康调理中心

机构编码：07100521

机构简介：中心占地 480 平方米，其秉承匠心，以艾（爱）为本，是以中医“治未病”及治疗亚健康学科体系为理论基础，通过专业的亚健康调理技术和方法，由专业人员对亚健康人群进行辨识、分类、评估、调理、咨询和管理的专业化调理单位，主要通过传统的艾灸、药浴、经络疏通、按摩、药油推拿、刮痧、贴敷、膏方等中医养生调理方法帮助顾客真正达到内调外养相结合的亚健康调理养生效果，让“养生不仅仅是养身”的理念贯穿始终，从而能实现身心灵共养的愿景，让养生成为习惯，成为生活，早日实现全民健康。

机构地址：湖北省襄阳市枣阳区沿河街 1 号龙公馆门面 3 楼

龙山县名媛仕佳美容院

机构编码：07430522

机构简介：名媛仕佳美容院从开业以来，一直致力于为本地区亚健康人群调理各种寒湿痛症，从业人员以过硬的专业知识及手法赢得了信赖。

机构地址：湖南省湘西土家族苗族自治州龙山县民安街道办事处团结路北段东侧

仪陇禅之缘保健服务有限公司

机构编码：08170523

机构简介：仪陇禅之缘养生美容会所，是一家集亚健康调理、面部肌肤康复于一体的会所，致力于调理各种寒湿所致引起的慢性病、各种疼痛、肩周炎、肩颈劳损压迫神经所引起的不适、腰部疼痛、腿脚麻木、脏腑偏盛偏衰、女性囊肿肌瘤、失眠多梦及内分泌失调人群，以达到平衡人体阴阳，提升免疫力，恢复健康。

机构地址：四川省南充市仪陇县新政远达

南平市建阳区洁兮健康咨询中心

机构编码：05990526

机构简介：本店从事健康服务行业，一直以顾客为上帝，以服务为本，深得顾客的信赖和支持。以私密妇科调理为主业，帮助妇女解决妇科方面造成的问题，为让天下女同胞摆、脱告别磨难而努力。

机构地址：福建省南平市建阳区谭山大道156号1516号

大庆市萨尔图区天伦医院

机构编码：04590525

机构简介：本院成立于2012年6月，位于大庆市萨尔图区西宾路357号。是经行业主管部门批准设立的一家以传统中医特色的综合性民营医院，医院设有中医特色门诊部、住院部，现有床位30张，拥有中医专业人员36名（医保：市政、管局、慢病、农合医保定点医疗机构）。近年来，天伦医院全面发挥中医中药在临床治疗中的重要作用，全面运用传统中医药治疗心脑血管类疾病、肝病、骨病、甲状腺疾病、肺病、过敏等疾病。

机构地址：辽宁省大庆市萨尔图区西宾小区33号商服357号

东莞市虎门明德堂健康咨询服务部

机构编码：07690528

机构简介：明德堂坐落于东莞市虎门镇；负责人：朱远山；创办人从事中医健康行业3年有余；明德堂专注：心脑血管疾病的预防调理、肠胃疾病的调理以及各种慢性病痛症调理。本服务部以食疗、阿是穴疗法、人工太岁肉灵芝发酵原液、拉普心脑血管预适应仪等为核心调理方式，坚持以《黄帝内经》理论为根本，指导调理和养生。为东莞人民提供优质的健康养生服务。

机构地址：广东省东莞市虎门镇解放路81号126室

深圳市新理疗健康管理有限公司

机构编码：07550530

机构简介：深圳市新理疗健康管理有限公司及旗下诊所坐落于前海开发区，是祖国传统医学理念与西方高科技物理治疗技术有机结合，并应用于临床实践的先驱者与领导者。当下，新理疗整合了以冲击波技术为代表的西方最新物理治疗技术，继承并发扬了传统中医理念，使其真正融合并应用于临床实践。对心脑血管疾病、颈、肩、腰、腿等慢性疾病有空前的疗效。

机构地址：深圳市宝安区新安街道兴华路南侧荣超滨海大厦A座1916号

北京爱力生活文化旅游产业发展有限公司

机构编码：00100531

机构简介：本公司专注于社区人群亚健康、五高等代谢疾病、社区养老康复、老年运动专业指导，与北京众多三甲医院建立绿色就医通道，已经具备长达十年的技术沉淀与临床实践经验。重点培养优秀健康管理人才，做最专业的健康管理一站式服务。

机构地址：北京市朝阳区北苑2号院传媒楼1层

石家庄金赋康健康管理咨询有限公司

机构编码：03110532

机构简介：金赋康健康管理集团是一家健康管理、温灸理疗、亚健康调理为主的健康产业集团，金赋康温灸罐被评为百项亚健康中医调理技术。集团将秉承服务至上，质量为本的企业宗旨，践行公益先行、专注健康的发展理念，不忘初心，致力于服务于民众健康！

机构地址：河北省石家庄市长安区建华北大街138号

附录二：

2020年度百项亚健康中医调理技术一览表

技术名称：诚铭久揪揪乐温灸亚健康调理技术

评审时间： 2020年9月

技术简介： 揪揪乐温灸集刮痧、拔罐、温灸、推拿、热疗、透皮专利技术为一体的创新高科技专利产品，其无味、无色、纯植物、无添加，具有温通经络、祛风散寒、扶阳固脱、升阳举陷、扶正祛邪、调和气血、协调阴阳的作用。

申报单位： 成都晨畅网络科技有限公司

联系地址： 四川省成都市锦江区总府路街18号1栋1单元16层20号

技术名称：私密调理排毒疗法亚健康调理技术

评审时间： 2020年9月

技术简介： 将粉剂涂抹在宫颈上，通过芳香药物把深层炎症分泌物排出，达到清理子宫垃圾，改善内部环境。

申报单位： 福建宏辰健康管理有限公司

联系地址： 福建省福州市鼓楼区鼓西街道通湖路129号航龙花园63#-7#楼连体一层25店面－3

技术名称：金赋康温灸罐亚健康调理技术

评审时间： 2020年9月

技术简介： 金赋康温灸罐基于经络学说中的皮部理论，发挥五脏六腑的作用，利用罐体内负压使毛孔打开，体内寒湿排出体外，再通过底部加热，对人体进行温补。将体内风寒、痰湿等经体表皮肤排出来，把体内垃圾和病邪排解出来，使经脉得以畅通，改善脏腑功能能。

申报单位： 天津金赋康健康管理有限公司

联系地址： 天津市武清区徐官屯街杨六路62号

技术名称：御庭馨产后修复亚健康调理技术

评审时间： 2020年9月

技术简介： 御庭馨产后修复是根据人体骨骼、肌肉和神经系统的相互制约、相互影响，运用其温和的手法，安全准确的矫正骨盆结构，并且训练盆底肌的收缩性能，徒手操作，不用产品和仪器，安全、无副作用、舒适快捷、操作效果立竿见影，并快速有效的改善因骨盆变形、盆底肌受损和松弛引起的亚健康症状。

申报单位： 西安御庭馨母婴健康管理有限公司

联系地址： 陕西省西安市高陵区姬家街办综合写字楼4号楼12层

技术名称：百沛健健烟喷雾亚健康调理技术

评审时间： 2020年9月

技术简介： 研究所专家们经过数十看的潜心钻研发掘出纯天然、无毒副作用的珍贵药材，开发为多种天然活性有效成分的原生珍贵复方，并精炼为食品级“健烟”喷剂。

申报单位： 欧润生（个人）

联系地址： 台湾地区台北市文山区兴隆路62号4 楼

技术名称：人参肽亚健康调理技术

评审时间： 2020年9月

技术简介： 人参肽具有能够生津活血，增加人体免疫力等功效。经过多年科研，通过复合蛋白酶酶解提高提取率由原来的35%提高到41%。实现工业化生产食源性生物活性肽；肽段≥800Da以下；人参水溶性蛋白的提取率可达到0.85%～1%，远远高出了传统的蛋白提取率和蛋白酶解率。

申报单位：吉林肽谷生物工程有限责任公司
联系地址：吉林省白山市抚松县工业园区 8 号楼

技术名称：爱瞳焕眸眼部护理亚健康调理技术
评审时间：2020 年 9 月
技术简介：眼睛保健仪通过 24 颗钕磁指同时按摩眼部及头面部相关的穴位，刺激和锻炼视觉细胞缓解睫状肌疲劳，减轻长时间用眼造成的眼睛干涩和疼痛，调和气血，促进新陈代谢。
申报单位：深圳市御络源科技发展有限公司
联系地址：广东省深圳市福田区上梅林凯丰路八号海曙凯丰酒店三楼 3001 房

技术名称：睡眠博士眼罩缓解眼疲劳亚健康调理技术
评审时间：2020 年 9 月
技术简介：使用眼罩热敷功能，配合中医穴位，让眼眶发热更精准，通道扩张，促进血液循环，气血通畅，改善神经营养。
申报单位：浙江丝里伯睡眠科技股份有限公司
联系地址：浙江省杭州市余杭区五常街道西溪八方城 9 幢 4 楼

技术名称：草本干预睡眠亚健康调理技术
评审时间：2020 年 9 月
技术简介：草本干预睡眠亚健康调理技术主要是运用零压记忆棉模塑枕融入草本精华（中药）技术，药枕由科技材料和草本精华融合制成，它使人体头部与药枕接触，具有一定的保健作用。通过材料力学和草本干预的深度融合从而达到改善人体的睡眠质量和亚健康状态的功效。
申报单位：南通觅睡方家居科技有限公司
联系地址：江苏省南通市崇川区城港街 388 号

技术名称：旋磁干预穴位对高血压亚健康调理技术
评审时间：2020 年 9 月
技术简介：由觅睡方家居科技有限公司自主研发的旋磁干预穴位对高血压亚健康调理技术的家居系列产品中的高血压和亚健康调理技术，分为静磁疗法和动磁疗法两种产品系列，以动磁疗法效果较为明显。
申报单位：南通觅睡方家居科技有限公司
联系地址：江苏省南通市崇川区城港街 388 号

技术名称：赵雄龙排湿“和中茶”系列亚健康调理技术
评审时间：2020 年 9 月
技术简介：“和中茶”系列产品是由温州易龙健康管理有限公司自主研发的一系列以祛湿化痰、调和气血为主要功效的中医、中药传统系列产品。
申报单位：温州易龙健康管理有限公司
联系地址：浙江省温州市龙湾区汤家桥路 66 号中福大厦 A 幢 202 号

技术名称：黄精茯苓片亚健康中医调理技术
评审时间：2020 年 9 月
技术简介：黄精具有健脾、补肾、提高人体免疫等功能。茯苓具有利水渗湿、健脾、宁心的功效。黄精茯苓片对于心气虚引起的失眠、多梦、健忘、心烦亚健康症状有很好的调理作用。
申报单位：资和堂医药科技南京有限公司
联系地址：江苏省南京市江宁区高新园 1008-15 号

技术名称：哮喘外调点穴快速疗法亚健康调理技术
评审时间：2020 年 9 月
技术简介：哮喘外调点穴快速疗法是用点穴疏通腿部三条无穴经络段，从而达到肾部纳气的效果缓解亚健康症状。
申报单位：蒋可定（个人）
联系地址：上海市黄兴路 6 号

技术名称：三境四疗亚健康调理技术

评审时间：2020 年 9 月

技术简介：三境四疗亚健康调理技术，通过对人体外环境、消化系统环境、血液循环三个环境的洁净度控制，让人体生理机能达到平衡调理，从细胞及人体组织代谢系统入手，经过心疗调理、理疗调理、食疗调理、药疗调理为主要方案使细胞活化和细胞电子频率的平衡调理，从而达到亚健康症状的调理。

申报单位：黑龙江美誉生物科技有限公司

联系地址：黑龙江省哈尔滨市南岗区哈尔滨大街614 号

技术名称：沃尔康人体排毒仪亚健康调理技术

评审时间：2020 年 9 月

技术简介：通过中医足三阴、足三阳经五输穴的特征性振动频率关系在人体正常生理的作用下利用中低频调制多变磁场对足部共振输入加速肌体物质扩散的亚健康调理技术，有效增强人体免疫力，改善睡眠，提升肌体自我修复能力的系统化技术。

申报单位：深圳市沃尔康科技有限公司

联系地址：广东省深圳市龙华新区民治大道嘉龙山庄嘉华园 29 栋

技术名称：纳米陶瓷能量套装亚健康调理技术

评审时间：2020 年 9 月

技术简介：本产品套装均采用纳米陶瓷能量布料，做成贴身的裤子、衣服、护颈、头套、内裤产品套装。远红外（波长 9-14）可以深入人体皮下组织，扩张微血管，促进血液循环，强化血液及组织代谢。

申报单位：广东土豆嘉族科技有限公司

联系地址：广东省广州市黄埔区飞晟一街 2 号 1304房

技术名称：八宝丸亚健康调理技术

评审时间：2020 年 9 月

技术简介：八宝丸主要是由珍珠、牛黄、麝香、三七、熊胆（用它药替代）、羚羊粉（用它药替代）等精选名贵道地药材秘制而成，都是中国古代所流传下来的中药，是集中国三千年精华的秘药，综合一起发挥更大的药效，安全有效，无毒副作用，有益于亚健康人群调理，具有清热解毒、凉血化瘀、清肝明目，提高人体免疫力等作用。

申报单位：侯善堂健康医疗管理有限公司

联系地址：福建省厦门市思明区东浦路红星安华小区

技术名称：巩本集清酸茶亚健康调理技术

评审时间：2020 年 9 月

技术简介：巩本集清酸茶是一款适合亚健康人群的茶饮，其主要有效成分有：菊苣、栀子、葛根、百合、桑叶、槐米等，适合亚健康人群饮用。

申报单位：山西弘德生物科技有限公司

联系地址：山西省运城市盐湖区条山东街运城弘德中医医院大楼 15 层

技术名称：风升明周波脉冲护眼仪亚健康调理技术

评审时间：2020 年 9 月

技术简介：风升明护眼仪有脉冲（气波）和周波两种功能。脉冲气流压力针对眼部周围的穴位起到按摩作用，防止眼轴过快增长，泪腺堵塞，眼液流失，眼干、眼涩，缓解视疲劳，同时也给眼供氧，有效改善眼液。周波根据低频电子技术疏通经络，收缩眼部上直肌、下直肌、睫状肌，使眼肌的调节能力增强，并逐步还原眼轴。

申报单位：深圳明罡科技有限公司

联系地址：广东省深圳市宝安区燕罗街道塘下涌洋涌工业路 4 号 1 号

技术名称：“百沛健”疼痛亚健康调理技术
评审时间：2020年9月
技术简介：百沛健疼痛亚健康调理技术是基于中医基础理论，通过黄连、连翘、青黛、当归藤、银杏叶、辅以薄荷等多种特殊珍贵活性中药复方，按照4：3：1：3：3：4科学配比进行水煎后再进行提取药液里的活性双效成分和熬膏，留以备用；并配合《黄帝内经》外治十八法之推拿，能发挥其疏通经络、调和气血及快速缓解人类慢性疼痛的方法。
申报单位：欧润生（个人）
联系地址：台湾地区台北市文山区兴隆路62号4楼

技术名称：青山电气通经络亚健康调理技术
评审时间：2020年9月
技术简介：基于中医基础理论，通过专业特殊的培训练习将人体电学与中医理论相结合一体贯通，按中医原理“通”则不痛，痛则不“通”，以追风除湿，通经活络，对各类骨关节疾病、各类软组织损伤、痛结、经络瘀堵疼痛等症状加以改善，效果良好。
申报单位：王永洪（个人）
联系地址：贵州省遵义市播州区龙坑马家湾侨欣世家对面

技术名称：四白祛痘美容液亚健康中医调理技术
评审时间：2020年9月
技术简介：通过白蔹、白及、白芷、白附子等草药提纯后的生物碱有效成分进行增加面部毛细血管的扩张和加大皮肤吸收进行调理，增加面部微循环，局部给肌肤增加营养和加大吸收成分，激活自愈细胞达到改善和修复面部肌肤问题。
申报单位：雍锡荣（个人）
联系地址：江苏省常州市金坛区南洲花园街84栋50号

技术名称：洞藏蜜亚健康中医调理技术
评审时间：2020年9月
技术简介：洞藏蜜选择健康有能量的蜜源植物，借助强壮的蜂群采集酿造达到成熟并封盖，拥有高成熟度、高纯度、高纯净度的顶级原液经过山洞恒温环境的缓慢结晶工艺，适宜免疫力低下、失眠亚健康等人群。
申报单位：伊春九色鹿商贸有限公司
联系地址：黑龙江省伊春市伊春区（县）

技术名称：林双调膳食养五脏亚健康中医调理技术
评审时间：2020年9月
技术简介：双调膳食粉是根据“虚则补之、实则泻之”的原则，同时结合中药的“君臣佐使”的配伍原则潜心研制而成。它能补充人体营养，还有着极强的健脾补肾、强筋壮骨和活血补血的作用。五脏同调，阴阳气血双补，以有主有次精准有方的食材含量为配伍，使人体的健康根基得以巩固，先天、后天之本也得到养护。
申报单位：湖南双调健康产业有限公司
联系地址：湖南省长沙市望城区普瑞大道西街（路）1555号

技术名称：御葛酒亚健康中医调理技术
评审时间：2020年9月
技术简介：御葛酒是用野生葛根加精粮固态法发酵酿造，不加一滴食用酒精、香精等添加剂，是原汁原味的手工酒勾酒；内含野生葛根的养生成分。适宜亚健康人群使用。
申报单位：湖北御享葛参酒业有限公司
联系地址：湖北省襄阳市老河口市洪山嘴镇洪丹路

技术名称：筋膜理疗亚健康中医调理技术
评审时间：2020年9月

技术简介：筋膜理疗技术通过精细化的理疗方案，智能化过程控制，根据每个部位的筋膜特征，使用远红外磁疗加高分子面板导入，精准控制远红外温度与磁疗穿透力，有效刺激、疏通人体深层次的筋膜，疏通深层次肌肉的淤堵点，精准、舒服、高效的解决各类筋骨疼痛及其带来的系列亚健康问题。

申报单位：湖南祺邦健康管理有限公司

联系地址：湖北省襄阳市老河口市洪山嘴镇洪丹路

技术名称：筋膜热灸亚健康调中医理技术

评审时间：2020 年 9 月

技术简介：筋膜热灸仪是使用国际领先的红外热波渗透技术，使热能快速渗透皮肤直达人体深层，从皮、肉、筋、骨、血液等各个层面来辅助改善人体机能，祛寒除湿、活血化瘀、清除淤堵、消炎化肿、激发细胞活力与再生、增强新陈代谢、增加免疫力、排出体内垃圾，达到改善人体亚健康状况目的。

申报单位：湖南祺邦健康管理有限公司

联系地址：湖北省襄阳市老河口市洪山嘴镇洪丹路

技术名称：Ca 肌因种植面膜亚健康中医调理技术

评审时间：2020 年 9 月

技术简介：采用独家专利技术—钙离子交换成面膜技术，创新面膜使用形式，自成凝脂膜膜布，复刻肌肤纹理，通过为受损肌肤补充钙离子使肌肤屏障加速愈合，在交换成膜的过程中，整合肌肤浅层的毒素，凝脂膜揭下毒素也随之剥落，三重寡肽修护成分，促进胶原蛋白再生，帮助肌肤恢复紧致弹性，抗氧抗衰，舒缓修护。

申报单位：杭州臻宸科技有限公司

联系地址：浙江省杭州市萧山区民和街（路） 600 号

技术名称：诚铭久五元素艾柱艾灸亚健康中医调理技术

评审时间：2020 年 9 月

技术简介：五元素艾柱是一款 3 年熟艾纯天然、无污染、纯绿色，通过多道工序手工撵磨、筛捡制成的艾柱，通过燃烧释放出大量的微量元素，家居燃烧可驱蚊虫、驱潮湿，再通过燃烧的热能进入体内，除湿散寒，促进血液循环、促进新陈代谢，以增强人体免疫力。

申报单位：成都晨畅网络科技有限公司

联系地址：四川省成都市锦江区总府路 18 号 1 栋 1 单元 16 层 20 号

技术名称：脉络养元灸亚健康中医调理技术

评审时间：2020 年 9 月

技术简介：脉络养元灸法融合了按摩、经络、刮痧、艾灸四项合一的手法。每一套技法巡行经络体系的走法，以艾疏通经络，艾灸穴位为主的特点，具有调和阴阳、无痛揪痧、养血行气、固本回阳等作用。艾烟在体验者排除病邪时可以起到消毒杀菌，净化空气的作用。

申报单位：江门市观源文化传播有限公司

联系地址：广东省江门市蓬江区 211 号

技术名称：热能细胞活化仪亚健康中医调理技术

评审时间：2020 年 9 月

技术简介：热能细胞活化仪可增强人体免疫力和细胞修复能力，促进血液和淋巴液循环，增加供氧，是一款适合亚健康及中老年人群调节气血的设备。

申报单位：深圳市艾尔曼医疗电子仪器有限公司

联系地址：广东省深圳市南山区打石一街深圳国际创新谷七栋 A 座 2401－2402 房

技术名称：深筋膜丽康仪亚健康中医调理技术

评审时间：2020 年 9 月

技术简介：深筋膜丽康仪以筋膜理论为基础与现代电子技术相结合，将仿生电流、永磁及温热作用于人体，促使机体组织同时产生温热效应、磁效应及振动按摩作用，锻炼深层肌肉，达到强肌、纤体、乐活、美颜的效果。

申报单位：深圳市艾尔曼医疗电子仪器有限公司

联系地址：广东省深圳市南山区打石一街深圳国际创新谷七栋A座2401－2402房

技术名称：**声波律动亚健康中医调理技术**

评审时间：2020年9月

技术简介：技术源自航天科技，律动预防骨质疏松及增加骨质密度，对缓解血管平滑肌紧张度、降低血压、活化内脏器官、改善睡眠品质、缓解肩背腰部酸痛都具有明显的效果。特别具有改善老人关节疼痛并降低跌倒，促进青少年骨头发育等作用。

申报单位：中山市露玛医疗器械有限公司

联系地址：广东省中山市小榄镇区竹源竹桥直街78号一楼之一

技术名称：**碳光灸亚健康中医调理技术**

评审时间：2020年9月

技术简介：利用碳棒燃烧产生的类似阳光的复合光谱碳灸光作为射源，结合传统中医灸法进行光线照射，其光线和辐射温热对于人体组织具有消炎杀菌、促进组织代谢生长、疏通经络、增强免疫功能等作用，用以达到养生调理的效果。

申报单位：深圳市三恩诺中碳光灸医疗科技有限公司

联系地址：广东省深圳市宝安区精诚达工业园C栋四层

技术名称：**闻香灸疗亚健康中医调理技术**

评审时间：2020年9月

技术简介：利用碳棒燃烧产生的类似阳光的复合光谱碳灸光作为射源，结合传统中医灸法进行光线照射，其光线和辐射温热对于人体组织具有消炎杀菌、促进组织代谢生长、疏通经络、增强免疫功能等作用，用以达到养生调理的效果。

申报单位：国基健康产业发展有限公司

联系地址：广东省深圳市罗湖区东湖街梧桐山171号

技术名称：**正气透灸艾烟净化器亚健康中医调理技术**

评审时间：2020年9月

技术简介：闻香灸疗是中国传统藏医的技术传承，一脉亲传的师承秘方。其对全身的细胞进行香灸，充实和激活细胞、减少血液垃圾、加速血液循环、净化身体环境，达到改善不良症状及增强体质的调理效果。

申报单位：深圳市德善仁众医疗科技有限公司

联系地址：河南省郑州市荥阳区崔庙镇崔庙村

技术名称：**中医特色徒手康复亚健康中医调理技术**

评审时间：2020年9月

技术简介：中医特色徒手康复亚健康调理技术是一种纯绿色、安全、无痛、无副作用的纯自然疗法。其注重身体的整体性，使肌肉和骨骼回归应有的正确位置。骨骼肌肉是一个统一的功能整体，彼此制约，互相影响，矫正时采用人体“动中求正，自我平衡”的特点，以减轻中枢神经系统中因压力导致的负面影响，从而达到骨正、筋柔、气血相通的调理效果。

申报单位：尚慧生物科技（广州）有限公司

联系地址：广东省广州市花都区迎宾大道 66号

技术名称：**中医骨科理疗亚健康中医调理技术**

评审时间：2020年9月

技术简介：本疗法依靠中药或蜂蜜等，利用药的有效成分的作用，将药膏外敷于患处24小时取下，以达到祛湿、排毒、修复等作用，予以缓解疼痛或者痒痛等症状。
申报单位：唐山立雄峰汇材料科技有限公司
联系地址：河北省唐山市路北区车站路169号A座501、505、507

技术名称：**富肽美蒙骨肽免疫力亚健康中医调理技术**
评审时间：2020年9月
技术简介：富肽美蒙骨肽免疫力亚健康中医调理技术主要以新鲜牛骨为主要原料，利用生物酶解技术制取而成，通过健脾补肾、补气养血、益精填髓、强筋健骨，达到调节免疫，增加骨密度，增强造血功能的目的。
申报单位：广东富肽美生物科技有限公司
联系地址：广东省广州市番禺区南村镇登云大路2号之七151房

技术名称：**御善芳典·春夏扶阳·健康蜂灸亚健康中医调理术**
评审时间：2020年9月
技术简介：本技术以“扶阳固本，通堵活络”为原则，主要用于风湿性疾病、代谢性疾病、肩颈腰腿痛、免疫功能异常及体质虚弱者，都可起到显著的保健作用。御善芳典·春夏扶阳·健康蜂灸调理术有提升免疫力、增加抵抗力的功效。
申报单位：四川浩翔护维亚健康服务咨询有限公司
联系地址：四川省成都市高新区天府大道北段1700号环球中心N2区1811号

技术名称：**御善芳典·秋冬滋阴·健康蜂灸亚健康中医调理术**
评审时间：2020年9月
技术简介：本技术以“固本培元，滋阴养血”为核心。在提升抵抗力，增加免疫力的基础上，针对心脑血管、呼吸系统、消化系统、感官系统、颈肩腰腿痛都有明显的效果。通过改变饮食结构、合理运动、改良生活方式等达到八维一体全方位身心健康。
申报单位：四川浩翔护维亚健康服务咨询有限公司
联系地址：四川省成都市高新区天府大道北段1700号环球中心N2区1811号

技术名称：**御善芳典·滋阴润肺·健康蜂灸亚健康中医调理技术**
评审时间：2020年9月
技术简介：本技术秉承中医五行学说原理，在18位名老中医专家团共同研究讨论下应运而生。主要以固本培元，滋阴养血为核心。在提升抵抗力，增加免疫力的基础上，针对心脑血管、呼吸系统、消化系统、感官系统、颈肩腰腿痛都有明显的效果。通过改变饮食结构、合理运动、改良生活方式等达到八维一体全方位身心健康。
申报单位：四川浩翔护维亚健康服务咨询有限公司
联系地址：四川省成都市高新区天府大道北段1700号环球中心N2区1811号

技术名称：**御善芳典·疏肝养心·健康蜂灸亚健康中医调理技术**
评审时间：2020年9月
技术简介：本技术以“辅阳益肝、精神内守、寿命灵长”为核心，改善因肝气郁结、经络瘀阻引起的肝区疼痛、心情烦躁、乳腺胀痛、头痛失眠、月经不调、眼角分泌物多、眼睛模糊、口苦等症状，达到身体健康的效果。
申报单位：四川浩翔护维亚健康服务咨询有限公司
联系地址：四川省成都市高新区天府大道北段1700号环球中心N2区1811号

技术名称：石墨烯颈部温热疗法亚健康中医调理技术

评审时间： 2020 年 9 月

技术简介： 石墨烯全身温热疗法亚健康中医调理技术主要是运用纯石墨烯透明发热膜所发射的红外线特性，可以渗透到人体内 6cm，能够有效化解人体颈部经络中的堵塞，强化人体气血运行，消除上火炎症，从而达到恢复颈部器官功能，增强免疫，强化体魄的目的。

申报单位： 福州市静懿生物科技有限公司

联系地址： 福建省福州市晋安区

技术名称：石墨烯全身温热疗法亚健康中医调理技术

评审时间： 2020 年 9 月

技术简介： 石墨烯全身温热疗法亚健康中医调理技术主要是运用纯石墨烯透明发热膜所发射的红外线特性，可以渗透到人体皮下发热，并且适合人体细胞、皮肤、肌肉、内脏组织以及骨骼组织吸收，从而产生对人体有促进作用的能量，纾解肌体疲劳，修复肌体劳损，达到强健体魄，调和阴阳，改善体质的目的。

申报单位： 福州市静懿生物科技有限公司

联系地址： 福建省福州市晋安区

技术名称：石墨烯全身温热疗法亚健康中医调理技术

评审时间： 2020 年 9 月

技术简介： 石墨烯全身温热疗法亚健康中医调理技术主要是运用纯石墨烯透明发热膜所发射的红外线特性，可以渗透到人体皮下发热，并且适合人体细胞、皮肤、肌肉、内脏组织以及骨骼组织吸收，从而产生对人体有促进作用的能量，纾解肌体疲劳，修复肌体劳损，达到强健体魄，调和阴阳，改善体质的目的。

申报单位： 福州市静懿生物科技有限公司

联系地址： 福建省福州市晋安区

技术名称：陈氏疼痛亚健康中医调理技术

评审时间： 2020 年 9 月

技术简介： 陈氏疼痛亚健康中医调理技术主要依据中医理论基础，通过五代传承，不断创新和发展的疼痛外用膏药，在人体疼痛部位涂抹膏药，达到活血化瘀、消肿止痛、祛风除湿、温经散寒等作用。

申报单位： 湖南兆仙药业有限公司

联系地址： 湖南省长沙市雨花区东山街 1221 号

技术名称：粉红丝带五法六部三养亚健康中医调理技术

评审时间： 2020 年 9 月

技术简介： 粉红丝带康美舒缓植萃油，是从多种名贵中草药材及珍稀植物萃取提炼而成，从传统中药中经多种工序，萃取有效成分。药草油具有芳香走串功能，可快速发挥疗效，分子量小，渗透力强，吸收快，效果明显，具有疏通经络，祛风祛寒，扶正祛邪，调和气血等作用。

申报单位： 广州粉红丝带生物科技有限公司

联系地址： 广东省广州市白云区齐富街

技术名称：吴氏中医徒手微整亚健康中医调理技术

评审时间： 2020 年 9 月

技术简介： 本技术是根据人体解剖学、运动学、神经学等学科的原理，纯粹利用人的双手，通过对人体不同部位进行按摩、挤压、拍打、揉捏等中医手法进行调整，使人体骨骼、肌肉、神经、皮肤等得以恢复到原来正常生理位置的一种复原和矫正形体的方法，从而使我们的脸形、体形更加精致，脊柱更加健康。

申报单位： 北京宏兴元中医药科技中心

联系地址： 黑龙江省绥化市兰西县

技术名称：彝医彝药儿科外治新疗法亚健康中医调理技术

评审时间：2020 年 9 月

技术简介：彝医彝药儿科外治新疗法是一款集热疗、灸疗、药疗、磁疗、远红外等五效合一，五种功效相辅相成，五种功效同时共同作用的靶向调理方法，加上大凉山纯天然中草药，通过破壁粉碎药物磁化和中药提速液制成中药包、中药液热敷于人体经络相关穴位上，并能够起到精准调理的目的。

申报单位：四川名彝草生物医药科技有限公司

联系地址：四川省攀枝花市东区龙珠路 8 号 1 幢 1 单元 1-5 号

技术名称：紫砂艾灸亚健康中医调理技术

评审时间：2020 年 9 月

技术简介：紫砂能量灸疗是集刮痧、温灸、热疗为一体的创新技术，紫砂自古就被称为神奇的能量土，富含钙铁等多种微量元素，并且受热可释放与人体非常相近的远红外光波，可以增加人体的血液循环，活化人体的细胞等。紫砂能量温灸可扶正祛邪，补元阳、调正气、增强免疫力，通经络、祛寒湿，促进新陈代谢，增强细胞活性，缓解各种亚健康症状及现象。

申报单位：烟台百喜参健康管理咨询有限公司

联系地址：山东省烟台市牟平区通海路 69 号

技术名称：弓形虫防治亚健康细胞检测亚健康中医调理技术

评审时间：2020 年 9 月

技术简介：新型的电子显微镜、X 射线、显示屏、电脑等衍生科学仪器，人类介入了极其微小的分子世界，开始了分子水平的生命和人体之谜的探索，打破细胞法的诞生，证实了弓形虫的存在。中医药弓形虫防治检测项目的推广对疾病的预防、亚健康的调理提供了一种新的技术和检测方法。

申报单位：四川大彭氏国生物科技有限公司

联系地址：四川省成都市成华区羊子山路 68 号东立国际广场 4 栋 1 单元 1733 号

技术名称：驱虫·细胞代谢修复亚健康中医调理技术

评审时间：2020 年 9 月

技术简介：驱虫·细胞代谢修复技术（百合复合粉）的机理：通过代谢，驱除细胞内的寄生虫（弓形虫），分解众多体内垃圾。以毒素、多余脂肪等来激发细胞自我修复体制的潜能，最终完成组织、器官亚健康状态的自我修复，从而提高人体免疫力、自愈力，使系统功能恢复正常脱离亚健康。

申报单位：四川大彭氏国生物科技有限公司

联系地址：四川省成都市成华区羊子山路 68 号东立国际广场 4 栋 1 单元 1733 号

技术名称：脱颖而出艾灸淋巴排毒三灸疗法亚健康中医调理技术

评审时间：2020 年 9 月

技术简介：脱颖而出艾灸三灸疗法对淋巴排毒的调理，配合调理介质使用。通过艾药油推经、温玉疗法通络、艾草膜贴打散痛点结节点、远红外悬磁灸罐+五元素艾炷，局部祛湿驱寒并可调理体质，对人体八大淋巴进行全面的疏通和调整，以达到疏通经络、调理气血、驱寒祛湿，通络散结的目的。

申报单位：广州脱颖而出生物科技有限公司

联系地址：广东省广州市白云区江高镇夏荷路 11 号 2 栋 103 号

技术名称：脱颖而出艾灸女性乳腺三灸疗法亚健康中医调理技术

评审时间：2020 年 9 月

技术简介： 脱颖而出艾灸三灸疗法结合艾药油推经、温玉疗法通络、艾草膜贴打散痛点结节点，远红外悬磁灸罐+五元素艾柱，局部对经过乳房和乳房附近的脾经、胃经、肝经、胆经、肾经等多条经络和穴位进行全面的疏通和调整，以疏通经络、调理气血、驱寒祛湿，并温阳补肾、培元固本、通调冲任、疏通经气而通达乳房。

申报单位： 广州脱颖而出生物科技有限公司

联系地址： 广东省广州市白云区江高镇夏荷路 11 号 2 栋 103 号

附录三：

2020年基于中医药特色优势和科技影响力的公立地市级及以上三级中医医院百强榜单

1. 中国中医科学院西苑医院
2. 上海中医药大学附属龙华医院
3. 中国中医科学院广安门医院
4. 天津中医药大学第一附属医院
5. 江苏省中医院
6. 首都医科大学附属北京中医医院
7. 广东省中医院
8. 河南中医药大学第一附属医院
9. 北京中医药大学东直门医院
10. 上海中医药大学附属曙光医院
11. 长春中医药大学附属医院
12. 上海中医药大学附属岳阳中西医结合医院
13. 辽宁中医药大学附属医院
14. 成都中医药大学附属医院
15. 湖北省中医医院
16. 黑龙江中医药大学附属第一医院
17. 黑龙江省中医医院
18. 山西省中医院
19. 广州中医药大学第一附属医院
20. 湖南中医药大学第一附属医院
21. 山东中医药大学附属医院
22. 河北省中医院
23. 北京中医药大学东方医院
24. 安徽中医药大学第一附属医院
25. 西藏自治区藏医院
26. 青海省海南州藏医院
27. 吉林省中医药科学院第一医院
28. 湖南省中医药研究院附属医院
29. 上海市中医医院
30. 中国中医科学院望京医院
31. 陕西省中医医院
32. 新疆维吾尔自治区中医医院
33. 河南省中医院
34. 云南省中医医院
35. 青海省藏医院
36. 甘肃省中医院
37. 辽宁中医药大学附属第二医院
38. 江西中医药大学附属医院
39. 大连市中医医院
40. 内蒙古自治区中医医院
41. 新疆维吾尔自治区维吾尔医医院
42. 广西中医药大学第一附属医院
43. 西南医科大学附属中医医院
44. 深圳市中医院
45. 湘潭市中医医院
46. 中国中医科学院眼科医院
47. 宁夏回族自治区中医医院暨中医研究院
48. 沈阳市中医院
49. 湖南中医药大学第二附属医院
50. 陕西中医药大学附属医院
51. 山西中医学院附属医院
52. 北京中医医院顺义医院
53. 黑龙江中医药大学附属第二医院
54. 武汉市中医医院
55. 本溪市中医院
56. 呼伦贝尔市蒙医医院
57. 广州中医药大学第三附属医院
58. 西安市中医医院
59. 河南中医药大学第三附属医院
60. 中国中医科学院广安门医院南区
61. 辽宁中医药大学附属第三医院
62. 株洲市中医伤科医院
63. 那曲市藏医院
64. 烟台市中医医院
65. 开封市中医院
66. 保定市第一中医院

67. 景德镇市中医医院
68. 天津中医药大学第二附属医院
69. 杭州市中医院
70. 焦作市中医院
71. 曲靖市中医医院
72. 衡阳市中医医院
73. 锦州市中医医院
74. 长治市中医研究所附属医院
75. 衡水市中医医院
76. 北京中医药大学附属护国寺中医医院
77. 哈尔滨市中医医院
78. 阜新市中医医院
79. 北京中医药大学东直门医院通州院区
80. 镇江市中医院
81. 淄博市中医医院
82. 福建中医药大学附属人民医院
83. 益阳市第一中医医院
84. 四川省骨科医院
85. 郑州市中医院
86. 淮北市中医医院
87. 广东省第二中医院
88. 河南省中医药研究院附属医院
89. 天津市中医药研究院附属医院
90. 北京市宣武中医医院
91. 荆州市中医医院
92. 郴州市中医医院
93. 北京中医药大学第三附属医院
94. 佳木斯市中医医院
95. 文山州中医医院
96. 洛阳市中医院
97. 湘西土家族苗族自治州民族中医院
98. 长治市中医医院
99. 浙江省中医院
100. 聊城市中医医院

附录四：

2020 年度全国知名国医堂馆一览表

1. 北京中医药大学国医堂中医门诊部
2. 中国中医科学院中医门诊部
3. 北京同仁堂国医馆
4. 首都国医名师馆
5. 北京鹤年堂
6. 贺普仁中医诊所
7. 北京百草园国医馆
8. 北京关氏国医馆
9. 北京黄枢微创骨科中医医院
10. 北京兆麟堂中医诊所
11. 北京弘医堂中医医院
12. 北京医圣堂中医门诊部
13. 上海中医药大学附属龙华医院门诊部
14. 上海中医药大学附属市中医医院门诊部
15. 上海中医药大学附属曙光医院门诊部
16. 上海国医馆中医门诊部
17. 上海佛慈堂中医馆
18. 上海国医堂中医馆
19. 上海中医药大学众益达门诊部
20. 上海锦医堂中医门诊部
21. 上海中和堂中医门诊部
22. 上海国珍堂中医诊所
23. 上海太安堂国医馆
24. 上海仲华国医馆
25. 广东省中医院门诊部
26. 广州中医药大学第一附属医院门诊部
27. 广东省第二中医院门诊部
28. 广州市中医医院门诊部
29. 广州市中西医结合医院门诊部
30. 南方医科大学中西结合医院门诊部
31. 广州中医药大学第三附属医院门诊部
32. 广州市番禺区中医院门诊部
33. 茂名国医堂中医馆
34. 广东中医药大学国医馆
35. 南京中医药大学国医堂
36. 黑龙江中医药大学国医堂
37. 山东中医药大学国医堂
38. 天津中医药大学第一附属医院国医堂
39. 长春中医药大学附属医院国医堂
40. 湖南中医药大学附属第一医院国医堂
41. 成都中医药大学国医馆
42. 浙江中医药大学国医堂
43. 辽宁中医药大学国医堂
44. 安徽中医药大学国医堂
45. 福建中医药大学国医堂
46. 河南中医药大学第一附属医院国医堂
47. 湖北中医药大学国医堂
48. 陕西中医药大学附属医院名医馆
49. 云南中医药大学门诊部
50. 甘肃中医药大学附属医院门诊部
51. 山西中医药大学附属医院门诊部
52. 海南省中医院国医堂
53. 广誉远国医馆
54. 广州十三行国医馆
55. 湖南九芝堂
56. 湖南渔父国医馆
57. 湖南百杏堂
58. 汉方神农中医馆
59. 合灸堂汤宗德中医诊所
60. 湖南医药学院国医堂
61. 万全堂国医馆
62. 胡庆余堂
63. 方回春堂
64. 浙江震元堂
65. 三溪堂
66. 孙泰和国医馆

67. 叶种德堂
68. 万承志堂名医馆
69. 葉開泰国医馆
70. 颐年堂国医馆
71. 广杏堂国医馆
72. 湖北余恩堂国医馆
73. 河北华夏国医馆
74. 百草堂中医馆
75. 北京同仁堂石家庄桥东长安中医诊所
76. 直隶国医馆
77. 云南滇鹤堂中医馆
78. 石家庄百医堂中医门诊部
79. 山西永济宣德医馆
80. 沈阳蟾医堂中医门诊
81. 辽宁旺裕和堂国医馆
82. 吉林国盛弘医堂中医医院
83. 江苏省国医馆忠仁堂中医门诊部
84. 苏州市李良济国医馆
85. 苏州雷允上中医馆
86. 江苏山阳草堂
87. 孟河医派国医馆（江苏）
88. 古方堂国医馆
89. 云南贞和中医馆
90. 陕西省中医药研究会中医门诊部（长安国医馆）
91. 西华国医馆
92. 郑州乐氏同仁国医馆
93. 南阳张仲景国医馆
94. 河南仲华国医馆
95. 济华国医馆
96. 东济堂
97. 成都全医堂中医门诊部
98. 渭南德仁堂中医门诊部
99. 贵州正贤堂
100. 永新堂尺肤诊疗中医院

生命与疾病

中医秉承了中华民族认识自然的天人合一思想，形成了对生命认识的整体观，运用阴阳平衡和五行生克制化的观念阐释生命的机理，采用比类取象、由表及里的方法把握生命与疾病的文化规律，创建了以藏象、经络、精气神等为核心的生命观。产生于两千年前的《黄帝内经》奠定了中医理论的基础，经过世代传承、创建和发展，相继产生了《伤寒杂病论》、《脉经》等经典文献。

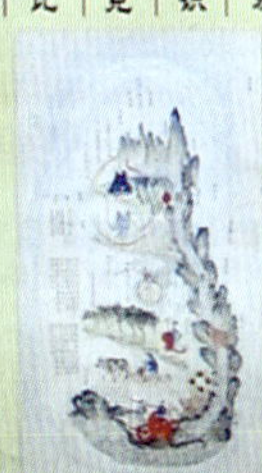

• 内景图

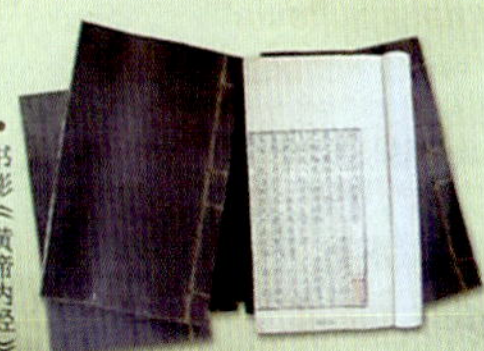

• 《黄帝内经》书影

中和亚健康服务中心

中心理念

弘扬“治未病”思想　合力亚健康事业
平台与标准齐抓　产业携学术共赢

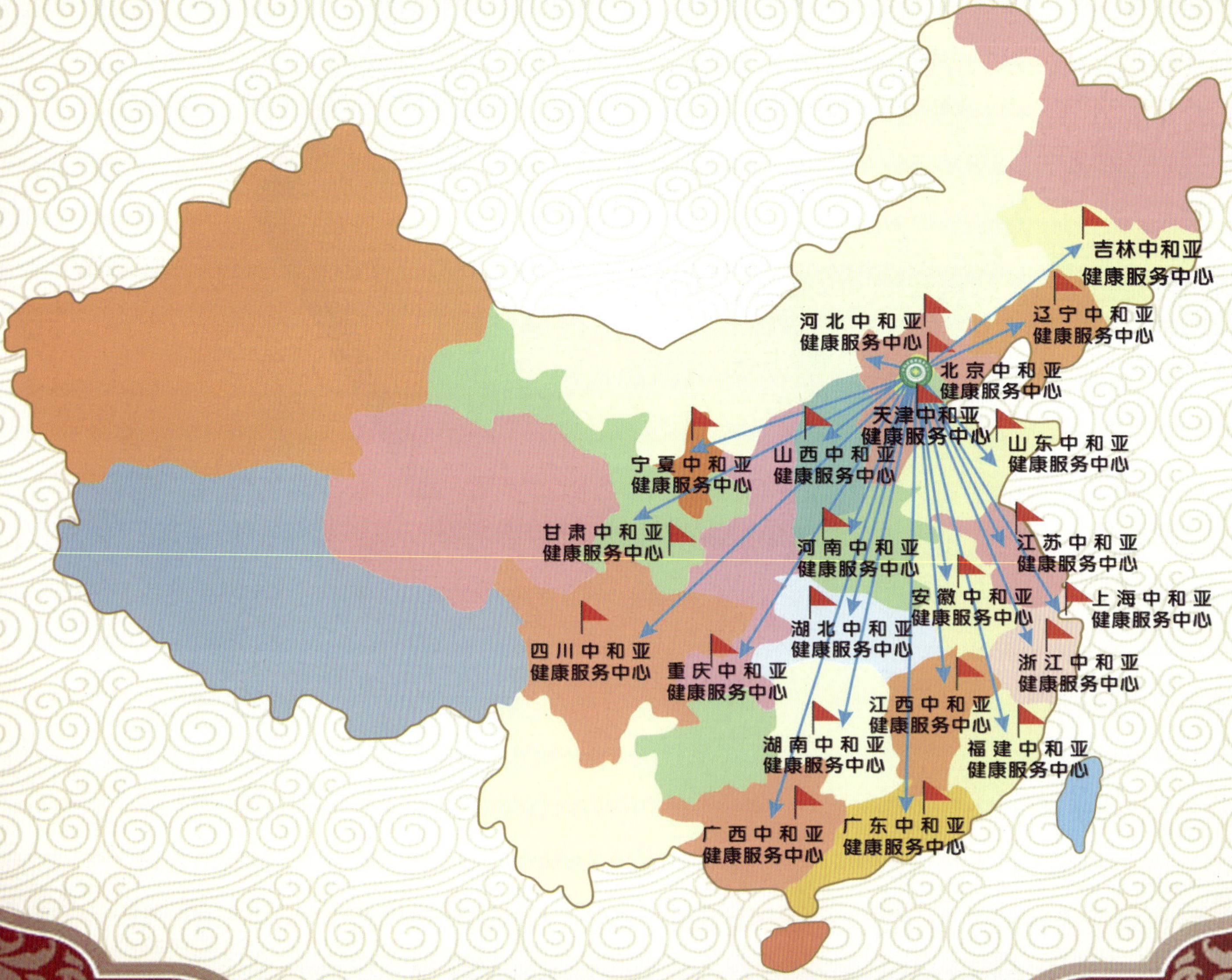

中和亚健康服务中心介绍

中和亚健康服务中心（以下简称中心）是经民政部批准，并在国家中医药管理局的业务指导和监督管理下，具有独立法人资格的社会组织。中心是国家批准的惟一的从事亚健康研究、服务、管理，并构建亚健康服务体系，培养亚健康专业人才的一级专业组织。

中心秉承以产业拉动学术，学术推进产业的理念，以传播中医药文化为先导，以推广中医常用养生保健方法为主要手段，以预防保健专业服务人才培养为突破点，联合有志于亚健康服务的各类机构和企业，共同发展亚健康产业、服务全民健康。构建一个集学术、产业推广；第三方权威质量监督；标准、规范制定；专业人才培训；新产品、新技术研发为一体的产业平台。中心将联合社会各界人士，从以下几个方面共同构建和发展我国的亚健康事业：

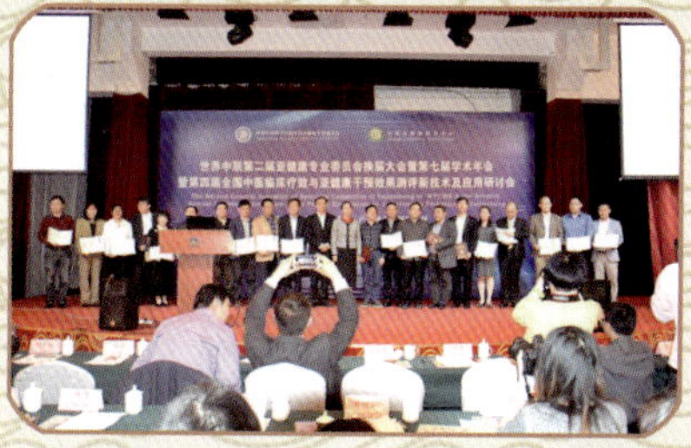

政策/规范

(1) 在国家中医药管理局等上级主管部门的正确指导下，从事亚健康产业各个环节相关规范的制定。

(2) 积极参与并推进亚健康产业管理的规范化进程。

(3) 经主管部门同意或授权进行相关行业统计，收集、分析、发布相关行业信息。

学术/标准

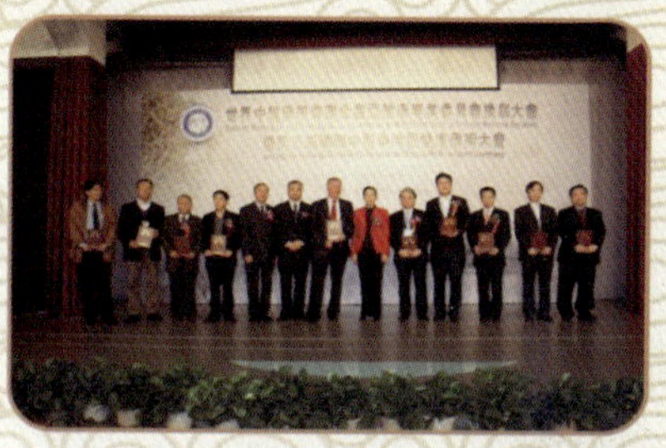

(1) 开展各种形式的学术活动，组织重点学术课题的研究和考察活动。

(2) 编辑出版有关亚健康方面的学术专著、最新科研成果信息、科普期刊、科普图书及音像制品。

(3) 研究并制定亚健康临床干预指南等标准。

(4) 建立和推广亚健康检测、干预、管理体系。

人才/教育

(1) 开发亚健康咨询师等新的职业。开展亚健康咨询师等的培训、认证、考评、管理等各项工作。

(2) 编撰亚健康专业系列教材，构建亚健康学科体系。

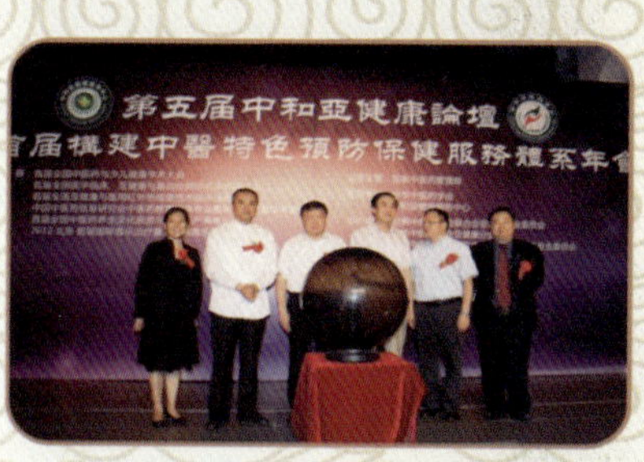

交流/合作

(1) 联系政府和社会公益资源，展开整合传播与推广。

(2) 举办各种学术会议和论坛，普及和宣传亚健康知识。

(3) 通过培训、咨询、市场调查、技术推广、展览展示、组织文化艺术交流活动等方式，拓展亚健康产业的宽度和内涵。

(4) 通过接受企业或个人捐赠、组织成立基金会组织，为亚健康产业的发展贡献力量。

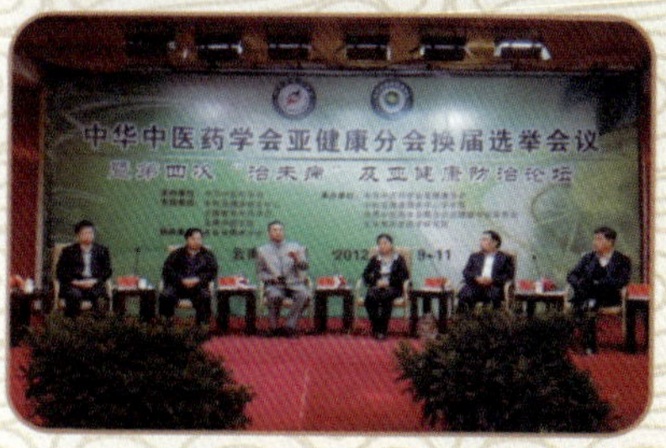

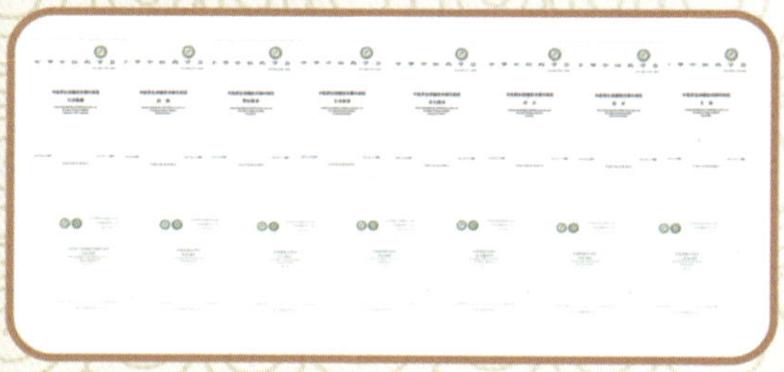

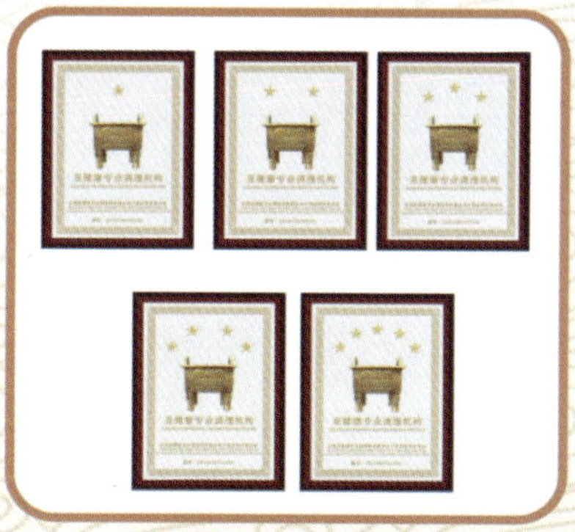

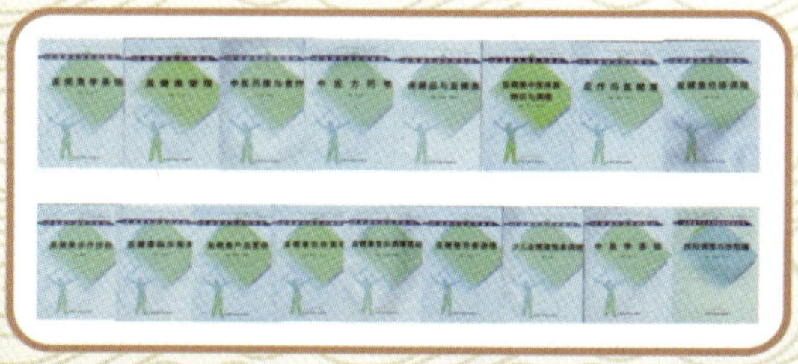

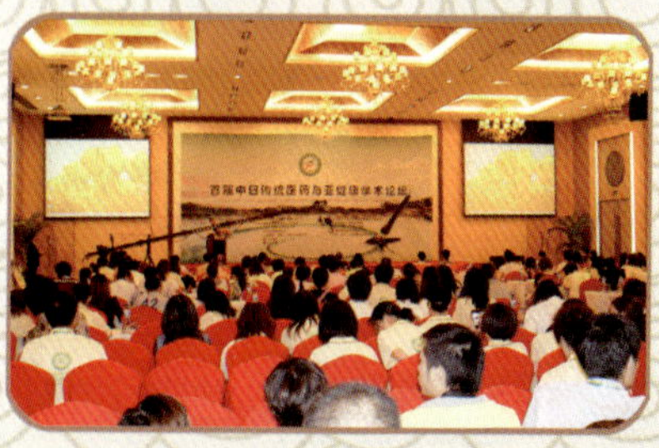

地址：北京市朝阳区幸福一村55号办公楼408室
联系电话：010-64128672　　邮编：100027
网址：www.zhsh.org.cn

中国中医科学院江苏分院
江苏省中医药研究院
江苏省中西医结合医院

中国中医科学院江苏分院、江苏省中医药研究院暨江苏省中西医结合医院，是省属从事中医药研究的专业研究机构、综合性的三级甲等中西医结合医院，南京中医药大学附属医院，全国重点中西医结合医院、国家药物临床试验机构和国家住院医师规范化培训基地，江苏省文明单位，2006年通过ISO9001质量管理体系认证。

始建于1958年，前身为江苏省中医药研究所，首任所长为著名中医药学家叶桔泉学部委员（院士）。先后研制出中药新药30余个，如脉络宁注射液、月月舒（痛经宝）冲剂等。全院占地面积78亩，建筑面积87500平方米。职工1218人，正、副教授、主任医师、研究员237名，博士、硕士生导师34名，全国名老中医、省名中医、省名中西医结合专家26名，12位专家享受国务院及省政府特殊津贴；拥有3个国家、2个省名老中医工作室；江苏省杰出青年基金获得者1名，省“333工程”、省“135工程”重点人才、省“领军人才”等30余名；拥有全国五一劳动奖章、全国医德标兵、全国巾帼岗位明星、省勤廉标兵，省、市我最喜爱的健康卫士、十佳健康卫士、省市级巾帼示范岗、青年文明号、行风建设先进单位等一批先进集体和模范人物。

医院核定床位730张，规划床位1500张，临床学科较为齐全，设有内科、外科、妇产科、儿科、急诊科等16个一级学科，肾科、心胸外科等32个二级学科，其中，消化科、骨伤科、心血管科、重症医学科为国家级重点专科，妇产科、呼吸科、肿瘤科、内分泌科、普外科等8个专科为江苏省重点专科。

现有专业设备总值2.5亿元，拥有一批先进的进口设备，如核磁共振、DSA、64排CT、数字化胃肠机、电子内窥镜、彩色超声波诊断仪、液质联用仪、高效液相色谱仪、超细胃镜、双能X线骨密度仪、骨关节镜、腹腔镜等。常规开展各种断层摄片与造影、细菌培养、免疫组化、基因扩增、微创介入、冠心病介入诊疗、血液净化、ERCP、四级腔镜手术、颈椎前路、后路椎间孔镜技术微创治疗颈椎病、经输尿管气压弹道碎石术、保胆取石术、甲状腺弹性超声等先进的诊疗项目。检验科2009年通过ISO15189认证，为中医药临床和研究提供相应的质量保障。

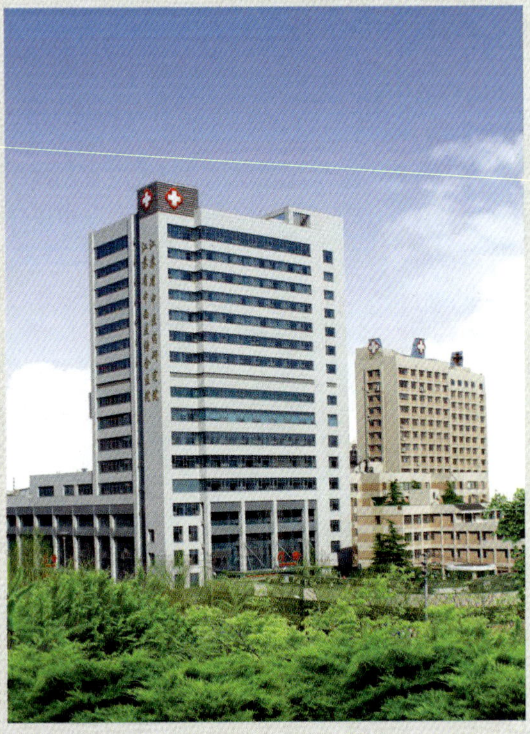

研究院拥有一批较为成熟的科研工作平台，包括中药口服制剂释药系统、瘿病证治2个国家重点研究室，江苏省现代中药制剂工程技术研究中心及中试放大平台、省天然药物研究与创制实验室和国家专利产业化江苏中医药试点基地，细胞与分子生物学实验室、消化病研究室、中医药抗动脉粥样硬化实验室、辅助生殖实验室、肺动力实验室、肿瘤免疫药理实验室，以及传统中药资源、化学、制剂、分析、药理毒理、临床药学与代谢实验室和一个SPF级动物实验中心。近5年来，中标科研项目162项，获厅局级以上科技进步奖19项，获发明专利37项，取得新药证书、临床批件等4个，发表论文1547篇，其中SCI/ISTP收载169篇。

我院本着“仁心 仁术 前沿 前驱”的院训精神，以“中西医结合、医药教研相融”为特点，以“中西合璧、德艺双馨”为核心价值观，以“演绎医学的艺术与非凡、呵护患者的健康与尊严”为使命。目前已形成了中西医结合特色突出、医药相长优势显著，集医、药、教、研为一体的大型医疗、研究、教学机构。

昆明康泉医院

昆明康泉医院是经省卫生厅，民政厅批准成立的省级二级医院，省、市医保及工伤定点康复医院，是云南省占地面积最大的一所民办医院，占地 46 亩。医院以“博爱、诚信、和谐”为办院宗旨，以人民健康为使命。医院设有内科、肿瘤科、康复科、运动医学科、检验科、医学影像科、中西医结合科、口腔科、中医科等 13 个科室，可满足患者各种医疗、护理、康复及精神舒适的需要。

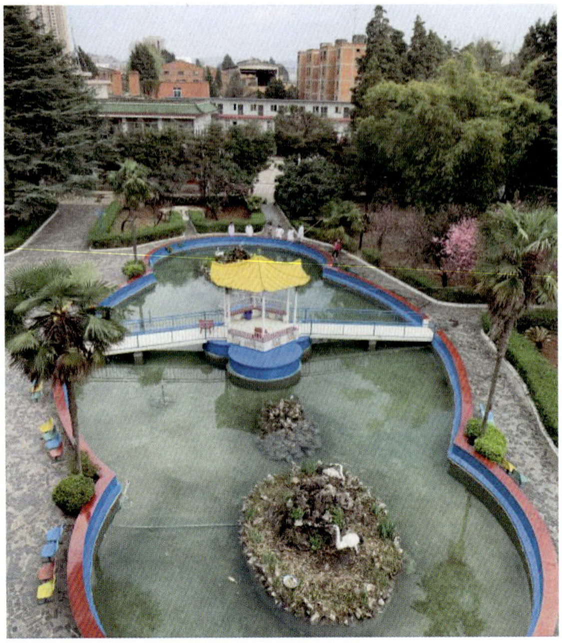

院内池塘风景，医务人员正做卫生检查工作

未来智能设施 全心服务社会

医院将设有智能停车场、智慧电杆、智慧医疗、中西医机器人体检系统、睡眠中心、温泉疗养中心、中医药适宜技术非药物疗法培训中心、“药食同源”一带一路交易服务中心、健康科普窗口等功能设施。

药食同源 健康养疗

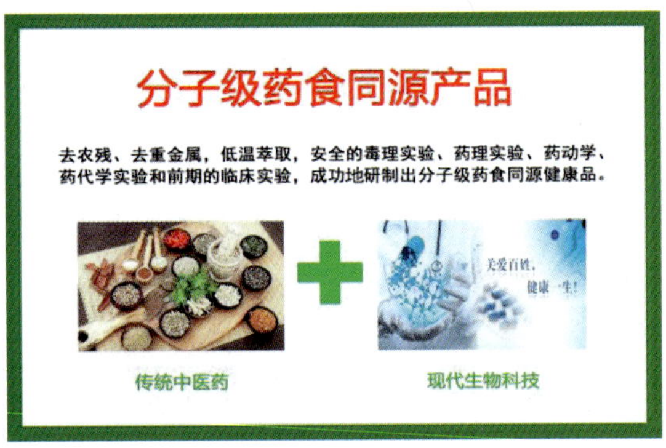
分子级药食同源产品
去农残、去重金属，低温萃取，安全的毒理实验、药理实验、药动学、药代学实验和前期的临床实验，成功地研制出分子级药食同源健康品。
传统中医药
关爱百姓，
健康一生！
现代生物科技

高科技萃取的多种药食同源生物多糖，有抗肿瘤、抗病毒、抗衰老、护肝、排毒等功效，现有石斛多糖、灵芝多糖、三七多糖、玛卡多糖等十几种多糖产品。中国首创的铁皮石斛生物多肽口服液，在治疗胃肠道疾病、白内障、关节炎、血栓闭塞性脉管炎及慢性咽炎等疾病有很好的疗效。世界首创的可以替代杜冷丁止痛的食疗止痛药、世界首创的植物萃取抗菌液以及有“生物伟哥”之称的中药仙人枕等多种功能产品。

大医精诚 厚德怀仁

积极推进中医药适宜技术人才公益培训工作。结合砭术、砭针、砭刀松筋、中药渗析、深透艾灸、轻旋矫正四项技术，从新的角度，用独特的方法解决软组织的增生、钙化、粘连、条索、痉挛、挛缩等，解决疼痛、活动受限、骨骼退行性病变、慢性病不愈等不完全修复病变组织的问题，达到一次见效、康复快速、复发率低的效果。解决各种不适，提高生命质量。

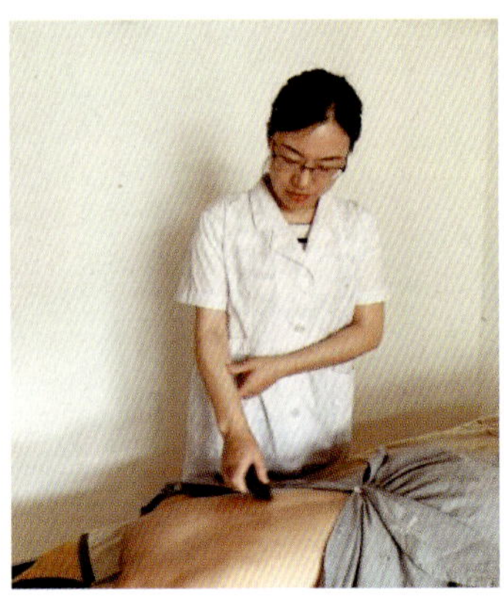

中医药适宜技术负责人刘美丽做教学演示

云南医联体医院集团

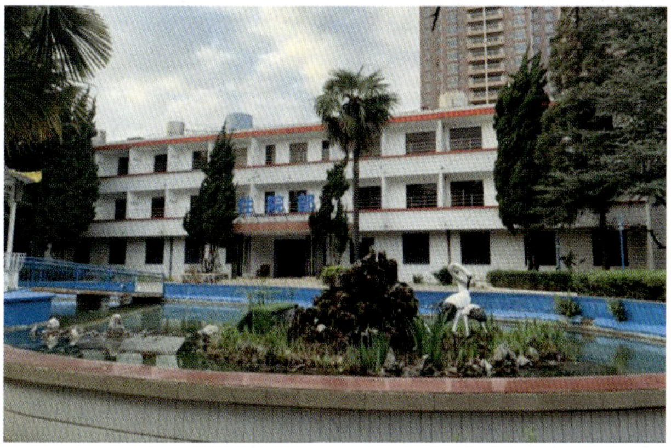

住院部一角

云南医联体医院集团是在国家中医药管理局传统医药国际交流中心高新办、中国药文化研究会、中国医药卫生文化协会药食同源专业委员会的指导下，由云南省生物医学研究机构、高科技医药企业与民营医院共同发起组建的。在原有医院科室基础上，新增医学机器人中西医健康体检管理中心；“药食同源”一带一路交易服务中心科普窗口；中医药、民族医药、药食同源产品展示平台三个部分。

云南医联体医院集团主要工作

特邀医疗机构、医疗服务机构，中医药产品机构、中医药公司、中药饮片厂及其他单位加盟“云南医联体医院集团”，作为战略合作伙伴和核心团队。在全省16个地州、129个县组建云南医联体医院集团分结点及终端医院，形成医院内标准共享，知识产权共享，远程医疗专家共享，中医药、民族医药共享的新型联合共同体。

以云南为中心，建立战略联盟平台，在全国各省市建立分平台。制定新一代医联体建设标准，形成集约化医疗团队，集约化供给平台，集约化产、学、研人才集聚地。

创建“云南省中西医体检健康管理新模式”，用国家批准立项项目及现代医学机器人大数据项目开展中西医远程诊疗体检中心及线下诊疗系统平台。

根据精准诊断结果，运用中医药及中医非药物疗法进行调理，提供“药食同源”产品的咨询服务，非药物疗法人才职业技能的培训及认证推广等一条龙服务。

中西医健康体检管理中心

红外热成像技术与CT等影像技术比较，在发现肿瘤特别是乳腺肿瘤最早可提前6~12个月，且对人体无损伤，是对恶性肿瘤的预防性普查的有效方法，为恶性肿瘤的早期发现和提前治疗以及延长肿瘤患者生命赢得了宝贵时间。

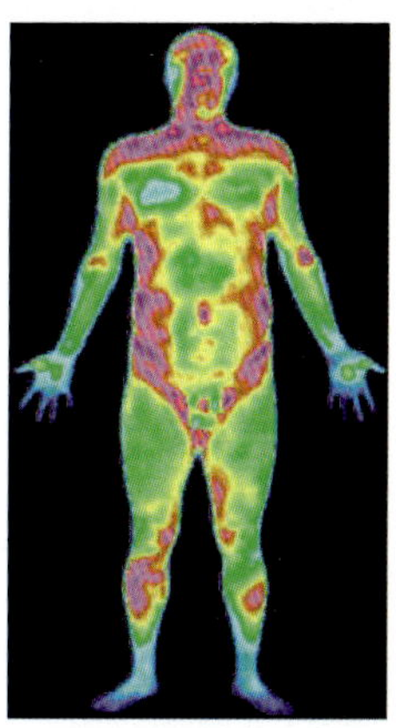

人体健康预报云图

智慧商务系统平台

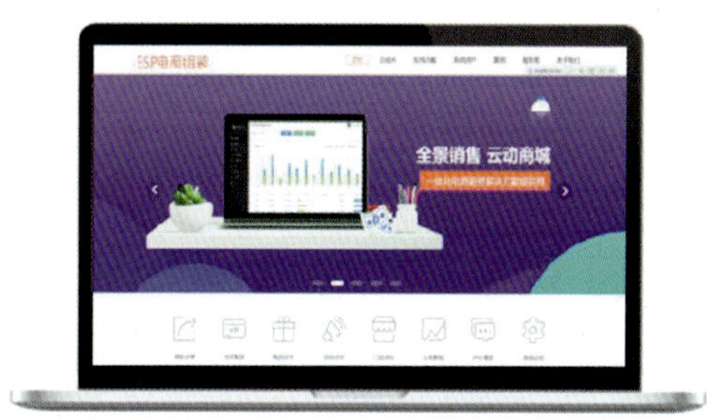

本平台为“物联网终端机系统”平台、公共服务示范平台、民营医院（或诊所）自营平台，进行产业链孵化，O2O智慧社区解决“社区-门诊”的服务问题。

办公地址：云南省昆明市官渡区经开区顺通大道浦发路16号
联系电话：0871-68513999　13312597991　13716831731　E-mail：2310495239@qq.com

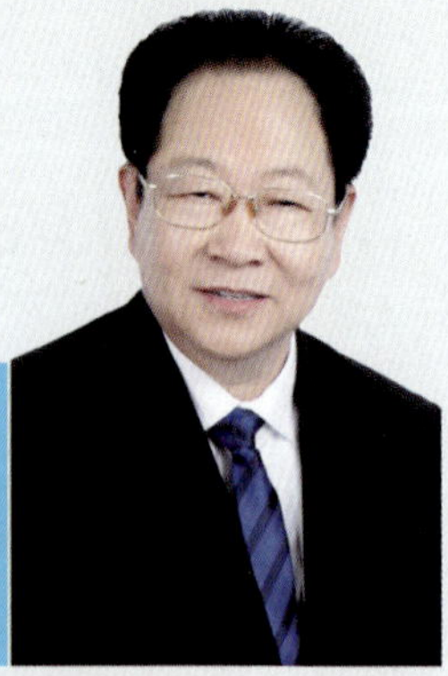

由治湖

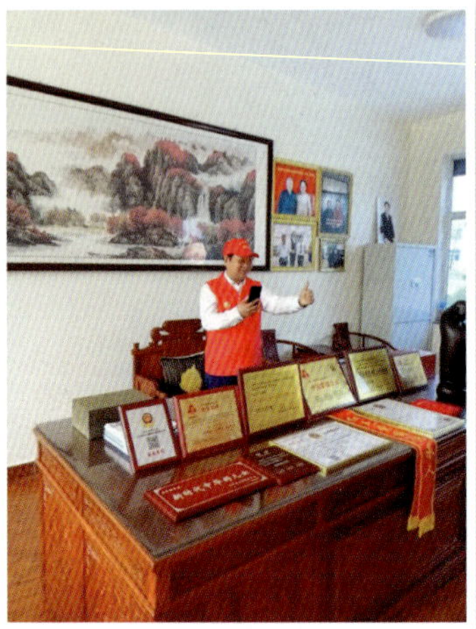

由治湖，男，山东省海阳市，出生于1959年，现担任海阳市九旺农业科技有限公司董事长、中国民族卫生协会富硒健康技术研发基地主任、中国《商品与质量》周刊社市场副主任、中国《3.15商学院》农产品行业分院院长、中国管理科学研究院商学院富硒农业研究所所长。被评为全国先进爱国企业家。

2017年肩负重任和使命，回到了阔别30多年的家乡海阳市。在家乡注册投资海阳市九旺农业科技有限公司，以打造全国人民食品安全为宗旨，全力研发生产富硒农产品，凭借自强不息的拼搏精神，经历风雨后终小有成就。他没有忘记回报社会，不忘初心，一心向善，积极参与各种社会公益慈善活动，一直坚持"愿以吾所知，尽助有缘人"的原则，立志成为扶贫助困的带头人。

2018年5月，由治湖董事长曾多次来到龙山街道由婵东、由明东二位孤寡老人家中看望慰问，送去慰问金每人各10000元，曾先后捐助方圆街道于家村、岱格庄村、东村街道城北村等困难家庭16户，捐助贫困大学生9人，累计捐款捐物20多万元。

2020年新型冠状病毒疫情爆发，由治湖董事长带头抗击疫情，勇于担当，敢于作为。在这次防疫阻击战中，由治湖董事长虽人在外地，但情系家乡，虽然不能亲自参加义工队的活动，但是他积极捐款捐物，奉献爱心，慷慨解囊，个人积极捐款，公司产品捐助慈善总会富硒大米500袋，食品共计500箱。

由治湖董事长不为名利，默默奉献，热爱党和人民，牢记全心全意为人民服务的宗旨，充分体现了志愿者勇于担当，拼搏进取的精神，为企业家们树立了优秀的榜样，得到了社会高度评价。

由治湖董事长为社会为国家做出的种种光荣事迹得到了社会各界的高度认可和赞扬。

2020年6月12日，由治湖董事长被授予"全国学雷锋先进个人"荣誉称号。

2020年6月22日，海阳市九旺农业科技有限公司被中国雷锋工程委员会、中国雷锋报社、全国学雷锋办公室授予"中国雷锋企业"荣誉称号。

2020年8月由中国雷锋报决定成立"中国雷锋报雷锋工作站海阳区"，任命由治湖董事长为海阳区站长。

2020年8月17日，由治湖董事长被授予"新时代雷锋传人"荣誉称号。

2020年3月19日，被任命为中国《3.15商学院》农产品行业分院院长，中国《商品与质量》周刊社市场部副主任。

2020年3月26日，中国保护消费者基金会打假工作委员会授权海阳市九旺农业科技有限公司的富硒产品使用中国3.15防伪标志，树立诚信经营的榜样。

2020年6月1日被中国民族卫生协会聘任为"富硒健康技术研发基地"主任。

人体补充硒的最佳途径之一就是使用富硒农产品。硒是人体最主要的抗氧化剂，能清除自由基并延缓衰老，硒能够参与人体内多种酶的催化反应，调节维生素的吸收和消耗。由治湖董事长组织研发生产的富硒农产品能够补充人体必需的微量元素，提高自身免疫力，对预防癌症有明显作用。为食品健康和食品安全方面做出显著贡献。

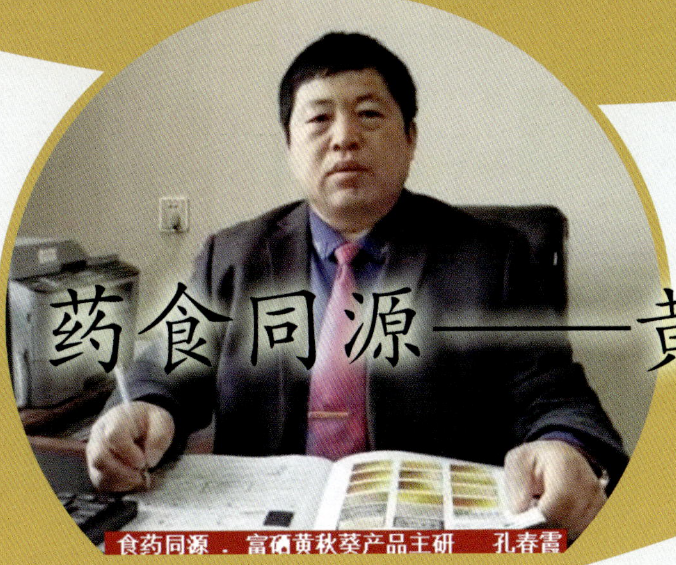

食药同源．富硒黄秋葵产品主研　孔春雷

药食同源——黄秋葵研发应用

黄秋葵简称秋葵，含有多种矿物质和维生素、微量元素、膳食纤维等，含有丰富的植物多糖（黏多糖类等多糖），因而抗氧化的作用比较强，对于提高免疫力，抗肿瘤以及保护心脑血管都有一定的保健作用。

成安县乾翔农业科技有限公司位于河北省邯郸市现代农业园区，是一家集科技研发、种植、加工、销售于一体的科技型企业。多年来致力富硒作物种植与富硒新产品的开发工作。在已开发出富硒食用菌、富硒金丝黄菊茶等产品的基础上，与山东华沃生物技术有限公司、通和百健（山东）生物科技有限公司联合，采用生物转化技术获得高含量有机硒等多种微量元素黄秋葵，进而开发出了多种微量元素高硒黄秋葵复合食粉、多微量元素高硒黄秋葵复合食片、富硒黄秋葵、富硒黄秋葵干、富硒黄秋葵花（茶）、富硒黄秋葵芽茶、黄秋葵油、富硒黄秋葵酒、富硒黄秋葵酱油等产品。

高含量有机硒多微量元素黄秋葵复合食粉及高含量有机硒多微量元素黄秋葵复合食片是将黄秋葵经过清洗、烘干、超微粉碎、混拌、造粒、压片等多工序加工而成，其微量元素及硒含量和安全性已经达到了超高剂量补硒的水平，更加深化和扩展了黄秋葵系列产品的功效。成为治未病和预防亚健康的功能性食品，其技术核心采用生物转化技术、利用高活性有益微生物的“搬家”和“沉积”功能，将高含量、高纯度的有机形态微量元素硒、锌、钙、镁、锶、锄、碘等参与到黄秋葵的生长代谢和生殖代谢中。主要包括以下三个方面：

一、清除黄秋葵种植过程中存在的农残、激素、重金属等有害物，显著提升黄秋葵本身的功效。

二、黄秋葵果实所富集的有机硒成分占总硒的比例超过99.999%，从而实现超高含量富硒黄秋葵产品为实际无毒级食品。黄秋葵复合食粉有机硒含量为5000毫克/公斤。

三、实现多微量元素的协同作用，如：硒、镁与钙具有协同作用。

黄秋葵系列产品，包含有机硒、锌、钙、镁、锶、锄等微量元素，这些元素具备各自独特的功能，相互之间又具有协同和人体生理调节作用。

黄秋葵系列产品应用分享：

案例1：黄秋葵复合食片干预痛风

痛风发生最主要原因是尿酸升高；尿酸高的原因是体内嘌呤代谢紊乱造成的，嘌呤氧化形成尿酸；嘌呤是由核酸氧化形成的。硒的抗氧化性，可以抑制核酸氧化分解形成嘌呤，可以抑制嘌呤过度氧化而产生过高的尿酸。所以，长期补充足够数量的富硒产品，对防治痛风具有较好的效果。服用方法：第一个月内每天用量3~5片黄秋葵复合食片，一般半个月就有明显效果。

案例2：配合放化疗，黄秋葵复合食粉辅助癌症患者症状缓解

在对胃癌、肠癌等患者放化疗期间，服用黄秋葵复合食粉第一个月内每天用量5~10克，除减轻放化疗带来的毒副作用外，对清除癌细胞具有显著作用。

黄秋葵复合食粉及黄秋葵复合食片可用于“治未病”领域及亚健康人群改善亚健康状况。

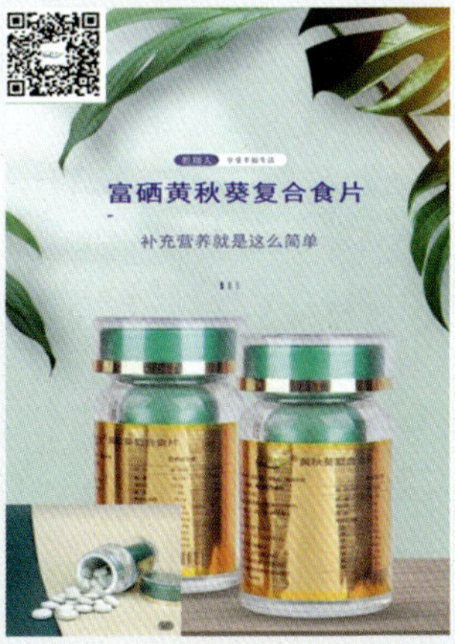

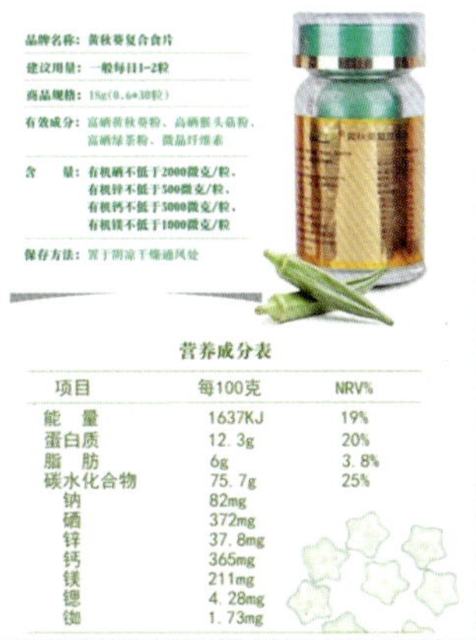

王力

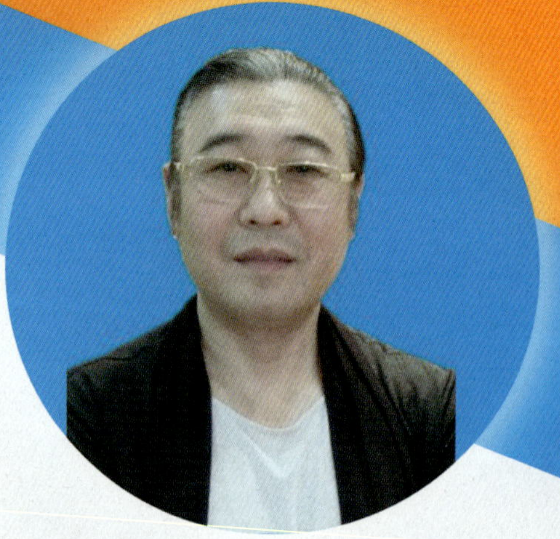

王力，1961年生于北京，因自幼喜爱中医，师承祖父王春茂学习中医理论和技法。多年来始终致力于中医理论知识与实践，孜孜不倦地探索着。又于1995年拜著名老中医李可先生为师。现任中国人生科学学会生命科学委员会专家委员，华佗生命研究院副院长，修合本草堂创始人、堂主。

长年潜心研读《黄帝内经》《伤寒杂病论》《汤液经》《神农本草经》且为应用大家。致力于中国传统医学的研究、传承和发展。在传统中医文化的研究中从祖传到师承，其研究使得中医哲学理论体系与传统治疗手法的高度融合并且推陈出新。深刻领悟阴阳平衡、五行中的相生相克理论研究其表象，注重体现唯“体用”二字。更在“望诊”方面有比较深层次的研究。

经过多年的经验积累，在糖尿病、高血压、痛风、溃疡性结肠炎、肾炎（各类）、牛皮癣、重症肌无力、婴幼儿脑瘫、男科、女科、各种骨病痛（包括:强直性脊柱炎、腰间盘突出、颈椎病）等疑难杂症方面有颇深的研究。近些年来陆续接治了一些重症脑瘫后遗症的患者。众所周知，脑瘫对于西医和现代中医都是疑难杂症。采取中药、针灸、按摩等治疗手段可有所改善。王力采用蜂针疗法，再具体一点就是蜂毒。这是一种纯生物治疗方法，是具有上千年的传统古中医的治疗方式。那么蜂毒是什么？百度有关蜂针（蜂毒）的词条：“蜂毒主要成分为形成组胺的酶系和低分子蛋白溶血肽及磷酸酯酶。蜂毒及其组分为蜂毒肽、托肽和蜂毒明肽等具有明显的亲神经性。全蜂毒及蜂毒肽对烟碱型胆碱受体有选择性阻滞作用。蜂毒明肽可透过大脑屏障直接作用于中枢神经系统。所以，蜂毒具有调节神经系统紧张度的作用。临床治疗证明，蜂毒可以使大脑皮层活动正常化、活跃化，能够快速调整细胞组新陈代谢，从而达到促进神经细胞的修复作用。”经年累月的深入了解和反复的临床运用，王力惊喜地发现，运用蜂针（蜂毒）疗法，对于很多的疑难杂症有着非常好的效果；如果再配合中药（传统经方，中药方剂的配伍是很重要的）、拨筋、整骨、按摩等治疗方法，就能真正达到预期的改善效果。特别是让那些重度脑瘫后遗症患者，重新认识一个崭新的世界，像正常人一样生活、学习和工作。

基于长期实践验，王力先生对中药配伍有自己的认识。他个人认为在唐之前，没有中药的十八反一说，如果说有的话，那也是给患者规定的，因为一个有经验的医者是完全知道如何正确处理和使用各种中药的药性的。比如附子的用量，药典写明了安全剂量，但是，如果是一个寒入骨髓的患者，常规所谓安全用量是完全不够的，不少名医大家，都是巧用大剂量附子实现回阳救逆。名医们的经验，一是精准辨证，非此不可；二是通过配伍减毒，比如加白蜜、加生姜；三是久煎煮减毒。

再就是正骨与拨筋（应该叫整骨），常言道：“骨正筋柔，气血自流……”而大部分疑难杂症患者不管什么原因都会存在有骨不正、筋不柔的问题。如此，别说药物（药气），就连自己的气血都很难流经，又何谈治疗与治愈。所以王力先生认为，拨筋和正骨是治疗所有疑难杂症中必须要有的治疗项目之一，是绝对不可以缺少的重要手段。

王力先生还推崇用蜂蜡疗法：它是把蜂蜜、蜂蜡、蜂胶再加上一部分中草药，将它们高度组织融合在一起，通过将合成的蜂蜡融化后，将高热量的蜂蜡涂抹在患者身体上，加用蜂蜡布隔离，通过蜂蜡布上所反映的棕眼与绺裂的现象和程度，即可认知到患者体内的湿寒与淤堵的程度，以便准确把握和施治位置，同时又具有非常快速的祛湿、驱寒作用。诊疗兼顾，一举两得，而且高速、准确、高效。中医讲湿寒是万病之源，蜂蜡疗法就充分缓解了这个问题。而且，无它法可以替代。

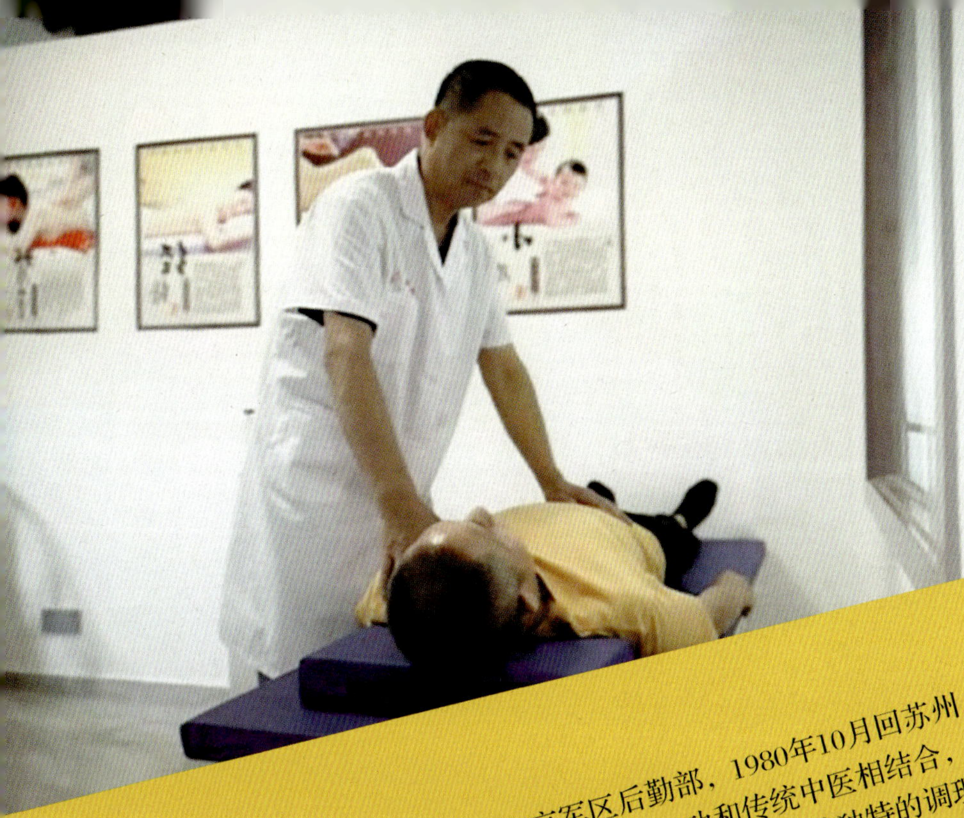

王建新

王建新，男，1970年10月入职南京军区后勤部，1980年10月回苏州，1991年开始练习气功，并在家人、朋友的帮助下潜心钻研中医古籍，运用气功和传统中医相结合，调理心脑血管病，类风湿性关节炎，高热性疾病，肝、肾、胃、肠重病和各种疑难病。其独特的调理方法独树一帜，对奇难杂症特别是癌症、子宫肌瘤、卵巢囊肿、乳腺瘤、糖尿病等都有独到见解和独特疗效。主张“寒温合流”，对外感热性病的理、法、方、药都有所创新。又专于杂病，对内、妇、儿疾病均有独到的经验，救治顽症痼疾，数不胜数。

王建新酷爱中医，热爱生命，视病人如亲人，视病魔为教课书，带着难题攻读医学典籍，刻苦钻研医理；特殊药品自己上山寻地道药材，创新出部分中药炮制新方法；探索出很多对疑难病的独到方法，癌症、糖尿病、心脑血管病等。根据癌症是由于“正气亏损，代谢障碍，毒素结聚，形成肿瘤的全身性病变在局部的集中表现”的特点，采取:培补正气法、软坚化积法、细胞代谢排毒法、细胞免疫排毒法等。

王建新认为，中医是国宝，应发扬光大并造福人类，数十年来用气功和中医手法相结合治愈了无数病患，其中包括许多闻讯前来侨居海外的同胞，深得患者信赖。

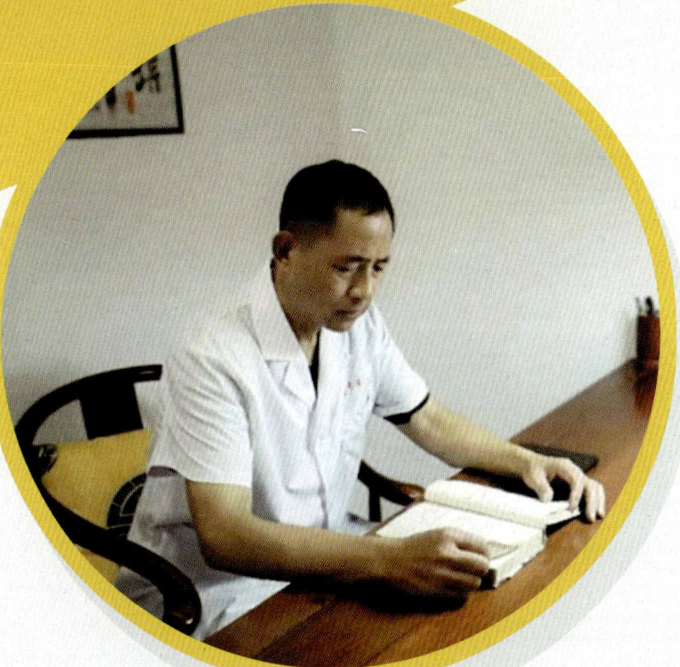

子承父业的吕梁名中医李振平

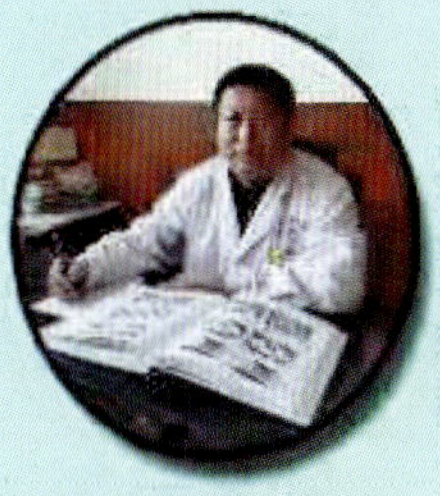

李振平，男，1969年6月生，山西省中阳县人，毕业于山西省中医学院，主任医师，现任吕梁市中医药研究院副院长，山西仁爱中医骨病医院副院长，吕梁市二届政协委员，政协三届常委，兼任全国高等中医院校骨伤教育研究会、中国骨伤人才学会副会长，世界中联风湿病专业委员会第一届理事会理事，中国传统医学联合会副会长、副主席，山西省骨伤人才学会副会长等职务。2004年获离石区第四届十大杰出青年，2006年以来连续4年被评为全市卫生系统先进个人，2007年获吕梁市第一届青年专业技术学科带头人，2012年获市委组织部、市人力资源和社会保障局、市科学技术协会授予首届“吕梁市优秀科技工作者”荣誉称号，2016年吕梁市卫计委授予“吕梁名中医”，2019年1月山西省人力资源和社会保障厅、山西省卫生健康委员会授予“山西省卫生计生系统先进个人”称号。2019年3月入选山西省“三晋人才”支持计划拔尖骨干人才。

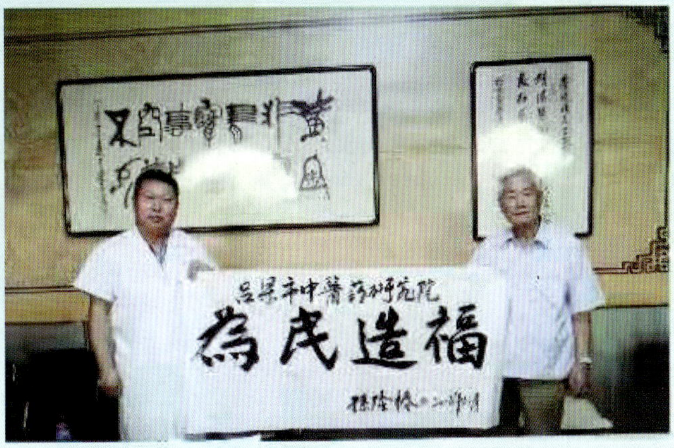

2015.06原卫生部副部长、中华中医药学会名誉会长孙隆椿在吕梁市中医药研究院视察时为李振平题词

善辨证开辟新路（学术思想）

他出生中医世家，从小便跟随父亲李廷俊（国医大师、名老中医）学习中医，耳濡目染、言传身教，掌握了中医学基础理论和中医辨证施治及理、法、方、药。1984年参加工作后，在山西省中医学院系统地学习了《四大经典》著作和中医、内、外、妇、儿等临床各科基础理论以及现代医学理论基础。他勤求古训，博采众长，刻苦专研，勇于实践，在不同理论体系中掌握了中医对疾病的认识和诊疗方法。多年来，他一直坚持学习医学基础理论、密切关注医学的新发展、新动态，尤其是中医药的新进展，努力拓展自己的知识面。

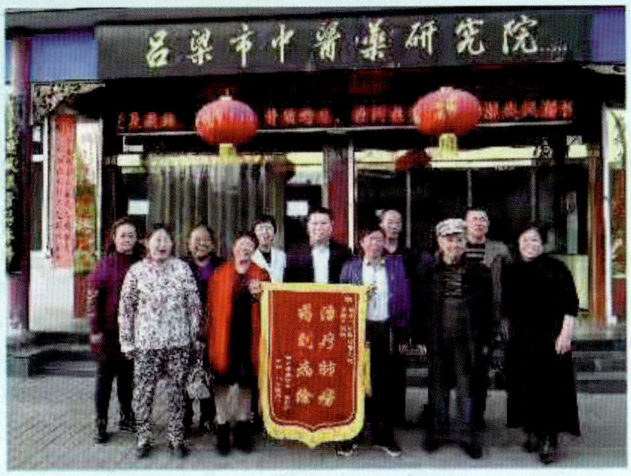

2018年3月贵州患者给李振平送锦旗

他强调用药轻灵活泼：所谓轻灵，即药量不宜过大，药味不可过多过杂。因为量大药杂味厚气雄，难以运化，脾胃不伤于病而伤于药；所谓活泼，即药物要选辛散芳香流动之品，不可壅滞滋腻，壅滞则涩敛气机；他认为药不在多而在精，量不在大而在能中病，贵在恰中病机。

李振平不但能得心应手治疗和指导下级医生诊疗各种常见病和多发病，而且能熟练地处治多种疑难病症，尤其擅长应用中医中药治疗骨结核、肺结核、淋巴结核及风湿、类风湿、骨质增生、股骨头缺血性坏死、强直性脊柱炎、过敏性紫癜、贫血、牛皮癣、乙肝、脉管炎、颈腰椎间盘突出等疑难病症。2007年以来，诊治上述各种疑难重症约50000余人，治愈率和显效率达90%以上。慕名而来就诊的患者遍及全国各地及美国、俄罗斯、乌克兰、西班牙、朝鲜、韩国等十多个国家。

科研成果，获奖情况

自1994年以来，他主持和参与了多项科研课题研究并多次获奖。《灭痨系列药品治疗流痰临床应用技术研究》1995年获吕梁地区科技进步一等奖、1996年获山西省科技进步三等奖；《灭痨系列药品治疗肺痨临床研究》1999年获中科院科技进步二等奖、2003年获吕梁地区科技进步一等奖；《中医药为主治疗脊柱结核截瘫临床研究》2006年获吕梁市科技进步一等奖、2012年获中华中医药学会科技三等奖；《内服中药治疗颈椎病临床技术研究》 2010年获吕梁市科技进步一等奖，其中《中医药为主治疗脊柱结核截瘫临床研究》和《中医中药治疗股骨头缺血性坏死临床研究》2005年8月经山西省科技厅组织有关专家鉴定，达到国内领先水平和国内先进水平。

出版著作，主要论文

工作之余，他还挤出时间参与医学著作的编撰。分别担任《骨髓炎·骨与关节结核》和《颈椎病》等书的副主编和编委，担任国际高等中医院校系列教材（中英文版）《推拿功法学》主编，参与编写了世界非物质文化遗产（中医丛书）和高等中医院校系列教材，《骨髓炎·骨与关节结核》《颈椎病》《推拿基础学》《针灸治疗学》《经络腧穴学》《中医诊断学》《中医外科学》等的编写工作。医学杂志上发表论文《龙蚣散与滋肾蠲痹丸加辨证施治治疗强直性脊柱炎103例》《灭痨复骨丸治疗肺结核320例临床疗效观察》《复颈通痹汤治疗颈椎病371例》《抗骨质增生丸治疗骨质增生症571例临床疗效观察》等30余篇，并多次参加斯里兰卡、马来西亚、法国、美国等十余国家的学术交流。

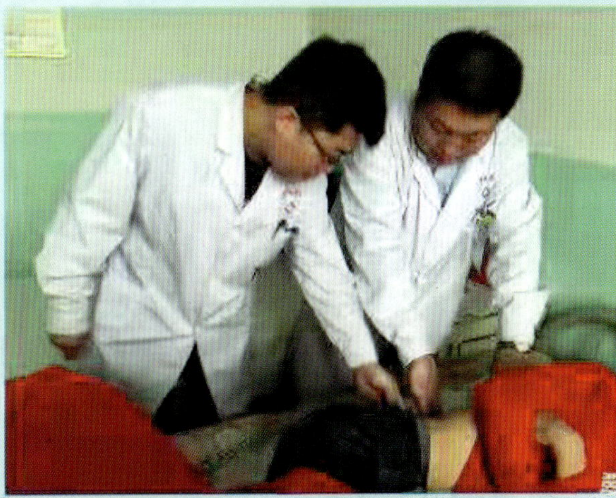

李振平带儿子李志强查房

他作为一名医生，不但医术精湛，而且医德高尚。多少年来很少午休，经常不能按时就餐，忙前忙后，日夜操劳。乘火车远道而来的患者找不到医院时，他亲自开车去车站接；当患者诊疗后不需住院而又当天无法回家时，他又亲自联系，妥善安排食宿。对特困患者无钱住院看病，不收住院费，视情况减免药费，个别患者无钱返乡时还给予路费。这种无微不至的关怀，温暖了患者和家属的心，受到患者和社会广大群众的赞誉。他的事迹被录入《中国跨世纪专科名医大典》，荣获“世纪名医”和“跨世纪骨伤医学科技杰出人才”称号。

地址：山西省吕梁市离石区马茂庄路375号

电话：0358-8236564　8221884　13803480478

河南辅康医药科技有限公司

河南辅康医药科技有限公司是一家集医药技术研究、中药植物萃取技术应用、医药保健食品、医疗器械等研发、销售为一体的高科技企业。公司秉承着"品质第一，客户至上"的经营理念，和始终坚持自主研发、不断创新的经营战略，并与众多知名企业品牌、中医药大学、国内名老中医、中医药研究院等建立了良好稳固的合作关系，为产品研发、生产的品质打造保驾护航。集团公司名下拥有视萃明、童道等十余个品牌，涉及儿童生长发育调养、视力养护等多个领域。其中视萃明草本护眼精华是公司重点打造的一款中药外用护眼产品项目。目前所开展的新零售视力养护项目所服务客户遍及华北、华南、东北等十余省份。产品以其起效迅速、使用方便等独特优势深受广大消费者喜爱。

视萃明草本护眼精华是在东汉时期杰出医学家张仲景遗留后世方剂与历代眼部经典名方的基础上，后经整理、创新，进一步深入研究而成。视萃明由26味名贵道地药材按照君臣佐使配伍，采用现代科学萃取工艺制成。

视萃明草本精华因其独特配伍，使之在疏通经络、明目退翳、凉血活血缓解视力疲劳等方面效果显著。通过穴位组合涂抹疗法，使药物在经络穴位的基础上透皮吸收。受到来自全国各地青少年近视、长期用眼办公白领、中老年朋友们等群体的一致好评。加上产品具有携带与使用便捷等特性，一度让视萃明成为全国传统中医药外用缓解眼疲劳疗法中的领军产品。

【产品原理】传统中医认为："肝开窍于目，目为肝之外候，肾主藏精，肾精充足，髓海丰满，则目受血而能视。"人体头部有手少阳三焦经、足少阳胆经以及足阳明胃经等六条阳经汇聚，因此头部百会被称之为"诸阳之会"。围绕眼部周围的经络上穴位分布多达十余处，视萃明通过穴位给药，促进经脉气血运行，让药效更快直达经络。使之能够快速缓解因用眼过度而导致视力损伤，让眼睛得到充足的养护，为用眼过度人群带来福音。

【成　　分】密蒙花、青葙子、黄芩、赤芍、谷精草、木贼、珍珠粉、薄荷等。

【功　　效】用于调理和缓解近视、弱视、散光、眼疲劳、眼胀、眼干涩等眼部症状，对改善视力下降，淡化鱼尾纹、祛除黑眼圈、眼袋以及对迎风流泪、飞蚊症等亦有辅助调理作用。

【适宜人群】青少年、白领、中老年等用眼过度视力亚健康人群。

【调理方法】打开瓶盖轻轻摇两下，闭上眼睛，滚珠自一侧太阳穴处开始绕眼睛周围穴位均匀涂抹，闭目静养15～20分钟可深度缓解眼疲劳。

【产品优势】传统中医名方配伍，先进工艺萃取精华，使之有效成分快速吸收；穴位组合外用涂抹，靶向给养，见效快，渗透迅速，15分钟提升裸眼视力1～3行；适应各类皮肤，不易产生过敏反应；使用舒适无油腻感；滚珠式独立包装，使用方便易携带。

【注意事项】本品为外用产品，严禁内服。对本品过敏者禁用。本产品性状发生改变时禁止使用。孕妇禁用、三岁以下儿童禁用。

【贮　　存】密封置于阴凉干燥处保存。

联系电话：18937195568

地　　址：河南省郑州市绿地新都会九号楼904

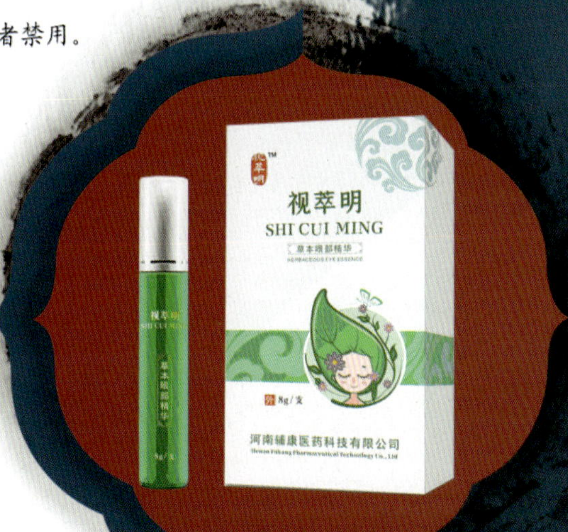

视萃明

荟萃历代名医大家智慧，

以初心专注眼视力健康调养

关于开展2021年度（第二届）知名国医堂馆评选活动

展现国医堂馆风采　提升综合服务能力

为进一步贯彻落实《关于促进中医药传承创新发展的意见》《“健康中国2030”规划纲要》《中医药发展战略规划纲要（2016—2030年）》《关于促进社会办医持续健康规范发展意见》《关于在医疗联合体建设中切实加强中医药工作的通知》《关于印发基层中医药服务能力提升工程“十三五”行动计划的通知》等文件的精神，探索中医药健康产业新模式，促进社会办医持续规范成长、加强国医堂（中医馆）在医联体、医共体、养联体建设过程中的传承发展，展现国医堂（中医馆）的风采，树立国医堂（中医馆）的专业、权威的正面社会形象，提升国医堂（中医馆）的综合服务能力，满足人民群众“求医问药”服务的需求，《国医年鉴》编辑委员会决定同意成立知名国医堂馆推广项目办公室，在全国开展《国医年鉴》2021年度知名国医堂（中医馆）（第二届）专栏资料征集工作，将评选出的临床效果好、社会反映佳的知名国医堂（中医馆）收录在《国医年鉴》2022卷，统一宣传，面向社会进行推广。

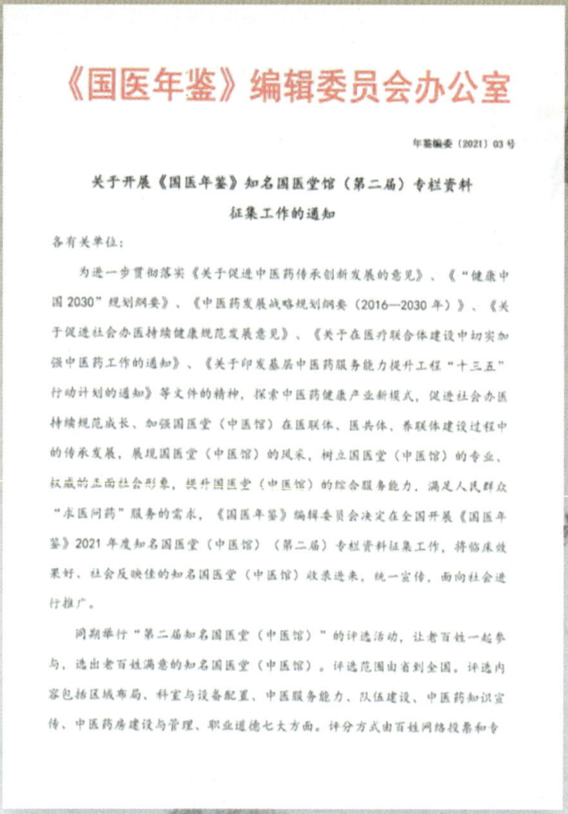

《国医年鉴》编辑委员会办公室

年鉴编委〔2021〕03号

关于开展《国医年鉴》知名国医堂馆（第二届）专栏资料征集工作的通知

各有关单位：

为进一步贯彻落实《关于促进中医药传承创新发展的意见》、《“健康中国2030”规划纲要》、《中医药发展战略规划纲要（2016—2030年）》、《关于促进社会办医持续健康规范发展意见》、《关于在医疗联合体建设中切实加强中医药工作的通知》、《关于印发基层中医药服务能力提升工程“十三五”行动计划的通知》等文件的精神，探索中医药健康产业新模式，促进社会办医持续规范成长、加强国医堂（中医馆）在医联体、医共体、养联体建设过程中的传承发展，展现国医堂（中医馆）的风采，树立国医堂（中医馆）的专业、权威的正面社会形象，提升国医堂（中医馆）的综合服务能力，满足人民群众“求医问药”服务的需求，《国医年鉴》编辑委员会决定在全国开展《国医年鉴》2021年度知名国医堂（中医馆）（第二届）专栏资料征集工作，将临床效果好、社会反映佳的知名国医堂（中医馆）收录进来，统一宣传，面向社会进行推广。

同期举行“第二届知名国医堂（中医馆）”的评选活动，让老百姓一起参与，选出老百姓满意的知名国医堂（中医馆）。评选范围由省到全国。评选内容包括区域布局、科室与设备配置、中医服务能力、队伍建设、中医药知识宣传、中医药房建设与管理、职业道德七大方面。评分方式由百姓网络投票和专

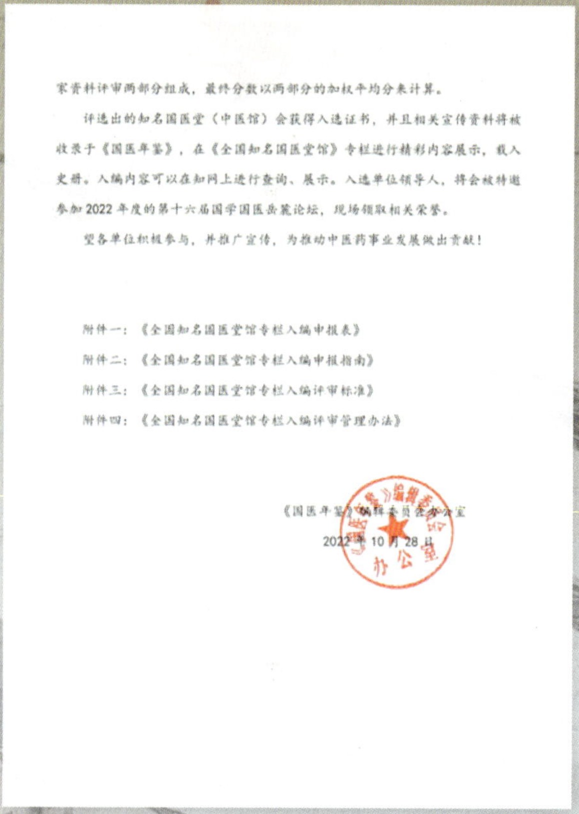

家资料评审两部分组成，最终分数以两部分的加权平均分来计算。

评选出的知名国医堂（中医馆）会获得入选证书，并且相关宣传资料将被收录于《国医年鉴》，在《全国知名国医堂馆》专栏进行精彩内容展示，载入史册。入编内容可以在知网上进行查询、展示。入选单位领导人，将会被特邀参加2022年度的第十六届国学国医岳麓论坛，现场领取相关荣誉。

望各单位积极参与，并推广宣传，为推动中医药事业发展做出贡献！

附件一：《全国知名国医堂馆专栏入编申报表》

附件二：《全国知名国医堂馆专栏入编申报指南》

附件三：《全国知名国医堂馆专栏入编评审标准》

附件四：《全国知名国医堂馆专栏入编评审管理办法》

《国医年鉴》编辑委员会办公室

2022年10月28日

详情请咨询知名国医堂馆推广项目办公室

负责人：王老师　13466662269

联系地址：北京市朝阳区幸福一村 55 号2号办公楼408室

百舒明明目型医用冷敷凝胶

【原　理】

眼部周围有13个穴位，经络十分丰富，并且与眼球内部和颅内的血管、神经相连，使之能够快速吸收药物。百舒明明目型医用冷敷凝胶运用眼周经络的导药功能，通过透皮吸收，使药物直接作用于睫状肌，缓解睫状肌的紧张；同时药物还能够加快眼部血液循环，提高眼周通氧量；药物还含有眼睛所需的营养物质，给药后能直接给眼睛供给营养。通过缓解睫状肌的紧张、提高眼周通氧量、给眼睛供给营养，就能大大缓解人的视疲劳，从而使视力得以恢复。

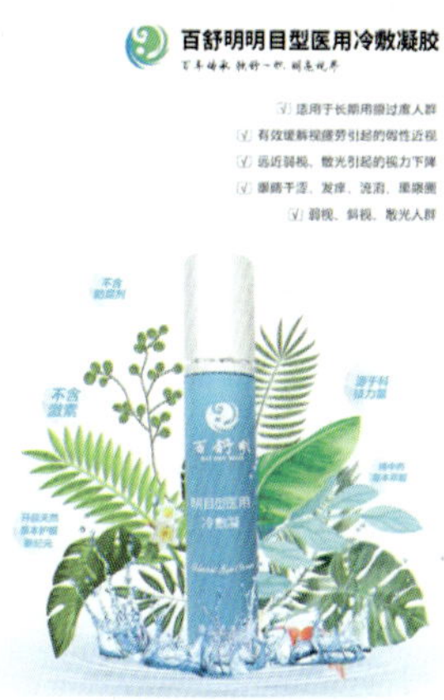

【型号规格】8g

【产品描述】本品由凝胶和各种瓶体组成;凝胶由纯净水、卡波姆、植物精油等组成。眼部冷敷凝胶不含有发挥药理学、免疫学或者代谢作用的成分。

【预期用途】用于人体物理退热，对缓解因用眼过度引起的视疲劳、眼部疼痛、发痒、干涩等不适症状有辅助作用，仅用于闭合性软组织。

【使用说明】外用，取本品适量用于眼睛表皮。建议每日2~3次。

【注意事项、警示以及提示的内容】

1.请勿接触眼睛，不慎接触眼睛，应立即用水冲洗。

2.使用过程中如有皮肤过敏现象，请停止使用并咨询医生。

3.儿童使用时，必须由成人指导监督。

4.本品仅限于外用，严禁内服。

【标签所用的图形、符号内容的解释】包装破损禁止使用。

【禁 忌 症】破损皮肤禁止使用。

【产品备案凭证案号】吉长械备20190315

【生产备案凭证编号】吉长食药监械生产备20190010

【有 效 期】两年

【研发监制】北京康目医药科技有限公司

【生产企业】吉林树民健康产业有限公司

【注册地址】吉林省长春市宽城区兰家大街2825号

【邮　　编】130000

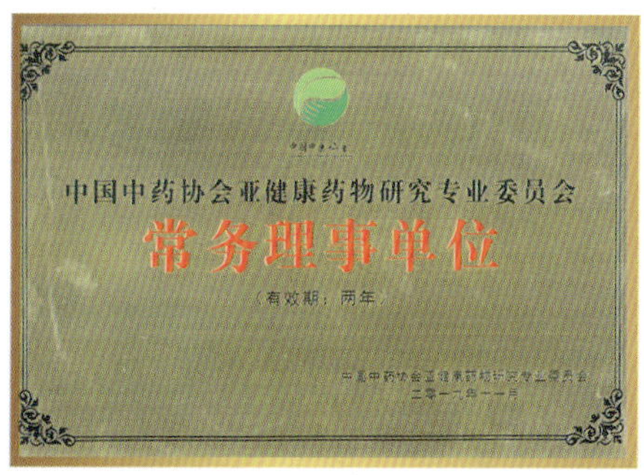

【储运条件】密封、常温下运输，运输过程中轻拿轻放。

【储存条件】本产品储存在无腐蚀性气体、干燥、避免日晒、通风条件良好、清洁的环境内。

【生产日期】见包装

【有 效 期】二年